기초해부생리학

The Human Body In Health & Disease

ELSEVIER

The Human Body in Health & Disease, 7th edition
Copyright © 2018, Elsevier, Inc. All rights reserved.
ISBN: 978-0-3234-0211-8

기초해부생리학 7판, 이법이 외
Korean ISBN : 978-89-6069-709-6

Printed in Korea.

기초해부생리학 7판

The Human Body In Health & Disease 7th EDITION

2019년 2월 20일 1판 1쇄 인쇄
2019년 2월 28일 1판 1쇄 발행

지은이 | Kevin T. Patton, Gary A. Thibodeau
옮긴이 | 이법이 외
펴낸이 | 김진환
펴낸곳 | 학지사메디컬
04031 서울특별시 마포구 양화로 15길 20 마인드월드빌딩
대표전화_ 02-330-5188 팩스_ 02-326-0338
등 록 | 2010년 2월 8일 제313-2010-36호
메 일 | hakjisamd@hakjisamd.co.kr
홈페이지 | http://www.hakjisamd.co.kr

ISBN 978-89-6069-709-6 93510

가 격 | 39,000원

7th edition

기초해부생리학

The Human Body In Health & Disease

GARY A. THIBODEAU, PhD
Chancellor Emeritus and Professor Emeritus of Biology
University of Wisconsin-River Falls
River Falls, Wisconsin

KEVIN T. PATTON, PhD
Professor of Life Sciences
St. Charles Community College
Cottleville, Missouri

이법이 외 공역

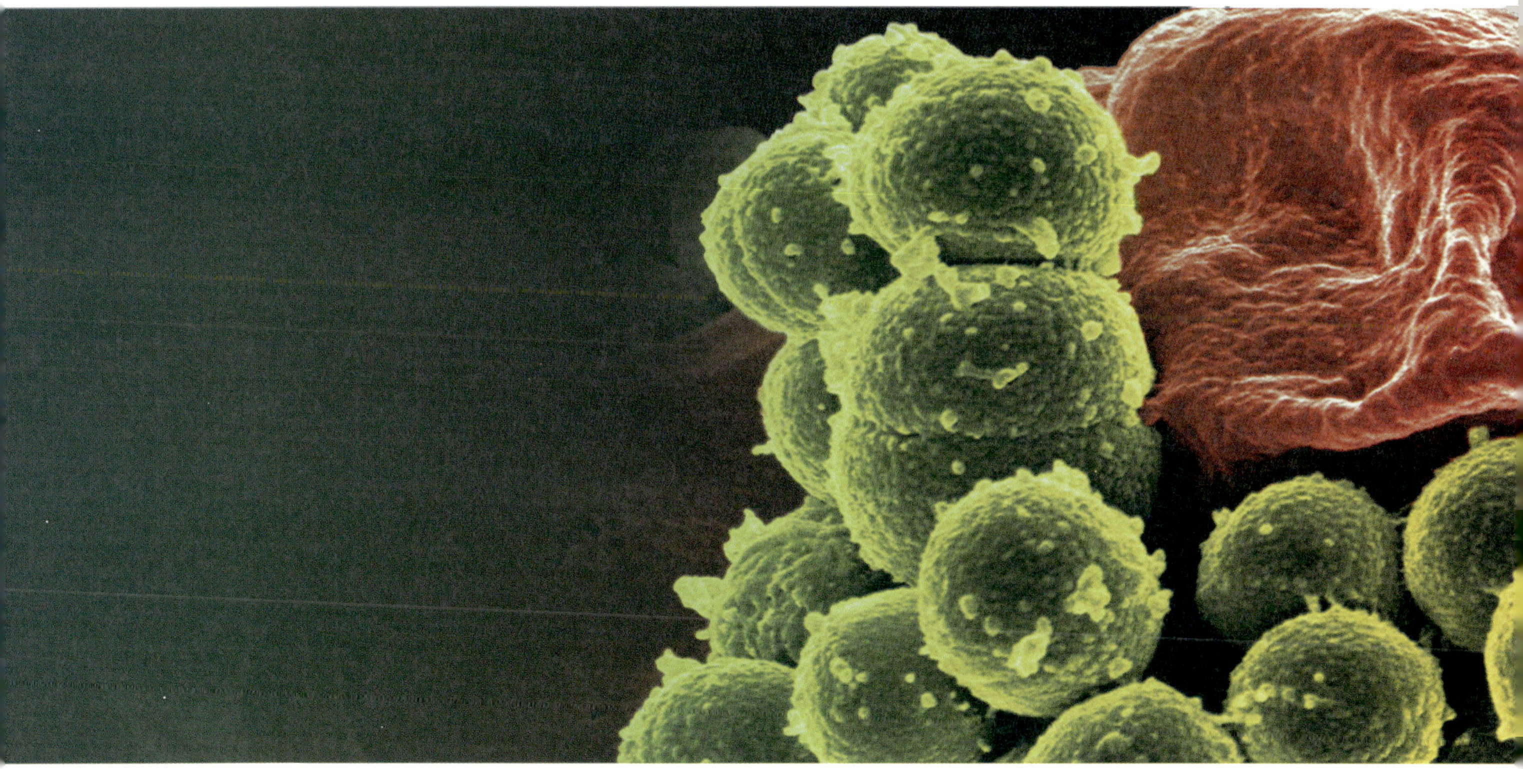

ELSEVIER

학지사메디컬
HAKJISA MEDICAL

역자 소개
TRANSLATOR INTRODUCTION

편집위원

이법이	건국대학교
조익현	경희대학교
김덕임	계명대학교

참여 역자

김경완	청암대학교
김귀정	경북전문대학교
김정숙	수성대학교
김정우	前 서남대학교
김현서	대구공업대학교
김효실	제주한라대학교
나명석	광주여자대학교
박심훈	전주비전대학교
송선영	광주보건대학교
안성아	진주보건대학교
예춘정	계명문화대학교
오수연	영산대학교
윤미숙	계명문화대학교
이승자	한라대학교
이영옥	영진전문대학교
장정현	동의과학대학교
정승은	혜전대학교
정은영	제주한라대학교
진종언	동강대학교
최정숙	경북도립대학교
하명희	진주보건대학교
황경미	서라벌대학교

저자 서문

PREFACE

인체에 관한 이 책을 통하여 최신 최상의 정보를 얻을 수 있다. 이 책『The Human Body in Health & Disease』은 복잡한 인간 유기체에 대한 탐구를 막 시작한 미래의 건강 전문가를 위한 안내서이다. 이 책은 정상적인 인체 기능의 탁월함과 효율성에 대한 소개 자료를 제공할 뿐만 아니라, 질병 상태에서 일어나는 현상을 보여준다. 인체를 완벽하게 이해하기 위해서는 정상적인 구조와 비정상적인 구조와 기능을 모두 이해해야 한다.

우리가 이 최신판을 준비할 때, 책에서 개념이 제시되는 방법에 관하여, 현장에서 실제로 일하는 선생님들에 의해 평가되었다. 이 선생님들은 학생들이 처음으로 인간의 구조, 기능, 그리고 처음으로 질병에 대해 설명해주시는 분이다. 우리는 또한 현직에서 일하는 보건 전문가 및 의학 저술가와 긴밀히 협의하여 질병 과정 및 관련 주제에 대한 언급이 최신이고 정확하며 명확하게 요약되도록 하였다. 우리는 또한 두뇌가 어떻게 새로운 정보를 읽고, 처리하고, 학습 하는지를 어떠한 연구가 있는지를 알려주고, 학생의 학업을 촉진하는 방식으로 정보를 제시 할 수 있도록 주의 깊은 관심을 기울였다. 결론적으로 학생들이 열정으로 읽는 교과서가 중요하다. 선생님이 가르치고 학생이 배울 수 있도록 고안된 프로그램이다.

이 책은 다양한 보건 전문가가 되기 위한 입문 과정에 특히 적합하다. 이 책은 고급 과정 입학 시험, 전문 면허 시험 및 실무와 관련된 업무 환경에서의 성공을 위해 필요한 지식을 강조한다.

이 책의 특별한 체재

1. 통합주제(unifying themes)

해부학, 생리학 그리고 병리학 서론은 지식의 방대함으로 인해 처음 접하는 학생을 낙심하게 하고 두렵게 한다. 그러나 이러한 학문을 이수하는 것은 보건계열학생에게는 필수적인 선택이다. 만약 이 책이 그러한 복잡한 배움을 이수하는 데 도움을 준다면 이 책은 성공적이라 할 수 있을 것이다. 통합적인 주제를 선택하는 것은 학생이 정보를 통합하여 임상적인 사고력을 증진시키며 새로운 의학용어를 배우면서, 정상적인 인체의 구조와 기능의 연결 관계, 혹은 연결이 차단되어 질병에 노출되는 사례들을 접할 수 있는 계기가 될 것이다.

이 책은 정상적인 인체의 구조와 기능과 항상성 사이의 상보적 관계(complementarity)라는 중요한 2가지 통합주제를 설명한다. 이 책의 매 장마다 인체의 해부학적 구조와 크기, 모양, 형태 혹은 위치관계와 기능을 학생에게 보여줄 것이다. 그러한 과정을 통하여 학생은 단편적인 지식을 융합할 수 있고, 부분보다 전체를 이해할 수 있을 것이다. 항상성(homeostasis)의 중요한 개념은 학생들에게 인체가 정상 상태를 어떻게 유지하는지를 알 수 있게 해주며, 항상성이 무너졌을 때는 질병에 걸린다는 것을 알 수 있게 해 준다.

2. 이 책의 구성과 내용

이 책은 해부학, 생리학 그리고 병리학의 핵심요소를 설명하고 있다. 여러 불필요하고 혼란스러운 부분은 제거하였기에, 가장 중요한 것이 무엇인가를 학생이 알기 쉽게 구성하였다.

이 책을 편집할 때 가장 중요하게 생각했던 것은 인체의 구조를 좀 더 개념적인 관점에서 시작하는 것이다. 단순하게 인체에 대해 사실적으로 기술하기보다 좀 더 포괄적으로 설명하여 한 가지 지식이 다른 영역을 이해하는 데도 도움이 되도록 구성하였다. 특히, 인체의 특수한 부위의 설명을 실병 그리고 최근에 이슈화된 문제와 중점적으로 다루었다. 대부분의 해부학, 생리학 교과서에서는 언급되었던 질병에 대한 서술의 비중이 떨어진다 생각하여 교과서의 맨 뒤에 서술되고 있지만, 이 책에서는 질병의 진행과정을 좀 더 이해하기 좋게 서술하였다.

Kevin T. Patton
Gary A. Thibodeau

역자 서문

PREFACE

인체의 구조와 기능에 대한 이해는 보건 관련 분야를 전공하는 학생에게는 필수적으로 요구되고, 이를 위해서는 해부학과 생리학을 공부하여야 한다. 그러나 해부학과 생리학을 따로 공부하는 것은 많은 시간과 노력이 필요하다. 이 책은 어려운 해부학과 생리학 분야의 지식 중에서 핵심적인 사항을 간략하고 밀도 있게 서술하여 학업수행에 도움을 준다.

이 책의 특징은 장마다 학습목표, 내용 이해를 돕는 표와 그림, 다음 내용을 이해하기 위해 점검하는 Quick Check, 학습한 내용을 정리할 수 있도록 요약, 용어, 문제로 구성되어 있어, 학생이 좀 더 이해하기 쉽게 구성되어 있다는 것이다. 내용에 기술된 용어는 신용어(구용어, 영어)를 제시해 놓았다. 신용어는 2019년도 대한해부학회에서 만들어진 해부학용어를 기준으로 삼았다. 또한 정상적인 인체의 구조와 기능 이외에 추가적으로 임상적인 상황도 기술되어 있다.

이 책의 저자인 Gary A. Thibodeau와 Kevin T. Patton은 해부학과 생리학에 대해 많은 책을 저술하였으며, 그 책 중 하나인 『The Human Body in Health and Disease 7th edition』을 번역하여 새로운 기초해부생리학을 출간하였다.

끝으로 이 책이 출간되기까지 많은 지원을 해주신 학지사메디컬 김진환 사장님과 임직원 여러분께 진심으로 감사의 말씀을 드린다.

2019년 2월
역자 일동

차례 CONTENTS

chapter 4 조직

chapter 5 기관계통

chapter 6 피부와 막

chapter 12 혈액

chapter 13 심장

chapter 14 혈액순환

chapter 15 림프계통과 면역

chapter 16 호흡계통

chapter 17 소화계통

chapter 18 영양과 신진대사

chapter 19 비뇨기계통

chapter 20 체액 및 전해질 균형

chapter 21 산염기평형

chapter 22 생식기계통

chapter 23 성장, 발달, 나이듦

chapter 24 유전과 유전질환

CHAPTER 1

인체의 개요

Introduction to the Body

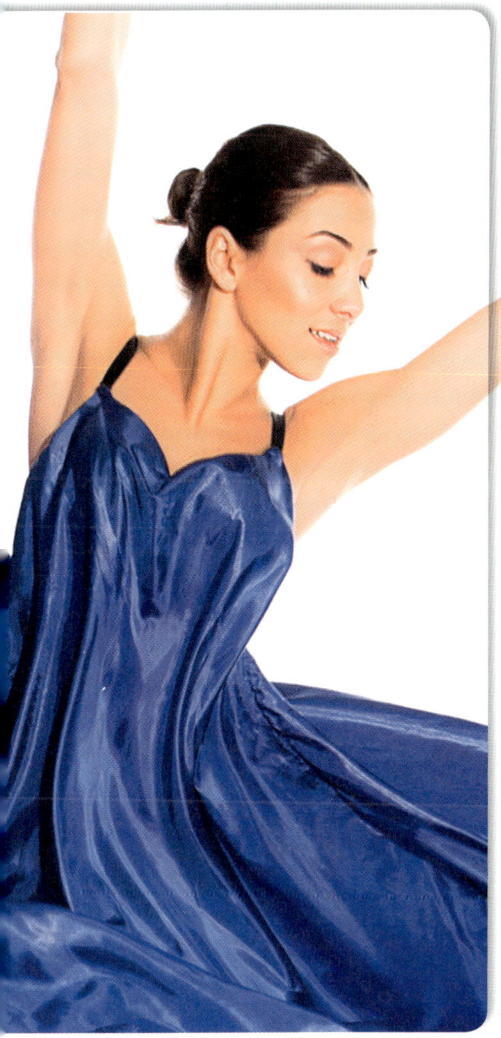

1. 해부학, 생리학, 병리학의 용어를 정의한다.
2. 과학적 이론을 이루는 과정을 이해한다.
3. 인체기관의 구성 단계를 순서대로 나열하고 논의한다.
4. 해부학적 자세 바로 누운 자세, 엎드린 자세를 정의한다.
5. 방향에 관한 용어와 인체의 단면을 나열하고 정의한다.
6. 인체에서 몸안(체강)과 부위에 관련하여 다음을 수행한다.
   - 중요한 몸안(체강)을 나열한다.
   - 배골반의 9개 영역과 4분역을 나열한다.
   - 우리 몸에서 몸통 부분과 팔다리 부분을 논의한다.
7. 인체의 기능의 균형과 관련하여 다음을 수행한다.
   - 항상성을 정의하고 논의한다.
   - 음성 되먹임과 양성 되먹임을 비교하고 예를 든다.

사물을 묘사하는 수많은 단어가 있지만, 인체를 표현하는 단어보다는 경이롭지 않다. 이 책에서는 인체의 탁월한 구조에 대해 설명한다. 매우 다르면서도 서로 연관된 두 개의 과학, 즉 해부학(anatomy)과 생리학(physiology)을 다룰 것이다.

해부학은 인체기관의 구조와 이들 구조가 어떻게 관련되어 있는지에 대한 학문이다. 해부학이라는 용어는 '자른다(cutting apart)'는 의미의 그리스어에서 유래하였다. 해부학자들은 인체를 잘라 관찰함으로써 인체의 구조에 관한 지식을 얻는다. 절개(dissection)라고 불리는 이 과정은 인체의 각 부분이나 구조를 분리 또는 연구하는 데 여전히 중요하게 사용된다.

생리학은 인체의 각 부분이 생명유지기능을 어떻게 수행하는가에 대한 학문으로, 실제 실험이 필요한 역동적인 과학이다.

우리는 각자의 해부학적 구조물이 특별한 기능을 수행하기에 적합한 형태학적 특징을 지니고 있음을 확인할 수 있을 것이다. 각각의 구조물은 독특하고 특수한 활동을 수행하기 위한 인체의 직접적인 능력과 관련되어 있는 특유의 크기, 모양, 형태 또는 위치를 갖는다.

인체의 정상적인 구조와 기능을 이해하는 것도 중요하지만 질병(disease)의 기전을 아는 것도 중요하다. 건강을 유지하고 생존하기 위해서는 체내 안정이 요구되는데, 이를 유지하는 인체구조나 기능이 비정상으로 나타나는 것이 질병상태이다.

질병에 대한 학문인 병리학(pathology)은 특수한 질병의 본질을 결정하기 위해 해부학과 생리학의 원리를 사용한다. 병리학이란 용어는 그리스어의 질병이란 단어인 'pathos'에서 유래하였다. 건강한 인체의 구조와 기능을 알아야 어떤 것이 질병을 유발할 수 있는지에 대해 이해할 수 있을 것이다. 동시에 질병에 대한 지식은 인체의 정상 구조와 기능의 이해를 강화시켜줄 것이다.

과학적 방법

과학적 방법(scientific method)은 발견을 위한 조직적 접근 방법이다. 과학적 발견에 대한 유일한 방법이 없음에도 불구하고, 여러 과학자는 그림 1-1과 같은 접근방법을 선택하여, 이러한 과정을 통해 이 책에서 언급한 여러 생물학적 현상을 설명한다.

첫째로, 잠정적인 설명(tentative explanation)을 만드는

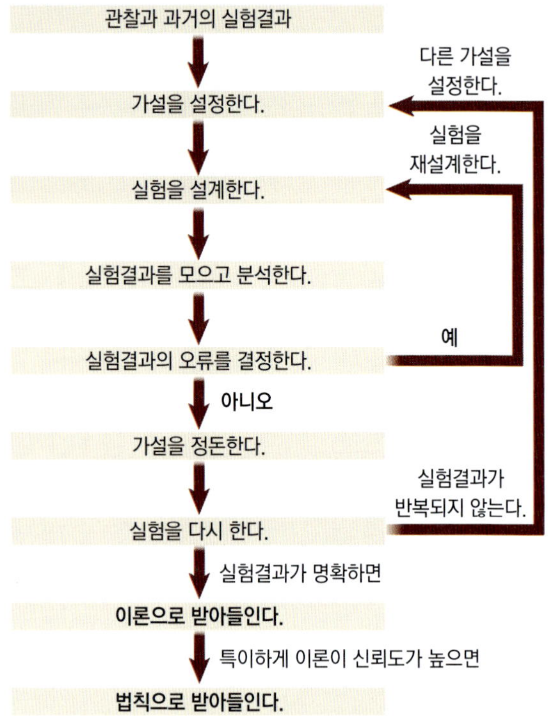

그림 1-1 과학적 방법. 이 그림은 과학적 방법에 대한 전통적인 예이다. 초기의 관찰 혹은 다른 실험결과에 의해 새로운 가설을 설정한다. 반복된 실험을 통해 외부 영향이나 오류를 배제하면서 점차 지속된 결과를 도출한다. 그러한 작업으로 인해 실험결과의 신뢰도가 좀 더 높아지면 가설이나 법칙으로 인정된다.

데, 이를 가설(hypothesis)이라고 한다. 가설이라는 것은 과거의 비공식적인 관찰에 기반을 두거나 혹은 과거의 실험적 설명에 기반을 둔다.

하나의 가설이 설정되면 실험(experimentation)이라는 과정을 통해 검증된다. 과학적 실험은 실수가 없도록 단순하게 설정된다. 보통 과학적 대조군(experimental controls)은 실험상황이 결과에 영향을 주지 않기 위해 만들어진다.

예를 들어, 새로운 항암제에 대한 실험에서는 검사하는 대상을 반은 항암제로 처치하고, 나머지 반은 아무런 해롭지 않은 약물로 처치한다. 약물을 처치한 군을 실험군(test group)이라 하고, 나머지를 대조군(control group)이라고 한다.

실험결과가 최초의 가설 설정에 맞으면, 가설은 올바른 것이라고 판단되어 다음 단계로 진행된다. 그와 반대로 실험이 가설 설정과 맞지 않으면, 가설을 다시 만들어야 한다.

최초의 실험적 결과는 과학논문집에 투고하여, 다른 연구자가 결과를 볼 수 있게 한다. 만약 그러한 결과가 다른 실험자에 의해 재현되지 않으면 그러한 가설은 인정을 받지 못한다. 그리고 다른 실험자에 의해 실험결과가 재현되는 것이 반복되면, 그러한 가설은 하나의 이론(theory)이나 법칙으로

받아들여진다.

만약 당신이 보건영역에서 성과를 내려면, 실험단계를 아는 것은 매우 중요한 일이다. 만약에 당신이 추가적인 실험과정에서 어떻게 개념을 발견하고 어떻게 변화되는 것을 이해하지 못한다면 뛰어난 성과를 내기가 어려울 것이다.

이 책에 기술된 사실들은 인체가 어떻게 구성되고 기능하는지에 대한 최신 이론에 기반을 둔다. 인체의 영상화에 관한 방법과 기능과정을 측정하는 방법이 발달하면서 오래된 이론을 대치하는 새로운 이론을 갖추고 이 책을 쓰게 되었다.

유기체 형성의 단계

인체 각 부분의 구조와 기능에 대해 배우기 전에, 어떻게 이러한 부분이 단계적으로 구성되어 있고, 또한 이들이 모여 어떻게 통합적으로 기능하는지에 대해 생각해볼 필요가 있다.

그림 1-2에는 인체의 구조와 기능에 영향을 미치는 인체 구

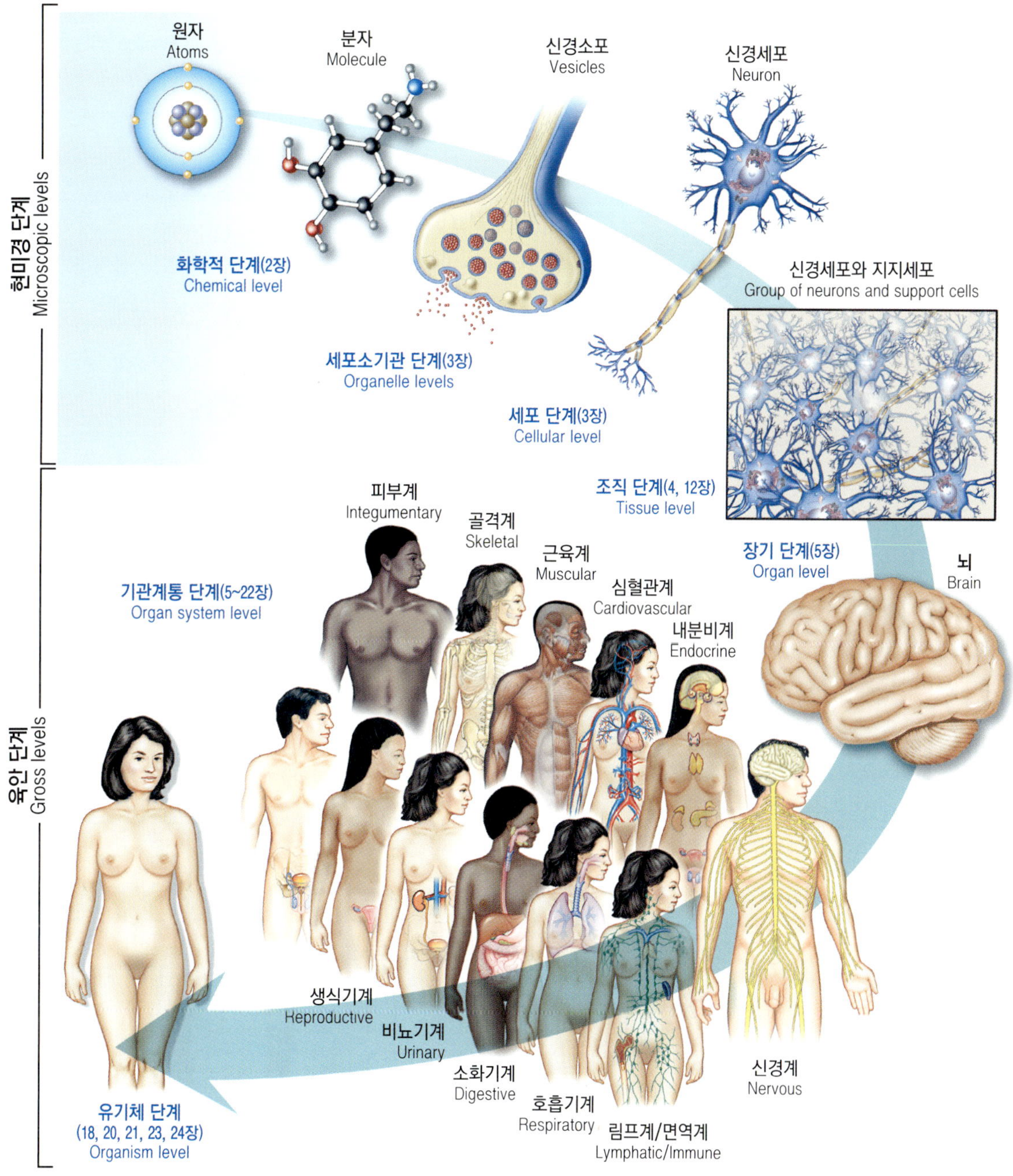

그림 1-2 인체조직 구성의 구조적 단계. 원자, 분자, 세포는 현미경으로 볼 수 있으나 조직, 기관, 계통, 유기체의 거대한 구조는 육안으로도 쉽게 볼 수 있다.

1

성의 단계(levels of organization)가 제시되어 있다. 가장 단순한 단계인 화학적 수준부터 가장 복잡한 단계인 유기체까지 순서적으로 구성 단계를 주목할 필요가 있다.

구조는 기능에 적응된다("structure fits function")라는 사실을 알고 있을 것이다. 기관, 조직 그리고 세포에서 관찰되는 기본적인 과정을 이해하는 것은 인체의 보다 복잡하고 정교한 기능을 이해하는 데 중요하다.

유기체 형성(organization)은 인체의 가장 중요한 구조적 특징 중 하나이다. 생명체를 의미하는 유기체(organism)라는 용어에도 그 의미가 내포되어 있다.

인체 자체를 하나의 구조로 생각하기도 하지만 인체는 약 1조 개의 작은 구조로 구성되어 있다. 원자와 분자는 인체 구성의 화학적 수준(chemical level)에 해당한다. 인간은 인체 세포에서 많은 화학적 물질의 비율과 수준이 적절히 조절되는 것으로 생존한다.

2장에서는 많은 물리적 · 화학적 현상에 관한 정보가 우리의 생명에 어떤 역할을 하는지 살펴볼 것이다. 더 나아가 세포, 조직, 기관, 계통과 같은 해부학과 병리학에서 매우 중요한 인체 구성 단계를 이해하는 데 도움이 될 것이다.

세포(cell)는 인체에서 살아 있는 가장 작은 구조적 · 기능적 단위이다. 세포는 생존하는 것 중에서 가장 단순한 단위로 오랫동안 인식되어 왔지만 단순한 것과는 거리가 멀다. 세포는 매우 복잡하며, 3장에서 자세히 논의할 것이다.

조직(tissue)은 세포보다 약간 복잡한 단계이다. 조직은 공통 기능을 수행하기 위해 함께 활동하는 많은 유사한 세포가 모인 구조로 정의된다. 하나의 조직에는 많은 다양한 세포가 존재하여 조직의 구조적 · 기능적 특성을 나타낸다. 그러한 세포들은 아교 같은 세포사이물질의 여러 형태에 의해 둘러싸여 결합되어 있다.

기관(organ)은 조직보다 좀 더 크고 복잡하다. 기관은 특수한 기능을 수행하기 위한 단위로써 함께 활동하기 위해 배열된 여러 다른 조직의 무리이다. 그림 1-2의 뇌는 기관의 한 예이다. 미세 분자나 세포와는 달리 일부 조직과 대부분의 기관은 현미경 없이 육안으로도 관찰이 가능한 구조이다.

계통(system)은 인체를 구성하는 가장 복잡한 단위이다. 계통은 함께 모여 복잡한 기능을 수행할 수 있도록 배열된 다양한 수와 종류의 기관으로 구성된다. 심장혈관계통의 기관 중 인체의 조직에서 조직으로 영양분, 산소, 노폐물을 운반하는 혈관을 그림 1-2에서 볼 수 있다. 심장과 각 혈관은 혈액을 펌프질하고 전신으로 혈액을 운반하는 기능을 하는 기관이다.

우리의 몸(body as a whole) 즉, 인체(human organism)는 모든 원자, 분자, 세포, 조직, 기관, 계통으로 구성되어 있다. 많은 부분으로 구성되지만 건강한 삶을 위해 각 구성 요소가 구조적 · 기능적으로 상호작용하는, 통합적이고 복잡한 집합체이다.

QUICK CHECK

1. 해부학, 생리학, 병리학의 차이는?
2. 과학적 방법을 수행하는 필수적인 단계는?
3. 인체의 구조적 단계는?
4. 조직과 기관의 차이점은?
5. 구조는 기능에 적응된다("structure fits function")라는 법칙에 인체는 어떻게 적응되었는가?

해부학적 자세

해부학적 자세(anatomical position)는 인체에 대해 움직이는 방향, 자세, 다른 부위와의 관계를 설명하기 위해 가정하는 특수한 자세이다. 이 자세에서는 인체의 손바닥을 정면으

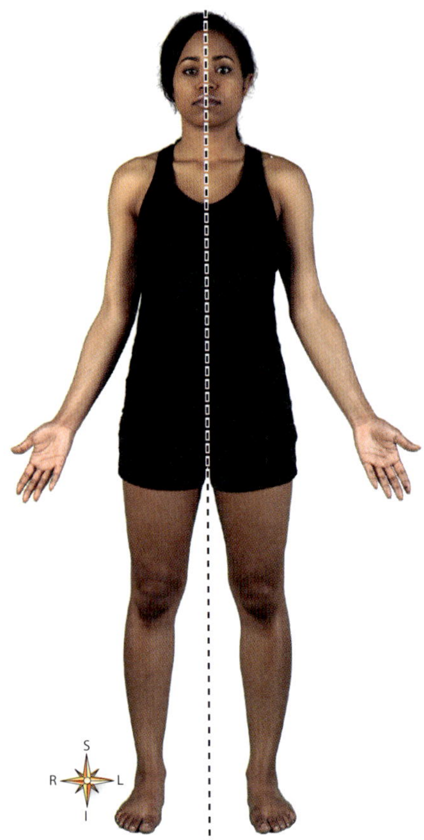

그림 1-3 해부학적 자세. 손바닥이 정면을 향하고 팔을 옆으로 늘어뜨린 채 똑바로 선 자세이다. 머리와 발 또한 정면을 향한다. 해부학적 나침반 로젯은 5쪽에 설명되어 있다.

로 향하도록 하고 팔을 옆으로 늘어뜨린 채 똑바로 선 자세를 취한다(그림 1-3). 머리와 약간 벌린 발은 정면을 향하고 있다. 해부학적 자세는 인체의 부분과 영역을 묘사하기 위한 방향과 관련된 용어의 기준이 된다.

중앙부위 혹은 정중앙의 점선에 의해 우리몸은 왼쪽, 오른쪽 부분이 거울을 보는 것처럼 외형상 똑같다(external bilateral symmetry).

해부학적 자세는 인체부위를 설명하는 데 사용된 방향에 관한 용어의 기준이 된다. 즉, 인체의 특수한 위치에 상관없이, 방향에 관한 용어를 해부학적 자세에 맞추어 아는 것이 중요하다.

바로 누운 자세(앙와위, supine)와 엎드린 자세(복와위, prone)는 해부학적 자세가 아닌 인체를 묘사할 때 사용하는 용어이다. 바로 누운 자세는 얼굴을 위로 향하고 누운 것이고, 엎드린 자세는 얼굴을 아래로 향하고 누운 것이다.

해부학적 방향

방향에 관한 용어

인체에 대한 공부를 할 때 각 장기(기관)가 다른 구조와 어떤 위치 관계에 있는지를 알면 도움이 된다. 다음의 방향과 관련된 용어는 인체 부위의 상대적 위치를 묘사하기 위해 사용한다. 이해를 돕기 위해 반대의 의미를 가진 용어를 짝지어 나열하였다.

1. 위(상부, superior)와 아래(하부, inferior)(그림 1-4): superior는 '머리를 향해' inferior는 '발을 향해'라는 의미이다. 또한 superior는 '위', inferior는 '아래' 혹은 '밑'이라는 의미를 지닌다. 예를 들어, 허파는 가로막의 위에 위치한 반면 위는 가로막의 아래에 위치하고 있다(그림 1-8). upper 혹은 lower라는 용어는 간혹 전문적인 용어로 사용되기도 한다. 예를 들면, 'upper respi-

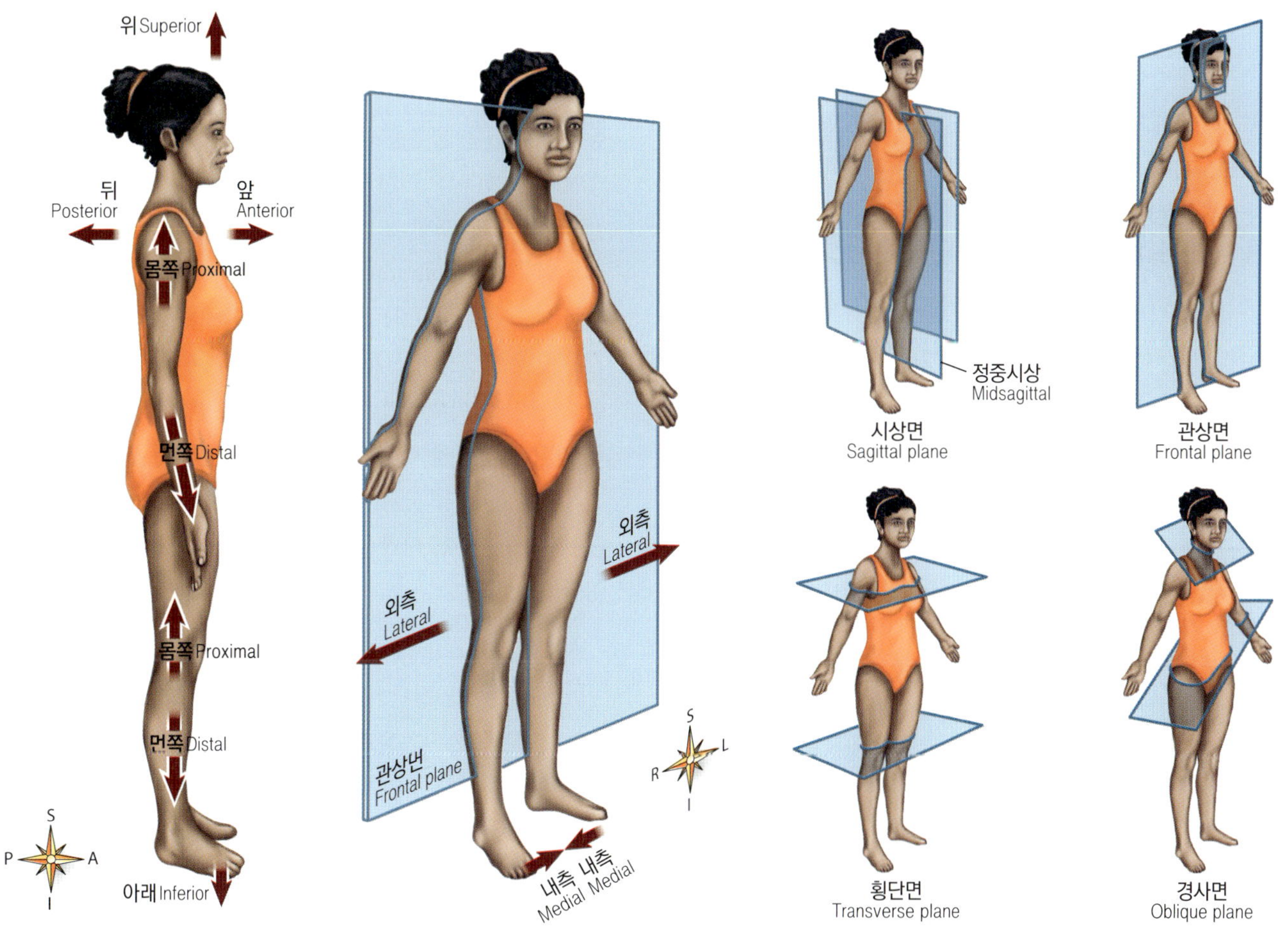

그림 1-4 **인체의 방향과 면.** 화살표는 해부학적 방향을 나타내고, 파란색 판은 절단이나 부분과 함께 몸의 구조를 형상화하는 신체 평면의 예를 보여준다.

1

ratory tract'과 'lower respiratory tract'은 해부학자 혹은 보건전문가들에게 사용되기도 한다.

2. 앞(전방, anterior)과 뒤(후방, posterior)(그림 1-4): anterior는 '앞' 혹은 '앞에', posterior는 '뒤' 또는 '뒤에'라는 의미이다. 바로 선 자세로 걷는 사람의 경우 배쪽(복측, ventral)은 앞쪽 방향을 나타내며, 등쪽(배측, dorsal)은 뒤쪽 방향을 나타낸다. 예를 들어 코는 인체의 앞에 위치하고 있으며, 어깨뼈(견갑골, scapula)는 뒤에 위치하고 있다.
3. 안쪽(내측, medial)과 가쪽(외측, lateral)(그림 1-4): medial은 '인체의 정중선을 향하여', lateral은 '인체에서 정중선에서 떨어져 있는 몸의 측부'를 의미한다. 예를 들어 엄지발가락은 발의 안쪽에 있고 새끼발가락은 발의 가쪽에 있다. 심장은 허파의 안쪽에 있으며, 허파는 심장의 가쪽에 있다.
4. 몸쪽(근위부, proximal)과 먼쪽(원위부, distal)(그림 1-4): proximal은 '몸통 부위에 더 가까운 것' 혹은 '시작 부위에 가까운 부위', distal은 '몸통에서 더 멀리 떨어진 것' 혹은 '시작 부위와 멀어진 부위'를 의미한다. 예를 들어 팔꿈치는 아래팔의 몸쪽 끝인 반면, 손은 아래팔의 먼쪽 끝이다. 비슷한 예로서 콩팥의 세뇨관의 distal part는 proximal part보다 사구체에서 좀더 멀리 위치한다.
5. 얕은(천부, superficial)과 깊은(심부, deep): superficial은 '표면에 가까운'이라는 의미이며, deep은 '표면에서 멀리 떨어진'을 의미한다. 예를 들어 팔의 피부는 피부 아래에 있는 근육보다 얕게 있는 것이고, 위팔(상완)의 뼈는 뼈를 둘러싸고 있는 근육보다 깊게 있는 것이다.

해부학적 나침반 로젯

그림의 이해를 돕기 위해서 이 책에서는 해부학적 나침반 로젯을 사용한다. 많은 그림에서 지도를 보는 것과 같이 작은 나침반의 로젯을 볼 수 있을 것이다. N, S, E, W 라벨을 붙이는 대신에, 해부학적 로젯은 간략한 해부학적 방향으로 라벨을 붙일 것이다.

예를 들어 그림 1-3에서 로젯은 맨 위에 S(superior), 아래에 I(inferior)를 붙인다. 또한 R(right)이 나의 오른쪽이 아닌 대상자의 오른쪽이라는 것을 알 수 있다. 그림 1-4를 보고 신체의 위치에 맞는 로젯을 확인한다.

그림방향과 위치에 관련된 약어는 다음과 같다.

A = Anterior
D = Distal
I = Inferior
(opposite R)L = Left
(opposite M)L = Lateral
M = Medial
(opposite A)P = Posterior
(opposite D)P = Proximal
R = Right
S = Superior

QUICK CHECK

1. 해부학적 자세란?
2. 양측성 대칭이란?
3. 인체가 누울 때 사용되는 용어는?
4. 해부학적 방향은 왜 쌍으로 기술되나?

인체의 면

장기나 전신을 공부할 때는 이를 작은 구획으로 세분하는 방법이 유용하다. 이러한 작업은 실제로 해부과정을 통하여 관찰할 수 있고, 또한 초음파(sonography; ultrasound images), 단층촬영(computed tomography scans; CT), 혹은 자기공명영상(magnetic resonance imaging scans; MRI)과 같은 의료영상장비를 통하여 가상으로 확인할 수 있다. 그러한 절단면을 이해하기 위해서는 우리 인체가 면(plane)이라는 가상의 평면에 의해 나뉜다는 것을 알아야 한다.

일정한 기준을 적용하기 위해 인체면 또는 절단면은 특정 용어로 표현한다. 다음은 그림 1-4에 사용된 용어를 정의한 것이다.

1. 시상면(sagittal plane): 시상 절개 또는 절단은 앞에서 뒤로 길게 절단하는 것으로, 인체나 인체 어떤 부위의 오른쪽과 왼쪽을 나누는 것이다. 그림 1-4의 시상 절단은 2등분으로 인체를 나누는 것이다. 시상 절단의 이러한 독특한 형태를 정중시상 절단(midsagittal plane)이라고 부른다.
2. 이마면(frontal plane 또는 coronal plane): 관상 절단은 옆에서 옆으로 길게 절단하는 것이다. 그림 1-4와 같

이 관상 절단은 인체나 어떤 부분을 앞과 뒤(전방과 후방)로 나누는 것이다.

3. 가로면(transverse plane): 횡단 절단은 수평 또는 가로로 절단하는 것이다. 그림 1-4와 같은 절단은 인체나 어떤 부분을 위와 아래로 나누는 것이다.

인체의 절단면을 이해하는 것은 초음파영상, CT 스캔 그리고 MRI 스캔 같은 의학적 영상을 해석하는 데 도움이 된다.

그림 1-4에서 보는 것처럼 간혹 인체를 나누는 절단면이 이미 언급된 면과 평행하지 못한 경우가 있는데, 이것을 빗면(경사면, oblique plane)이라고 한다.

인체의 여러 면을 이용하여 운동에 관한 기술을 할 수 있다. 가령, 어떠한 구조는 머리부분을 가로면에서 돌릴 수 있고, 어떠한 구조는 손가락을 시상면 혹은 이마면에서 돌릴 수 있다고 설명할 수 있다.

몸안

외형과 달리 인체는 고형의 구조가 아니다. 인체는 그 속에 조밀하게 잘 배열된 내장기관이 있으며, 속이 빈 공간 또는 강으로 구성된다. 두 개의 중요한 체강은 배쪽몸안(복측체강, ventral body cavities)과 등쪽몸안(배측체강, dorsal body cavities)이라 한다. 몸안의 위치와 윤곽은 그림 1-5에 나와 있다.

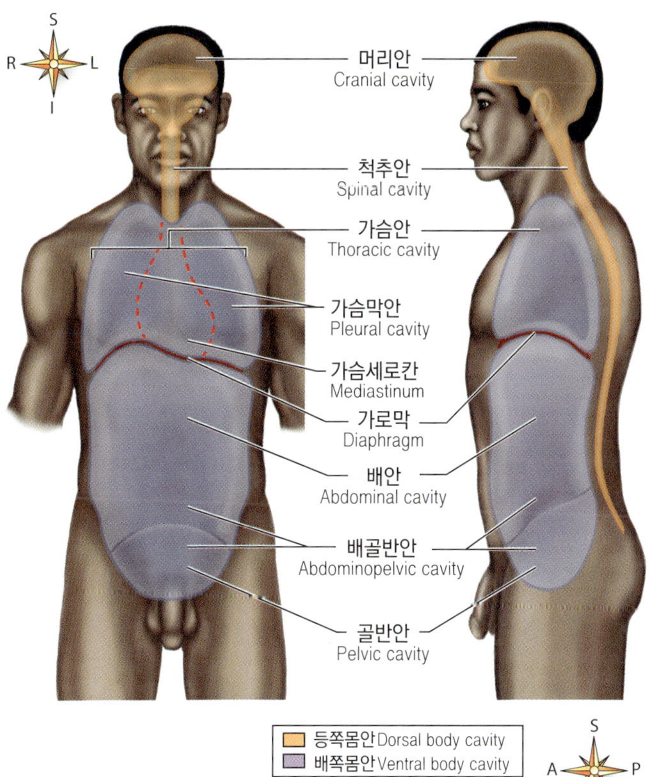

그림 1-5 **몸안.** 등쪽몸안과 배쪽몸안의 위치와 분할을 앞쪽과 가쪽에서 바라본 그림이다.

등쪽몸안

그림 1-5와 같이 등쪽에 있는 몸안에는 뇌를 포함한 머리 내부의 공간인 머리안(두개강, cranial cavity)이 포함된다. 척수를 포함하고 있는 척주 내부의 공간은 척추안(척수강, spinal cavity)이라고 한다. 머리안과 척추안은 등쪽몸안(배측체강, dorsal cavities)이라고 하는데 머리와 척수는 신체의 뒤에 위치하기 때문이다.

배쪽몸안

배쪽몸안(복측체강, ventral cavities)은 신체의 앞쪽에 위치한다.

가슴안과 배골반안

배쪽몸안의 윗부분에는 가슴안(흉강, thoracic cavity)이 위치한다. 가슴세로칸(종격동, mediastinum)이라 하는 가슴안의 일부가 중앙에 있으며, 역시 가슴안의 일부인 가슴막안(흉막강, pleural cavities)이 좌우에 있다.

그림 1-5에서 보듯 배쪽몸안의 아랫부분에는 배안(복강, abdominal cavity)과 골반안(골반강, pelvic cavity)이 포함된다. 실제로 이 둘은 물리적으로 분리되지 않은 하나의 강인 배골반안(복부골반강, abdominopelvic cavity)으로 이루어져 있다. 그림 1-5의 점선은 배안과 골반안 사이의 대략적인 경계를 나타낸다. 그러나 배안과 가슴안은 그림에서 나타나는 것처럼 넓은 띠에 의해 구획지어진다. 근육으로 이루어진 이 경계구조가 가로막(횡격막, diaphragm)이다. 이 둥근 지붕 모양의 근육이 호흡에서 가장 중요한 근육이다.

배골반의 사분역과 부위

배골반의 사분역

배골반안의 장기를 좀더 쉽게 표시하기 위해 4개 영역(분역)으로 나누었다.

1. 오른위영역(right upper quadrant, RUQ)
2. 오른아래영역(right lower quadrant, RLQ)
3. 왼위영역(left upper quadrant, LUQ)
4. 왼아래영역(left lower quadrant, LLQ).

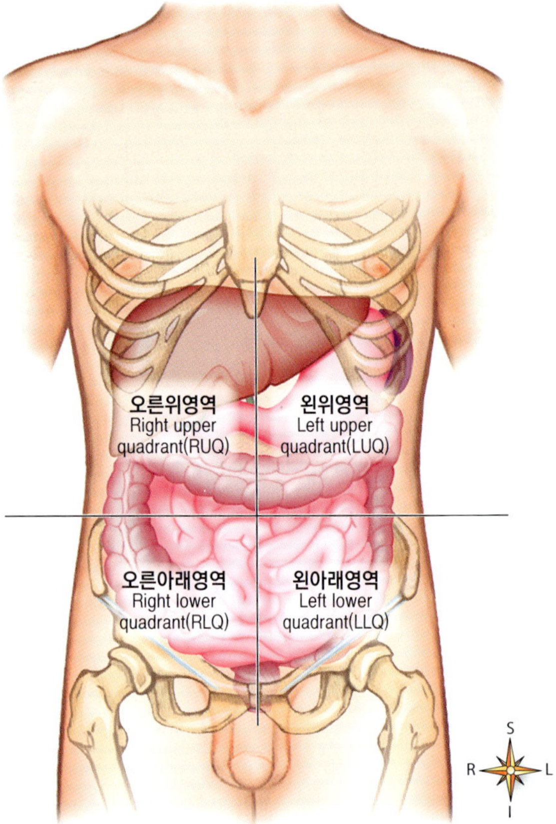

그림 1-6 **배골반안의 4개 분역.** 이 그림은 각 영역에 있는 내장기관을 보여주고 있다.

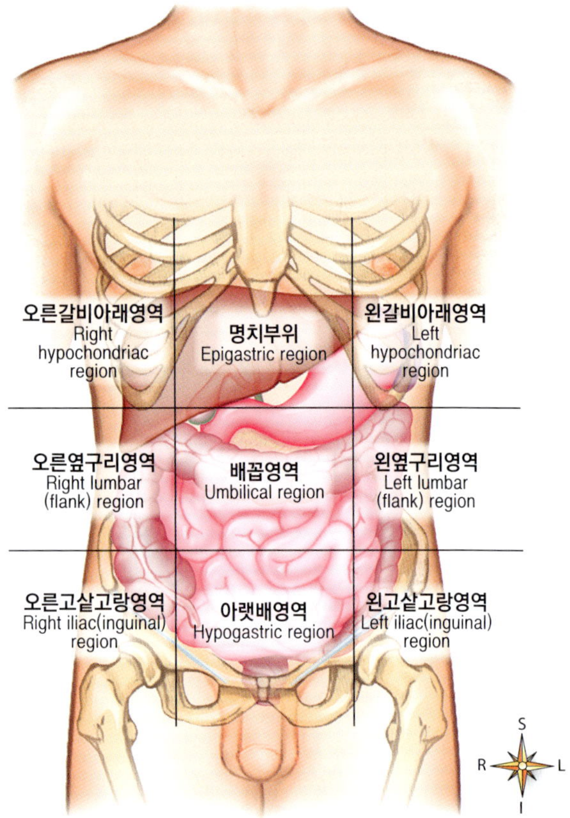

그림 1-7 **배골반안의 9개 영역.** 가장 표면의 장기를 볼 수 있다(그림 1-8). 각 영역의 깊은 구조를 확인할 수 있는가?

그림 1-6을 보면, 이와 같은 4개 영역의 구분은 정중시상단면과 배꼽을 지나는 가로단면에 있는 선으로 구분한다. 이 방법은 임상에서 통증의 위치 혹은 종양과 같은 이상소견에 대한 위치를 지적하는 데 많이 사용한다.

보통 사분역을 언급할 때 superior 혹은 inferior라는 좀더 기술적인 용어 대신에 upper 혹은 lower라는 비공식적인 용어를 사용하기도 한다. 그러나 많은 임상적인 상황에서 혼재되어 사용된다.

배골반 부위

또 다른 방법으로 그림 1-7과 같이 배골반안을 9개 영역으로 나누고 다음과 같이 정의하였다.

1. 위배골반안영역(upper abdominopelvic regions): 오른, 왼갈비아래영역(우 · 좌측 늑연골하부영역, right & left hypochondriac regions)과 명치부위(상복부영역, epigastric region)는 9번째 갈비연골(늑연골, costal[rib] cartilage) 높이에서 배를 가로지르는 가상의 선 위쪽에 해당한다.
2. 중간영역(middle regions): 오른, 왼옆구리영역(우 · 좌측 요부영역, right & left lumbar regions)과 배꼽영역(제부, umbilical region)은 볼기뼈(관골, hip bone) 상부에서 배를 가로지르는 가상의 선 위쪽, 그리고 9번째 갈비연골 높이의 배를 가로지르는 가상의 선 아래쪽에 위치하고 있다.
3. 아래영역(lower regions): 오른, 왼고샅고랑영역(우 · 좌측 서혜부영역, right & left iliac regions)과 아랫배영역(하복부영역, hypogastric region)은 볼기뼈 상부에서 배를 가로지르는 가상의 선 아래에 위치한다.

몸안에 있는 가장 큰 기관은 그림 1-8과 표 1-1에 있다. 인체 모형을 구할 수 있다면 각각의 몸안을 찾아보자. 자신의 몸에서 기관의 위치를 예상하고, 각 체강에서 기관을 확인하기 위해 노력해야 한다(그림 1-5, 그림 1-8).

QUICK CHECK

1. 인체의 절단면의 의미는?
2. 인체에서 2개의 주요한 몸안은?
3. 배안과 배골반안의 차이는?
4. 오른위사분역과 오른위분역의 차이는?

인체부위

물체를 인식할 때는 전체적인 구조와 형태가 가장 먼저 눈에 들어온다. 예를 들어 차는 타이어, 그릴, 휠 커버와 같은 세

표 1-1 몸안

몸안	기관
등쪽몸안	
머리안	뇌
척추안	척수
배쪽몸안	
가슴안	
종격동	심장, 기관, 식도, 가슴샘, 혈관
가슴막안	허파
배골반안	
배안	간, 쓸개, 위, 지라, 이자, 작은창자, 큰창자 일부
골반안	내림잘록창자(sigmoid), 곧창자, 방광, 생식기계

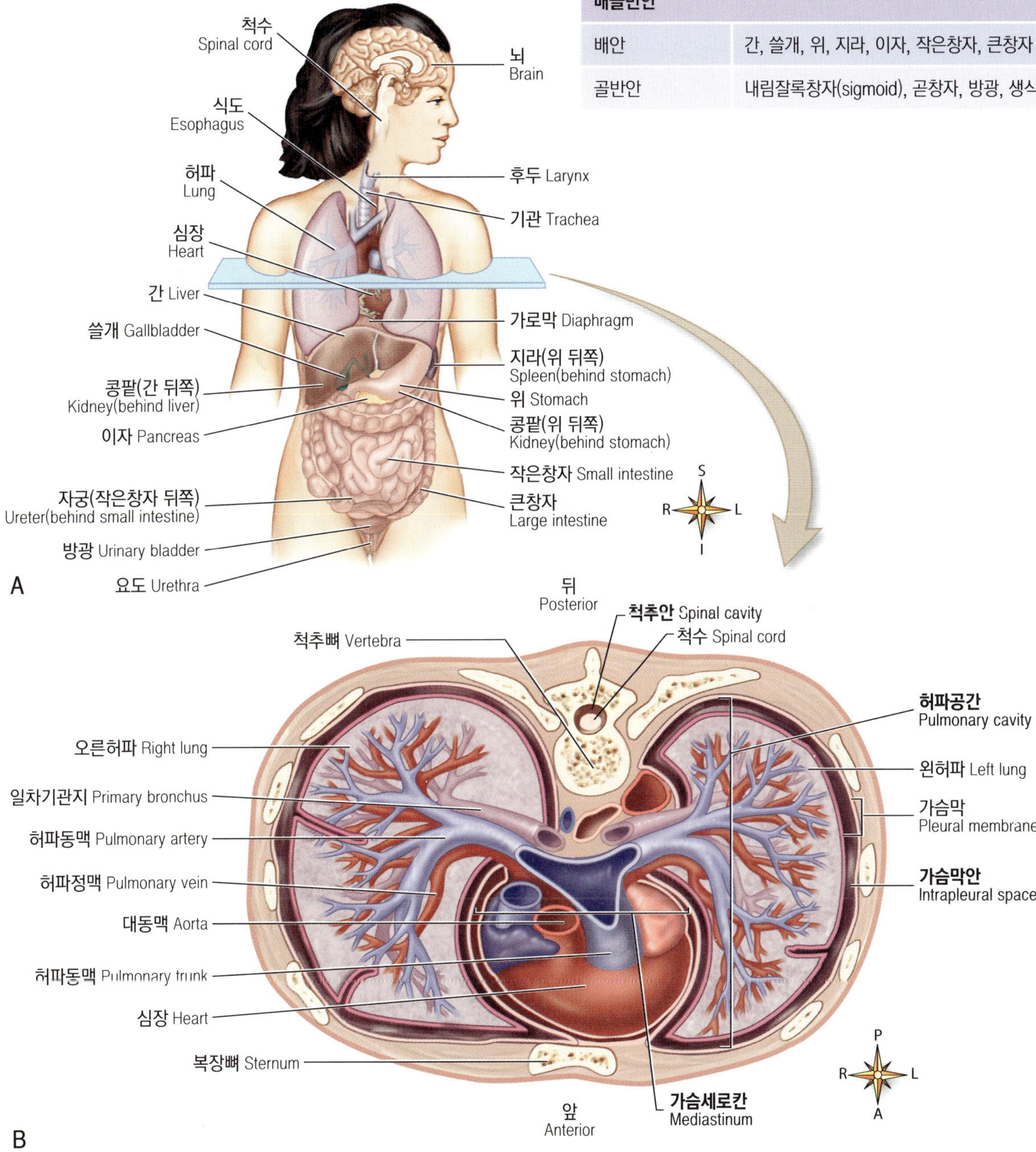

그림 1-8 몸안의 주요 장기. A: 앞에서 본 모양. **B:** 위에서 본 가로단면

부적인 요소가 주목받기 전에 이미 차로 인식된다. 인간에 대한 형태 인식은 전체적인 모양과 기본적인 외관을 먼저 확인하는 것에서 시작된다. 그러나 더 자세하게 확인하기 위해서는 인체의 상세한 크기, 모양, 외관을 묘사해야 한다. 개개인은 독특한 특성을 갖는 얼굴이나 흉상과 같은 특수한 인체 영역 때문에 전체 외관이 다르다. 인간 형태에 대한 상세한 묘사를 위해서는 특별한 부분을 확인하고 대략적인 용어로 그것들을 묘사하는 것이 필요하다.

특정한 인체 영역을 정확하게 묘사하는 것과 이를 확인하는 능력은 보건과학에서 중요한 부분이다. 머리에 통증을 호소하는 환자가 통증 부위를 분명하고 구체적으로 표현하지 않으면 건강관리자에게는 도움이 되지 않는다. 얼굴 부위라고 표현하는 것은 통증 부위를 보다 확실히 파악할 수 있는 부가적인 정보가 된다. 통증 부위를 표현하기 위해 얼굴, 볼, 턱과 같은 정확한 해부학적 용어를 사용함으로써 치료가 필요한 해부학적 영역을 더 빠르게 치료할 수 있다.

일반화된 공통 용어는 그림 1-9와 표 1-2와 같이 특수한 인체 영역을 묘사하기 위해 사용된다.

전신은 두 개의 중요한 분할[몸통(축, axial)과 팔다리(사지, appendicular)]로 나눌 수 있다. 인체의 축은 머리, 목, 몸통으로 구성되어 있다. 팔다리는 팔과 다리로 구성되어 있다. 각각 중요한 영역은 그림 1-9와 같이 나뉘어 있다. 예를 들어 몸통은 가슴, 배, 골반 영역으로, 팔은 위팔, 아래팔, 손목, 손으로 구성되어 있다.

인체 영역을 묘사하기 위해 사용하는 대부분의 용어가 잘 사용되지만 잘못 사용되기도 한다. 좋은 예로 종아리는 전체 다리를 말하는 것이 아니라 무릎과 발목 사이의 다리 영역을 말하는 것이다.

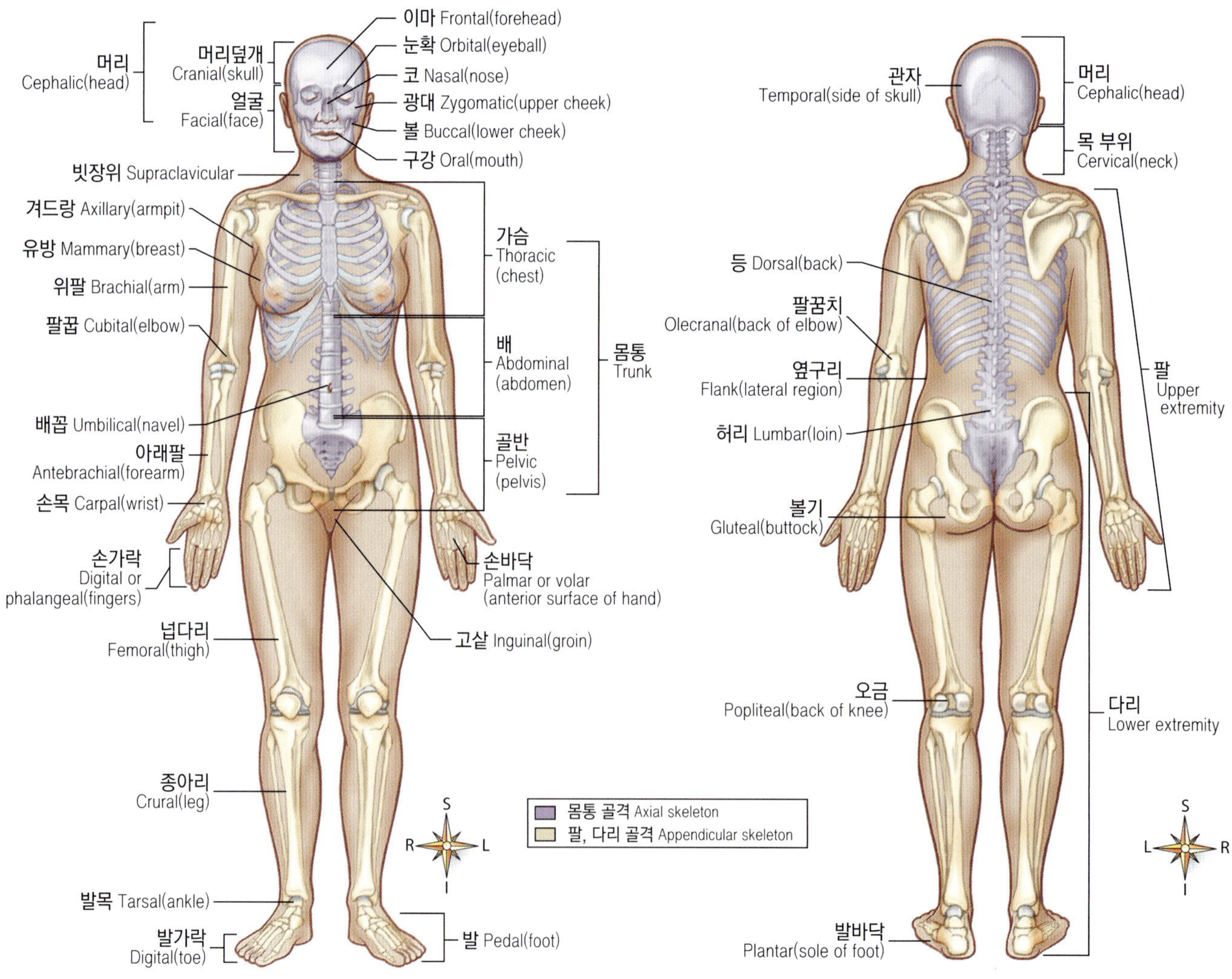

그림 1-9 인체의 몸통과 팔, 다리 부분. 특수한 인체 부위는 쉬운 용어로 괄호에 삽입되었다.

표 1-2 인체 부위에 대한 용어

인체 부위	영역 또는 예	인체 부위	영역 또는 예
가슴 부위 Thoracic region	가슴 Chest	손가락 혹은 발가락 부위 Digital region	손가락 혹은 발가락 Fingers or toes
겨드랑 부위 Axillary region	겨드랑 Armpit	손목 부위 Carpal region	손목 Wrist
목 부위 Cervical region	목 Neck	손바닥 부위 Volar region	손바닥 Palm or sole
골반 부위 Pelvic region	몸통의 아랫부분 Lower portion of torso	아래팔 부위 Antebrachial region	아래팔 Forearm
관자 부위 Temporal region	머리뼈 양쪽 Side of skull	얼굴 부위 Facial region	얼굴 Face
종아리 부위 Crural region	종아리 Leg	이마 부위 Frontal region	이마 Forehead
넙다리 부위 Femoral region	넙다리 Thigh	코 부위 Nasal region	코 Nose
머리뼈 부위 Cranial region	머리뼈 Skull	입 부위 Oral region	입 Mouth
머리 부위 Cephalic region	머리 Head	눈확 부위 Orbital or ophthalmic region	눈 Eye
뒤통수 부위 Occipital region	아래 뒤쪽 머리뼈 Back of lower skull	광대 부위 Zygomatic region	뺨 위 Upper cheek
등 부위 Dorsal region	등 Back	오금 부위 Popliteal region	무릎 뒤 Area behind knee
발 부위 Pedal region	발 Foot	허리 부위 Lumbar region	갈비뼈와 골반 사이의 아래쪽 뒤 Lower back between ribs and pelvis
발목 부위 Tarsal region	발목 Ankle	위팔 부위 Brachial region	팔 Arm
발바닥 부위 Plantar region	발바닥 Sole of foot	유방 부위 Mammary region	가슴 Breast
배꼽 부위 Umbilical region	배꼽 주위 Area around navel or umbilicus	팔굽앞 부위 Antecubital region	팔꿈치 앞쪽 바로 아래 Depressed area just in front of elbow
배 부위 Abdominal region	앞쪽 몸통 가로막 아래 Anterior torso below diaphragm	팔꿈치 부위 Olecranal region	팔꿈치 뒤 Back of elbow
볼 부위 Buccal region	볼 Cheek	팔굽 부위 Cubital region	팔꿈치 Elbow
볼기 부위 Gluteal region	엉덩이 Buttock	피부 Cutaneous	피부 혹은 체표면 Skin or body surface
빗장위 부위 Supraclavicular region	빗장위 Area above clavicle	히음 부위 Perineal region	항문과 생식기 사이 영역 Area(perineum) between anus and genitals
샅 부위 Inguinal region	샅고랑 Groin		

일생 동안 인체의 구조는 다양한 속도와 방법으로 변화한다. 성인 초기 이전에 인체는 발달하고 성장한다. 성인 초기를 거친 후 점진적으로 퇴화한다. 나이가 들어가면서 인체에 영향을 미치는 기관과 조직은 빨리 소모되거나 크기가 일반적으로 감소한다. 이러한 퇴화 과정을 위축(atrophy)이라고 한다.

QUICK CHECK

1. 인체에서 몸통부분과 팔다리부분의 차이는?
2. 팔과 다리의 부위는?
3. 위축의 의미는?

신체 기능의 균형

항상성

구조는 서로 다르지만 모든 유기체는 자손을 통해 그들의 유전자를 성공적으로 전파하며, 생존하기 위해 인체를 안전하게 지키는 기전을 유지한다.

생존은 인체 내부의 상태를 비교적 일정하게 유지하는 것에 달려 있다. 항상성(homeostasis)은 비교적 안정된 내적 상태를 유지하는 것을 말한다. 인체의 세포는 일반적으로 소금이나 다른 용해되는 물질이 물과 결합되어 만들어지는 내

1

적 환경에 살고 있다.

어항 속의 물고기같이 세포는 그들의 수중 환경이 안정되어 있을 때 생존할 수 있다. 온도, 염도, 산도(pH), 물의 양과 압력, 산소 농도, 다른 생존 조건은 적절한 범위 내에서 유지되어야 한다. 어항 속의 물의 상태를 유지하기 위해서는 히터, 산소 공급 펌프, 필터들을 공급해야 한다. 이와 같이 인체에는 내적 환경 상태를 유지하기 위해 열 공급, 산소 공급처 역할을 하는 기전이 있다(그림 1-10).

외부 환경의 변화 그리고 신체 내의 세포 자체의 활동에 의해 신체 내의 조건은 항상성에서 변동이 될 수 있다. 그러므로 신체는 지속적으로 항상성을 유지하려는 활동을 한다. 가령, 운동 시에 근육활동에 의해 발생된 열에 의해 체온은 상승되며, 이때 신체는 땀을 흘려서 체온을 낮춘다.

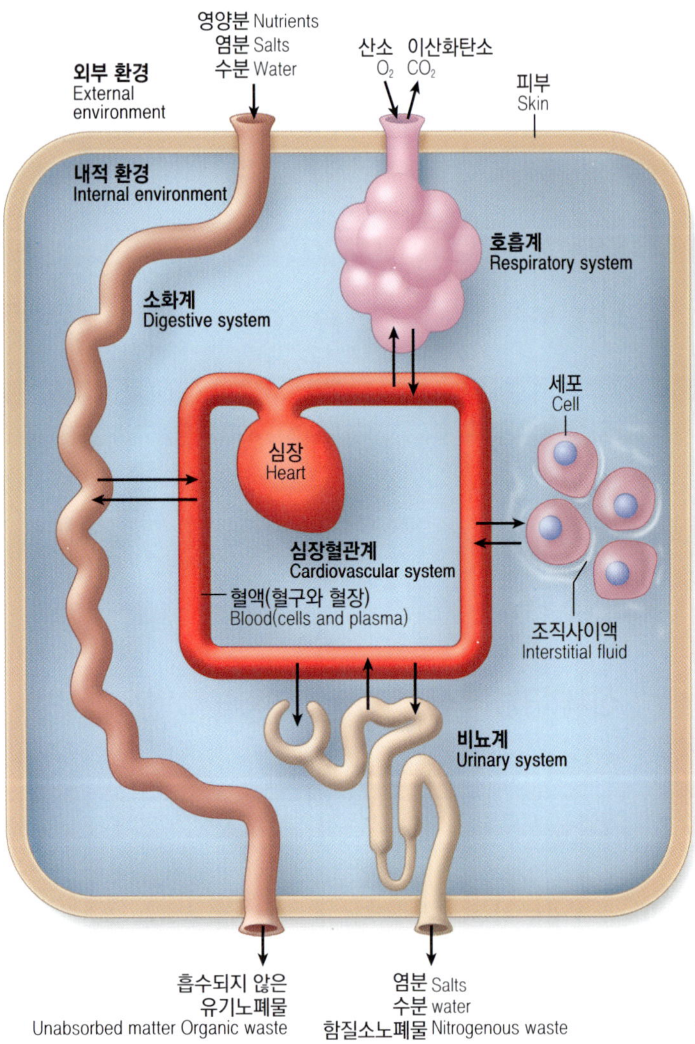

그림 1-10 인체 내적 환경 모식도. 외부 환경과 분리된 인체는 액체로 가득한 자루(bag) 모양이다. 관 모양의 소화관과 호흡관은 외부 환경에서 인체 내로 물질을 운반하고, 인체에서 흡수되고 분비된다.

되먹임조절

이러한 자가조절이 이루어지려면 매우 복잡하고 통합된 상호조절시스템이 필요하다. 조절시스템의 기본적인 유형은 되먹임고리(feedback loop)이다.

되먹임고리의 개념은 공학에서 따온 것이다. 그림 1-11 A는 공학에서 되먹임고리가 건물 온도의 안정성을 어떻게 유지하는지 보여준다. 건물 외부의 차가운 바람은 건물의 온도를 정상 이하로 떨어뜨리는 원인이 된다. 센서(sensor)인 온도계는 온도변화를 감지할 것이다. 센서의 되먹임을 받아 조절센터(central center)가 실제 온도와 정상 온도를 비교하고 건물의 난방기를 활성화하는 것으로 반응한다. 이때 난방기는 상태(온도) 조절에 효과를 가져왔기 때문에 효과기(effector)라고 한다. 센서가 지속적으로 조절센터에 되먹임 정보를 줌으로써, 난방기는 온도가 정상으로 돌아왔을 때 자동으로 꺼진다.

그림 1-11 B에서는 인체에 오한이 생길 때 체온을 복구하는 비슷한 되먹임고리 사용을 보여주고 있다. 온도센서로 작용하는 신경종말은 실제 체온과 정상 체온을 비교하는 뇌의 조절중추로 정보를 제공한다. 추위에 대한 반응으로 뇌는 근육의 떨림을 유발하는 신경신호를 보낸다. 떨림은 체온을 올릴 수 있는 열을 생산한다. 되먹임 정보가 체온이 정상으로 돌아왔음을 뇌에 알릴 때 떨림이 멈추게 된다.

음성 되먹임

그림 1-11과 같은 되먹임고리는 상태를 반대나 부정적으로 변화시키기 때문에 음성 되먹임(negative feedback)이라고 불린다. 인체 대부분의 항상성 조절고리는 정상으로 되돌아가는 역변화로 상태를 안정시키기 때문에 음성 되먹임이다.

그림 1-11을 보면, 신체가 뜨거운 기온에 노출되면 온도수용기(temperature receptors)가 체온이 높음을 감지하고, 뇌는 땀을 흘리도록 명령을 내려 체온을 내리게 한다.

다른 예로서, 운동하는 동안 근육이 산소를 사용하고 혈중 이산화탄소 농도가 증가하면 호흡을 증가시켜 혈중 이산화탄소를 정상으로 되돌린다. 다른 예는 체액량이 정상보다 많을 때 평소보다 많은 양의 소변을 배설하는 것이다.

양성 되먹임

일반적이지는 않지만 인체에는 양성 되먹임(positive feedback) 기전 고리도 존재하며, 정상적인 기능을 하고 있다. 양성 되먹임 조절고리는 자극성이다. 내부 환경을 반대로 변화시키고 정상으로 돌리는 것 대신 양성 되먹임고리는 일어나는 변화를 일시적으로 증폭시키거나 강화한다. 이 유형의 되먹임고리는 무엇인가가 이 과정을 멈출 때까지 점차 그 반응속도가 증가한다. 양성 되먹임고리의 예로 출산 직전 사궁수축력이 빠르게 증가하는 것이 있다(그림 1-12).

또 다른 예로 혈액응고를 위해 마개 형태의 혈소판(platelet)이 서로 매우 빠르게 들러붙는 것이 있다. 출혈이 되면 혈소판이 상처부위에 급격하게 모여지게 되며, 이들은 상처부위에서 화학물질을 분비시키고 이러한 화학물질은 좀더 혈소판이 상처부위에 모아지게 하여 피떡(blood clot)을 형성하여 지혈에 관여한다.

이러한 각각의 상황에서 양성 되먹임고리가 빠르게 증가하는 과정은 출산하거나 혈액응고가 형성된 시점에 갑자기 멈춘다. 길게 봤을 때 정상적인 양성 되먹임 과정은 내부 환경의 항상성을 유지하도록 돕는다.

정상변동

항상성 조절 기전이 단지 상대적인 항상성을 유지한다는 것은 중요하다. 인체에서 항상성 유지는 완전히 변함없는 상태가 아니라 다소 정상에 가깝게 상태가 변하는 것이다. 예를 들어, 체온은 아주 긴 시간 동안 거의 같은 상태를 유지한다. 하지만 체온은 평소에 정상 체온보다 높거나 낮게 조금씩 변하기도 한다.

모든 기관이 항상성 조절을 유지하기 위해 기능하기 때문에 이 책의 나머지 장에서는 음성 · 양성 되먹임 기전에 대해 언급할 것이다.

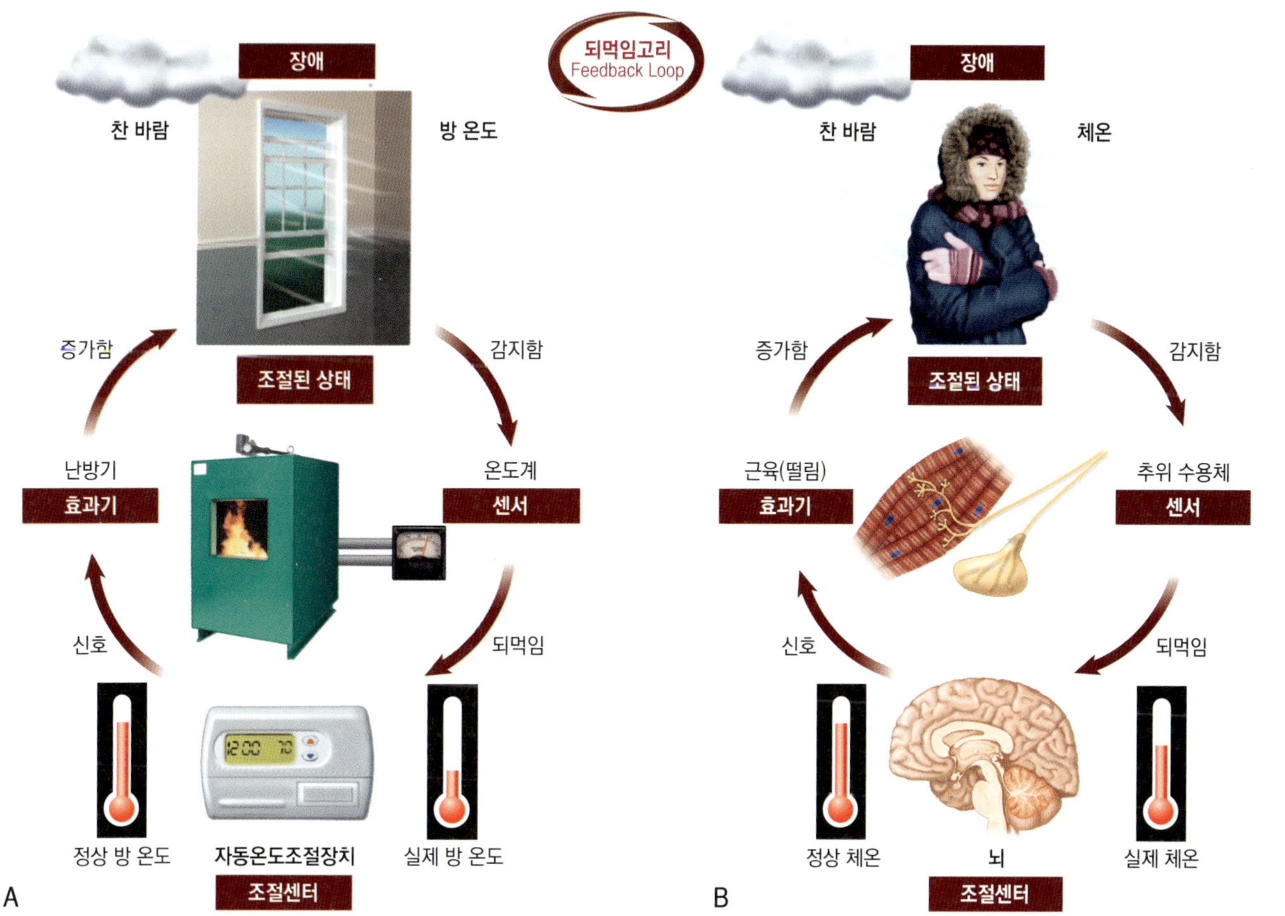

그림 1-11 음성 되먹임 기전. **A:** 공학적 그림에서는 방 안의 온도(조절된 상태)가 어떻게 변함없이 유지되는지 보여준다. 자동온도조절장치(조절센터)는 온도계(센서)에서 정보를 다시 받아, 난방기(효과기)를 작동시켜 온도를 정상으로 바꾼다. **B:** 생리학적 그림에서는 어떻게 일관성 있는 체온(조절된 상태)을 유지할 수 있는지를 보여준다. 뇌(조절중추)는 추위 수용체(센서)로 불리는 신경말단에서 정보를 받아 근육(효과기)을 떨리게 하여 체온을 정상으로 바꾼다.

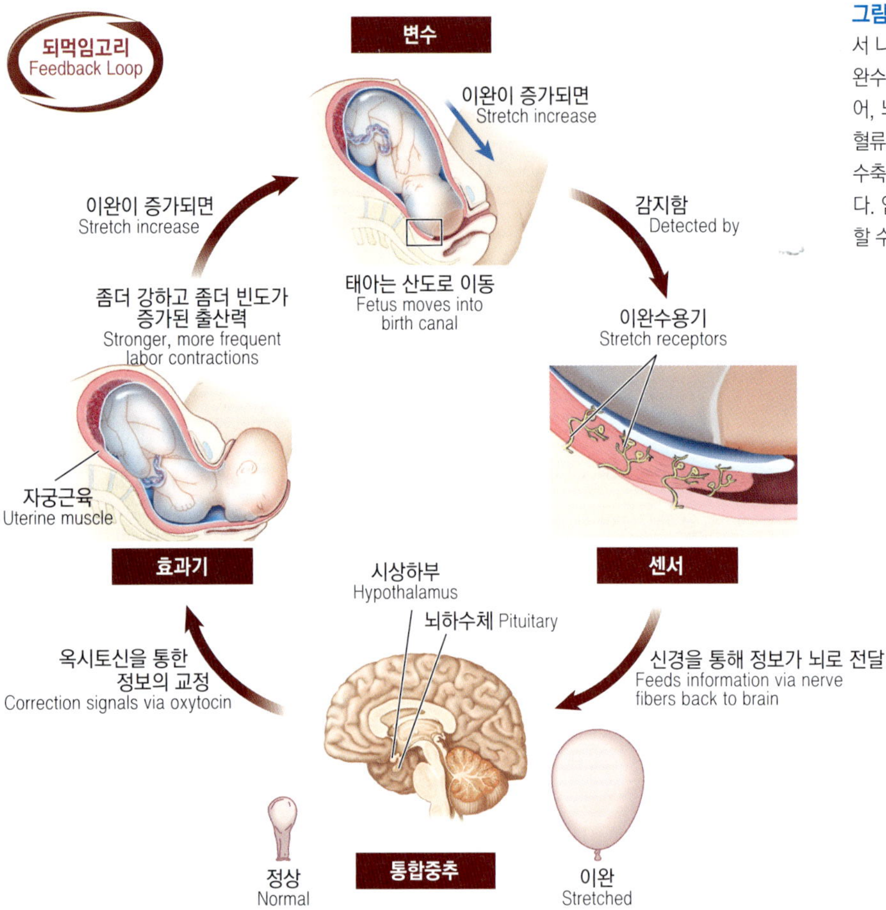

그림 1-12 양성 되먹임고리. 이와 같은 예는 출산과정에서 나타난다. 아기가 자궁에서 질 내로 이동하면, 산도의 이완수용기를 자극시킨다. 이완에 대한 정보는 뇌로 전달되어, 뇌하수체에서 옥시토신의 분비가 증가한다. 옥시토신은 혈류를 따라 자궁에 도착하여 자궁수축을 증가시킨다. 자궁수축은 완전히 아기가 산도를 빠져나올 때까지 계속 증가된다. 임상에서 옥시토신은 주사로 주입하여 자궁수축을 유발할 수 있다.

마지막으로 인체의 균형을 유지하는 것이 연령과 연관이 있다는 중요한 원칙에 대해 간단하게 논의하고자 한다. 아동기에는 항상성 기능이 점차 효율적으로 증가하여 성인 초기에 최대 효과를 나타낸다. 성인 후기나 노년기에는 점차 효율이 감소된다. 이러한 변화와 기능을 하는 것을 어린 나이에는 발달 과정(developmental process), 성인 초기 이후에는 노화 과정(aging process)이라고 한다. 일반적으로 발달 과정은 기능의 효율성이 증가하는 것이고, 노화 과정은 감소하는 것을 말한다.

QUICK CHECK

1. 왜 항상성은 몸의 균형을 잡는 기능이라고 언급하는가?
2. 되먹임이란? 되먹임의 작용기전은?
3. 음성 되먹임과 양성 되먹임의 차이는?
4. 음성 되먹임은 어떻게 비정상적으로 양성 되먹임이 되는가?

용어 terminology

가로, 횡 transverse
가로막, 횡격막 diaphragm
가슴의, 흉 thoracic
가슴막의, 흉막의 pleural
가슴세로칸, 종격 mediastinum
가쪽, 외측 lateral
갈비아래부위, 늑골아래부위 hypochondriac(region)
감각 sensor
계 system
골반 pelvic
공간, 강 cavity
기관, 장기 organ
깊은 deep
단면 sections(of body)
되먹임 feedback
뒤, 후 posterior
등쪽 dorsal
머리, 두개 cranial
먼쪽, 원위 distal
면 planes(of body)
몸쪽, 근위 proximal
몸통, 축 axial
바로 누운, 앙와 supine
배, 복부의 abdominal
배쪽, 복측 ventral
세포 cell
시상 sagittal
실험 experimentation
아래, 하위 inferior
아랫배, 하복 hypogastric(region)
안쪽, 내측 medial
앞 anterior
양성 되먹임 positive feedback
얕은, 표면 superficial
엎드린, 복와 prone
위, 상 superior
음성 되먹임 negative feedback
이마, 앞 frontal
정중시상면 midsagittal plane
조직 tissue
질병 disease
척수의, 척추의 spinal
팔다리의, 사지의 appendicular
학설, 이론 theory
항상성 homeostasis
해부, 절개 dissection
해부학적 자세 anatomical position
허리, 요부 lumbar(region)

1

요약 summary

과학적 방법

A. 과학은 실험에 기반을 둔 논리적 연구과정이며, 다음과 같은 방법으로 연구된다(그림 1-1).

1. 가설: 실험을 위한 아이디어 혹은 이론
2. 실험: 가설에 대한 계속된 검증: 대조군은 외부 환경요인과 내부적 오류를 없애준다.
3. 이론과 법칙: 실험에 의해 가설이 높은 신뢰도를 얻을 때

B. 과학이 연구되는 과정은 새로운 실험을 통해 이루어진다.

유기체 형성의 단계

A. 유기체 형성은 인체 구조의 우수한 특징이다.

B. 인체는 다음의 작은 단위로 구성되어 있다(그림 1-2).

1. 원자와 분자: 화학적 수준
2. 세포: 가장 작은 구조적 단위
3. 조직: 동일한 세포의 모임
4. 기관: 다른 종류의 조직의 모임
5. 계통: 많은 다른 종류의 기관의 모임
6. 유기체: 우리의 몸은 모든 계통으로 구성되어 있다.

C. 장내미생물:인체에 서식하면서, 인체의 정상기능에 영향을 미치는 세균 그리고 기타 미생물집단

해부학적 자세

A. 손바닥은 정면을 향하고 팔을 옆으로 늘어뜨린 채 똑바로 선 자세이다(그림 1-3).

B. 해부학적 자세는 방향용어에 의미를 부여한다.

C. 해부학적 자세가 아닌 인체를 묘사할 때 사용하는 용어

1. 바로 누운 자세(앙와위, supine)
2. 엎드린 자세(복와위, prone)

해부학적 방향

A. 일반적으로 사용된 방향 용어

1. 위(상부, superior): 머리를 향하는 것
2. 아래(하부, inferior): 발을 향하는 것
3. 앞(전방, anterior): 앞, 정면에(복부)
4. 뒤(후방, posterior): 뒤, 후면에(등)
5. 안쪽(내측, medial): 인체의 정중선을 향한 것
6. 가쪽(외측, lateral): 인체의 정중선에서 떨어져 있는 것
7. 몸쪽(근위부, proximal): 체간 부위에 가까운 것
8. 먼쪽(원위부, distal): 체간에서 더 멀리 떨어진 것
9. 얕은(천부, superficial): 표면에 가까운 것
10. 깊은(심부, deep): 표면과 멀리 떨어진 것

B. 해부학적 나침반 로젯: 그림의 이해를 돕기 위해서 많은 그림에서 지도를 보는 것과 같이 작은 나침반의 로젯을 볼 수 있을 것이다

인체의 면(그림 1-4)

A. 시상면(sagittal plane): 앞에서 뒤로 길게 오른쪽과 왼쪽으로 나누는 것

B. 정중시상면(midsagittal plane): 시상면을 나눌 때 2등분으로 나누는 것

C. 이마면(frontal 또는 coronal plane): 옆에서 옆으로 길게 앞쪽과 뒤쪽으로 나누는 것

D. 가로면(transverse plane): 수평 또는 가로로 위와 아래로 나누는 것

E. 빗면(경사면, oblique planes): 인체를 나누는 절단면이 이미 언급된 면과 평행하지 못한 경우

몸안(그림 1-5, 표 1-1)

A. 등쪽몸안(배측체강, dorsal cavity)

1. 머리안(두개강, cranial cavity)은 뇌를 포함
2. 척추안(척수강, spinal cavity)은 척수를 포함

B. 배쪽몸안(복측체강, ventral cavity)

1. 가슴안(흉강, thoracic cavity)
   a. 가슴세로칸(종격동, mediastinum): 가슴안의 중앙으로 심장, 기관이 위치
   b. 가슴막안(흉막강, pleural cavities): 오른쪽 가슴막안에는 오른쪽 허파, 왼쪽 가슴막안에는 왼쪽 허파가 위치
2. 배골반안(복부골반강, abdominopelvic cavity)

a. 배안(복강, abdominal cavity)은 위, 장, 간, 쓸개, 이자, 지라를 포함
b. 골반안(골반강, pelvic cavity)은 생식기계, 방광, 곧창자를 포함
c. 배골반안영역
(1) 4분역(그림 1-6)
(2) 9영역(그림 1-7)

C. 주요 몸안의 장기는 그림 1-8과 표 1.1에서 확인할 수 있다.

인체부위(그림 1-9, 표 1-2)

A. 몸통(축, axial) 영역: 머리, 목, 몸통

B. 팔다리(사지, appendicular) 영역: 팔, 다리

C. 일생 동안 인체의 구조는 다양한 속도와 방법으로 변화한다. 위축은 사용하지 않아 크기가 감소하는 현상이다.

신체 기능의 균형

A. 개인과 유전자가 생존하는 것이 인체에서 가장 중요한 일이다.

B. 생존은 항상성 유지나 회복에 달려 있다(비교적 안정된 내적 환경을 유지하는 것).
1. 내적 환경은 여러 기관계통의 작동에 의해 유지되는 액상 상태이다(그림 1-10).
2. 인체는 음성 되먹임 기전(그림 1-11)과 좀 덜 사용하는 양성 되먹임 기전(그림 1-12)을 사용하여 항상성을 유지하고 회복시킨다.
3. 되먹임고리는 센서, 조절센터, 효과기로 구성된다.
4. 음성 되먹임 기전은 질병이나 손상 시 양성 되먹임 기전으로 전환될 수 있다.

C. 모든 기관은 항상성을 유지하는 기능이 있다.

D. 인체 기능은 연령과 관계가 있다. 성인 초기가 가장 좋은 기능을 가진 시기로, 이 시기가 지나면서 기능은 점차 감소한다.

1

학습활동 active learning

복습문제

1. 해부학, 생리학, 병리학을 정의하시오.
2. 질병은 신체의 어떤 일반적인 상태에서 비롯된 것인가?
3. 유기체의 유기체 형성을 나열하고 설명하시오.
4. 해부학적 자세를 설명하시오.
5. 인체의 3개의 면을 말하고 설명하시오.
6. 가슴세로칸의 장기 2개, 배안의 장기 2개, 골반안의 장기 2개를 설명하시오.
7. 왼쪽 상부에서 오른쪽 하부까지 배골반 안의 9개 영역을 말하라.
8. 몸통골격과 팔다리골격을 설명하시오.
9. 등쪽 몸안의 두 부분을 말하고 각각 무엇을 포함하고 있는지 설명하시오.
10. 다리, 넓적다리, 종아리의 차이를 설명하시오.
11. 세포에서 항상성 균형을 유지하는 4가지 조건을 열거하시오.
12. 음성 되먹임 기전의 세 부분을 나열하고, 각각의 기능을 설명하시오.

문제

1. _________는 그리스어의 '자른다'에서 유래되었다.
2. _________는 유기체의 기능에 대한 학문이다.
3. _________는 질병에 대한 과학적인 학문이다.
4. 엄밀하게 검정되고 높은 신뢰도를 갖는 가설을 _______ 혹은 _______이라 한다.
5. _________, _________, _________, _________, _________는 유기체에서 조직화의 수준 5가지이다.
6. _________과 _________은 해부학적 자세가 아닐 때 신체 자세를 묘사하기 위해 사용되는 용어이다.
7. _________ 절단은 인체를 위와 아래로 나누는 것이다.
8. _________ 절단은 인체를 앞에서 뒤로 나누는 것이다.
9. _________ 절단은 인체를 왼쪽과 오른쪽으로 나누는 것이다.
10. 인체의 오른쪽과 왼쪽을 2등분으로 나누는 절단을 _________ 절단이라고 한다.
11. 머리, 목, 몸통으로 구성된 신체를 분할하는 것을 _________라고 한다.
12. 팔, 다리로 구성된 신체를 분할하는 것을 _________라고 한다.
13. 인체의 왼쪽 오른쪽이 거울처럼 비슷하게 보이는 용어는 _________이다.
14. 인체를 나누는 절단면이 이미 언급된 면과 평행하지 못한 경우가 있는데, 이것을 _________면이라 한다.
15. 두 개의 중요한 몸안은?
    a. 가슴안과 배안
    b. 배안과 골반안
    c. 등쪽몸안과 배쪽몸안
    d. 앞과 뒤
16. 배안에서 가슴안을 나누는 구조는?
    a. 세로칸 b. 가로막
    c. 허파 d. 위
17. 배골반 안에서 명치부위는?
    a. 배꼽 아래 b. 배꼽 바깥쪽
    c. 배꼽 내측 d. 답 없음
18. 배골반 안에서 아랫배영역은?
    a. 배꼽 아래
    b. 왼고샅고랑 바깥쪽
    c. 오른고샅고랑 안쪽
    d. a와 c
19. 양성 되먹임 기전의 예는?
    a. 체온을 일정하게 유지하는 것
    b. 출산 동안 자궁수축
    c. 체액량을 일정하게 유지하는 것
    d. a와 c

20. 음성 되먹임 기전의 예는?
    a. 체온을 일정하게 유지하는 것
    b. 출산 동안 자궁수축
    c. 체액량을 일정하게 유지하는 것
    d. a와 c

A항과 반대되는 용어를 B항에서 찾아 연결하시오.

A항	B항
21. ____________ superior	a. posterior
22. ____________ distal	b. superficial
23. ____________ anterior	c. medial
24. ____________ lateral	d. proximal
25. ____________ deep	e. inferior

CHAPTER 2

기초화학

Chemistry of Life

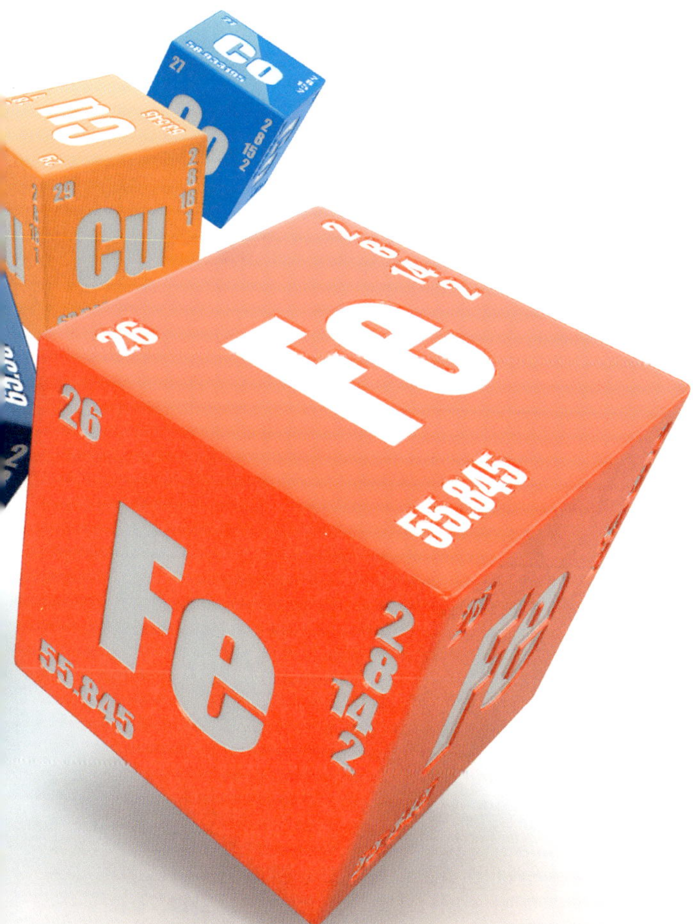

1. 원자의 구조를 설명한다.
2. 원소, 분자 및 화합물이라는 용어를 정의하고 논의한다.
3. 중요 화학결합들을 비교하고 대조한다.
4. 무기화학과 관련하여 다음 활동을 수행한다.
   - 유기화합물과 무기화합물을 구별한다.
   - 물의 화학적 특성을 논의한다.
   - 산, 염기 및 염을 논의한다.
   - pH의 개념을 설명한다.
5. 탄수화물, 지질, 단백질 및 핵산의 구조와 기능을 논의한다.

생명은 화학(chemistry)으로 가득 차 있다. 우리가 화학물질(chemical)에 대해 알면 알수록 인체의 화학적 과정에 대해 더 많이 이해할 수 있다. 음식의 소화, 뼈조직의 형성, 근육의 수축 이러한 모든 것이 화학적 과정이다. 따라서 해부학(anatomy)과 생리학(physiology)의 기본 원리는 궁극적으로 화학의 원리에 기초를 두고 있다. 과학의 여러 가지 영역 중에서 생화학(biochemistry)은 생명의 화학적 측면에 관해 연구하는 학문이다. 인체를 완전히 이해하기 위해서는 생명의 화학인 생화학에 대해 이해하는 것이 중요하다.

2

화학적 구성의 수준

물질(matter)은 공간을 채우며 질량(mass)을 가진다. 생화학자는 더 쉽게 연구하기 위해 물질의 체제를 몇 가지 단계로 나누었다. 물질의 가장 작은 단위를 원자(atom)라고 한다.

원자는 인체의 복잡한 물질(substance)을 만드는 데 사용된다. 인체에서 대부분의 화학물질은 분자(molecule) 단위로 존재하는데, 분자는 한 개 혹은 그 이상의 원자로 이루어진 물질의 입자이다. 원자는 물질의 기본 단위이다. 그러므로 원자부터 설명한다.

원자

원자(atom)는 매우 작아서 고도의 정교한 장비가 갖추어져 있어야 관찰할 수 있다. 예를 들어, 터널식현미경(tunneling microscope), 원자력현미경(atomic force microscope, AFM) 같은 장비가 있어야 개개의 원자를 살펴볼 수 있다(그림 2-1). 원자는 몇 가지 종류의 아원자입자(subatomic particle), 즉 양성자(proton), 전자(electron) 및 중성자(neutron)로 구성된다.

각 원자의 중심에는 양성전하(positive charge)를 띤 양성자와 전하를 띠지 않은 중성자로 구성된 핵(nucleus)이 있다. 핵에 있는 양성자의 수는 그 원자의 원자번호(atomic number)이다. 결합된 양성자와 중성자의 수는 그 원자의 원자량(atomic mass)이다.

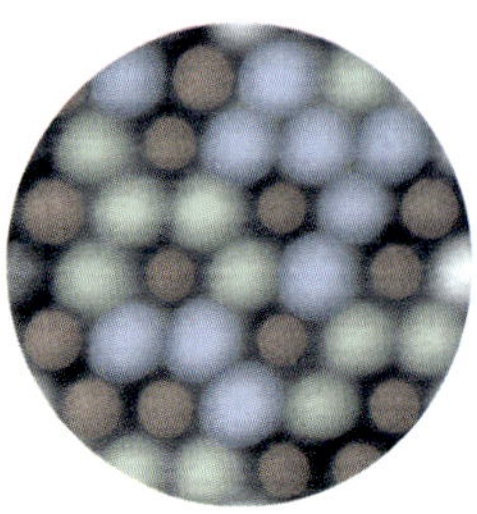

그림 2-1 원자들. 원자력현미경(AFM)으로 찍은 결정 구름같이 생긴 원자들. 다른 종류의 원자는 다른 색으로 표시함

음성전하(negative charge)를 띤 전자는 좀 떨어져서 핵을 둘러싸고 있다. 만약 원자가 중성(neutral), 즉 전기적 전하를 띠지 않는다면, 양성자마다 전자가 한 개 있을 것이다. 전자는 한 곳에 가만히 있지 않는다. 대신에, 전자는 궤도(orbital)라고 부르는 어떤 범위 안에서 매우 빠르게 움직인다. 각 궤도에는 2개의 전자가 있다. 궤도라는 이름 자체가 전자가 타원형의 궤도 주변을 움직인다는 것을 의미하고, 심지어 몇 가지 원자 모델에서는 원자가 따라서 움직이는 길이 그려지기도 하지만, 실제로 전자는 매우 무질서하게 움직인다.

궤도는 핵에서 떨어진 거리에 따라 달라지는 에너지 준위(energy levels)나 에너지 껍질(shell)에 따라 배열된다. 핵에서 거리가 더 멀리 떨어져 있을수록 에너지 준위는 높다. 핵에서 가장 가까운 에너지 준위는 1궤도이고, 2개의 전자를 갖는다. 다음 에너지 준위는 4궤도이고, 8개의 전자를 갖는다.

그림 2-2에 탄소(C, carbon atom) 원자가 있다. 첫 번째 에너지 준위(최내각 껍질)에는 전자가 2개 있고, 바깥 에너지 준위에는 전자가 4개 있음을 알 수 있다. 탄소 원자의 바깥 에너지 준위는 전자를 4개 더 가질 수 있기 때문에 합해서 전자 8개를 가질 수 있는 것이다. 원자의 바깥 에너지 준위에 있는 전자의 수는 그것이 어떻게 화학적으로 행동하는지를 결정한다. 다시 말해, 다른 원자와 어떻게 결합할 수 있는지를 결정하는 것이다. 이를 화학결합(chemical bond)이라고 부르는데, 다음에 설명할 것이다.

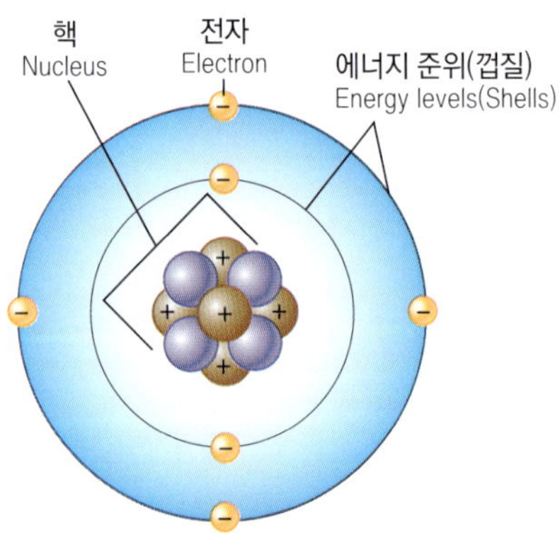

그림 2-2 원자 모형. 중성자와 양성자(+)로 이루어진 핵은 중심에 위치하고 있다. 전자는 에너지 준위라고 부르는 바깥부분에 있다. 이것은 탄소 원자인데 어떤 원자인지는 양성자 수에 따라 결정된다. 모든 탄소 원자들은(오직 탄소 원자들만) 양성자를 6개 갖고 있다. 전자를 8개까지 담고 있을 수 있는 최외각 에너지 준위에 전자가 4개만 있어서 이 탄소 원자는 다른 탄소 원자들과 전자를 공유하여서 최외각 에너지 준위를 꽉 채울 것이다(이 그림에서는 핵에 있는 한 개의 양성자와 두 개의 중성자가 보이지 않는다).

원소, 분자, 화합물

물질은 원소(element)나 화합물(compound)로 구분할 수 있다. 원소는 자연에 존재하는 100가지가 넘는 원자의 종류 중 한 가지로만 구성된 순수한 물질이다. 인체의 약 96%는 단 4가지 원소, 즉 산소(oxygen), 탄소(carbon), 수소(hydrogen), 질소(nitrogen)로 구성되어 있지만 약 20가지의 미량원소도 존재한다. 표 2-1에 인체를 구성하는 몇 가지 원소와 그것들의 국제적 화학기호(chemical symbol), 즉 전 세계 화학자들이 사용하는 약어(abbreviation)를 나열하였다.

원자는 서로 결합하여 분자라고 부르는 더 큰 화학적 단위를 형성한다. 어떤 분자(molecule)는 몇몇 원자로 이루어진 같은 원소로 구성되기도 한다. 화합물은 한 개 이상의 원소로 구성된 분자가 모여서 형성된다.

화합물 안에 있는 원자를 나타내기 위해서는 화학식(chemical formula)을 사용한다. 화학식은 분자 안에 있는 각 원소를 나타내는 기호를 가지고 있다. 분자 안의 각 원소의 원자의 수는 원소기호 뒤에 첨자로 표기한다. 예를 들어 이산화탄소라는 화합물의 분자는 탄소 원자 1개와 산소 원자 2개를 갖고 있기 때문에 분자식은 CO_2이다.

QUICK CHECK

1. 원자의 세 가지 중요한 아원자 입자는 무엇인가?
2. 물질이란 무엇인가?
3. 에너지 준위를 설명하시오.
4. 화합물, 원소, 분자란 무엇인가?

표 2-1 인체의 중요한 원소

원소	기호	핵에 있는 양성자의 수	최외각에 있는 전자의 수*
주요 원소(체중의 96% 이상)			
산소(oxygen)	O	8	6
탄소(carbon)	C	6	4
수소(hydrogen)	H	1	1
질소(nitrogen)	N	7	5
미량원소(몸속에는 20가지 이상의 미량원소가 있음)			
칼슘(calcium)	Ca	20	2
인(phosphorus)	P	15	5
나트륨(sodium)	Na	11	1
칼륨(potassium)	K	19	1
염소(chlorine)	Cl	17	7
요오드(Iodine)	I	53	7

*수소를 제외하고는 최대 8개이다. 수소는 2개이다.

화학적 결합

화학결합(chemical bond)은 원자를 더 안정적으로 만든다. 원자는 바깥 에너지 준위가 꽉 찼을 때 '화학적으로 안정되어 있다'라고 말한다. 즉, 원자는 에너지 껍질이 가질 수 있는 전자를 최대한 갖게 되었을 때가 안정된 상태이다. 소수의 원자 외에는 모두 최외각 에너지 준위에서 전자를 받을 공간을 더 가지고 있다. 기본적인 화학원리에 의하면, 원자는 최외각 에너지 준위를 꽉 채우는 방향으로 서로 반응한다. 이렇게 꽉 찬 에너지 준위를 만들기 위해 원자들은 전자를 공유하고, 주고, 빌려온다.

예를 들어, 수소 원자는 전자 1개와 양성자 1개를 가지고 있다. 수소는 에너지 껍질 1개에 전자를 1개 가지고 있다. 그런데 총 2개까지 가질 수 있기 때문에 꽉 찬 상태가 아닌 것이다. 만약 두 수소 원자가 가지고 있는 1개의 전자를 서로 공유한다면, 둘 다 꽉 찬 에너지 껍질을 가지게 되는 것이고, 원자 하나로 존재할 때보다 분자 하나로 존재할 때가 더 안정된 상태가 된다. 이는 원자가 어떻게 결합하여 분자를 형성하는지를 보여주는 한 예이다. 다른 원자도 최외각 에너지 준위를 꽉 채울 때까지 전자를 주고 받는다.

이온결합

원자가 최외각 에너지 준위를 채우는 방법 중 하나는 다른 원자와 이온결합(ionic bond)을 형성하는 것이다. 이온결합은 최외각 준위에 1~2개의 전자를 갖는 원자와 외각 준위를 채우기 위해 1~2개의 전자가 필요한 원자 사이에 형성된다. 최외각 준위는 보통 8개의 전자를 갖는다. 외각 껍질에 1개 또는 2개의 전자를 갖고 있는 원자는 외각 껍질에 전자가 1개 또는 2개 필요한 원자에게 전자를 '기증(donates)'한다.

예를 들어, 표 2-1에서 볼 수 있는 바와 같이, 나트륨(Na) 원자는 외각 준위에 전자를 1개 가지고 있고, 염소(Cl) 원자는 7개를 가지고 있다. 둘 다 자신의 외각 껍질을 채우기 위해서는 전자 8개를 가지고 있어야 한다. 그림 2-3은 나트륨과 염소가 어떻게 이온결합하는지를 보여준다. 나트륨은 자신의 외각 껍질에 있는 전자를 염소에게 준다. 그러면 비록 나트륨의 외각 껍질은 한 단계 낮은 에너지 준위를 가지게 되지만, 두 원자는 꽉 찬 외각 껍질을 가지게 되는 것이다.

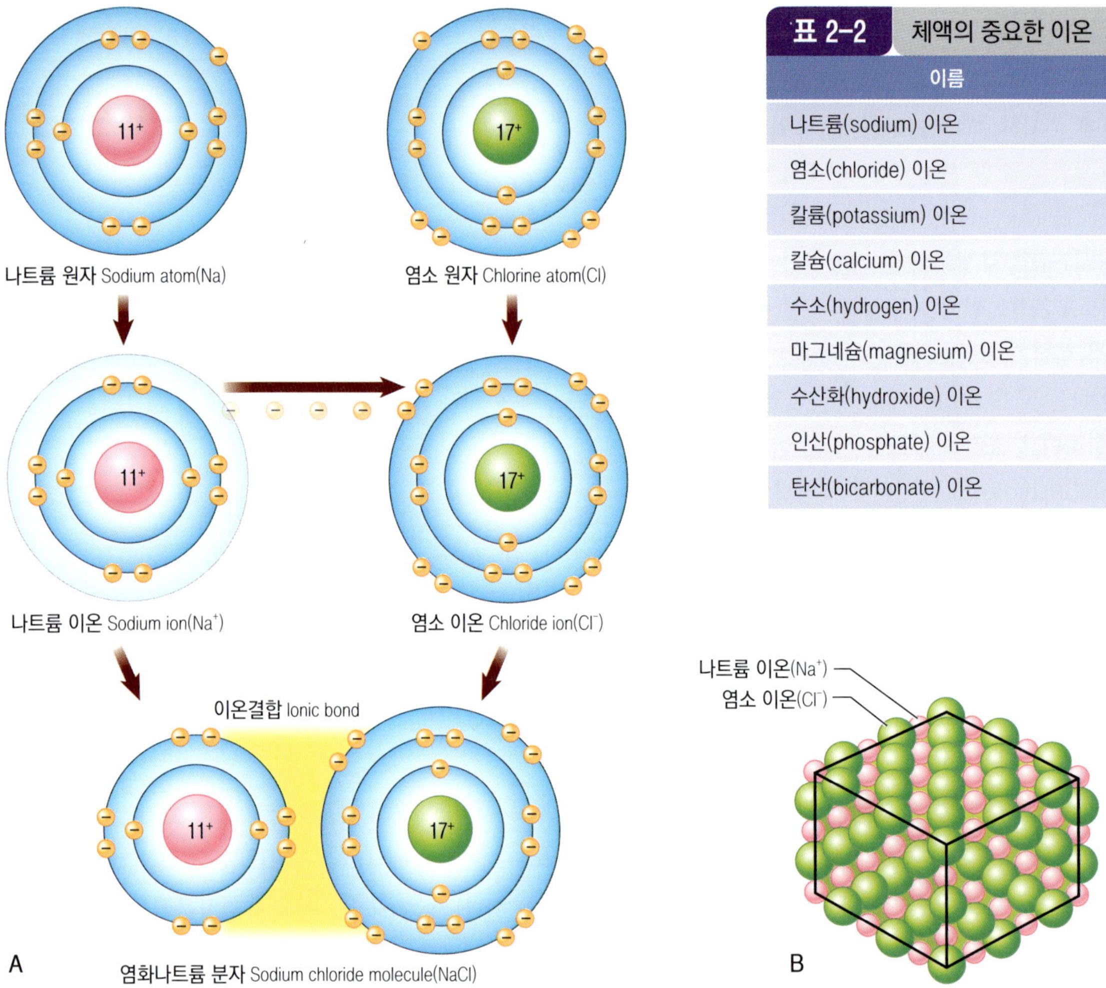

그림 2-3 **이온결합. A:** 나트륨 원자는 자신의 외각 에너지 준위에 있는 전자 1개를 외각 에너지 준위에 전자를 7개 갖고 있는 염소 원자에게 준다. 그러면 둘 다 외각 껍질에 8개의 전자를 갖게 된다. 전자/양성자의 비율이 변했기 때문에 나트륨 원자는 양성 나트륨 이온이 된다. 염소 원자는 음성 염소 이온이 된다. 반대 전하를 띤 이온들이 서로 끌어당기는 것을 이온결합이라고 한다. **B:** 정육면체 모양의 염화나트륨 결정(식용소금)이다.

표 2-2 체액의 중요한 이온

이름	기호
나트륨(sodium) 이온	Na^+
염소(chloride) 이온	Cl^-
칼륨(potassium) 이온	K^+
칼슘(calcium) 이온	Ca^{++}
수소(hydrogen) 이온	H^+
마그네슘(magnesium) 이온	Mg^{++}
수산화(hydroxide) 이온	OH^-
인산(phosphate) 이온	PO_4^-
탄산(bicarbonate) 이온	HCO_3^-

나트륨 원자는 전자를 1개 잃었기 때문에 전자보다 양성자를 1개 더 많이 가지게 된다. 이렇게 해서 양성 이온(positive ion), 즉 전기적으로 전하를 띤 원자를 만들게 되는 것이다. 염소는 전자를 빌려왔기 때문에 염소 이온(chloride ion)이라고 부르는 음성 이온(negative ion)이 된다. 반대 전하를 띤 입자는 서로 달라붙기 때문에 나트륨과 염소 이온은 염화나트륨(NaCl) 결정을 형성하기 위해 서로 끌어당긴다(그림 2-3 B). 보통 소금이라 부르는 이 분자는 이온결합에 의해 서로 잡아당긴다.

이온 화합물은 보통 물에 잘 녹는데, 이는 물 분자가 이온을 끌어당겨 그것들을 억지로 나누어 놓기 때문이다. 이러한 현상 일어나면 화합물이 유리 이온(free ions)을 형성하기 위해 '분리되었다(dissociate)'고 말한다. 이온을 형성하는 화합물이 물에 녹았을 때 전해질(electrolytes)이라고 부른다.

이온식은 언제나 화학기호 다음에 어깨기호로, '+' 또는 '–'를 붙여서 전하되었음을 보여준다. 따라서 나트륨 이온은 Na^+, 염소 이온은 Cl^-이다. 칼슘(Ca) 원자는 이온이 형성될 때 두 개의 전자를 잃기 때문에 칼슘 이온은 Ca^{++}로 쓴다.

인체의 내부는 대부분이 물로 채워져 있기 때문에 그 안에는 많은 이온이 녹아 있다. 특정한 이온은 근육 수축과 신경신호뿐만 아니라 다른 생체 작용에도 중요한 역할을 한다. 표 2-2에는 체액에 존재하는 중요한 이온이 나열되어 있다. 이 이온 중에서 대부분은 이 책의 뒷부분에서 다시 설명한다. 20장은 우리 몸 전체에 걸쳐서 전해질의 항상성을 유지하는 기전에 대해 설명한다.

공유결합

원자는 전자를 받거나 주기보다는 공유함으로써 에너지 준위를 채우기도 한다. 원자가 전자를 공유할 때는 공유결합(covalent bond)이 형성된다. 그림 2-4는 두 수소 원자가 에너지 준위를 겹치기 위해 가깝게 모이는 모습을 보여준다. 두 원자의 바깥 에너지 준위는 두 전자를 위해 접근하고, 두 에너지 준위는 공유하는 관계를 만들기 위해 전자를 1개 준다.

공유결합을 하는 원자는 서로 가까워야 하기 때문에 공유결합은 쉽게 부서지지 않는다. 일반적으로 공유결합은 물속에서 깨지지 않는다.

탄소, 질소, 산소 및 수소는 언제나 공유결합을 하기 위해서 전자를 공유한다. 이러한 형태의 결합을 형성하는 것은 인체에서 매우 중요하다. 인체를 구성하고 있는 중요한 유기물의 대부분은 공유결합을 하고 있다.

수소결합

인체의 구성성분을 서로 결합시키는 것이 수소결합(hydrogen bond)인데, 수소결합은 서로 끌어당기는 힘이 약하다. 작은 수소 원자가 공유결합에서 전자를 똑같이 공유할 수 없을 때, 약한 전하가 분자의 다른 부분에서 생길 수 있다. 반대로 다양한 분자의 하전된 끝부분은 전기적으로 서로 끌어당긴다(그림 2-5).

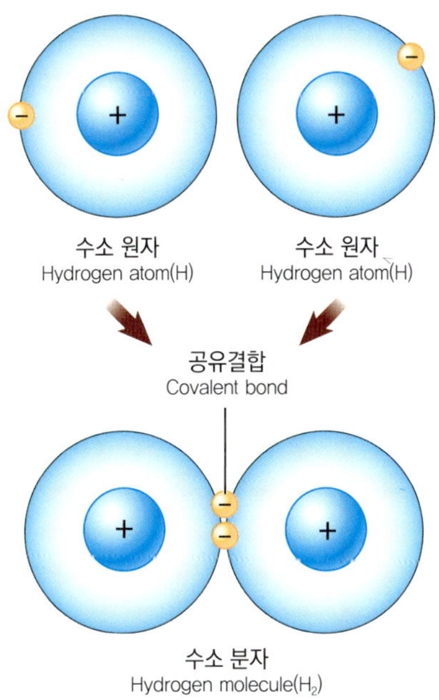

그림 2-4 공유결합. 두 수소 원자는 함께 움직이며 에너지 준위가 겹친다. 전자를 얻지도 않고 잃지도 않으며, 두 원자는 전자를 공유하여 공유결합을 형성한다.

수소결합은 새로운 분자를 형성하기보다는 거대 분자가 특정한 모양을 유지할 수 있도록 해 주는 미세한 힘을 제공한다. 또한 이웃하는 분자끼리 서로 결합할 수 있도록 한다. 예를 들어, 수소결합은 단백질이 복잡하게 연결된 형태를 유지할 수 있도록 한다(그림 2-12). 수소결합은 물 분자가 서로 느슨하게 연결되도록 한다. 이는 물을 마치 약한 접착제처럼 만들어 인체 각 부분이 서로 결합되게 한다(그림 2-5).

QUICK CHECK

1. 이온결합과 공유결합이란 무엇인가?
2. 물에서 전해질 분리는 무엇을 의미하는가?
3. 수소결합은 이온결합이나 공유결합과 어떻게 다른가?
4. 칼슘이온의 기호는 왜 Ca^{++}인가?

무기화학

살아 있는 모든 생물체는 유기(organic)화합물이나 무기(inorganic)화합물로 구분된다. 유기화합물은 탄소와 탄소(C−C) 간의 공유결합, 탄소와 수소(C−H) 간의 공유결합 또는 이 두 가지 결합을 모두 포함하는 분자로 구성된다. 무기화합물은 탄소 원자가 포함된 경우가 아주 드물며, C−C 또는 C−H 결합을 가지고 있는 예는 없다. 보통 유기물 분자는 무기물 분자보다 크고 더 복잡하다. 인체는 두 화합물을 다 가지고 있다. 둘 다 생명에 중요하기 때문이다. 무기화합물에 대해 먼저 공부하고 난 후 유기화합물의 종류에 대해 알아보도록 하겠다.

물

물은 무기화합물이지만, 생명 유지에 필수적이다. 물은 인체에 가장 많은 화합물이며, 세포의 안과 밖에서 가장 많이 발견된다. 물은 접착제와 같은 역할을 하여 인체의 조직을 서로 연결해 준다.

용질

물은 대부분의 화합물(compounds)이나 용질(solutes)을 녹이는 용매(solvent)이다. 물에 혼합물(mixture; 두 가지 또는 그 이상의 분자가 섞인 것)을 용해시켰을 때, 그 혼합물을 수용액(aqueous solution)이라고 부른다.

보통 소금(NaCl)과 다른 분자를 담고 있는 수용액이 인체 '내부의 바다(internal sea)'를 형성한다. 물 분자는 인체의 기본적인 내부 환경뿐만 아니라, 많은 중요한 화학반응(chemi-

2

2

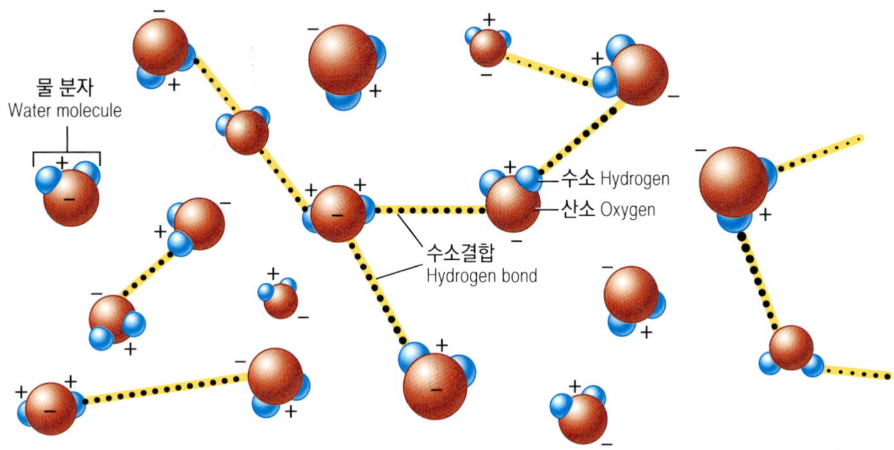

그림 2-5 수소결합. 물에 있는 작은 수소 원자는 커다란 산소 원자와 전자를 동등하게 공유하지 않기 때문에 물 분자의 끝은 약간 다른 극성을 띤다. 일시적으로 수소결합을 형성한 물 분자는 액체 상태의 물이 풀처럼 약간 끈적한 성질을 띠도록 한다.

cal reaction)에 참여한다. 화학반응은 원자가 새로운 조합을 위해 재편성되는 분자 간의 상호작용이다.

물 화학

탈수합성(dehydration synthesis) 반응은 인체에서 자주 일어나는 화학반응이다. 모든 합성반응의 반응물질(reactants)은 더 큰 생산물(products)을 형성하기 위해 결합한다. 탈수합성에서 반응물질은 수소(H)와 산소(O) 원자가 제거된 후에만 결합한다. 이러한 수소와 산소 원자의 찌꺼기는 함께 모여서 물(H_2O)이 된다. 그림 2-6에서 보듯이, 탈수합성 반응의 결과 커다란 산물 분자와 물 분자가 생긴다.

세포의 탈수가 세포에서 물이 빠져나가는 것처럼 몸의 탈수는 전체 몸의 환경에서 체액(fluid)이 빠져나가는 것이다. 탈수합성은 물이 반응물질에서 빠져나가는 반응이다.

인체에서 또 다른 흔한 반응은, 이 또한 물과 관련 있는 가수분해(hydrolysis)이다. 이 반응에서 물(water; hydro)은 큰 분자 안의 결합을 끊어서 더 작은 분자로 나눈다(lysis). 그림 2-6에서 보듯이, 가수분해는 결국 탈수합성의 반대이다.

물은 모든 중요한 유기화합물이 만들어지고 분해되는 과정에서 매개체가 될 뿐만 아니라 탈수합성 반응의 산물이 되기도 하고 가수분해의 반응물이 되기도 한다. 분명한 것은 물이 우리 몸에 매우 중요한 물질이라는 사실이다.

화학반응은 언제나 에너지 전환과 관련이 있다. 에너지는 분자를 만든다. 어떤 에너지는 화학결합 안에 전위에너지(위치에너지, potential energy)로 저장된다. 저장된 전위에너지는 분자 안에서 화학결합이 깨질 때 방출된다. 예를 들어, 아데노신삼인산(adenosine triphosphate, ATP)은 근육 수축에 필요한 에너지를 내놓기 위해 근육세포에서 분해된다(그림 2-15).

화학자들은 화학반응을 표현하기 위해 화학식(chemical equation)을 사용하기도 한다. 화학식에서는 반응물질과 산물을 반응의 '방향'을 보여주는 화살표(→)로 분리한다. 반응

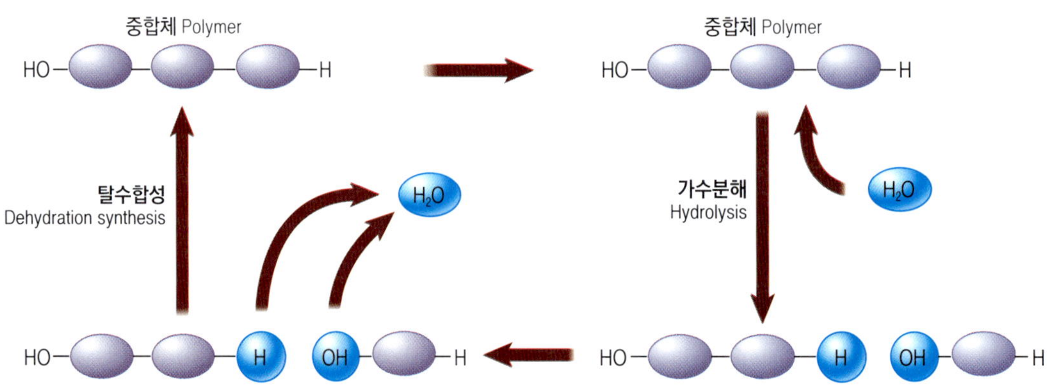

그림 2-6 물에 근거한 화학. 탈수합성(왼쪽)은 작은 분자가 물(H와 O 원자)을 제거하고 결합하면서 큰 분자가 되는 반응이다. 가수분해(오른쪽)는 반대 방향으로 작용한다. 큰 분자가 나뉘어 작은 분자가 될 때 물에서 온 H와 O가 첨가되는 반응이다.

물질과 산물은 더하기 기호(+)로 각각 분리한다. 따라서 염화칼륨을 형성하기 위한 칼륨과 염소의 결합반응은 아래와 같은 식으로 표현한다.

$$K^+ + Cl^- \rightarrow KCl$$

단방향 화살표(→)는 한 방향으로만 일어나는 식에 사용한다. 예를 들어 염산(HCl)이 물에 녹으면 모두 H^+(수소 이온)과 Cl^-(염소 이온)으로 분리된다.

$$HCl \rightarrow H^+ + Cl^-$$

양방향 화살표(↔)는 동시에 '양방향'으로 일어나는 반응에 사용한다. 탄산(H_2CO_3)이 물에 녹을 때 일부는 H^+(수소 이온)과 HCO_3^-(중탄산염)으로 분리된다. 하지만 전부 그렇게 되는 것은 아니다. 이온이 계속 분리되어 나오면, 먼저 분리된 이온은 다시 함께 결합하여 H_2CO_3를 만든다.

$$H_2CO_3 \leftrightarrow H^+ + HCO_3^-$$

즉, 양방향 화살표는 반응물질과 산물 두 가지 모두 동시에 녹아 있음을 나타낸다.

산, 염기 및 염

화학에서는 물 이외에도 많은 무기화합물이 중요하다. 예를 들어, 산(acids)과 염기(bases)는 인체의 화학적 반응에 많은 영향을 미치는 화합물이고, 그만큼 세심하게 조절된다. 더 자세한 내용은 21장 앞부분에 설명되어 있다. 어떤 물 분자는 H^+과 OH^-(수산화 이온)으로 분리된다.

$$H_2O \leftrightarrow H^+ + OH^-$$

산

순수한 물의 경우, H^+와 OH^- 이 두 이온 간에 균형을 이룬다. 그러나 염산과 같은 산이 H^+과 Cl^-으로 해리될 때 H^+이 더 많은 조건에서 균형을 이룬다. 혈액 속에서 이산화탄소(CO_2)가 물에 녹을 때 탄산(H_2CO_3)이 된다. 그런 다음 탄산의 일부가 녹아서 H^+과 HCO_3^-(중탄산염)이 되고, H^+이 혈액 내에 많이 녹게 된다. 혈액 내에 CO_2 농도가 높을수록 혈액은 더욱 산성을 띤다.

염기

한편, 염기나 알칼리화합물(alkaline compounds)의 경우에는 산과 염기 균형을 역방향에서 맞춘다. 예를 들어, 수산화나트륨(NaOH)은 H^+을 생성하지 않고, OH^-을 생성하는 염기이다.

즉, 간단히 말해서 산은 H^+을 많이 만들어내는 화합물이고, 염기는 OH^-을 많이 만들어 내거나, H^+을 감소시키는 화합물이다. OH^-는 H^+와 결합할 수가 있기 때문에, 염기는 용액에서 H^+의 농도를 감소시킨다.

pH

H^+의 상대적인 농도는 얼마나 산성을 띠는 용액인지 혹은 얼마나 염기성을 띠는 용액인지 측정하는 기준이다. H^+의 농도는 보통 pH 단위로 표현한다. 순수한 물의 pH 값은 7이다. pH값이 높다는 것은 H^+의 농도가 상대적으로 낮아서 염기를 나타낸다는 뜻이다. pH값이 낮다는 것은 H^+의 농도가 높다는 것을 나타낸다.

그림 2-7은 pH의 범위가 0부터 14임을 보여준다. 용액의

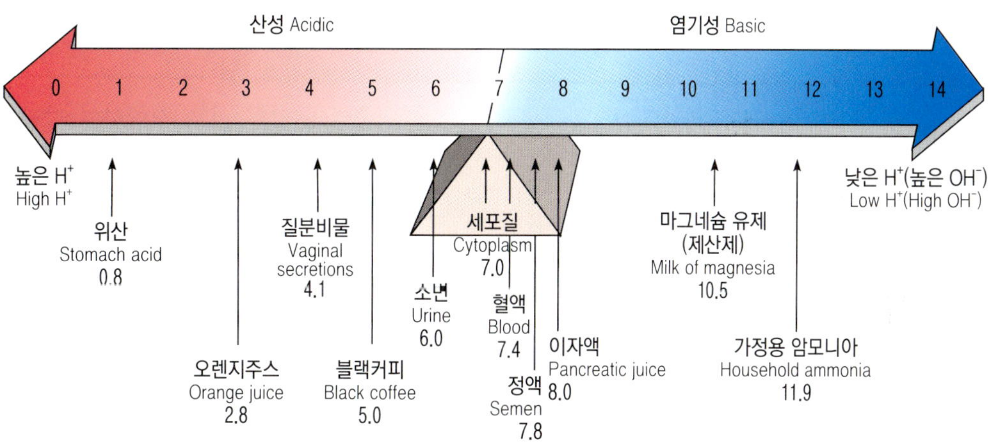

그림 2-7 pH 눈금(scale). 수소 이온 농도는 pH가 7에서 수산화 이온 농도와 균형을 이룬다. 7보다 높은 값은 (낮은 수소 이온 농도) 눈금이 염기성 쪽으로 향한다. 7보다 낮은 값은 (높은 수소 이온 농도) 눈금이 산성 쪽으로 향한다. 제시된 예는 일반적인 평균값이다.

pH가 7보다 작으면, 눈금 '끝'은 '높은 H^+' 쪽을 향한다. pH가 7보다 크면, 눈금 '끝'은 '낮은 H^+' 쪽을 향한다. pH 단위는 10배씩 커지거나 작아진다. 따라서 pH가 5인 용액은 pH가 6인 용액보다 H^+ 농도가 10배 진하다. pH가 4인 용액은 pH가 6인 용액보다 H^+ 농도가 100배 진하다.

강산(strong acid)은 거의 완벽하게 해리되어 H^+을 만든다. 강산은 매우 낮은 pH(pH 7 이하)를 나타낸다. 반면에, 약산(weak acid)은 아주 조금 해리되어 용액 속에 과잉된 H^+이 별로 없다. 약산은 pH 7보다 조금 낮은 pH를 가진다.

마찬가지로, 강염기(srong bases)는 상대적으로 매우 낮은 농도의 H^+을 생성하고, 매우 높은 pH(pH 7 이상)를 가진다. 약염기(week bases)는 물보다 약간 낮은 pH^+를 생성하고, pH 7보다 약간 높은 PH를 가진다.

염

강산과 강염기가 섞이면, 여분의 H^+은 여분의 OH^-과 결합하여 물을 만든다. 즉, 서로 중화(neutralize)된다. 보통 여분의 이온은 염(salts)이라고 부르는 중성의 이온화합물(ionic compounds)을 만든다.

$$\underset{\text{acid}}{HCl} + \underset{\text{base}}{NaOH} \rightarrow H^+ + Cl^- + Na^+ + OH^- \rightarrow \underset{\text{water}}{H_2O} + \underset{\text{salt}}{NaCl}$$

pH의 항상성

체액의 pH는 인체 화학에 많은 영향을 미친다. 몸의 기능이 정상적으로 유지되기 위해서는 pH값이 일정하게(pH 7.35~7.45) 유지되어야 한다. 산증(산독증, acidosis)은 혈액의 pH값이 낮은 상태이고, 알칼리증(alkalosis)은 혈액의 pH값이 높은 상태인데 둘 다 위험하다. 다행히도 이러한 병적인 상태는 인체의 항상성 기전(homeostatic mechanism) 때문에 자주 발생하지는 않는다.

인체는 소변으로 여분의 H^+을 배출한다(21장 참고). 산을 제거하는 또 다른 방법은 호흡계를 통해 CO_2의 배출을 증가시키는 것이다(16장 참고).

인체의 pH를 조절하는 세 번째 방법은 완충액(buffers)을 사용하는 것이다. 완충액은 혈액 내의 pH를 유지시키는 화학물질이다. 완충액은 H^+ 농도가 갑자기 변하지 않도록 pH 균형을 유지시킨다. 완충액은 용액에 산과 염기가 첨가될 때 산과 염기를 중화시킨다.

인체에서 pH 항상성이나 산염기 균형을 유지하는 기전은 21장에서 더 논의한다.

QUICK CHECK

1. 유기화합물을 정의하시오.
2. 탈수합성과 가수분해의 차이점은 무엇인가?
3. 어떤 용액이 산성인지 염기성인지 중성인지는 무엇이 결정하는가?
4. 완충액은 인체의 pH에 어떻게 적응하는가?
5. 물의 화학적 특성은 무엇인가?

유기화학

유기화합물(organic compounds)은 무기화합물(inorganic compounds)보다 훨씬 더 복잡하다. 이번 장에서는 인체의 중요한 유기화합물, 즉 탄수화물(carbohydrates), 지질(lipids) 또는 지방(fats), 단백질(proteins), 핵산(nucleic acids)의 기본 구조와 기능에 대해 설명한다.

표 2-3에는 몸에 있는 주요한 유기화합물의 구조와 기능 요약해 놓았다. 다음 내용을 읽으면서 이 표를 참고하라.

네 가지 유기화합물은 탈수합성 반응을 통해 형성된다. 반대로 그 결합은 가수분해로 인해 깨진다.

탄수화물

탄수화물이라는 용어는 '탄소(C)와 물(H_2O)'이라는 뜻인데, 이것은 탄수화물 분자를 형성하는 원자의 종류를 나타낸다.

많은 탄수화물 분자의 기본 단위는 단당류(monosaccharide)라고 불린다(그림 2-8). 포도당(glucose or dextrose)은 인체에서 중요한 단당류이다. 세포는 포도당을 중요한 에너지원으로 사용한다(18장 참고).

두 개의 당 단위로 만들어진 분자를 이당류(double sugar or disaccharide)라고 한다. 이당류인 자당(sucrose)과 유당(lactose)은 중요한 식이 탄수화물이다. 이당류를 먹으면, 우리 몸은 이당류를 분해하고, 소화시켜 세포의 에너지로 사용될 수 있는 단당류로 만든다.

많은 종류의 당은 서로 결합하여 다당류(polysaccharides)를 만든다. 다당류에는 글리코겐(glycogen)과 전분(starch)이 있다. 글리코겐은 인체에 저장된 포도당이다. 식물은 전분 형태로 포도당을 저장한다. 글리코겐 분자는 포도당 분자와 서로 연결된 사슬이다. 혈액 내 포도당이 너무 많으면 간세포와 근육세포는 글리코겐을 형성하여 나중에 사용할 수 있도록 저장한다. 우리가 식물을 먹으면 녹말 분자를 분해하여 포도당을 만든다.

탄수화물은 내부의 결합 안에 잠재에너지(potential ener-

표 2-3 주요 유기화합물의 종류

예	성분	기능
탄수화물(carbohydrate)		
단당류(monosaccharide) 포도당(glucose) 갈락토오스(galactose) 과당(fructose)	단당류 1개	에너지원으로 사용됨 다른 탄수화물을 만드는 데 사용되는 단위
이당류(disaccharide) 자당(sucrose) 젖당(lactose) 엿당(maltose)	단당류 2개의 집합	2개의 단당류로 분해됨
다당류(polysaccharide) 글리코겐(glycogen) 전분(starch)	단당류 여러 개의 집합	단당류를 저장하는 데 사용(에너지를 저장하는 것이나 마찬가지임)
지질(lipid)		
중성지방(triglyceride)	1개의 글리세롤 머리, 3개의 지방산 꼬리	에너지를 저장 보호용의 구조적 완충재를 제공
인지질(phospholipid)	1개의 글리세롤/인산염 머리, 2개의 지방산 꼬리	세포막 형성
스테로이드(steroid)	중앙에 탄소고리가 4개 있음	세포막을 안정화시킴 호르몬의 일종
단백질(protein)		
구조단백질(structural proteins) 섬유(fibers)	아미노산	몸의 구조를 형성
기능단백질(functional proteins) 효소(enzymes) 호르몬(hormones)	아미노산	화학반응 촉진, 신호를 보내고 기능을 조절
핵산(nucleic acid)		
데옥시리보핵산(deoxyribonucleic acid, DNA)	뉴클레오티드(데옥시리보오스 포함)	단백질을 만들기 위한 정보(유전부호)를 담고 있음
리보핵산(ribonucleic acid, RNA)	뉴클레오티드(리보오스 포함)	단백질 합성 과정에서 유전부호 부분을 복사하여 제공
아데노신삼인산(adenosine triphosphate, ATP)	변형된 뉴클레오티드(리보오스, 아데닌, 삼인산)	세포 안에서 영양분의 에너지를 일을 할 수 있게 하는 동력으로 바꿈

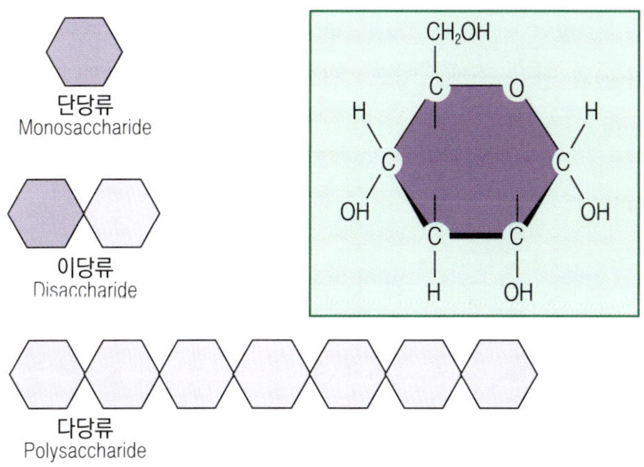

그림 2-8 탄수화물. 단당류는 하나의 탄수화물 단위인데, 탈수합성으로 이당류나 다당류를 만든다. 단당류인 포도당의 자세한 화학적 구조는 상자 안에 나타내었다.

gy)를 저장하고 있다. 결합이 깨지면 에너지가 방출되어 일을 하는 데 쓰인다. 18장에서는 우리 몸이 탄수화물이나 다른 영양소 분자로부터 에너지를 뽑아내는 과정에 대해 더 자세히 설명한다.

지질

지질은 다양한 종류의 지용성 분자(fat-soluble molecules)를 포괄하며, 중성지방(triglycerides), 인지질(phospholipids) 및 스테로이드(steroid)로 구분된다. 우리 몸에서 가장 풍부한 지질은 중성지방인데, 보통 지방(fats)으로 불린다. 3가지 주요 지질에 관하여 다음에서 더 자세히 설명한다.

중성지방

중성지방은 세 개의 지방산(fatty acids; 꼬리)이 결합한 글리세롤(glycerol; 머리)에 의해 형성된 지질 분자이다(그림 2-9). 지방산은 포화지방산(saturated)과 불포화지방산(unsaturated)으로 나뉜다. 포화지방산은 실온에서 응고되고, 버터와 라드(lard)에 있다. 불포화지방산은 실온에서 액체로 되고, 옥수수기름과 올리브기름에 있다.

중성지방에 있는 결합은 탄수화물처럼 에너지를 방출하면서 깨진다(18장 참고). 따라서 중성지방은 나중에 사용하기 위해 세포 내에 에너지를 저장하는 데 유용하다.

지방조직에 저장된 중성지방은 장기 주위와 피부 아래에 패딩(padding)을 제공하여 몸의 구조를 안정화시키고 보호한다.

인지질

인지질은 중성지방과 비슷하지만, 이름이 나타내는 것과 같이 자체 내에 인(phosphorus)이 포함되어 있다. 각 분자에서 인이 포함된 부분은 '머리(head)'를 형성하고, 이 부분은 물을 끌어당긴다. 두 개의 지방산 '꼬리(tails)'는 물을 튕겨낸다.

그림 2-10, A는 인지질 분자의 머리와 꼬리를 보여준다. 이 구조는 인지질이 물에서 안정된 이중막(bilayer)을 형성할 수 있도록 해 주며, 이중막은 세포막(cell membrane)의 기초를 형성한다. 그림 2-10, B를 보면 친수성(water attracting)인 머리는 물을 향하고, 소수성(water repelling)인 꼬리는 물로부터 멀리 떨어져 서로 마주 보고 있다.

스테로이드

그림 2-11에 보이듯이, 스테로이드(steroid) 분자는 다중고리(multiple ring) 구조를 가진다.

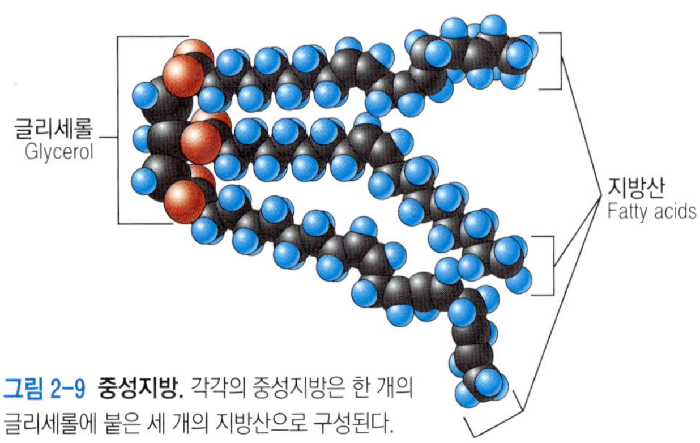

그림 2-9 **중성지방.** 각각의 중성지방은 한 개의 글리세롤에 붙은 세 개의 지방산으로 구성된다.

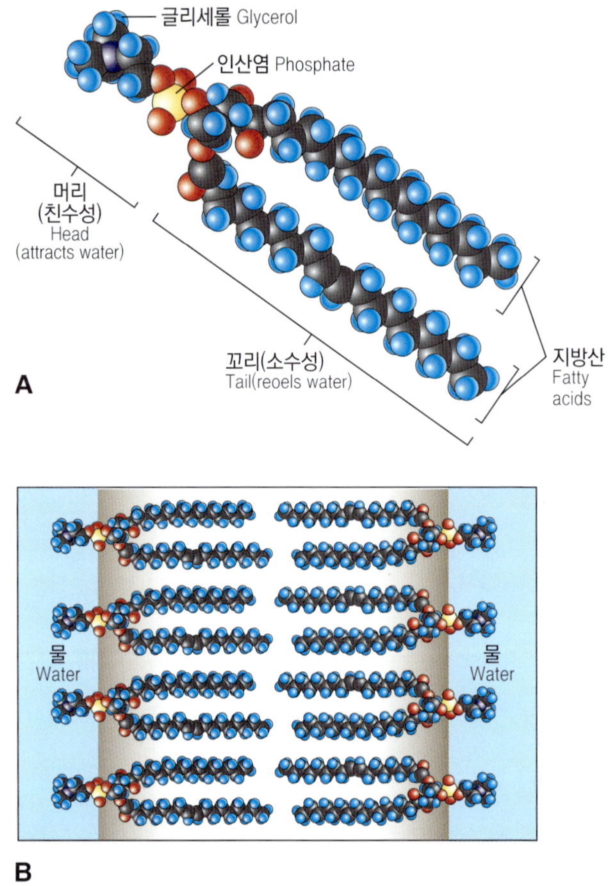

그림 2-10 **인지질.** A: 각각의 인지질 분자는 친수성인 '머리' 부분(인을 포함)과 소수성인 '꼬리' 부분(지질)으로 이루어진다. B: 꼬리 부분은 소수성이므로 인지질 분자는 꼬리 부분이 물에서 멀어지도록 늘어선다. 이러한 안정된 구조는 작은 거품을 형성하는 이중층을 만든다. 인체의 각 세포를 둘러싼 막은 이런 구조로 형성된다.

콜레스테롤(cholesterol)은 인체에서 몇 가지 중요한 역할을 하는 스테로이드 지질이다. 예를 들어, 콜레스테롤은 이중막 구조를 안정시키기 위해 세포막에서 인지질과 결합한다. 11장에서 설명하듯이, 콜레스테롤은 인체에서 에스트로겐(estrogen), 테스토스테론(testosterone) 및 코티손(cortisone)과 같은 스테로이드 호르몬을 만드는 출발점(starting point)이 되기도 한다.

단백질

단백질은 아미노산(amino acids)이라고 부르는 기본 단위로 구성된 매우 큰 분자이다. 아미노산은 탄소, 수소, 산소 이외에 질소(N, nitrogen)가 포함되어 있다. 많은 다양한 아미노산은 세포에서 단백질을 형성하기 위하여 독특한 서열(sequence)로 연결되어 있다. 펩티드결합(peptide bonds)에 의한 아미노산이 형성되는 과정은 3장에서 충분히 논의될

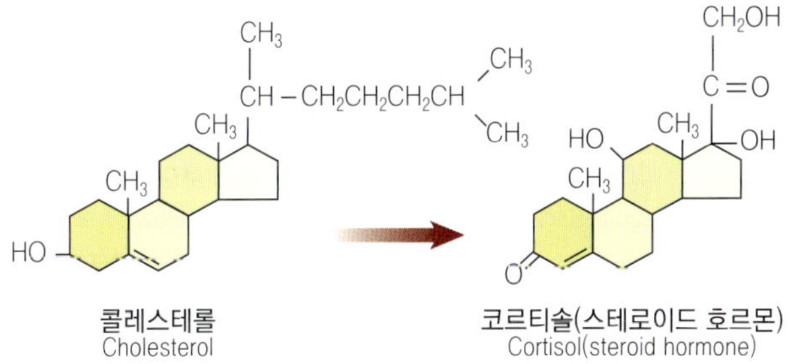

그림 2-11 스테로이드. 콜레스테롤(왼쪽)은 4가지 색의 고리 모양으로 표현한 스테로이드 구조를 가지고 있다. 가장자리 그룹이 변하면 콜레스테롤은 오른쪽에 보이는 코르티솔이나 다른 스테로이드 호르몬으로 바뀔 수 있다.

것이다.

긴 아미노산 가닥에 있는 다른 원자 사이의 양성-음성인력(positive-negative attraction) 때문에 아미노산 가닥은 꼬인 형태를 유지한다. 그 결과로 인하여 만들어진 복잡한 3차원 분자가 바로 단백질 분자이다(그림 2-12). 단백질 분자가 어떻게 꼬여 있는가에 따라 인체 화학에서 역할이 결정된다.

구조단백질(structural proteins)은 인체의 필수적인 구조를 형성한다. 섬유(fiber) 형태를 가진 단백질인 콜라겐(collagen)은 대부분의 인체조직을 결합시킨다. 또 다른 구조단백질인 케라틴(keratin)은 피부의 바깥층에서 방수섬유그물(water proof fiber network)을 형성한다. 기능단백질(functional proteins)은 인체의 화학적 과정에 참여한다.

기능단백질(functional proteins)은 인체의 화학반응 과정에 참여하기 위해 꼬인 형태를 하고 있다. 기능단백질에는 몇 가지 호르몬, 성장인자(growth factors), 세포막통로(cell membrane channel), 수용체(수용기, receptors) 및 효소(enzymes)가 있다.

효소(enzymes)는 화학적 촉매제(catalysts)이다. 촉매제는 화학적 반응이 일어나도록 돕지만, 그 자신은 반응물질도 생산물도 아니다. 효소는 화학적 반응에 참여하지만, 반응에 의해 변하지는 않는다. 효소는 인체 화학에 매우 중요하다. 왜냐하면, 인체에서 일어나는 모든 반응은 그 반응에 필요한 특정 효소가 없다면, 빠르게 일어나지 않기 때문이다.

그림 2-13은 효소 분자가 제 기능을 하는 데 있어서 효소 분자의 형태가 얼마나 중요한지를 보여준다. 각 효소는 마치 어떤 자물쇠에 맞는 열쇠처럼, 그것이 작용하는 특정한 기질 분자에 '적합한' 형태를 갖는다. 효소 작용에 대한 설명은 자물쇠-열쇠 모델(lock-and-key model)이라고도 부른다. 대부분의 열쇠와 달리 효소는 한 개나 그 이상의 기질을 만났을 때, 더 잘 결합하도록 하기 위하여 역동적으로 자신의 형

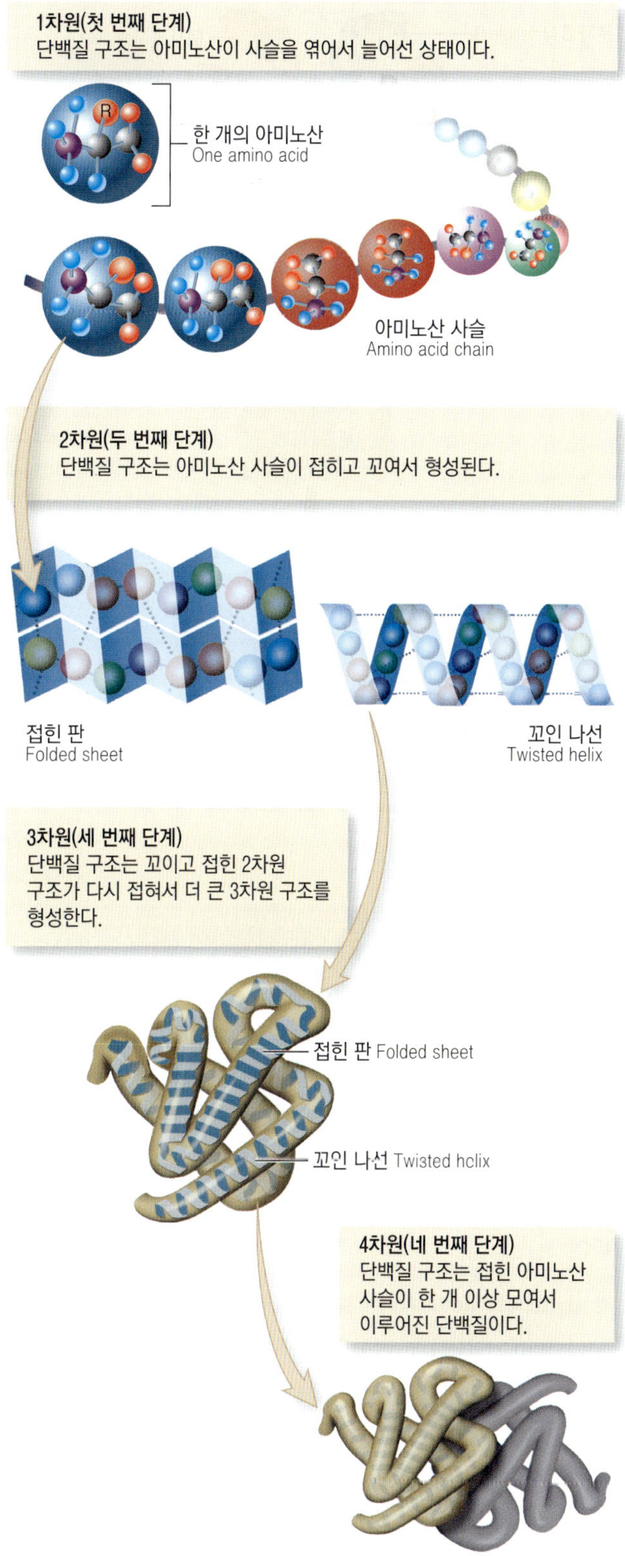

그림 2-12 단백질. 단백질 분자는 하나 또는 그 이상의 아미노산 가닥으로 이루어진 크고 복잡한 분자이다. 각 아미노산은 펩티드 결합이라고 부르는 공유결합에 의해 옆에 있는 아미노산과 연결된다. 큰 분자 내의 원자 사이에 작용하는 약한 힘이 있기 때문에 가닥이 꼬이고 접혀서 2차원 단백질 구조를 이룬다. 원자 사이에 작용하는 새로운 관계 때문에 분자들이 다시 접혀서 3차원적인 단백질 구조를 형성한다. 여러 개의 3차원 단백질은 서로 결합하여 4차원 단백질 구조를 이룬다.

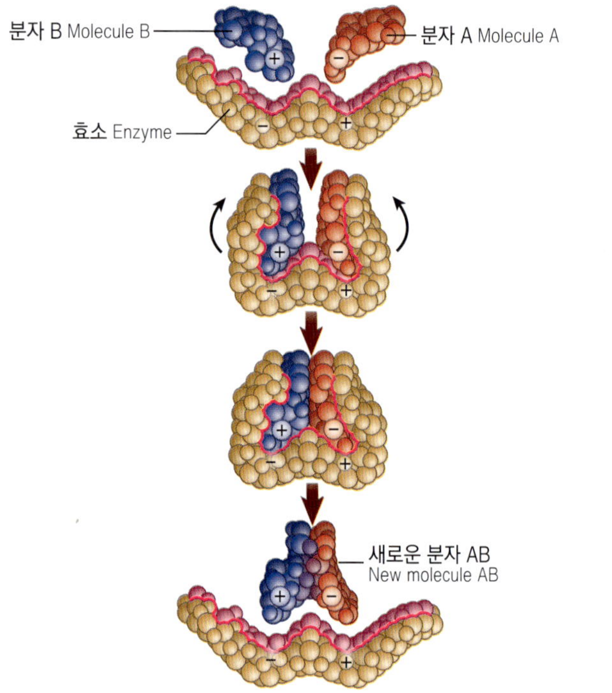

그림 2-13 **효소 작용.** 효소는 기능단백질인데 효소 분자의 모양과 모양을 바꾸는 능력이 화학반응을 촉진하도록 한다. 효소는 기질(substrate) 분자 A와 B를 함께 끌어당겨서 더 큰 분자 AB를 만든다.

태를 바꾼다.

단백질은 다른 유기화합물과 결합하여 '혼합된(mixed)' 분자를 형성한다. 예를 들어, 3장에 설명한 당단백질(glycoproteins)은 세포막에 내재되어 있고, 4장에서 설명했듯이 세포들 사이에 있는 프로테오글리칸(proteoglycan)은 당이 달라붙어 있는 단백질이다. 지질단백질(lipoproteins)은 지질과 단백질의 조합(combinations)이다.

핵산

핵산(nucleic acids)에는 데옥시리보핵산(deoxyribonucleic acid, DNA)과 리보핵산(ribonucleic acid, RNA) 두 가지가 있다. 3장에서 설명할 예정이며, 핵산의 기본 구조물은 뉴클레오티드(nucleotides)라고 부른다.

각 뉴클레오티드는 인산염(phosphate unit), 당(sugar; 리보오스 또는 데옥시리보오스) 및 질소염기(nitrogen base)로 구성된다. DNA 뉴클레오티드 염기에는 아데닌(adenine), 티민(thymine), 구아닌(guanine) 및 시토신(cytosine)이 있다. RNA도 같은 염기를 사용하는데, 다만 티민 대신 우라실(uracil)을 사용한다(표 2-4).

뉴클레오티드는 다른 뉴클레오티드와 결합하여 가닥

표 2-4 뉴클레오티드의 구성성분

뉴클레오티드(nucleotide)	DNA	RNA
당(sugar)	데옥시리보오스 (deoxyribose)	리보오스(ribose)
인산염(phosphate)	인산염(phosphate)	인산염(phosphate)
질소염기(nitrogen base)	시토신(cytosine)	시토신(cytosine)
	구아닌(guanine)	구아닌(guanine)
	아데닌(adenine)	아데닌(adenine)
	티민(thymine)	우라실(uracil)

(strands)이나 다른 구조를 형성한다. DNA 분자에서 뉴클레오티드는 두 가닥이 꼬여서 이중나선(double helix)이라고 부르는 모양으로 배열되어 있다(그림 2-14).

DNA 이중나선에 있는 뉴클레오티드 서열은 조립단백질(assembling proteins)과 다른 핵산을 위한 '마스터코드(master code)'이다. 전령RNA(messenger RNA, mRNA) 분자는 유전자라고 부르는 DNA 코드의 일부분을 임시로 '작업복사(working copy)'한다. 핵산의 유전적 암호는 결국 생명화학의 전체 '조화적 짜임(symphony)'을 반영한다.

변형된 뉴클레오티드를 아데노신삼인산(adenosine triphosphate, ATP)이라고 부르는데, 인체에서 중요한 에너지 전달(energy-transfer) 역할을 한다. 그림 2-15에서 보듯이

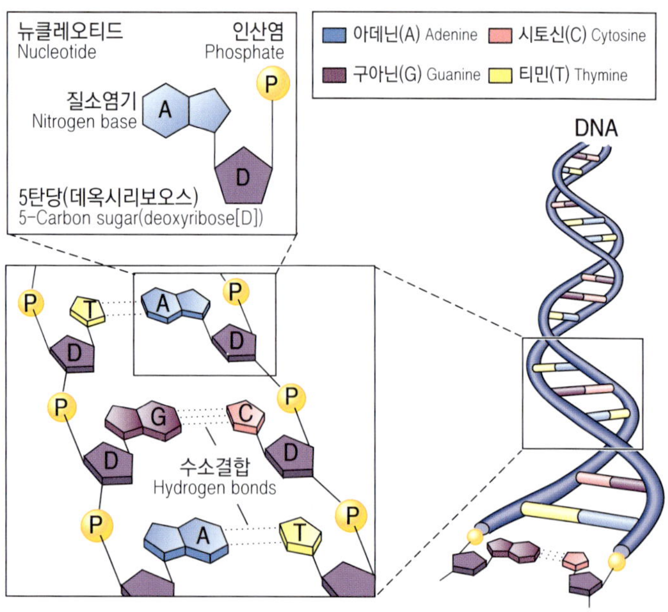

그림 2-14 DNA. 모든 핵산과 마찬가지로 데옥시리보핵산(DNA)은 뉴클레오티드라고 부르는 단위로 구성된다. 각 뉴클레오티드는 인산염 1개, 당 1개 및 질소염기 1개로 구성된다. DNA에서 뉴클레오티드는 이중나선 구조로 배열된다.

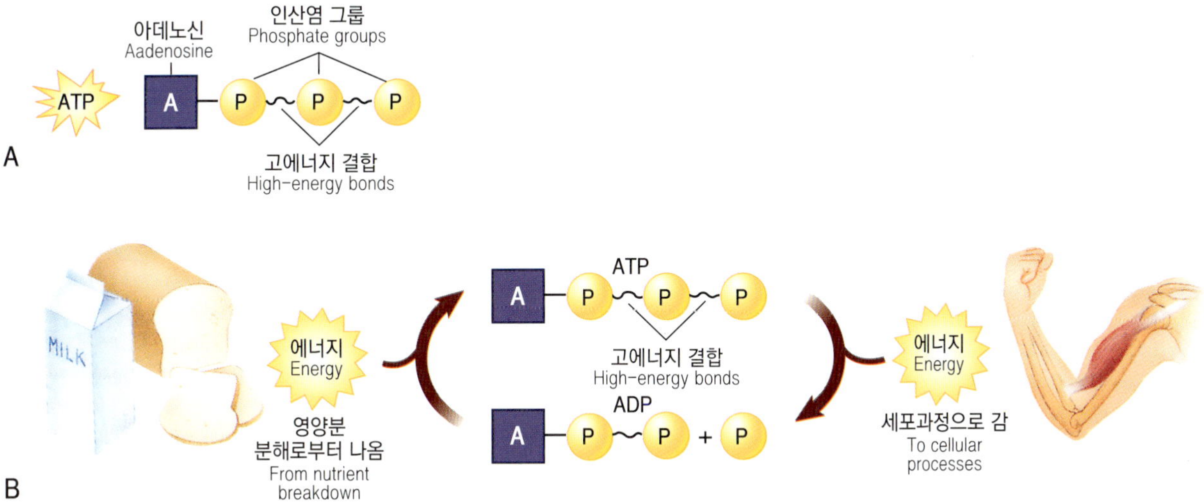

그림 2-15 ATP. **A:** 아데노신삼인산(adenosine triphosphate, ATP)의 구조. 아데노신 그룹은 당(ribose, 리보오스)과 염기(adenine, 아데닌)를 형성하기 때문에, ATP는 추가된 인산염을 가진 뉴클레오티드이다. **B:** 영양분에서 세포과정으로 에너지를 전달하는 과정에 있어서 ATP의 역할. ADP, 아데노신이인산(adenosine diphosphate)

아데노신(염기와 당)은 표준 뉴클레오티드(nucleotide)처럼 인산을 하나만 가지고 있는 것이 아니라 3개를 가지고 있다. 추가적인 인산은 상대적으로 불안정한 '고에너지(high-energy)' 결합을 갖는다. 영양분으로부터 ATP가 형성될 때는 많은 양의 에너지가 필요하고, 파괴될 때는 많은 에너지가 방출된다. 인산이 분리될 때, 즉 아데노신이인산(adenosine diphosphate, ADP)이 만들어질 때는 에너지가 방출되는데, 방출된 에너지는 세포의 활동에 사용된다.

따라서 ATP는 영양분에서 에너지를 뽑아낸 후 빠르게 그 에너지를 세포활동에 사용할 수 있게 만들기 때문에 에너지 전환에서 '배터리(battery)' 역할을 한다. 18장에서는 ATP가 세포 안에서 어떤 작용을 하는지를 설명한다.

QUICK CHECK

1. 어떤 형태의 유기화합물이 단당류, 지방산, 아미노산 및 핵산을 구성하는가?
2. 단백질 분자의 구조가 중요한 이유는?
3. 효소는 무엇이며, 인체에서 어떤 기능을 하는가?
4. 기질은 무엇인가?
5. 인체에서 DNA의 역할은?
6. 인체에서 ATP의 역할은?

용어 terminology

가수분해 hydrolysis
결합 bond
공유결합 covalent bond
구조단백질 structural protein
기능단백질 functional protein
뉴클레오티드 nucleotide
단백질 protein
데옥시리보핵산 deoxyribonucleic acid, DNA
동위원소 isotope
리보핵산 ribonucleic acid, RNA
무기화합물 inorganic compound
물질 matter
반응물질 reactant
방사성 동위원소 radioactive isotope
분자 molecule
산 acid
수소결합 hydrogen bond
수용액 aqueous solution
아데노신삼인산 adenosine triphosphate, ATP
양성자 proton
에너지 준위 energy level
염기 base
완충액 buffer
원소 element
원자 atom
원자량 atomic mass
원자번호 atomic number
염 salt
용매 solvent
용질 solute
유기화합물 organic compound
이산화탄소 carbon dioxide
이온결합 ionic bond
이중나선 double helix
전자 electron
전해질 electrolyte
중성자 neutron
지질 lipid
탄수화물 carbohydrate
탈수합성 dehydration synthesis
펩티드결합 peptide bond
핵 nucleus
핵산 nucleic acid
화합물 compound
효소 enzyme

요약 summary

화학적 구성의 수준

A. 원자(그림 2-1, 2-2)
1. 핵: 원자의 중심
   a. 양성자: 핵 안의 양성전하를 띤 입자
   b. 중성자: 핵 안의 전하를 띠지 않은 입자
   c. 원자번호: 핵 안의 양성자의 수
   d. 원자량: 결합된 양성자와 중성자의 수
2. 에너지 준위: 전자를 포함하는 원자핵 수변의 궤도 영역
   a. 전자: 음성전하를 띤 입자
   b. 각 준위에 8개의 전자를 담고 있음
   c. 에너지 준위는 핵으로부터 멀어질수록 증가

B. 원소, 분자, 화합물
1. 원소: 순수한 물질로 구성되는 오직 한 가지 종류의 원소
2. 분자: 함께 묶여 있는 원소의 그룹
3. 화합물: 분자가 하나 혹은 그 이상의 원자로 이루어진 물질

화학적 결합

A. 화학결합은 원자를 더 안정되게 만든다.
1. 원자는 최외각 에너지 준위를 꽉 채우기 위해 서로 반응한다.
2. 원자는 안정되기 위해 전자를 나누고, 주고, 빌려온다.

B. 이온결합(그림 2-3)
1. 이온은 원자가 바깥 에너지 준위를 안정되게 하기 위해 전자를 얻거나 잃을 때 형성된다.
   a. 양전하이온: 전자를 잃으며 Na^+나 Ca^{++}처럼 어깨기호 $^+$로 표시
   b. 음전하이온: 전자를 얻으며 Cl^-처럼 어깨기호 $^-$로 표시
2. 이온결합은 반대의 전하를 띤 양성과 음성 이온이 서로 끌어당길 때 형성된다.
3. 전해질: 독립적인 이온을 만들기 위해 물에 녹은 분리된 화합물; 이온화합물

C. 공유결합(그림 2-4)
1. 공유결합은 원자가 최외각 에너지 준위를 채우기 위해 전자를 공유할 때 형성되고 그 결과 원자들은 안정된다.
2. 공유결합은 보통 물에 쉽게 녹지 않는다.
3. 공유결합은 인체의 중요한 유기물의 대부분을 형성하는 데 사용된다.

D. 수소결합(그림 2-5)
1. 수소결합은 새로운 분자를 만들어내지는 않는다.
2. 수소결합은 이웃한 분자와의 약한 결합이다.
3. 수소결합은 물, DNA 및 단백질에 존재한다.

무기화학

A. 유기물 분자는 탄소와 탄소(C–C) 간의 공유결합 또는 탄소와 수소(C–H) 간의 공유결합을 포함하지만 무기물 분자는 그렇지 않다.

B. 유기물 분자는 보통 무기물 분자보다 더 크고 복잡하다.

C. 물
1. 물은 생명에 필수적이다.
2. 물은 용매(용질을 녹이는 액체)이고 인체에서 수용액을 만든다.
3. 물은 화학 작용에 관여한다(그림 2-6).
   a. 탈수합성: 작은 분자에서 물을 제거하는 화학반응으로 더 큰 분자를 형성하기 위해 함께 결합
   b. 가수분해: 큰 분자를 작은 분자로 나누기 위해 큰 분자의 하부단위(subunits)에 물이 첨가되는 화학반응
   c. 중요한 유기분자의 대부분은 탈수합성(dehydration synthesis)을 통해 만들어지고 가수분해를 통해 분해
   d. 화학반응은 언제나 에너지 이동과 관련됨. 에너지는 ATP 분자를 만드는 데 사용
   e. 화학식은 반응물질이 어떻게 산물을 형성하는지 보여주며 화살표는 반응물질과 산물로 나눔

D. 산, 염기 및 염
1. 물 분자는 같은 양의 H^+(수소 이온)와 OH^-(수산화 이온)으로 분리된다.
2. 산: H^+/OH^- 균형이 H^+ 쪽으로 이동한 물질이며 염기의 반대이다.
3. 염기: H^+/OH^- 균형이 H^+에서 멀어진 물질, 알칼리라고도 부르며 산의 반대이다.

4. pH: 수용액에서 H^+의 상대적 농도를 수학적으로 표현한 것(그림 2-7).
   a. pH 값이 7이면 중성(산도 염기도 아님)
   b. pH 값이 7 이상이면 염기; pH 값이 7 이하면 산성
5. 중화는 산과 염기가 섞여서 염을 만들 때 일어난다.
6. 완충액은 과도한 산이나 염기를 흡수하는 화학적 체계인데, 적정한 pH 상태를 유지시킨다.

유기화학

A. 탄수화물: 당과 복합 탄수화물(그림 2-8)
1. 탄소, 수소 및 산소를 포함
2. 단당류: 탄수화물 분자의 기본 단위(예: 포도당)
3. 이당류: 두 개의 단당으로 구성(예: 자당, 유당).
4. 다당류: 많은 단당으로 구성된 복합 탄수화물(예: 글리코겐; 인체에 저장됨)
5. 탄수화물의 기능은 나중에 사용할 에너지를 저장한다.

B. 지질: 지방과 기름
1. 중성지방(그림 2-9)
   a. 세 개의 지방산이 결합한 글리세롤에 의해 형성
   b. 나중에 사용하기 위해 에너지로 저장
2. 인지질
   a. 중성지방과 구조가 비슷하지만 인산기(한 개의 머리와 두 개의 꼬리)를 포함(그림 2-10)
   b. 머리는 친수성이지만 두 개의 꼬리는 소수성이므로 물에서 안정된 이중층을 형성
   c. 세포막 형성
3. 콜레스테롤
   a. 분자들은 다중고리로 구성된 스테로이드 구조(그림 2-11)
   b. 콜레스테롤은 세포막에서 인지질의 꼬리를 안정화시키고 인체에서 스테로이드 호르몬으로 변하기도 함

C. 단백질
1. 아미노산으로 구성된 아주 큰 분자. 펩티드 결합에 의해 길게 꼬인 사슬을 만든다(그림 2-12).
2. 구조 단백질
   a. 인체의 다양한 구조 형성
      ① 콜라겐은 많은 조직이 함께 모인 섬유단백질
      ② 케라틴은 피부의 바깥층에서 단단한 방수섬유 형성
3. 기능단백질
   a. 인체의 화학적 과정에 참여
   b. 예로는 호르몬, 세포막 통로, 수용체 및 효소가 있음
4. 효소: 화학적 촉매제
   a. 화학적 반응이 발생하도록 도움
   b. 자물쇠에 딱 들어맞는 열쇠처럼 효소는 자기의 기질에 맞춰지므로 효소 작용은 자물쇠-열쇠 모델(lock-and-key model)이라 부름(그림 2-13)
5. 단백질은 다른 유기물 분자와 결합하여 당단백질이나 지질단백질과 같은 '혼합된' 분자를 형성한다.

D. 핵산
1. 인산기, 당 및 질소염기를 포함하는 뉴클레오티드로 구성된다.
   a. 인산기
   b. 당(리보오스 또는 데옥시리보오스)
   c. 질소염기(아데닌, 티민 또는 우라실, 구아닌, 시토신)
2. DNA(데옥시리보핵산)
   a. 단백질을 조합하기 위해 세포의 '마스터코드'로 사용
   b. 당으로는 데옥시리보오스, 염기로는 A, T(U가 아님), C 및 G를 사용
   c. 이중나선 모양 형성(그림 2-14)
3. RNA(리보핵산)
   a. 유전자(DNA 코드의 일부분)의 '작업복사'로 사용
   b. 당으로는 리보오스, 염기로는 A, U(T가 아님), C 및 G를 사용
4. 구조 단백질, 기능 단백질 및 핵산의 형성을 지시하는 것은 결국 신체의 모든 구조와 기능을 지배하는 것과 같다.
5. 아데노신삼인산(adenosine triphosphate, ATP)은 영양분에서 세포과정으로 에너지를 전환하는 데 사용되는 변형된 뉴클레오티드(neucleotide)이다. 따라서 에너지 전환의 '배터리'로서 역할을 한다(그림 2-15).

학습활동 active learning

복습문제

1. 원소, 화합물, 원자 및 분자를 정의하시오.
2. 원자 안에 있는 세 가지 입자를 명명하고 정의하시오.
3. 에너지 순위란?
4. 화학결합이란?
5. 중요한 화합결합은 무엇인가?
6. 전해질이란? 이온이란?
7. 유기화합물과 무기화합물을 정의하시오.
8. 용해란? 용질이란?
9. pH의 개념을 설명하시오.
10. 산과 염기를 설명하시오.
11. 다음 물질의 구조를 간략히 서술하라: 단백질, 지질, 탄수화물, 핵산
12. 다음 물질의 주요 기능을 간략히 설명하라: 탄수화물, 단백질, 지질, 핵산

문제

1. _________는 공간과 질량을 가지는 무엇이다.
2. 분자는 _________라는 입자로 구성된다.
3. 원자의 핵 안에 양성전하를 띤 입자를 _________라고 부른다.
4. 전자는 _________ 준위라고 불리는 원자의 영역에 존재한다.
5. 한 종류 이상의 원자를 가진 분자로 이루어진 물질을 _________라고 부른다.
6. _________ 화학결합은 원자가 전자를 공유할 때 발생한다.
7. K^+ 기호는 칼륨 _________를 나타낸다.
8. 이온을 형성하기 위해 물에 녹는 화합물은 _________이다.
9. 탄소-탄소 결합을 가진 분자는 _________로 분류된다.
10. 소금물에서 소금은 용질이고 물은 _________이다.
11. 작은 분자를 더 큰 분자로 만들기 위해 물이 사용되는 과정을 _________라고 부른다.
12. _________은 수소 이온을 과도하게 지닌 용액이다.
13. 혈액은 안정된 pH를 유지하기 위해 _________ 화합물을 담고 있다.

2

A항과 관련된 용어를 B항에서 고르시오.

A항		B항
14. _________	글리코겐	a. 소금
15. _________	콜라겐	b. 산
16. _________	RNA	c. 염기
17. _________	콜레스테롤	d. 탄수화물
18. _________	NaCl	e. 지질
19. _________	NaOH	f. 단백질
20. _________	HCl	g. 핵산

21. 이온은 언제 형성되는가?
    a. 전자를 공유할 때
    b. 전자의 공간이 남을 때
    c. 전자를 얻거나 잃을 때
    d. 중성자가 핵에 첨가될 때
22. $H_2O + CO_2 \rightarrow H^+ + HCO_3^-$ 식에서 어떤 화합물이 반응물질인가?
    a. CO_2　　b. HCO_3^-
    c. O_2　　d. →
23. DNA에는 어떤 화학적 하부단위(subunits)가 있는가?
    a. 우라실　　b. 리보오스
    c. 아미노산　　d. 데옥시리보오스
24. 산을 나타내는 값은 어느 것인가?
    a. pH 7.5　　b. pH 6.1
    c. pH 9.0　　d. pH 7.0
25. 스테로이드 호르몬은?
    a. 탄수화물　　b. 단백질
    c. 지질　　d. 핵산

CHAPTER 3

세포

Cells

1. 세포를 구성하는 3가지 주요 성분을 정의하고 형질막과 세포질의 기본적 구조와 기능을 논의한다.
2. 주요 세포소기관의 기능을 열거하고 설명한다.
3. 핵의 기본적 구조와 기능을 논의한다.
4. 세포막 통해 물질을 이동시키는 역할을 하는 수동운반과 능동운반을 비교한다.
5. DNA와 RNA를 비교하고 단백질 합성에서 어떤 역할을 하는지 논의한다.
6. 유사세포분열의 단계를 논의하고 세포생식의 중요성을 설명한다.
7. 세포가 성장과 생식을 통해 지속적으로 변화하는 환경에 어떻게 적응하는지 설명한다.

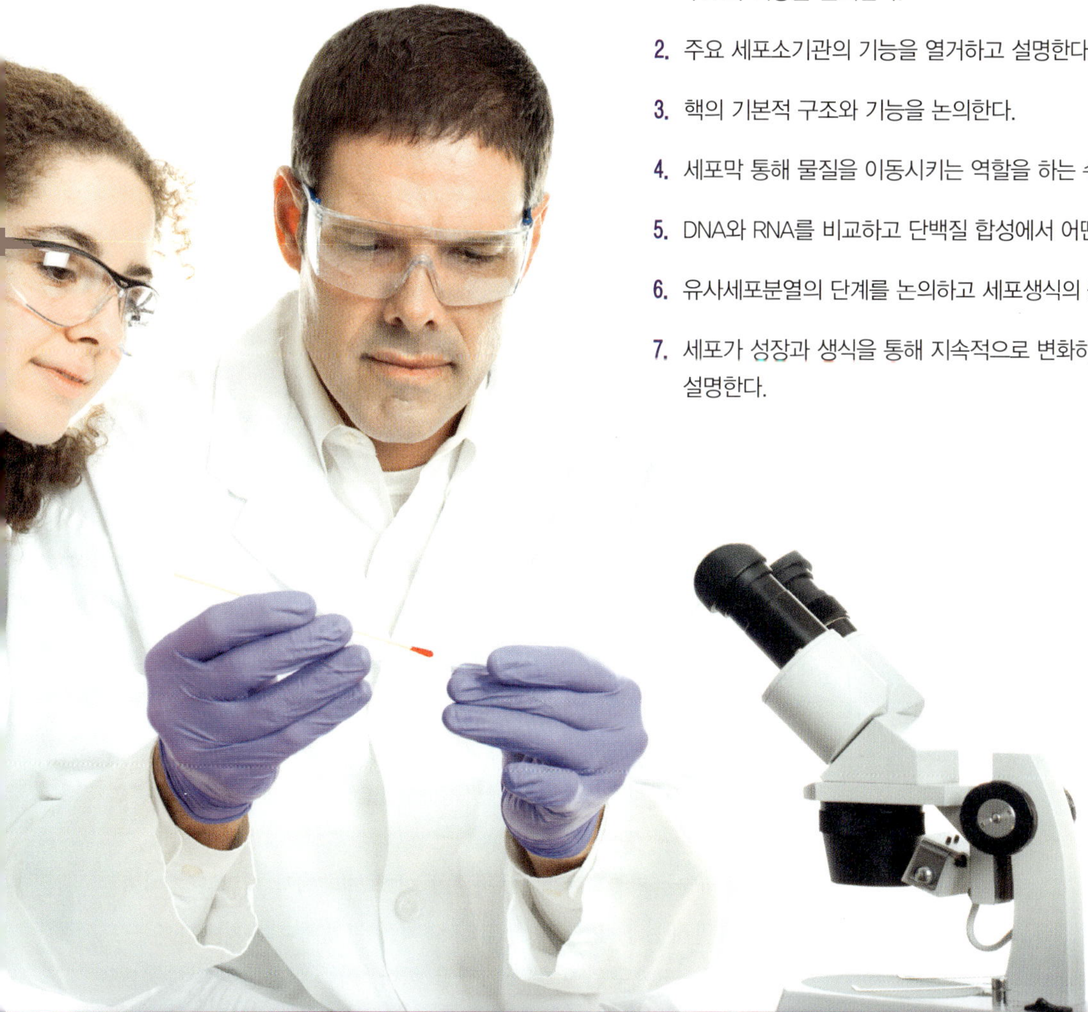

약 350년 전, Robert Hooke는 현미경(microscope)을 통해 식물재료(plant material)를 관찰하면서 놀라운 사실을 발견했다. 당시의 현미경은 현재에 비하면, 아주 원시적인 것이었지만, 식물 표본은 크게 확대된 하나가 아닌, 많은 수의 작은 방 같은 구조로 나뉘어 있었다. 그는 이것이 마치 수도원에 있는 작은 방들의 축소판처럼 보인다고 하여 세포(cell)라고 명명하였다. 이후 모든 식물과 동물 표본(specimen)은 예외 없이 세포로 구성되어 있음이 확인되었다.

세포가 생물체를 구성하는 가장 작은 구조 단위라는 사실은 현대생물학(modern biology)의 근간이 되었다. 많은 생물체는 하나의 세포로 이루어진 극히 단순한 형태부터 사람과 같이 엄청난 수의 세포로 이루어진 복잡한 형태에 이르기까지 매우 다양하다. 이 장에서는 세포의 구조와 기능에 대해 탐구한다.

세포의 개요

크기와 모양

사람의 세포는 매우 작아서 현미경으로 확대했을 때만 관찰할 수 있지만, 종류에 따라 크기가 매우 다양하다. 예를 들어, 난자(ovum, female sex cell)의 직경은 약 150㎛에 달하는 반면 적혈구(red blood cell)는 7.5㎛에 불과하다.

크기뿐만 아니라 세포의 모양도 다양하다. 납작한 모양이 있는가 하면 벽돌 모양이나 실같이 가늘거나 불규칙한 모양의 세포도 있다.

구성

세포는 오직 세포 안에만 존재하는 생체물질인 세포질(cytoplasm)이 들어 있다. '*cyto*-'라는 용어는 '세포'를 의미한다. 인체의 각 세포는 얇은 막인 형질막(plasma membrane)으로 둘러싸여 있다. 이 막은 세포 내용물을 사이질액(간질액, interstitial fluid)이라고 부르는 소금이 함유된 용액에서 분리시킨다. 조직액(tissue fluid)이라고도 부르는 사이질액은 인체의 모든 세포를 감싸고 있다. 세포질에 들어 있는 많은 특수 구조물을 소기관(organelle)이라고 한다. 세포질 외에, 세포 속에는 핵(nucleus)이라고 하는 작고 둥근 구조물도 들어 있다.

몸의 구성과 관련이 있는 중요한 정보는 2장에 기술하였다. 몸의 구조와 기능에 중요한 화학적 물질에 대하여 복습하기 바란다.

세포의 구성요소

세포는 크게 다음 세 가지로 구분된다.

1. 형질막
2. 세포질
3. 핵

형질막은 세포 전체를 둘러싸서 세포의 바깥 경계를 이룬다. 세포질은 세포 속에 들어 있는 모든 생체물질 중에서 핵을 제외한 부분을 가리킨다. 핵은 유전부호(genetic code)를 담고 있으며, 막으로 둘러싸인 커다란 구조물이다.

형질막

형질막(plasma membrane)은 세포의 바깥 경계를 이루며 세포질을 둘러싸는 막이다. 이것은 매우 미세하여, 두께가 약 7nm 즉, 1inch의 천만분의 3 정도밖에 되지 않는다(그림 3-1).

두 층으로 배열된 인지질(phospholipid)이 형질막의 유동성 뼈대(fluid framework)를 이루며, 콜레스테롤(cholesterol) 또한 이를 구성하는 주요 성분이다. 인산염(phosphate)을 포함하는 지방 분자를 인지질이라 하는데, 콜레스테롤은 인지질 분자를 안정시켜 형질막의 붕괴를 막는다.

단백질 분자가 형질막 표면에 고르게 퍼져 있다(그림 3-1). 형질막은 세포 안팎으로의 물질 이동, 신호전달, 자기인식(self-identification), 섬유부착(anchoring of fibers), 화학적인 과정 등과 같은 다양한 기능을 유지한다.

약해 보이는 외관과 달리, 형질막은 세포 전체를 온전하게 유지해 준다. 또한 세포의 생명을 유지하기 위해 다양한 기능을 수행한다. 세포 안팎으로의 물질 이동에 있어서, 형질막은 특정 물질만 이동시키거나 차단하는 기능을 수행한다.

형질막은 세포 사이의 교통수단이 되기도 하며, 형질막 바깥 표면의 일부 단백질은 수용체(receptor)로 작용한다. 즉, 특정 물질이 형질막의 짝이 되는 수용체 단백질과 결합하면 세포 기능이 변하기도 한다. 일부 호르몬[hormone; 도관이 없는 샘(gland)에서 혈중으로 분비된 화학물질]을 예로 들 수 있다. 호르몬은 막수용체에 결합하여 세포 사이에 연락을 담당하는 화학적 메시지(chemical message) 역할을 담당한다.

또한 형질막은 그 세포가 어떤 개체에서 기원한 것인지를 알려준다. 형질막 표면의 단백질은 개체마다 차이가 있으므로 그 개체의 인식표 역할을 한다. 이를 이용하여 임상적으로는 개체 간 장기이식(organ transplantation)을 하기 전에 조직형 결정(조직형별검사, tissue typing)을 실시한다. 때로는 세포 표면에 부착된 탄수화물 사슬(carbohydrate chain)이 세포 종류 인식에 중요한 역할을 담당하기도 한다.

세포질

세포질은 세포 속에 들어 있는 생체물질이다. 세포의 중심에는 핵이라는 둥근 구조물이 있고, 세포질은 핵과 형질막 사이를 채우고 있다(그림 3-2). 세포질은 세포의 내부 환경을 이루는 액체와 그 속에 들어 있는 많은 작은 구조물로 구성된다. 세포질의 상당 부분을 차지하는 이 구조물들을 총칭하여 소기관(organelle)이라 한다. 이들이 세포 내에서 담당하는 역할이 마치 우리 몸에서 각 장기(organ)가 작용하는 것과 유사하다고 하여 '작은 장기(little organs)'라는 의미의 명칭을 갖게 되었다.

막단백질의 기능은 다양한 물질이 막을 통과하도록 하는 운반체로 기능하는 것이다. 이러한 내용은 이 장에서 자세히 기술한다.

그림 3-2를 보면 세포질 안에 실 같은 구조물이 흩어져 있는 것을 볼 수 있다. 세포뼈대(cytoskeleton) 또는 '세포골격'으로 구성되는 많은 실 중에서 몇 개만 볼 수 있다. 이 구조 안에 있는 가는 실 같은 필라멘트를 미세잔섬유(microfilament)라고 부르고, 작고 움푹 들어간 튜브를 미세관(microtubule)이라고 부른다.

인체의 뼈나 근육 구조와 마찬가지로 세포뼈대도 세포를 지탱하고 움직이게 한다. 다양한 소기관이 단순히 무질서하게 떠 있는 것만은 아니다. 그것들은 세포뼈대의 섬유나 분자 운동에 의해 움직인다. 세포가 움직이거나 세포 내의 소기관이 움직일 때, 막이나 소기관을 밀거나 끄는 세포뼈대의 일부분이 된다.

그림 3-2를 다시 보면서 세포질에는 몇 가지 종류의 구조물이 들어 있는지 확인해 보자. 얼마 전까지만 해도 세포소기관에 대해서는 거의 알려진 바가 없었다. 이들은 매우 작아서 광학현미경(light microscope)으로 1,000배까지 확대해도 보이지 않는다. 20세기 중반 전자현미경(electron microscope)의 등장으로 수천 배까지 확대할 수 있게 되면서 비로소 세포소기관의 구조를 관찰할 수 있게 되었다.

세포소기관에 대해 간단히 살펴보자(표 3-1).

1. 리보솜(리보소체, ribosome)
2. 세포질그물(세포질세망, endoplasmic reticulum)
3. 골지기관(골지체, Golgi apparatus)
4. 사립체(미토콘드리아, mitochondria)
5. 용해소체(리소좀, lysosome)
6. 중심체(centrosome)
7. 세포확장/세포돌출(cell extensions)

3

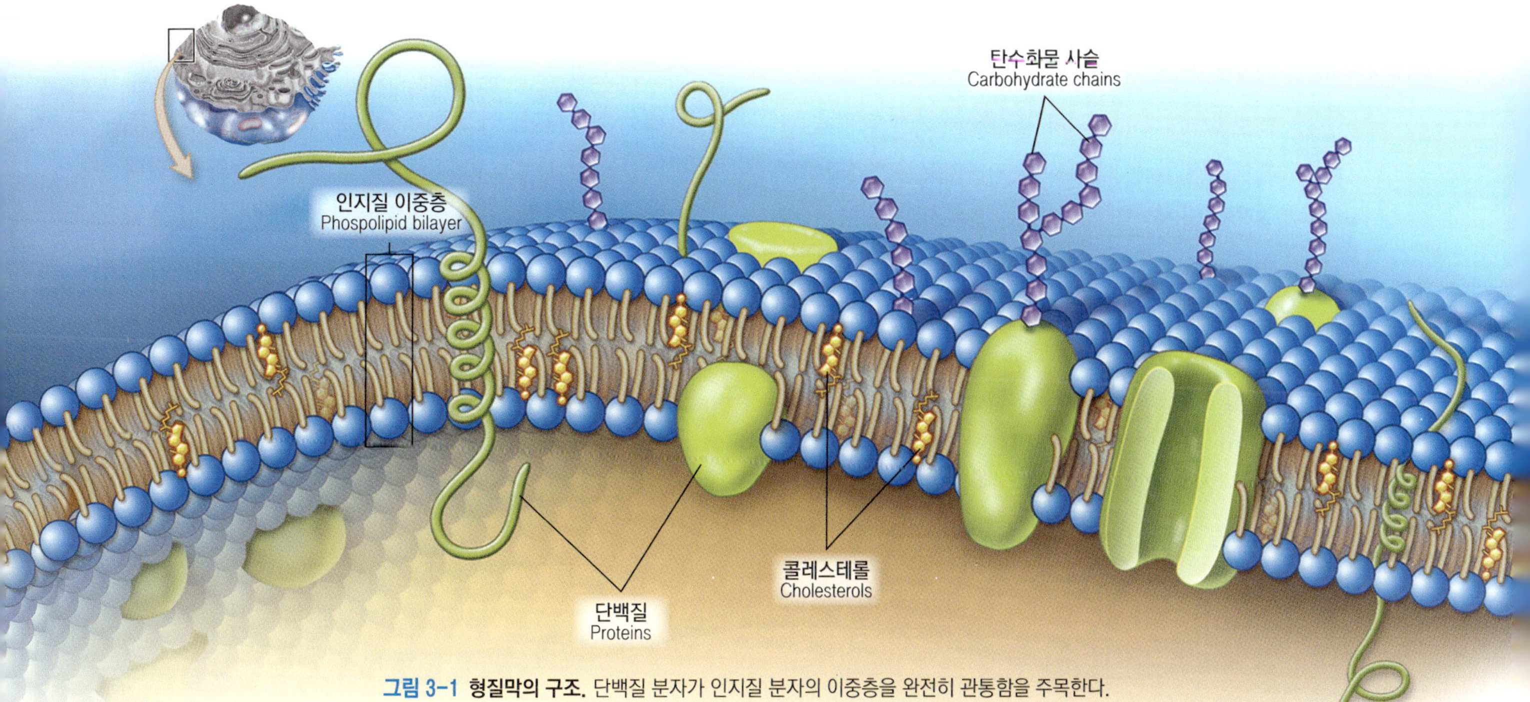

그림 3-1 형질막의 구조. 단백질 분자가 인지질 분자의 이중층을 완전히 관통함을 주목한다.

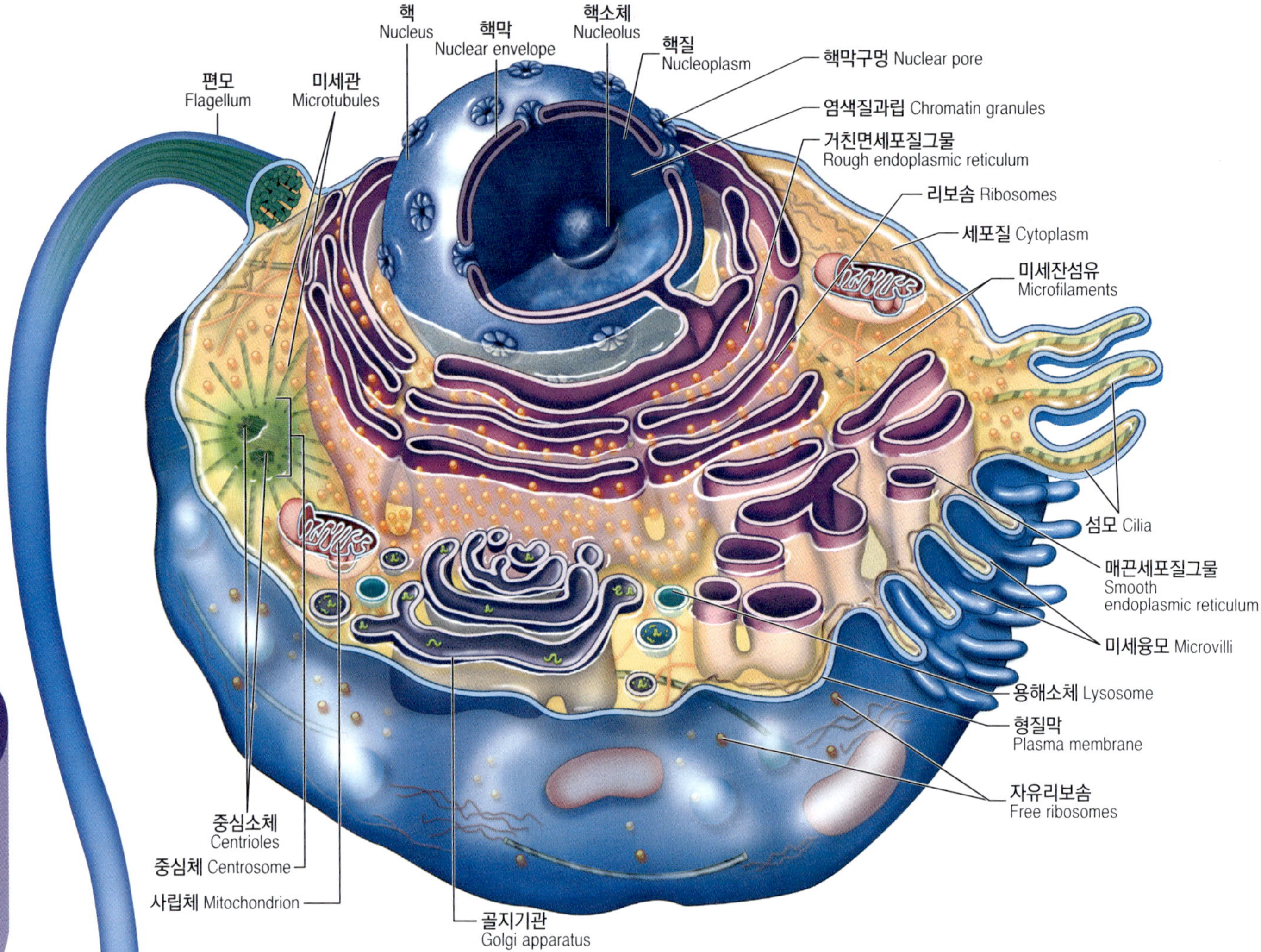

그림 3-2 세포의 구조. 세포의 구조를 도식화한 그림. 부동모와 융모와 같은 일부 구조는 일부 유형의 세포에만 있다.

리보솜

리보솜(ribosome)이라 불리는 소기관은 세포 전체에 퍼져 있는 매우 작은 입자로서, 그림 3-2에는 점으로 표시되어 있다. 리보솜은 리보솜 RNA(ribosomal ribonucleic acid, 리보소체 RNA, rRNA)라는 특수한 RNA를 주성분으로 하는 2개의 작은 소단위(subunit)로 구성된다.

일부 리보솜은 세포질그물(endoplasmic reticulum, ER)에 일시적으로 달라붙는다. 세포질그물이란 막으로 이루어진 관 모양의 구조가 그물처럼 배열된 소기관이다. 리보솜은 특정 구조에 부착되지 않고 세포질 속을 자유롭게 떠다닐 수도 있다. 리보솜의 기능은 매우 복잡하다. 이것은 효소(enzyme)를 비롯한 여러 단백질 화합물(protein compound)을 합성한다. 그래서 '단백질 공장(protein factory)'이라는 별명을 갖고 있다.

세포질그물

세포질그물(ER)은 핵에서 형질막에 이르기까지 세포질 전체에 걸쳐 막으로 이루어진 주머니 또는 관 모양의 구조물이 앞뒤 방향으로 서로 구불구불하게 연결된 소기관이다. 이러한 관 모양의 통로를 통해 단백질을 비롯한 여러 물질이 세포질의 한 영역에서 다른 영역으로 운반된다.

표 3-1 세포의 구조와 기능

세포성분	구조	기능
형질막(plasma membrane)	단백질 분자가 박혀 있는 인지질 이중층 구조이다.	세포의 경계를 이룬다. 형질막 바깥 표면에 위치한 단백질과 탄수화물 분자는 다양한 기능을 한다. 예를 들어, 이들은 특정 세포가 바로 그 세포임을 인지할 수 있게 하는 표지자로 작용하거나 특정 호르몬에 대한 수용체로 작용한다.
리보소체(ribosomes)	rRNA 소단위로 만들어진 매우 작은 입자이다.	단백질을 합성한다. 세포의 '단백질 공장'이다.
세포질그물(endoplasmic reticulum, ER)	관 또는 주머니 모양의 막이 그물 모양으로 복잡하게 연결된 구조물이다. 표면에 부착물이 없는 매끈세포질그물(smooth ER)과 막표면에 리보소체가 부착된 거친세포질그물(rough ER)이 있다.	거친세포질그물은(리보솜에서) 합성된 단백질을 전달받아 수송한다. 매끈세포질그물은 지질과 특정 탄수화물을 합성한다.
골지기관(Golgi apparatus)	납작한 주머니 모양의 막이 여러 겹으로 쌓인 구조물이다.	세포질그물에서 받은 물질을 화학적으로 처리한 후 포장한다.
사립체(mitochondria)	막으로 이루어진 캡슐 모양의 구조물로 크고 주름진 막은 효소로 덮여 있으며, 고유의 DNA 분자를 지닌다.	ATP를 합성한다. 세포의 '발전소'이다.
용해소체(lysosomes)	많은 양의 효소가 들어 있으며 막으로 둘러싸인 구조물이다.	세포의 '소화계통'이다.
중심체(centrioles)	한 쌍의 속이 빈 원통형 구조물이며 매우 작은 소관들로 구성된다.	세포생식에 관여한다.
섬모(cilia)	일부 세포의 표면에서 뻗어 나온 짧은 털 모양의 돌기이다.	세포 표면을 따라 물질을 이동시킨다.
편모(flagella)	일부 세포에서 뻗어 나온 돌기이며 섬모보다 훨씬 길다. 한 세포에 하나만 존재한다.	사람에서는 정자세포의 '꼬리'만이 이에 해당한다. 정자가 액체를 통과할 때 추진력을 부여한다.
핵(nucleus)	DNA 가닥(DNA strand)을 포함하며, 이중막으로 둘러싸인 둥근 구조물이다.	단백질 합성을 지시하며, 이를 통해 능동운반, 대사, 성장 및 유전과 같은 여러 세포활성에서 중추적인 역할을 담당한다.
핵소체(nucleolus)	핵의 일부분으로 치밀하다.	리보솜의 합성에 중추적인 역할을 담당한다.

세포질그물은 거친세포질그물(rough endoplasmic reticulum, rER)과 매끈세포질그물(smooth endoplasmic reticulum, sER)의 2가지 종류가 있다.

거친세포질그물은 바깥 표면에 많은 수의 리보솜이 부착되어 마치 사포(sandpaper)와 같이 거친 느낌을 갖기 때문에 이러한 명칭이 붙었다. 리보솜이 단백질을 합성하면, 거친세포질그물에 달라붙고, 리보솜은 합성된 단백질을 세포질그물 속으로 떨어뜨린다.

세포질그물은 이것을 화학처리(chemical processing)가 진행될 곳으로 운반한다. 이 부위의 세포질그물은 이미 단백질로 꽉 차 있으므로, 더 이상 리보솜이 붙지 않으며 따라서 매끈한 외관을 갖게 된다. 매끈세포질그물은 새로운 막이 생성되는 곳으로서, 세포막을 구성할 지방, 탄수화물 및 단백질은 여기서 제조된다.

다시 말하면, 거친세포질그물은 리보솜에서 새로 합성된 단백질을 받고 접어서 운반하고, 매끈세포질그물은 새로운 막을 만든다.

골지기관

골지기관(Golgi apparatus)은 핵 가까이에 여러 겹으로 쌓여 있는 작고 납작한 주머니로 구성된다. 매끈세포질그물에서는 작은 방울 또는 주머니 형태의 구조가 떨어져 나와 골지기관으로 이동한다(그림 3-3). 이 작은 주머니를 소포(잔물집, vesicle)라고 한다.

이것의 기능은 새로 합성된 단백질과 다른 화합물을 골지기관으로 운반하는 것이다. 소포는 골지기관과 융합하게 되면 양쪽의 내용물이 섞인다. 골지기관은 세포질그물에게 받은 분자를 화학적으로 처리한다. 세포질그물에서 온 단백질을 지속적으로 접고, 4분자 단백질(quaternary protein)이나 탄수화물과 단백질의 조합인 당단백질(glycoprotein) 같은 복합체를 형성하기 위해 다른 분자와 결합한다.

골지기관은 세포질그물에서 받은 분자를 화학적으로 처리한 후 소포 속에 포장한다. 이 소포는 골지기관으로부터 떨어져 나와 천천히 형질막 쪽으로 움직인다. 각 소포는 형질막과 융합하면서 세포 바깥쪽으로 열려 그 내용물을 내보낸다.

골지기관에서 생산되어 위와 같은 경로를 거치는 물질로는 점성을 지닌 점액(mucus)을 예로 들 수 있다. 즉 골지기관은 세포의 '화학처리(chemical processing) 및 포장센터(packaging center)'라고 할 수 있다.

사립체

사립체(mitochondria)는 적혈구를 제외한 모든 세포에 존재하는 소기관이다. 사립체는 크기가 매우 작아서 약 2.5cm(1inch) 정도 되는 공간 안에 15,000개 이상을 한 줄로 늘어놓을 수 있을 정도이다.

사립체는 2겹의 막으로 구성된 주머니 모양의 구조이다. 내막(inner membrane)은 작고 불완전한 격막처럼 보이는 주름을 형성한다. 사립체의 섬세한 막 속에서는 에너지를 생성하는 복잡한 화학반응이 지속적으로 일어난다. 이 반응은 세포가 일을 할 때 사용하는 대부분의 에너지를 제공하기 때

그림 3-3 세포의 단백질 전달시스템. 골지기관은 세포질그물(세포질세망)에서 작은 소포에 전달된 단백질 분자들을 처리하고 포장한다. 어떤 소포는 형질막으로 이동하여 최종산물을 분비하고, 어떤 소포는 세포 안에 잠시 동안 남아 있으면서 분비된 물질을 위한 저장고 역할을 한다.

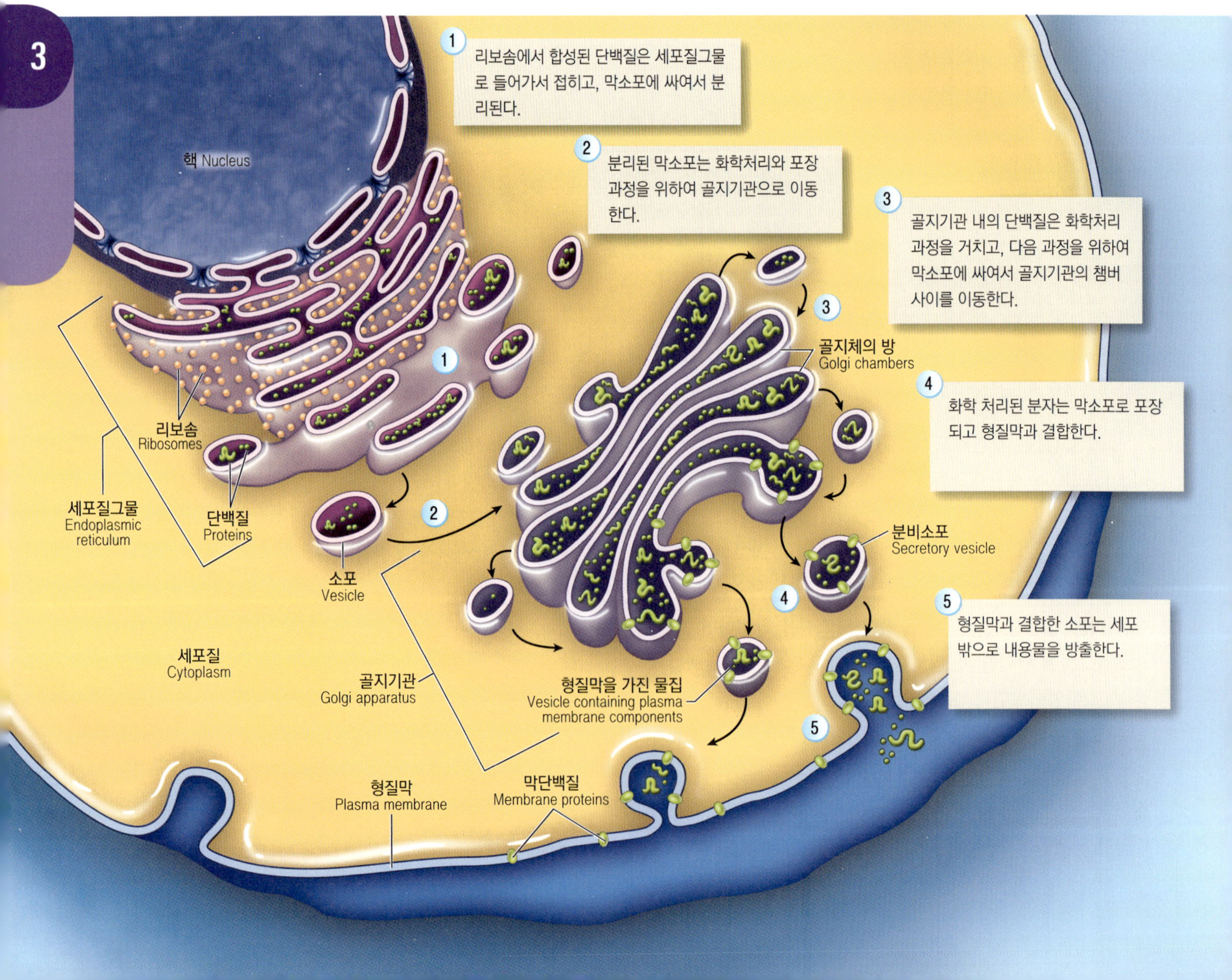

문에 사립체를 세포의 '발전소(power plant)'라고 부른다.

효소(enzyme)는 특정한 화학반응을 촉진하는 물질로서 사립체막(mitochondrial membranes)과 사립체액(mitochondrial fluid) 안에 있다. 효소는 포도당(glucose)과 다른 영양소를 분해하여 세포가 활동하는 데 필요한 에너지를 생성한다. 사립체는 이렇게 유리된 에너지를 사용하여 세포 활동에 필요한 ATP(adenosine triphosphate, 아데노신삼인산) 분자를 재충전한다. 이러한 과정을 세포호흡(cellular respiration)이라 한다.

각각의 사립체는 사립체 염색체(mitochondrial chromosome)라 불리는 고유의 작은 고리 모양의 DNA 분자를 가지고 있다. 이것은 사립체를 구성하고 운영하는 데 필요한 정보를 가지고 있다.

용해소체

용해소체(lysosome)는 막으로 싸인 소기관인데, 활성 단계에서는 보통 미세 입자가 들어 있는 작은 주머니의 형태로 나타난다(그림 3-2). 용해소체는 가수분해를 촉진하는 효소를 함유하고 있기 때문에 큰 영양소 분자를 분해할 수 있어서 '소화주머니(digestive bags)'라는 별명이 붙었다.

예를 들어, 용해소체효소는 세포로 침입한 미생물을 소화시켜 파괴할 수 있으며, 이러한 과정을 통해 미생물로부터 세포를 보호한다.

과거에는 세포예정사(programmed cell death)에 용해소체가 관여한다고 여겨졌으나, 이제는 새로운 세포를 위한 공간을 마련하는 세포자멸사(apoptosis; cell suicide)에 관여하는 것으로 밝혀졌다. 세포자멸사가 정상적으로 일어나지 않으면 세포가 과잉성장하여 종양을 유도할 수 있다.

중심체

중심체(centrosome)는 각 세포의 핵 주변에 있는 세포질 부분으로, 세포 안에 있는 구조물을 배열하고 이동시키는 데 중요한 역할을 한다.

중심체 안에는 중심소체(centriole)라는 쌍으로 된 소기관이 있다. 막대 모양을 하는 2개의 중심소체는 서로 직각으로 배열한다(그림 3-2). 각 중심소체는 세포분열(cell division)이 이루어지는 동안 염색체를 이동시키는 중요한 역할을 담당한다. 중심체는 미세관(microtubules)으로 구성되고, 이것은 세포가 분열하는 동안에 염색체(chromosome)를 이동시키는 방추(spindle)를 형성한다.

중심체는 세포의 뼈대(골격)을 형성한다.

세포확장/돌출

대부분의 세포에는 매우 다양한 기능을 수행하는 함입(indentation)과 확장/돌출(extension)이 있다. 여기서는 세 가지 중요한 세포확장(cell extension)에 대해 논의한다(그림 3-4).

미세융모

미세융모(microvilli)는 형질막이 작은 손가락 모양으로 돌출된 돌기 모양의 구조로(그림 3-4 A), 세포의 표면적을 증가시켜 흡수력을 높인다. 예를 들어, 작은창자(소장, small intestine)의 속면을 덮는 세포는 미세융모로 덮여 있어 영양소가 혈액으로 흡수되는 속도를 증가시킨다. 미세융모는 그 안에 흔들흔들 움직이는 미세섬유(microfilaments)를 가지고 있어서 더 효과적으로 흡수할 수 있다.

섬모

섬모(cilia)는 세포의 노출면(exposed surface) 또는 자유면(free surface)에 매우 가는 털처럼 뻗어 나온 구조이다(그림 3-4 A). 섬모는 미세융모보다 크고 그 내부에 자신을 지탱하고 자신을 움직일 수 있게 하는 미세관(microtubules)이 있다. 모든 세포는 최소한 1개의 섬모를 가진다.

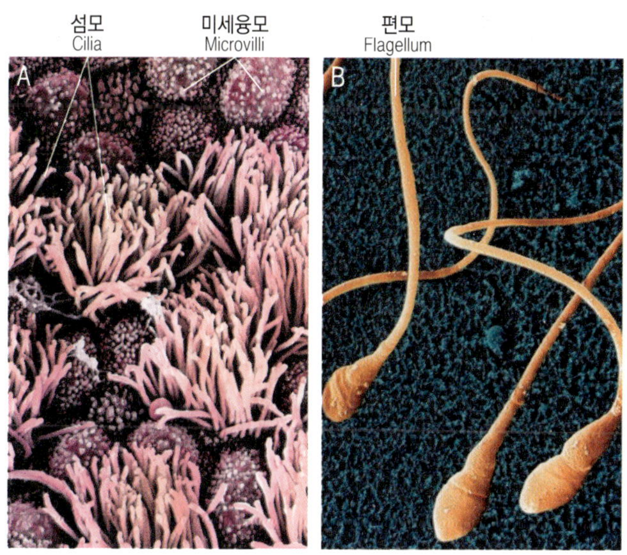

그림 3-4 세포의 돌출구조. A: 미세융모(microvilli)는 작은 손가락 모양으로, 형질막이 돌출된 구조이며, 흡수표면적을 증가시킨다. 섬모(cilia)는 미세융모보다 길며, 앞뒤로 움직여 세포 표면을 따라 액체를 밀어낸다. **B:** 정자세포에 추진력을 부여하는 꼬리 모양의 편모는 길이가 매우 길어서 이 배율의 사진에서는 전체 길이가 다 나타나지 않는다.

모든 섬모는 세포가 주변을 인지할 수 있도록 마치 곤충의 더듬이와 같이 작용한다. 예를 들면, 입안의 맛봉오리(미뢰, taste buds)에는 머리카락 같은 섬모가 있는데, 맛으로 화학물질의 종류를 알아낸다.

어떤 특수한 세포는 하나의 세포에 수백 개 또는 그 이상의 섬모가 존재하며, 이들이 함께 작용하면, 세포 표면에 파도와 같은 움직임이 일어난다(그림 3-5). 섬모는 무리를 지어 한 방향으로 움직이기 때문에 숨길(기도, respiratory tubes) 또는 생식관(reproductive tubes)의 세포 표면을 덮는 점액(mucus)을 바깥쪽으로 밀어낸다.

편모

편모(flagella)도 세포 표면에서 뻗어 나온 하나의 돌출된 구조이다. 편모는 구조적으로 섬모와 비슷하지만, 섬모보다 훨씬 더 크다. 편모도 섬모처럼 움직일 수 있다. 편모 안에 있는 미세관의 실린더는 한 방향으로 움직이며, 마치 프로펠러처럼 세포를 앞으로 밀어서 주변 편모를 움직이게 한다(그림 3-5).

사람의 경우 편모는 남성정자세포(male sperm cell)의 '꼬리(tail)'에서만 관찰된다(그림 3-4 B). 여성생식관(female reproductive tract)으로 들어간 정자는 편모의 꿈틀거리는 움직임을 통해 난자(ovum)를 향해 이동한다.

핵

세포의 중심 구조

세포의 핵(nucleus)을 광학현미경으로 관찰하면, 매우 단순한 모양, 즉 세포 중심에 위치한 작은 구형의 구조물로 보인다. 핵은 어떤 특수한 세포에서는 세포질의 한쪽으로 치우쳐 있거나 눌려서 납작한 형태로 보이기도 한다.

그러나 핵은 이 단순한 모양 속에서 자신이 담당하는 중요하고 복합적인 역할을 가지고 있다. 핵은 세포의 유전정보의 대부분을 가지고 있으며, 궁극적으로 핵은 세포질의 모든 소기관을 조절한다. 핵은 또한 복잡한 세포생식(cell reproduction) 과정도 조절한다. 다시 말해서, 세포가 정상적으로 기능하고 분열하려면 핵이 제 역할을 잘 해야 한다.

세포의 핵은 핵막(nuclear envelope)으로 둘러싸여 있다(그림 3-2). 두 층의 막으로 구성된 핵막은 핵 속에 들어 있는 특수한 세포물질인 핵질(nucleoplasm)을 감싸고 있다.

핵질은 몇 가지 특수화된 구조물로 구성된다. 그림 3-2에는 이 중 가장 중요한 두 구조인 핵소체(nucleolus)와 염색질과립(chromatin granules)이 나와 있다.

핵소체

핵소체(nucleolus)는 단백질 형성에 중요한 역할을 하는 핵질(nuclear materials)의 밀도가 높은 부분이다. 왜냐하면, 핵소체는 세포가 리보솜의 형성하는 하부단위(subunit)를 만드는 곳이기 때문이다. 리보솜의 하부단위는 그 후 단백질을 생성하는 리보솜을 만들기 위해 핵막의 구멍을 통해 세포의 세포질로 이동한다.

염색질과 염색체

핵 속의 염색질과립(chromatin granules)은 실 같이 기다랗고 마디가 꼬여 있는 DNA(deoxyribonucleic acid, 데옥시리보핵산)라 불리는 단백질로 구성된다. DNA는 흔히 신체의 화학적 '요리책(cookbook)'이라 불리는 유전물질(genetic material)이다. DNA는 우리 몸의 구조단백질(structural protein)과 기능단백질(functional protein)을 합성할 수 있는 암호를 가지고 있으며, 결과적으로 모든 인간의 성(gender)과 물질대사(metabolism)부터 체격이나 머리카락 색깔

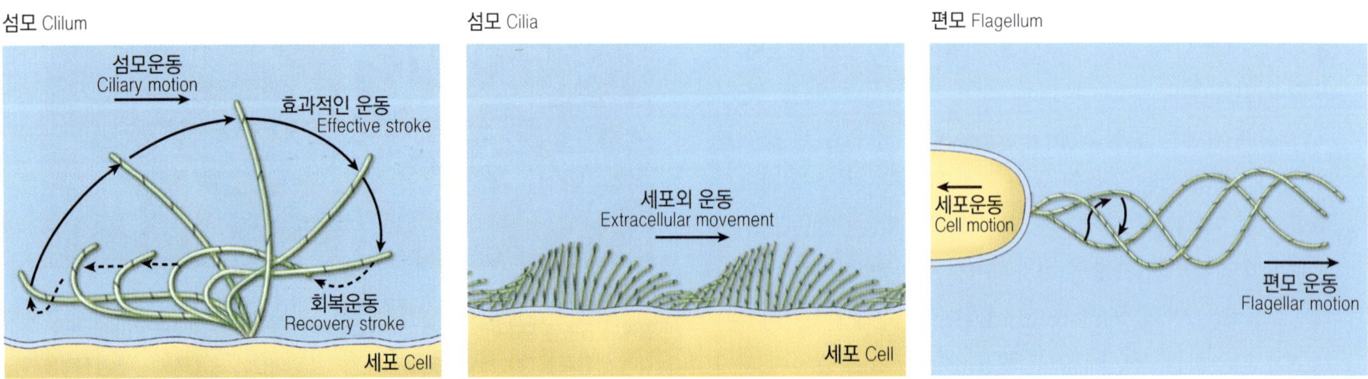

그림 3-5 운동 패턴. 사람의 경우에 섬모(왼쪽과 가운데)가 고정된 세포에서 집단으로 발견되는데, 한 방향으로 움직이는 노와 같이 운동하여 세포의 바깥 표면에 있는 입자와 세포외액을 한 방향으로 민다. 편모(오른쪽)는 파상운동을 일으켜서 정자세포가 앞으로 나아가게 한다.

에 이르기까지 모든 것을 결정한다.

세포분열이 일어나는 시기에는 DNA 분자가 단단히 꼬여 짧은 막대 모양으로 나타나는데, 이를 염색체(chromosome)라 한다.

우리 몸을 구성하는 모든 세포의 핵 속에는 총 46종의 DNA 분자가 들어 있으며, 사립체에는 47번째의 DNA 분자가 존재한다. DNA의 중요성과 기능은 이후 세포생식을 다룰 때 자세히 설명한다.

세포구조와 기능의 연관성

사람의 몸을 구성하는 모든 세포는 특정한 기능을 수행한다. 일부는 세포의 생존에 관여하고, 일부는 개체가 생존할 수 있도록 돕는다. 대부분의 경우에 각 세포가 수행하는 특화된 기능은 그 세포가 지닌 소기관의 수와 유형에 따라 결정된다.

예를 들어, 심장근육세포(heart muscle cell)와 같이 사립체가 많은 세포는 지속적으로 해야 하는 작업을 수행하기에 적합하다. 왜냐하면, 심장에 있는 많은 사립체는 수축이 지속적이고 규칙적으로 일어나는 데 필요한 에너지를 제공할 수 있기 때문이다.

특화된 소기관이 특수한 기능을 수행하는 다른 예로는 정자세포의 편모운동을 들 수 있다. 정자는 편모운동을 통해 여성 생식기관 속에서 추진력을 얻기 때문에 성공적으로 수정(fertilization)이 일어날 확률이 높아진다.

이는 세포 단계의 체계적인 구조가 생물체의 기능에 있어 왜 중요하며, 어떻게 작용하는지를 알려준다. 이 책의 각 장에서는 신체 체제의 모든 단계에서 구조와 기능이 어떻게 밀접히 연관되어 있는가를 예를 들어 보여준다.

QUICK CHECK

1. 형질막의 분자 구조는?
2. 세포질이란? 그 성분은?
3. 세포의 5가지 주요 구조를 열거하고 그 기능을 간단히 설명하시오.
4. 세포구조 중 DNA를 포함하는 2가지는?

세포막을 통한 물질의 이동

막운반의 종류

건강한 세포에서 형질막은 세포 주변의 조직액(tissue fluid)과 세포내용물을 서로 분리해 준다. 또한 이 막은 특정 물질이 세포로 들어가고 다른 물질이 나가도록 한다. 많은 양의 물질이 세포막(cell membrane)을 통해 양방향으로 끊임없이 이동한다. 물, 영양분, 가스, 노폐물을 비롯한 많은 물질이 세포 안팎으로 끊임없이 이동한다.

이러한 세포 안팎으로 일어나는 대대적인 물질이동은 몇 가지 과정을 통해 일어난다. 일반적으로 이러한 운반과정을 다음 2가지로 구분한다.

1. 수동운반과정(passive transport process)
2. 능동운반과정(active transport process)

명칭에서 알 수 있듯이, 능동운반과정은 세포의 에너지가 필요하고, 수동운반과정은 그렇지 않다. 세포는 ATP라는 매우 중요한 화학물질에서 능동운반에 쓰이는 에너지를 얻는다. ATP는 영양물질에서 나오는 에너지를 사용하여 사립체에서 만들어지고, 세포가 일을 하는 데 필요한 에너지를 제공한다. 능동운반과정이 일어나려면 ATP가 분해되면서 방출되는 에너지가 필요하다.

세포막을 통한 물질의 능동운반과 수동운반을 이해하려면 다음 2가지 중요한 내용을 기억해야 한다.

1. 수동운반과정에서 물질이 높은 농도에서 낮은 농도로 이동하는 데는 세포의 에너지가 필요하지 않다.
2. 능동운반과정에서 물질이동이 낮은 농도에서 높은 농도로 일어나려면 세포의 에너지가 필요하다.

수동운반과정

세포막을 통한 물질의 일차 수동운반과정(primary passive transport process)의 종류는 다음과 같다.

1. 확산(diffusion)
2. 삼투(osmosis)
3. 투석(dialysis)
4. 여과(filtration)

과학자들은 수동운반계를 통한 물질이동을 가리켜서 '농도 기울기(concentration gradient)'에 따라 일어난다고 표현한다. 이는 수동운반계에서는 막을 사이에 두고 양쪽에 있는 물질의 농도가 서로 같아질 때까지 농도가 높은 쪽에서 낮은 쪽으로 물질이 이동함을 의미한다. 수동운반과정에서 중요한 내용은 표 3-2에 요약되어 있다.

확산

확산(diffusion)은 수동운반과정의 좋은 예이다. 확산은 입자

표 3-2 수동운반

과정	설명	예
확산(diffusion)	농도가 높은 쪽에서 낮은 쪽으로, 즉, 농도경사에 따라 입자가 막을 통해 이동하는 현상 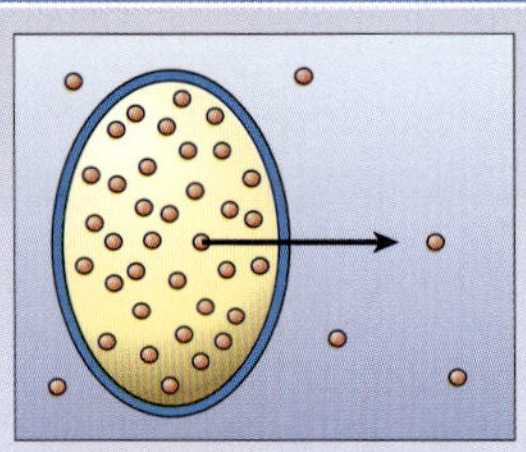	모든 세포에서 이산화탄소를 배출하는 과정, 신경전도 시 나트륨이온이 신경세포 속으로 이동하는 과정
삼투(osmosis)	막을 투과하지 못하는 용질이 한 가지 이상 존재할 때, 물이 선택적 투과막을 통해 확산되는 현상 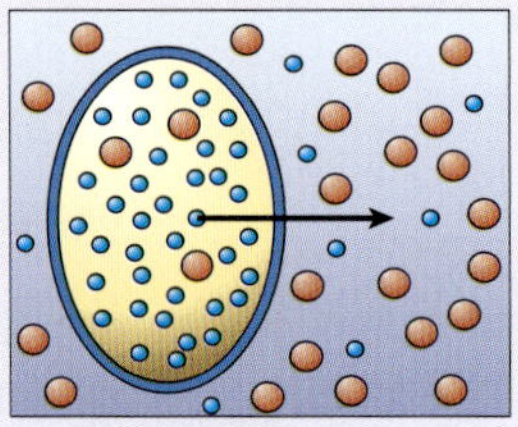	수분 농도의 불균형을 교정하기 위해 물 분자가 세포 안팎으로 확산되는 과정
여과(filtration)	압력이 높은 곳에서 낮은 곳으로 여과막을 통해, 물과 작은 용질 입자가 이동하는 현상. 큰 입자는 통과하지 못한다. 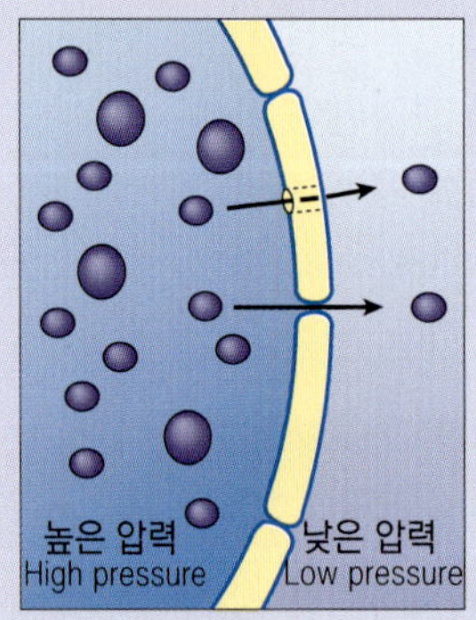	콩팥에서 소변이 생성될 때 일어나는 과정. 물과 작은 용질은 혈관에서 빠져나오나, 혈액단백질과 혈액세포는 빠져나오지 못한다.

의 농도 차이로 인해 이동하는 현상으로, 물질이 저절로 공간 전체에 균일하게 분산되는 과정이다. 확산을 통한 물질이동은 추가적인 에너지가 필요하지 않다. 확산은 입자의 농도가 높은 쪽에서 낮은 쪽으로 이동하는 것이다.

액체를 통한 입자의 확산을 확인하기 위해 커피나 차를 만드는 간단한 실험을 해 보자(그림 3-6). 설탕 한 스푼을 컵의 바닥에 살며시 넣는다. 2~3분간 그대로 둔 후, 컵을 살짝 들어 윗부분의 맛을 보자. 맛이 달 것이다. 왜 그럴까? 설탕 분자는 컵 바닥에 있는 설탕더미 근처의 고농도 부분에서 컵 위쪽의 저농도 부분으로 확산되어 전체 용액이 달아진 것이다.

다공성 종이필터 주머니 안에 찻잎 조각이 들어 있는 티백을 사용하여 차를 만든다고 가정하자. 티백 안에서 티백 밖으로 차의 짙은 색소 입자가 확산되는 것을 볼 수 있다. 따라서 색소 입자는 확산에 의해 막(종이)을 통과해 이동하여 농도의 평형(equilibrium)을 이룬다.

막을 통한 확산의 열쇠는 입자가 통과할 만큼 충분히 큰 구멍이 있는가 하는 것이다. 세포막에서 대부분의 분자는 분자가 통과할 만한 구멍이 없으면 막을 통과할 수 없다. 다양한 단백질 채널(protein channels)은 특정 분자가 확산될 수 있는 통로 역할을 한다. 다른 단백질 구조물은 입자에 결합되어 막의 반대편으로 옮겨주는 운반체 역할을 한다. 이러한 이동이 없으면, 대부분의 용질(solutes, 물에 녹아 있는 물질)은 세포막을 통해 확산될 수 없다.

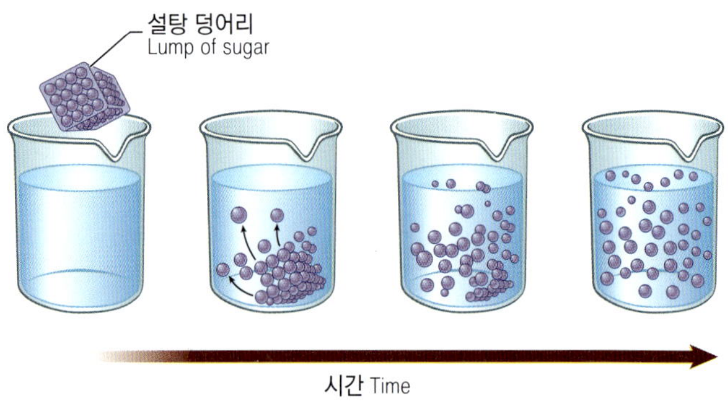

그림 3-6 확산. 설탕 덩어리가 물에 들어갈 때는 매우 치밀하게 뭉쳐져 있다. 설탕 분자는 농도가 높은 영역에서 농도가 낮은 영역으로 점차적으로 퍼진다. 설탕 분자의 농도는 균질해진다.

확산과정은 그림 3-7에 나와 있다. 물과 포도당 모두 막의 구멍을 통해 동시에 양방향으로 빠르게 확산된다. 보라색 화살표로 나타낸 바와 같이 포도당(glucose)은 농도가 높은 20% 용액에서 10% 용액 쪽으로 더 많이 이동한다. 이는 물질이동이 농도기울기에 따라 일어나는 한 예이다. 그러나 보라색 화살표로 보듯이, 물 분자는 상대적으로 물의 양이 많은 10% 용액에서 물 분자의 양이 적은 20% 용액 쪽으로 더 많이 이동한다. 이것 또한 농도기울기에 따른 물질이동의 예이다. 물은 그 농도가 높은 쪽에서 낮은 쪽으로 이동한다.

그 결과, 얼마의 시간이 지나면, 두 용액의 농도는 평형(equilibration, balancing)을 이루게 된다. 농도평형에 이른 후에는 같은 양의 포도당이 양쪽 방향으로 확산될 것이며, 물 또한 같은 양이 양쪽 방향으로 확산될 것이다.

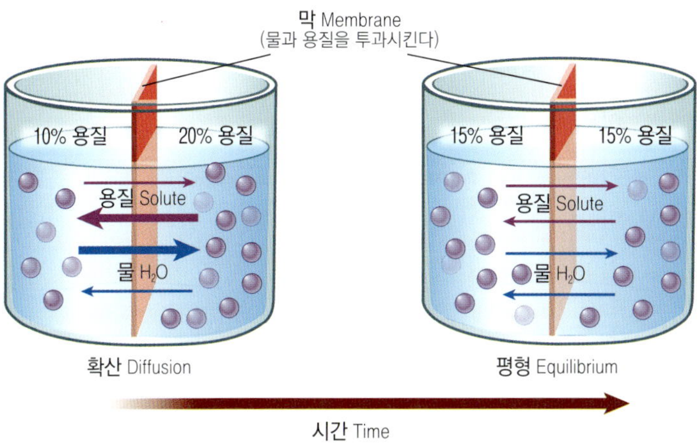

그림 3-7 막을 통한 확산. 막은 용질과 물에 투과성이고, 20% 용액과 10% 용액을 분리한다. 왼쪽에 있는 용기는 확산의 시작 단계에 두 용액이 막에 의해 분리된 것을 보여준다. 오른쪽에 있는 용기는 일정한 시간이 지난 후에 확산의 결과물을 보여준다.

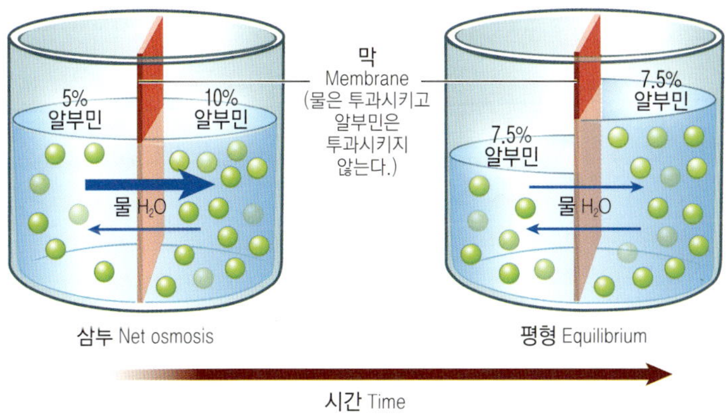

그림 3-8 삼투. 용질인 알부민은 반투막을 통과할 수 없지만 물은 통과한다. 물은 물이 많은 쪽(물 95%/용질 5%)에서 움직이기 때문에, 결과적으로 물만의 확산으로 용질의 평형을 이룬다. 삼투는 체액의 부피와 압력의 증가를 유도한다.

세포의 형질막은 선택적인 투과성을 가져서 어떤 물질은 투과를 허용하고, 어떤 물질은 허용하지 않는다. 형질막은 특별한 통로(채널, channels)와 운반체(캐리어, carriers)를 가지므로, 특별한 종류의 분자의 투과를 허용한다. 이러한 특징으로 인하여 영양분(nutrients)과 같은 물질이 세포로 들어간다.

삼투

삼투(osmosis)는 수동운반과정의 특수한 예이다. 삼투는 많은 부분에서 확산과 유사하지만, 세포막의 구멍에 특이한 기작이 관여하는 것으로 여겨진다.

삼투는 선택적인 투과성막에 있는 물 통로(water channels)를 통한 물 분자(water molecules)의 수동적 운동이다. 삼투는 일부 용질(solute; 물에 녹아 있는 물질)이 막을 통과하지 못할 때, 선택적 투과막을 통해 물이 확산되는 현상이다(왜냐하면, 그 용질을 위해서는 열린 통로나 운반체가 없기 때문에). 그림 3-8은 삼투라고 하는 것이 오로지 물만 이동하는 것이고, 용액의 평형을 만드는 것뿐만 아니라 용액의 부피와 압력을 변화시킴을 보여준다.

삼투에서 물이 공간으로 이동하지만 용질의 교환은 없기 때문에, 액체의 압력의 변화는 결과일 수가 있다. 액체의 압력을 삼투압(osmotic pressure)이라고 한다.

3

투석

투석(dialysis)의 경우에는 어떤 용질은 선택적 투과막을 통해 확산되고, 어떤 용질은 확산되지 못한다(그림 3-9). 결과적으로 다양한 용질이 고르게 분포하지 않을 수 있다. 투석은 종종 치료과정에 사용된다. 혈액은 정상 체액과 유사한 투석액에 잠긴 투석막에 의하여 펌핑된다. 혈액에 있는 작은 노폐물 분자는 콩팥에서 확산에 의하여 투석액으로 제거되지만, 큰 분자는 확산에 의하여 제거되지 않는다. 투석은 혈액의 노폐물을 안전하게 제거할 수 있다.

투석은 콩팥이 정상적인 기능을 하지 못할 때 사용된다.

여과

여과(filtration)는 막의 한 면에 가해지는 힘이 다른 면에 작용하는 힘보다 크기 때문에 막을 통해 물

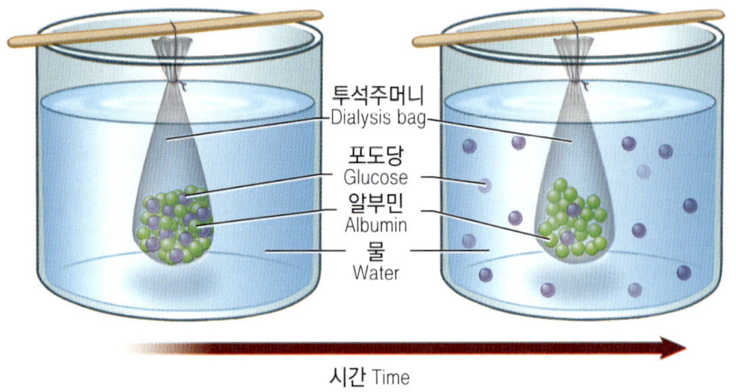

그림 3-9 투석. 포도당, 물 및 알부민 분자를 포함한 막주머니는 증류수 안에 매단다. 시간이 지나면 작은 용질 분자(포도당)는 주머니 밖으로 확산된다. 큰 용질 분자(알부민)는 주머니를 투과하지 못하고, 주머니의 안에 남는다. 결국, 투석을 통하여 작은 용질 입자와 큰 용질 입자를 분리한다.

과 용질이 이동하는 현상이다. 이 힘을 정수압(hydrostatic pressure)이라 하며, 어떤 표면에 대해 작용하는 액체의 힘 또는 무게를 의미한다. 혈액이 혈관벽을 미는 힘인 혈압(blood pressure)을 예로 들 수 있다.

생리적으로 매우 중요한 의의를 지니는 여과의 과정은 항상 정수압기울기에 따라 일어난다. 즉 막을 사이에 둔 두 액체의 정수압이 서로 다를 때, 물과 확산 가능한 용질 또는 입자(막을 투과할 수 있는 물질)가 정수압이 높은 용액에서 정수압이 낮은 용액으로 여과되어 나온다는 의미이다.

물과 혈액의 작은 용질은 여과를 통하여 조직의 액체공간으로 이동한다. 여과는 콩팥(신장, kidney)에서 소변(urine)을 형성하는 중요한 기전이다. 혈액의 용해성 노폐물은 정수압 차이로 인해 콩팥세관(kidney tubule)으로 여과되어 나온다.

능동운반과정

능동운반(active transport)은 생체막을 통해 역방향으로(uphill) 일어나는 물질이동이다. 역방향이란 '농도기울기를 거슬러' 낮은 농도에서 높은 농도로 물질이 이동한다는 의미이다. 이러한 형태의 물질이동에 필요한 에너지는 ATP에서 얻는다. ATP의 생성과 분해 과정은 복잡한 세포활성이 필요하므로 능동운반기전은 생체막을 통해서만 일어난다. 표 3-3은 능동운반과정을 요약한 것이다.

이온펌프

이온펌프(ion pump)라는 특수 세포성분을 통해 능동운반이 일어난다. 이온펌프는 운반체(carrier)라 불리는 세포막 단백질이다. 이온펌프는 ATP에서 얻은 에너지를 이용하여 막을

표 3-3 능동운반과정

과정	설명		예
이온펌프 (ion pump)	농도기울기에 거슬러, 즉 농도가 낮은 쪽에서 높은 쪽으로, 용질입자(solute particle)가 이동하는 현상. 운반단백질(carrier protein) 구조를 통해 일어난다.	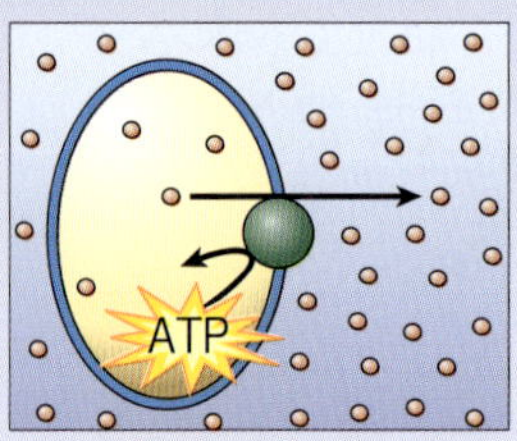	근육세포(muscle cell)에서는 거의 모든 칼슘 이온을 세포 내의 특정 구획이나 세포 밖으로 퍼낸다.
포식작용 (phagocytosis)	세포나 다른 큰 입자가 세포막 일부에 둘러싸인 후 이 부분이 세포 속으로 말려 들어감으로써 이동하는 현상	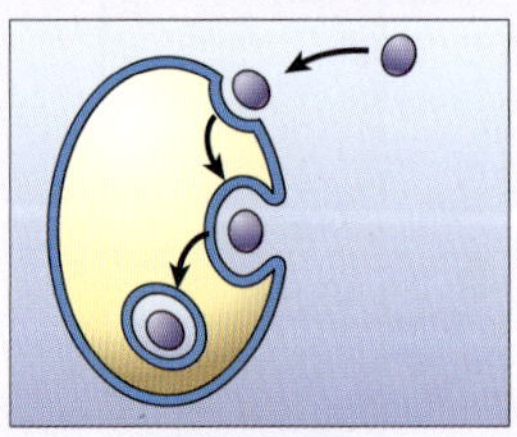	포식작용을 하는 백혈구(white blood cell)에 의해 세균이 잡히는 과정이다.
포액작용 (pinocytosis)	액체와 액체에 용해된 분자가 세포막 일부에 둘러싸인 후 이 부분이 세포 속으로 말려 들어가는 과정을 통해 이동하는 현상	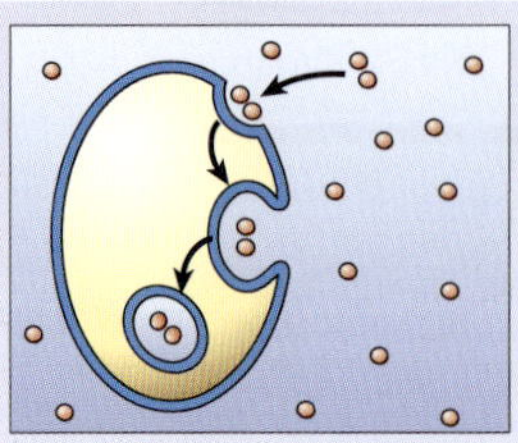	일부 체세포 속으로 큰 단백질 분자가 유입되는 과정이다.

사이에 두고 농도기울기에 역행하여 이온을 능동적으로 운반한다. 이 능동운반과정은 마치 펌프가 땅 속의 물을 지상으로 끌어올리듯 농도기울기에 역방향으로 물질을 이동시킨다고 하여 '펌프'라고 명명하였다.

이온펌프는 독특하므로 이온별로 각기 다른 종류의 이온펌프가 필요하다. 예를 들어, 나트륨펌프(sodium pump)는 나트륨 이온만을 이동시킨다. 마찬가지로 칼슘펌프(calcium pump)는 칼슘 이온을, 칼륨펌프(potassium pump)는 칼륨 이온을 이동시킨다.

일부 이온펌프는 다른 이온펌프와 '짝(couple)'을 이루어 2가지 이상의 물질을 동시에 세포막을 통해 이동시킨다. 한 예로, 그림 3-10의 나트륨-칼륨펌프(sodium-potassium pump)는 칼륨 이온을 세포 속으로 운반함과 동시에 나트륨 이온을 세포 밖으로 퍼내는 이온펌프이다. 두 이온 모두 각각의 농도기울기에 역행하여 이동하므로 펌프작용의 결과 세포 밖에는 나트륨 농도가 높아지고 세포 속에도 칼륨 농도가 높아진다. 이 펌프는 신경자극(nerve impulse)이 전도될 때 빠르게 세포 속으로 밀려들어 간 나트륨을 제거하는 데 필요하다.

일부 이온펌프는 포도당(glucose), 아미노산(amino acid)과 같은 비이온성 물질을 운반하는 특정 운반체와 짝을 이룬다.

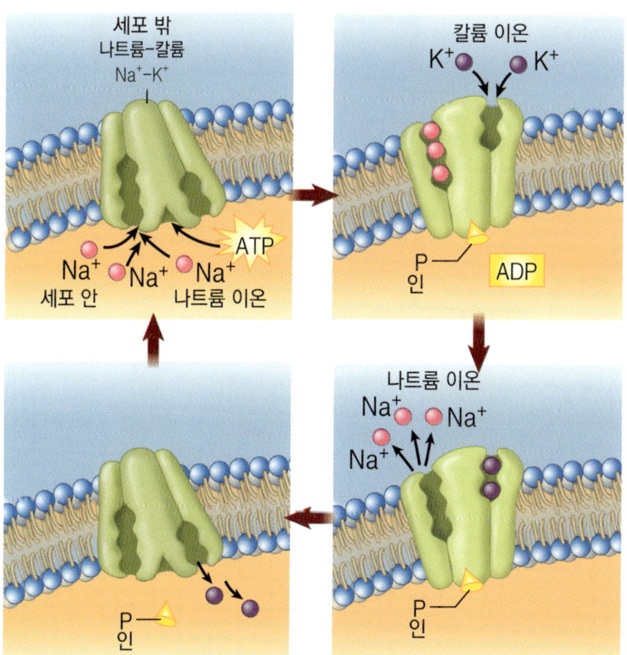

그림 3-10 **나트륨-칼륨펌프.** 이 운반체 분자가 1회 펌프하면 3개의 나트륨 이온(Na^+)이 세포 밖으로, 2개의 칼륨 이온(K^+)이 세포 속으로 이동한다. 펌프를 통한 이온운반은 ATP가 분해되면서 유리된 에너지를 이용하여 일어난다.

포식작용

포식작용(phagocytosis)은 형질막을 통해 능동적으로 물질을 세포 속으로 운반하는 기전을 보여주는 또 하나의 예이다. 포식작용이란 '먹다'라는 의미의 그리스어에서 유래한 용어로, 세포는 말 그대로 이 과정을 통해 비교적 큰 입자를 포식한다.

어떤 백혈구(white blood cell)는 포식작용을 통해 손상된 조직에 침입한 세균(bacteria)과 손상된 조직의 부스러기를 파괴한다. 이런 과정 동안에, 세포뼈대는 세포의 형질막을 확장하여 세포 안으로 들어오려는 입자의 주위에 소포(vesicles)를 만들어서 입자가 그 소포 안으로 들어오도록 감싼다. 세포뼈대는 소포가 세포 안으로 더 깊이 들어오도록 움직인다.

일단 소포가 세포질 안으로 들어오면 소포는 용해소체에 의해 파괴되고 소포 속에 있던 입자는 흩어진다(그림 3-11).

포액작용

포액작용(포음작용, pinocytosis)은 액체와 그 용해물질을 형질막 주머니 속으로 끌어들인 후 내용물을 함유한 채로 형질막이 세포 속으로 잘려들어감으로써 물질을 세포 속으로 끌어들이는 능동운반기전이다. '*pino*'란 그리스어의 '마시다'라는 의미로 접두사이다.

세포뼈대는 ATP를 사용하여 포식작용이나 포액작용을 일어나게 하는데, 이러한 과정은 모두 능동수송기전이다.

QUICK CHECK

1. 수동운반과정과 능동운반과정의 차이점은?
2. 삼투란?
3. 이온펌프의 작용기전은? 이온펌프가 망가지면 왜 병이 생기는가?
4. 포식작용의 과정을 기술하시오.

세포의 성장과 생식

세포 성장

정상적인 성장과 생명의 유지를 위하여 세포는 많고 다양한 구조적 및 기능적 단백질을 지속적으로 생성한다. 기능적인 단백질은 탄수화물과 지질을 합성하고, 모든 세포의 기능을 조절한다.

단백질 합성에서는 2종류의 핵산(nucleic acid), 즉 리보핵산(ribonucleic acid, RNA)과 데옥시리보핵산(deoxyribonucleic acid, DNA)이 결정적인 역할을 담당한다.

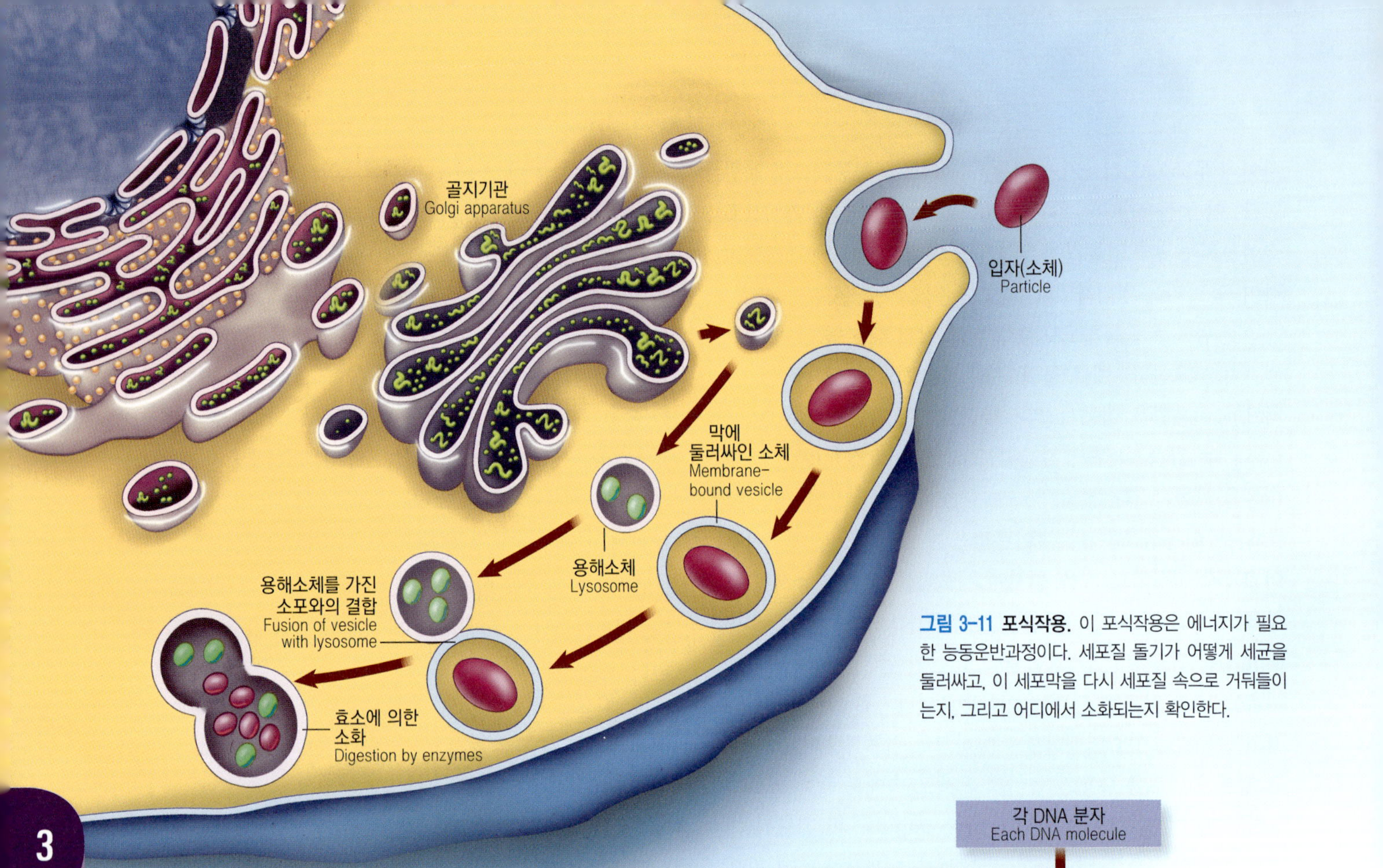

그림 3-11 포식작용. 이 포식작용은 에너지가 필요한 능동운반과정이다. 세포질 돌기가 어떻게 세균을 둘러싸고, 이 세포막을 다시 세포질 속으로 거둬들이는지, 그리고 어디에서 소화되는지 확인한다.

3

DNA

염색체(chromosome)는 DNA를 주성분으로 하며 유전을 가능하게 한다. DNA 분자에 포함된 '유전정보(genetic information)'는 피부색이나 혈액형(blood group)과 같은 유전형질이 부모세대에서 자녀세대로 전달되고 발현되는 과정을 결정한다(그림 3-12).

DNA 분자는 유연한 물질로 만들어진 길고 좁은 사다리와 같은 모양으로, 축을 따라 꼬여 있는 이중나선(double helix) 구조를 하고 있다(그림 2-14).

각 DNA 분자는 뉴클레오티드(nucleotide)라고 부르는 여러 개의 소단위로 구성된다. 각 뉴클레오티드는 당(sugar), 염기(base), 인산염(phosphate)으로 구성된다(표 2-4). 염기에는 아데닌(adenine), 티민(thymine), 구아닌(guanine), 시토신(cytosine)이 있다. 질소(nitrogen)를 함유하는 이 화학물질들은 높은 pH를 나타내므로 염기라고 부른다.

그림 2-14에 나온 것처럼 DNA 사다리의 각 발판은 한 쌍의 염기로 이루어진다. 염기 사이의 결합은 두 가지 조합으로만 이루어지며 짝이 되는 두 염기는 DNA 분자 내에서 항상 예외 없이 서로 짝을 이룬다. 아데닌(adenine)은 항상 티

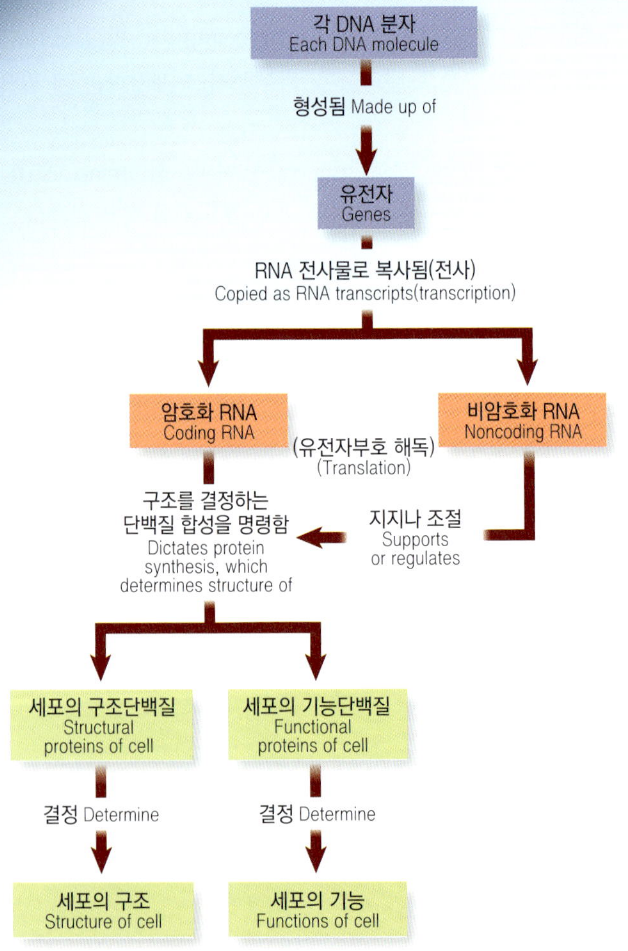

그림 3-12 유전자의 기능. 전사 과정을 통해 DNA로부터 유전자(RNA)가 복사된다. 아미노산 서열을 결정하는 암호가 해독되어 단백질을 합성하고, 그 결과 합성된 단백질의 구조는 인체 내에서 단백질의 기능을 결정한다.

민(thymine)과 결합하고, 시토신(cytosine)은 항상 구아닌(guanine)과 결합한다. DNA 분자 구조의 이러한 특징을 보족염기짝짓기(상보적염기쌍 형성, complementary base pairing)라고 한다.

유전자(gene)는 염색체 속의 특정 염기쌍마디(segment)를 가리킨다. 모든 염색체에 나타나는 염기쌍의 유형은 동일하지만, 염기쌍의 순서, 즉 서열(sequence)은 다르다. 이 사실은 기능적으로 매우 중요한 의미를 지니는데, 그 이유는 유선을 결정하는 부분이 바로 각 염색체 속 개개의 유전자에 포함된 염기서열이기 때문이다.

대부분의 유전자는 적어도 한 종류의 기능성 단백질 분자, 예를 들면, 효소나 세포의 구성성분 또는 특정 호르몬의 합성을 조절한다. 또한 그것은 다른 단백질 분자를 결합시킨다. 심지어 탄수화물이나 지방 분자와 결합하여 당단백질이나 지질단백질처럼 거대하고 복잡한 분자를 만들기도 한다.

효소와 기능성 분자는 단백질 합성에 의하여 생성되는데, 이들은 세포 그리고 몸의 모든 기능을 조절하는 화학적인 작용이 용이하도록 조절한다.

사람의 체세포(body cell)에는 각각 46개의 염색체가 들어 있는데, 각 체세포마다 한 종류의 사립체 염색체(mitochondrial chromosome)가 있다. DNA는 1만 9천 개의 단백질이 코드화된 유전자 안에 약 30억 개가 넘는 염기쌍에 해당하는 유전정보를 가진다. 그것은 부모 한쪽으로부터 10억 개가 넘는 정보가 자녀에게 전달됨을 의미한다. 따라서 이러한 유전정보가 모두 우리의 세포 하나 하나에 담겨 있으니 우리가 어찌 복잡한 유기체가 아니겠는가?

RNA

대부분의 DNA와 단백질 합성(protein synthesis)을 지시하는 DNA 속의 유전부호는 핵 속에 들어 있다. 그러나 실제 단백질 합성이 일어나는 장소는 세포질 안의 리보솜과 세포질그물이다. 핵산의 또 다른 종류인 RNA는 핵에서 유전정보를 복사하여 세포질로 전달한다. RNA는 또한 DNA 부호를 사용하여 핵에서 형성된 최종산물인데, 세포질로 이동하여 세포 안의 다양한 기능을 조절한다.

RNA와 DNA는 뉴클레오티드 아단위(nucleotide subunits), 즉 한 개의 당, 한 개의 인산 및 4개의 염기 중 1개로 구성된다. 그러나 RNA 아단위는 DNA 아단위와 당과 염기가 다르다. RNA 아단위에서 우라실(uracil)은 티민(thymine)을 대신한다. 여기서 설명하는 RNA의 종류는 DNA처럼 이중나선(double stranded) 구조를 하지 않고 단일나선(single stranded) 구조로 이루어진다. 그러나 짧은 이중나선 RNA 분자도 자연계에 존재한다.

표 3-4는 단백질 합성에 관여하는 주요 RNA 유형을 나타낸다.

표 3-4 RNA의 종류

약어	명칭	설명	세포에서의 기능
mRNA	전령 RNA	단일, 꼬이지 않은 뉴클레오티드 가닥	특정 유전자 서열의 복사본
rRNA	리보솜 RNA	단일, 꼬인 뉴클레오티드 가닥	리보솜의 구성성분; mRNA에 결합하고 해독에 관여
tRNA	전달 RNA	단일, 꼬인 뉴클레오티드 가닥; 한 쪽 끝에 대응유전자부호(antcodon)를, 다른 한 쪽 끝에는 아미노산을 가짐	해독하는 동안에 리보솜에서 특정 아미노산을 특정 코돈으로 운반

단백질 합성

핵 속에 들어 있는 유전정보를 단백질의 실제 합성장소인 세포질로 전달하려면, 전사(transcription)와 유전부호 해독(translation)이라는 두 가지 특별한 단계가 먼저 이루어져야 한다.

전사

전사가 일어나는 동안 이중나선 DNA 분자는 꼬임이 풀려서 분리되고, 전령 RNA(messenger RNA, mRNA)라는 특수한 형태의 RNA가 형성된다(그림 3-13, 1단계). 각 mRNA 분자는 분리된 DNA 분자의 한쪽 가닥에 존재하는 특정 유전자 서열이 복사(duplicate)된 것이다. DNA 틀(mold or template)로부터 mRNA가 '전사' 또는 복사(copy)되었다고 표현한다.

mRNA 분자는 세포질로 이동하여 리보솜과 세포질그물에서 단백질 합성을 조절한다(그림 3-13, 2단계).

해독

유전자부호 해독은 리보솜에서 일어나는 단백질합성 과정인데, 리보솜은 세포질에서 mRNA 분자에 부착한다. 리보솜은 아미노산(amino acid)이라고 부르는 화학적 구조를 선택하고 배열하기 위해 mRNA에 들어 있는 정보를 '읽

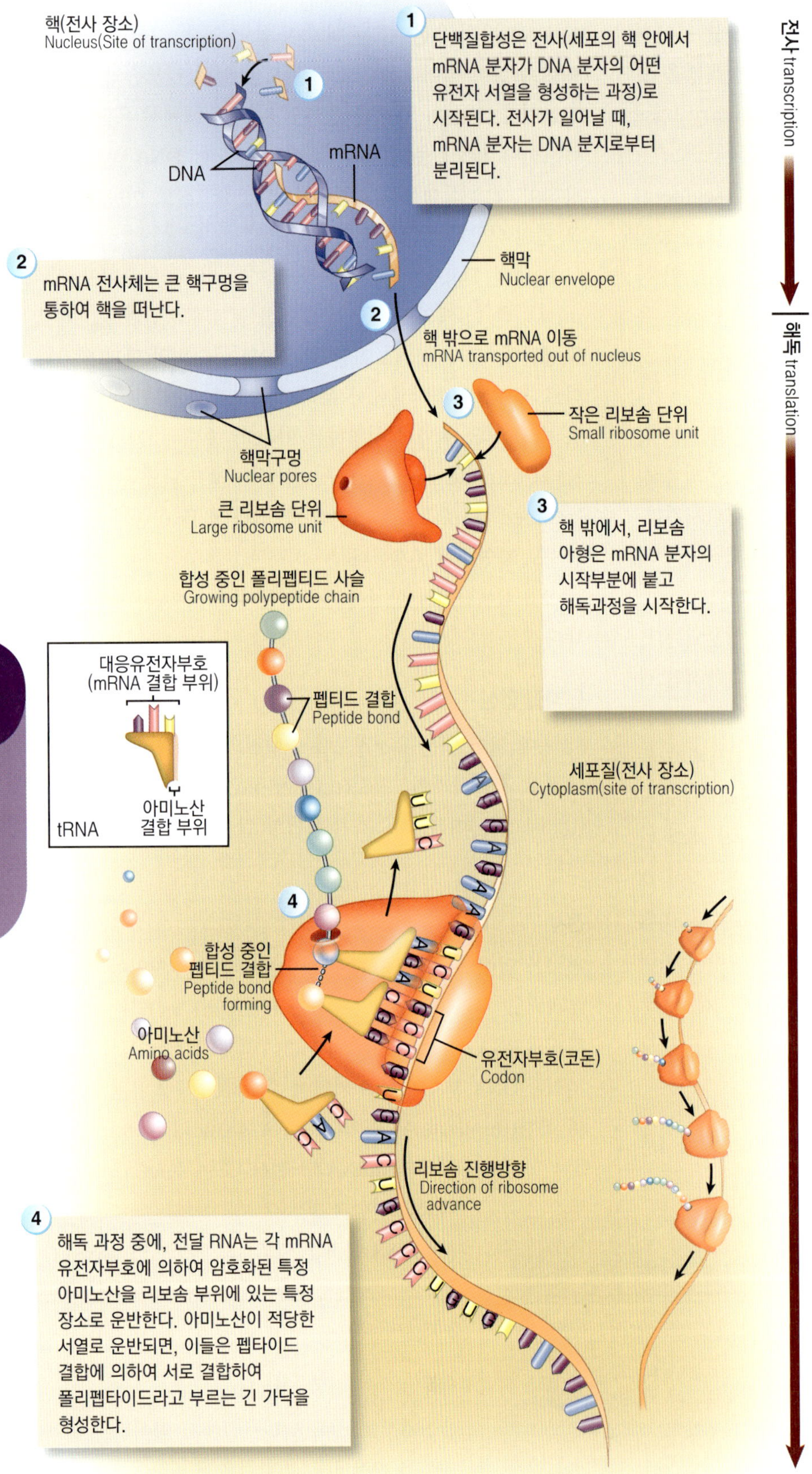

그림 3-13 단백질 합성. DNA 암호가 mRNA로 전사되고, 리보솜에서 mRNA로 번역되어 폴리펩티드를 형성하는 과정. 완전한 단백질 분자를 만들기 위하여 몇몇 폴리펩티드 사슬이 필요하다.

는다'.

먼저 2개의 리보솜 소단위가 mRNA 분자의 시작 부분에 붙는다(그림 3-13, 3단계). 리보솜은 스스로 대부분의 RNA, 즉 리보솜 RNA(rRNA)를 만든다는 것을 상기하자. 리보솜은 mRNA 가닥을 따라 점차 아래쪽으로 이동하면서 적절한 순서로 아미노산을 조합한다(그림 3-13, 4단계).

전달 RNA(transfer RNA, tRNA)는 mRNA 가닥을 따라 각 코돈(유전자부호, codon)에 맞는 특정 아미노산을 운반해와서 결합시킨다. 코돈이란 연속된 3개의 뉴클레오티드 염기(nucleotide base), 즉 트리플렛(triplet)의 연속을 말하며, 코돈은 특정 아미노산을 나타내는 부호로 작용한다. mRNA에 부호화된 각 유전자는 단백질가닥(protein strand)을 만드는 데 함께 엮어야 하는 아미노산 배열을 나타내는 코돈의 연속으로 구성된다.

유전자부호 해독이 이루어지는 동안 형성된 아미노산 가닥은 스스로 꼬이고, 완전한 단백질 분자를 만들기 위해 다른 가닥과 결합한다(그림 2-12). 각 단백질 분자가 독특하고 복잡한 모양을 하고 있기 때문에 분자는 세포 내에서 독특한 기능을 수행할 수 있다. DNA가 각 단백질의 형태를 결정하기 때문에 DNA는 또한 세포 안에서 각 단백질의 기능을 결정한다(그림 3-12).

세포 생식

세포 주기

세포생식(cell reproduction)의 과정은 핵분열(유사분열)과 세포질분열로 이루어진다. 이 과정이 완료되면 두 개의 딸세포(daughter cell)가 형성된다. 세포분열을 통해 생성된 두 딸세포는 이전의 세포와 유전물질이 동일하다.

세포가 분열하지는 않지만, 대신에 고유한 기능을 수행하고 있을 때를 사이기(간기, interphase)라고 한다(그림 3-14).

사이기는 새롭게 형성된 세포의 초기 성장 단계가 포함되고, 뒤 이은 세포분열을 준비하는 기간이다. 사이기 세포는 다른 모든 측면에서 활성이 매우 높다. 사이기의 준비기간 동안 각 염색체의 DNA는 스스로 복제된다. 그런 다음에 세포가 활발하게 분열을 시작하기 전에 사이기의 또 다른 성장기간에 들어선다.

DNA 복제

DNA 분자는 자연계의 다른 분자가 지니지 않은 독특한 능력이 있다. DNA 복제(DNA replication)라는 과정을 통해 스스로 자신과 똑같은 복제물을 만들 수 있다. 하나의 세포가 두 개의 새로운 세포로 분열하기 전 핵 속의 각 DNA 분자는 자신과 똑같은 또 하나의 DNA 분자를 만들어낸다.

복제가 일어나지 않을 때의 DNA는 단단하게 꼬인 이중나선 구조로 나타난다. 그러나 복제가 시작되면서 DNA 분자의 한 부분에서 이중나선 구조가 풀리고, 두 DNA 가닥의 마주한 염기쌍은 서로 분리되어 멀어진다. 그러므로 분리된 DNA 가닥의 염기는 짝을 이루지 못한 상태이다.

분리된 두 DNA 가닥에 포함된, 짝을 이루지 못한 각각의 염기는 핵질(nucleoplasm) 속에서 상보적인 염기를 끌어당겨 결합한다. 아데닌은 티민과, 시토신은 구아닌과 결합한다. 이 과정은 DNA 분자 전체에 걸쳐서 반복적으로 일어난다. 그 결과, 한 DNA 분자의 반쪽을 이루던 각각의 가닥은 원래의 DNA 분자와 동일한 온전한 DNA 분자로 바뀐다.

DNA 복제가 완료된 후 유사분열의 첫 시기가 시작되기 전까지 세포는 성장을 계속한다.

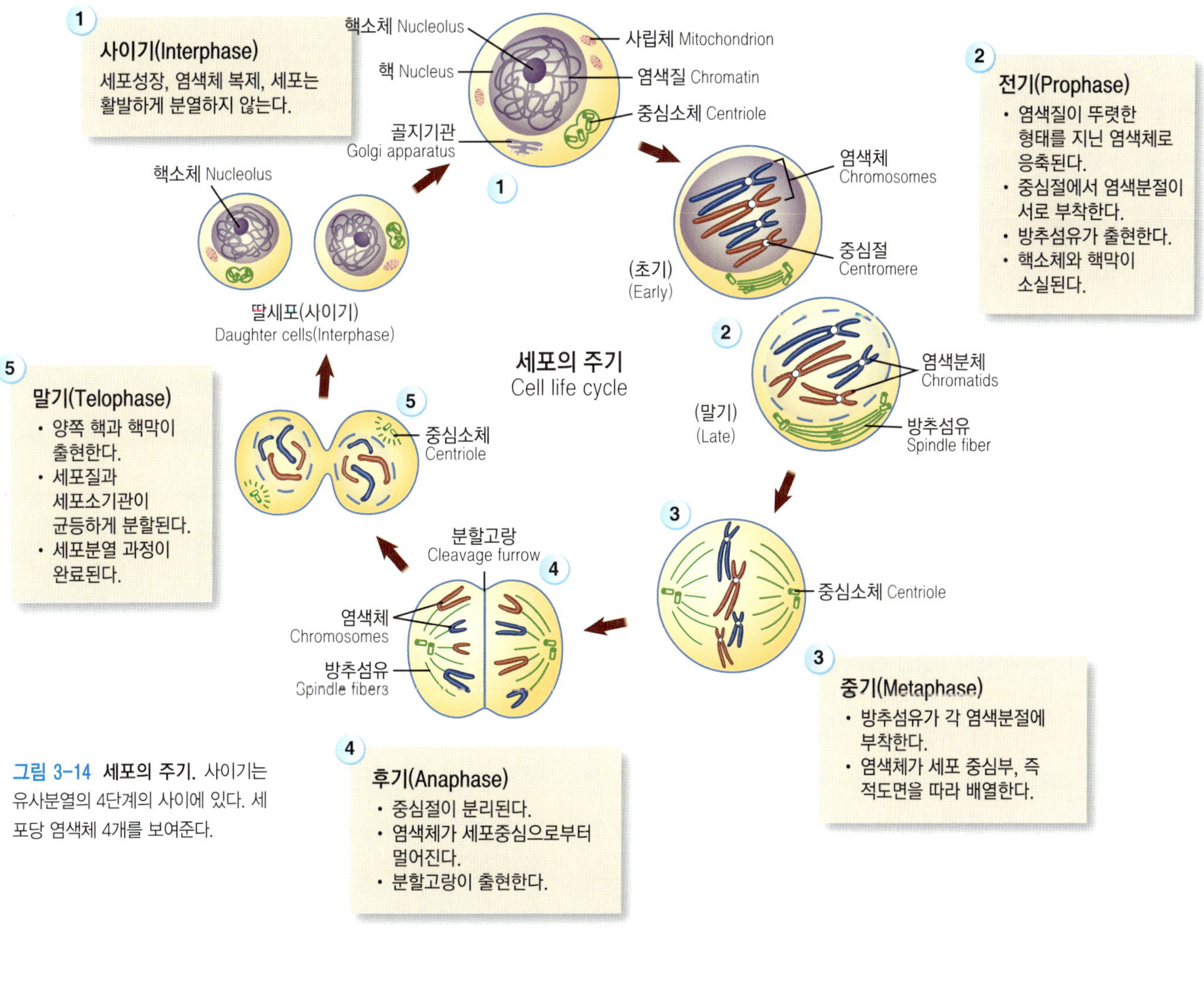

그림 3-14 세포의 주기. 사이기는 유사분열의 4단계의 사이에 있다. 세포당 염색체 4개를 보여준다.

3

유사분열

유사분열(mitosis)은 핵에서 복제된 유전물질(DNA)을 분리하는 과정이다. 유사분열로 생성된 딸세포(daughter cells)는 완전한 유전적 특징을 가진다.

전기

그림 3-14에서 유사분열의 첫 시기인 전기(prophase)에 관찰되는 변화를 주목한다. 염색질(chromatin)은 분명한 구조로 나타난다. 핵 속의 염색체(chromosome)는 두 가닥의 염색분체(chromatid)를 형성한다. 두 염색분체는 중심절(centromere)이라 불리는 구슬 모양의 구조물에 의해 서로 붙어 있다. 세포질에서는 중심소체(centriole) 사이에 방추섬유(spindle fiber)라는 세관(tubule)의 그물이 형성되면서 두 중심소체가 서로 멀어진다. 방추섬유는 유사분열의 후반부에 염색체가 세포의 반대쪽 끝으로 이동할 때 길을 안내하고 도와주는 기능을 한다.

3

중기

중기(metaphase)가 시작되는 시점에는 핵막(nuclear envelope)과 핵소체(nucleolus)가 이미 소실되고 없다. 그림 3-14에서 염색체가 세포 중심부를 가로질러 배열하는 것을 관찰한다. 중심소체는 이미 세포의 반대쪽 끝으로 이동했고, 각 염색분체에는 방추섬유가 부착되어 있다.

후기

후기(anaphase)가 시작되면, 쌍을 이루는 염색분체를 서로 부착시켜주던 구슬 모양의 중심절이 갈라지면서 염색분체는 염색체로 분리된다. 이들은 방추섬유를 따라 중심소체 쪽으로 끌려가면서 세포 중심에서 멀어진다. 그림 3-14에서 염색체가 세포의 서로 반대쪽 끝으로 끌려가는 것을 관찰한다. 후기 말에는 세포를 두 개의 딸세포로 나누기 시작하는 분할고랑(cleavage furrow)이 처음 관찰된다.

말기

말기(종기, telophase)에 이르러 비로소 세포분열이 완료된다. 두 개의 핵이 생겨나고 염색체는 부서지듯이 흩어지면서 형태가 불분명해진다. 염색질 주위에 핵막이 형성되면서 분할고랑은 세포를 완전히 둘로 나눈다. 분열이 완료되기 전에 각각의 핵은 동일한 세포소기관(organelle)을 가진 세포질로 둘러싸인다. 말기 끝부분에 동일한 유전적 특성을 지닌 두 개의 딸세포가 분리된다. 각 딸세포는 기능적으로 완벽하며 얼마 후 다시 유사분열을 시작한다.

그림 3-14에 요약된 유사분열의 단계를 다시 살펴보면 좋을 것이다.

세포분열의 결과

세포는 유사분열(mitosis)을 통해 자신과 동일한 세포를 생산한다. 성장기에 세포 수가 증가하는 것은 조직과 장기의 크기에 영향을 미친다. 성장기에는 비슷한 세포로 이루어진 무리가 유사분열을 통해 서로 다른 조직으로 분화(differentiation)한다. 다음 장에서는 분화의 결과인 인체의 중요한 조직의 형태에 대해 탐구한다.

성인의 경우에 질병이나 상처를 입어 손상된 세포뿐만 아니라 나이가 들어 기능이 떨어진 세포는 유사분열에 의해 대체된다.

세포 성장과 생식의 변화

세포는 환경변화에 적응하는 능력이 있다. 내부 환경이 변화하면 세포 크기나 생식주기(재생산율, reproduction rate)와

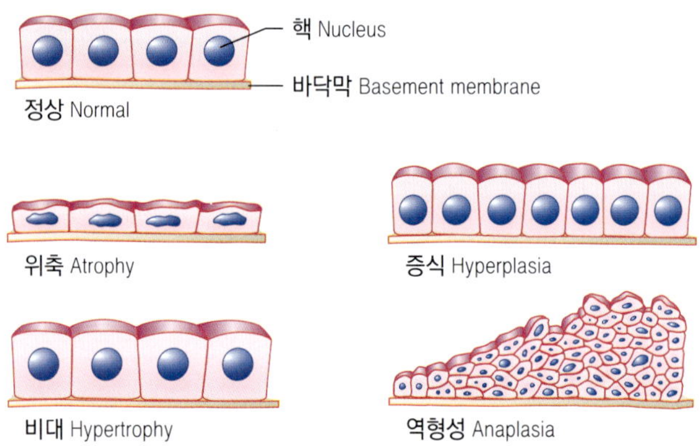

그림 3-15 세포의 성장과 재생에서의 변화.

표 3-5 세포의 성장과 생식에서의 변화

용어	정의
세포 성장의 변화	
비대(hypertrophy)	개개 세포의 크기가 증가
위축(atrophy)	개개 세포의 크기가 감소
세포 생식의 변화	
과다형성(증식증, hyperplasia)	세포 생식의 증가
역형성(퇴형성, anaplasia)	비정상적인 미분화세포의 생성

같은 세포의 특성 또한 변화한다. 대개 세포는 이러한 적응(순응, adaptation) 과정을 통해 보다 효율적으로 기능하게 된다. 그러나 때로는 오히려 세포효율이 낮아지고 건강을 위협하는 비정상적인 방향으로 세포 특성이 변하기도 한다. 흔히 볼 수 있는 세포 성장과 생식 과정의 변화는 그림 3-15과 표 3-5에 요약되어 있다.

세포는 세포기능의 변화, 호르몬 신호(hormone signal), 또는 영양불질의 양적 변화에 반응하여 그 크기를 변화시킨다.

세포의 크기가 증가하는 것을 비대(비후, hypertrophy)라 하고, 반대의 경우를 위축(atrophy)이라 한다. 이 두 가지 적응반응은 근육조직(muscle tissue)에서 쉽게 볼 수 있다. 웨이트 트레이닝(weight training)에서와 같이 강한 저항에 반하여 근육세포를 수축시키는 운동을 반복하면, 세포는 이에 반응하여 크기가 증가한다. 따라서 보디빌더(bodybuilder)의 근육 크기가 커지는 것은 비대, 즉 개개의 근육세포의 크기가 증가하는 것이다. 위축은 흔히 근육세포를 잘 사용하지 않을 때 생긴다. 예를 들어, 팔뼈가 골절(fracture)되어 오랜 기간 동안 석고붕대로 고정하고 있으면 팔근육은 위축된다. 즉, 일시적으로 근육을 사용하지 않으면 근육세포의 크기가 줄어든다. 조직에 공급되는 영양물질이나 산소의 양이 감소될 때도 위축이 일어난다.

세포는 내부 환경 변화에 대한 반응으로 세포의 생식 속도를 증가시키기도 하는데, 이를 과다형성(증식증, hyperplasia)이라 한다. '-plasia'는 '형성(formation)'을 의미하는 그리스어에서 기원한 것으로 새로운 세포의 형성을 의미한다. 'hyper-'는 '과도하다(excessive)'는 의미를 지니므로, 'hyperplasia'는 '과도한 세포 생식'을 의미한다. 비대와 마찬가지로 과다형성도 조직(tissue)이나 기관(organ)의 크기를 증가시킨다. 그러나 과다형성은 각 세포의 크기가 증가하는 것이 아니라 세포의 수가 늘어나는 것이다. 과다형성의 흔한 예는 임신기간 동안 여성 젖(유방, breast)의 젖샘(milk producing gland)에서 볼 수 있다. 유방의 샘세포(glandular cell)는 호르몬 신호에 반응하여 빠르게 증식하며 다가올 모유수유(nursing)에 대비한다. 만약에 유사분열의 조절능력이 상실되면 비정상적인 과다형성이 일어날 수 있다.

과다형성으로 새롭게 형성된 세포덩어리를 종양(tumor) 또는 신생물(neoplasm)이라고 한다. 많은 신생물에서는 또

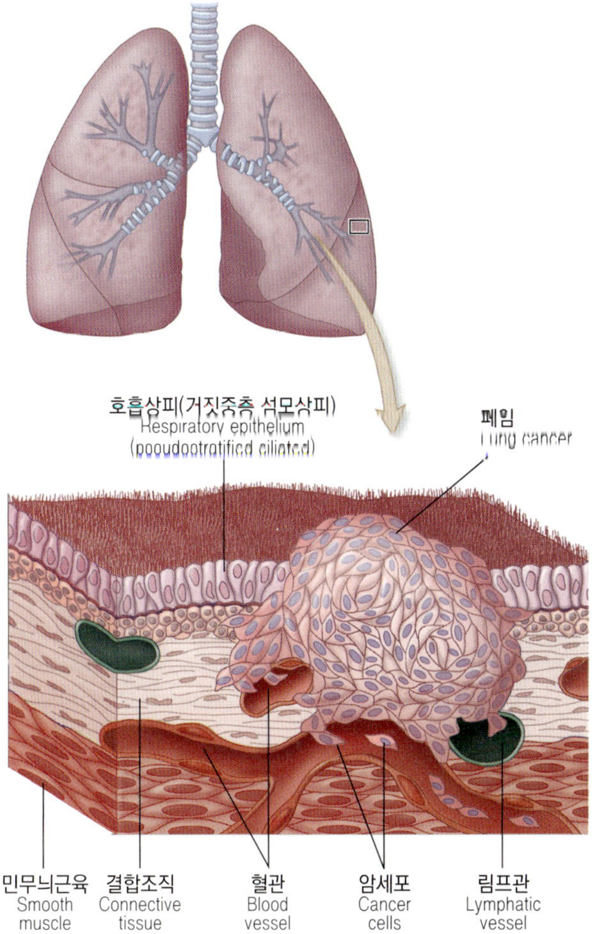

그림 3-16 암. 허파 속의 기관지에 있는 비정상적인 세포덩어리는 악성 종양, 즉 폐암이다. 암세포가 어떻게 종양을 떠나 혈관과 림프관으로 들어가는지 살펴본다.

한 역형성(퇴형성, anaplasia)이라는 특징도 볼 수 있다. 역형성이란 세포 사이의 지남력(방향김, orientation)이 변화하고 세포들이 정상적으로 성숙하지 못하는 상태를 가리킨다. 즉, 이들은 특수화된 세포로 분화하지 못한다.

상대적으로 해가 적은 신생물을 양성종양(benign tumor)이라고 한다. 신생물에서 종양세포가 떨어져 나와 혈관이나 림프관을 타고 몸의 다른 부위로 전이되면, 이를 악성종양(malignant tumor) 또는 암(cancer)이라 한다(그림 3-16).

QUICK CHECK

1. 유전자가 어떻게 몸의 구조와 기능을 결정하는가?
2. 세포에서 일어나는 단백질 형성의 주요 단계는?
3. 유사분열기 세포분열의 4시기는?
4. 세포분열과 암은 어떤 관계를 갖고 있는가?

3

용어 terminology

DNA 복제 DNA replication
가지돌기 dendrite
과다형성, 증식 hyperplasia
내분비 endocrine
능동운반 active transport
분할고랑 cleavage furrow
사이기 interphase
삼투 osmosis
샘 gland
세포자멸사 apoptosis
세포질 cytoplasm
소기관 organelle
수동운반 passive transport
신경세포 neuron
여과 filtration
역형성 anaplasia
염색분체 chromatid
염색질 chromatin
외분비 exocrine
운반 transport
유사분열 mitosis
유전자부호 해독 translation
유전체 genome
인지질 phospholipid
전사 transcription
중심소체 centriole
중심절 centromere
축삭 axon
코돈, 유전자부호 codon
투석 dialysis
포식작용 phagocytosis
포액작용 pinocytosis
핵막 nuclear envelope
핵질 nucleoplasm
확산 diffusion

요약summary

세포의 개요

A. 크기와 모양
  1. 사람의 세포는 크기가 매우 다양하다.
  2. 세포는 매우 작아 현미경으로만 관찰이 가능하다.
  3. 세포의 모양은 매우 다양하다.

B. 구성
  1. 세포에는 세포에서만 발견되는 내용물인 세포질이 있다.
  2. 소기관은 세포질 안의 특수한 구조이다.
  3. 세포 내부는 형질막으로 둘러싸여 있다.

C. 세포의 구성요소
  1. 형질막(그림 3-1)
    a. 세포의 바깥 경계
    b. 단백질을 포함하는 인지질로 이루어진 얇은 두 층의 막
    c. 물질을 선택적으로 투과
  2. 세포질(그림 3-2): 세포 내부의 액체와 무수히 많은 소기관
    a. 리보솜
      (1) 대개 리보솜 RNA의 작은 소단위 2개로 구성
      (2) 거친세포질그물에 부착하거나 세포질에 자유로이 떠 있는 상태로 존재
      (3) 단백질을 합성
      (4) 흔히 단백질 공장이라고 부름
    b. 세포질그물
      (1) 서로 연결된 주머니와 관으로 이루어진 그물구조
      (2) 세포질 속에서 물질을 운반
      (3) 거친세포질그물과 매끈세포질그물 두 종류가 존재
      (4) 거친세포질그물은 리보솜에서 합성된 단백질을 받아 운반
      (5) 매끈세포질그물은 화학물질을 합성, 새로운 막을 생성
    c. 골지기관(그림 3-3)
      (1) 핵 주위에 위치하는 납작한 주머니
      (2) 소포에 담긴 채 매끈세포질그물에서 이동해오는 화학물질을 수합
      (3) 화학처리 및 포장센터
    d. 사립체
      (1) 내막과 외막으로 구성
      (2) 에너지를 방출하는 화학반응에 관여
      (3) 흔히 세포의 발전소라고 함
      (4) 한 개의 DNA 분자를 포함
    e. 용해소체
      (1) 막으로 둘러싸인 소기관
      (2) 소화효소가 들어 있음
      (3) (미생물을 잡아먹는) 보호기능
      (4) 한때 세포자멸사(계획된 세포 죽음)에 관여하는 것으로 여겨짐
    f. 중심체
      (1) 쌍을 이루는 소기관으로 핵과 가까우며 서로 직각으로 위치
      (2) 세포생식에 관여
    g. 미세융모(그림 3-4)
      (1) 형질막이 손가락 모양으로 돌출된 작은 구조
      (2) 세포의 흡수표면적을 증가시킴
    h. 섬모(그림 3-4)
      (1) 일부 세포의 자유면에 존재하는 털 모양의 가는 돌기
      (2) 여러 개가 동시에 움직여 파도와 같은 움직임을 만들어냄(그림 3-5)
      (3) 어떤 세포에 있는 움직임이 없는 섬모는 이차적 기능을 수행
    i. 편모(그림 3-4)
      (1) 세포 표면에서 돌출된 하나의 돌기
      (2) 섬모보다 훨씬 큼(그림 3-5)
      (3) 정자세포의 '꼬리'는 사람에서 볼 수 있는 편모의 유일한 예
  3. 핵
    a. 단백질 합성을 지시하며 세포의 구조와 기능을 결정하는 DNA와 유전자부호를 포함하므로 세포를 통제
    b. 핵막, 핵질, 핵소체 및 염색질과립으로 구성
    c. DNA 분자는 세포분열이 일어날 때 단단히 꼬인 염색체가 됨
    d. 각 세포의 핵 안에는 46개의 염색체가 존재

D. 세포구조와 기능의 연관

1. 사람의 모든 세포는 특정한 기능을 갖고 있으며 어떤 것은 세포의 생존을 돕고 어떤 것은 신체의 생존 과정을 조절한다.
2. 세포의 특별한 기능은 소기관의 수와 형태에 따라 다르다.

세포막을 통한 물질 이동

A. 막운반의 종류

1. 운반과정은 물질을 세포의 안과 밖으로 운반한다.
2. 운반의 종류
   a. 수동운반–에너지를 소모하기 위하여 세포를 필요로 하지는 않는다.
   b. 능동운반–(ATP로 부터의) 에너지를 소모하기 위하여 세포를 필요로 한다.

B. 수동운반 과정

1. 수동운반과정은 에너지가 필요하지 않으며, 물질이동은 '농도경사에 따라' 일어난다.
2. 확산
   a. 물질이 저절로 해당 공간 전체에 균일하게 흩어짐. 물질이 농도가 높은 곳에서 낮은 곳으로 이동(그림 3-6).
   b. 용질 입자는 막의 안과 밖에 있는 용액의 평행을 유지하기 위하여 막에 있는 채널이나 운반체를 통하여 이동할 수 있다(그림 3-7).
   c. 수동운반은 에너지를 필요로 하지 않는다.
3. 삼투(그림 3-8)
   a. 어떤 용질이 막을 통과할 수 없을 때, 물 분자의 수동적 이동
   b. 확산과 비슷하게, 물은 농도의 평형을 유지하는 방향으로 이동
   c. 물은 이동하나 모든 용질은 이동하지 않기 때문에 삼투압은 막을 통하여 변할 수가 있다.
4. 투석: 어떤 용매는 확산에 의하여 투과성 막을 선택적으로 통과하나, 다른 용매는 통과하지 못한다. 이러한 특성을 이용하여 어떤 용질의 농도를 다르게 유지할 수 있다(그림 3-9).
5. 여과: 막의 한 쪽에 있어서 정수압에 의하여 일어난 물과 용매의 이동

C. 능동운반과정

1. 능동운반과정은 단지 간세포에서 일어나며, 물질의 이동은 농도경사에 의하여 일어나고, 에ATP로 부터의 에너지가 필요하다.
2. 이온펌프(그림 3-10)
   a. 세포막에 위치한 단백질 복합체
   b. 세포막을 통해 농도경사에 역행하여 물질을 이동시키며 ATP로부터 생성된 에너지를 사용
   c. 예: 나트륨–칼륨펌프; 칼슘펌프
   d. 어떤 이온펌프는 다른 운반체와 함께 작용. 포도당이나 아미노산은 이온과 함께 수송
3. 포식작용과 포액작용
   a. 두 과정 모두 에너지가 필요한 능동운반기전
   b. 포식작용은 흔히 세균을 파괴하는 데 사용되는 보호기전(그림 3-11)
   c. 포액작용은 세포 속으로 액체나 용해된 물질을 끌어들이는 데 사용

세포의 성장과 생식

A. 세포 성장

1. 단백질은 세포의 구조와 기능을 결정한다.
2. 단백질합성은 두 가지의 핵산(DNA와 RNA)에 의하여 이루어진다.
3. DNA
   a. 세포의 핵에서 46개의 염색체로 구성
   b. 나선계단과 같은 모양의 큰 분자; 당(데옥시리보스)과 인산염은 분자의 주요한 구성 요소; 염기쌍을 구성(아데닌–티민 또는 구아닌–시토신)(그림 2-14).
   c. 염기쌍은 항상 같지만, 염기쌍의 서열을 다른 DNA 분자와 다르다.
   d. 어떤 유전자는 DNA 분자 안에서 염기쌍의 특정 서열이다.
   e. 유전자는 리보솜에 의한 효소와 단백질의 합성을 지시하여, 세포의 구조와 기능을 결정한다(그림 3-12).
4. RNA
   a. 단백질을 위하여 직접적으로 부호화되지 않은 유전자로부터 만들어진다.
   b. 단백질 합성과 같은 세포의 과정을 조절한다.
   c. RNA의 아형은 뉴클레오티드로 구성되지만, 당으로

리보스를 가지고, 염기로서는 티민 대신에 우라실을 가진다.

(1) mRNA–전령 RNA; 특정 유전자 서열의 복사본

(2) rRNA–리보솜 RNA; 리보솜의 구성성분

(3) tRNA–전달 RNA; 해독하는 동안에 리보솜에서 특정 아미노산을 특정 코돈으로 운반

5. 단백질 합성: 세포질에서 일어나므로 유전정보는 핵으로부터 세포질로 전달되어야 한다(그림 3-13).

a. 전사

(1) 두 가닥으로 꼬인 DNA가 분리되어 한 가닥은 전령 RNA(mRNA)를 형성

(2) 각 mRNA 가닥은 DNA 한 부분의 특정 유전자(염기쌍 서열)를 복제한 것

b. mRNA 분자는 핵으로부터 세포질로 이동하여, 리보솜과 세포질그물에서 일어나는 단백질 합성을 지시

c. 해독

(1) mRNA 전사체에 있는 유전부호의 해독은 리보솜이 단백질을 합성하도록 한다.

(2) 코돈(유전자부호): 연속된 3개의 뉴클레오티드 염기를 말하며, 특정 아미노산을 합성하기 위한 유전자부호로 작용

(3) tRNA: 특정 아마노산을 운반; 대응유전자부호를 가짐

(4) tRNA: 해독하는 동안에 리보솜에서 특정 아미노산을 특정 코돈으로 운반

B. 단백질 합성과 질병

1. 유전되거나 손상된 비정상적인 DNA는 가끔 질병을 일으킨다.

2. DNA 분자에 손상을 일으키는 인자에는 화학적/물리적 자극, 방사선, 세균 및 바이러스가 있다.

C. 세포 생식

1. 세포 주기: 핵(유사분열)과 세포의 분열에 관여하는 세포의 생식을 포함한다(그림 3-15).

a. 분열의 결과 두 개의 딸세포가 생성

b. 사이기: 세포가 활발하게 분열하지 않는 시기

2. DNA 복제: DNA 분자를 이루는 각각의 반쪽이 원래 DNA 분자와 동일한 온전한 DNA 분자로 되는 과정으로서, 유사분열에 앞서 일어난다.

3. 유사분열: 세포분열을 통해 새로 형성되는 각각의 세포에 원래 세포와 동일한 염색체(DNA 분자)를 배분하는 세포분열 단계로서 같은 종류의 세포를 생산할 수 있다. 즉, 유전이 가능해진다(그림 3-14).

a. 전기: 1단계

(1) 염색질과립이 조직화

(2) 염색체(서로 연결된 염색분체의 쌍)가 출현

(3) 중심소체가 핵으로부터 멀리 이동

(4) 핵막이 소실되어 유전물질이 세포질에 노출

(5) 방추섬유가 출현

b. 중기: 2단계

(1) 염색체가 세포 적도면에 배열

(2) 방추섬유가 각 염색분체에 부착

c. 후기: 3단계

(1) 중심절이 갈라짐

(2) 분리된 염색분체를 염색체라고 함

(3) 염색체는 세포의 반대쪽 끝으로 이동

(4) 후기의 말에 분할고랑이 출현

d. 말기: 4단계

(1) 세포분열이 완료

(2) 딸세포에 핵이 출현

(3) 핵막과 핵소체가 출현

(4) 세포질이 분열함(세포질분열)

e. 유시분열은 딸세포가 온전히 기능하고, 사이기로 들어갈 때 끝난다.

D. 세포성장과 생식의 변화(그림 3-15, 표 3-5)

1. 비대: 개개 세포의 크기가 증가하여 조직의 크기가 커진다.

2. 위축: 개개 세포의 크기가 감소하여 조직의 크기가 작아진다.

3. 과다형성: 세포생식이 증가하여 조직의 크기가 커진다.

4. 역형성: 비정상적인 미분화세포가 생성된다.

5. 세포생식이 제대로 조절되지 못하면, 양성 또는 악성 신생물(종양)이 형성된다(그림 3-16).

학습활동 active learning

복습문제

1. 형질막, 세포질 및 핵의 구조를 설명하라.
2. 형질막, 세포질 및 핵의 기능을 설명하라.
3. 다음 소기관의 기능을 설명하라: 리보솜, 세포질내세망, 골지기관, 사립체, 용해소체 및 중심체
4. 핵과 핵소체의 기능을 설명하라.
5. 염색질과 염색체의 차이를 설명하라.
6. 확산과 여과의 과정을 설명하라.
7. 이온펌프의 기능을 설명하라.
8. 포식작용 과정을 설명하라.
9. 전사 과정을 설명하라.

11. 유전자암호의 해독 과정을 설명하라.
12. 세포분열(유사분열)의 4 단계를 열거하고, 각 단계에 일어나는 현상을 간단히 설명하라.
13. 유사분열에서 사이기에 일어나는 중요한 과정은?

3

문제

1. _________와 _________는 형질막 구조를 구성하는 지질성분의 분자이다.
2. _________는 세포 속의 작은 구조물을 의미하는 용어로서 '작은 장기'라는 뜻을 지닌다.
3. _________는 세포막을 통한 물질이동이 에너지를 사용하여 일어나는 것이고, _________는 에너지를 사용하지 않고 세포막을 통해 일어나는 물질이동이다.
4. _________는 액체와 용해된 분자가 형질막에 잡혀서 세포 속으로 이동되는 것을 의미한다.
5. _________는 mRNA 분자를 형성하는 과정으로 단백질 합성의 한 단계이다.
6. _________는 염색체에 있는 염기쌍의 분절이다.
7. _________는 세포 속에서 포장된 전체 유전정보이다.
8. 전사는 _________안에서 일어난다.
9. 세포자살의 다른 이름은 _________이다.
10. 리보솜에 의한 단백질 합성은 무엇과 함께 시작하는가?
    a. 해독 b. 전사 c. 전령 RNA d. 상보적 염기쌍
11. 유사분열에서 염색체가 세포 적도면으로부터 멀어지는 시기는?
    a. 사이기 b. 중기
    c. 전기 d. 말기
12. 위축은 무엇인가?
    a. 세포 크기의 증가
    b. 세포 크기의 감소
    c. 세포 기능의 증가
    d. 근육의 과잉 신장에 의한 결과
13. 유사분열에서 염색체가 세포 적도면에 배열하는 시기는?
    a. 사이기 b. 중기
    c. 전기 d. 말기
14. 유사분열에서 염색질이 염색체로 응축되는 시기는?
    a. 사이기 b. 중기
    c. 전기 d. 말기
15. 유사분열에서 핵막과 핵이 다시 출현하는 시기는?
    a. 사이기 b. 전기
    c. 후기 d. 말기
16. 세포 크기의 증가를 의미하는 용어는?
    a. 과다 형성 b. 비대
    c. 역형성 d. 위축

A항의 세포구조물에 대한 적절한 설명을 B항에서 고르시오.

A항		B항
17. ________	리보솜	a. 정자세포에게 추진력을 갖게 하는 긴 세포질돌기
18. ________	세포질그물	b. 세포 속에서 소화효소를 포함하는 구조
19. ________	골지기관	c. 세포질을 가로질러 물질을 운반하는 관 모양의 길
20. ________	사립체	d. 일부 세포의 자유표면에 존재하는 짧은 털 모양의 구조
21. ________	용해소체	e. 세포질그물에서 오는 물질을 화학처리하고 포장한다.
22. ________	편모	f. 단백질 합성을 지휘하며 DNA를 포함, 세포의 뇌
23. ________	섬모	g. RNA로 구성된 세포의 단백질 공장
24. ________	핵	h. 리보솜의 형성에 관여하는 핵 속의 작은 구조물
25. ________	핵소체	i. 세포의 발전소이며 세포가 사용하는 대부분의 ATP는 여기서 형성된다.

CHAPTER 4

조직

Tissues

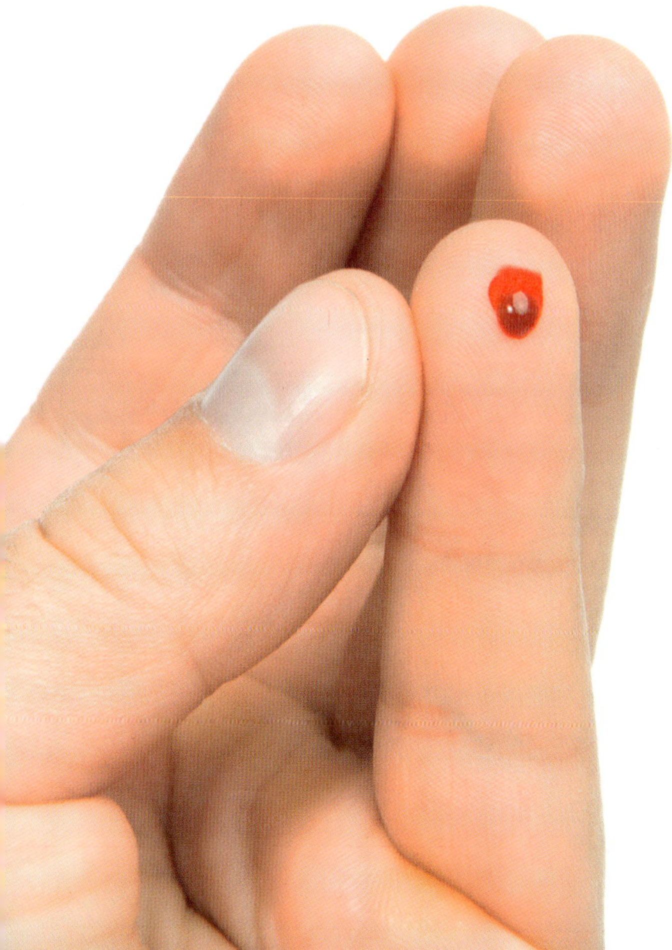

1. 상피조직이 세포의 모양과 배열에 따라 어떻게 분류되는지 설명한다.
2. 결합조직과 근육조직의 주요 형태를 나열하고 간단히 논의한다.
3. 신경조직을 설명하고 신경세포의 3가지 구성 성분을 나열한다.
4. 4대 주요조직이 손상되면 어떻게 치유되는지 설명한다.

앞 장에서는 세포에 대해 살펴보았는데, 이제는 관심을 조직(tissue)이라고 부르는 세포의 다양한 집합체로 돌리기로 하자. 어떤 조직의 세포배열은 오로지 세포 한 층 정도 깊이의 얇은 층으로 형성되고, 어떤 조직의 세포배열은 수백만 개의 세포로 이루어지며 거대한 부피를 차지한다. 조직은 인체의 '옷감(fabric)'이고 옷을 구성하는 다양한 옷감처럼, 장기의 각 조직은 특별해서 독특한 장기가 각자의 기능을 수행하도록 돕는다. 인체 장기 안에 있는 조직의 협동적인 기능수행 덕분에 항상성이 균형을 이루고, 이것이 생존에 지대한 영향을 미치는 것이다.

조직의 소개

조직의 유형

조직(tissue)의 유형에 따라 구성하는 세포의 모양과 크기, 세포사이물질(intercellular material)의 종류와 양 그리고 이들이 수행하는 특수 기능에는 차이가 있다. 표 4-1에서 표 4-3에 기본조직 4가지와 각 아형(subtype), 각각의 구조, 주된 기능 및 분포 부위를 나타냈다.

신체를 구성하는 모든 장기(organ)는 다음의 4가지 기본 조직으로 구성된다.

1. 상피조직(epithelial tissue): 몸을 덮거나 싸는 조각
2. 결합조직(connective tissue): 구조적 기능적 지지
3. 근육조직(muscle tissue): 수축하여 운동을 생성
4. 신경조직(nervous tissue): 감각 감지(senses), 전달 및 정보전달

바탕질

인체생리학의 주요 원리는 항상성, 즉, 내부 액체 환경의 상대적인 항상성이다. 이러한 액체 환경은 세포 사이의 공간을 채운다. 조직은 세포 사이의 액체물질, 즉 바탕질(기질, matrix)의 양과 종류에서 다르다. 바탕질은 세포바깥기질(extracellular matrix, ECM)이라 불린다.

조직의 유형에 따라서, 바탕질의 양, 조성 및 기능은 다양하다. 상피조직은 다른 세포와 매우 가깝게 결합하고 있으므로 바탕질을 거의 가지지 않는다. 반면에 결합조직은 대부분이 바탕질이고, 세포는 매우 적다.

바탕질은 젤리와 같은 구조인데, 다양한 섬유가 복잡하게 엉켜 있다(그림 4-1). 섬유의 종류와 양에 따라서 바탕질의 유형과 기능이 다르다.

혈액에서 혈장은 엷은 물과 같은 바탕질인데, 혈액이 응고될 때를 제외하면, 정상적으로는 섬유를 가지지 않는다. 이러한 특징으로 인하여 혈관 속을 자유롭게 흘러 다닌다.

힘줄과 인대는 섬유가 치밀하게 배열된 구조로서 두꺼운 밧줄처럼 생겼다. 뼈의 바탕질 섬유는 무기질 결정(mineral crystal)과 결합하여 철근 콘크리트와 같은 성질을 가진다.

아교(콜라겐, collagen)는 다양한 조직의 바탕질 내에서 꼬인 밧줄의 형태로 존재하는 단백질이다. 아교는 조직의 유

표 4-1 상피조직

조직	구조	분포	기능
단층편평상피 (simple squamous)	한 층의 납작한 세포로 구성	허파의 허파꽈리(폐포, alveoli) 혈관과 림프관의 내면	폐포 속의 공기와 혈액 사이에서 호흡가스의 확산 확산, 여과 및 삼투
중층편평상피 (stratified squamous)	여러 층의 세포로 구성; 가장 얇은 층의 세포는 납작한 세포임	입안과 식도의 내면과 피부 표면(표피)	보호
단층입방상피 (simple cuboidal)	폭과 높이가 거의 같은 한 층의 세포로 구성	샘; 콩팥세관 피부 표면(상피)	분비, 흡수, 보호
단층원주상피 (simple columnar)	한 층의 길고 좁은 원주형 세포로 구성	위, 창자 및 호흡관의 일부; 자궁관	보호, 분비, 수송(흡수)
거짓중층상피 (pseudostratified)	한 층의 긴 쐐기 모양의 세포가 여러 층으로 보이도록 배열	호흡관의 일부분(trachea)과 남성생식기관의 내면	보호
중층이행상피 (stratified transitional)	신축성 있는 다양한 형태의 세포가 여러 층으로 배열	방광	보호

4

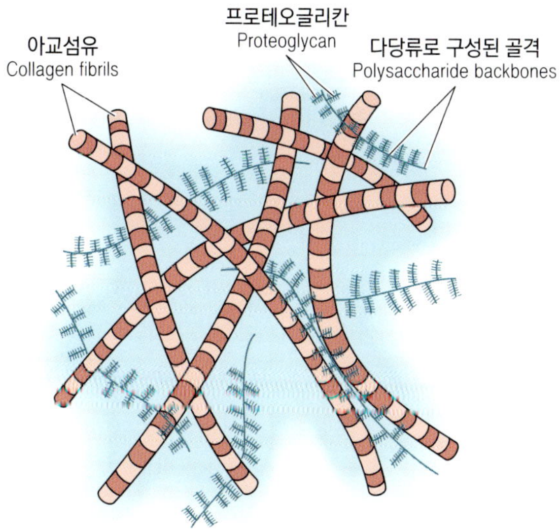

그림 4-1 세포 바깥 바탕질. 바탕질은 세포 밖에 있는 겔과 같은 물질인데, 여기에는 다당류로 구성된 골격에 부착된 프로테오글리칸과 두꺼운 로프모양의 아교섬유가 서로 엉켜 있다. 다당류 골격과 프로테오글리칸은 충격을 흡수하고, 아교섬유는 조직의 강도를 제공한다.

연성을 제공한다. 탄력소(elastin)는 일부 조직에 존재하며 탄력성을 제공하여 조직이 수축하고 이완하도록 한다.

상피조직

상피조직의 소개

개요

상피조직(epithelial tissue)은 몸의 표면과 다양한 구조의 안쪽 면을 덮는다(**표 4-1**). 상피세포 사이에는 세포사이물질이 거의 없으므로 혈관(핏줄, blood vessel)이 없는 연속된 판 구조를 형성한다.

인접한 세포의 형질막에 있는 단백질은 인접한 세포끼리 단단하게 결합시킨다. 상피세포는 서로 밀집하게 결합하기 때문에 세포사이액과 바탕질이 거의 없기 때문에 혈관이 발달하지 않은 얇은 조각을 형성한다.

상피는 혈관을 가지지 않으므로 결합조직에 있는 혈관으로부터 산소와 영양분을 얻는다. 상피조직의 아래에는 항상 결합조직이 있다. 상피조직의 바닥막(basement membrane, 기저막)은 접착제와 같은 층으로서, 상피조직을 바닥에 있는 결합조직에 연결한다.

그림 4-2는 세포의 모양과 배열에 따라 상피조직을 여러 유형으로 분류하였다.

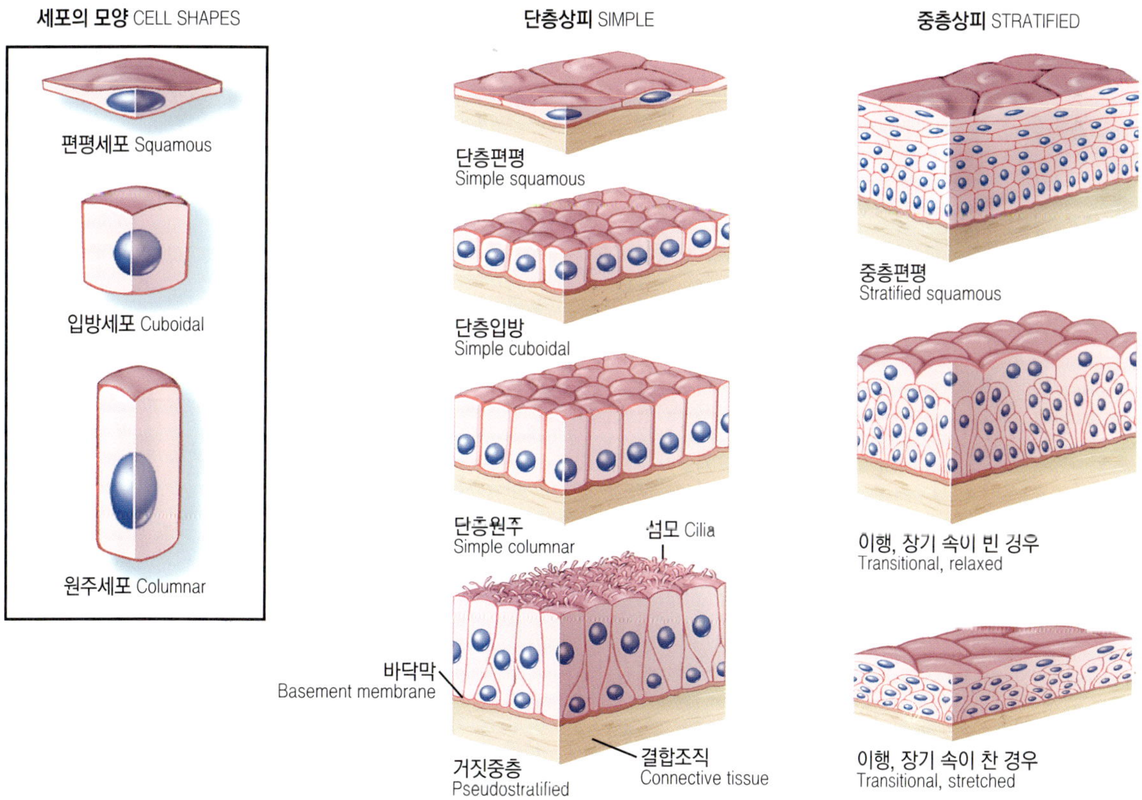

그림 4-2 상피조직의 분류. 상피조직은 세포의 모양과 배열에 따라 분류한다.

4

세포의 모양

상피세포(epithelial cell)는 그 모양에 따라 다음과 같이 구분한다.

1. 편평세포(squamous cell): 비늘 모양의 납작한 세포
2. 입방세포(cuboidal cell): 정육면체 모양의 세포
3. 원주세포(columnar cell): 키가 폭보다 큰 세포
4. 이행세포(transitional cell): 늘어나는 성질을 지닌 다양한 모양의 세포

세포의 배열

상피조직을 세포의 배열에 따라 다음과 같이 구분한다.

1. 단층상피(simple epithelium): 동일한 모양의 세포가 한 층으로 배열
2. 중층상피(stratified epithelium): 여러 층의 세포로 구성. 가장 바깥층 세포의 모양에 따라 명명

상피(epithelium)의 몇 가지 유형을 그림 4-2에서 그림 4-8에 나타내었다.

편평상피

단층편평상피

단층편평상피(simple squamous epithelium)는 매우 얇고 불규칙한 모양을 하는 한 층의 세포로 구성된다. 이러한 구조적 특징으로 조직을 통한 물질이동이 쉽다. 따라서 단층편평상피조직의 특화된 기능은 유반(transport)이다. 예를 들어, 산소가 혈액(blood)으로 이동(흡수)하는 과정은 허파(폐, lung)의 작은 공기주머니(air sac)를 이루는 단층편평상피를 통해 일어난다(그림 4-3).

중층편평상피

그림 4-4의 중층편평상피(stratified squamous epithelium)는 촘촘히 배열된 여러 층의 세포로 구성되며, 이러한 배열상의 특징으로 인해 이 조직은 보호(protection) 기능을 담당한다. 예를 들어, 중층편평상피조직은 미생물(microorganism)의 침입으로부터 우리 몸을 보호한다. 대부분의 미생물은 피부(skin)와 점막(mucous membrane) 표면의 중층편평상피 장벽을 통과하지 못한다.

그러므로 감염(infection)을 예방할 수 있는 방법은 피부를 잘 관리하는 것이다. 피부가 갈라지거나 베이거나 긁히지 않도록 조심해야 한다.

입방상피

단층입방상피(simple cuboidal epithelium)는 표면을 덮어 보호기능을 하는 대신에 분비활성(secretory activity)을 지닌 세관(tubule) 또는 다른 형태의 세포 무리를 구성한다(그림 4-3, 그림 4-5). 분비기능을 지닌 입방세포는 클러스터(집합체, cluster) 또는 흔히 샘(gland)이라고 부르는 관(tube)에서 기능한다.

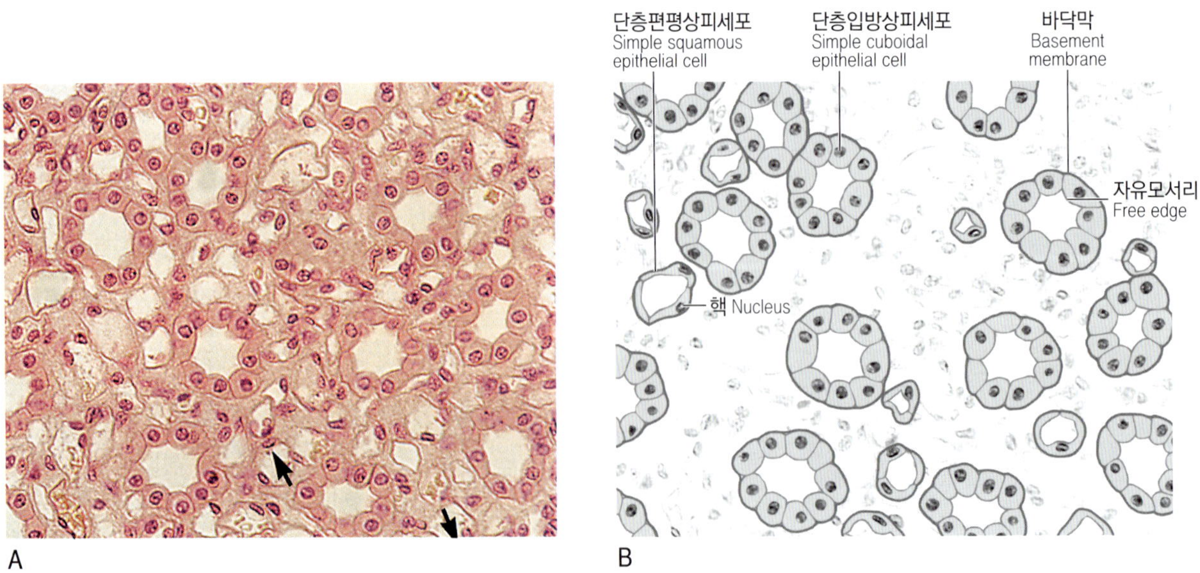

그림 4-3 **단층편평상피와 단층입방상피.** A: 일부 세관(tubule, 화살표)의 벽을 형성하는 얇은 단층편평상피와 다른 세관의 벽을 구성하는 단층입방상피의 사진. B: 사진을 도식화한 그림

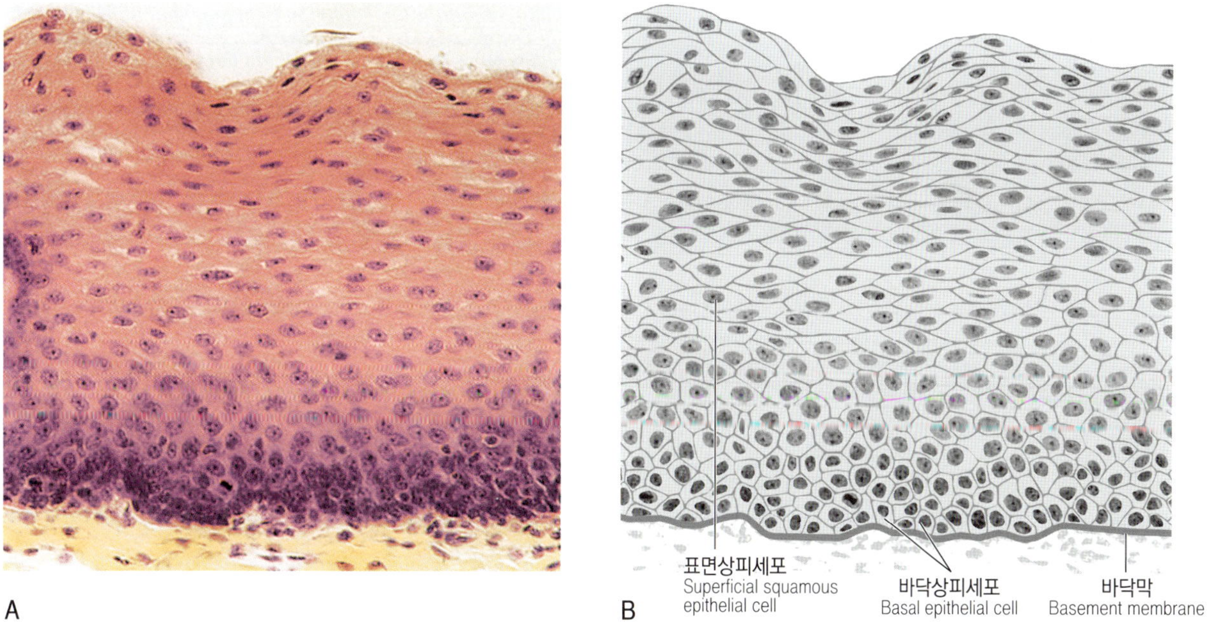

그림 4-4 중층편평상피. A: 사진. B: 사진을 도식화한 그림. 세포들이 여러 층을 이루는 것과 바깥층에 있는 핵을 가진 납작한 모양의 세포를 확인한다.

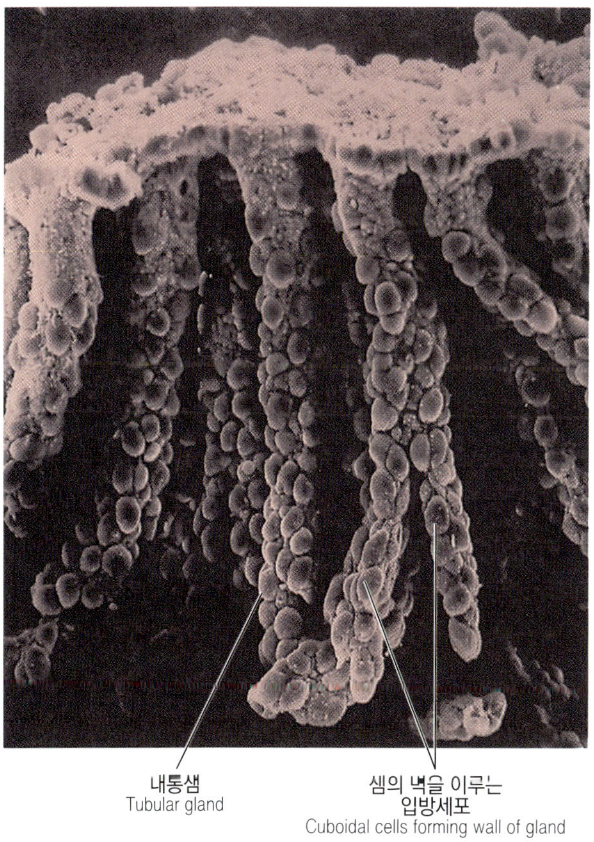

그림 4-5 단층입방상피. 한 층의 입방세포가 모여 샘을 형성하는 방식을 보여주는 주사전자현미경 사진(scanning electron micrograph). 분비세포는 표면으로 열리는 단순세관 또는 분지세관의 형태로 배열한다. 이 사진은 위의 속표면에 해당한다.

샘은 관을 통해 분비물을 방출하는 외분비샘(exocrine)과 혈액으로 직접 분비물을 방출하는 내분비샘(endocrine)으로 구분된다. 샘 분비물의 예로는 침샘(타액선, salivary gland)에서 분비되는 침(타액, saliva), 소화액(digestive juices), 땀(발한, sweat, perspiration), 뇌하수체(pituitary gland)나 갑상샘(thyroid gland)에서 분비되는 호르몬 등이 있다. 또한 단층입방상피는 콩팥(신장, kidney)에서 소변을 생성하는 세관을 형성한다.

어떤 샘에서 입방상피는 한 층 이상의 층을 형성한다. 이러한 상피를 중층편평상피(stratified cuboidal epithelium)라고 하는데, 땀샘관(sweat gland ducts)에서 관찰된다.

단층원주상피

단층원주상피(simple columnar epithelium)는 위(stomach), 창자(장, intestine), 그리고 일부 숨길(기도, respiratory tract) 및 생식관(reproductive tract)의 속표면을 덮는다. 그림 4-6에는 잘록창자(결장, colon), 즉 큰창자(large intestine)의 속표면을 덮는 한 층의 단층원주세포가 나와 있다. 이 상피세포는 키가 폭보다 크고, 핵이 세포바닥 가까이 위치한다. 세포 사이의 '열린 틈새(open space)'에는 점액(mucus)을 생산하는 특수세포인 술잔세포(배상세포, goblet cell)가 위치한다. 일정한 원주 모양을 하는 단층원주상피세포의 기능은 흡수(absorption)이다.

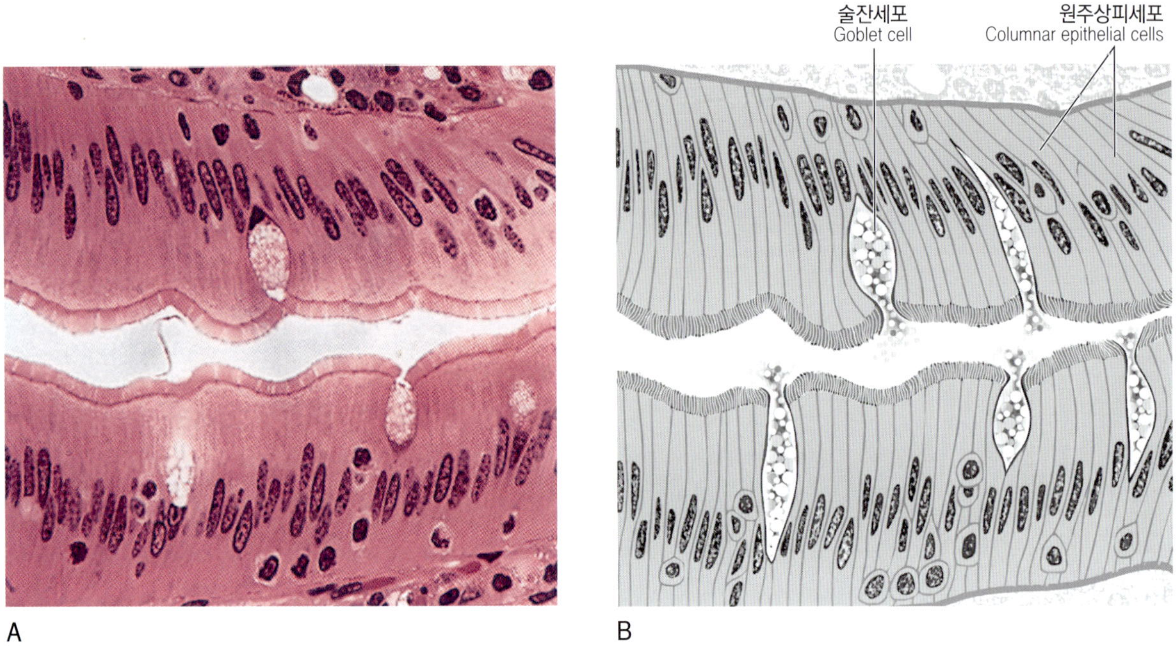

그림 4-6 단층원주상피. A: 사진. 타원형의 핵과 줄무늬가장자리를 확인한다. B: 사진을 도식화한 그림. 점액을 생산하는 술잔세포의 존재를 확인한다.

거짓중층상피

그림 4-2와 그림 4-7에 나오는 거짓중층상피(pseudostratified epithelium)는 기관(기도, trachea)과 같은 호흡관의 속면을 덮는 상피이다. 그림을 주의 깊게 살펴보면, 각각의 세포는 모두 접착제와 같은 바닥막(기저막, basement membrane)에 닿아 있다. 그림 4-7에 나오는 거짓중층상피는 간혹 두 층처럼 보이지만, 실제로는 한 층이며, 이 때문에 '거짓(pseudo)중층'이라는 명칭이 붙었다.

세포에서 뻗어 나온 섬모(cilia)는 같은 방향으로 함께 움직인다. 이러한 섬모의 움직임을 통해 이 상피는 기관의 내면을 따라 점액을 운반한다(그림 3-5 참조). 결과적으로, 이 상피는 허파 속으로 먼지나 이물질이 들어오지 않도록 막아주는 보호기능을 한다.

이행상피

중층이행상피(stratified transitional epithelium)는 압력(stress)에 반응하여 늘어날 수 있는 신체 부위에서 주로 관찰된다. 방광(bladder)의 벽을 예로 들 수 있다. 대개 방광이 비어 있을 때는 다양한 크기, 다양한 모양의 세포가 10층까지도 나타난다. 소변이 차서 방광벽이 늘어나면, 상피판의 면적이 늘어나면서 세포층의 수는 줄고 세포 모양은 입방형에서 납작한 모양으로 바뀐다.

이행상피는 방광벽에 가해지는 내부 압력으로 인해 자칫 그 벽이 균열되는 등의 손상을 입지 않도록 해 준다. 중층이행상피는 그림 4-2과 그림 4-8을 참조한다.

QUICK CHECK

1. 인체의 4가지 중요한 조직을 나열하시오.
2. 모양에 따른 상피조직의 종류를 나열하시오.
3. 단순상피와 중층상피의 차이점은?
4. 방광벽에서 발견되는 상피조직은 어떤 종류인가?

결합조직

결합조직의 소개

개요

결합조직(connective tissue)은 몸 전체에서 가장 풍부하고 넓게 분포하는 조직이며, 다른 어떤 유형의 조직보다 훨씬 다양한 형태로 존재한다. 이 조직은 피부, 막(membranes), 근육(muscle), 뼈(bone), 신경(nerve) 및 모든 내부기관(internal organ)에 분포한다. 결합조직은 내부기관을 결합시키는 섬세하고 얇은 거미집 모양의 구조로 장기의 형태를 잡아준다. 또한 강하고 질긴 끈(cord), 단단한 뼈 또는 혈액과 같은 액체의 형태로도 나타난다.

결합조직의 기능 또한 구조나 겉모습만큼 다양하다. 조직을 서로 연결하고 몸 전체, 그리고 개개의 기관을 지지하는 뼈대를 이룬다. 혈액은 온몸으로 물질을 수송한다. 일부 결합

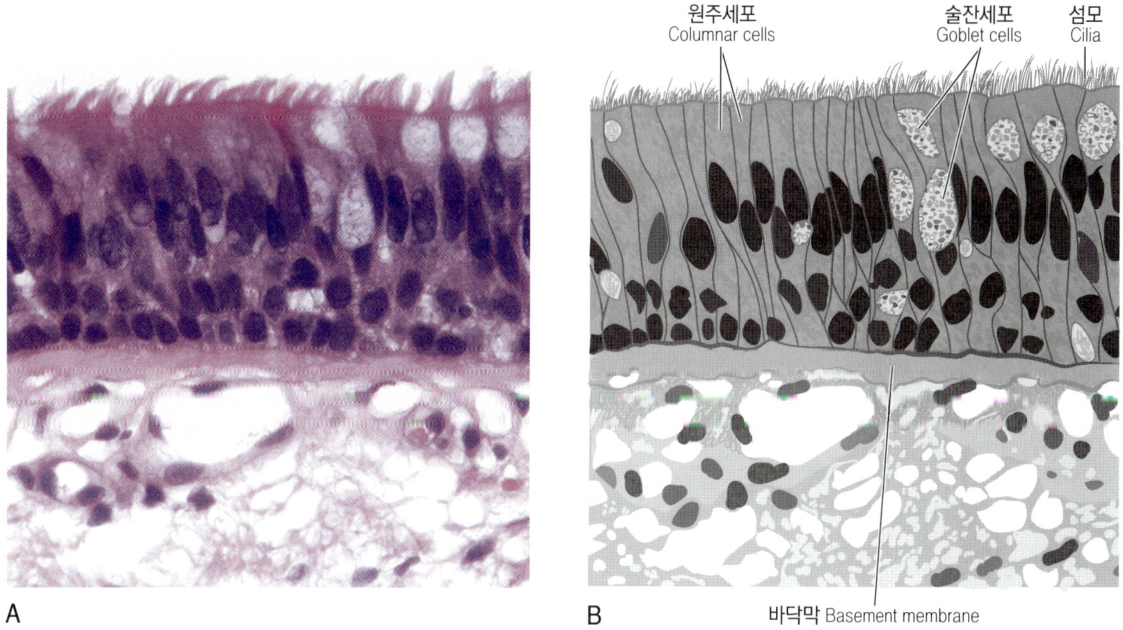

그림 4-7 거짓중층원주상피. A: 현미경 사진. 핵의 배열로 보아서는 중층으로 보이지만, 각 세포가 바닥막까지 닿아 있으므로 중층이 아니라 단층이다. B: 현미경 사진의 그림. 술잔세포와 섬모의 존재를 확인한다.

조직은 미생물을 비롯한 침입자로부터 우리 몸을 방어한다.

세포와 바탕질

결합조직은 세포의 종류, 분포 그리고 세포 사이를 채우는 세포사이물질, 즉 바탕질(기질, matrix)의 양과 종류에 있어 상피조직과 차이가 있다. 대부분 결합조직의 바탕질 속에 묻혀 있는 비교적 적은 수의 세포 외에도 다양한 종류의 섬유(fiber)가 존재한다.

결합조직의 종류는 바탕질과 섬유의 구조의 질과 겉모습에 의해 결정된다. 예를 들어, 혈액의 바탕질은 액체이지만, 연골(cartilage)과 같은 결합조직의 바탕질은 단단한 고무 정도의 굳기를 지닌다. 힘줄(건, tendon)이나 인대(ligament)와 같은 결합조직의 바탕질은 강하면서도 유연한 반면, 뼈의

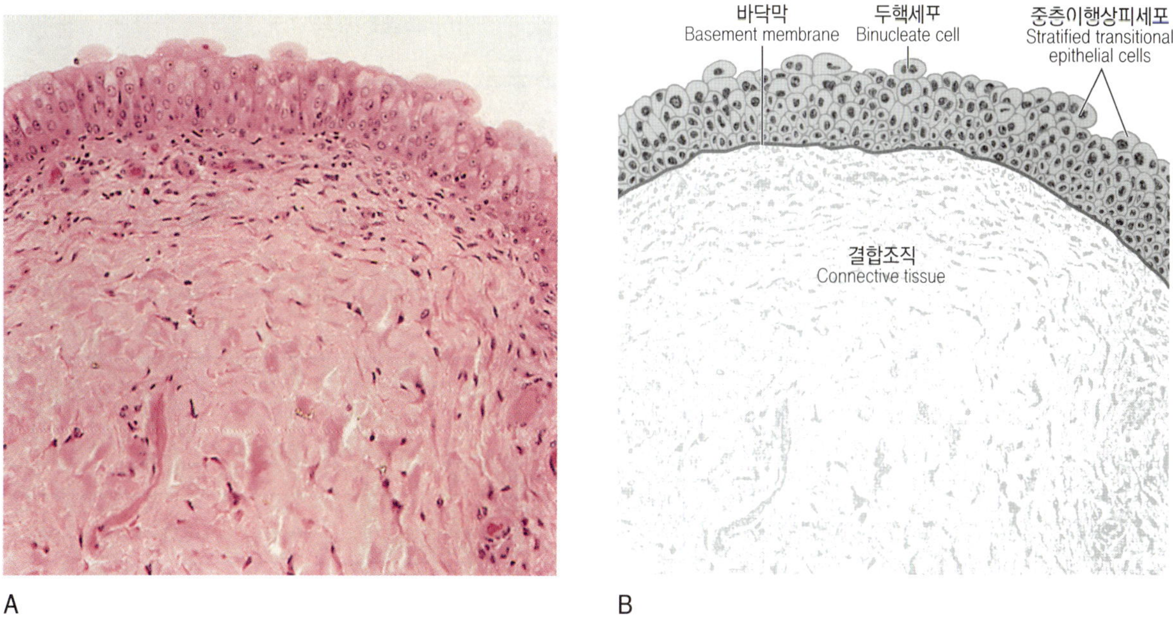

그림 4-8 중층이행상피. A: 방광벽의 조직 사진. B: 사진을 도식화한 그림. 다양한 모양의 상피세포가 여러 층으로 배열되어 있다.

바탕질은 단단하고 견고하다.

결합조직의 유형

다음은 몸의 주요 결합조직의 종류를 나열한 것이다. 사진자료도 함께 제시되어 있다.

A. 섬유(고유결합조직)
  1. 성근결합조직(loose/areolar)
  2. 지방조직(adipose or fat)
    a. 백색(white)
    b. 갈색(brown)
  3. 그물(reticular)
  4. 치밀섬유(dense fibrous)
    a. 규칙(regular)
    b. 불규칙(irregular)

B. 뼈(bone)
  1. 치밀(compact)
  2. 해면(cancellous)

C. 연골(cartilage)
  1. 유리(hyaline)
  2. 섬유(fibrous)
  3. 탄력(elastic)

D. 혈액(blood)

E. 조혈조직(hematopoietic tissue)

4

섬유결합조직

성근섬유결합조직

성근결합조직(loose/areolar connective tissue)은 가장 널리 분포하는 결합조직의 한 유형이다. 이것은 인체 내부기관을 서로 결합시켜주는 풀(glue)과 같은 역할을 한다. 성근섬유결합조직(loose fibrous connective tissue)이라고도 하는데, 부드럽고 끈적끈적한 겔(gel) 형태의 바탕질 속에 묻혀 있는 다양한 세포와 섬세한 섬유그물로 구성된다(그림 4-9).

어떤 섬유는 콜라겐(collagen, 아교)이라고 하는 강하고 신축성 있는 섬유 단백질로 이루어져 있다. 어떤 신축성 있는 섬유는 고무처럼 탄력성 있는 탄력소(엘라스틴, elastin) 단백질로 이루어져 있다. 탄력성 있는 섬유는 피부 바로 아래에서 성근결합조직에서 처럼 조직이 늘어났다가 짧게 줄어들 수 있게 해 준다.

인체의 근막(fascia)을 구성하는 것은 성근결합조직이다.

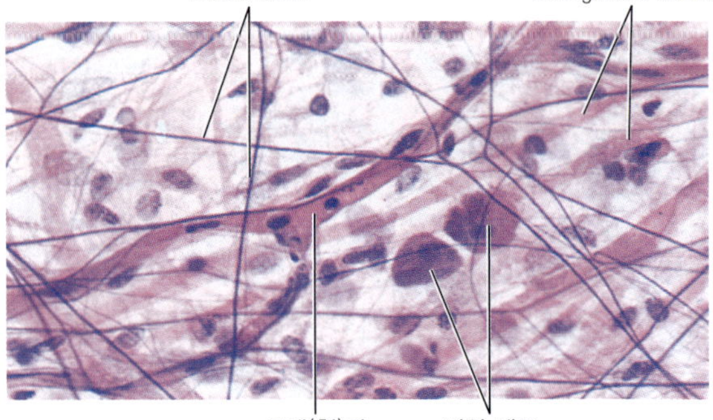

그림 4-9 성근섬유결합조직. 분홍색의 아교섬유다발과 보라색의 탄력섬유다발을 비교한다. 그림 4-12에 있는 치밀섬유결합조직과 비교한다.

근막은 섬유물질인데 피부, 근육, 뼈뿐만 아니라 인체의 다른 내부 기관을 연결해 준다.

지방조직

근막(fascia)이 지방을 저장하기 시작하면 성근 조직은 지방조직(adipose tissue)이 된다. 그림 4-10에서와 같이 지방세포의 안에는 수많은 지방소포(vesicles)로 채워져 있고, 소포는 중성지방(triglyceride lipid)으로 채워져 있다. 이러한 소포는 눈송이처럼 흩어져 있고, 보통은 희게 보인다. 이런 이유로 가끔은 백색지방(white fat)이라고 부른다.

어떤 지방세포는 갈색지방(brown fat)이라고 부르는데, 추워서 인체가 열을 발생시켜야 할 때 연료로 사용된다. 이 열은 근육의 떨림에 의해 발생하고 전달되어 체온의 항상성을 유지한다(그림 1-11 참조).

모든 지방조직은 인체의 규칙적인 대사작용과 열량 축적

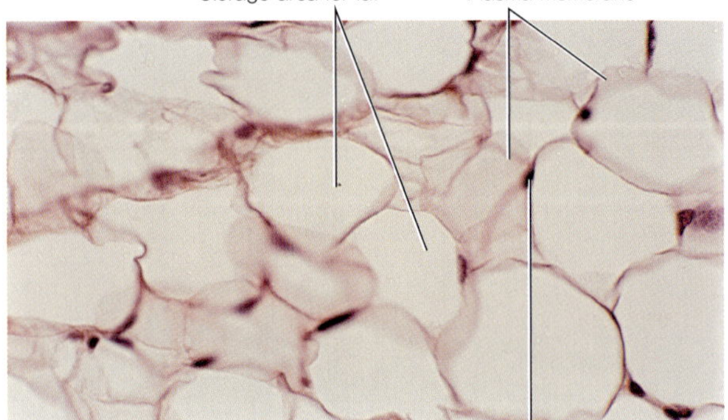

그림 4-10 지방조직. 지방세포 속에 지방을 저장하는 큰 공간을 보여주는 사진

을 돕는 호르몬을 분비한다.

그물조직

또 다른 종류의 섬유결합조직은 그물조직(reticular tissue)인데, 이것은 가늘고 미세한 콜라겐 섬유로 되어 있으며, 이 섬유를 그물섬유(reticular fiber)라고 부른다(그림 4-11).

그물조직은 뼈속질(골수, bone marrow)에서 관찰된다. 뼈속질은 피를 구성하는 조혈조직(hematopoietic tissue)을 지지한다. 그물조직은 면역계 세포의 발생을 돕는 장기인 지라(비장, spleen)와 림프절(lymph nodes)에서 관찰된다.

치밀섬유결합조직

치밀섬유결합조직(dense fibrous connective tissue)은 흰색의 질긴 아교섬유(collagen fiber) 다발로 구성된다. 섬유를 생성하는 세포는 다발 사이에 흩어져 있다.

규칙치밀섬유결합조직(regular dense fibrous connective tissue)은 주로 평행하게 배열된 아교섬유로 구성된다(그림 4-12). 이러한 결합조직은 근육을 뼈에 붙이는 구조인 힘줄(tendon)을 구성한다. 힘과 유연성은 뛰어나지만, 신축성은 부족하다. 이러한 특성은 근육을 뼈에 부착시키기에 적합하다.

불규칙치밀섬유결합조직(irregular dense fibrous connective tissue)은 복잡하게 엉켜 있는 아교섬유로 이루어진다. 이러한 조직은 피부의 가장 깊은 층에 거친 판을 형성하고, 피부상피의 표면층에 거칠면서 유연한 지지물을 형성한다. 섬유다발이 복잡하게 엉켜 있는 구조로 인하여 피부가 약간 이완될 수는 있으나, 과도한 이완은 임신선(stretch marks, 튼 살)을 형성할 수 있다.

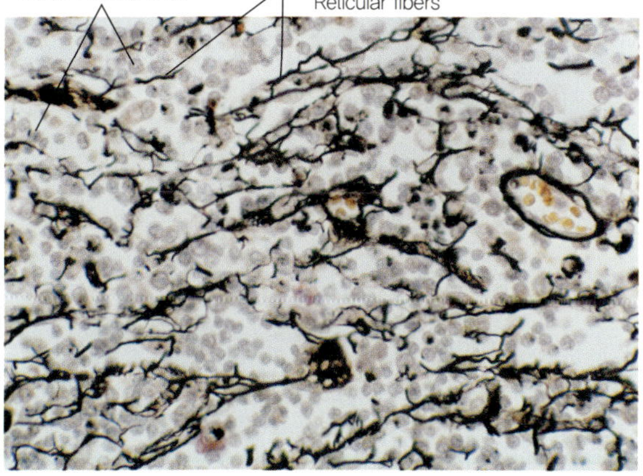

그림 4-11 **그물결합조직.** 림프절의 조직절편에서 그물결합조직은 검은색으로 염색되었다. 그물결합조직의 그물 안에 혈구와 혈액형성세포가 있다.

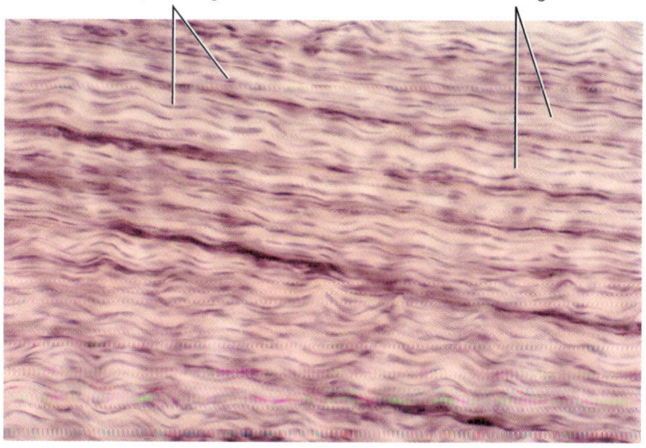

그림 4-12 **치밀섬유결합조직.** 물결 모양으로 평행하게 배열한 다수의 아교섬유다발을 확인한다. 아교는 살아 있는 조직에서는 흰색이지만, 여기에서는 잘 보이도록 하기 위해 분홍색으로 염색하였다.

뼈

뼈(bone)의 바탕질은 단단하다. 그 이유는 바탕질이 칼슘을 포함하는 무기질 결정(mineral crystal)으로 덮인 아교다발로 촘촘하게 한 채워져 있기 때문이다. 뼈는 칼슘의 저장고이며, 몸을 보호하고 지지한다.

치밀뼈(compact bone)는 뼈단위(골원, osteons) 또는 하버스계통(Haversian system)이라고 부르는 단위로 구성된다. 현미경으로 관찰하면, 특징적인 모양을 가진다. 즉, 석회화된 바탕질과 세포는 동심원의 형태로 관찰된다(그림 4-13).

치밀뼈의 안에는 해면뼈(cancellous bone 또는 spongy bone)로 채워진다. 해면뼈를 구성하는 기둥(beam)은 치밀

4

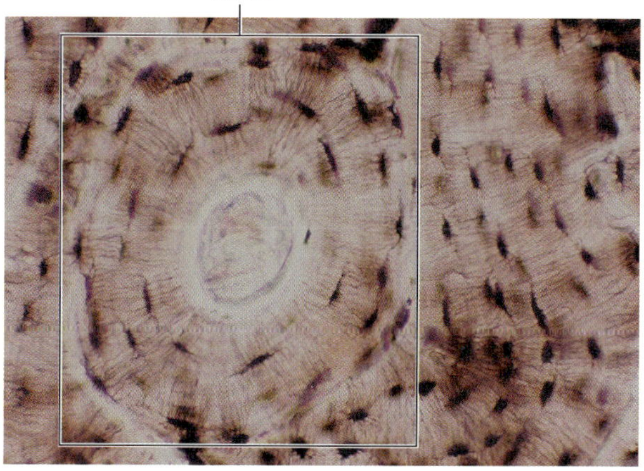

그림 4-13 **뼈조직.** 마른 뼈의 연마표본사진. 이 단면에서는 뼈를 구성하는 수레바퀴 모양의 단위구조인 뼈단위(골단위, 골원; 중심관계통, 하버스관계통)가 뚜렷하게 관찰된다.

표 4-2 결합조직

조직	구조	분포	기능
성근결합조직(areolar)	아교섬유, 탄력섬유 및 세포가 성글게 배열한다.	조직과 조직 또는 장기와 장기 사이의 공간	연결
지방조직(백색/갈색 지방)(adipose, fat)	세포 속에 큰 지방구획이 존재한다.	**백색지방**	
		피부 밑, 여러 부위의 충전물(padding)	보호; 절연; 지지; 영양소의 비축; 조절
		갈색지방	
		목과 몸통에 있는 백색지방 안의 주머니	열생산; 조절
그물조직(reticular)	섬세한 아교섬유의 그물	골수, 비장, 림프절, 해면뼈 공간	혈구생성세포와 면역세포를 지지
치밀섬유결합조직(dense fibrous)	아교섬유다발이 치밀하게 배열한다.	힘줄; 인대; 근막; 흉터조직	유연하면서도 강한 연결
뼈(치밀뼈, 해면뼈) (bone)	단단한 석회화된 바탕질이 뼈단위의 형태로 배열한다.	뼈대	지지; 보호
연골(유리연골, 섬유연골, 탄력연골)(cartilage)	단단하면서도 유연한 바탕질 속에 연골세포가 묻혀 있다.	**초자연골**	
		코중격의 일부, 뼈의 관절면을 덮는 부분, 후두, 기관과 기관지의 고리	단단하면서도 유연한 지지 작용
		섬유연골	
		척추뼈 사이의 원반	압력에 버팀
		탄력연골	
		바깥귀	유연한 지지 작용
혈액(blood)	액상의 바탕질 속에 적혈구와 백혈구가 떠다닌다.	혈관	수송
조혈조직(hematopoietic)	액상의 바탕질 속에 조혈세포가 치밀하게 배열한다.	적색뼈속질	혈액세포 형성

뼈처럼 단단하지만, 젖은 목욕용 스펀지처럼 압축될 수는 없다. 뼈기둥은 건물의 지붕을 지지하는 가로 기둥처럼 뼈의 강도를 제공한다.

해면뼈의 안에 있는 공간은 혈액을 형성하는 조직(hematopoietic tissue)이나 지방조직(adipose tissue)으로 채워져 있다.

연골

개요

연골바탕질의 아교섬유다발(collagen bundles)은 뼈와는 다르게 단단한 무기질로 덮여 있지는 않다. 그 대신에, 연골바탕질은 단단한 플라스틱이나 단단한 겔의 점도를 가진다. 연골세포(cartilage cells, chondrocytes)는 바탕질에 있는 많은 작은 공간(스위스 치즈에 있는 구멍처럼 생긴)에 위치한다(그림 4-14). 연골에는 3가지의 유형이 있다.

유리연골

유리연골(hyaline cartilage)은 투명하고 유리질 같은 바탕질에 아교섬유를 적당하게 가진다. 유리연골은 가장 흔한 연골의 종류인데, 호흡관(respiratory tubes)의 고리(rings)에서 관찰되고, 움직관절(가동관절, movable joints)을 형성하는 뼈의 끝을 덮는다.

섬유연골

섬유연골(fibrocartilage)은 가장 강하고, 가장 질긴 연골의 종류이다. 바탕질은 강하고, 질긴 아교섬유로 치밀하게 채워진다. 섬유연골 원반(disks)은 인접한 척추(vertebrae) 사이와 무릎관절(슬관절, knee joint)에서 충격완충제(shock absorbers)로 작용한다.

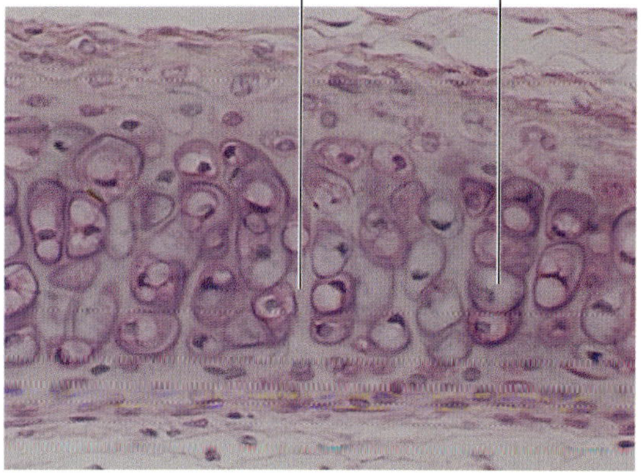

그림 4-14 **연골.** 겔 형태의 바탕질 전체에 퍼져 있는 연골세포를 나타낸 사진

탄력연골

탄력연골(elastic cartilage)에는 아교섬유가 적지만, 미세한 탄력섬유(elastic fiber)는 많다. 탄력섬유는 바깥귀(외이, external ear)와 후두(larynx)를 구성하는 연골에서 발견된다.

혈액조직

혈액(blood)은 바탕질이 액체, 즉 혈장(blood plasma)이기 때문에 결합조직 중에 가장 특이한 형태이다. 혈액은 몸에서 수송과 보호 기능을 한다. 혈액은 적혈구(red blood cell), 백혈구(white blood cell) 및 혈소판(platelet)으로 구성된다(그림 4-15).

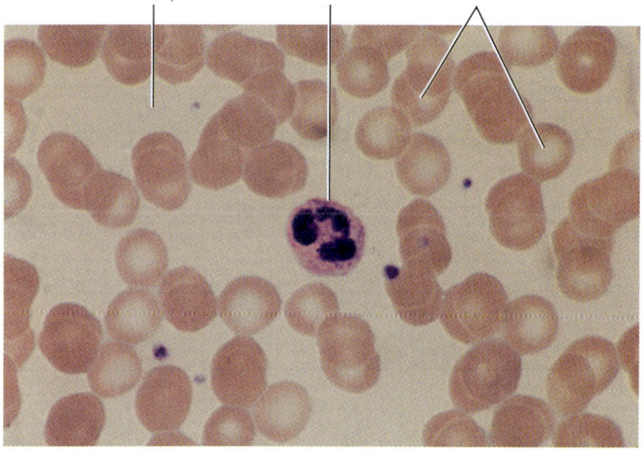

그림 4-15 **혈액.** 사람의 말초혈액도말 사진. 중앙에 하나의 백혈구가 보이고, 그 주위로 보다 작은 크기의 적혈구가 관찰된다. 액상의 바탕질을 혈장(plasma)이라 한다.

조혈조직

조혈조직(hematopoietic tissue)은 혈액과 유사한 결합조직으로, 뼈의 뼈속질공간(골수공간, bone marrow cavity), 지라(비장, spleen), 편도(tonsil) 및 림프절(lymph node)과 같은 장기에 분포한다(그림 4-11). 혈액세포 및 질병에 대한 방어작용을 하는 림프계통(lymphatic system) 세포를 형성한다(표 4-2).

QUICK CHECK

1. 결합조직의 기능은?
2. 결합조직의 종류를 나열하시오.
3. 힘줄을 구성하는 결합조직의 종류는?
4. 뼈와 연골의 차이점은?

근육조직

근육조직의 소개

근육세포(muscle cell)는 우리 몸의 운동(movement)을 관장한다. 이들은 다른 어떤 조직세포보다 강한 수축력(contractility)을 지닌다. 근육조직은 몸의 안정성(stability)을 제공하고, 체열(body heat)을 생성한다. 손상된 근육조직은 치유가 느리고, 섬유성 반흔 조직(fibrous scar tissue)으로 대체된다.

근육조직(muscle tissue)에는 뼈대근육(골격근, skeletal muscle), 심장근(cardiac muscle) 및 민무늬근(평활근, smooth muscle)의 3종류가 있다(표 4-3).

뼈대근육조직

뼈대근육(골격근, skeletal muscle) 또는 가로무늬근(횡문근, striated muscle)은 자기 마음대로 조절이 가능하므로 맘대로근(수의근, voluntary muscle)이라고 한다. 그림 4-16처럼 현미경으로 보면, 가로무늬(횡문, cross striation)가 많이 보이고 세포마다 핵이 많이 분포되어 있다. 개개의 세포는 실과 같이 긴 모양이므로 흔히 섬유(fiber)라고 한다.

뼈대근육은 보통은 뼈에 붙고, 이 근육이 수축하면, 맘대로운동(수의운동, voluntary movement)이 일어난다.

심장근육조직

심장근육(cardiac muscle)은 심장(heart)의 벽을 이룬다. 이 근육은 골격근에서와 같이 규칙적이며 불수의적인 수축으로

표 4-3 근육조직과 신경조직

조직	구조	분포	기능
근육조직(Muscle)			
뼈대근육(skeletal) 맘대로근(voluntary)	실같이 긴 모양의 세포로 핵이 여러 개 존재하며 가로무늬가 있다.	뼈에 부착하는 근육 안구근육 식도의 위쪽 1/3	자세 유지; 뼈의 움직임 안구운동 삼키기(연하, swallowing)의 첫 단계에 관여
심장근(cardiac) 가로무늬근(striated) 제대로근(involuntary)	가지를 치며, 서로 연결되는 원통형의 세포로 희미한 가로무늬가 있다.	심장벽	심장의 수축
민무늬근(smooth) 제대로근(nonstriated involuntary) 내장근(visceral)	실 모양의 세포. 핵이 하나이며, 가로무늬는 없다.	소화관, 호흡관 및 비뇨생식관과 같이 관 모양인 내장의 벽 혈관과 큰 림프관의 벽 샘의 도관 안구내재근(홍채와 섬모체) 털세움근	해당 장기의 관을 따라 일어나는 물질이동 관 직경의 변화 도관을 통한 물질이동 동공의 크기와 수정체의 모양 변화 털을 세움(소름, goose pimples)
신경조직(Nervous)			
	큰 세포체와 가는 섬유 모양의 돌기를 지닌 신경세포; 지지작용을 하는 아교세포도 존재한다.	뇌; 척수; 신경	흥분성; 전도성

심박동(heartbeat)이 일어난다. 광학현미경으로 보면, 희미한 가로무늬와 그보다 어둡고 두꺼운 줄로 나타나는 사이원반(개재원반, intercalated disk)이 관찰된다(그림 4-17).

심장근육섬유는 가지를 내어 다른 심장근육섬유의 가지와 다양하게 연결되어서 3차원적으로 서로 맞물리게 수축할 수 있는 조직덩어리이다. 근섬유의 끝과 끝(end-to-end)은 관 모양의 막단백질(tubelike membrane proteins)에 의하여 연결된다. 이러한 구조로 인하여 근육이 빠르게 그리고 동시에 수축하도록 자극이 전달된다.

민무늬근육조직

민무늬근육(평활근, smooth muscle) 또는 내장근육(visceral muscle)은 의식적 또는 의지적으로 조절되지 않으므로 제대로근(불수의근, involuntary muscle)이라고 한다. 현미경으로 보면, 길고 좁은 섬유 모양으로 나타나지만 뼈대근육섬유 또는 가로무늬근섬유만큼 길지는 않다(그림 4-18). 각각의 세

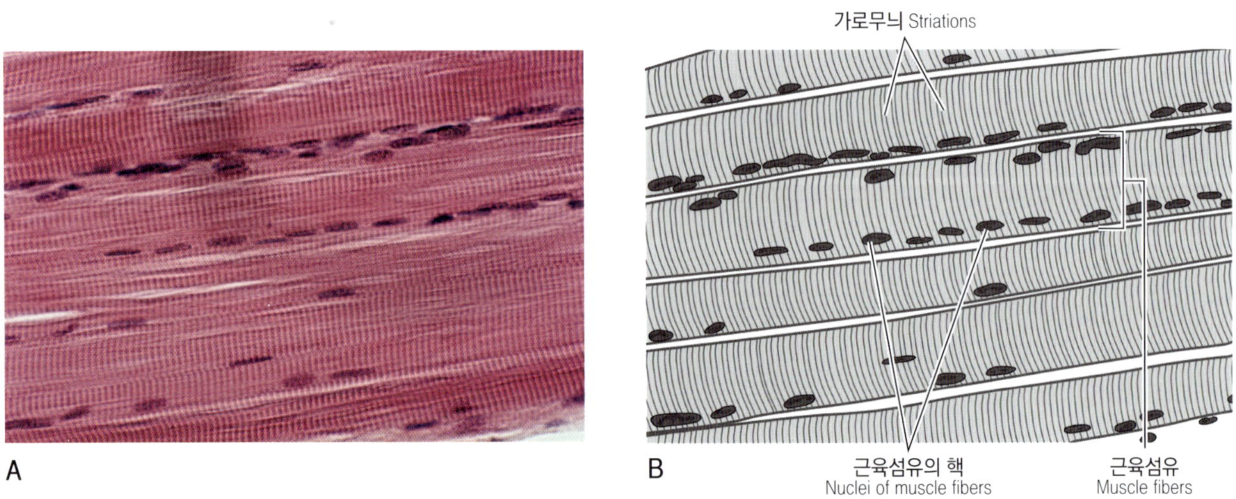

그림 4-16 **뼈대근육.** A: 사진. B: 사진을 도식화한 그림. 세로절단된 근육섬유의 가로무늬를 관찰한다.

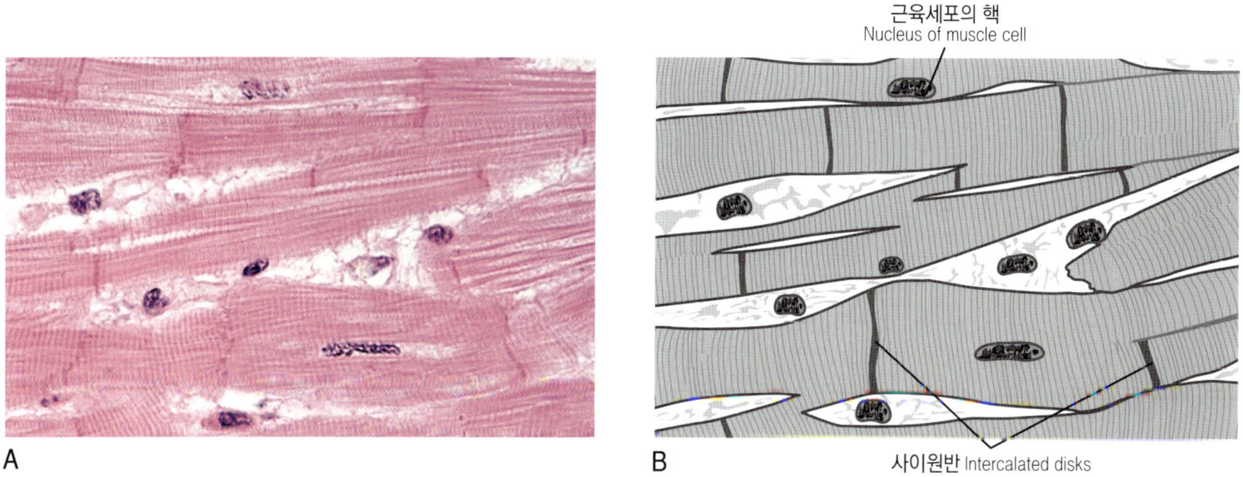

그림 4-17 심장근. A: 사진. B: 사진을 도식화한 그림. 이 근육섬유는 분지하며 가로무늬가 흐리다. 진하게 보이는 줄은 사이원반(intercalated disk)이라는 심장근육의 특징적 구조로, 이 조직 단면에서는 쉽게 관찰된다.

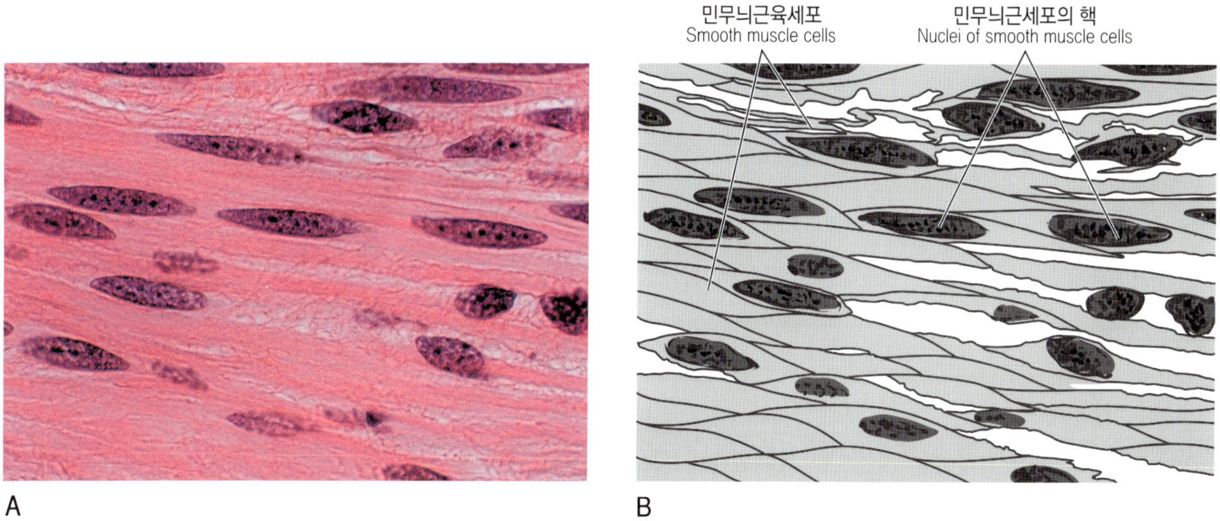

그림 4-18 민무늬근. A: 사진. B: 사진을 도식화한 그림. 세로절단 사진에서 방추 모양의 민무늬근육섬유에서는 핵이 중심에 위치한다.

포마다 핵이 1개 있으나, 가로무늬는 없다.

민무늬근은 혈관이나 창자 또는 관 모양의 다른 속빈장기(hollow organ)의 벽을 구성한다. 민무늬근육, 즉 내장근육이 수축하면, 소화관(digestive tract)을 따라 그 속의 음식물을 밀어내고 혈관의 직경을 조절한다. 허파의 세기관지(bronchiole)와 같은 호흡계(respiratory system)에 있는 민무늬근이 수축하면, 호흡장애로 인해 천식발작(asthma attack)과 호흡곤란(labored respiration)을 초래할 수도 있다.

QUICK CHECK

1. 근육조직의 3가지 유형은?
2. 어떤 근육조직이 제대로근인가?
3. 민무늬근육조직은 인체 어느 부분에 있는가?

신경조직

신경조직(nervous tissue)은 신체구조 사이에서 빠르게 정보를 교환(communication)하고 신체기능을 통제한다(표 4-3). 신경조직은 2종류의 세포로 구성된다. 신경세포(nerve cell or neuron)는 전도(conduction)를 담당하는 신경계의 기능적 단위구조이며, 신경아교세포(신경교세포, glia or neuroglia)는 연결 및 지지 기능을 하는 특수세포이다.

모든 신경세포는 세포체(cell body)와 두 종류의 돌기(process)로 구성된다. 하나의 축삭(axon)은 세포체로부터 먼 쪽으로 신경자극(nerve impulse)을 전달한다. 하나 이상 존재하는 가지돌기(수상돌기, dendrite)는 신경자극을 세포체 쪽으로 전달한다. 그림 4-19의 신경세포를 보면 세포체로

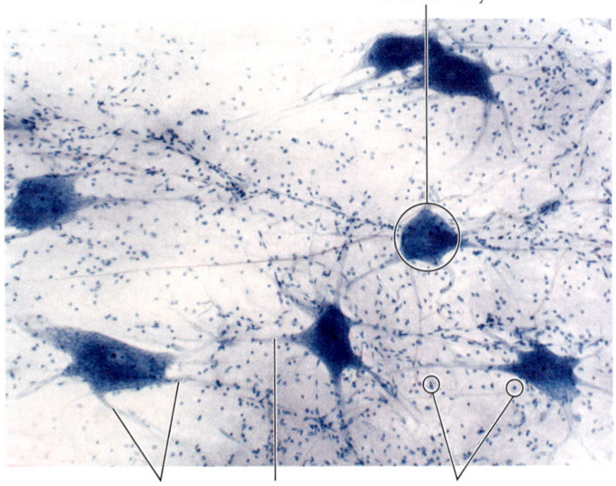

그림 4-19 신경조직. 척수의 단면에서 신경세포를 보여주는 사진. 이 신경세포는 특징적인 세포체와 여러 개의 돌기를 가진다. 신경아교세포의 핵은 신경세포 주위에 검은색 점으로 보인다.

부터 여러 개의 가지돌기가 뻗어나온 것을 볼 수 있다.

조직의 치유

기계적 손상(mechanical injury) 또는 다른 유형의 손상으로 인해 부상당한 경우, 자가치유할 수 있는 능력은 조직에 따라 다양하게 나타난다. 손상된 조직은 재생(regeneration)되거나 흉터(반흔, scar)라고 부르는 조직으로 대체된다. 조직 손상으로 인해 죽거나 손상된 세포는 포식세포(phagocytic cell)에 의해 제거되고, 새로운 조직이 그 간격을 채움으로써 조직은 치유된다. 이렇게 새로운 조직이 자라나는 것을 재생(regeneration)이라고 한다.

상피조직과 결합조직은 재생능력이 뛰어나다. 칼에 베여서 상피막(epithelial membrane)이 손상되면, 세포는 빠르게 분열하여 새로운 세포를 형성하여 상처 부위를 메운다.

결합조직이 손상되면 아교섬유를 생성하는 세포가 활성화되어 극도로 치밀한 섬유결합조직 덩어리가 그 간격을 채운다. 치밀한 섬유결합조직 덩어리의 크기가 작은 경우에는 얼마 후 정상 조직으로 대체된다. 그러나 조직덩어리가 크고 깊거나 세포손상 정도가 광범위하면, 치밀한 섬유덩어리는 그대로 남아 흉터가 된다.

뼈대근육조직이 손상되면 스스로 재생되기도 한다. 그러나 심장근이나 민무늬근은 심하게 손상되었을 경우에 재생능력이 떨어진다.

신경조직의 재생능력은 매우 제한적이지만, 근래 들어 새로운 사실이 발견되어 예전처럼 심각하게 느끼지는 않는다.

뇌(brain)와 척수(spinal cord) 밖에 위치한 신경세포는 때때로 재생되지만, 그 과정이 매우 느리며, 또한 특정 신경아교(neuroglia)가 길을 열어줄 때에만(pave the way) 가능하다. 성인의 뇌와 척수에서 신경세포가 손상되면 다시 재생되지 않는다. 그러므로 뇌와 척수 손상의 대부분은 영구적인 손상을 초래한다. 다행히도 신경아교세포에 의해 생성되는 신경성장인자(nerve growth factor)가 발견되면서, 이러한 인자의 방출(release)을 촉진함으로써 뇌손상을 치유할 수 있는 가능성이 제시되고 있다.

QUICK CHECK

1. 신경조직에서 관찰되는 주요 세포 유형 2가지는?
2. 조직의 재생이란?

4

용어 terminology

가지돌기, 수상돌기 dendrite
거짓중층상피 pseudostratified epithelium
결합조직 connective tissue
그물조직 reticular tissue
근막 fascia
내분비 endocrine
단층원주상피 simple columnar epithelium
단층편평상피 simple squamous epithelium
민무늬근육조직 smooth muscle tissue
바닥막, 기저막 basement membrane
바탕질, 기질 matrix
뼈 bone
뼈단위, 골원 osteon
뼈대근육조직 skeletal muscle tissue
사이질 interstitial
상피조직 epithelial tissue
샘 gland
성근결합조직 areolar connective tissue
세포체 cell body
술잔세포 goblet cell
신경세포, 신경원, 뉴런 neuron
신경조직 nervous tissue
심장근육조직 cardiac muscle tissue
아교 glia
아교질, 콜라겐 collagen
연골 cartilage
연골세포 chondrocyte
외분비 exocrine
원주 columnar
이행성 transitional
입방 cuboidal
조직 tissue
조혈조직 hematopoietic tissue
중층이행상피 stratified transitional epithelium
중층편평상피 stratified squamous epithelium
지방 adipose
지방조직 fat tissue
축삭 axon
치밀섬유결합조직 dense fibrous connective tissue
탄력소 elastin
항원 antigen
혈액 blood

요약 summary

조직의 소개

A. 4가지 중요한 조직의 유형
  1. 상피조직: 몸을 덮거나 싼다.
  2. 결합조직: 구조적 · 기능적 지지를 제공
  3. 근육조직: 운동을 생성하기 위하여 수축
  4. 신경조직: 감각, 전도 및 정보의 전달

B. 바탕질: 세포바깥기질이라고도 부른다.
  1. 몸의 내부의 액체 환경으로 각 조직의 세포를 둘러싼다.
  2. 대부분은 물이지만, 가끔은 섬유와 다른 기질을 포함한다(그림 4-1).
    a. 아교섬유: 꼬인 밧줄 모양의 섬유를 형성하는 단백질로서 조직에 유연한 강도를 제공하는 한다.
    b. 탄력섬유: 조직에 탄력성을 제공하는 단백질이다.
    c. 다당질과 프로테오글리칸은 세포를 연결하고, 충격을 흡수하고, 기능을 조절하고, 조직을 부드럽게 한다.

상피조직

A. 상피조직의 소개(표 4-1)
  1. 몸의 표면과 체강의 내면을 덮는다; 관과 도관을 형성한다.
  2. 세포들은 바탕질이 거의 없이 매우 촘촘하게 배열하고 있다.
  3. 결합조직은 상피를 아래에 있는 바닥막에 연결한다.
  4. 세포 모양에 따라 다음과 같이 구분한다(그림 4-2).
    a. 편평상피–납작하다
    b. 입방상피–입방모양이다.
    c. 원주상피–넓이보다 높이가 크다.
    d. 이행상피–모양이 다양하고 늘어날 수 있다.
  5. 세포배열에 따라 단층상피와 중층상피로 구분한다.

B. 단층상피
  1. 단층편평상피: 비늘 모양을 하는 한 층의 세포로 수송(예: 흡수)에 적합하다(그림 4-3).
  2. 중층편평상피: 촘촘히 배열한 여러 층의 세포로 보호가 주된 기능이다(그림 4-4).

C. 입방상피
  1. 단층입방상피: 입방세포가 한 층으로 배열하고 분비기능을 한다. 관, 혈관 및 몸의 표면으로 분비한다(그림 4-3, 4-5).
  2. 중층입방상피: 입방세포가 두 층 이상으로 배열하고 분비기능을 하며, 땀샘에서 관찰된다.

D. 원주상피
  1. 단층원주상피: 원주세포가 한 층으로 배열하며, 점액을 생산하는 술잔세포를 가지고, 흡수를 위해 특화되어 있다(그림 4-6).
  2. 거짓중층상피: 각 세포는 바닥막에 닿는다. 기관(기도)의 내면을 덮는다(그림 4-7).

E. 이행상피
  1. 중층이행상피: 많게는 10층까지 존재하는 입방형의 세포가 장기가 늘어날 때는 납작한 모양으로 변형되었다(그림 4-8).
  2. 방광과 같이 늘어나는 신체 부위에 존재한다.

결합조직

A. 결합조직의 소개(표 4-2)
  1. 몸에서 가장 풍부한 조직으로 유형, 모양 및 기능이 다양하다.
  2. 세포사이물질 속에 묻힌 비교적 적은 수의 세포로 구성
  3. 유형
    a. 섬유결합조직: 성근섬유결합조직, 지방조직, 그물조직, 치밀섬유결합조직
    b. 뼈: 치밀뼈, 해면뼈
    c. 연골: 유리연골, 섬유연골, 탄력연골
    d. 혈액
    e. 혈액형성조직

B. 섬유결합조직
  1. 성근결합조직: 장기를 서로 결합시켜주는 접착제와 같은 기능을 함; 성근섬유결합조직(그림 4-9)
  2. 지방결합조직: 지질의 저장이 주된 기능; 성근조직으로부터 생김(그림 4-10)

3. 그물조직: 골수에서처럼 다른 조직을 지탱하는 미세한 그물섬유(그림 4-11)
4. 치밀섬유조직: 강한 아교섬유 다발로 치밀하게 배열
   a. 규칙: 아교섬유다발이 평행하게 배열. 예: 힘줄(그림 4-12)
   b. 불규칙: 아교섬유다발이 불규칙하게 엉김. 예: 피부의 깊은 층

C. 뼈: 바탕질에는 아교섬유다발은 무기질(칼슘) 결정과 엉켜 있음
1. 치밀뼈: 원통형의 뼈단위로 구성(하버스계통); 뼈의 바깥벽 형성
2. 해면뼈: 얇은 뼈기둥이 교차하여 형성; 뼈의 안쪽면에 위치(그림 4-13)

D. 연골: 바탕질은 겔 같은 물렁뼈로 이루어짐, 세포 유형은 연골세포(그림 4-14)

E. 혈액: 바탕질은 액체, 수송과 보호 기능(그림 4-15)

F. 조혈조직: 혈액세포를 이루는 조직

근육조직

A. 근육조직은 수축으로 운동 또는 안정성 제공; 몸의 열을 냄(표 4-3)

B. 골격근조직: 뼈에 부착, 가로무늬근 또는 맘대로근이라고도 하며 수의조절이 가능하다. 현미경으로 보면 줄무늬가 나타난다(그림 4-16).

C. 심장근조직: 가로무늬근이며 제대로근, 심장벽을 구성, 수축을 조절할 수 없다(그림 4-17).

D. 민무늬근조직: 민무늬근 또는 제대로근, 가로무늬가 없으며, 혈관이나 관 모양의 장기에 존재한다(그림 4-18).

신경조직

A. 기능: 신체구조 사이에서 빠른 정보교환(연락) 및 신체기능의 통제(표 4-3)

B. 신경세포: 전도세포(그림 4-19)
1. 모든 신경세포는 세포체와 두 기지 유형의 돌기, 즉 축삭과 가지돌기가 있다.
   a. 축삭(1개)은 신경자극을 세포체로부터 멀리 전달
   b. 가지돌기(1개 또는 그 이상)는 세포체 쪽으로 신경자극을 전달

C. 아교세포(신경아교세포): 지지 및 연결세포

조직의 치유

A. 대개 조직의 재생을 통해 형성

B. 보통 조직 재건에 의해 이루어진다.
1. 흉터: 상처가 심각할 경우에 종종 생기는 치밀한 섬유덩어리

학습활동 active learning

복습문제

1. '조직'이라는 용어를 정의하고 조직 형태의 4가지 원리를 확인하시오.
2. 상피조직 3가지를 열거하고 설명하시오.
3. 세포의 층에 따라서 상피를 분류하시오.
4. 중층편평상피는 어디에서 발견할 수 있는가?
5. 단층편평상피의 중요한 기능은?
6. 거짓중층상피는 중층상피와 어떻게 다른가?
7. 단층원주상피로 이루어진 세관의 샘을 통해 분비된 물질의 몇 가지 예는?
8. 결합조직 3가지를 열거하고 설명하시오.
9. 결합조직은 어디서 관찰할 수 있는가?
10. 모든 결합조직 중에서 어떤 형태의 결합조직이 가장 넓게 분포하는가?
11. 늘어지지 않게 힘과 신축성을 제공하는 결합조직의 형태는?
12. 조혈조직의 기능은?
13. 근육조직 2가지를 열거하고 설명하시오.
14. 골격조직의 구조와 특징을 설명하시오.
15. 민무늬근의 몇 가지 예를 들어보시오.
16. 신경조직의 2가지 이름을 나열하시오. 어떤 것이 기능적 신경조직이고 어떤 것이 지지역할을 하는 조직인가?
17. 신경세포의 일반적인 사항에 대해 설명하시오.
18. 축삭과 가지돌기를 설명하시오.
19. 가장 큰 재생능력을 가지고 있는 조직은?
20. 재생되지 않는 조직은?
21. 조직적합검사(tissue typing)란? 최근 들어 이것이 왜 중요해졌는가?
22. 당신이 병리학 실험실에서 일하고 상피조직 샘플을 검사해야 한다. 당신이 검사하고 있는 상피조직의 종류를 결정하려면 어떤 단계를 거쳐야 하는가?
23. 만약, 피부나 조직에 작지만 깊은 상처가 생겼다면 어떤 조직이 먼저 치유되고 어떤 조직이 더 완벽하게 치유될지에 대해 당신의 생각을 쓰시오.
24. 상피, 결합, 근육, 신경조직에서의 조직치유를 비교하고 대조하시오.

문제

1. ________, ________, ________ 및 ________는 몸의 4대 주요 조직이다.
2. ________ 조직은 인체와 인체의 각 부분을 덮는다.
3. 모양이 다양하고 늘어나는 상피세포는 ________ 상피로 분류된다.
4. 상피세포 사이에 있는 '열린 틈새'는 점액을 만들어내는 ________ 세포로 특수화된다.
5. 인체에 가장 많고 널리 분포하는 조직은 ________ 조직이다.
6. 결합조직은 세포의 배열과 다양성 측면에서 상피조직과 다르다. 세포사이물질의 양과 종류가 다른데, 이것을 ________라고 부른다.
7. 심장근육섬유들은 희미한 가로무늬와 어둡고 두꺼운 줄이 있는데, 이것을 ________라고 부른다.
8. 모든 신경세포는 한 개의 ________와 두 개의 돌기가 특징이다. 한 개의 ________와 한 개 또는 그 이상의 ________이다.
9. 새로운 조직의 성장을 ________라고 부른다.
10. 피부의 아래 층에서 발달하는 비정상적으로 두꺼운 흉터를 ________라고 부른다.
11. 편평하고 비늘같이 생긴 세포를 포함하는 상피조직은?
    a. 중층이행상피　　b. 편평상피
    c. 입방상피　　d. 원주상피

12. 미생물의 공격으로부터 인체를 보호하는 상피조직은?
    a. 단층편평상피 b 중층이행상피
    c. 거짓중층상피 d. 단층원주상피
    e. 중층이행상피

13. 어떤 상피세포가 세관을 형성하거나 분비활동을 위해 집단화하는가?
    a. 단층편평상피 b. 거짓중층상피
    c. 중층이행상피 d. 입방상피

14. 결합조직의 기능은?
    a. 조직을 서로 연결하기
    b. 인체를 지지하는 구조 형성
    c. 인체의 전체적인 물질 이동
    d. 모두 맞음

15. 결합조직 중에서 어떤 조직이 가장 넓게 분포하는가?
    a. 성근결합조직 b. 지방조직
    c. 치밀섬유결합조직 d. 그물조직

16. 힘줄은 어떤 결합조직인가?
    a. 치밀섬유결합조직 b. 성근결합조직
    c. 지방조직 d. 그물조직

17. 어떤 근육 조직이 제대로근인가?
    a. 뼈대근육 b. 민무늬근
    c. 심장근 d. b와 c 모두

18. 혈관벽과 창사벽은 어떤 근육세포인가?
    a. 뼈대근육 b. 민무늬근
    c. 심장근 d. b와 c 모두

19. 세포로부터 자극을 전달하는 뉴런의 돌기는?
    a. 축삭 b. 가지돌기
    c. 아교 d. 신경아교

20. 스스로 재생될 가능성이 가장 적은 조직은?
    a. 단층편평상피 b. 치밀섬유결합조직
    c. 민무늬근육조직 d. 중층편평상피

A항에 있는 단어를 B항에 있는 알맞은 단어와 연결하시오.

A항	B항
21. ________ 단층편평상피	a. 창자벽에서 발견
22. ________ 거짓중층상피	b. 아교세포
23. ________ 치밀섬유결합조직	c. 혈액에서의 산소 흡수
24. ________ 연골	d. 사이원반
25. ________ 지방조직	e. 기관지
26. ________ 그물조직	f. 힘줄 구성
27. ________ 뼈대근육조직	g. 지방조직
28. ________ 민무늬근육	h. 아교섬유의 미세한 그물
29. ________ 심장근조직	i. 연골세포
30. ________ 신경조직	j. 가로무늬근, 맘대로근

4

CHAPTER 5

기관계통

Organ Systems

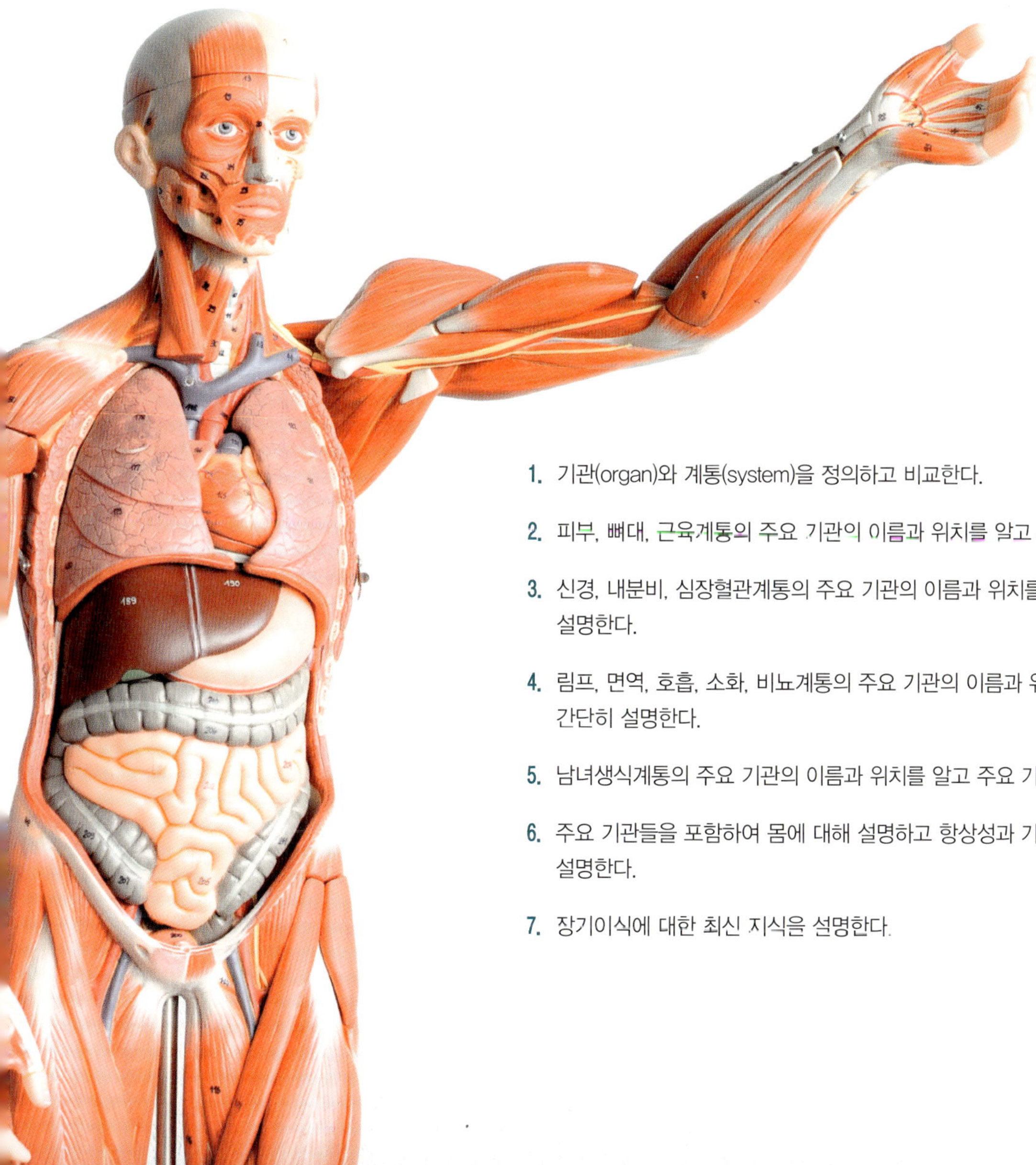

1. 기관(organ)와 계통(system)을 정의하고 비교한다.
2. 피부, 뼈대, 근육계통의 주요 기관의 이름과 위치를 알고 주요 기능을 간단히 설명한다.
3. 신경, 내분비, 심장혈관계통의 주요 기관의 이름과 위치를 알고 주요 기능을 간단히 설명한다.
4. 림프, 면역, 호흡, 소화, 비뇨계통의 주요 기관의 이름과 위치를 알고 주요 기능을 간단히 설명한다.
5. 남녀생식계통의 주요 기관의 이름과 위치를 알고 주요 기능을 간단히 설명한다.
6. 주요 기관들을 포함하여 몸에 대해 설명하고 항상성과 기관의 하부영역에 대한 개념을 설명한다.
7. 장기이식에 대한 최신 지식을 설명한다.

세포와 조직에 대해 이전 장에서 설명하였기 때문에 기관과 계통에 대해 공부할 준비가 되어 있다. 한 종류의 조직(tissue)만으로는 수행할 수 없는 보다 복잡한 기능을 수행하기 위해, 둘 또는 그 이상의 조직이 함께 모여 이룬 구조를 기관(organ)이라고 한다. 단독 기관만으로는 수행하기 어려운 훨씬 복잡한 기능을 수행하기 위해 여러 기관이 무리 지어 배열한 것을 계통(system)이라 한다. 이 장에서는 우리몸의 주요 기관에 대해 개괄적으로 다룬다.

계통을 이해하려면 각각의 계통에 대해 먼저 알고 또한 이들이 함께 모여 어떻게 복잡한 신체기능을 수행하는지 알아야 한다. 이 장에서 설명하는 개개의 계통에 대해 자세하게 이해하게 되면, 우리몸이 개별 기관의 단순한 집합체가 아니라 서로 연관되어 있고 전체적으로 기능한다는 것을 훨씬 잘 이해할 수 있다.

우리몸의 기관

피부계통

피부계통(integumentary system)은 오직 피부로만 구성되어 있다(그림 5-1). 피부의 무게는 대부분의 어른에서 약 9kg, 즉 몸무게의 16% 정도로 우리몸에서 가장 무거운 기관이다.

피부계통은 오직 하나의 기관인 피부만 가지고 있지만, 수많은 부속기관과 샘들을 가지고 있다. 피부의 부속기관에는 털(hair), 손 · 발톱(nail), 땀샘(sweat gland)과 기름샘(oil-producing gland)이 포함된다. 피부에는 미세한 감각수용체(sense receptor)가 많이 있어 피부를 우리몸의 가장 큰 감각기관으로 만든다. 피부의 감각수용체는 우리의 몸이 통증, 압력, 촉각 및 진동과 온도 변화에 반응할 수 있게 한다.

피부계통은 생존을 위해 중요하며 피부의 주된 기능은 보호이다. 피부는 해로운 세균, 대부분의 화학물질, 기계적 손상(mechanical injury)으로부터 피부 아래에 있는 구조물을 보호한다. 또한, 피부는 땀을 흘리거나 혈류량을 조절하여 체온을 조절하고, 비타민 D처럼 중요한 화학물질을 합성하며, 체온, 촉각, 압력, 통증, 진동 등에 대한 복잡한 감각기관으로도 기능한다.

5

뼈대계통

뼈는 뼈대계통(skeletal system)을 구성하는 주요기관이다. 그림 5-2에 표시된 각각 206개의 뼈들이 뼈대계통이다. 각각의 뼈는 사람마다 약간은 다르며 이름이 없는 뼈를 가지고 있는 경우도 있다.

뼈대계통에는 뼈뿐만 아니라 연골도 포함되어 있다. 연골은 뼈와 뼈 사이에서 충격을 완화시키고 연결하는 역할을 한다. 그림 5-2에서 복장뼈와 갈비뼈를 연결하는 큰 연골 띠를 갈비연골이라 한다.

인대(ligament)는 섬유성결합조직으로 된 띠로 뼈들을 서로 연결하는 것을 도와준다. 둘 또는 그 이상의 뼈들 사이를 관절이라하며 움직임이 가능한 관절(joint)은 우리몸 각 부위에서의 움직임을 가능하게 한다. 움직임이 가능한 관절이 없다면 움직임도 없을 것이다.

뼈대는 뇌와 다른 기관들을 보호하고 지지하는 역할을 한다. 뼈는 또한 칼슘(calcium)과 인(phosphorus)과 같은 중요한 무기질(mineral)을 저장하는 장소를 제공한다.

특정한 뼈 속의 적색뼈속질(red marrow)에서는 혈액세포(blood cell)가 형성되며, 이는 뼈대계통의 중요한 기능 중 하나이다.

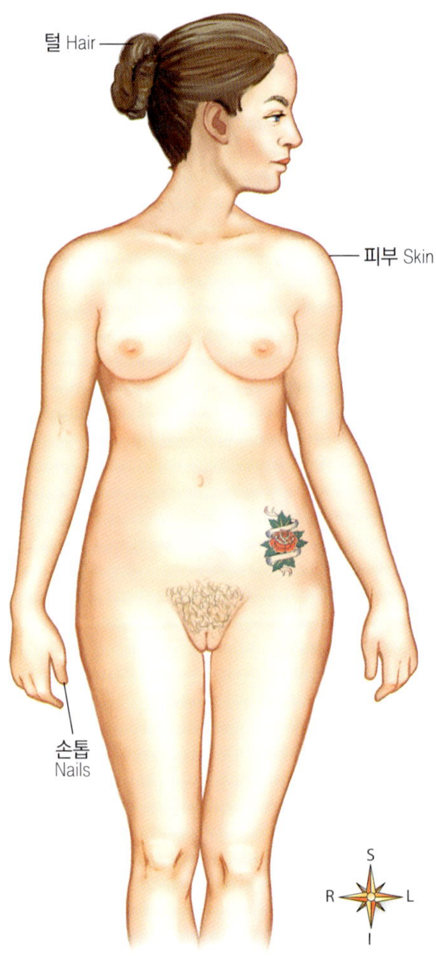

그림 5-1 피부계통.

근육계통

뼈대근육

각각의 뼈대근육은 근육계통(muscular system) 중 하나이다. 근육은 대부분 뼈대근육조직(skeletal muscle tissue)으로 구성되어 있다. 맘대로근(수의근, voluntary muscle)이라 불리는 이 근육의 조직은 의식적으로 조절이 가능한 움직임에 의해 수축하는 능력을 가지고 있다. 몸의 움직임이 근육계통의 주요 기능임에도 불구하고 근육은 사세를 안정시키고 체온을 유지하는 역할을 한다.

힘줄(tendon)은 치밀띠 혹은 치밀섬유결합조직으로 된 판이다. 힘줄은 근육의 일부이며 근육이 뼈에 부착되게 한다. 그림 5-3에서 앞정강근의 힘줄이 어떻게 뼈에 부착되는지 보여준다.

근육조직은 신경자극을 받으면 수축하여 길이가 짧아진다. 뼈와 뼈 사이에는 관절이 존재하며, 근육은 뼈에 부착되므로, 뼈대근육이 수축하면 수의운동이 일어난다. 뼈와 근육은 협동하여 일을 하기 때문에 뼈대근육계통(skeletomuscular system)이라고도 한다.

다른 계통에서의 근육

뼈대근육과 더불어 우리몸에는 다른 형태의 근육조직들이 기관의 일부분을 구성하고 있다.

예를 들면, 민무늬근육(smooth muscle)의 조직들은 위나

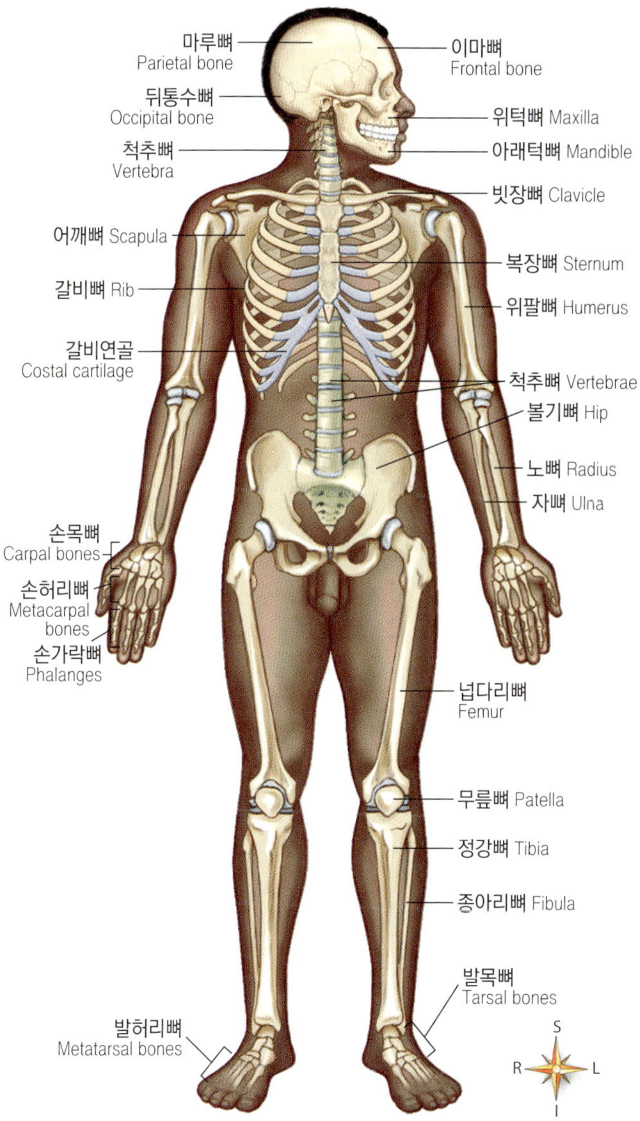

그림 5-2 뼈대계통.

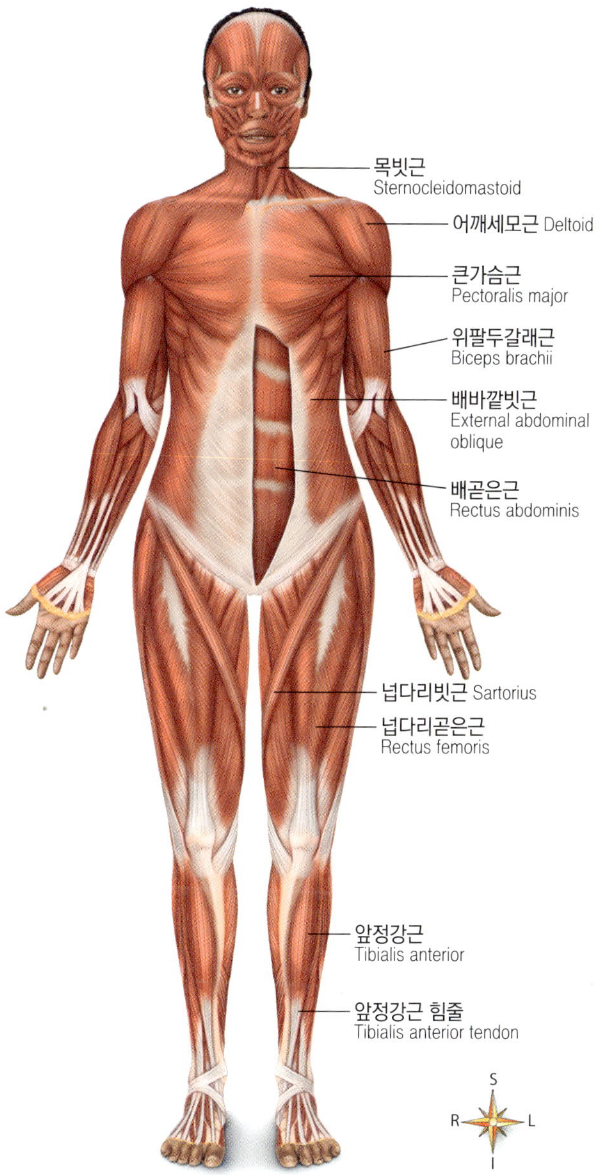

그림 5-3 근육계통.

작은창자와 같은 속빈장기의 벽에서 발견할 수 있다. 민무늬근육은 액체가 기관을 통과하여 움직일 수 있게 도와주고 종종 액체의 이동을 조절할 수 있는 판막을 형성하는 데 도움을 준다.

근육세포의 세 번째 형태는 심장벽에 있는 심장근육(cardiac muscle)이다. 수축에 의해 심장은 혈액을 퍼 올려 순환계통으로 보낸다. 심장에 있는 몇몇 심장근육세포는 심장박동의 규칙적인 리듬을 생성한다.

민무늬근육과 심장근육의 조직은 잠재의식적 기전에 의해 조절되기 때문에 제대로근(불수의근, involuntary muscle)이라 불린다.

신경계통

뇌(brain), 척수(spinal cord) 그리고 신경(nerve)이 신경계통(nervous system)을 구성하는 기관이다(그림 5-4). 뇌와 척수는 중추신경계(central nervous system, CNS)를 형성한다. 두 기관은 모든 신경계통 전체를 조절하고 있다.

뇌신경은 뇌에서 나오는 신경이고 척수신경은 척수에서 나오는 신경이다. 뇌신경과 척수신경은 말초신경계통(peripheral nervous system, PNS)을 구성한다. 말초라는 단어는 "경계선"을 의미하며, 우리몸의 가장 먼 경계까지 확장되는 신경 가지에 적합한 용어이다. 신경계통의 구성요소들은 광범위한 네트워크를 형성하며, 이를 통해 다음과 같은 1차 기능을 수행한다.

1. 기관들 간의 정보교환
2. 신체기능의 통합
3. 신체기능의 조절
4. 감각자극의 인식

이상의 기능은 신경자극이라는 특수화된 신호에 의해 수행된다. 일반적으로 신경계통의 작용은 빠르게 나타나고 대개 지속시간이 짧다. 예를 들어, 신경계통이 적절히 기능해야 우리는 정상적으로 걷고 음식물을 씹고, 여러 근육 간의 협조가 필요한 운동을 수행할 수 있다. 신경자극은 다양한 신체기능을 빠르고 정확하게 조절하며, 샘을 자극하여 호르몬 혹은 다른 체액을 분비하게 한다.

이에 더하여 말초신경계통은 우리몸에 영향을 미치는 열, 빛, 압력, 온도와 같은 특정 자극을 인식한다. 감각기관들이 자극되면 뇌와 척수로 신경자극이 전달되고 뇌와 척수에서는 자극을 분석하거나 자극이 연달아 발생하며, 필요한 경우에

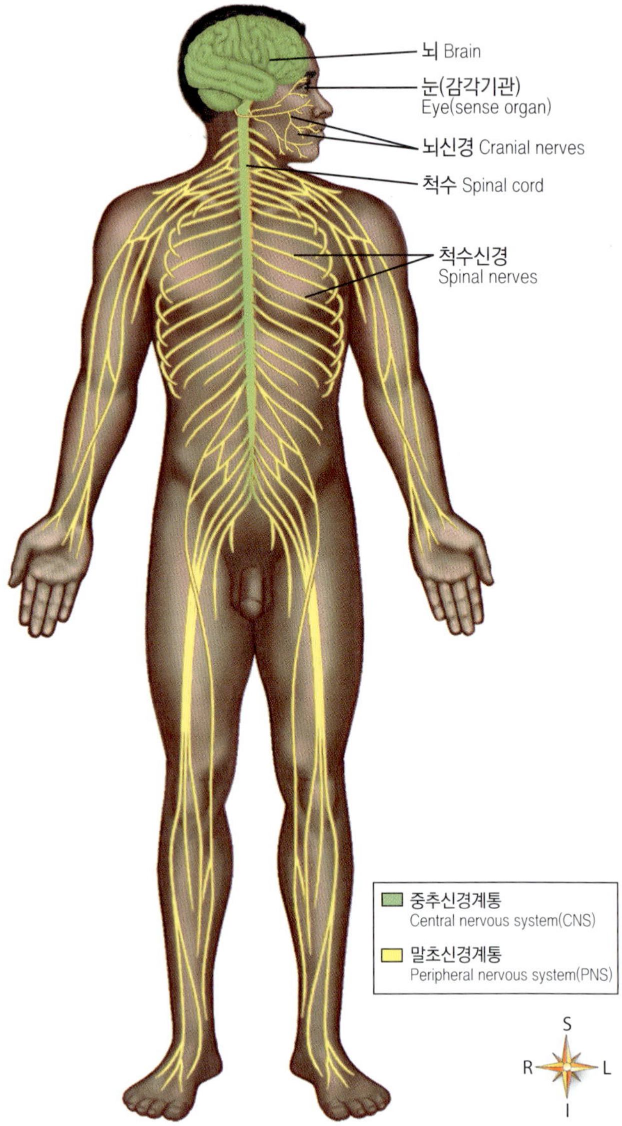

그림 5-4 신경계통.

는 적절한 작용(action)이 시작된다.

내분비계통

내분비계통(endocrine system)은 호르몬(hormone)이라는 화학물질을 직접 혈액으로 분비하는 특수한 샘(gland)으로 구성된다. 내분비계통은 관 없는 샘이라고도 불리우며, 신경계통의 일반적 기능인 정보교환, 통합, 조절을 수행한다. 신경계통은 빠른 신경전도에 의해 빠르고 즉각적인 조절을 제공한다. 반면에 내분비계통은 호르몬 분비를 통해 작용하므로 반응이 느리게 시작되고 오래 지속된다. 예를 들어, 성장호르몬(growth hormone)에 의한 성장발달의 속도조절은 상당한 기간에 걸쳐 서서히 나타난다.

몸 전체의 활동에 영향을 주기 때문에 신경계통과 내분비계통은 때때로 하나의 큰 규제체계, 신경내분비계통(neuroendocrine system)으로 간주된다.

또한 호르몬은 성장조절뿐만 아니라 대사, 생식과 같은 신체활성을 조절하는 주된 물질이다. 호르몬은 수분 및 전해질 평형, 산-염기평형, 에너지 대사에서도 중요한 기능을 담당한다.

그림 5-5와 같이 내분비샘은 우리몸에 넓게 분포한다. 하지만 이 그림이 내분비계통을 완전히 보여주고 있지는 않으며 내분비샘은 그림보다 더 많이, 더 넓게 퍼져 있다. 여기에서는 주요한 내분비샘 몇 가지만 설명하였다.

뇌하수체(pituitary gland), 솔방울샘(pineal gland), 그리고 시상하부(hypothalamus)는 머리뼈안에 있고, 갑상샘(thyroid gland)과 부갑상샘(parathyroid gland)은 목에 자리한다. 가슴샘(thymus)은 가슴안(thoracic cavity)의 세로칸(mediastinum)에 있고, 콩팥위샘(adrenal gland)과 이자(pancreas)는 배안(abdominal cavity)에서 찾을 수 있다(그림 1-5 참조).

그림 5-5에 표시된 것처럼 여성의 난소(ovary)와 남성의 고환(testis)과 같은 몇몇 생식기관들은 내분비샘 기능도 가지고 있다.

심장혈관계통

심장혈관계통(cardiovascular system)은 심장(heart)과 동맥(artery), 정맥(vein) 및 모세혈관(capillary)으로 구성된 혈관의 폐쇄된 체계이다(그림 5-6). 이름에서 알 수 있듯이 심장혈관계통의 혈액은 심장에서 뿜어져 나와 전신에 퍼져 있는 혈관으로 이루어진 폐쇄회로를 순환한다. 심장혈관계통은 종종 순환계통(circulatory system)이라고 불린다.

순환계통의 1차 기능은 운반(transportation)이다. 우리

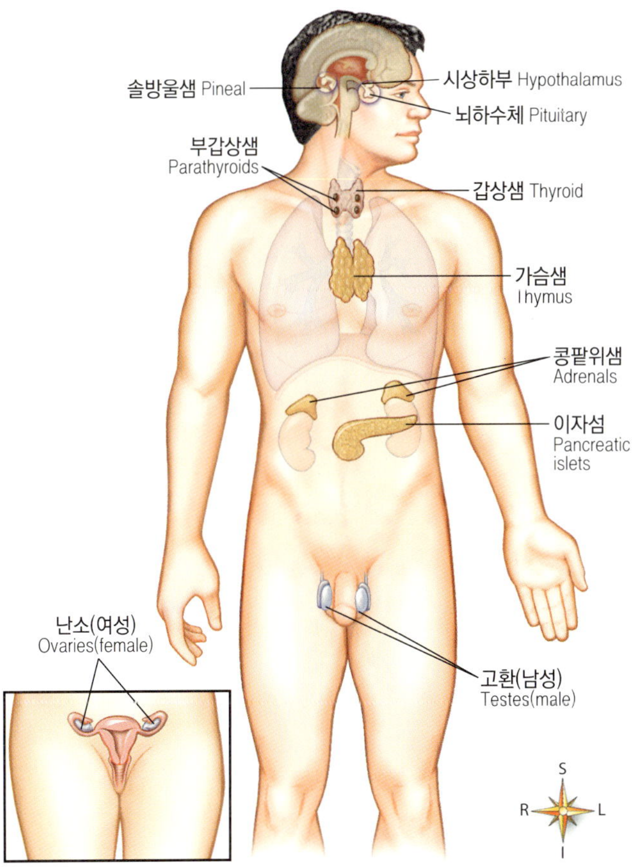

그림 5-5 내분비계통.

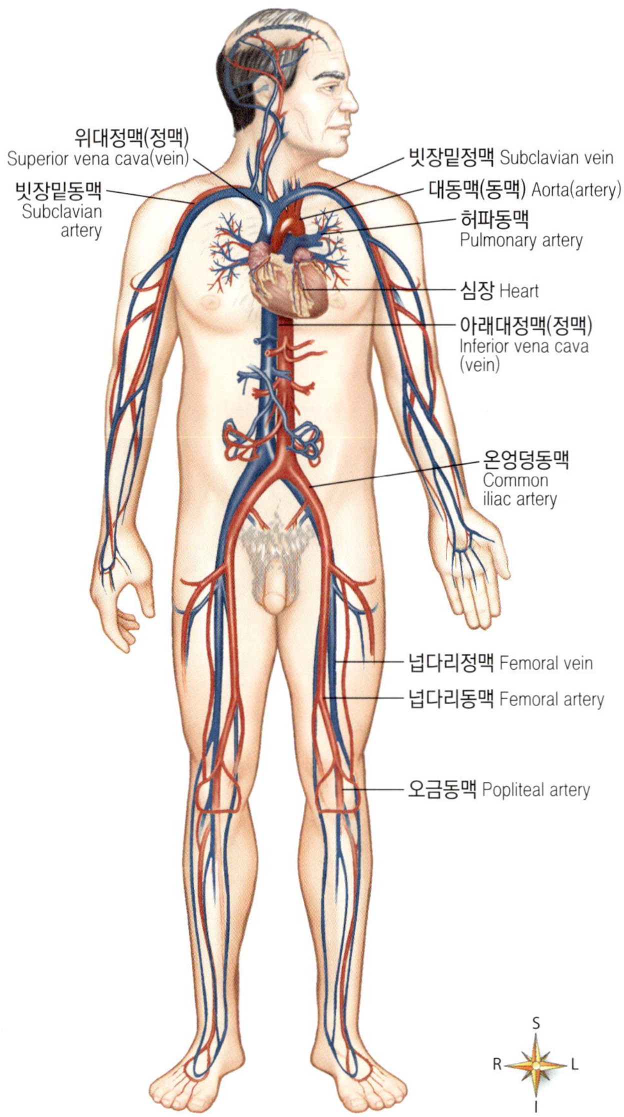

그림 5-6 심장혈관계통.

몸은 효율적인 운반계통이 필요하며, 산소와 이산화탄소, 영양물질, 호르몬 및 여러 주요 물질은 이를 필요로 하는 부분으로 지속적으로 수송되어야 한다. 세포의 노폐물은 지속적으로 혈액으로 유리되어 배설기관(excretory organ)으로 수송된다.

심장혈관계통은 또한 우리몸 전체에 열을 분산시키고, 우리몸 표면 가까이 흐르는 혈액량을 조절하여 열을 보전하거나 방출함으로써 체온조절을 돕는다. 심장혈관계통의 어떤 세포들은 면역(immunity)으로 방어의 기능을 수행한다.

QUICK CHECK

1. 피부는 무엇이고 그 기능은 무엇인가?
2. 뼈대계통의 예를 드시오.
3. 신경계통의 주요 기능은 무엇인가?
4. 심장혈관계통을 구성하는 기관은 무엇인가?

림프계통과 면역계통

다음에 기술할 두 계통은 병원균과 암과 같은 유해한 물질로부터 우리몸안 환경을 방어하기 위한 동반자 역할을 한다.

림프계통

림프계통(lymphatic system)은 림프조직이라 불리는 방어세포들로 만들어진 림프기관들과 림프관들로 구성되어 있다. 림프기관들에는 림프절(lymph node), 편도(tonsil), 가슴샘(thymus) 및 지라(spleen)가 포함되어 있다(그림 5-7). 가슴샘은 내분비샘인 동시에 림프샘(lymphatic gland)으로도 기능한다. 적색골수(red bone marrow)는 뼈대계통의 일부임에도 불구하고 종종 림프구조로 간주되기도 한다.

림프관 속에는 혈액 대신 림프(lymph)가 가득 차 있으며 림프는 림프구(lymphocyte), 단백질 그리고 일부 지방분자로 구성되며, 적혈구(red blood cell)는 들어 있지 않다. 림프는 세포 사이의 조직액에서 생성되어 림프관으로 확산된다.

혈액과 달리, 림프는 혈관으로 이루어진 폐쇄회로를 반복적으로 순환하지 않는다. 대신 림프는 가슴안 윗부분에 있는 정맥들과 연결된 가슴림프관(thoracic duct)과 같은 큰 관을 통해 결국 순환계통으로 돌아간다. 이러한 이유로 많은 생물학자가 림프계통을 심장혈관계통의 일부로 간주하기도 한다.

림프계통의 기능에는 세포 사이의 조직공간에서 액체와 일부 큰 분자 그리고 소화관(digestive tract)에서 지방 성분의 영양물질을 혈액으로 운반하는 것이 포함된다.

림프절과 다른 림프구조물은 암세포, 박테리아 세포 및 조직에 흐르는 림프액에 의해 운반되는 기타 노폐물들을 파괴하는 작은 여과기 역할을 한다. 이와 같이, 림프계통의 기관들은 면역을 담당하여 기능이 중첩되기 때문에 림프계통과 면역계통은 종종 같이 언급되기도 한다.

그림 5-7에서는 겨드랑이와 샅 부위의 림프절을 나타내고 있다.

면역계통

우리몸의 방어계통을 통틀어 면역계통(immune system)이라 한다. 면역계통은 질병을 유발할 수 있는 미생물(microorganism), 위험한 독소(toxin) 또는 체내에 이식(transplant)된 조직세포, 그리고 악성(malignant) 또는 암(cancer)으로 전환된 자신의 세포로부터 보호한다.

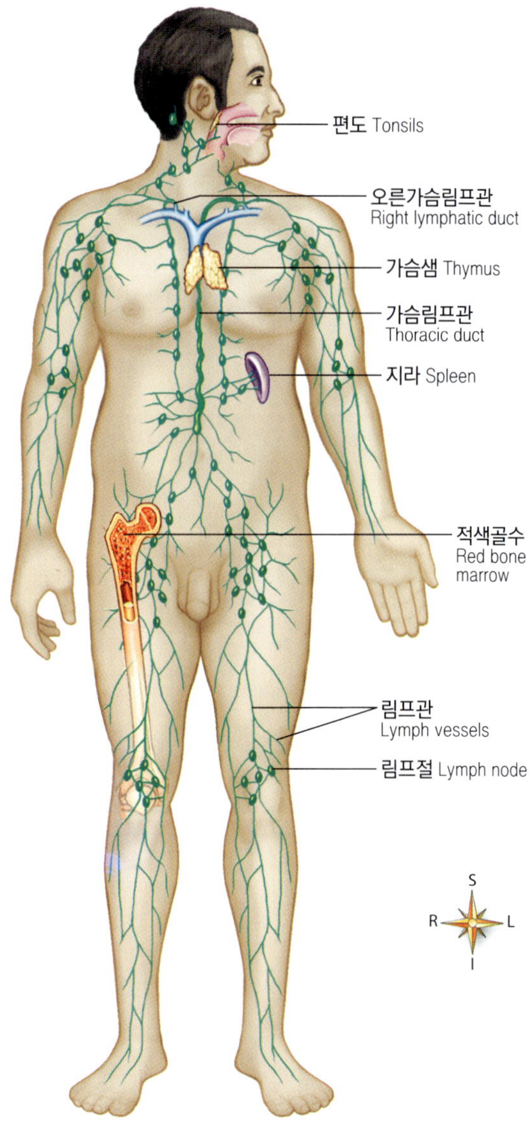

그림 5-7 림프계통과 면역계통.

면역계통은 포식세포와 같이 보호하는 세포, 그리고 분비성 면역세포에 의해 생산되는 여러 가지 형태의 방어적 단백질분자로 구성되어 있다. 일부 면역세포는 포식능력에 의해 직접적으로 해로운 세균을 공격, 삼투 그리고 파괴힐 수 있는 능력을 가지고 있다. 보다 많은 수의 면역세포는 항체(antibody)와 보체(complement)라고 하는 단백질 화합물질을 분비힌다. 이들은 복잡한 화학반응을 통해 여러 해로운 물질로부터 우리몸을 보호한다.

림프계통과 면역계통은 서로 밀접하게 연관되어 있고 심장혈관계통과도 연결되어 있다. 이 부분은 15장에서 논의하기로 한다.

호흡계통

호흡계통(respiratory system)의 주요 기관에는 코(nose), 인두(pharynx), 후두(larynx), 기관(trachea), 기관지(bronchi) 및 허파(lung)가 있다(그림 5-8). 이 기관들은 함께 기능하여, 매우 작고 얇은 벽을 가진 주머니인 허파꽈리(alveoli) 속으로 공기가 들어가도록 해준다.

허파꽈리 속에서 공기 중의 산소와 체내에서 제거되어야 하는 노폐물인 이산화탄소가 교환된다. 이산화탄소는 혈액을 통해 허파로 운반된다. 그림 5-8에서 판 모양의 근육인 가로막(diaphragm)이 들숨 시 허파를 팽창시키는 데 중요한 역할을 하는 것을 보여주고 있다.

호흡계통을 구성하는 기관은 공기를 허파꽈리로 운반하는 기능 외에 몇 가지 다른 기능을 수행한다. 예를 들어 춥거나 건조한 환경에서 호흡을 하면, 공기는 기도를 통과하면서 따뜻해지고 습해진다. 또한 숨길(respiratory tract)로 흡입된 꽃가루나 먼지와 같은 자극물질(irritant)은 숨길의 내면을 덮는 끈끈한 점액(mucus)에 붙어 제거된다.

호흡계통은 산-염기 평형(acid-base balance)에도 관여한다. 이 부분은 21장에서 논의하기로 한다.

소화계통

소화계통(digestive system)을 구성하는 기관는 크게 일차기관(primary organ)과 이차기관(secondary organ) 또는 부속기관, 두 집단으로 구분한다(그림 5-9). 이들은 함께 작용하여 적절한 소화와 영양분의 흡수, 그리고 노폐물을 제거한다.

소화계통의 일차기관은 소화관을 형성한다. 소화관은 입(mouth), 인두(pharynx), 식도(esophagus), 위(stomach), 작은창자(small intestine), 큰창자(large intestine), 곧창자(rectum) 및 항문관(anal canal)으로 구성된다. 소화계통의 부속기관은 소화관에 붙어있거나 혹은 그 안에 위치한다. 부속기관에는 치아(teeth), 침샘(salivary glands), 혀(tongue), 간(liver), 쓸개(gallbladder), 이자(pancreas) 및 막창자꼬리(appendix)가 있다.

1차 소화기관은 양 끝이 열린 관으로 소화관(alimenta-

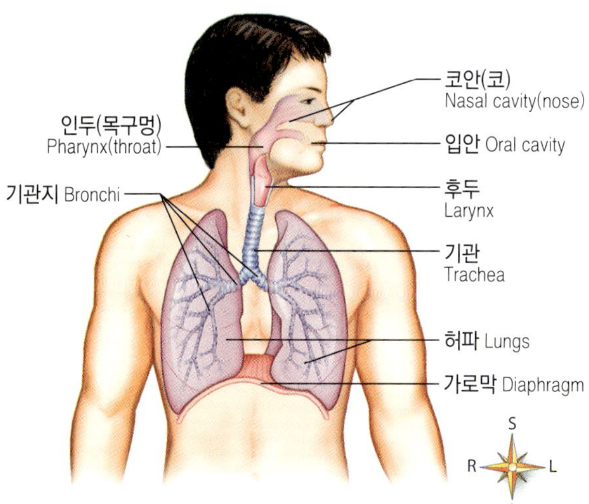

그림 5-8 호흡계통.

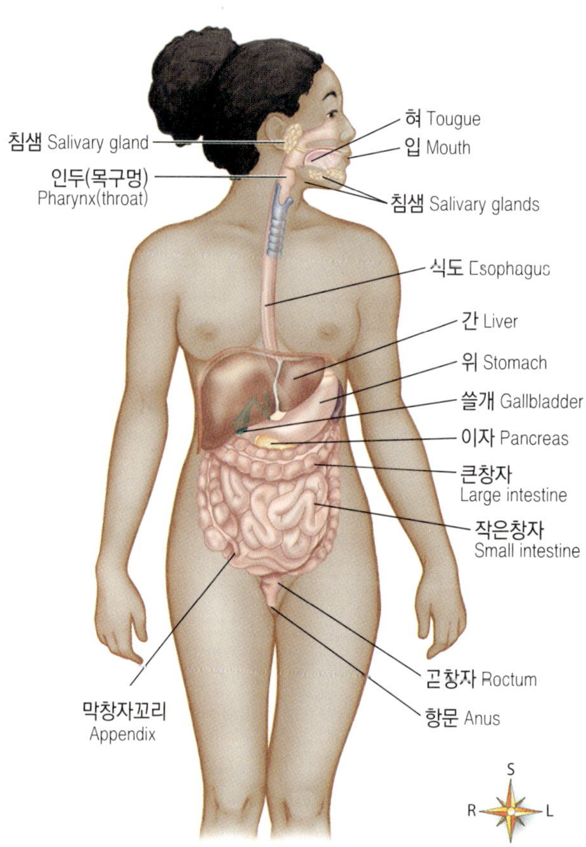

그림 5-9 소화계통.

ry canal)이라고도 불리는, 위창자길(gastrointestinal [GI] tract)의 주요 부분이다. 소화관으로 들어간 음식물은 소화되고, 영양소는 흡수되며, 소화되지 못한 잔류물은 대변(feces)이라는 노폐물의 형태로 몸 밖으로 배출된다.

비뇨계통

비뇨계통(urinary system)은 콩팥(kidney), 요관(ureter), 방광(urinary bladder) 및 요도(urethra)로 구성된다(그림 5-10).

콩팥은 우리몸의 세포들이 영양분을 대사하는 과정에서 지속적으로 생성되는 혈액 내 노폐물을 청소(제거)한다. 또한 수분, 전해질 및 산-염기 평형을 유지하는 데에도 중요한 기능을 담당한다.

콩팥에서 만들어진 노폐물을 소변(urine)이라 한다. 콩팥에서 생성된 소변은 요관을 통해 방광으로 흘러나와 저장된다. 방광의 소변은 요도를 통해 몸 밖으로 배출된다.

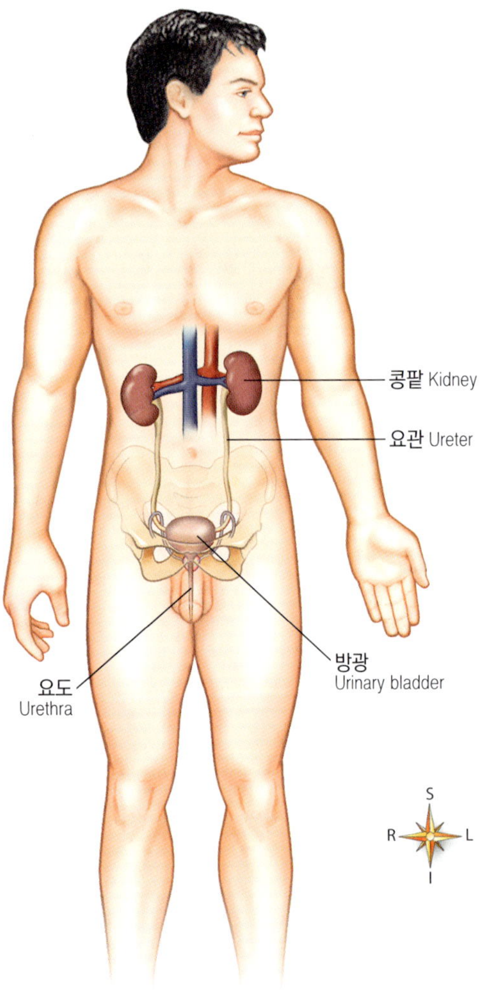

그림 5-10 **비뇨계통.**

남성의 요도는 음경(penis) 속을 지나며, 2가지 기능을 지닌다. 즉 남성의 요도는 소변뿐만 아니라 정액(semen)도 운반하며, 따라서 비뇨기능과 생식기능을 모두 가지고 있다. 여성에서는 비뇨계통과 생식계통이 완전히 분리되어 있으며, 요도는 비뇨기능만 수행한다.

비뇨기관 외에도 체내의 노폐물 배출에 관여하는 기관이 있다. 위창자길 속의 소화되지 못한 음식잔류물과 대사노폐물은 대변의 형태로 제거되며, 허파에서는 우리몸 안의 이산화탄소를 배출한다. 피부도 땀을 통해 수분과 일부 염류를 제거하는 배설기능(excretory function)을 수행한다.

생식계통

사람생식

생식계통(reproductive system)이 정상적으로 수행하는 기능은 다른 신체계통의 정상 기능과 다르다. 생식계통의 고유기능은 개인이 아니라 유전자의 생존을 보장한다. 또한 성적 특징의 발달을 나타나게 하는 호르몬의 생산은 우리몸의 다른 구조와 기능에도 영향을 미친다.

사람의 자손을 생산하기 위해서는 남성생식계통과 여성생식계통이 함께 해야 한다. 두 계통 모두 자손 생산과 생식기능을 조절하는 생식세포들과 호르몬을 생산하는 생식샘을 가지고 있다.

남성 생식계통

그림 5-11에 나온 남성 생식기관에는 생식세포(sex cell)를 생산하고 남성호르몬을 분비하는 고환(testes)이 포함되어 있다. 고환은 정자(sperm) 뿐만 아니라 남성호르몬인 테스토스테론도 생산한다. 정관(vas deferens)은 각각의 고환에서 연장되어 요도까지 이어져있는 관 형태의 기관이다. 요도의 윗부분을 감싸고 있는 전립샘(prostate)은 외분비샘이다.

음경(penis)과 음낭(scrotum)은 외부기관이고 이들을 합하여 바깥생식기관(external genitalia)이라 한다. 그림 5-10에서 비뇨계통으로 설명된 요도는 음경 속을 지난다. 요도는 몸 밖으로 정자를 배출하는 생식관이면서, 소변이 지나는 길이기도 하다.

남성 생식계통을 이루는 기관들은 함께 작용하여 정자를 생산하고 운반하며, 결과적으로 여성생식관(female reproductive tract)으로 보내 그곳에서 수정(fertilization)이 일어나게 한다. 고환에서 만들어진 정자는 정관을 포함한 생식관

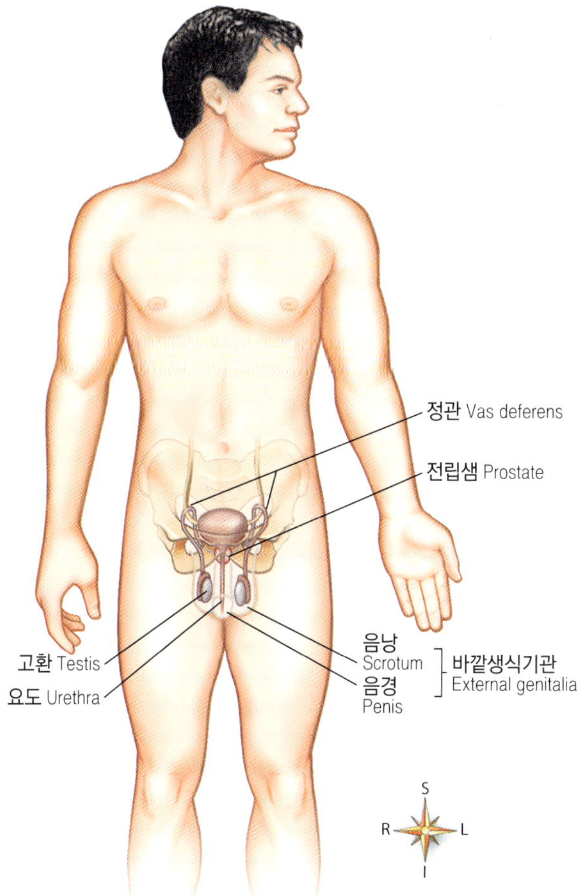

그림 5-11 남성 생식계통.

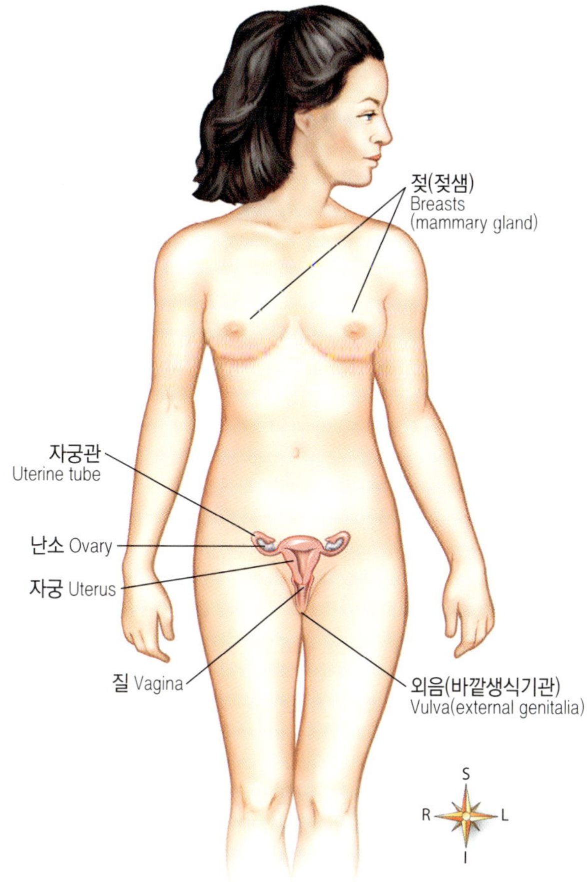

그림 5-12 여성 생식계통.

을 지나 몸 밖으로 나온다. 정자가 정관과 음경을 지나는 동안 전립샘을 비롯한 부속기관은 이에 액체와 영양물질을 공급하여, 생식세포가 여자생식관으로 전달되는 과정을 촉진한다.

여성 생식계통

여성의 생식샘은 난소(ovary)이다. 그림 5-12에 나온 부속기관은 자궁(uterus), 자궁관(uterine [fallopian] tube), 그리고 질(vagina)이다. 여성의 바깥생식기관을 일명 외음(vulva)이라 한다. 젖(breast) 또는 젖샘(mammary gland)도 부속적인 바깥생식기관으로 분류한다.

난자(ova)는 생식세포로 난소에서 생산된다. 난자는 정자와 수정되는 곳인 자궁관을 통해 이동한다. 정자와 난자가 결합되어 형성된 수정란은 자궁관을 따라 아래로 내려가 자궁에 착상하여 엄마의 혈관과 연결된다. 약 9개월 후 태아는 자궁의 자궁목(cervix)과 질(virgina)을 통해 출산하게 된다.

젖은 피부로 덮인 지방덩어리이고 태아에게 영양분을 공급하는 젖을 생산하는 젖샘(mammary gland)이 들어 있다. 남녀 모두 젖을 가지고 있으나 정상적인 젖을 생산하는 것은 여성만 가능하다. 이와 같이 태아의 발달을 돕는 역할을 하여 젖샘은 피부의 샘임에도 불구하고 생식계통의 부속기관으로 분류된다.

여성 생식기관의 기능은 다음과 같다.

- 난자 생산
- 정자를 받아들임
- 수정 후 수정란을 자궁으로 이동시킴
- 수정란의 발달, 출산, 태아의 양육 촉진

QUICK CHECK

1. 림프계통의 기능은 무엇인가?
2. 면역체계가 질병을 일으키는 미생물과 싸우는 세 가지 방법은 무엇인가?
3. 호흡계통은 가스교환 외 어떤 기능을 하는가?
4. 소화계통의 부속기관들은 무엇인가?
5. 남자에게서 비뇨계통과 생식계통을 모두 수행하는 기관은 무엇인가?

몸 전체

앞으로 여러 기관계통의 구조와 기능을 배우는 과정에서, 각 계통과 그에 속하는 기관을 다른 계통과 연관을 지어보고, 또한 몸 전체를 구성하는 일부분으로 이해하는 것이 중요하다.

항상성

표 5-1에서는 각 계통의 주요 기관목록과 항상성의 맥락에서 각 계통의 기능을 소개한다. 1장에서 소개된 항상성(homeostasis)이란 개념은 외부 환경의 변화 또는 어떤 내부적인 필요성에 직면했을 때 우리몸이 어떻게 내부 환경을 일정하게 유지하고 회복하는지를 보여준다.

예를 들어 근육의 수축은 그 근육이 뼈대계통의 적절한 뼈에 부착되어 있을 때에만 제대로 된 신체운동을 일으킬 수 있다. 수축(contraction)이 일어나려면 근육은 먼저 신경계통에서 생성된 신경자극을 받아야 한다. 근육의 수축이 지속되려면 이들은 호흡계통에서 산소를, 소화계통에서는 흡수된 영양물질을 받아야 한다. 근육의 수축과정에서 생성된 많은 노폐물은 비뇨계통과 호흡계통을 통해 제거된다. 순환계통은 호흡가스, 영양물질 및 대사의 결과로 생긴 노폐물을 수송한다.

어떤 계통도 다른 계통과 완전히 독립적일 수 없다. 이들은 기능적 · 구조적으로 상호연관성을 지니며, 또한 상호의존적이다. 항상성은 우리몸의 모든 기관계통의 기능이 조화롭고 적절하게 통제될 때만 유지될 수 있다.

기관계통 개념 적용

표 5-1에서는 주요 기관계통을 큰 계통으로 나누거나 그 중 일부를 더 작은 계통으로 나누었다. 우리는 주요 기관계통을 쉽게 이해하기 위해, 또는 실제 임상 현장에서 전문적인 의사소통을 명확하게 하기 위해 이러한 기관계통을 집단화하거나 나눈다.

예를 들어, 물리치료사는 때로 뼈대근육계통의 개념이 뼈대계통과 근육계통으로 각각 따로 생각하는 것보다 더 유용하다고 생각한다. 신경계통은 너무 복잡하여 종종 이해하기 쉽게 중추신경계통과 말초신경계통으로 나누기도 한다.

표에서 설명한 것처럼 어떤 기관들은 하나 이상의 계통에 속한다. 예를 들어, 뇌의 일부분인 시상하부(hypothalamus)는 신경계통에 속하는 것은 물론이고 호르몬을 분비하기 때문에 내분비계통에도 속한다.

장기이식

생명유지에 필수적인, 필수적이지 않은 기관

우리가 잘 아는 것처럼 손상과 질병은 종종 피하기 어렵다. 따라서 기관이 적절한 기능을 하지 못하는 손상으로 발생하는 고통은 일반적이다.

사전적 정의로 보면, 필수적이지 않는 기관은 생명이 지속되는데 필요하지 않고, 필수적인 기관은 생명이 지속되는데 필요하다. 만약 생명유지에 필수적이지 않은 기관이 손상되어 기능을 하지 않는다면 사람은 심각한 손상은 받겠지만 손상 때문에 죽지는 않을 것이다. 예를 들어, 우리는 지라, 막창자꼬리, 편도 없이도 생존할 수 있다. 비록 쉽진 않겠지만 눈이나 팔, 다리가 없어도 마찬가지이다. 하지만 필수적인 기관의 기능이 손상되면 우리는 그 즉시 죽음의 위험에 노출된다. 예를 들어, 심장이나 뇌의 기능을 잃으면 죽음에 이를 수 있다.

지난 수십 년 사이에 의생명공학자들이 손상 받은 기관을 교체하거나 치료하는 데 많은 진전을 이루었다. 생명유지에 필수적이지 않은 기관의 경우에서는 환자의 삶의 질이 개선되었고, 필수적인 기관의 경우는 생명을 연장시켰다.

인공장기

필수적이지 않은 장기이식

생명유지에 필수적이지 않은 기관은 인공장기(artificial organs)나 보조기로 성공적으로 교체되거나 기능이 보완된다. 보조기(prosthesis)라는 용어는 우리몸의 일부분을 교체하거나 기능을 향상시키는 도구를 뜻한다. 그림 5-13에서는 현재 사용되고 있거나 개발 중인 여러 가지 보조기를 보여주고 있다.

투박한 모양의 손이나 발 보조기가 오랫동안 사용되었지만 재료나 운용기술의 발전으로 더욱 효율적인 형태의 보조기가 사용가능해 졌다. 예를 들어 컴퓨터로 조절되는 인공 팔과 손으로 놀랍도록 섬세하게 물건을 다룰 수 있다. 인공감각기로 장애인에게 시력이나 청력을 회복하게 할 수도 있다.

예를 들면 청각장애인에게 '인조귀'라고 하는 달팽이관 이식(cochlear implant)을 통하여 청력을 부분적으로 회복시킬 수 있다. 달팽이관 이식은 바깥귀의 피부 밑에 마이크를 삽입하고 속귀 혹은 달팽이관에 전극을 연결한다. 마이크에서 수신한 소리는 전기신호로 바뀌고 이것이 달팽이관에 있는 신경에 직접 연결된다.

5

표 5-1 우리몸의 기관와 계통

계통*	주요 계통 (책의 장)[†]	일반적 기능	분할 계통*	주요 기관	
뼈대근육 (근육뼈대)	피부 (6)	외부 환경으로부터 몸속 환경을 분리		피부(털, 손톱, 발톱, 샘 포함)	
	뼈대 (7)	지지, 보호, 몸의 움직임	몸통	머리뼈, 척추, 가슴우리	머리뼈, 척추, 가슴우리의 인대와 관절
		전해질 저장	팔다리	팔다리뼈	팔다리의 인대와 관절
	근육 (8)	뼈대 움직임을 주도하고 총괄		근육	
신경내분비	신경 (9, 10)	몸속 환경의 주된 조절계통	중추	뇌	척수
		감각의 변화, 정보 통합, 신호를 근육이나 샘과 같은 구조물에 전달	말초[‡]	뇌신경과 가지 말초신경과 가지	다양한 감각기관
	내분비 (11)	분비된 호르몬은 혈류를 통해 표적 장기로 이동하여 몸속 환경 조절		뇌하수체 솔방울샘 시상하부 갑상샘 콩팥위샘	이자섬 난소 고환 기타 분비샘
순환	심장혈관 (12~14)	몸속 환경 안에서 영양분, 수분, 산소, 호르몬, 노폐물 그리고 다른 물질들을 운반		심장 동맥	정맥 모세혈관
	림프/면역 (15)	조직에서 과도한 체액 배액, 체액을 깨끗하게 하고 혈액으로 되돌림	림프[§]	림프절 림프관 가슴샘	지라 편도
		비정상적인 세포, 이물질, 그리고 다른 자극물질에 의한 손상으로부터 몸속 환경을 보호	면역	림프절	기타 모든 림프 생산 기관
	호흡 (16)	몸속과 몸 바깥 사이에서의 산소와 이산화탄소 교환		코 인두 후두	기관 기관지 허파
	소화 (17, 18)	섭취한 영양분을 잘게 부수고 몸속으로 흡수		주요기관 입 후두 식도 위 작은창자 큰창자 곧창자 항문관	부속기관 치아 침샘 혀 간 쓸개 이자 막창자꼬리
비뇨생식	비뇨 (19~21)	과도한 수분, 염분, 노폐물, 산, 그리고 기타 물질을 배출하여 몸속 환경 조절		콩팥 요관	방광 요도
	생식 (22~24)	자손 번식과 유전자 생존을 위한 생식세포를 생산 여성생식계통은 이 외에 수정과 배아의 발달	남성	고환 정관 요도	전립샘 음경 음낭
			여성	난소 자궁 자궁관	질 외부생식기(외음) 젖샘(젖)

* 몇몇 계통은 필요에 의해 다른 계통으로 묶이거나 분리된다.
† 각 계통 이름 뒤 괄호 안의 숫자는 해당 계통이 논의되는 장의 번호를 나타낸다.
‡ 신경계통은 종종 감각/운동 혹은 몸신경/자율신경과 같은 방법으로도 분류된다.
§ 림프계통에는 림프기관과 림프관이 모두 포함되나 면역계통에는 오직 방어기능이 있는 림프기관만 포함된다.

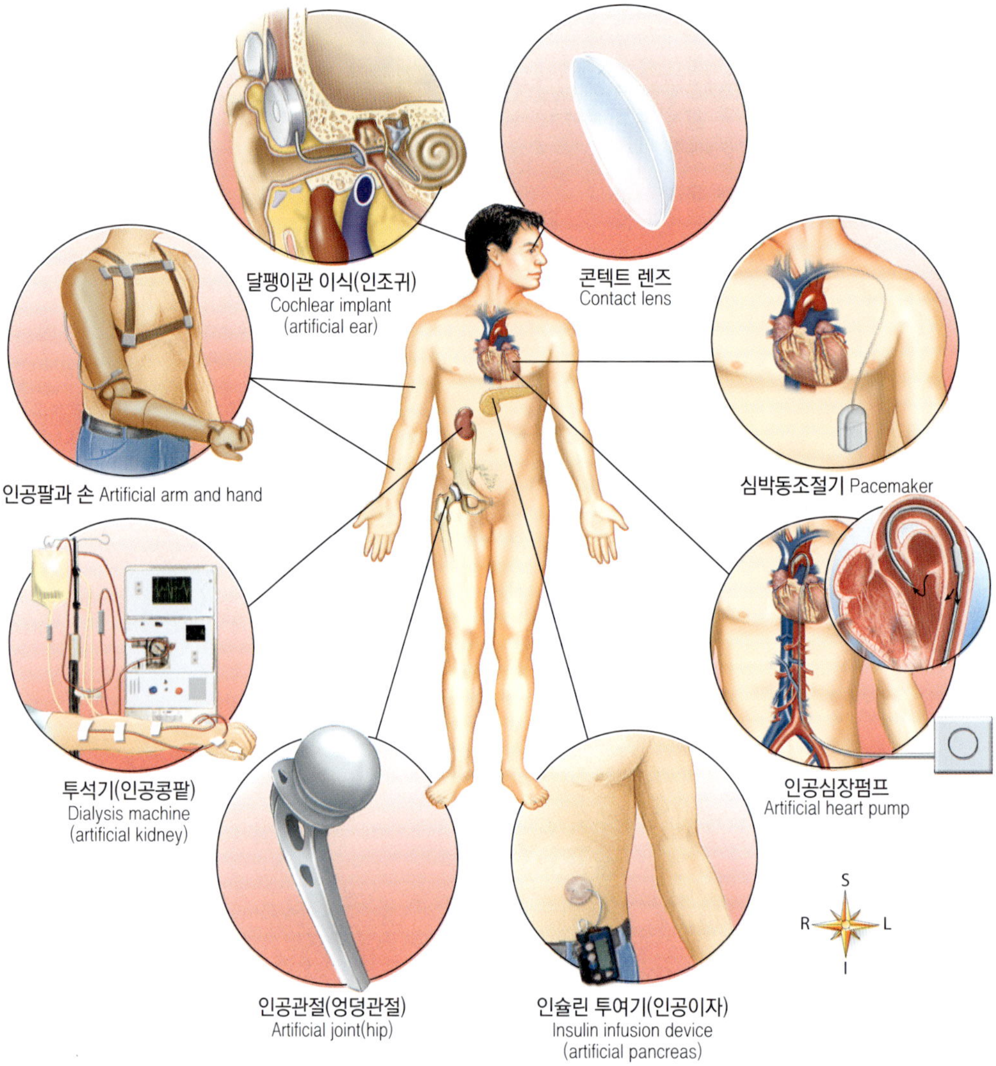

그림 5-13 보조기의 예. 손상된 기관이나 조직은 인공물로 대체하거나 치료한다.

필수 장기이식

필수 기관의 부분적 또는 완전히 대체하거나 기능을 보강하기 위한 인공재료(동물 혹은 인간의 조직 또는 기계장치)의 사용은 현대의학에서 점점 더 빈번히 발생하고 있다.

의료기기

5

필수장기의 기능을 향상시키는 가장 초기의 장치 중 하나는 '인공콩팥(artificial kidney)' 또는 투석기(dialysis machine)이다(19장 참고). 투석기는 염류액이 채워져 있는 반투막성 관으로 혈액을 통과시켜서 노폐물이 걸러지게 하는 장치이다. 콩팥기능상실 환자는 일주일에 2~3회, 한 번에 2~4시간씩 투석을 시행해야 한다. 비록 이러한 기계식 투석이 콩팥기능상실 환자의 생명을 연장시키지만, 이 치료는 콩팥이식을 기다리는 환자의 일시적인 치료로 간주된다.

인간의 첫 번째 인공심장이식은 1982년에 시행되었고, 이후 비약적인 발전이 이루어져 말기 심장질환에 의해 고통받는 환자에게 혈액순환을 보장하는 더 작고 효율적인 장치가 만들어졌다. 이 장치 중에서 왼심실보조기(left ventricular assist system, LVAS)는 배에 이식하여 심장과 연결한다. 이것은 건전지로 규제되고 조절되며 장시간 심장이식을 대기하는 환자에 사용된다.

불행하게도, 미국에서는 이식할 장기의 부족으로 매년 단 2,500건의 심장이식수술만이 시행된다. 흉부외과 의사들은 왼심실보조기 외에도 다양한 인공판막이나 수술도구를 이용하고 있는데, 인공판막은 기계식이거나 돼지(porcine)나 소(bovine), 인간의 조직에서 얻은 것이다.

만들어진 조직과 기관

세포배양을 사용하여 실험실에서 인간의 조직과 기관을 '성장'시키는 능력이 크게 향상되어 필수적이거나 필수적이지 않은 기관 모두를 대체하는 의학적 선택이 빠르게 증가하고 있다.

예를 들어, 그림 5-14에서처럼 실험실에서 만들어진 틀에서의 연골조직 성장을 관찰할 수 있다. 사람의 세포에서부터 피부, 막, 기관, 그리고 기관의 일부를 성장시키기 위한 다양한 기술이 개발되었다. 환자 자신의 세포에서부터 만들어진 조직과 기관은 타인으로부터 받는 조직이나 기관에 비해 이식 가능성이 더 높다.

새로운 재료와 생체공학의 발전이 고무적이지만 많은 기관들의 성공적이고 장기적인 이식을 위해서는 많은 어려움이 남아있다. 필수기관 전체를 인공물로 대치하는 것이 가능하다면 최종적인 치료법(대부분 장기이식)이 가능하기까지 생명을 연장하는 방법으로 사용된다.

장기이식

외과적 이식

생명유지기관의 기능상실에 대한 영구적인 치료 중 하나는 장기이식(organ transplantation)이다. 이 치료는 주는이의 기관을 수술적 방법으로 받는이에게 이식하는 방법이다. 콩팥, 간, 이자, 허파, 작은창자 그리고 심장의 이식이 전 세계 여러 병원에서 행해지고 있다.

새로운 기관이 이식될 때 기존의 기관은 제거하기나 제거하지 않을 수도 있는데, 예를 들면 기능이 상실된 콩팥을 그대로 제자리에 남겨 놓는 방법이 있다. 그림 5-15에서 보듯이 새로운 콩팥이 기존의 콩팥 아래, 골반에 자리잡고 혈관과 방광에 연결된다. 이렇게 하면 기존의 콩팥을 제거하는 손상을 환자에게 주지 않고도 이식된 콩팥이 기능할 수 있게 된다.

이식의 면역거부반응

많은 성공에도 불구하고 장기이식은 여전히 몇 가지 문제점을 지니고 있다. 그 중 하나는 받는이의 면역계통이 이식된 기관에 대해 거부반응을 보이는 경우이다. 면역반응은 상대적으로 미미하지만 어떤 경우에서는 생명을 위협하게 될 수도 있다.

몇몇 면역억제제는 면역계통을 억제하여 거부반응을 방지하지만, 이것은 동시에 심각한 감염의 위험성을 초래한다. 면역억제제인 사이크로스포린(cyclosporine)은 어느 정도는 감염의 위험성을 높이지 않으면서도 거부반응을 억제한다.

또한 더 나은 조직적합성 검사법(tissue-typing procedures)이나 새롭고 더욱 효과적인 면역억제제의 지속적인 개발, 환자 자신의 세포를 이용하여 장기를 만드는 가능성은 장기거부 문제의 해결에 희망을 걸 수 있게 한다.

장기이식거부를 해결할 다른 방법은 환자의 몸에 새로운 장기를 만드는 것이다. 예를 들어, 유리피판술(free-flap

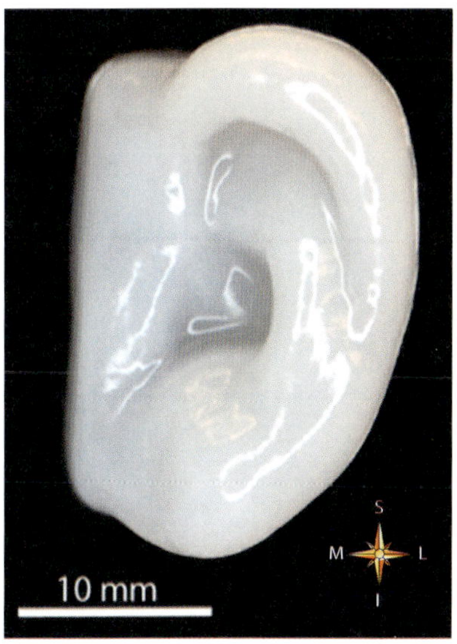

그림 5-14 공학적으로 만들어진 사람의 귀연골. 실험실에서 만들어진 틀 안에 사람세포를 넣어 자라난 연골을 보여주는 사진.

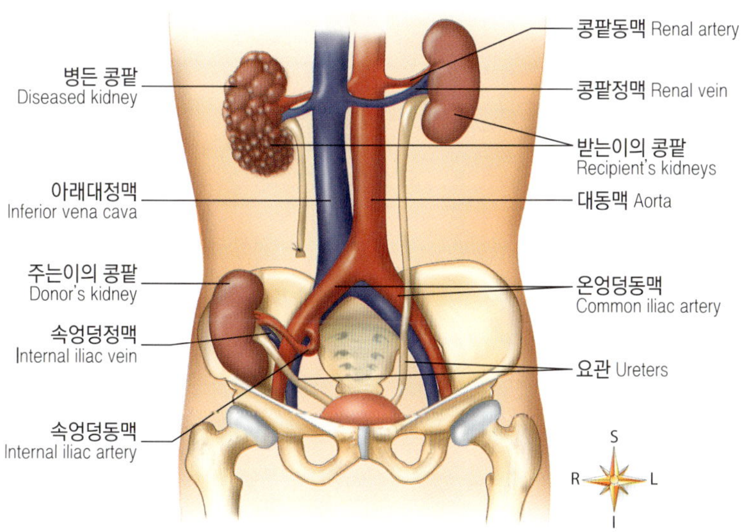

그림 5-15 콩팥이식. 콩팥이식에서 받는이의 병든 콩팥은 제거하지 않고 주는이의 콩팥이 골반 안에 위치한 그림.

surgery)로 불리는 방법은 몸의 일부분을 외과적으로 다른 부위로 옮기는 방법이다.

유방암에서는 젖을 절제한 후 허벅지, 엉덩이, 배 등의 부위에서 근육과 피부를 떼어 새로운 젖을 만든다. 또는 창자의 일부분으로 방광을 대신하기도 하며 손가락이 절단된 경우 발가락을 이식하기도 한다. 환자 자신의 조직을 사용하면 장기이식거부를 보이는 경우가 매우 적다.

장기이식의 다른 문제점은 주는이가 제한되어 있다는 점이다. 이를 해결하는 방법으로 인간의 기관을 사용하지 않는 방법이 있는데, 연구자들은 조직배양이나 환자 몸 안에서 조직이나 기관을 배양하는 방법을 연구하고 있다. 예를 들면 희망사항으로 미래에는 건강한 주는이의 간세포를 추출하여 환자의 몸 안에 이식하고, 이 이식된 세포가 증식하여 간기능의 일부분을 대신하게 하거나 신경조직을 배양하여 뇌나 척수 손상을 치료할 수 있게 되기를 희망한다.

QUICK CHECK

1. 생명유지에 필수적이지 않은 기관은 주로 어떻게 대체되는가?
2. 장기이식을 할 수 없거나 선택사항일 경우 사용되는 의료기기의 두 가지 예는 무엇인가?
3. 장기이식 시 가장 고려해야 하는 것은 무엇인가? 이 문제를 피할 수 있는 가능한 선택은 무엇인가?
4. 유리피판술은 무엇인가?

용어 terminology

근육계통 muscular system
기관계통 organ systems of the body
내분비계통 endocrine system
림프와 면역계통 lymphatic and immune systems
비뇨계통 urinary system
뼈대계통 skeletal system
생식계통 reproductive system
소화계통 digestive system
신경계통 nervous system
심장혈관계통 cardiovascular system
인조기관 artificial organs
장기교체 organ replacement
장기이식 organ transplantation
우리몸 기관 기능의 통합 integration of body organ system functions
피부계통 integumentary system
호흡계통 respiratory system

요약 summary

정의와 개념

A. 기관

하나의 조직보다 좀 더 복잡한 기능을 수행할 수 있는 둘 혹은 그 이상의 조직들이 모여 구성된 구조

B. 기관계통

하나의 기관보다 좀 더 복잡한 기능을 수행할 수 있는 기관 집단

C. 각 기관에 대한 지식과 이들이 집단으로 조직되는 방법은 특정 계통이 전반적으로 어떻게 기능하는지에 대한 이해를 향상시킴

우리몸의 기관

A. 피부계통(그림 5-1)
  1. 구조
    a. 피부는 하나의 기관이지만 많은 부속기관을 가지고 있음
    b. 피부부속기관
      (1) 털(hair)
      (2) 손톱, 발톱(nail)
      (3) 감각수용기(sense receptor)
      (4) 땀샘(sweat gland)
      (5) 피부기름샘(피지선, oil-products gland)
  2. 기능
    a. 보호-기본기능
    b. 체온조절
    c. 화학물질 합성
    d. 감각기관(sense organ)

B. 뼈대계통(그림 5-2)
  1. 구조
    a. 뼈(bone): 뼈대계통의 기관
      (1) 이름이 있는 206개의 뼈
      (2) 개인에 따라 다른 다양한 뼈
    b. 연골은 뼈들을 연결하고 충격을 흡수
    c. 인대: 뼈를 연결하는 섬유조직의 끈
    d. 관절: 뼈를 연결하고 움직임을 가능하게 함
  2. 기능
    a. 몸 전체를 지지하는 틀
    b. 뇌와 내부장기 보호
    c. 운동(관절과 근육과 함께)
    d. 무기물 저장
    e. 혈액세포 생성

C. 근육계통(그림 5-3)
  1. 구조
    a. 근육이 일차적인 기관
      (1) 맘대로근(voluntary) 또는 가로무늬근(striated)
      (2) 일부 장기 벽을 이루는 제대로근(involuntary) 또는 민무늬근(smooth)
      (3) 심장벽을 이루는 심장근육(cardiac muscle)
  2. 기능
    a. 운동
    b. 자세 유지
    c. 열 생성
  3. 뼈대근육계통: 뼈대계통과 근육계통의 조합

D. 신경계통(그림 5-4)
  1. 구조
    a. 중추신경계통(central nervous system, CNS)
      (1) 뇌(brain)
      (2) 척수(spinal cord)
    b. 말초신경계통(peripheral nervous system, PNS)
      (1) 뇌신경과 그 가지
      (2) 척추신경과 그 가지
      (3) 감각기관
  2. 기능
    a. 기관 사이의 정보교환(communication)
    b. 신체기능의 통합
    c. 신체기능의 통제
    d. 감각자극의 인지

E. 내분비계통(그림 5-5)

1. 구조: 혈액으로 직접 호르몬을 배출하는 도관이 없는 샘
2. 기능
   a. 신경계통과 동일하게 정보교환, 통합, 통제 기능을 수행
   b. 작용은 느리게 나타나고 장시간 지속
   c. 신경내분비계통: 신경계통과 내분비계통의 조합
   d. 호르몬 조절기능의 예
      (1) 성장
      (2) 대사
      (3) 생식
      (4) 수분과 전해질 균형

F. 심장혈관계통(순환계통이라고도 함)(그림 5-6)

1. 구조
   a. 심장(heart)
   b. 혈관(blood vessels)
2. 기능
   a. 체내 물질의 운반
   b. 체온 조절
   c. 면역(신체방어, body defense)

G. 림프계통과 면역계통(그림 5-7)

1. 림프계통
   a. 구조
      (1) 림프관(lymphatic vessels)
      (2) 림프절과 편도(lymph nodes and tonsils)
      (3) 가슴샘(thymus)
      (4) 지라(spleen)
   b. 기능
      (1) 림프의 수송
      (2) 면역
2. 면역계통
   a. 구조
      (1) 고유세포(unique cells)
         ⓐ 포식세포(phagocytes)
         ⓑ 분비세포(secretory cells)
      (2) 특화된 단백질화합물
         ⓐ 항체(antibodies)
         ⓑ 보체(complements)
   b. 기능
      (1) 세균의 포식
      (2) 보호기능을 남낭하는 화학반응

H. 호흡계통(그림 5-8)

1. 구조
   a. 코(nose)
   b. 인두(pharynx)
   c. 후두(larynx)
   d. 기관(trachea)
   e. 기관지(bronchus)
   f. 허파(lungs)
2. 기능
   a. 허파꽈리에서 산소와 이산화탄소(가스 형태의 노폐물)의 교환
   b. 흡입한 공기 속에 포함된 자극물질의 여과
   c. 산-염기 평형의 조절

I. 소화계통(그림 5-9)

1. 구조
   a. 일차기관(primary organs)
      (1) 소화관(alimentary canal or GI tract) 형성
      (2) 입(mouth), 인두(pharynx), 식도(esophagus), 위(stomach), 작은창자(small intestine), 큰창자(large intestine), 곧창자(rectum), 항문관(anal canal)
   b. 부속기관(accessory organs)
      (1) 소화과정 보조
      (2) 치아(이, teeth), 침샘(salivary glands), 혀(tongue), 간(liver), 쓸개(gallbladder), 이자(pancreas), 막창자꼬리(appendix)
2. 기능
   a. 음식물을 기계적 · 화학적으로 분해(소화, digestion)
   b. 영양물질의 흡수
   c. 몸 밖으로 배출되는, 소화되지 못한 노폐물을 대변(feces)이라고 함

J. 비뇨계통(그림 5-10)

1. 구조
   a. 콩팥(kidneys)

b. 요관(ureters)

c. 방광(urinary bladder)

d. 요도(urethra): 남성에서는 비뇨계통과 생식계통 모두에 속함

2. 기능

a. 혈액 속의 노폐물을 청소함. 몸 밖으로 배설되는 노폐물을 소변(urine)이라 함

b. 전해질 균형

c. 수분 균형

d. 산-염기평형

K. 생식계통

1. 구조

a. 남자(그림 5-11)

(1) 생식샘(gonads): 고환

(2) 이외의 구조물: 정관(vas deferens), 요도, 전립샘(prostate), 음경(penis)과 음낭(scrotum)

b. 여자(그림 5-12)

(1) 생식샘(gonads): 난소

(2) 이외의 구조물: 자궁(uterus), 난관(uterine [fallopian] tube), 질(vagina), 바깥생식기관(vulva), 젖샘(mammary glands), 젖(breast)

2. 기능

a. 유전자(genes)의 생존

b. 생식세포(sex cell; 남성은 정자[sperm], 여성은 난자[ovum])의 생성

c. 생식세포의 운반과 수정(fertilization)

d. 자손의 발달(development)과 출생(birth)

e. 자손(정자 및 태아)에게 영양 공급

f. 성호르몬(sex hormones)의 생산

몸전체

A. 항상성

1. 어떤 계통도 다른 계통과는 별도로 독립적으로 기능하지 못함(표 5-1)

2. 우리몸의 모든 계통은 구조적으로, 기능적으로 서로 연관되고 상호의존적임

B. 기관계통 개념 적용

1. 계통은 좀 더 이해하기 쉽게하기 위해 집단화되거나 나누어질 수 있음(표 5-1)

a. 뼈대근육계통은 뼈대계통과 근육계통 모두를 포함

b. 신경계통은 중추신경계통과 말초신경계통으로 나눌 수 있음

2. 시상하부와 같은 기관은 하나 이상의 계통에 포함

장기이식

A. 생명유지에 필수적인, 필수적이지 않은 기관

1. 필수적이지 않은 기관의 기능상실은 즉각적으로 생명을 위협하지는 않음

2. 필수적인 기관의 기능상실은 즉각적으로 생명을 위협함

3. 기관들의 기능상실은 장기이식으로 치료할 수 있음

B. 인공장기(그림 5-13)

1. 필수적이지 않은 기관의 이식

a. 보조기: 몸의 일부를 대체하거나 구조물의 기능을 향상시키기 위한 기구

b. 예: 청각을 향상시키기 위한 달팽이관이식

2. 필수적인 기관의 이식

a. 의료기기: 콩팥투석기기, 인공심장펌프

b. 만들어진 조직과 기관: 배양된 인간세포에서 자란 기관(그림 5-14)

C. 장기이식

1. 외과적 이식: 외과적 과정을 통해 주는이의 기관을 받는이에게 이식, 종종 기존의 기관을 남겨두기도 함(그림 5-15)

2. 이식의 면역거부반응은 때때로 면역억제제로 치료되며 호환 가능한 세포로 만들어진 새로운 장기는 거부반응을 피할 수 있음

학습활동 active learning

복습문제

1. 기관(organ)과 기관계통(organ system)을 정의하시오.
2. 피부감각수용체의 기능은 무엇인가?
3. 피부는 어떻게 체온조절에 관여하는가?
4. 갈비연골은 무엇인가?
5. 힘줄(tendon)과 그 기능을 설명하시오.
6. 뼈대계통이면서 종종 림프구조물로 고려되는 구조물은 무엇인가?
7. 우리몸에서 노폐물제거를 돕는 기관의 이름을 말하고 각 기관에서 어떤 형태의 노폐물을 제거하는지 설명하시오.
8. 뼈를 제외하고 뼈대계통에 포함되어 있는 다른 형태의 구조물은 무엇이고 이것의 기능은 무엇인가?
9. 이 장에서 언급한 11가지 계통을 열거하시오.
10. 대부분의 계통은 한 가지 이상의 기능을 가지고 있다. 다음 계통들의 두 가지 기능을 설명하시오: 피부계통, 뼈대계통, 근육계통, 림프계통, 면역계통, 호흡계통, 비뇨계통
11. 생식계통의 고유한 특징은 무엇인가?
12. 세 가지 인조기관 혹은 보조기의 이름을 말하고 어떤 기관을 대체 혹은 보조하는지 설명하시오.
13. 장기이식에서 사이클로스포린과 같은 약물의 역할은 무엇인가?
14. 각 계통에 대한 '신호전달자'와 어떤 형태의 기능이 규제되는지 포함하여 신경계통과 내분비계통의 차이를 설명하시오.
15. 이 장에서 사용된 균형이라는 단어는 항상성을 의미한다. 각 계통의 기능과 항상성 기능을 나열하고 기술하시오.
16. 최근 콩팥이식수술을 받은 친구에게 간호사가 기존의 콩팥을 제거하지 않았다고 설명하자 믿지 않았다. 그 친구에게 이것에 대해 어떻게 설명할 것인가?

문제

1. 소화계통의 일차기관은 ____________라 불리는 긴 관을 구성한다.
2. ____________는 수의근(voluntary muscle)의 다른 이름이다.
3. ____________는 불수의근(involuntary muscle)의 다른 이름이다.
4. 신경계통은 ____________라 불리는 특수한 전기화학적 신호를 생성할 수 있다.
5. ________, ________, 및 ________를 피부부속기관이라 한다.
6. ________는 림프계통이면서 또한 내분비계통이다.
7. ________는 남성 생식계통이면서 또한 비뇨계통이다.
8. 남성 생식계통의 생식샘(gonad)은 ________이다; 여성 생식기관의 생식샘은 ________이다.
9. 뼈대계통은 뼈와 다음 두 관련조직으로 구성된다: ________과 ________.
10. ________는 청력을 도와주는 "인공귀"이다.

A항의 계통에 대한 적절한 설명을 B항에서 고르시오.

A항		B항
12. ________	피부계통	a. 운동을 가능하게 하고, 몸의 자세를 유지하며, 열을 생산한다.
13. ________	뼈대계통	b. 호르몬을 사용하여 우리몸의 기능을 조절한다.
14. ________	근육계통	c. 소화계통으로부터 지방 성분의 영양물질을 혈액으로 수송한다.
15. ________	신경계통	d. 영양물질의 물리 · 화학적 변화를 초래하여 혈액으로 흡수될 수 있게 만든다.
16. ________	내분비계통	e. 혈액으로부터 대사과정의 노폐물을 제거하고 수분과 전해질 균형을 조절한다.
17. ________	심장혈관계통	f. 아래에 위치한 구조들을 보호하고, 감각수용기를 포함하며, 체온을 조절한다.
18. ________	림프계통	g. 몸의 한 부위로부터 다른 부위로 물질을 이동시킨다.
19. ________	호흡계통	h. 개체의 생존보다는 종의 생존을 보장한다.
20. ________	소화계통	i. 전기화학적 신호를 사용하여 우리몸의 기능을 통합하고 조절한다.
21. ________	비뇨계통	j. 산소와 이산화탄소를 교환하고, 산-염기 평형의 조절을 돕는다.
22. ________	생식계통	k. 몸의 단단한 틀을 이루고, 무기물을 저장한다.

CHAPTER 6

피부와 막

Skin and Membranes

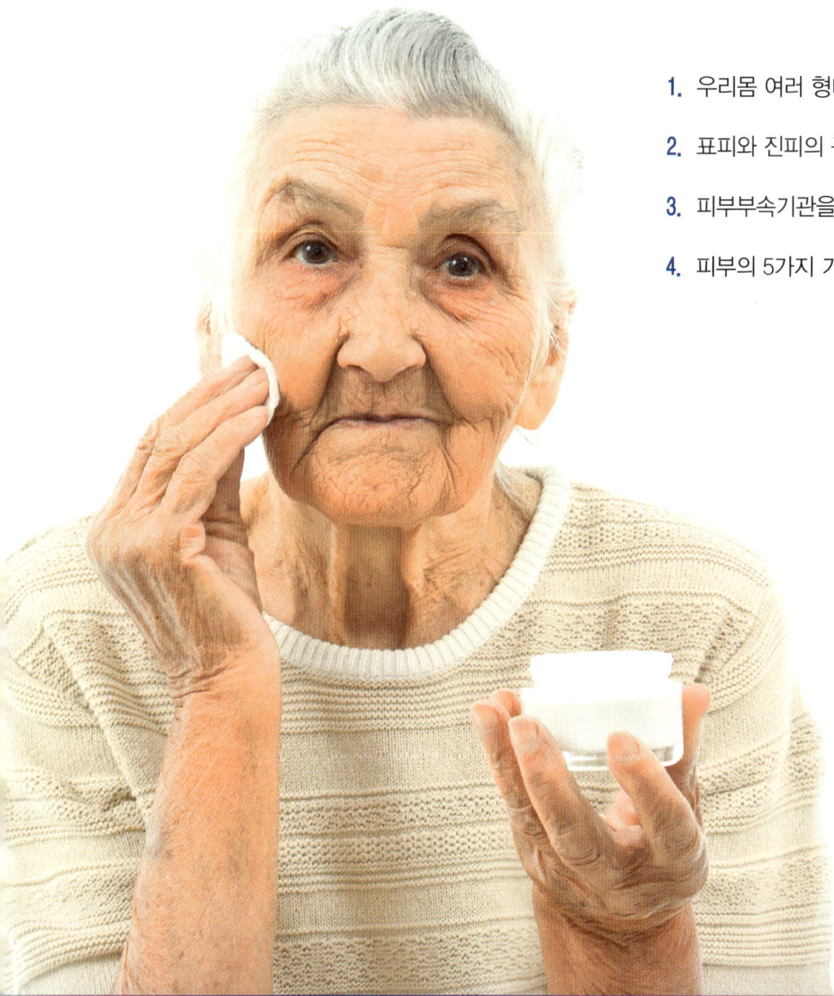

1. 우리몸 여러 형태의 막을 분류하고, 구조를 비교해 보고, 예를 든다.
2. 표피와 진피의 구조와 기능을 기술한다.
3. 피부부속기관을 간략히 설명한다.
4. 피부의 5가지 기본 기능을 설명한다.

6

1장에서 우리몸의 구조가 어떻게 단순한 구조에서 복잡한 구조로 발전하는지 설명하였다. 세포에서 조직, 그리고 기관와 계통 순으로 구조와 기능은 복잡해진다. 이 장에서는 기관계통으로서 피부와 피부부속물(털, 손톱, 피부샘)에 대해 학습할 것이다. 피부와 피부부속물을 한꺼번에 피부계통(integumentary system)이라 한다. 피부계통은 피부의 다른 이름이며, 피부 자체는 피부계통의 주요 기관이다. 피부는 해부학적으로는 단순하지만, 기능적으로 중요한 종이 모양의 구조이며, 이를 막(membranes)이라 한다. 이 장에서는 중요한 막의 분류와 더불어 피부의 기능과 구조에 관해 다룰 것이다. 구조와 기능이 어떻게 연관되어 있는가 하는 것의 이해를 돕기 위해, 계통에 앞서 피부와 피부부속물을 살펴보아야 한다.

우리몸의 막

막의 종류

막은 우리몸에서 중요하고 다양한 기능을 가진 얇은 종이(sheet) 같은 구조이다. 막은 우리몸 표면과, 몸안 공간, 소화, 생식, 호흡기와 같은 속빈기관의 안쪽 표면을 덮어 이를 보호한다.

어떤 막은 기관끼리 혹은 뼈에 고정시키기도 하며 내부 기관을 덮고 있는 막도 있다. 우리몸의 특정 부분에서 막은 액체(심장박동 시 혹은 허파의 확장이나 수축과 같이 기관이 움직일 때 마찰을 감소시켜주는 역할)를 분비한다. 또한 막의 윤활제는 관절의 뼈 사이 마찰을 줄인다. 우리몸의 막은 두 종류가 있다.

1. 상피막(epithelial membranes)은 상피조직과 섬유결합조직으로 구성되어 있다.
2. 결합조직막(connective tissue membranes)은 다양한 종류의 결합조직으로 구성되어 있다. 결합조직막에는 상피세포가 존재하지 않는다.

상피막

상피막의 종류

우리몸 안에는 3종류의 상피막이 있다.

1. 피부막(cutaneous membrane)
2. 장막(serous membrane)
3. 점막(mucous membrane)

피부막

피부막(cutaneous membrane) 혹은 피부(skin)는 피부계통의 주요 기관으로, 가장 중요하며, 가장 크고 눈에 띄는 기관 중 하나이다. 몸무게의 약 16%를 차지하며, 그 구조는 많은 기능에 적합하게 구성되어 있다.

피부의 상피조직막은 가장 겉에 상피세포가 있으며, 밑에는 지지해주는 결합조직이 있다. 이 구조들은 다양한 고유의 기능을 갖는다. 이 부분에 대해서는 이 장의 마지막에서 자세히 다룰 것이다.

장막

장막(serous membranes)은 닫힌 공간안 표면에서만 발견된다. 모든 상피막과 같이 장막도 구분되는 두 종류의 별개 조직층으로 이루어져 있다. 상피층은 단순편평세포의 얇은 층이다. 결합조직층은 상피세포를 지지하는 얇고 끈끈한 바닥

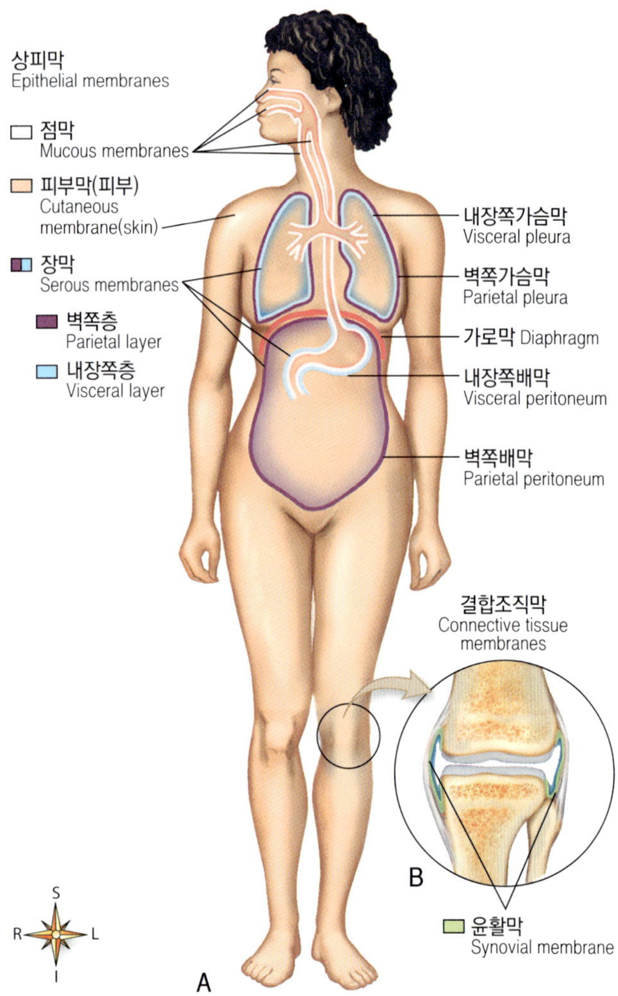

그림 6-1 우리몸에 있는 막의 유형. A: 피부, 장막(벽쪽가슴막, 내장쪽가슴막과 벽쪽배막, 내장쪽배막), 점막을 포함한 상피막, **B:** 윤활막을 포함한 결합조직막

막(basement membrane)을 형성한다.

몸안공간에 있는 기관의 표면을 덮고 있는 장막은 실제로는 서로 다른 두 표면을 덮고 있는 연속적인 조직이다. 장막은 그 위치에 따라 이름이 붙여지는데, 이 기준에 따라 두 종류로 구분된다. 하나는 몸안공간을 따라 덮고 있는 것, 다른 하나는 몸안공간 내의 기관을 덮고 있는 것이다.

몸안공간 벽에 위치하는 장막을 벽쪽층(parietal layer)이라 한다. 몸안공간 내의 기관을 덮고 있는 장막은 내장쪽층(visceral layer)이라 한다.

가슴안(thoracic cavity)과 배안(abdominal cavity)의 두 장막이 그림 6-1에 나타나 있다. 가슴안의 안쪽 장막을 가슴막(pleura)이라고 하며, 배안의 안쪽 장막을 배막(peritoneum)이라고 한다.

다시 그림 6-1의 벽쪽가슴막과 내장쪽가슴막, 그리고 벽쪽배막과 내장쪽배막의 위치를 살펴보자. 벽쪽막은 몸안공간을, 내장쪽막은 몸안공간에서 기관(organ)의 바깥을 감싸고 있다.

장막은 마찰을 감소시키는 역할을 하는 얇고 물기가 있는 액체를 분비하며, 그 기관이 속해 있는 공간의 벽이나 다른 기관에 닿을 때 윤활제로 작용한다.

심장은 얇고 미끄러운 막으로 덮여 있는 섬유질주머니로 둘러싸여 있으며 안에는 심장 주위에서 윤활작용을 하는 액체로 채워져 있다. 그림 6-2는 심장을 둘러싸고 있는 장막인 심장막(pericardium)이 물이 채워진 풍선과 어떻게 닮았는지 보여주고 있다.

가슴막염(pleurisy 혹은 pleuritis)은 가슴안에서 허파를 덮고 있는 장막에 염증이 생긴 병리학적 상태로 통증이 매우 심하다. 통증은 허파의 내장쪽가슴막이 가슴안의 벽을 덮고 있는 벽쪽가슴막에 부딪혀 생기는 마찰로 인한 자극으로 발생된다. 벽쪽가슴막은 내장쪽가슴막보다 통증에 더 민감하다. 심각한 경우 염증이 생긴 가슴막 표면이 융합되고, 영구적인 손상이 생길 수도 있다.

배막염(peritonitis)은 배안의 장막에 염증이 생긴 것이며, 막창자꼬리염(appendiciti)의 심각한 합병증일 수 있다.

점막

점막(mucous membranes)은 상피세포층과 섬유조직 혹은 결합조직층으로 된 상피막이다. 점막은 외부로 직접적으로 열린 몸의 표면을 덮고 있는 막이다.

점막의 예로는 몸안에 위치한 상피막으로 호흡계통, 소화계통, 비뇨계통, 생식계통의 관을 덮고 있는 것을 들 수 있다. 점막의 상피 종류는 위치와 기능에 따라 다르며, 대부분의 경우 중층편평상피나 단층원주상피로 구성되어 있다.

예를 들어 식도에서는 단단하며 외부 자극에 저항력이 있는 중층편평상피를 볼 수 있다. 이것은 "기능이 형태를 결정한다"라는 원칙에 잘 부합된다. 이러한 단단한 상피막이 없다면 딱딱한 팝콘 같은 음식물을 삼켰을 때 식도벽에 자극이나 감염, 출혈 등의 손상을 일으킬 것이다.

단층원주상피는 소화관의 아랫부분을 덮고 있다. 위와 작은창자에서 섭취된 음식물은 소화과정이 일어나고 부드러워져 액체같이 되어 더 이상 자극을 일으키지 않는다. 이 단층의 상피세포층은 흡수에 알맞게 되어 있다.

대부분 점막의 상피세포는 막을 축축하고 부드럽게 하는 점액(mucus)을 분비한다. 점막의 상피세포 아래 섬유결합조

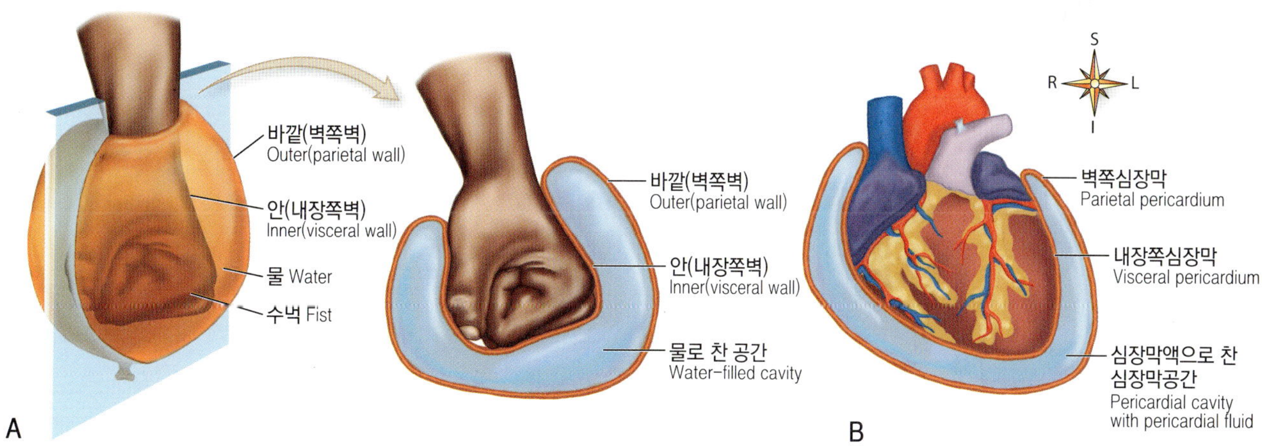

그림 6-2 장막. A: 물이 채워진 풍선에 주먹을 밀어넣는 그림. 장막이 이중벽 구조의 얇은 액체주머니를 형성하는 것을 비유적으로 설명한다. **B:** 심장은 장액성 심장막에 의해 싸여 있으며 이 막은 벽쪽층과 내장쪽층으로 구성되어 있고 그 사이에는 심장막액이라는 액체로 차 있다.

6

직을 고유판(lamina propria)이라고 부른다.

점막이라는 용어는 막의 유형을 나타내고 점액은 그 막에 의해 생성되고 분비된다.

점막피부접합부(mucocutaneous junction)는 피부와 점막이 만나도록 연결기능을 한다. 이러한 접합 부위에는 털, 땀샘과 같은 부속기관이 존재하지 않는다. 이러한 이행부위는 일반적으로 구멍 안에 있는 점액샘들에 의해 축축하게 된다. 눈꺼풀, 입술, 콧구멍, 외음, 항문 등의 점막피부접합부는 감염 또는 자극부위가 될 수 있다.

결합조직막

피부막, 장막, 점막과는 다르게 결합조직막(connective tissue membranes)은 상피성분을 가지고 있지 않다. 뼈와 관절 사이에 위치하는 윤활막(synovial membrane)은 결합조직막으로 분류된다(그림 6-1의 B, 그림 7-28).

이 막은 부드럽고 매끄러우며 윤활액(synovial fluid)이라 하는 무색의 껄쭉한 액체를 분비한다. 막 자체가 달걀흰자와 유사한 형태를 가진 윤활액과 함께, 움직일 수 있는 관절 안 뼈들의 표면 사이에서 마찰을 줄이는데 도움을 준다. 윤활막은 우리몸의 움직이는 부위에서 발견되는 작고 쿠션모양의 주머니인 윤활주머니를 감싸고 있다.

QUICK CHECK

1. 우리몸에서 4가지 주요 유형의 막은 무엇인가?
2. 우리몸의 막 중 상피막은 어떤 유형에 속하는가?
3. 4가지 주요 막에서 각각 생성되는 액체는 무엇이고 이 액체들의 기능은 무엇인가?
4. 식도의 안쪽을 덮고 있는 막과 작은창자의 안쪽을 덮고 있는 막의 차이는 무엇인가?

피부구조

피부구조의 개념

피부의 간단한 설명은 5장에서 다루었다. 피부는 피부계통의 주요 기관이면서 우리몸에 있는 가장 크고 가장 중요한 기관 중 하나이다. 건축학적으로 피부는 놀라운 구조를 갖고 있다. 피부 2.5cm^{2}에 들어가는 수많은 구조에 대해 생각해 보자.

- 500개의 땀샘
- 1,000개 이상의 신경종말
- 넓게 퍼져 있는 작은 혈관들
- 약 100개의 피부기름샘
- 150개의 압력 감지기, 75개의 열 감지기, 10개의 저온 감지기
- 수백만 개의 피부세포

피부 또는 피부막은 종이 모양의 기관으로 우리몸을 덮고 있으며 우리몸의 안과 밖 사이에서 보호막 역할을 한다.

피부는 다음의 두 개의 층으로 이루어져 있다(그림 6-3).

1. 표피는 피부의 가장 바깥층인 표면이다. 표피는 중층편평상피의 비교적 얇은판이다.
2. 진피는 두 층 중 깊은 곳에 있다. 진피는 표피보다 두꺼우며, 광범위한 결합조직으로 구성되어 있다.

그림 6-3에서 볼 수 있듯이 피부의 층은 성긴결합조직과 피하조직(subcutaneous tissue)이라 불리는 두꺼운 지방조직으로 지지된다.

피하층의 지방조직 내 지방은 극한의 추위와 더위로부터 우리몸을 보호하고 우리몸을 위한 에너지의 저장된 원천이며 필요할 경우 영양공급원으로 사용할 수 있다. 또한 충격흡수 역할을 하고 우리몸 표면의 타박상이나 충격에 의한 손상으로부터 아래에 위치한 조직을 보호하는 것을 돕는다.

표피

표피의 구조

표피(epidermis)의 단단히 다져진 상피세포는 5개 층으로 배열되어 있다.

가장 깊이 위치한 바닥층(stratum basale, basal layer)은 세포분열을 하고 표피세포를 끊임없이 생산한다(그림 6-3). 새로운 세포가 표피의 깊은 층에서 생성되면 세포들의 층을 을 통해 위로 올라간다.

이것이 표면에 도달했을 때 표피세포는 죽고 표피세포의 세포질은 케라틴(keratin)이라 불리는 가장 독특한 단백질에 의해 대체된다. 케라틴은 피부 바깥층에서 마모방지와 보호성질을 가진 뿔모양의 세포를 제공하는 견고한 방수 물질이다. 표피의 거칠고 각질화된 바깥층을 각질층(stratum corneum, corny layer)이라 한다.

그림 6-4에서 각질층의 많은 표면 세포가 탈락한 것을 볼 수 있다. 이러한 건조하고 케라틴으로 채워진 죽은 세포들은 피부가 옷이나 침대, 목욕물이나 우리가 사용하는 도구와 같이 수천 가지의 것에 의해 떨어져 나간다. 수백만 개의 상피세포가 매일 재생산되어 수백만 개를 대체한다. 이것은 우리

몸이 쉬고 있는 듯 보이지만 우리의 지시없이 일을 수행하고 있다는 것을 보여주는 한 예이다.

피부색소

멜라닌

그림 6-3에서 확인된 표피의 가장 깊은 세포층은 피부의 색을 나타내는 색소(pigment)를 생산한다. 색소라는 용어는 라틴어인 '페인트'에 기원한다.

갈색의 멜라닌은 멜라닌세포(melanocyte)라 불리는 세포에서 생산되며 이 세포는 바닥층(basal layer)에 있다. 멜라닌세포는 소포에서 멜라닌을 포장하여 주위 상피세포에 분포시켜 색을 더 어둡게 만든다. 상피세포층에 분포하는 멜라닌의 농도가 높을수록 피부의 색은 더 짙어진다. 멜라닌의 주요

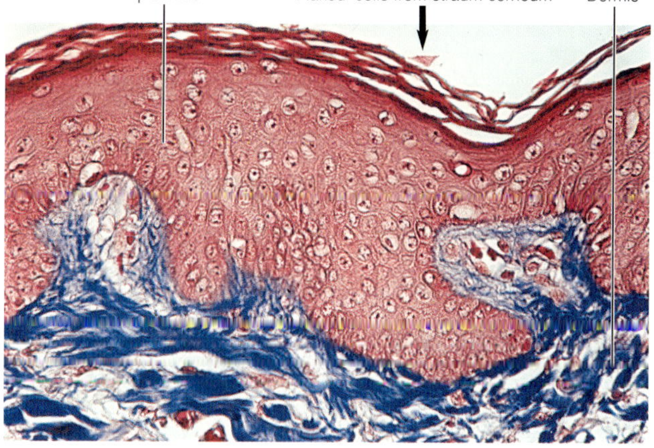

그림 6-4 피부의 현미경사진. 각질층의 많은 죽은 세포가 표피의 표면에서 박리되었다. 표피는 세포가 매우 촘촘하게 있는 것을 볼 수 있으며 진피는 세포는 적고 결합조직이 더 많다.

그림 6-3 피부의 조직학적 구조. 세로 구획에 보이는 표피는 한쪽 모서리가 들려서 진피의 융기 부분을 드러낸다.

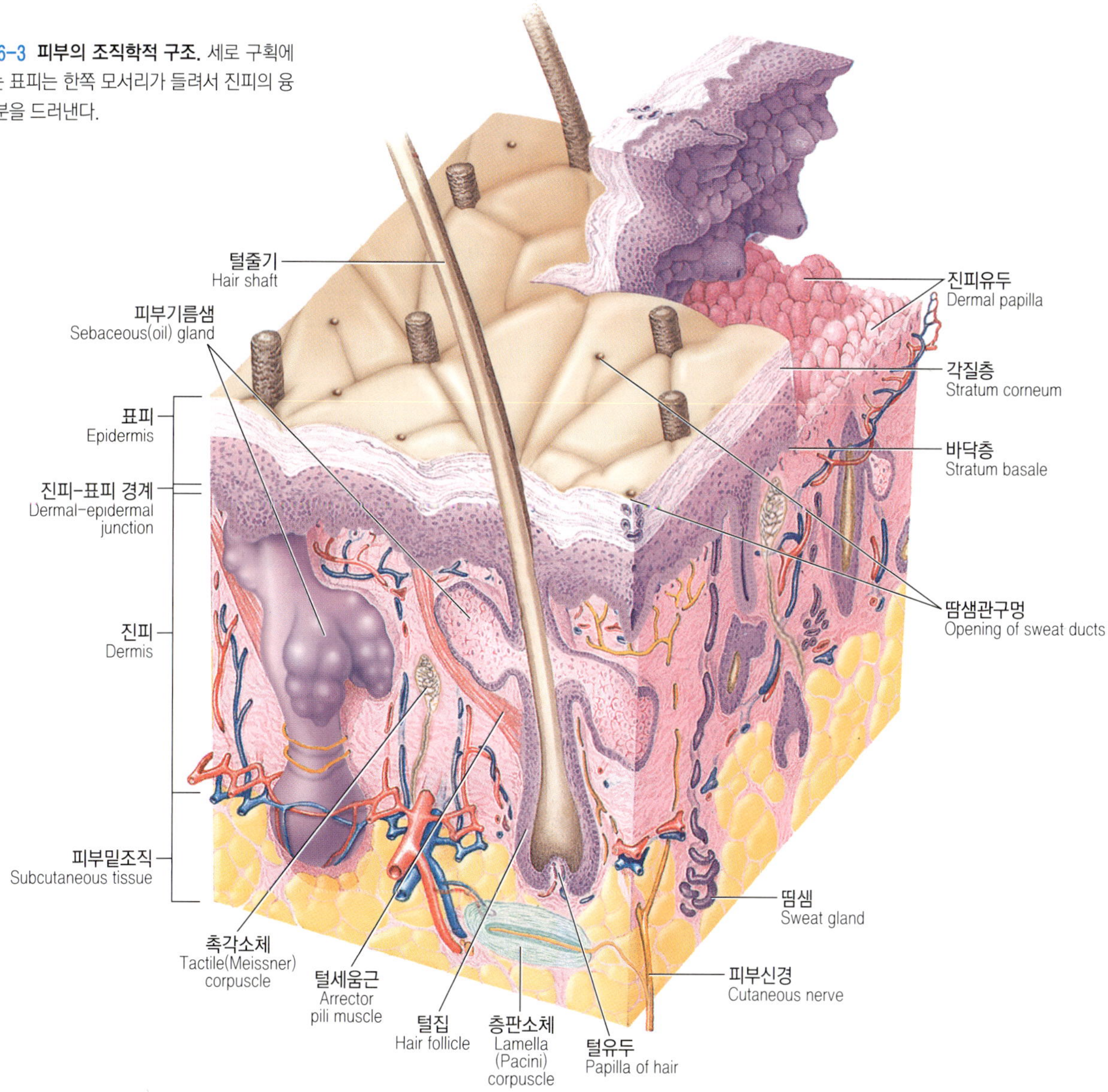

기능은 햇빛으로부터 방사되는 해로운 자외선을 상피 바깥층 아래의 조직에 닿기 전에 흡수한다.

피부색

피부에 있는 멜라닌의 양과 형태는 먼저 피부색 유전자에 따라 결정된다. 즉, 유전은 기본적인 피부색과 명도를 결정한다. 그러나 햇빛에 노출되는 것과 같은 다른 요인이 유전적인 영향을 변화시키기도 한다. 햇빛에 장기간 노출되면 피부색이 어두워진다. 그 이유는 자외선으로부터 깊은 곳에 있는 조직을 지키기 위한 보호기전에 의해 노출된 부분에서 표피의 멜라닌 방출을 증가시키기 때문이다.

피부에 멜라닌이 적으면 멜라닌이 전혀 없는 손톱 아래처럼 피부 혈액의 양이 급격히 변화하거나, 혈액 내 산소의 양이 증가 혹은 감소하는 등에 의해 색깔의 변화가 일어날 수 있다. 피부가 창백한 사람은 피부에 혈액 흐름이 증가하거나 산소가 증가할 때 붉어질 수 있다. 혈액 산소량이 감소되거나 실제 혈액 흐름이 급격히 감소하면 피부는 푸른 회색으로 변한다. 이를 청색증(cyanosis)이라 한다.

일반적으로 피부에서 멜라닌이 덜 방출될수록 피부의 혈액과 산소량에 의한 색깔 변화를 더 명확하게 관찰할 수 있다. 반대로 피부의 색소가 풍부할수록 변화를 잘 관찰할 수 없다.

백반증(vitiligo)은 표피의 멜라닌세포가 후천적으로 감소하여 하얀 반점처럼 보이는 것을 말한다. 백반증은 그리스어의 송아지(calf)에서 기원하였으며 초기 의사들은 흰 반점을 종종 송아지에서 보이는 흰 반점과 비교하였다.

피부가 창백한 사람보다는 뚜렷하지 않지만 피부가 어두운 사람도 백반증에 걸릴 수 있다. 약 50%에서 20대 이전에 발병하며 몇 년에 걸쳐 천천히 진행된다. 손등, 얼굴, 생식기 그리고 겨드랑이와 같이 접히는 부분 등에서 흔히 발병한다(그림 6-5).

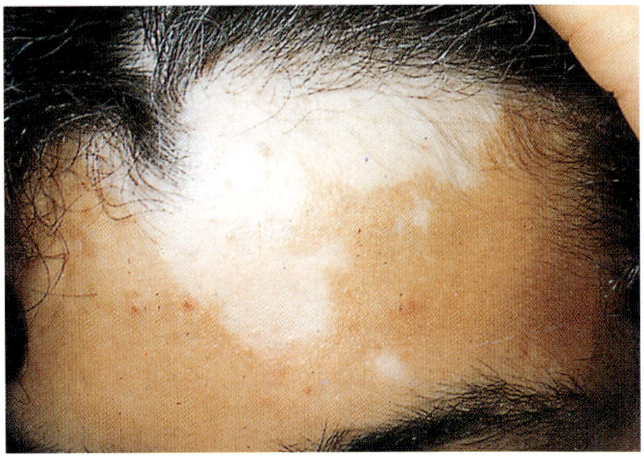

그림 6-5 백반증. 이마에 색소 손실이 있음을 볼 수 있다.

백반증의 대부분은 유전적이며 다른 질환과 관련이 없지만 일부 사례에서 자가면역질환이나 갑상샘질환 같은 내분비 질환과 관련이 있다. 약물이나 스테로이드제제 그리고 멜라닌세포가 포함된 표피를 이식해 치료한다.

피부나 눈에 멜라닌색소가 일부 또는 전혀 없는 유전질환을 백색증(albinism)이라고 한다. 만일 햇빛에 직접적으로 노출되면 피부에 화상이나 눈에 손상을 받을 수 있다.

임산부는 정상적으로 호르몬의 변화로 인해 피부색소가 증가한다. 일반적으로 생식기 부위, 젖꼭지 주변의 피부 즉, 젖꽃판에서 흔히 관찰된다. 임산부의 70~75%는 이마, 볼, 코, 윗입술, 턱 등에 갈색 색소가 침착되는데, 이를 임신마스크(mask of pregnancy)라고 부르고 출산 후에는 없어진다.

피부색소침착의 일반적인 변형 중 하나는 옅은 갈색이나 적색의 주근깨(freckle)이다. 주근깨는 유전적으로 피부가 창백한 사람에게 많이 발생하는 작고 편평한 반점이며 얼굴이나 팔, 등 부위에 국한된다.

노인이 햇빛에 장시간 노출되면 갈색의 편평한 노인성자반증(age spots)이 흔히 발생하는데, 나이가 들수록 숫자가 증가한다. 악성으로 진행하기도 하므로 크기와 형태를 반드시 관찰하여야 한다.

진피-표피경계

위로는 피부의 얇은 표피층과 아래로는 진피층 사이에 위치한 경계부위는 진피-표피경계(dermal-epidermal junction)라고 불리는 바닥막의 한 형태를 형성한다.

표피의 더 깊은 곳에 있는 세포는 단단히 함께 묶여 있다. 그들은 인접한 세포의 막 사이에 있는 세포이음부에 의해 서로 단단히 고정되어 있으며 이것을 용접점(spot welds)이라고도 한다. 이것은 또한 피부의 두 층을 '접착'하는 독특한 형태의 젤에 의해 아래의 진피에 단단히 고정되어 있다. 두꺼운 진피는 윗면에 부착된 얇은 표피를 지지할 수 있다.

진피에서 표피로 돌출되어 있는 진피유두라 불리는 작은 젖꼭지모양의 돌기는 진피-표피결합에 기여하는 중요한 구조물로 다음에 설명할 것이다(그림 6-3).

만일 진피-표피경계가 약해지거나 깨지면 피부가 떨어져나간다. 화상이나 마찰 또는 자극제에 의해 국한된 부위에서 결합이 약해지면 물집(blister)이 발생할 수 있다. 진피에서 표피의 넓은 부위가 광범위하게 결합이 약해지면 극도로 심각한 상태가 되고 이것은 감염이나 사망을 유발할 수 있다.

QUICK CHECK

1. 피부의 두 가지 주요 층은 무엇인가?
2. 케라틴은 무엇이고 어디에 위치하고 있는가?
3. 백반증이라고 알려진 상태는 멜라닌과 어떤 관계인가?
4. 진피-표피경계는 무엇인가?
5. 멜라닌의 주요기능은 무엇인가?

진피

진피의 개념

진피(dermis)는 피부의 두 가지 주요한 층 중 깊은 곳에 있으며 표피(epidermis)보다 더 두껍다.

피부의 기계적 강도는 진피 속에 있다. 진피는 거대한 결합조직으로 구성되어 있으며, 표피의 표피세포와 같이 밀집되어 있지 않고 많은 섬유소를 사이에 두고 멀리 떨어져 있다. 섬유 중 일부는 단단하고 강한 섬유(아교섬유 혹은 흰섬유)이고 다른 섬유는 신축성과 탄력성이 있는 섬유(탄력섬유 혹은 황색섬유)이다.

유두층

진피유두

진피의 윗부분 혹은 유두층은 그림 6-3의 못처럼 튀어나온 진피유두의 평행한 한 행을 특징으로 한다. 유두층은 그 표면에 있는 유두로부터 그 이름을 가져왔다.

유두층과 유두는 본질적으로 성긴결합조직요소와 얇은 아교섬유와 탄력섬유의 망으로 구성되어 있다. 진피유두는 피부층이 함께 연결되는 데 도와주는 끈적끈적한 진피-표피경계 부분의 표면적을 증가시킨다. 접착제가 부드러운 표면을 서로 묶는 것보다 거친 표면을 함께 묶는 것이 더 단단하다는 것을 이미 알고 있다.

손바닥이나 발바닥의 피부는 두껍고, 털이 없으며 깊게 홈이 패어 있다(그림 6-6, A). 그러나 대부분의 피부는 얇고 털이 있으며 얕고 불규칙한 홈이 패어 있다(그림 6-6, B).

진피능선

손바닥과 발바닥의 두꺼운 피부는 진피유두의 크고 뚜렷한 줄들을 가지고 있으며 그림 6-6, A에서 보이는 것처럼 거의 평행한 마찰융기(friction ridges)를 만든다. 이 마찰융기는 미끄러지지 않고 서 있거나 물건을 잡게 하는 데 도움이 된다. 또한 물건의 질감을 느끼는 것에도 도움을 준다.

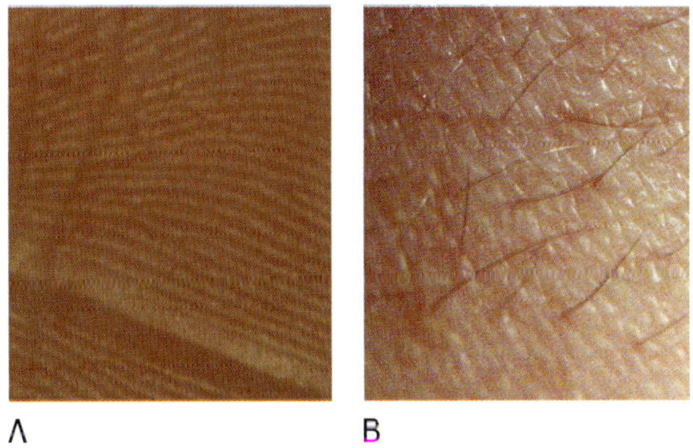

그림 6-6 **두꺼운 피부와 얇은 피부.** **A:** 두꺼운 피부-털이 없고 거의 평행한 마찰융기가 있음. **B:** 얇은 피부-털이 있고 얕고 불규칙한 고랑이 있음

손가락의 끝부분과 손바닥에서 이러한 융기를 발견할 수 있다. 그림 6-3에서 표피가 진피유두의 윤곽에 어떻게 이어져 있는지 확인할 수 있다. 이 융기는 때때로 태어나기 전에 발달한다. 이 모양은 개인마다 독특할 뿐 아니라 크기가 커지는 것을 제외하고 절대 변하지 않는다. 이 두 가지 사실은 지문과 발도장이 우리의 신분을 나타내는 이유를 설명한다. 많은 병원에서 아기가 태어나자마자 발도장을 찍고 그것을 이용하여 신생아를 확인한다.

그물층

섬유망

진피의 더 깊은 층 또는 그물층은 교차섬유의 촘촘한 망으로 가득 차 있다. 이 부분에 있는 대부분의 섬유는 피부에 단단함을 제공하는 아교섬유로 되어있으나 탄력섬유(elastic fiber)도 존재한다. 이는 피부를 유연하고 탄력있게 만든다.

임신 기간 동안 여성의 배는 진피 안의 결합조직과 탄력조직이 되돌아올 수 없을 정도로 늘어나 임신선(abdominal striae)을 만든다. 출산 후에도 완전히 없어지지 않는다. 나이가 듦에 따라 진피의 탄력섬유 수는 감소하며, 피하조직에 축적된 지방의 양도 감소한다. 피부가 탄력을 잃고 늘어짐에 따라 주름이 생기며, 덜 부드럽고 덜 유연해진다.

섬유성분 외에도 진피에는 통증, 압력, 접촉, 온도를 느끼는 신경말단이나 신경망이 포함되어 있다. 진피의 여러 층에는 근육세포, 털주머니, 땀샘, 기름샘과 많은 혈관이 있다.

모반

진피혈관의 발달이상으로 많은 신생아가 모반(birthmark)을 가지게 되는데, 가장 흔한 예는 태어날 때는 멍처럼 보이다가

6

급속히 자라나 밝고 붉은색의 결절로 변화하는 딸기혈관종(strawberry hemangioma)이다(그림 6-7).

이 모반의 대부분은 약 7세까지 특별한 치료 없이 수축, 퇴색되고 사라진다. 그러나 불행히도 포도주색반점(port-wine stain)과 같은 색소침착혈관모반은 나이가 들어도 사라지지 않으며, 영구적이다. 이 경우에는 레이저치료나 짙은 화장으로 미용적인 치료를 하게 된다.

아기의 목덜미주위 진피 모세혈관의 확장은 발달과정에서 발생되며 그 결과 50~70%의 신생아에서 연어반(stork bite)이 나타난다. 이것은 종종 일생동안 없어지지 않는 경우도 있지만 대개는 머리카락으로 가려지게 된다.

피하조직

피하조직(subcutaneous tissue 또는 hypodermis)은 해부학자들에 의해 종종 얕은근막(superficial fascia)이라고도 불린다. 이것은 피부를 이루는 층이 아니고 진피 밑의 근육이나 뼈에 피부를 연결하는 조직이다.

피하조직은 성긴섬유조직과 지방조직으로 이루어져 있는데, 뚱뚱한 사람은 이 층의 두께가 10cm를 넘기도 한다. 이러한 피하조직의 성긴 조직 특성이 우리가 피부를 움직일 때 피부가 미끄러지도록 하여 뼈나 근육 사이의 마찰을 줄여준다. 만일 이러한 움직임이 없다면 우리 피부는 팔이나 다리를 움직일 때 찢어질 것이다.

피하조직은 피하조직용 바늘을 이용하여 인슐린과 같은 액체약물을 투약하는 데 이용된다.

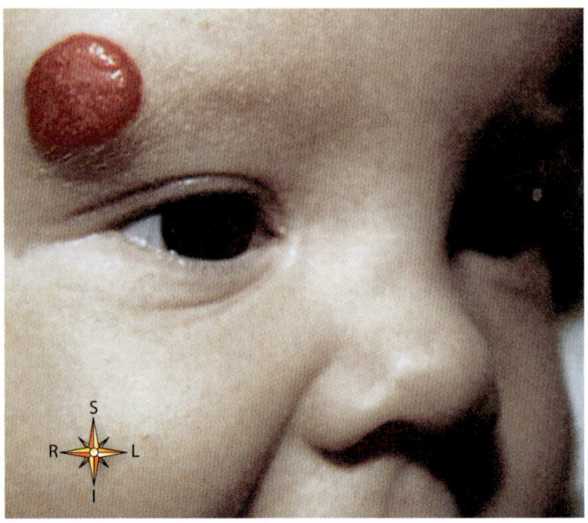

그림 6-7 딸기혈관종. 이 모반은 진피의 혈관이 확장되어 덩어리를 만들어 딸기와 비슷하다.

털, 손톱, 발톱, 피부수용체

털

털의 위치

우리몸은 수백만 개의 털로 덮여 있다. 실제로, 출생할 때부터 털의 성장에 필요한 털주머니(hair follicle)라는 주머니처럼 생긴 특별한 구조가 존재한다. 털주머니는 태아기에 발달하여, 태어날 때에는 피부 대부분의 영역에 존재한다.

신생아의 털은 매우 부드럽고 가늘며 이를 배냇솜털(태모, lanugo)이라 하는데, "아래"를 의미하는 라틴어로부터 온 것이다. 미숙아의 경우, 배냇솜털이 거의 온몸을 덮고 있고 있으나 출생 뒤 곧 사라지며 강하고 좀 더 진한 색의 새로운 털로 대체된다.

피부의 몇 부분은 털이 없지만(입술, 손바닥, 발바닥) 대부분의 털은 거의 보이지 않는다. 머리카락은 가장 밀도가 높고 눈꺼풀, 눈썹에서 가장 명확히 볼 수 있다. 사춘기에 두덩부위와 겨드랑이에 나타나는 거친 털은 호르몬 분비에 반응하여 발생한다.

털의 성장

털의 성장은 털주머니라 하는 작은 관을 형성하면서 피부의 표피층이 진피층으로 자라 내려갈 때 시작된다. 피부의 표피층과 진피층의 털주머니와 그 구조 관계는 그림 6-8에서 볼 수 있다. 그림 6-8에서 털뿌리(hair root)는 털주머니의 안쪽에 위치하여 안보이는 부분이고, 털줄기(hair shaft)는 눈에 보이는 부분이다.

털의 성장은 털주머니의 바닥에 위치한 털유두(papilla)라는 작은 융기에서 시작된다. 털유두는 진피의 혈관에서 영양을 공급받고 표피성장층인 배아층에 의해 덮여 있다. 피부의 다른 부위와 마찬가지로 새로운 세포가 형성되면 오래된 세포는 밖으로 밀려 각질이 생성되고 강하고 각질화된 털이 만들어진다. 털에 있는 케라틴의 형태는 각질층에 있는 부드럽고 좀 더 유연한 케라틴보다 조금 더 단단하다.

털주머니에 있는 유두의 줄기세포는 살아 있는 동안에는 잘리거나 뽑힌 머리카락이 새 머리카락으로 대체될 수 있다. 일반적인 믿음과는 반대로, 자주 깍거나 면도를 해도 털이 빨리 자라거나 거칠어지지 않는다. 그 이유는 어느 과정도 털을 형성하는 상피세포 성장을 방해하지 않기 때문이다.

털빠짐

털이 빠지는 현상을 탈모증(alopecia)이라고 하는데, 남성형

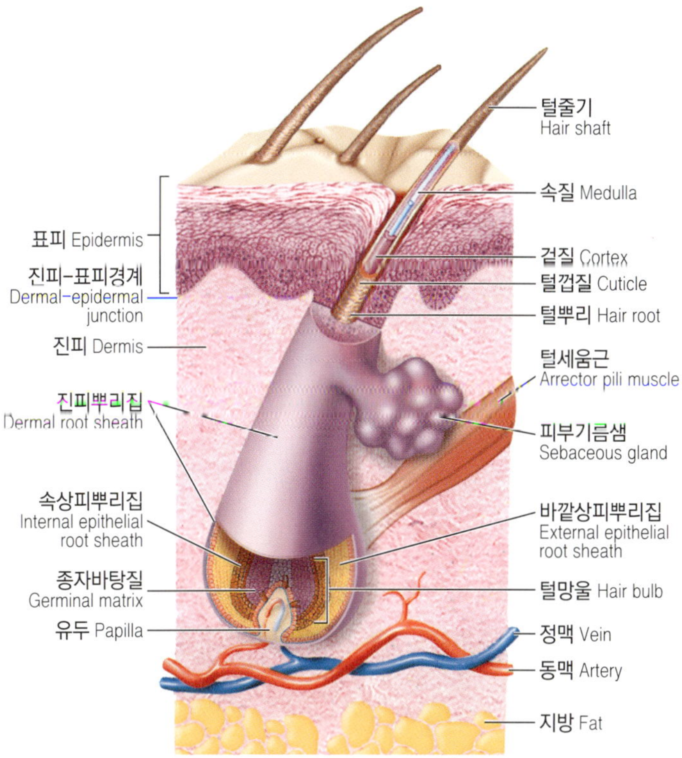

그림 6-8 털주머니. 털주머니의 구조물과 주위 관련 구조물.

대머리(male pattern baldness) 같은 탈모증은 질병이 아니고 유전적인 현상이며, 나이가 들면 나타나는 일반적인 현상이다. 그림 6-9처럼 머리에 원형이나 타원형으로 갑자기 탈모가 일어나는 현상을 원형탈모증(alopecia areata)이라고 부른다.

탈모의 원인은 불명확하지만 대사성 질환이나 내분비질환과 관련되어 발생할 수 있다. 머리피부의 감염, 항암제나 방사선치료, 극심한 육체적 · 정신적 스트레스, 약물의 여러 형태의 반응이 빠른 털빠짐의 원인이 될 수도 있다. 대부분 1~3개월 내에 머리카락이 다시 자라기 시작하고 1년 정도

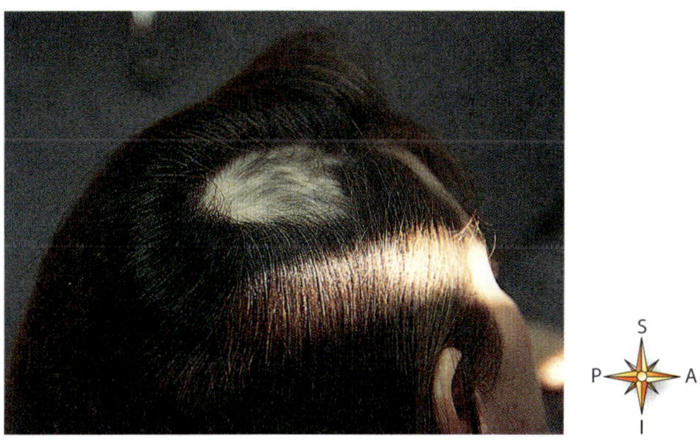

그림 6-9 원형탈모증. 갑작스럽고 비정상적인 소실로 종종 원인은 알 수 없다.

안에 별다른 치료 없이도 저절로 치료된다.

상당수의 여자들이 탈모를 경험하며 특히 출산 1~4개월 후에 이마나 옆머리가 빠지는 현상이 나타나는데, 이를 분만후탈모증(postpartum alopecia)이라고 부르고, 원형탈모증과 마찬가지로 1년 내에 저절로 치료된다.

간혹 젊은 사람에게서 뚜렷한 이유 없이 머리에 전체적인 탈모가 나타나는데, 이것을 전체탈모증(alopecia totalis)이라 부른다. 머리카락이 성장주기 이상과 관련이 있는데, 예후는 좋지 않다.

털세움근

그림 6-8에서 볼 수 있는 얇은 민무늬근육은 털세움근이라고 불린다. 이 근육은 진피유두와 털주머니에 붙어 있다. 일반적으로 이 근육은 공포나 추위를 느끼면 수축한다.

수축되면 각 근육은 동시에 두 개의 부착점을 당긴다. 양쪽을 당겨서 피부를 융기 또는 함몰시키고, 이것을 소름(goose pimples)이라고 부른다. 이때 동시에 털이 거의 수직으로 일어서게 된다. 털세움이라는 이름은 이 근육의 기능을 설명한 것으로 라틴어에서 파생되었다.

QUICK CHECK

1. 진피유두는 무엇인가? 이것이 중요한 이유는 무엇인가?
2. 모반은 무엇인가? 모반의 세 가지 종류를 설명하시오.
3. 피하조직(얕은근막)을 구성하는 돌출된 조직을 설명하시오.
4. 털은 어떻게 형성되는가?
5. 탈모는 무엇인가?
6. 소름의 원인은 무엇인가?

손톱, 발톱

손톱과 발톱의 성장과 구조

손톱(nails)은 피부 부속기관으로 분류하며, 표피의 세포에 의해 형성된다. 손톱과 발톱의 끝부분에 있는 표피세포가 케라틴으로 축적될 때 손톱이 형성되며 단단해지고 판모양이 된다.

손톱이 전형적인 구성 요소와 관련된 구조는 그림 6-10에서 볼 수 있다. 이 그림에서는 둘째손가락 손톱을 뒤에서 본 모습과 시상단면(sagittal section)을 보여준다(시상면은 우리 몸을 좌우로 나누는 것이다).

그림 6-10, A에서 손톱을 뒤에서 본 모습을 먼저 살펴보자.

손톱에서 보이는 부분은 손톱몸통이며, 손톱의 나머지 부분, 즉 손톱뿌리(nail root)는 손톱껍질(cuticle)이라 하는 피부겹 아래에 위치한다. 시상단면구역 손톱뿌리를 옆에서 볼 수 있으며, 손톱껍질(cuticle)과의 관계를 확인할 수 있으며 손톱껍질은 윗면 위로 구부러져 있다.

뿌리에 가까운 손톱몸통(nail body)에는 흰색의 초승달 모양인 손톱반달(lunula)이 있다. 자신의 손톱에서 이 부분을 쉽게 확인할 수 있다. 엄지에서 가장 명확하다.

그림 6-10, B의 시상단면에서 손톱 아래 손톱바닥이라 하는 표피층이 위치한다. 손톱바닥(nail bed)에는 혈관이 풍부하게 분포되어 있기 때문에 분홍색으로 보인다. 혈액 산소 수준이 떨어지면 손톱바닥을 통해 청색증이 드러내고 손톱이 파랗게 된다.

손톱구조의 변형

나이나 인종도 손톱과 발톱의 모양에 영향을 미친다. 예를 들면 세로로 배열된 융기는 밝은 피부색을 가진 노인에게서 흔히 발견되고, 색소가 침착된 띠는 피부색이 어두운 사람들에게는 정상 소견이다(그림 6-11).

질환이나 손상에 의해서도 손톱과 발톱 모양이 변하고, 긴 손톱과 발톱은 약간의 손상에도 손톱바닥과 분리되는데(그림 6-12, A) 이를 손톱분리증(onycholysis)이라고 하며, 흔히 볼 수 있다. 그림 6-12, B는 손톱의 함몰(nail pitting)을 보여준다. 손톱의 함몰은 피부질환 중 하나인 건선을 앓고 있는 대상자에게서 종종 발생한다.

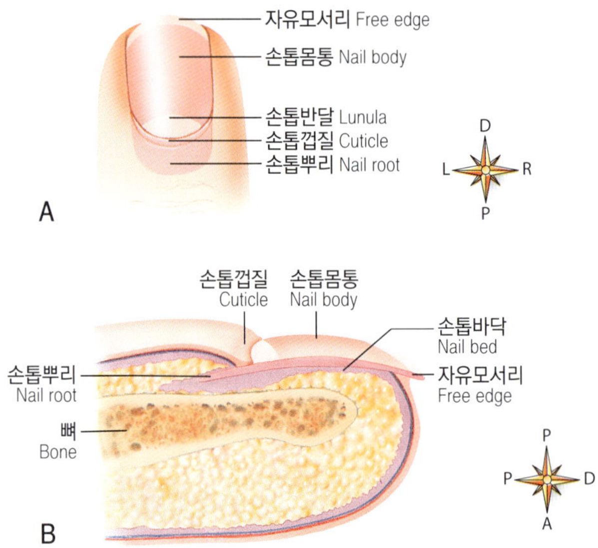

그림 6-10 손톱의 구조. A: 손톱을 위에서 본 모습, B: 손톱과 부속구조물을 시상단면에서 본 모습.

청색증이나 손톱의 함몰은 피부나 피부부속물의 모양 변화로 어떤 신체질환을 앓고 있는지 알 수 있음을 잘 보여준다.

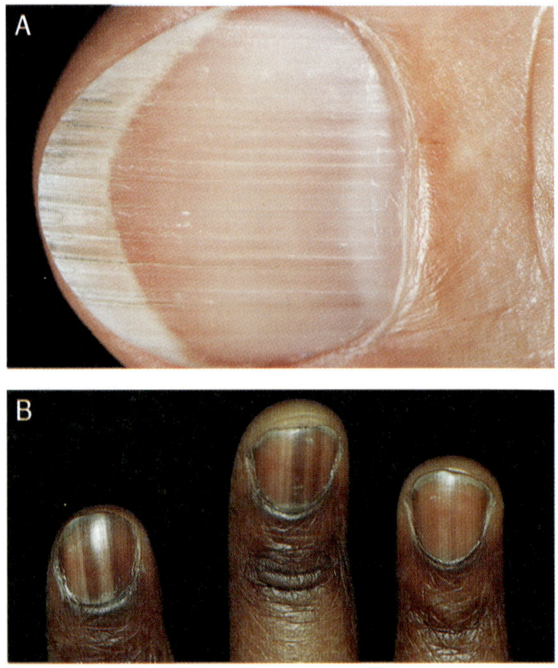

그림 6-11 손톱 구조물의 일반적인 변화. A: 세로 융기는 밝은색 피부를 가진 사람들에게는 일반적이다. B: 색소가 침착된 띠는 피부색이 어두운 사람에게는 일반적이다.

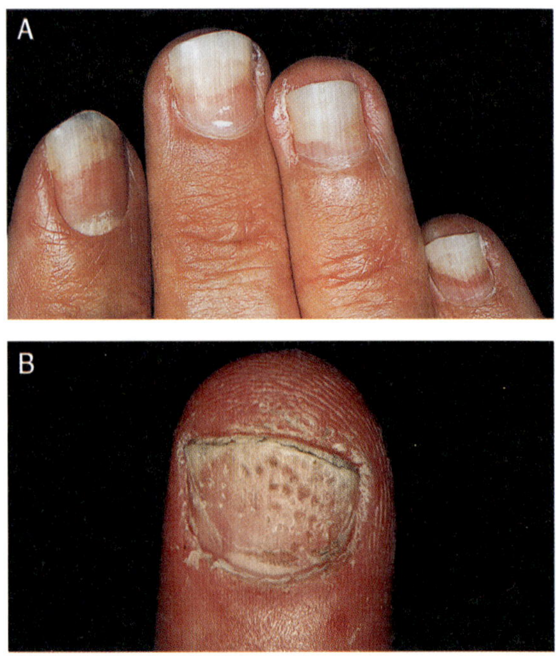

그림 6-12 손톱 구조물의 변형. A: 손톱분리증-손톱몸통에서 손톱이 분리되는 것으로 자유모서리에서 시작된다. B: 손톱의 함몰-건선 환자에게서 일반적으로 발견된다.

피부수용체

피부의 수용체(receptors)는 접촉, 통증, 온도, 압력과 같은 감각을 뇌에 전달함으로써 우리몸이 감각기관으로 작용하도록 한다. 아주 복잡한 것에서부터 간단한 것까지 구조가 다른 피부의 수용체는 10장에서 자세하게 다룰 것이다.

두 개의 피부수용체는 그림 6-3에서 볼 수 있다. 하나는 진피 깊숙이 위치한 층판소체(lamella corpuscle)로 압력을 감지하고 다른 하나는 표면에 위치한 촉각소체(tactile corpuscles)로 가벼운 촉각을 감지한다. 다른 수용체는 무비한 촉각, 진동, 온도 및 통증과 같은 감각을 중재한다.

피부샘

피부샘(skin glands)에는 땀샘과 피지샘, 두 종류가 있다.

땀샘

땀샘(sweat glands)은 피부샘 중 가장 많으며(그림 6-3), 분비물의 종류와 분비 방식에 따라 샘분비땀샘(eccrine gland)과 부분분비땀샘(apocrine gland)으로 분류할 수 있다.

샘분비샘

샘분비땀샘은 수적으로 많고 중요하며, 거의 온몸에 분포되어 있다. 샘분비땀샘은 약간의 예외를 제외하고는 아주 작고 우리몸 표면 전체에 분포되어 있으며, 평생 땀이라고 하는 투명하고 물기가 많은 액체를 생산한다.

땀의 분비를 통해 암모니아나 요산과 같은 분비물의 제거를 도우며, 체온을 유지하는 중요한 역할을 한다.

해부학자들은 손바닥 피부의 1제곱인치당 약 3,000개의 샘분비땀샘이 있다고 본다. 돋보기를 사용하면 피부에서 핀 끝만 한 작은 땀구멍을 볼 수 있다. 이 구멍은 땀샘관이 진피를 지나 표피로 올라가 피부 표면에서 땀을 배출하는 구멍이다.

부분분비샘

부분분비땀샘은 주로 겨드랑이(axilla)와 바깥생식기 근처 색소가 침착된 피부에서 발견된다. 샘분비땀샘보다 크고 물과 같은 땀보다는 탁한 우유빛 물질을 분비한다.

특이한 냄새는 부분분비땀샘의 땀 자체로 풍기는 것이 아니라 피부에 있는 박테리아에 의한 분비물의 부패와 변질로 일어난다. 부분분비땀샘은 호르몬의 변화가 왕성한 사춘기에 이르러 기능이 활발해진다.

피부기름샘

피지

피부기름샘(피지선, sebaceous glands)은 털과 피부에 기름을 분비한다. 피부기름샘은 털이 자라는 곳 어디에서나 관찰되며, 작은 분비관은 털주머니로 열려 있고(그림 6-3), 분비물인 피지는 털줄기와 피부를 매끄럽게 만들어 보호하는 기능이 있다. 피부가 건조해지는 것과 갈라지는 것을 방지하기 때문에 피지를 '자연의 피부크림'이라고 부르기도 한다.

피지 분비는 성호르몬의 혈중 농도에 영향을 받으며 사춘기 때 증가한다. 피지가 종종 밖으로 배출되지 못하고, 피부에 축적되면 흰여드름(white pimples)을 형성하며, 가끔 검게 변하여 흑색여드름(blackhead)을 만든다. 피지 분비는 연령 증가에 따라 점차 감소하여 피부가 갈라지거나 주름을 증가시킨다.

피부의 기능

피부 또는 피부막은 생존에 중요한 많은 기능을 한다. 가장 중요한 기능은 다음과 같다.

1. 보호
2. 체온조절
3. 감각기관으로의 역할
4. 배설
5. 비타민 D 합성

보호

피부는 많은 위험에 대항하는 일차 방어선으로 묘사된다. 피부는 매일 치명적인 세균의 침입으로부터 우리몸을 보호한다. 각질층의 케라틴으로 채워진 세포는 해로운 물질의 침입을 막으며, 물리적인 상처로부터 보호한다. 또한 방수 물질인 케라틴은 급격한 수분 손실로부터 우리몸을 보호한다. 색소층의 멜라닌은 해로운 자외선이 우리몸 안으로 통과해 들어오는 것을 막는다.

피부가 물리적인 손상을 입으면 혈관이 파열되어(그림 6-13) 피부에 멍이 들게 할 수 있다. 처음에는 적혈구의 방출로 인해 피부가 빨갛지만 헤모글로빈이 산소를 잃으면 청색으로 변한다. 핏덩이로 인해 피부가 파랗거나 검은색으로 보일수도 있다. 헤모글로빈은 분해되면 황갈색의 혈철소(he-

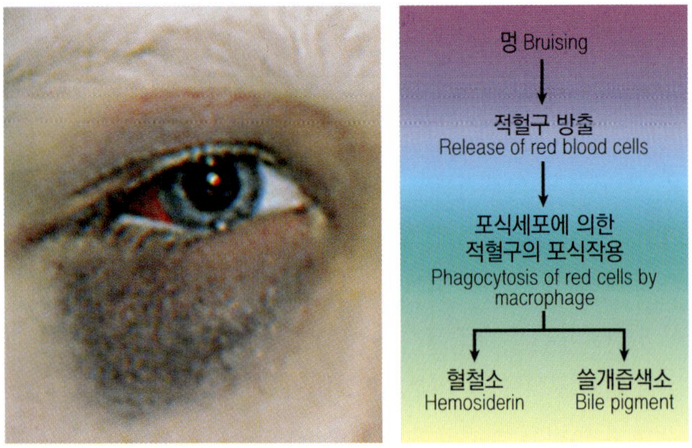

그림 6-13 멍. 탈산소화, 응고 및 혈액파괴로 인한 색 변화는 밝은색의 피부를 가진 사람들에게서 쉽게 볼 수 있다.

mosiderin)이나 황녹색의 쓸개즙색소(bile pigment)로 변한다.

체온조절

피부는 체온을 조절하는 데 중요한 역할을 한다. 놀랍게도 덥거나 습한 날에는 피부는 거의 3,000kcal의 체열을 방출한다. 이는 20L 이상의 물을 끓일 수 있는 충분한 열에너지이다. 피부는 땀의 분비와 몸의 표면 근처 혈액의 흐름을 조절하면서 이를 수행한다. 땀이 몸의 표면에서 증발할 때 열이 손실된다. 증발을 통한 열 손실기전은 냉각장치의 기본원리이다.

증가된 혈액량이 피부에 가까운 혈관을 채우게 되면, 복사에 의해 열이 손실된다. 피부에 공급되는 혈액은 필요한 양보다 훨씬 많으며 이것은 체온조절을 가능하게 한다.

감각

피부는 수많은 감각기관으로 작용한다. 수백만 개의 신경종말은 우리몸의 수용체 혹은 안테나로서 환경변화에 대한 정보를 제공한다. 그림 6-3에서 보는 감각수용체는 가벼운 촉감(촉각소체)과 압력(층판소체)을 감지할 수 있게 한다. 다른 수용체는 통증, 열, 추위와 같은 감각에 반응한다.

배설

배설이란 몸이 노폐물 또는 과도한 물질을 제거하는 과정을 말한다. 땀의 양이나 성분을 조절하여, 특정 이온(나트륨)이나 요산(uric acid), 암모니아(ammonia), 요소(urea) 등의 노폐물 양을 조절할 수 있다. 혈액 내 과도한 비타민, 마약, 심지어 호르몬도 땀을 통해 배출할 수 있다.

비타민 D 합성

비타민 D 합성도 피부의 중요한 기능이다. 피부가 자외선에 노출되면 피부세포에서 비타민 D 전구체(precursor)가 생성된 후 간이나 콩팥으로 이송되어서 비타민 D 활성형으로 전환된다. 연구결과에 따르면 비타민 D는 우리몸의 여러 기능에 영향을 미치므로 피부에서의 이 기능은 중요하다.

QUICK CHECK

1. 손톱의 구조적 구성 요소를 확인하시오.
2. 부분분비땀샘과 샘분비땀샘의 차이점은 무엇인가?
3. 피부기름샘의 기능은 여드름과 어떤 관련이 있는가?
4. 피부의 주요기능을 나열하시오.

용어 terminology

결합조직막 connective tissue membranes
상피막 epithelial membranes
막의 분류 classification of body membranes
피부 the skin
피부병변 skin lesions
피부부속물 accessory structures of the skin
피부샘 skin glands
피부의 구조 structure of the skin
피부의 기능 functions of the skin

요약summary

우리몸의 막

A. 막의 분류(그림 6-1)
  1. 상피막: 상피조직과 그 밑의 결합조직으로 구성
  2. 결합조직막: 다양한 종류의 결합조직으로 구성

B. 상피막
  1. 피부막: 피부
  2. 장막: 결합조직 상부의 단층편평세포로 된 얇은 층
    a. 층(그림 6-2)
      (1) 벽쪽막: 몸안공간의 벽쪽에 위치
      (2) 내장쪽막: 몸안공간 내의 기관을 덮고 있음
    b. 예
      (1) 가슴막: 가슴안벽의 벽쪽과 내장쪽에 위치하며 가슴안공간과 허파를 덮고 있음
      (2) 배막: 배안벽의 벽쪽과 내장쪽에 위치하며, 배안공간과 그 안의 장기를 덮고 있음
      (3) 심장막: 심장 주위를 덮고 있는 벽쪽과 내장쪽 섬유주머니로 내장쪽심장막은 심장벽을 덮고 있음
    c. 질환
      (1) 가슴막염: 가슴안과 허파를 싸고 있는 장막의 염증
      (2) 배막염: 배안의 장기와 배벽을 싸고 있는 장막의 염증
  3. 점막
    a. 밖으로 직접 열리는 우리몸의 표면을 덮고 있음
    b. 막을 부드럽고 촉촉하게 유지하는 진한 점액을 분비

C. 결합조직막
  1. 상피성분을 가지고 있지 않음
  2. 윤활액이라는 윤활제를 분비함
  3. 윤활막은 관절 사이나 윤활주머니 안의 공간에 위치함

피부구조

A. 구조(그림 6-3): 두 층으로 구성된다.
  1. 표피: 얕은 층
  2. 진피: 깊은 층

B. 표피
  1. 표피구조
    a. 피부의 가장 바깥쪽이고 가장 얇은 기본 층
    b. 중층편평상피세포의 여러 층으로 구성
    c. 바닥층: 가장 깊이 위치하며, 세포분열을 하여 표피세포를 생산하고 오래된 세포를 표면으로 밀어 이동시킴
    d. 세포가 표면에 도달하면, 거칠고 방수성 물질인 케라틴으로 채워지고 결국 떨어져 나옴(그림 6-4)
    e. 각질층: 케라틴으로 채워진 가장 바깥층
  2. 피부색소
    a. 멜라닌: 갈색피부색소
      (1) 바닥층에 색소를 만드는 멜라닌 세포를 가지고 있음
      (2) 멜라닌세포에 의해 만들어진 갈색색소의 멜라닌은 다른 상피세포에 분포하여 피부를 어둡게 만듦
      (3) 멜라닌의 양과 형태는 유전에 따라 다르며 기본적인 피부색에 영향을 줌
    b. 피부색의 변화
      (1) 햇빛은 색소침착을 촉진함
      (2) 순환혈액량이 증가하거나 산소량이 많아지면 피부색이 붉어짐
      (3) 청색증: 청회색은 혈액 안에 산소가 감소한 것을 나타냄
      (4) 백반증: 후천적으로 표피의 멜라닌세포가 소실된 부위의 색이 연해짐(그림 6-5).
      (5) 임산부에서는 호르몬의 변화로 피부의 색소가 증가함
      (6) 주근깨: 작고 편평한 반점으로, 정상적인 피부색의 일종

C. 진피-표피경계
  1. 표피와 진피 사이의 아교같은 층
  2. 진피유두라는 돌기가 이 경계를 안전할 수 있게 도와줌
  3. 물집: 세포 또는 피부의 기본층 사이 결합의 문제로 발생됨

D. 진피
  1. 피부의 두 개 기본층 중 더 깊고 더 두꺼운 층; 많은 양의 결합조직으로 구성됨
  2. 유두층

a. 진피유두: 진피의 윗부분을 특징짓는 작은 돌기들의 평행한 행
  (1) 두꺼운 피부에는 진피 안에 평행되는 능선이 있고, 털이 없음(그림 6-6)
  (2) 얇은 피부에는 진피 안의 능선이 불규칙하고, 털이 있음
b. 진피능선
  (1) 진피의 능선과 고랑은 개인마다 고유한 형태를 만듦
  (2) 도구사용과 걷기에서 잡는 능력을 향상시키고 표면의 질감을 감지하는 데 도움
  (3) 지문의 기초
3. 그물층: 진피의 깊은 부위로 단단한 교원섬유나 탄력적인 탄력섬유의 그물로 채워져 있음
  a. 나이가 들수록 탄력섬유가 감소하며, 주름이 형성됨
  b. 선: 과도한 당김에 의해 만들어진 '뻗침흔적'
  c. 진피에는 신경말단, 근육섬유, 털주머니, 땀샘, 기름샘 그리고 많은 혈관이 존재
  d. 모반: 진피 혈관의 비정상 발육
    (1) 딸기혈관종(그림 6-7)
    (2) 포도주색반점
    (3) 연어반

E. 피하조직
  1. 피부밑층 혹은 얕은근막이라고 함
  2. 대부분 성긴섬유결합조직과 지방조직
  3. 연결층
    a. 진피 아래, 피부와 그 아래 구조물인 뼈와 근육 사이에 위치
    b. 피부에 속하지 않음
    c. 몸이 움직일 때 피부의 부드럽게 미끄러지는 운동을 가능하게 만듦

F. 털, 손톱과 발톱, 피부수용체
  1. 털(그림 6-8)
    a. 털의 위치
      (1) 털은 표피에 있는 주머니처럼 생긴 털주머니에서 성장
      (2) 태아와 신생아의 부드러운 털을 배냇솜털이라고 함
      (3) 털은 온몸에 분포하지만(입술, 손바닥, 발바닥 제외) 밀도와 거친 정도는 다양함
    b. 털성장
      (1) 털성장은 털주머니의 관 안에서 발생
      (2) 털형성세포는 각 털주머니 바닥에 위치한 털유두라는 돌기에서 생산됨
      (3) 털세포는 표피처럼 각질화되지만 원통 모양이고 단단한 형태의 각질을 가지고 있음
      (4) 털뿌리는 털주머니 안에 들어 있어 보이지 않으며 보이는 부분을 털줄기이라 함
    c. 탈모
      (1) 탈모증(그림 6-9): 모든 유형의 탈모
      (2) 일반적인 노화, 여러 가지 질환 혹은 치료, 임신에 의해 발생할 수 있으며 혹은 원인을 알 수 없는 경우도 있음
    d. 털세움근: 피부의 민무늬근육으로 '소름'을 일으키고 털을 똑바로 서게 함
  2. 손톱과 발톱(그림 6-10)
    a. 손가락과 발가락의 끝부분에 있는 표피세포에서 형성
    b. 손톱의 보이는 부분은 손톱몸통이라고 함
    c. 손톱뿌리는 고랑안에 있으며 손톱껍질에 의해 보이지 않음
    d. 손톱뿌리 근처에 초승달 모양의 손톱반달이 있음
    e. 혈액 흐름의 변화에 따라 손톱바닥의 색이 변함
    f. 손톱 구조의 정상적인 변화(그림 6-11)
      (1) 피부색이 밝은 사람에서 세로로 배열된 능선
      (2) 피부색이 어두운 사람의 색소가 침착된 띠
    g. 손톱 구조의 변형(그림 6-12)
      (1) 손발톱분리증: 손발톱이 손 · 발톱뿌리와 분리된 상태
      (2) 함몰: 건선환자에서 흔히 관찰됨
  3. 수용체(그림 6-3)
    a. 감각신경종말: 피부가 감각기관으로 작용하게 함
    b. 촉각소체(마이스너소체): 가벼운 촉각을 인지하는 능력
    c. 층판소체(파치니소체): 압력을 인지하는 능력

G. 피부샘: 땀샘과 피부기름샘
  1. 땀샘
    a. 샘분비땀샘

(1) 가장 중요하고 광범위하게 분포된 땀샘
(2) 땀을 만들어 피부의 땀구멍으로 배출
(3) 체온조절에 관여

b. 부분분비땀샘
(1) 겨드랑이와 바깥생식기에 분포
(2) 샘분비땀샘과 다르게 진하고 우유 같은 땀을 분비
(3) 피부박테리아에 의한 땀의 분해로 냄새가 발생됨

2. 기름샘
a. 피시
(1) 털과 피부에 피지를 분비, 털과 피부를 윤활하게 하고 건조와 균열을 예방
(2) 청소년기 동안 분비량이 증가
(3) 성호르몬에 의해 분비량이 조절
(4) 기름샘관 안의 피지가 검게 변색되어 위가 검은 여드름 형성

피부의 기능

A. 보호: 첫째 방어선
1. 세균의 침입에 의한 염증으로부터 보호
2. 자외선으로부터 보호
3. 해로운 물질의 침입을 방어
4. 외상으로부터 보호
5. 손상 받은 혈관에서 혈액이 누출되어 피부의 변색인 멍이 생길 수 있음(그림 6-13)

B. 체온 조절
1. 피부는 매일 거의 3,000kcal의 열을 방출할 수 있음
2. 체온조절 기전
a. 땀 분비를 조절
b. 몸표면 근처의 혈액의 흐름을 조절

C. 감각기관 역할
1. 수용체는 우리몸에서 환경변화에 대한 정보를 받아들이고 유지하는 역할 수행
a. 피부는 가벼운 촉감, 압력, 통증, 열 그리고 색을 감지할 수 있음

D. 배설: 땀으로 요산, 암모니아, 요소와 같은 노폐물 배출

E. 피부에 자외선이 비춰지면 비타민 D가 합성됨

6

학습활동 active learning

복습문제

1. 막을 정의하시오.
2. 우리몸의 주요한 두 가지 막을 쓰시오.
3. 벽쪽막과 내장쪽막의 차이를 포함하여 장막의 구조를 설명하시오.
4. 피부색소의 역할은 무엇인가?
5. 점막피부경계를 포함하여 점막의 구조를 설명하시오.
6. 윤활막의 구조에 대해 설명하라. 윤활액의 기능은 무엇인가?
7. 표피층의 이름을 말하고 간단히 설명하시오.
8. 진피의 구조에 대해 설명하시오.
9. 피하조직의 성긴구조의 장점은 무엇인가?
10. 털유두, 털뿌리 그리고 털줄기의 다른점을 설명하시오.
11. 털세움근이 수축했을 때 무엇이 발생되는지 설명하시오.
12. 피부의 두 가지 수용체의 이름과 반응을 유도하는 자극에 대해 설명하시오.
13. 부분분비샘의 위치, 기능, 분비하는 액체의 종류에 대해 설명하시오.
14. 샘분비샘의 위치, 기능, 분비하는 액체의 종류에 대해 설명하시오.
15. 피부기름샘의 위치, 기능, 분비하는 액체의 종류에 대해 설명하시오.
16. 피지는 무엇이며 피지를 왜 '천연 크림'이라고 하는지에 대해 설명하시오.

문제

1. 상피막의 세 종류는 ______, ______, ______이다.
2. 상피막은 두 종류의 층으로 구성되어 있다. 상피층과 이를 지지하는 층인 ________이다.
3. 가슴벽 내부에 위치하는 막은 ________이다.
4. 배의 기관을 덮고 있는 막은 ________이다.
5. 관절과 윤활주머니 사이의 공간에 위치하는 결합조직막을 ________이라 한다.
6. 표피의 중요한 두 종류의 층은 ______과 ______이다.
7. 새로운 세포가 피부의 표면에 도달하면, 세포질은 방수성의 물질인 ________에 의해 대체된다.
8. 진피의 위쪽 부분인 ________는 개인마다 독특한 모양의 지문을 형성한다.
9. 겨드랑이에 분포하는 땀샘은 ________이고 끈적한 액체를 분비한다.
10. 온몸에 분포하며, 투명한 물과 같은 액체를 분비하는 땀샘은 ________이다.
11. 지방샘은 ________라 하는 기름을 분비한다.
12. 피부의 5가지 기능은 ________, ________, ________, ________, ________이다.
13. ________에는 5배의 피지 분비 증가로 일어나며, 대게 청소년기에 나타난다.
14. 진피의 심층부에서 압력을 느끼는 신경말단은?
    a. 촉각소체　　b. 층판소체
    c. 자유신경종말　　d. 크라우제끝망울
15. 가벼운 접촉감을 담당하는 신경말단은?
    a. 촉각소체　　b. 층판소체
    c. 자유신경종말　　d. 크라우제끝망울

A항의 털 구조물에 대한 적절한 설명을 B항에서 고르시오.

A항	B항
16. ___________ 털주머니	a. 털주머니 안에 있는 털의 감춰진 부분
17. ___________ 털유두	b. 표피세포의 성장은 작은 관을 형성하며 진피로 내려가면서 시작된다.
18. ___________ 털뿌리	c. 눈으로 볼 수 있는 털의 부분
19. ___________ 털줄기	d. 털의 성장이 시작되는 세포의 밀집 부분

CHAPTER 7

뼈대계통
Skeletal System

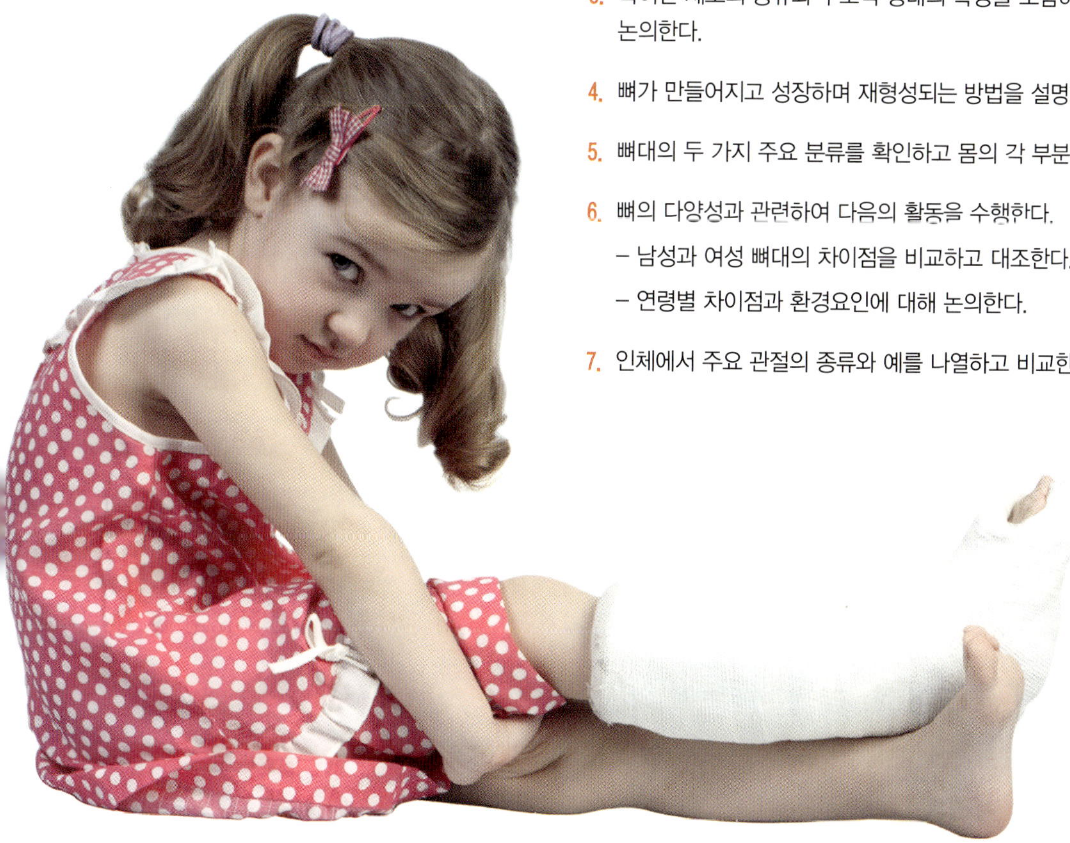

1. 뼈대계통의 일반적 기능을 나열하고 토론한다.
2. 뼈의 종류, 전형적인 긴뼈에서 관찰되는 주요 해부학적 구조와 납작뼈의 구조를 확인한다.
3. 특이한 세포의 종류와 구조적 형태의 특징을 포함하여 뼈와 연골의 현미경적 구조를 논의한다.
4. 뼈가 만들어지고 성장하며 재형성되는 방법을 설명한다.
5. 뼈대의 두 가지 주요 분류를 확인하고 몸의 각 부분에서 관찰되는 뼈를 나열한다.
6. 뼈의 다양성과 관련하여 다음의 활동을 수행한다.
   - 남성과 여성 뼈대의 차이점을 비교하고 대조한다.
   - 연령별 차이점과 환경요인에 대해 논의한다.
7. 인체에서 주요 관절의 종류와 예를 나열하고 비교한 후 각각 예를 제시한다.

뼈대계통(골격계통, skeletal system)의 주요 기관인 뼈(골, bone)는 근육과 다른 연조직(soft tissue)의 밑에 놓여 있으며, 전신의 단단한 구조틀과 지지구조를 이룬다. 뼈대계통은 빌딩의 철골과 같은 기능을 하지만 철골 구조와 다른 점은 움직일 수 있다는 것이다. 뼈도 살아 있는 기관이다. 뼈는 변화하고, 환경 변화에 반응하는 몸을 돕는다. 이러한 뼈의 기능은 우리 몸을 자라게 하고 변화하게 한다.

뼈대계통에 대한 학습은 뼈대계통의 기능에 대한 개관으로 시작할 것이다. 그런 다음에 전형적인 뼈의 구조와 특징을 설명하고 뼈를 분류할 것이다. 뼈대조직의 현미경학적 구조에 대해 설명한 후 뼈의 형성과 성장에 대해 간단히 언급할 것이다. 이러한 것들을 알고 난 후 특정한 뼈와 그것이 어떻게 조립되어 뼈대를 이루는지에 대해 학습한다. 이 장의 마지막 부분에서는 뼈대의 다양성(variation)과 뼈 사이의 관절(joints)에 대해 설명할 것이다.

뼈가 관절(joint)에서 서로 어떻게 교합(articulation)하는지와 몸의 다른 구조와 어떻게 관련되어 있는가를 이해하는 것은 많은 기관계통의 기능을 이해하는 데 기초가 된다. 예를 들어, 협동운동(coordinated movement)은 뼈가 서로 관절을 이루고 근육이 이들 뼈에 부착되어 있기 때문에 가능한 것이다. 또한 특수한 뼈가 몸의 어디에 있는지 아는 것은 뒷장에서 논의할 몸의 다른 구조가 어디에 위치하는지 아는 데 도움이 된다.

뼈대계통의 기능

지지

마치 텐트의 기둥이 텐트의 구조를 유지하듯이, 뼈는 몸의 내부 지지틀을 형성한다. 뼈대근육(골격근, skeletal muscle)은 뼈에 붙어 있고 뼈와 뼈대근육으로 둘러싸인 공간(cavity; 기관 내의 속이 빈 장소) 안에 내부기관(internal organ)이 있다. 뼈대계통은 뼈의 조성(composition)이 몸무게를 지탱할 만큼 강하고, 비틀리는 힘을 견딜 수 있을 만큼 유연해야만 비로소 이러한 지지 구조를 이룰 수 있다.

보호

뼈대계통은 뼈속의 공간(bony cavity) 안에 있는 부드러운 조직을 보호한다. 예를 들어, 머리뼈(두개골, skull)는 뇌를 보호하고, 복장뼈(흉골, breast bone)와 갈비뼈(늑골, rib)는 생명유지 기관인 심장과 허파를 보호한다. 또한 뼈는 자체 내부에 있는 중요한 혈액 세포를 형성하는 조직을 보호한다. 팔다리의 뼈들은 몸을 움직일 수 있게 해 주고 외부 공격으로부터 몸을 보호하는 데 사용되기도 한다.

운동

뼈는 근육에 단단히 붙어서 몸을 움직일 수 있게 한다. 근육은 수축(contract)하고 단축(shorten)하면서 뼈를 잡아당겨 뼈를 움직이게 한다.

저장

뼈는 신경과 근육기능이 정상적으로 유지되는 데 필요한 주요 물질인 혈중 칼슘 양의 항상성 유지에 중요한 역할을 담당한다. 뼈는 칼슘을 안전하게 저장하는 상자와 같은 역할을 한다. 혈액의 칼슘 양이 정상보다 많아지면 칼슘은 혈액에서 나와 뼈에 저장되기 위해 이동한다. 반대로 혈액의 칼슘 양이 정상보다 적은 경우 뼈에 저장되어 있던 칼슘이 혈액으로 이동하게 된다. 뼈 속에 있는 저장 공간에서 나와 혈액으로 들어간다.

뼈에서 칼슘을 저장하고 빼내는 칼슘의 균형은 호르몬 균형으로 조절된다. 예를 들어, 갑상샘(갑상선, thyroid gland)에서 분비되는 칼시토닌(calcitonin, CT)은 뼈의 무기질침착(mineralization)을 증가시키고 따라서 혈액 내의 칼슘 농도가 감소한다. 부갑상샘(부갑상선, parathroid glands)으로부터 나오는 부갑상샘호르몬(parathyroid hormone, PTH)은 뼈 속의 칼슘 축적을 감소시킴으로써 혈액 속의 칼슘 농도를 증가시킨다.

긴뼈의 뼈속질공간(골수강, medullary cavities)은 지방도 저장한다.

조혈

조혈(hematopoiesis)이라는 용어는 혈구형성 과정을 설명할 때 사용된다. 이 용어는 두 개의 단어가 합성된 것이다. Hemo는 '혈액'을 의미하고, poiesis는 '만들다'를 의미한다. 혈구형성은 적색뼈속질(적색골수, red bone marrow)에서 담당한다. 적색뼈속질은 뼈의 단단한 벽으로 둘러싸인 부드러운 결합조직(connective tissue)으로 적혈구와 백혈구를 만든다.

뼈의 육안적 구조

뼈의 종류

뼈는 크게 4가지 종류로 나눈다. 뼈의 이름은 그 모양을 그대로 표현한다.

- 긴뼈(장골, long bone): 위팔뼈(상완골, humerus or upper arm bone)
- 짧은뼈(단골, short bone): 손목뼈(수근골, carpals or wrist bone)
- 납작뼈(편평골, flat bone): 이마뼈(전두골, frontal bone) 또는 머리뼈(두개골, skull)
- 불규칙뼈(irregular bone): 척추뼈(척추골, vertebrae or pinal bone)

어떤 학자들은 참깨 모양의 둥근뼈(round bone)를 종자뼈(sesamoid)라고 부르며, 한 가지 종류를 더 나누기도 한다. 이러한 작은 뼈들은 힘줄(tendon) 안에서 발달하기도 한다. 예를 들어, 커다란 둥근뼈는 무릎뼈(슬골, kneecap, patella)인데, 이것은 무릎근육(patellar tendon) 안에서 발달한다.

뼈대계통에서 대부분의 중요한 뼈는 긴뼈로 분류되는데, 몇 개의 공통적인 특징을 가지고 있다. 전형적인 긴뼈의 학습을 통해 나머지 뼈의 구조적인 특징에 친숙해질 수 있을 것이다.

긴뼈의 구조

그림 7-1은 긴뼈의 중요한 부분에 대한 명칭을 학습하는 데 도움을 준다. 다음을 확인하라.

1. 뼈몸통(골간, diaphysis or shaft): 단단한 치밀뼈(치밀골, compact bone)로 된 속이 빈 관 모양의 구조로, 무게가 가벼워 쉽게 움직일 수 있다.
2. 뼈속질공간(골수공간, medullary cavity): 뼈몸통 안의 빈 공간으로 어른뼈에서는 방 형태의 골수이며, 비활성 상태인 연한 황색뼈속질(황색골수, yellow bone marrow)로 채워져 있다.
3. 뼈끝(골단, epiphyses): 긴뼈의 끝. 뼈끝 안에 있는 해면뼈(해면골, cancellous bone)의 작은 공간에 적색뼈속질이 차 있다. 어떤 황색뼈속질은 인간이 나이 들어감에 따라 나타나기도 한다.
4. 관절연골(articular cartilage): 뼈끝을 덮고 있는 얇은 유리질 연골막; 관절을 형성하는 뼈의 끝부분을 덮고 있어서 얇고 부드러운 고무 쿠션과 같은 기능을 한다.
5. 뼈막(골막, periosteum): 연골로 덮인 관절면을 제외한 긴뼈의 모든 면을 덮고 있는 치밀한 섬유성 조직의 강한 막이다.
6. 뼈속막(골내막, endosteum): 뼈속질공간을 덮고 있는 얇은 막이다.

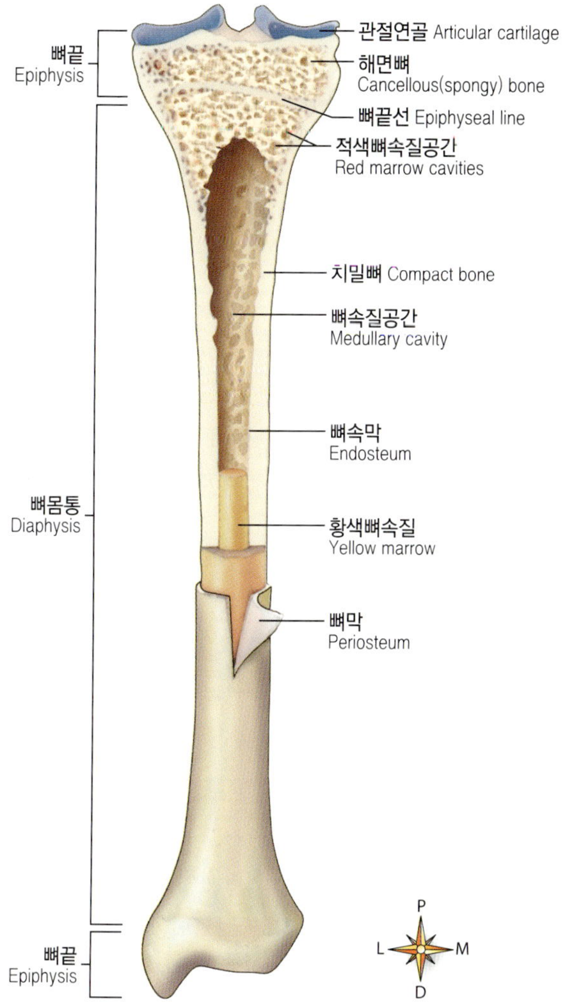

그림 7-1 긴뼈의 세로 단면.

QUICK CHECK

1. 뼈대계통 기관의 이름을 몇 가지 나열하라.
2. 뼈대계통의 5가지 주요 기능은?
3. 뼈대계통에서 뼈의 4가지 분류는?
4. 긴뼈의 주요 특징을 기술하라.

납작뼈의 구조

복장뼈(흉골, sternum, breastbone), 갈비뼈(늑골, ribs), 많은 머리뼈(두개골, skull bones)들과 같은 납작뼈는 대부

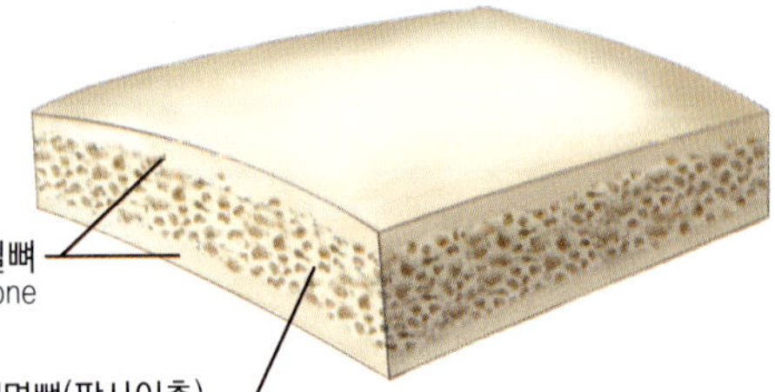

그림 7-2 납작뼈. 머리뼈의 부분. 치밀뼈의 바깥층은 판사이층(판간층)이라고 부르는 해면뼈를 둘러싸고 있다.

분의 긴뼈들 보다는 구조가 간단하다. 그림 7-2에서 보듯이 납작뼈는 치밀뼈인 바깥층 사이에 해면뼈 조직이 있다. 해면뼈층은 판사이층(판간층, diploe)이라고 부른다.

뼈의 현미경적 구조

뼈대계통의 뼈들은 뼈(bone)와 연골(cartilage)이라는 두 가지 중요한 결합조직으로 구성된다.

뼈 조직 구조

뼈는 그 위치와 기능에 따라 현미경적 구조가 다르다. 그림 7-3, A에서와 같이 뼈의 겉층은 단단하고 조밀하다. 이러한 성질의 뼈를 치밀뼈라고 부른다. 치밀뼈는 맨눈으로 보면 튼튼해 보인다. 각각의 뼈 안쪽에 있는 다공성의 뼈조직을 해면뼈(cancellous bone, spongy bone)라고 부른다.

해면뼈

이름에서 알 수 있듯이, 해면뼈는 마치 스펀지처럼 빈 공간을 많이 품고 있다. 해면뼈의 빈 공간은 적색 또는 황색의 뼈속질로 채워져 있다. 바늘처럼 뾰족뾰족하여 해면뼈를 그물처럼 구성하고 있는 것을 잔기둥(trabeculae)이라고 부른다. 그림 7-3, B는 해면뼈의 현미경적 구조를 보여준다.

치밀뼈

그림 7-3과 그림 7-4에서 볼 수 있듯이 치밀뼈는 빈 공간이 없는 대신 뼈단위(골원, osteons) 또는 하버스계(Haversian systems)라고 하는 수많은 구조적 단위로 이루어져 있다. 둥근 관 모양의 뼈단위는 여러 층으로 배열된 석회질로 구성된다. 각각의 고리를 뼈단위층판(골층판, concentric lamella)이라고 부른다.

뼈단위층판은 혈관(blood vessel)이나 신경을 포함하고 있는 중심관(central canal) 또는 하버스관(Haversian canal)을 둘러싼다. 중심관은 가로관(transverse canals) 또는 폴크만관(Volkmann canal)에 의해 서로 연결되어 있다.

뼈는 죽은 구조가 아니다. 딱딱하고 겉보기에는 생명이 없는 듯한 바탕질(기질, matrix) 속에는 뼈세포(골세포, osteocyte)라고 부르는 살아있는 세포가 많이 있다. 뼈세포는 성숙한 뼈의 세포이다. 앞서 활발하게 뼈를 생성하던 뼈모세포(골모세포, osteoblast)는 이제 휴면 중이 된다. 이러한 뼈세포들은 뼈세포방(골소강, lacunae)이라고 부르는 작은 공간에서 뼈단위층판의 단단한 층들 사이에 있다.

그림 7-3과 그림 7-4를 보면 뼈세관(골세관, canaliculi)이라 부르는 작은 통로가 있다. 이것은 뼈세포방을 서로 연결하거나 뼈단위 안의 중심관과 연결하는 역할을 한다. 영양분은 중심관의 혈관에서부터 뼈세관을 통해 뼈세포의 세포 확장을 따라 지나가서 뼈 단위의 모든 뼈세포에 공급된다.

그림 7-3, B를 보면 수많은 혈관은 바깥의 뼈막(골막, periosteum)으로부터 뼈로 들어가고 결국에는 가로관을 따라 지나가고 최종적으로는 중심관에 이른다.

연골 조직 구조

연골(cartilage)은 뼈와 비슷하지만, 차이점도 있다. 뼈와 비교해 볼 때, 연골에는 세포사이물질(intercellular substance)이 더 많다. 수많은 아교섬유(콜라겐섬유, collagenous fiber)가 뼈와 연골, 두 조직의 바탕질을 지지하고 있다. 그러나 연골 안의 섬유는 뼈처럼 석회화된 시멘트 물질 대신 단단한 겔 안에 파묻혀 있기 때문에 연골은 뼈처럼 단단하지 않고 유연하다. 결과적으로, 연골은 뼈처럼 경직되어 있지 않고 단단한 플라스틱처럼 유연하다.

연골세포(chondrocytes)는 뼈세포와 마찬가지로 뼈세포방에 있다(그림 7-5). 연골 안에서, 뼈세포방은 마치 스위스치즈 덩어리 안의 많은 공기방울처럼 연골조직 안에 있다. 연골 안에는 혈관이 없기 때문에 영양분이 세포에 도달하기 위해서는 바탕질을 통해 확산되어야 한다. 이처럼 혈관이 없기 때문에 연골은 손상되었을 때 매우 천천히 재생된다.

뼈의 발달

뼈의 형성과 재형성

출생 이전에 태아에서 뼈대가 형성되기 시작할 때에 뼈대는 뼈가 아닌 연골과 뼈처럼 생긴 섬유성 구조로 이루어져 있다. 연골이 석회화된 뼈기질로 대체되면서 연골틀(cartilage models)이 점차 단단한 진짜 뼈로 바뀐다. 성장과정의 뼈는 이러한 지속적인 재형성(remodeling) 과정을 통해 작은 연골 구조에서 어른뼈의 특징적 구조와 조성을 갖게 된다. 이러한 재형성 과정을 위해서는 뼈모세포(골모세포, osteoblasts)라고 부르는 뼈형성세포와 뼈파괴세포(파골세포, osteoclasts)라고 부르는 뼈흡수세포의 계속적인 작용이 필요하다(그림 7-6).

뼈 바탕질(matrix) 의 침전은 연속적인 과정이다. 뼈모세

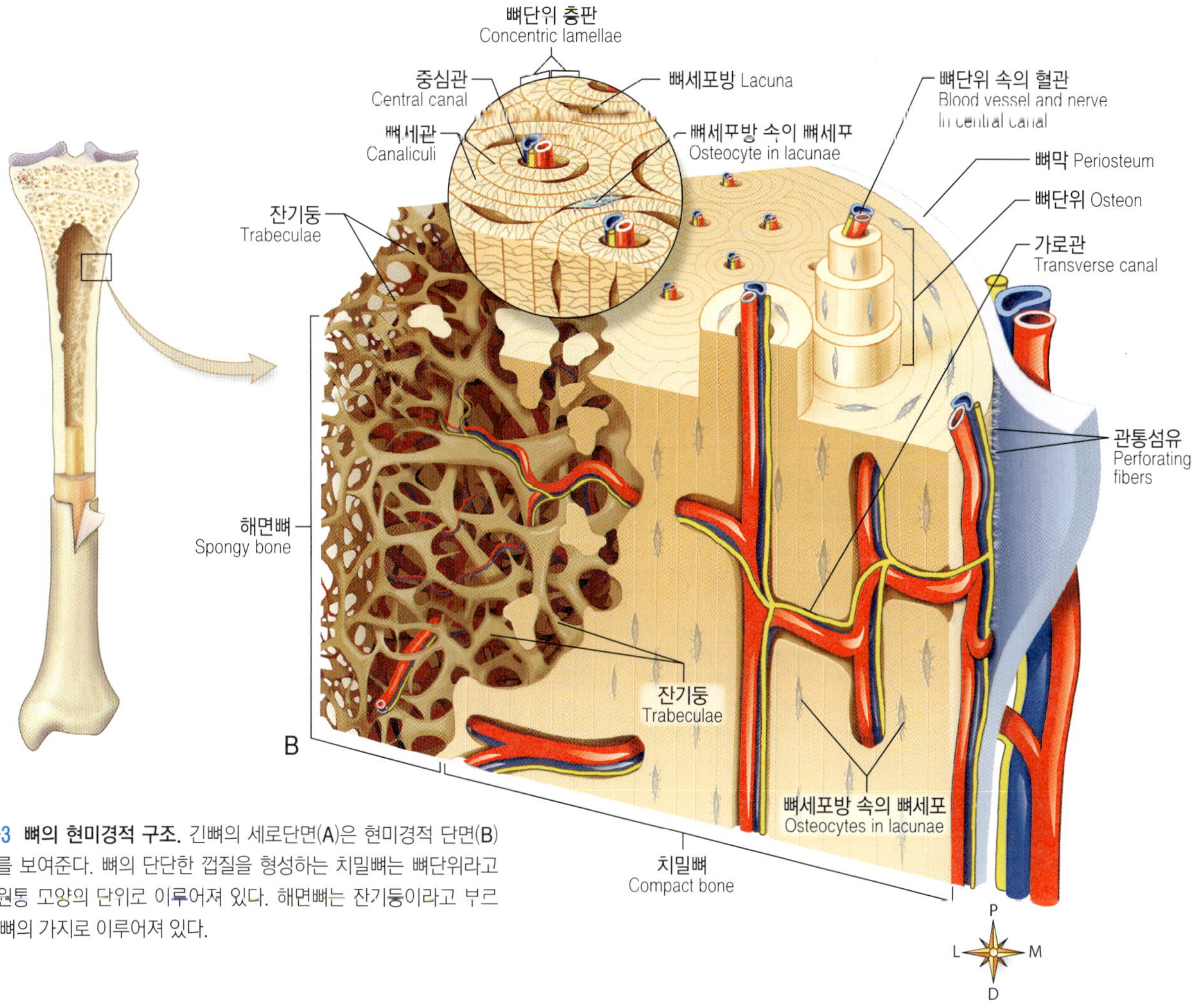

그림 7-3 뼈의 현미경적 구조. 긴뼈의 세로단면(A)은 현미경적 단면(B)의 위치를 보여준다. 뼈의 단단한 껍질을 형성하는 치밀뼈는 뼈단위라고 부르는 원통 모양의 단위로 이루어져 있다. 해면뼈는 잔기둥이라고 부르는 얇은 뼈의 가지로 이루어져 있다.

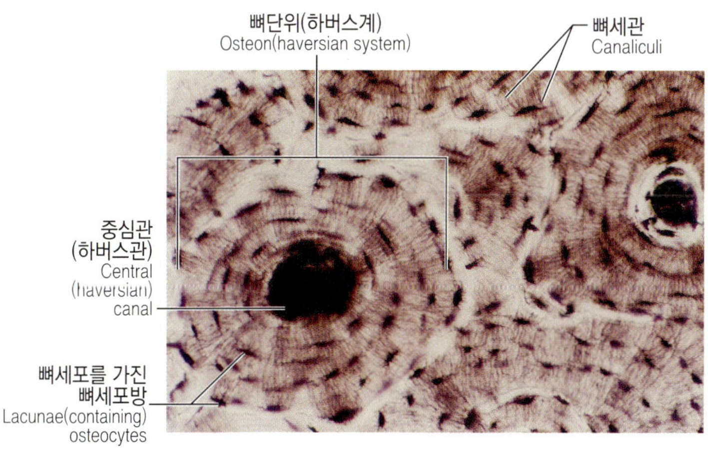

그림 7-4 치밀뼈. 둥근 관 모양의 뼈단위(하버스계)의 가로 단면

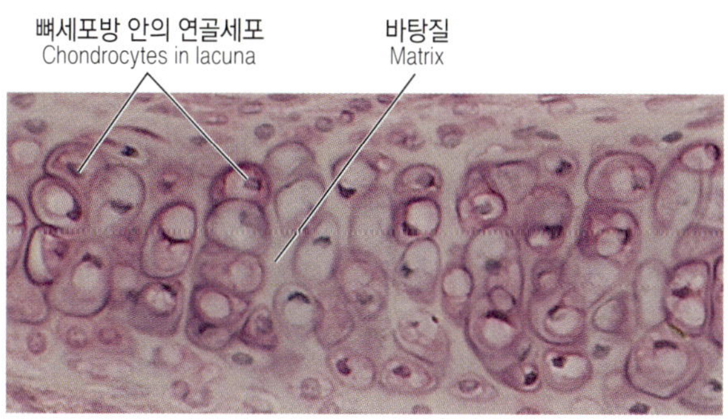

그림 7-5 연골조직. 연골세포가 뼈세포방 안의 바탕질 주위에 흩어져 있다.

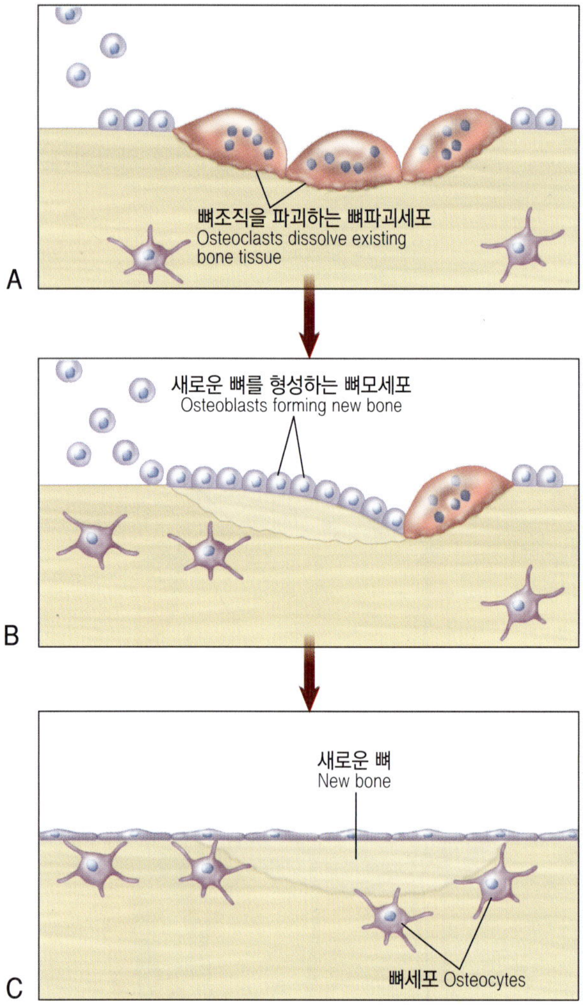

그림 7-6 뼈의 재형성. 뼈의 재형성 기간 동안에 뼈를 용해하는 뼈파괴세포는 바탕질에 있는 단단한 칼슘염을 제거한다(A). 뼈모세포는 자신이 단단한 뼈에 의하여 둘러싸일 때까지 새로운 뼈의 바탕질을 형성한다(B). 뼈모세포는 뼈세포가 된다(C).

포는 필요하면 유기 콜라겐 섬유를 먼저 침전시킨다. 뼈모세포는 또한 섬유질에서 결정체를 이루는 무기물인 칼슘염(calcium salt) 용액을 방출한다. 섬유질은 비틀리는 힘을 이겨내기 위해 바탕질을 강화시키고, 무기질 결정체는 딱딱한 뼈로 만들기 위해 뼈를 석회화한다.

뼈모세포는 단단한 뼈 바탕질의 뼈단위층판 사이에 결국 끼이게 되면 뼈 형성이 멈추고 뼈세포(골세포, osteocyte)라고 부르게 된다. 뼈세포는 뼈파괴세포가 주위의 뼈들을 제거할 때나 다쳤을 때 뼈 형성과정을 다시 반복한다.

뼈파괴세포는 칼슘 결정을 분해하는 산(acid)을 분비한다. 이것은 두 가지 효과를 나타낸다. 딱딱한 뼈의 바탕질이 제거되고 뼈 조직으로부터 칼슘 이온이 분해되어 나와서 피 속에 들어가 퍼진다.

뼈는 뼈모세포와 뼈파괴세포의 연합작용으로 어른뼈의 형태를 갖추게 된다(그림 7-7). 뼈의 크기와 모양 그리고 밀도는 뼈를 형성하는 세포와 뼈를 재흡수하는 세포의 조각하는 과정을 통해 변화되어 압박과 상해를 견딜 수 있게 된다.

근육이 당겨져서 기계적으로 스트레스를 받을 때 뼈모세

그림 7-7 연골속뼈되기. 미성숙한 긴뼈의 연골이 정상적인 과정에 의하여 성장할 때, 혈관이 연골 안으로 침투한다. 연골모세포는 연골을 석회화한다. 뼈가 성장할 때처럼, 뼈파괴세포는 수질공간을 비운다. 결과적으로, 뼈형성이 연골성장을 압도하고, 더 이상의 성장은 일어나지 않는다.

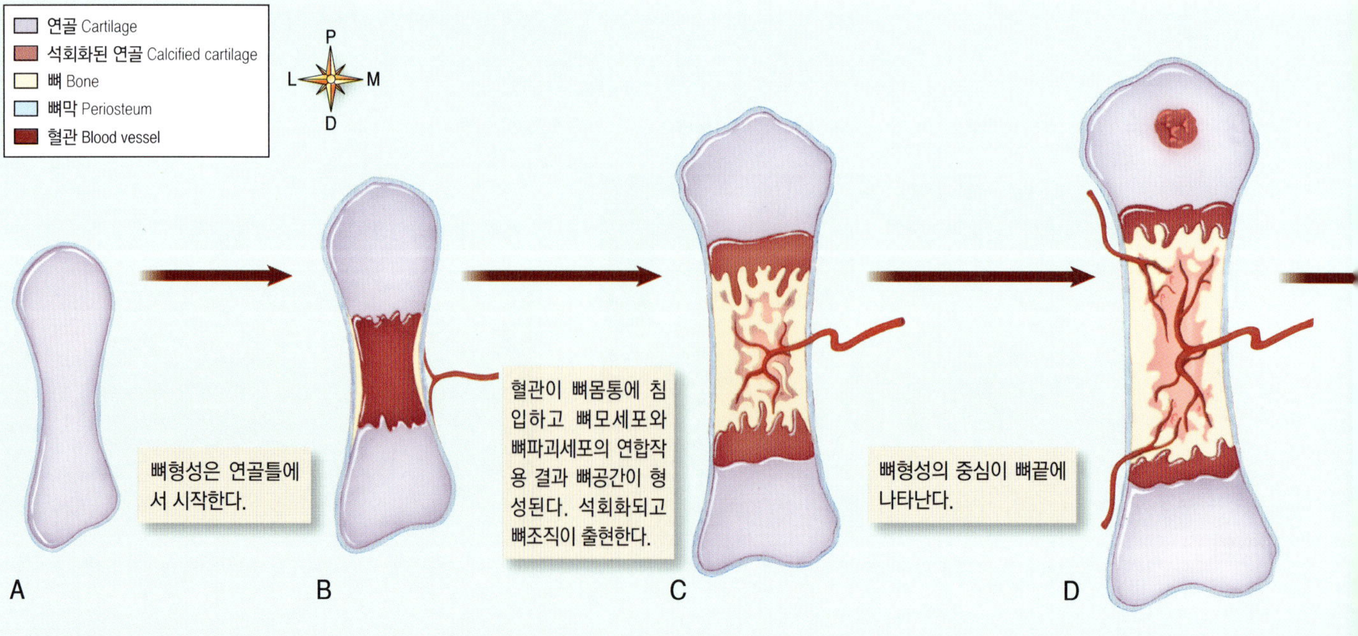

포는 근육의 긴장에 견디기 위해 그 위치에 있는 뼈를 강화되도록 자극한다. 따라서 운동선수나 무용수는 활동적이지 않은 사람에 비해 뼈가 더 조밀하고 튼튼하다.

연골속뼈되기

그림 7-7과 그림 7-8에서 보듯이, 인체의 대부분의 긴뼈는 연골틀에서 형성된다. 이러한 과정을 연골속뼈되기(연골내골화, endochondral ossification)라고 하는데, 이는 '연골 안에서 형성된다'는 의미이다.

그림 7-7에서와 같이, 긴뼈는 결국 성장하고 있는 뼈 안에 있는 작은 중심에서부터 속뼈가 되어 자란다. 이러한 뼈형성(ossification)의 중심은 긴뼈의 끝부분에 있는 뼈끝(골단, epiphyses)에 있고, 뼈형성의 큰 중심은 뼈몸통(골체, diaphysis, shaft)에 있다.

뼈끝과 뼈몸통 사이에 뼈끝판(골단판, epiphyseal plate) 또는 성장판(growth plate)이라고 부르는 연골로 된 부분이 계속 남아 있는 한 긴뼈의 성장은 계속된다. 뼈끝의 모든 연골이 뼈로 대치될 때 성장은 멈춘다. 뼈형성의 두 중심이 함께 합쳐진 자리에 희미하게 남은 자국이 뼈끝선(골단선, epiphyseal line)이다.

내과의사는 이러한 뼈 발달에 대한 개념을 이용해 아이가 더 성장할 수 있는지의 여부를 판단할 수도 있다. 그들은 아이 손목의 X-선을 찍어 연구한다. 뼈끝의 연골층이 관찰되면 추가적인 성장이 일어나며, 반면 뼈끝의 연골층을 발견할 수 없다면 성장이 멈추었음을 알 수 있다. 따라서 성인이 되었을

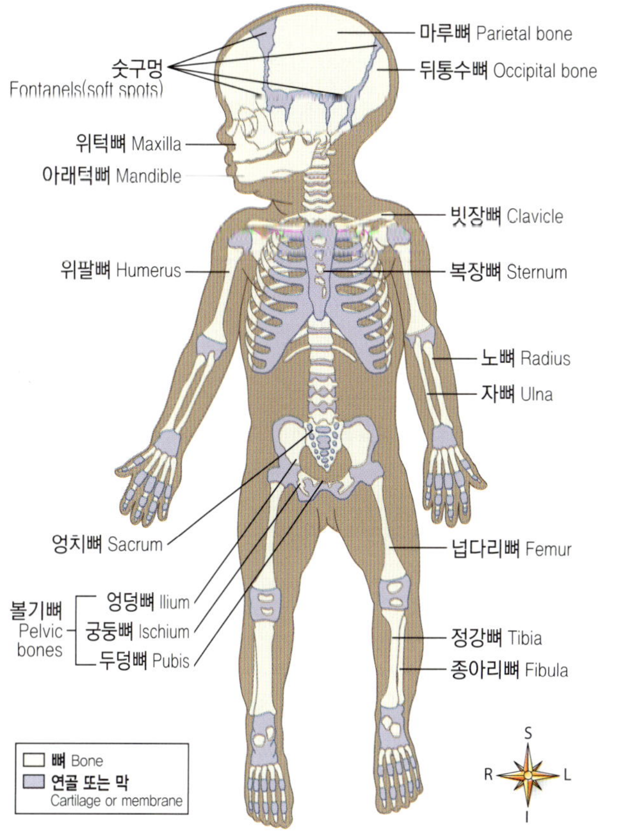

그림 7-8 신생아의 뼈 발달. 영아의 뼈대에는 아직까지 완전히 형성되지 않은 뼈가 많다.

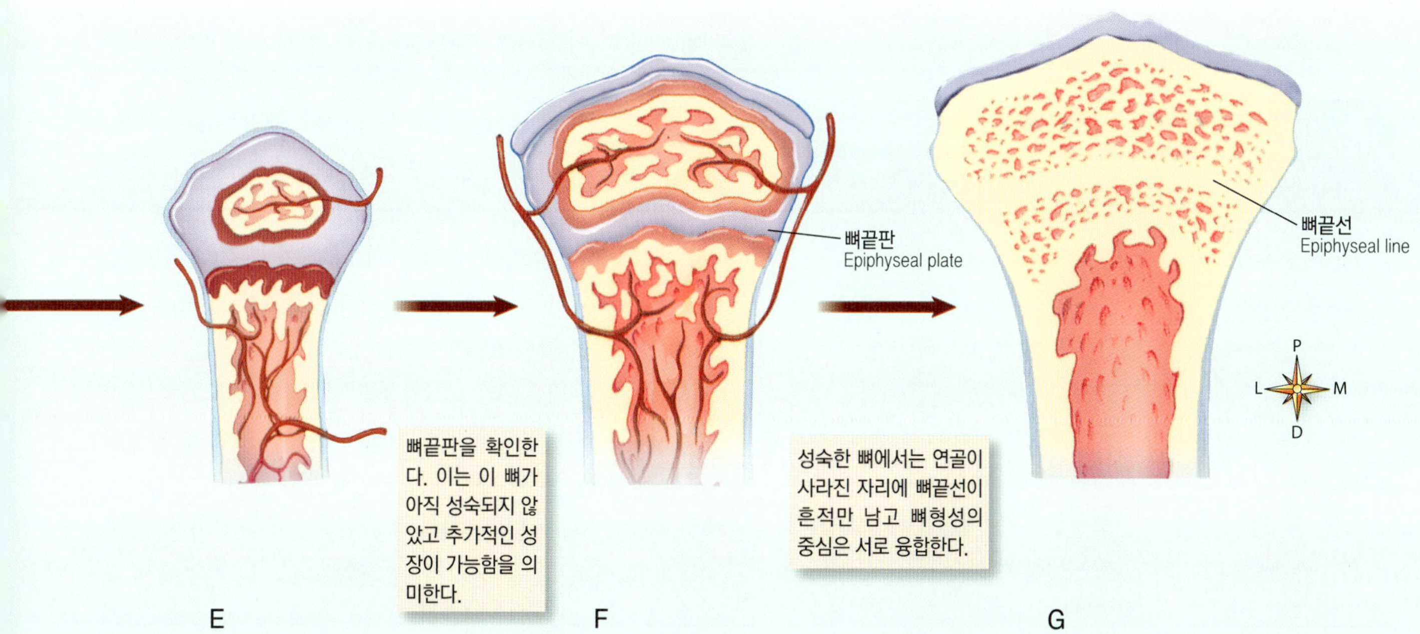

때의 키를 알아낼 수 있다.

막뼈되기

어떤 뼈들, 즉 그림 7-8에 보이는 머리뼈와 같은 경우에는 섬유질 막(골막골화, membrane)의 석회화를 통해 형성되는데, 이러한 과정을 막뼈되기(membranous ossification)라고 한다.

신생아의 머리뼈에 있는 숫구멍(천문, fontanel)이라고 하는 부드러운 부분은 석회화가 덜 이루어진 섬유질막이다(그림 7-8). 막뼈되기가 진행되면 단단한 뼈 판이 완벽한 납작뼈를 형성한다.

7

QUICK CHECK

1. 치밀뼈조직의 구조적인 기본 단위는?
2. 뼈세포는 무엇인가? 뼈조직의 어느 부분에서 뼈세포를 찾을 수 있는가?
3. 뼈와 연골의 차이점은?
4. 뼈형성(골화)이란? 뼈모세포의 역할은?

몸통뼈대

사람의 골격은 몸통뼈대(축골격, axial skeleton)와 팔다리뼈대(사지골격, appendicular skeleton)로 나눌 수 있다(그림 1-9).

몸의 중앙에 있는 축(axis)의 뼈들은 몸통뼈대를 형성하며, 머리뼈(두개골, skull), 척추뼈(spine), 가슴우리뼈(흉곽골, bone of thorax), 목뿔뼈(설골, hyoid bone) 등이 이에 해당한다(그림 7-9). 팔과 다리의 뼈는 팔다리뼈대를 형성한다(표 7-1). 팔뼈(상지골, upper extremity)에는 어깨뼈(견갑골, shoulder), 가슴이음뼈(pectoral girdle), 팔뼈(상완골, arm), 손목뼈(수근골, wrist) 및 손뼈(수골, hand)이 있다. 다리뼈(하지골, lower extremity)에는 볼기뼈(관골, hip bone), 골반이음뼈(pelvic girdle), 다리뼈(하퇴골, leg), 발목뼈(족근골, ankle) 및 발뼈(족골, feet)이 있다. 그림 7-9에 다양한 몸통뼈대와 팔다리뼈대가 있다.

표 7-1 뼈대의 주요 구성요소(206개의 뼈)

몸통뼈대(80개의 뼈)	팔다리뼈대(126개의 뼈)
머리뼈(skull)	팔(upper extremities)
머리뼈(cranial bones)	가슴이음뼈(pectoral girdle)
귓속뼈(ear bones)	팔과 아래팔뼈(arm and forearm bones)
얼굴뼈(face bones)	손목뼈(wrist bones)
척주(spine)	손뼈(hand bones)
척추뼈(vertebrae)	다리(lower extremities)
가슴(thorax)	다리이음뼈(pelvic girdle)
갈비뼈(ribs)	넓적다리와 다리뼈(thigh and leg bones)
복장뼈(sternum)	발목뼈(ankle bones)
목뿔뼈(hyoid bone)	발뼈(foot bones)

머리뼈

머리뼈의 영역

머리뼈(skull)는 뇌머리뼈(두개골, crebral)를 이루는 8개의 뼈, 얼굴머리뼈(안면골, facial cranium)를 이루는 14개의 뼈, 그리고 가운데귀(중이, middle ear) 안의 6개의 귓속뼈(이소골, auditory bone)인 작은 뼈들로 이루어져 있다(표 7-2). 몸의 다른 구조와의 관계 속에서 이들 구조를 이해하기 위해서는 이들 뼈의 이름과 위치를 학습해야 한다(그림 7-10).

굴

굴(동, sinuses)은 뇌머리뼈 안의 빈 공간이다. 4쌍의 굴은 이마뼈(전두골, frontal bone), 위턱뼈(상악골, maxillary bone), 나비뼈(접형골, sphenoid bone) 및 벌집뼈(사골, ethmoid bone) 안에 위치한다. 이들 굴이 코와 연결되어 있기 때문에 이들을 코곁굴(부비동, paranasal sinuses)이라 부른다(그림 7-11).

굴을 채우고 있는 점막에 염증이 생기거나 붓게 되면, 몸에 이상이 생겼음을 의미한다. 예를 들어, 흔한 감기로 인해 이마굴(전두동, frontal sinus)에 염증(inflammation)이 생기기도 하는데, 이를 이마굴염(전두동염, frontal sinusitis)이라고 한다. 단어에 '-itis'가 붙는 경우 '염증'을 뜻한다.

관자뼈(측두골, temporal bone)의 꼭지부분(유돌부, mastoid region) 안에 있는 빈 공간에 염증이 생긴 것을 꼭지돌기염(유양돌기염, mastoiditis)이라고 하는데, 즉각적인 처치를 하지 않으면, 심각한 의료문제가 생길 수 있다(그림 7-12). 그림 7-10, A에서 꼭지돌기(유양돌기, mastoid process)의 위치를 확인해보자.

가운데귀의 병균감염으로 발생한 감염물질은 때때로 꼭지돌기 내의 꼭지벌집(유돌봉소, mastoid air cell)으로 침입한다. 꼭지벌집은 코로 내보내는 코곁굴과는 달리 감염물질을 밖으로 내보낼 수 없다. 따라서 감염물질이 축적되면, 뇌와 귀관벌집(air cells)을 분리시키는 얇은 뼈로 된 부분이 손상을 입을 수 있다. 만약 이러한 감염이 일어난다면, 뇌와 뇌를 감싸는 막(뇌막, meninges)까지 감염되어 생명을 위협하는 상황이 될 것이다.

항생제 치료가 실패한다면, 만성꼭지돌기염(chronic mastoiditis)은 감염된 쪽 귀의 청력을 잃게 하며, 속귀(내이, internal ear)를 비롯해 감염된 조직을 외과적으로 제거함으로써 치료한다.

봉합과 숫구멍

머리뼈의 볼록한 윗부분을 형성하는 두 개의 마루뼈(두정골, parietal bone)는 다른 뼈와 함께 고정관절인 봉합(suture)을 형성한다.

- 시옷봉합(삼각봉합, lambdoidal suture)–뒤통수뼈(후두골, occipital bone)와 함께 형성
- 비늘봉합(인상봉합, squamous suture)–관자뼈(측두골, temporal bone), 나비뼈(접형골, sphenoid bone)와 함께 형성
- 관상봉합(coronal suture)–이마뼈(전두골, frontal bone)와 함께 형성(그림 7-10)

7

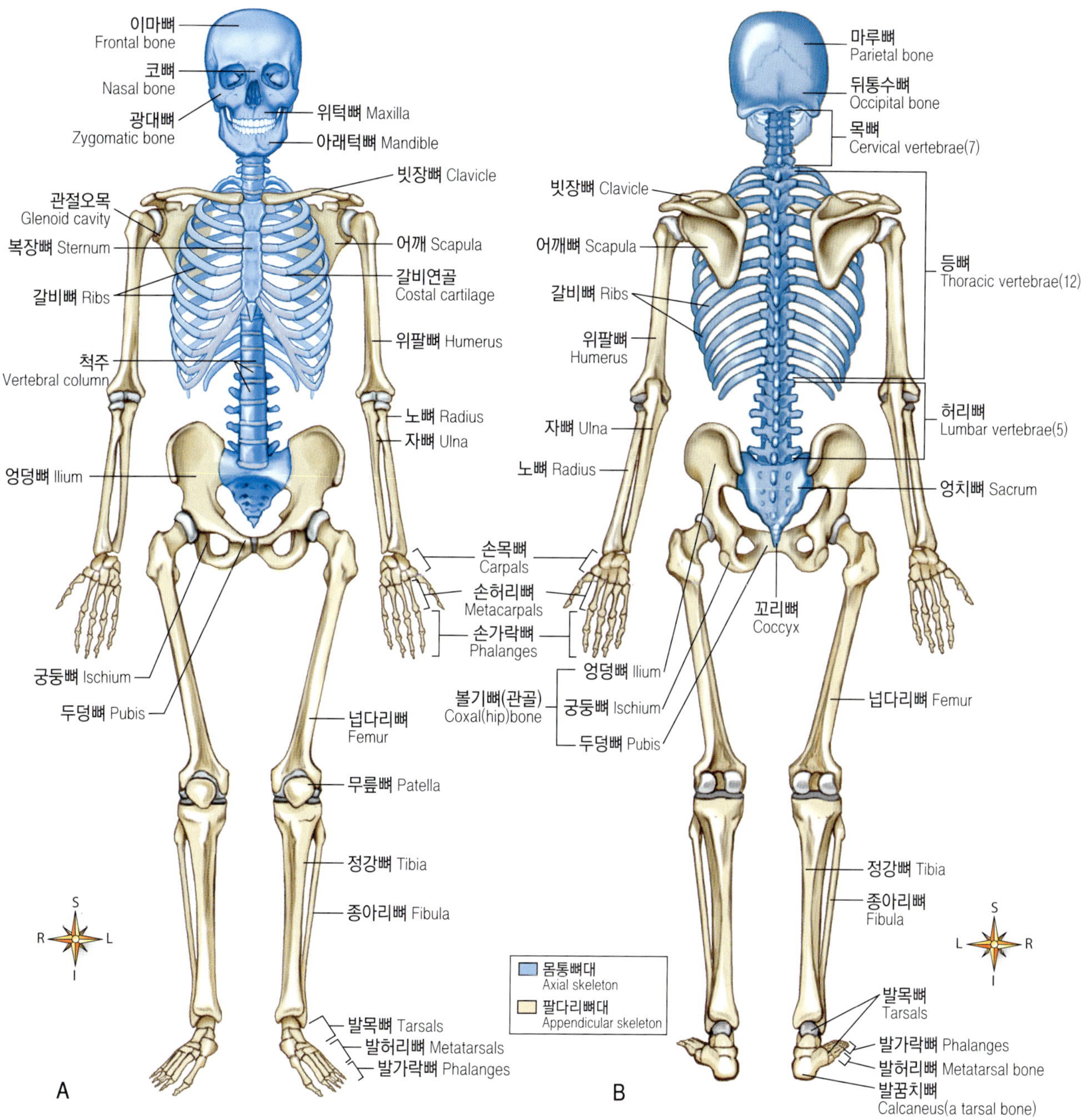

그림 7-9 인체의 뼈대. 몸통뼈대는 푸른색으로 나타내었다. A: 앞면, B: 뒷면

아기 머리뼈의 부드러운 부분에 대해서 알고 있을 것이다. 이것은 6개의 숫구멍(천문, fontanels)으로서, 뼈형성이 완전히 진행되지 않은 부분이다(그림 7-8). 숫구멍은 출생 시의 압력에 의해 머리뼈가 손상되지 않게 한다. 또한 출산 전에 태아 머리의 위치를 확인하기 위해 사용된다. 숫구멍은 아기가 두 살이 되기 전에 차차 막혀 봉합을 형성한다.

목뿔뼈

작은 목뿔뼈(설골, hyoid bone)는 그리이스 문자인 입실론(γ, upsilon)을 닮았다. 다른 뼈와 달리 목뿔뼈는 다른 뼈와 관절을 형성하지 않는다. 목뿔뼈는 목에 위치하면서 혀근육(설근, tongue muscles)을 고정하고, 후두(larynx)를 지지한다.

7

표 7-2 주요 유기화합물의 종류

명칭	수	설명
뇌머리뼈(Cranial bones)		
이마뼈(frontal)	1	뇌머리뼈 바닥의 앞부분과 눈확 위쪽의 대부분을 형성한다. 눈확의 위쪽 모서리 위의 빈 공간을 이마굴이라고 하며, 점막이 붙어 있다.
마루뼈(parietal)	2	뇌머리뼈 꼭대기의 돌출부위를 형성한다.
관자뼈(temporal)	2	뇌머리뼈의 아랫부분을 형성한다. 가운데귀와 속귀의 구조를 포함한다. 꼭지굴은 귀 뒤에 융기한 꼭지돌기 안의 점막으로 덮인 공간이다. 바깥귀관은 관자뼈와 연결된다. 근육은 붓돌기에 붙어 있다.
뒤통수뼈(occipital)	1	머리뼈의 뒤를 형성한다. 척수가 뒤통수뼈에 있는 큰 구멍을 통해 뇌머리뼈로 들어간다.
나비뼈(sphenoid)	1	뇌머리뼈 바닥의 가운데 부분을 형성하며 뇌하수체는 안장이라고 부르는 나비뼈의 작고 움푹 들어간 곳에 있다. 근육은 날개돌기에 붙어 있다.
벌집뼈(ethmoid)	1	뇌머리뼈의 바닥, 코의 가쪽벽과 천장, 코의 중간부분(코사이막-보습뼈와 수직판으로 구성됨) 그리고 눈확의 일부분을 형성하는 복합적인 뼈이며, 벌집처럼 생긴 공간인 벌집굴을 포함한다. 위코선반과 중간코선반은 벌집뼈의 돌기이며, 각 코안의 가쪽벽을 따라서 '선반'을 형성한다.
얼굴뼈(face bones)		
코뼈(nasal)	2	콧등의 윗부분을 형성하는 작은 뼈이다.
위턱뼈(maxilla)	2	입의 천장, 코의 바닥과 가쪽벽 및 눈확의 바닥을 형성한다. 위턱뼈 안에 있는 큰 공간을 위턱굴이라고 한다.
광대뼈(zygomatic)	2	눈확의 형성에 관여한다.
아래턱뼈(mandible)	1	관절돌기 부분이 관자뼈와 관절한다. 신경과 혈관이 지나는 앞쪽의 작은 구멍을 턱끝구멍이라고 한다.
눈물뼈(lacrimal)	2	눈확의 안쪽 벽과 코안의 가쪽벽 형성에 관여한다.
입천장뼈(palatine)	2	입천장의 뒤쪽 부분, 코의 바닥과 가쪽벽 및 눈확의 바닥 부분을 형성한다.
코선반뼈(nasal concha)	2	코 가쪽벽의 안쪽면을 따라 중간코선반의 아래에 구부러진 '선반'을 형성한다.
보습뼈(vomer)	1	코중격의 아래 뒷부분을 형성한다.
귓속뼈(ear bones)		
망치뼈(malleus)	2	망치뼈, 모루뼈 및 등자뼈는 관자뼈의 가운데귀 안에 있는 아주 작은 뼈들이다. 뼈의 모양이 망치처럼 생겨서 망치뼈라고 부른다.
모루뼈(incus)	2	뼈의 모양이 모루처럼 생겼다.
등자뼈(stapes)	2	뼈의 모양이 등자처럼 생겼다.
목뿔뼈(hyoid bones)		
목뿔뼈(hyoid bones)	1	목에 있는 u자 모양의 뼈이다. 다른 뼈와 관절하지 않는다. 아래턱뼈와 후두의 윗부분 사이에 있다.

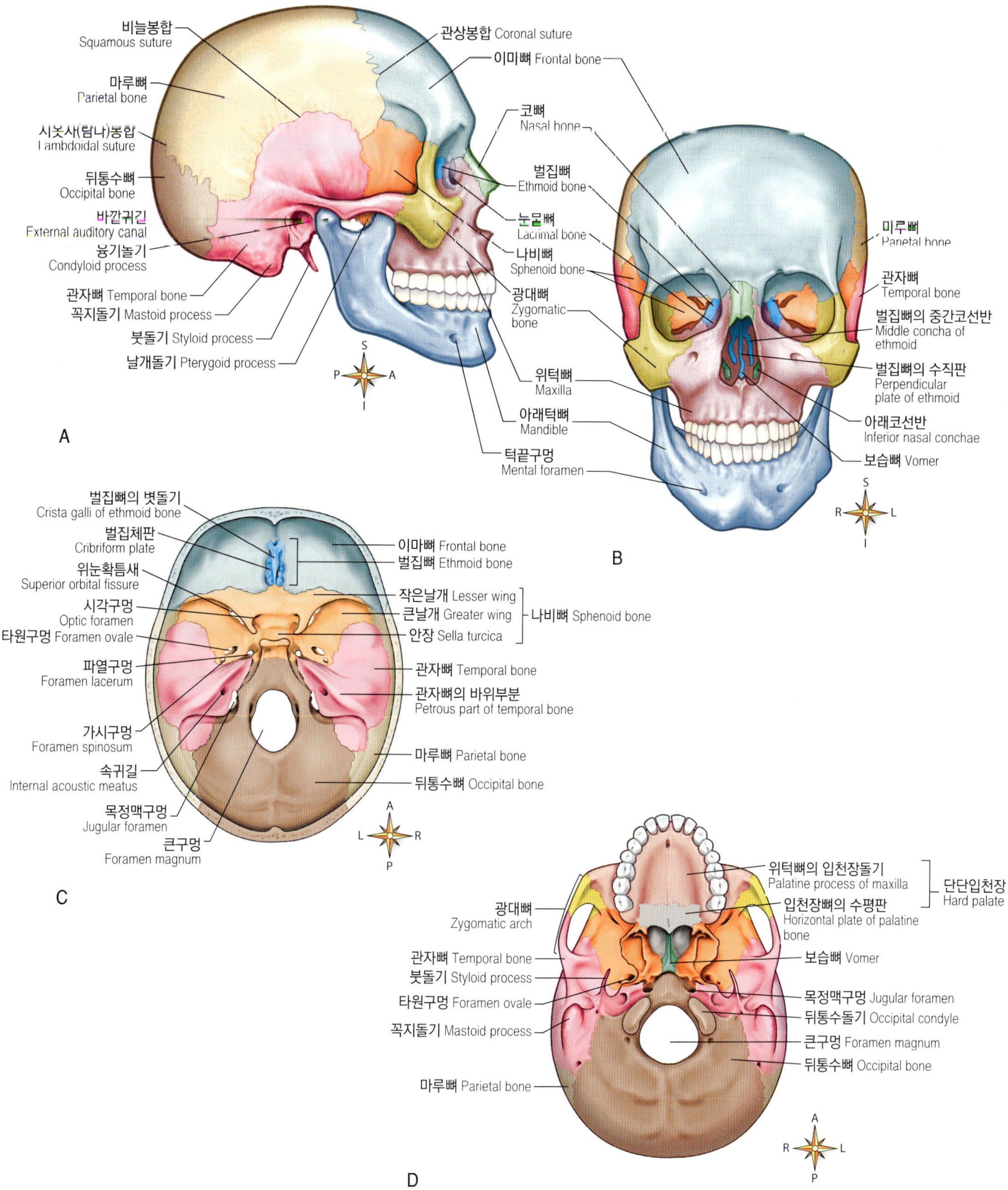

그림 7-10 머리뼈. A: 오른쪽 면. B: 앞면. C: 머리뼈 안의 바닥(머리뼈의 윗부분을 제거하고 위에서 본 모습). D: 머리뼈의 바닥(아래에서 본 모습)

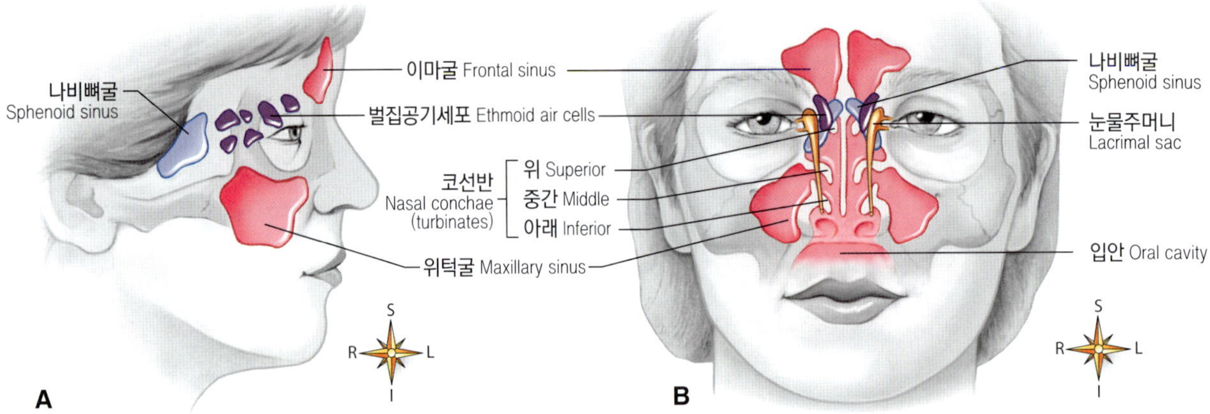

그림 7-11 **코곁굴**. A: 얼굴의 가쪽 모습은 코곁굴의 위치를 보여준다. B: 앞쪽 모습은 굴들과 코안의 관계를 보여준다.

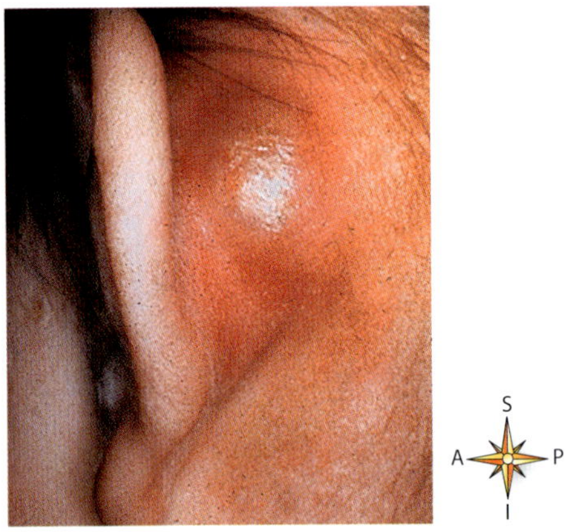

그림 7-12 **꼭지돌기염**. 왼쪽 귀 뒤쪽 관자뼈의 꼭지돌기 위에 붉게 부어오른 부분을 볼 수 있다.

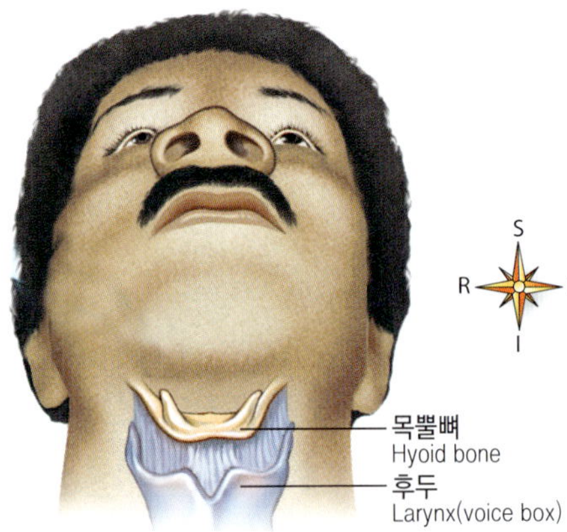

그림 7-13 **목뿔뼈**. 목의 X-선 사진으로 혀의 바닥에 있는 목뿔뼈를 보여준다.

척주

척주(spine or vertebral column)란 용어는 건물 안의 기둥(column)처럼 기다란 하나의 뼈를 연상케 하지만, 사실은 그와 다르다. 척주는 분리된 뼈, 즉 척추뼈(척추골, vertebrae)의 연합으로 구성되어 있으며, 유연하고 구부러진 막대 모양을 형성하도록 서로 연결되어 있다(그림 7-14). 척주의 각 부위는 서로 다른 명칭을 가지고 있다. 즉 목 부위(cervical region), 가슴 부위(thoracic region), 허리 부위(lumbar region), 엉치뼈(천골, sacrum) 및 꼬리뼈(미골, coccyx)이다(그림 7-14).

각각의 척추뼈는 작고 불규칙한 모양의 뼈지만, 부위에 따라 개별적인 특징이 뚜렷한 편이다. 예를 들어, 그림 7-15의 허리뼈(요추, lumbar vertebra)를 보면, 가시돌기(극돌기, spinous process) 1개, 가로돌기(횡돌기, transverse process) 2개와 중앙에 뚫린 척추뼈구멍(추공, vertebral foramen)을 확인할 수 있다. 위관절돌기(상관절돌기, superior articular process)와 아래관절돌기(하관절돌기, inferior articular process)는 인접한 척추뼈 사이에 제한적인 운동을 가능하게 한다.

척추뼈의 가시돌기 끝을 만져보려면, 머리를 앞쪽으로 굽히면 된다. 머리를 앞으로 숙이고 목 뒤에서부터 손가락으로 짚어 내려가보면, 어깨 높이에서 뼈의 융기(projection)를 만질 수 있는데, 이것은 제7목뼈(경추, cervical vertebra)의 긴 가시돌기의 끝부분이다. 7개의 목뼈는 목을 받쳐주는 지지대 역할을 한다.

그림 7-14에서 보면, 첫 2개의 목뼈는 다른 척추뼈와 비교하였을 때, 독특한 구조를 가졌다. 첫 번째 목뼈를 고리뼈(환추, atlas)라고 부르는데, 고리(ring)는 앞활(전궁, anterior arch)과 뒤활(후궁, posterior arch)로 구성된다(그림 7-16).

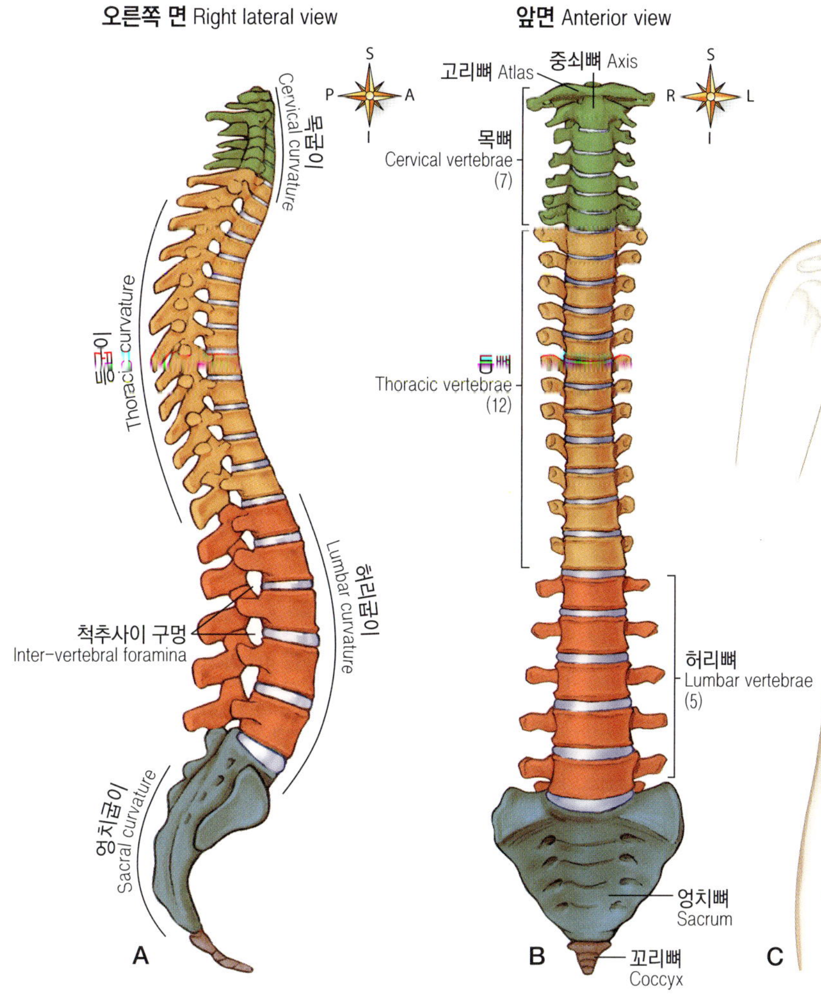

그림 7-14 척주.

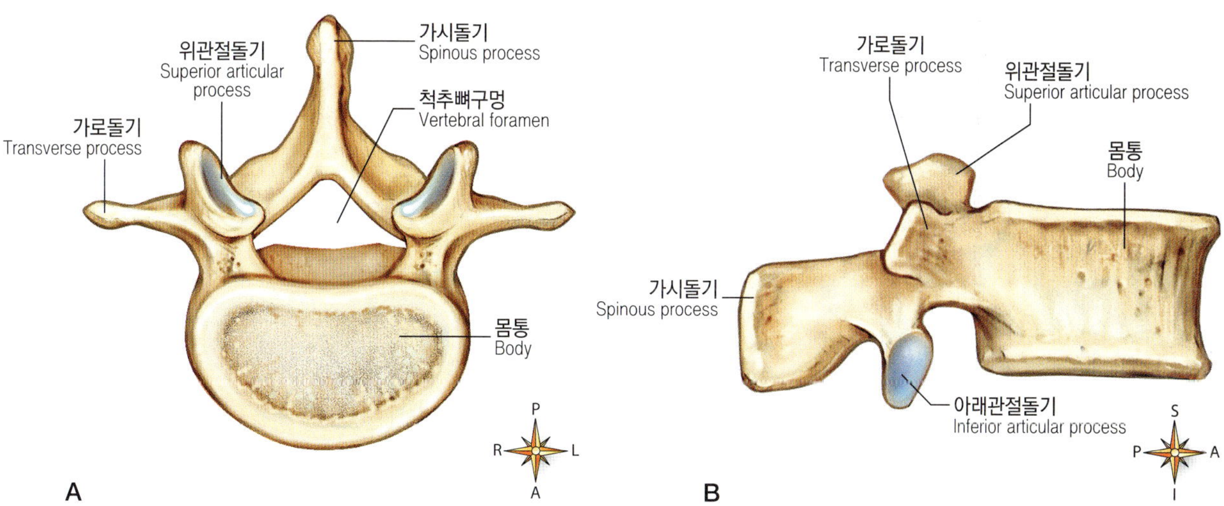

그림 7-15 **전형적인 척추뼈**. 세 번째 허리뼈. A: 윗면, B: 가쪽면

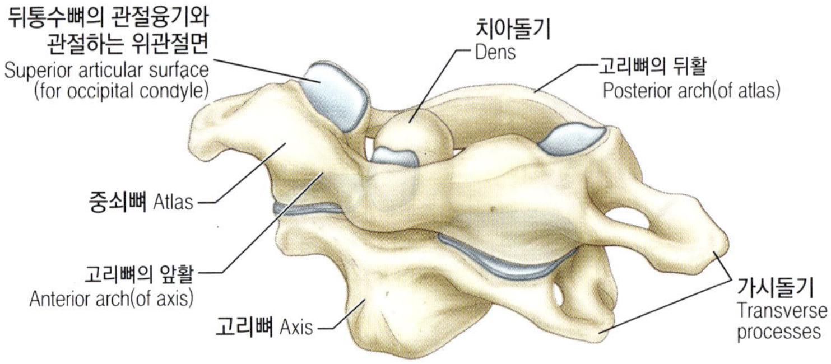

그림 7-16 **중쇠뼈와 고리뼈.** 두 번째 목뼈(중쇠뼈)의 치아돌기는 첫 번째 목뼈(고리뼈)의 안쪽면을 따라서 뻗어 있으며, 중쇠로 작용한다. 고리뼈가 머리뼈 전체를 받치기 때문에, 이러한 구조로 인하여 머리가 회전할 수 있다.

위관절돌기는 머리뼈의 바닥에 있는 뒤통수뼈 관절융기(후두골관절융기, occipital condyles)의 돌기와 관절한다(그림 7-10, D).

두 번째 목뼈는 중쇠뼈(축추, axis)이다. 중쇠뼈는 고리뼈의 앞활의 굽은 면으로 돌출된 치아돌기(치상돌기, dens)를 가진다. 치아돌기는 고리뼈와 중쇠관절(pivor joint)을 형성하여 머리를 오른쪽과 왼쪽으로 회전하게 한다.

엉치뼈와 꼬리뼈

엉치뼈(천골, sacrum)와 꼬리뼈(미골, coccyx)는 24개의 척추뼈의 바로 아래에 있는 척추뼈이다. 어린이 시기에는 엉치뼈가 5개의 척추뼈로 존재하다가, 약 18세에 서로 융합되기 시작하여, 25~33세에 완전히 융합된다. 반면에, 꼬리뼈는 3~5개인데, 초기 성인기에 한 개의 꼬리뼈로 융합된다.

모든 척추뼈(26개)는 그림 7-14에 나타내었고, 표 7-3에 설명되었다.

표 7-3 척주의 뼈

명칭	수	설명
목뼈 (cervical vertebra)	7	목 부위에는 7개의 척추가 있으며 첫 번째 목뼈는 고리뼈, 두 번째 목뼈는 중쇠뼈라고 한다.
가슴뼈 (thoracic vertebra)	12	가슴 부위에는 12개의 척추가 있으며, 이곳에 갈비뼈가 붙어 있다.
허리뼈 (lumber vertebra)	5	허리 부위에는 5개의 척추가 있다.
엉치뼈(sacrum)	1	어린이의 경우에는 5개의 척추가 분리되어 있고, 어른의 경우에는 1개로 융합되어 있다.
꼬리뼈(coccyx)	1	어린이의 경우에는 3~5개의 척추가 분리되어 있고, 어른의 경우에는 1개로 융합되어 있다.

척추굽이

당신은 당신의 척주에서 4개의 굽이를 확인한 적이 있는가? 목과 등의 일부분은 앞으로 약간 굽는 반면에, 가슴과 척주의 가장 아래 부분은 반대쪽으로 굽는다(그림 7-14).

볼록굽이와 오목굽이

옆에서 볼 때 목과 등은 앞쪽 또는 뒤쪽으로 약간 굽어 있다. 반면에 척주의 가슴 부위와 엉치 부분은 반대방향으로 굽어 있다. 목과 허리 부위의 굽이를 오목굽이(concave curves)라고 하고, 가슴과 엉치 부위의 굽이를 볼록굽이(convex curves)라고 한다.

그런데 이러한 구조는 갓 태어난 아기의 척주에는 형성되지 않는다. 아기의 척주는 처음부터 끝까지 볼록굽이를 형성하고 있다(그림 7-17). 이것을 일차굽이(primary curvatures)라고 한다. 아기가 차차 목을 들기 시작하면서 목굽이가 발달하고, 그 후 걷는 법을 배우면서 허리굽이가 발달한다. 목굽이와 허리굽이를 이차굽이(secondary curvatures)라고 한다.

정상적인 척주의 굽이는 기능적인 면에서 아주 중요하다. 이것은 몸무게를 지탱할 수 있는 힘을 제공한다. 또한 척추굽이는 짐승이 네 발로 걷는 것과 달리 사람이 두 발로 서고 걷는 데 필요한 균형을 맞춘다. 구부러진 교량이 튼튼한 것에서 알 수 있듯이 구부러진 구조는 똑바로 서 있는 것과 같은 크

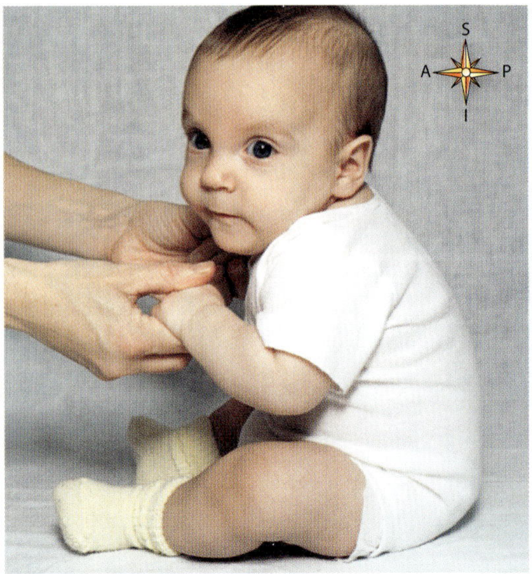

그림 7-17 **영아의 척주굽이.** 신생아의 척주는 볼록굽이를 형성한다.

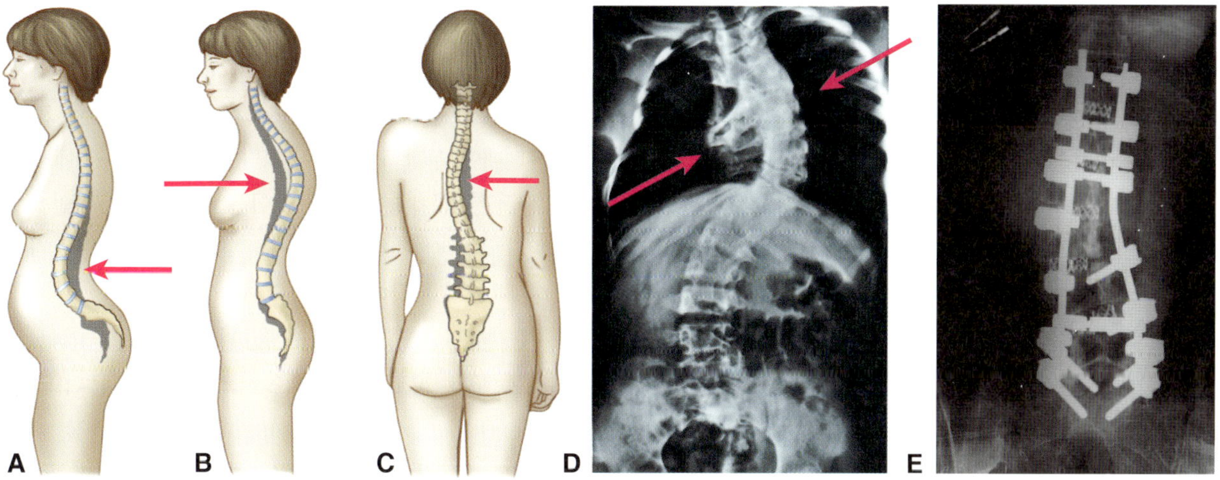

그림 7-18 **비정상적인 척주굽이.** A: 척주앞굽음증, B: 척주뒤굽음증, C: 척주옆굽음증, D: 척주옆굽음증의 X-선 사진, E: 11세 여아와 척추옆굽음증 교정 수술 후 X-ray 사진

기의 구조보다 큰 힘을 가지고 있다. 척주 위에는 머리가, 앞에는 갈비뼈(늑골, rib)와 내부기관(internal organ) 그리고 아래에는 엉덩이와 다리가 접해 있다.

비정상적인 척주옆굽음증

잘못된 자세, 유전 또는 어떤 질병으로 인하여 허리굽이(abnormal curvatures)가 비정상적으로 형성되어(그림 7-18), 정상적인 호흡과 다른 중요한 기능이 제한될 수 있다. 허리굽이가 비정상적으로 지나치게 굽은 것을 척주앞굽음증(척추전만증, lordosis or swayback)이라고 하고, 가슴굽이가 비정상적으로 지나치게 굽은 것을 척주뒤굽음증(척주후만증, kyphosis or hunchback)이라고 한다.

이러한 용어가 보편적이지는 않다. 정상적인 허리굽이를 lordosis, 과도한 허리굽이를 hyperlordosis, 정상적인 가슴굽이를 kyphosis 및 과도한 가슴굽이를 hyperkyphosis로 부르기도 한다.

측면으로의 비정상적인 굽이를 척주옆굽음증(척주측만증, scoliosis)이라고 한다. 척주옆굽음증은 사춘기 이전에 원인을 알 수 없이 흔하게 발생한다.

이에 대한 치료는 옆으로 휘어진 정도나 각 척추뼈의 기형 정도에 따라 다양하게 이루어진다. 보통 척추를 지지하는 버팀대를 오랜 기간 동안 사용하고, 피부를 통해 근육을 자극하거나 수술을 한다. 척주 가쪽면의 근육에 대한 장기간의 전기 자극은 척추를 정상적인 위치로 이동시키는 데 도움을 준다. 척주를 펴는 수술로 뼈를 붙게 하거나 척주 내부에 금속 막대를 삽입하는 외과적 장치를 사용하기도 한다.

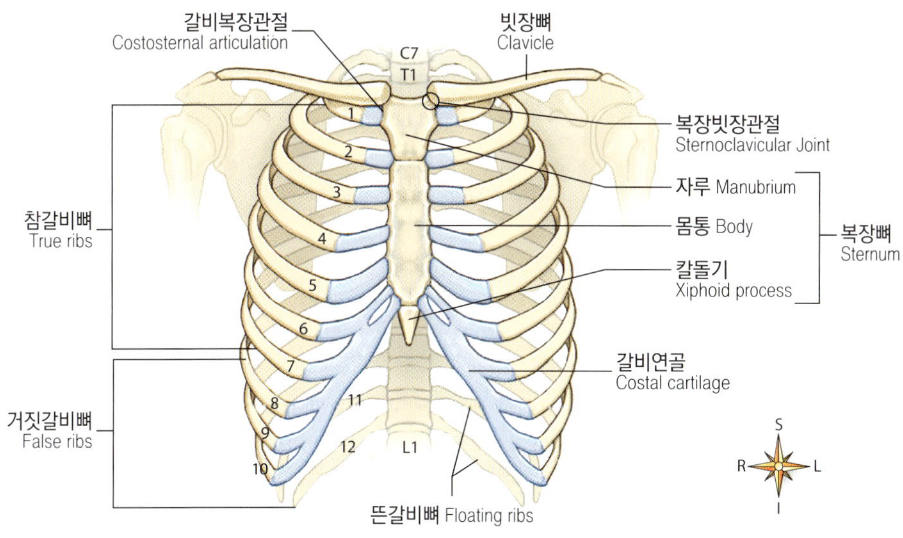

그림 7-19 **가슴.** 1~7번째 갈비뼈 쌍의 갈비연골은 복장뼈의 갈비패임에 직접 결합하므로 참갈비뼈라고 한다. 8~10번째 갈비뼈의 쌍은 7번째 갈비뼈의 연골과 관절하므로 거짓갈비뼈라고 한다. 11~12번째 갈비뼈의 쌍은 연골에 붙는 곳이 없어서 뜬갈비뼈라고 한다.

가슴(흉부)

12쌍의 갈비뼈(늑골, ribs), 복장뼈(흉골, sterum or breast bone) 및 등뼈(흉추, thoracic vertebra)는 가슴우리(흉곽, thorax or

표 7-4 가슴의 뼈

명칭	수	설명
참갈비뼈 (true ribs)	14	위쪽 7쌍. 갈비연골에 의해 복장뼈에 붙어 있다.
거짓갈비뼈 (false ribs)	10	아래쪽 5쌍. 제일 아래 2쌍은 복장뼈에 붙지 않으므로 뜬갈비뼈라고 부르고, 다음의 3쌍은 7번째 갈비뼈의 갈비연골에 의해 복장뼈에 붙어 있다.
복장뼈 (sternum)	1	가슴뼈. 단검(칼)처럼 생겼다. 이 뼈의 아래 끝에 있는 연골조각을 칼돌기(xiphoid process)라고 한다. 위쪽 부분은 복장뼈자루(manu-brium)라고 부른다.

chest)를 형성한다. 12쌍의 갈비뼈는 척추뼈와 직접 관절하고 있다. 또한 가장 아래의 두 쌍을 제외한 모든 갈비뼈는 복장뼈와 직접 관절하고 있어서 앞뒤로 고정 장치를 가진 셈이다.

그림 7-19를 보면, 위에서부터 참갈비뼈(진성늑골, true ribs)라고 하는 7쌍의 갈비뼈가 갈비연골(늑연골, costal cartilage)에 의해 복장뼈와 직접 관절하고, 8번째에서 10번째 갈비뼈는 7번째 갈비뼈의 연골과 관절하고 있어서 거짓갈비뼈(가성늑골, false ribs)라고 한다. 마지막 2쌍의 갈비뼈는 복장뼈에 붙는 곳이 없기 때문에 뜬갈비뼈(부유늑골, floating ribs)라고 한다(표 7-4).

팔다리뼈대

뼈대계통을 형성하는 206개의 뼈 중에서 126개의 뼈는 팔다리뼈대를 이루고 있다(그림 7-9).

팔이음뼈(shoulder girdle)는 위팔(arm), 아래팔(forearm), 손목(wrist)과 손(hand)을 몸통뼈대인 가슴에 연결하고, 다리이음뼈(pelvic girdle)는 넙다리, 다리, 발목과 발을 몸통뼈대인 골반(pelvis)에 연결한다.

QUICK CHECK

1. 몸통뼈대와 팔다리뼈대의 차이점은?
2. 봉합, 이마뼈, 굴을 각각 설명하시오.
3. 척추뼈의 주요 3부분은 무엇이고, 각각 몇 개의 뼈로 이루어져 있는가?
4. 거짓갈비뼈는 참갈비뼈와 어떻게 다른가?

팔(상지)

어깨뼈(견갑골, scapula or shoulder blade)와 빗장뼈(쇄골, clavicle or collar bone)는 팔이음뼈(shoulder girdle or pectoral girdle)를 구성한다. 팔의 이 부분은 몸통뼈대와 연결된다.

팔이음뼈는 빗장뼈(쇄골, clavicle)와 복장뼈 사이에서 복장빗장관절(흉쇄관절, sternoclavicular joint)을 형성하며, 몸통뼈대에 부착되어 있다. 그림 7-9와 그림 7-19에서 보듯이 이 관절 부위는 매우 작다. 팔이음뼈는 많은 움직임을 책임지고 있기 때문에 강한 압력이 관절을 비롯한 주변에 가해질 수 있다. 따라서 빗장뼈의 골절은 매우 흔하다.

위팔뼈(상완골, humerus)는 위팔에 위치한 긴뼈이며, 몸에서는 두 번째로 길다. 위팔뼈의 몸쪽 끝(근위단, proximal end)은 어깨뼈와 관절하여 어깨관절(견관절, shoulder joint)을 이룬다. 여기는 돌림근띠(회전근개, rotator cuff)로 불리는 근육의 무리에 의하여 움직여진다.

위팔뼈의 먼쪽 끝(원위단, distal end)은 아래팔뼈인 노뼈(요골, radius)와 자뼈(척골, ulna)와 관절하여 팔꿉관절(주관절, elbow joint)을 이룬다.

팔꿈치의 이러한 해부학적 구조는 구조가 기능을 어떻게 결정하는지 보여주는 좋은 예이다. 자뼈의 커다란 뼈돌기를 팔꿈치머리(주두돌기, olecranon process)라고 하는데, 팔꿈치오목(주두와, olecranon fossa)이라고 부르는 위팔뼈의 앞쪽에 있는 큰 함몰 부분에 잘 들어맞는다. 위팔뼈의 도르래(활차, trochlea)는 자뼈의 도르래패임(활차절흔, trochlear notch)과 잘 관절하여 경첩관절(hinge joint)을 형성한다(그림 7-20). 도르래의 경첩관절은 팔을 움직이고 팔꿈치를 굽힐 수 있게 해 준다. 반면에 팔꿈치머리는 팔이 지나치게 늘어나는 것을 막아준다.

아래팔의 노뼈와 자뼈는 서로 관절하며 팔꿈치 관절에서 위팔뼈의 먼쪽 끝(distal end)과도 관절한다. 또한 손목뼈와 관절하고 있는 자뼈와도 접하고 있다. 해부학적 자세로 팔을 옆으로 내린 상태에서 손바닥이 앞으로 향했을 때, 노뼈는 아래팔의 바깥쪽에, 자뼈는 안쪽에 위치한다.

손목과 손은 그 크기에 비하여 몸의 다른 어떤 부분보다도 뼈가 많다. 즉, 손목에는 손목뼈(수근골, carpal bone) 8개, 손바닥을 지지하고 있는 손허리뼈(중수골, metacarpal) 5개, 손가락뼈(지골, phalanges or finger bone) 14개까지 총 27개의 뼈가 있다(표 7-5). 이 구성은 구조적으로 매우 중요하다. 손과 손목의 많은 뼈와 그 사이의 관절은 사람의 손이 정교하게 움직이도록 한다.

그림 7-21은 손과 손목뼈 사이의 관계를 보여준다.

다리(하지)

몸통에 다리를 연결하는 다리이음뼈(hip or pelvic girdle)는 골반(pelvis)의 양쪽에 위치한 두 개의 큰 볼기뼈(관골, coxal bone or pelvic bone)로 구성되어 있다. 볼기뼈는 엉치뼈(천골, sacrum), 꼬리뼈(미골, coccyx)와 함께 몸통을 강하게 지지하는 기틀이 되며, 몸통뼈대의 아랫부분으로 연결된다.

영아의 경우 볼기뼈는 엉덩뼈(장골, ilium), 궁둥뼈(좌골, ischium) 및 두덩뼈(치골, pubis)의 3개의 뼈로 분리되어 있다(그림 7-8). 이들은 어른으로 성장하면서 하나의 뼈가 된다(그림 7-9, 그림 7-25).

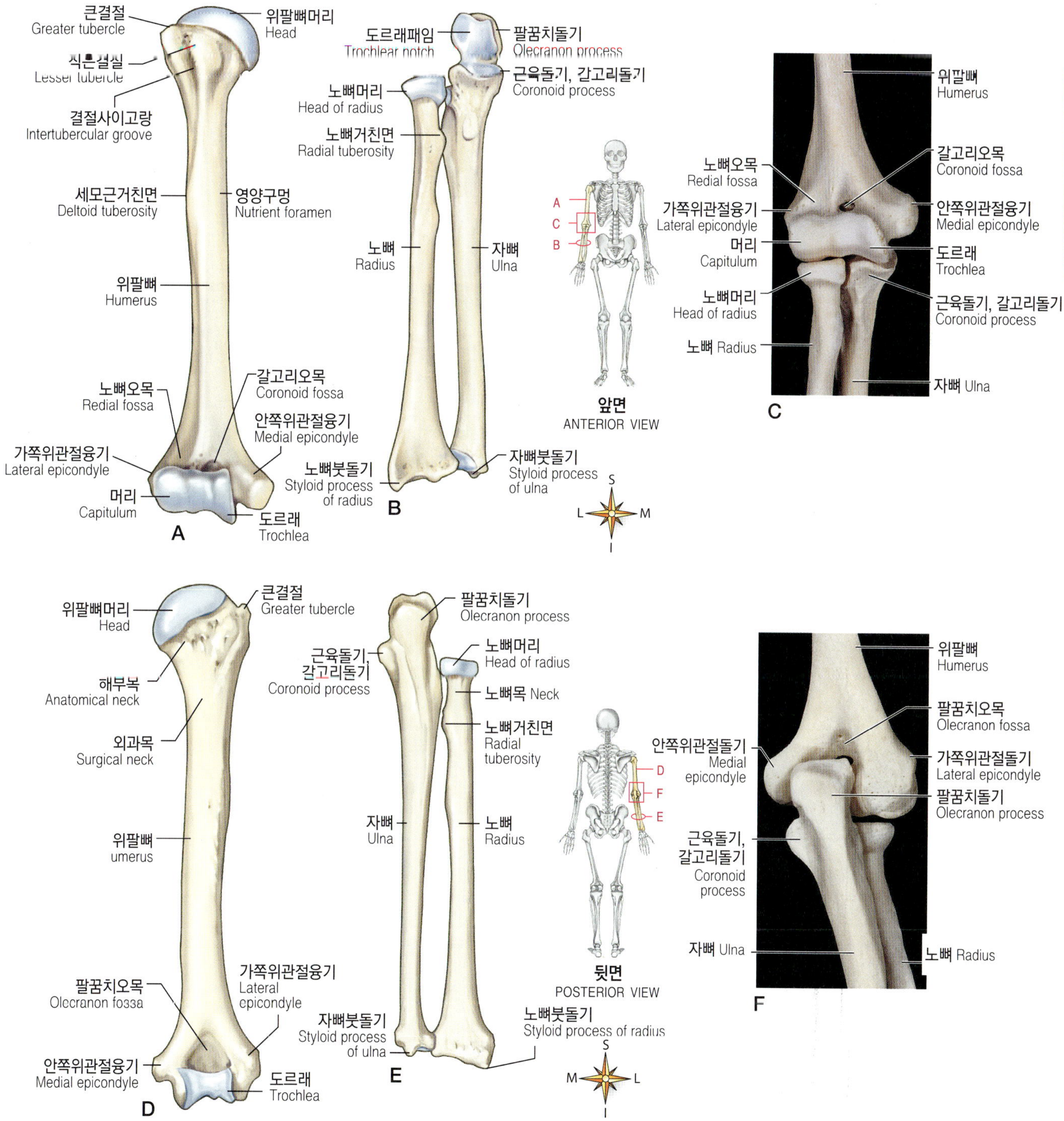

그림 7-20 오른쪽 위팔과 아래팔. **A:** 위팔뼈(팔의 윗부분)의 앞쪽 모습, **B:** 아래팔에 있는 자뼈와 노뼈의 앞쪽 모습, **C:** 팔꿈관절(앞쪽 모습), **D:** 위팔뼈의 뒤쪽 모습, **E:** 아래팔에 있는 자뼈와 노뼈의 뒤쪽 모습, **F:** 팔꿉관절(뒤쪽 모습)

표 7-5 팔의 뼈

명칭	수	설명
빗장뼈(clavicle)	2	팔이음뼈와 몸통뼈대 사이에 있는 유일한 관절은 각 빗장뼈와 복장뼈 사이에 있다(복장빗장관절).
어깨뼈(scapula)	2	어깨뼈와 빗장뼈가 합쳐져서 팔이음뼈를 형성한다. 어깨의 끝(어깨뼈봉우리돌기, acromion process)은 빗장뼈와 관절한다. 관절오목은 위팔뼈의 머리와 관절한다.
위팔뼈(humerus)	2	근육은 큰 결절, 안쪽과 가쪽위관절융기에 붙는다. 위팔뼈도르래는 자뼈와 관절한다. 외과목은 골절이 잘 일어난다.
노뼈(radius)	2	아래팔의 엄지손가락 쪽에 있는 뼈(근육은 노뼈거친면과 붓돌기에 붙음)이다.
자뼈(ulna)	2	아래팔의 새끼손가락 쪽에 있는 뼈로서, 팔꿈치머리–팔꿈치 또는 funny bone이라고도 부르는 자뼈의 돌출부위(근육은 갈고리돌기와 붓돌기에 붙음)이다.
손목뼈(carpal bones)	16	손의 위쪽 끝에 있는 불규칙뼈로서 해부학적 손목이다.
손허리뼈(metacarpals)	10	손바닥의 틀을 형성한다.
손가락뼈(phalanges)	28	각 손가락마다 3개, 엄지손가락은 2개가 있다.

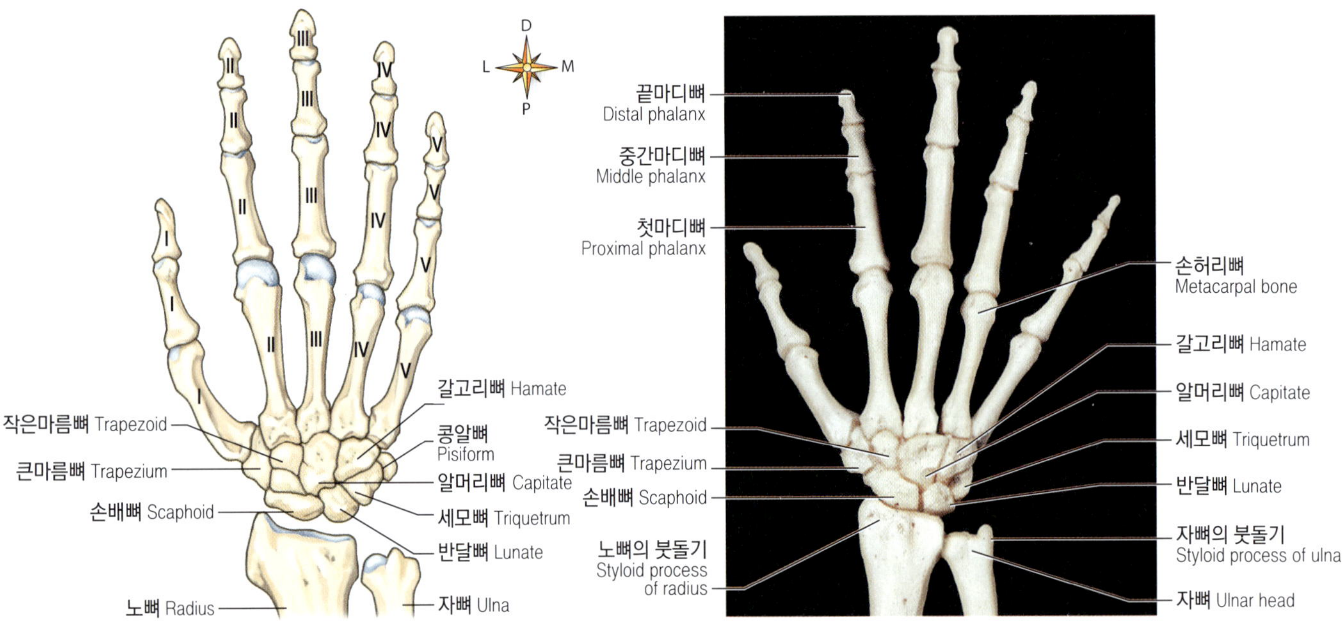

그림 7-21 오른쪽 손과 손목. 각 손가락의 마디는 로마 숫자로 표시되었다.

위팔에 있는 유일한 뼈인 위팔뼈와 같이 넙다리뼈(대퇴골, femur)는 넙다리(대퇴, thigh)의 유일한 뼈이다(그림 7-22). 넙다리뼈는 몸에서 가장 긴 뼈에 해당하며, 볼기뼈 안의 절구(관골구, acetabulum)라는 깊은 컵 모양의 홈과 관절하고 있다. 절구와의 넙다리뼈 머리 사이의 관절은 팔이음뼈의 위팔뼈와 어깨뼈 사이의 관절보다 견고하다. 따라서 볼기뼈의 탈구보다 어깨의 탈구가 더 자주 발생하는 편이다. 넙다리뼈의 먼쪽 끝에서는 무릎뼈(슬개골, patella)와 정강뼈(경골, tibia or shin bone)가 관절한다. 정강뼈는 다리 앞쪽에서 다소 날카로운 모서리를 형성한다. 가느다랗고 가벼운 종아리뼈(비골, fibula)가 다리의 가쪽에 위치한다.

발가락의 뼈는 손가락뼈와 마찬가지로 발가락뼈(지골, phalange)라고 한다. 발가락이 손가락에 비해 짧지만, 뼈의 갯수는 손가락과 동일하다.

발을 이루고 있는 뼈는 발허리뼈(중족골, metatarsals)와 발목뼈(족근골, tarsals)로서 손을 이루고 있는 손허리뼈와 손목뼈와 비슷하다(그림 7-23). 손에 손허리뼈가 5개인 것과 마찬가지로 발에는 발허리뼈가 5개 있다. 그러나 발목뼈는 7

그림 7-22 오른쪽 넙다리, 무릎관절 및 아래쪽 다리(앞면과 뒷면). A: 오른쪽 넙다리의 앞면, B: 왼쪽 무릎의 앞면, C: 오른쪽 정강뼈와 종아리뼈, D: 왼쪽 무릎의 뒷면

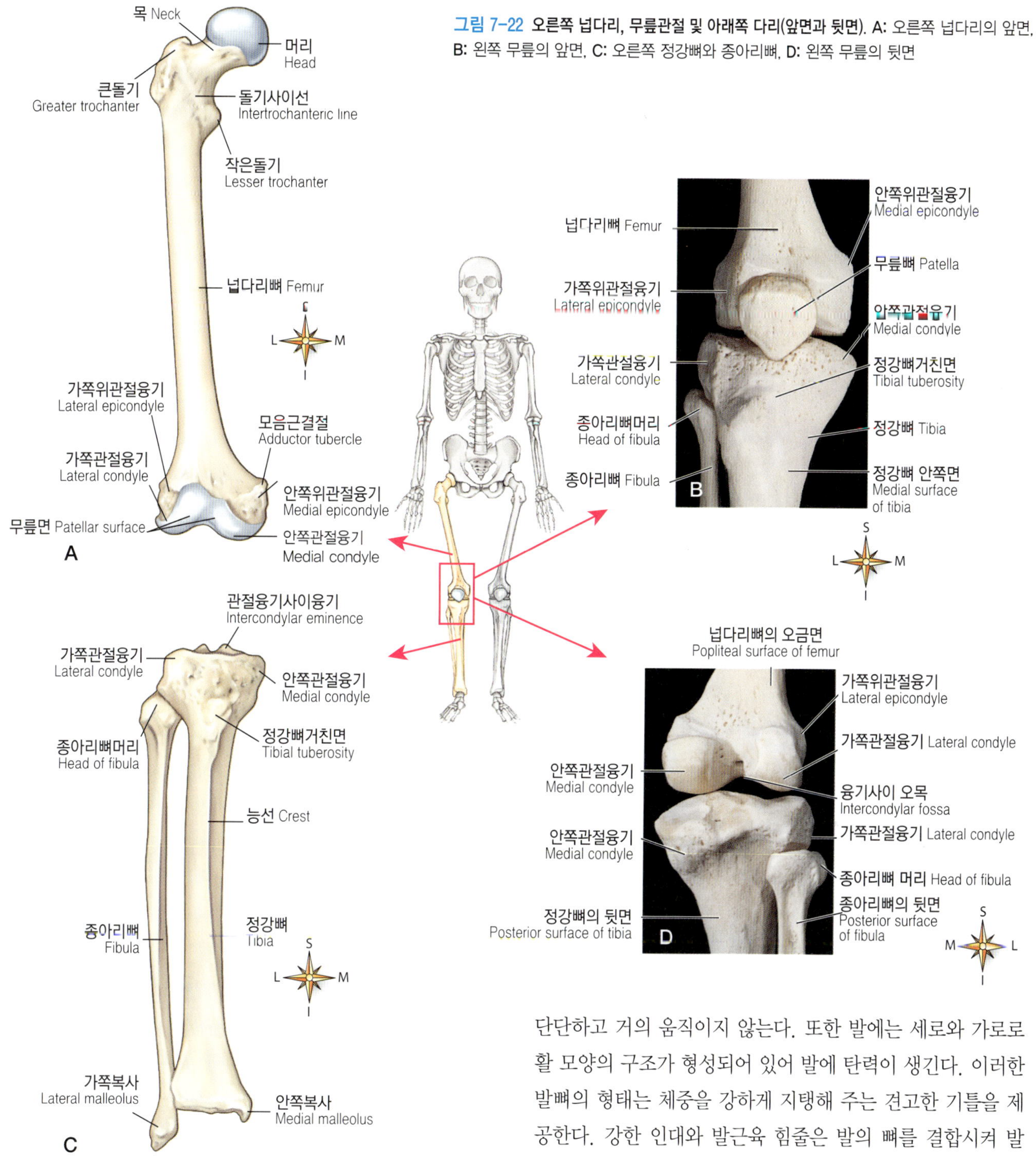

개로 손목뼈가 8개인 것과는 차이가 있다. 가장 큰 발목뼈는 발꿈치뼈(종골, calcaneus or heel bone)이다. 목말뼈(거골, talus)는 발목뼈 중에서 두 번째로 크며, 발목관절(ankle joint)에서 정강뼈와 관절한다. 다리이음뼈는 표 7-6에 요약되어 있다.

사람은 발로 서기 때문에 발은 몸무게를 지탱할 수 있는 구조로 되어 있다. 예를 들어, 엄지발가락은 엄지손가락보다 단단하고 거의 움직이지 않는다. 또한 발에는 세로와 가로로 활 모양의 구조가 형성되어 있어 발에 탄력이 생긴다. 이러한 발뼈의 형태는 체중을 강하게 지탱해 주는 견고한 기틀을 제공한다. 강한 인대와 발근육 힘줄은 발의 뼈를 결합시켜 발뼈의 위치를 단단하게 유지하도록 도와준다. 그러나 발의 인대와 힘줄은 자주 약해진다. 발의 인대가 약해져 발활(족궁, foot arch)이 편평해진 상태를 편평발(편평족, fallen arch or flat feet)이라고 한다(그림 7-24, B).

2개의 발활은 발에서 세로 방향으로 뻗어 있다(그림 7-24, A). 하나는 발의 안쪽에 있어서 안쪽세로발활(내측종궁, medial longitudinal arch)이라 하며, 다른 하나는 가쪽에 위치하여서 가쪽세로발활(외측종궁, lateral longitudinal arch)이

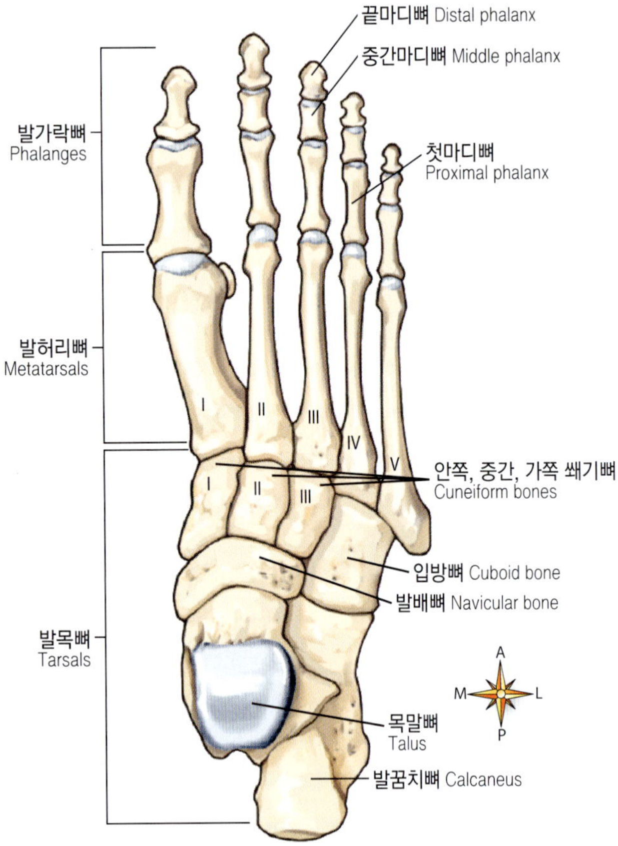

그림 7-23 오른쪽 발의 뼈. 발에 있는 뼈의 이름과 숫자를 그림 7-21에 있는 손뼈의 이름, 숫자와 비교한다.

라 한다. 발에 가로로 뻗은 나머지 하나는 가로발활(횡족궁, transverse arch) 또는 발허리뼈발활(중족골궁, metatarsal arch)이라 한다(그림 7-24, C).

발활은 체중을 지지하는 힘과 안정적인 기초를 제공한다. 강력한 인대와 다리근육의 힘줄은 발의 근육을 발활의 위치에 강하게 고정한다. 발의 인대와 힘줄이 약화되는 경우가 있다. 발활이 편평하게 된 경우를 편평발이라고 한다(그림 7-24, B).

뼈대의 다양성

각 개인의 뼈대는 다양한 인자에 있어서 다른 사람의 것과 다르다. 이 절에서는 이러한 인자에 대하여 기술한다.

남성과 여성 뼈대의 차이

여성과 남성의 뼈대에는 몇 가지 차이가 있다. 이러한 차이점은 인류학과 법의학 분야의 중요한 연구대상이 되기도 한다. 이러한 해부학적 차이 덕분에 죽은 사람의 성별을 알아낼 수 있는 것이다. 성별의 차이는 스포츠 생리학이나 의학에서도 중요하다. 특정 스포츠에서 선수의 경기력 향상이나 부상 방지에 유용하다.

여성의 골반은 출산 시 태아가 골반을 통해 밖으로 나올 수 있도록 만들어졌다. 따라서 남성의 볼기뼈가 여성의 볼기뼈보다 전체적으로 크지만, 폭은 여성보다 좁은 구조이다. 남자의 골반 구조는 깔때기와 같은 생김새이며, 여성의 골반은 더 넓고 얕은 대야의 생김새이다.

골반(pelvis)이란 단어는 '대야(basin)'라는 뜻을 가지고

표 7-6 다리의 뼈

명칭	수	설명
볼기뼈(coxal bone)	2	엉덩뼈-볼기뼈의 위쪽 부분. 궁둥뼈-아래쪽 뒷부분. 두덩뼈-아래쪽 앞부분. 절구-넙다리뼈 머리와 관절. 두덩결합-양쪽 두덩뼈 사이에 있는 관절. 골반입구-작은 골반 또는 골반안, 만약 골반입구가 너무 작거나 기형이면 자연분만 시 태아의 머리뼈가 작은 골반에 들어가지 못한다.
넙다리뼈(femur)	2	넙다리뼈의 머리는 공 모양으로 절구에 잘 들어맞는다(근육은 큰돌기와 작은돌기, 가쪽위관절융기와 안쪽위관절융기에 붙음. 가쪽관절융기와 안쪽관절융기는 무릎에서 관절함).
무릎뼈(patella)	2	슬개골
정강뼈(tibia)	2	안쪽복사는 정강뼈의 아래쪽 끝에 있는 둥근 돌출 부분으로서 보통 안쪽복사뼈라고 불린다. 근육은 정강뼈거친면에 붙는다.
종아리뼈(fibula)	2	아래 다리 가쪽의 가늘고 긴 뼈. 가쪽복사-보통 바깥쪽복사뼈라고 부르는데, 정강뼈의 아래쪽 끝에 있는 둥근 돌출 부분이다.
발목뼈(tarsal bones)	14	발뒤꿈치와 발의 뒷부분을 형성한다. 해부학적 발목이며, 가장 큰 것은 발꿈치뼈이다.
발허리뼈(metatarsals)	10	발에서 발가락이 붙어 있는 부분을 형성한다. 발목뼈와 발허리뼈는 세 개의 발활이 형성되도록 배열한다. 안쪽세로발활과 가쪽세로발활은 발의 앞에서 뒤까지 뻗어 있다. 가로발활은 발에 수평으로 뻗어 있다.
발가락뼈(phalanges)	28	발가락마다 3개씩, 엄지발가락에는 2개 있다.

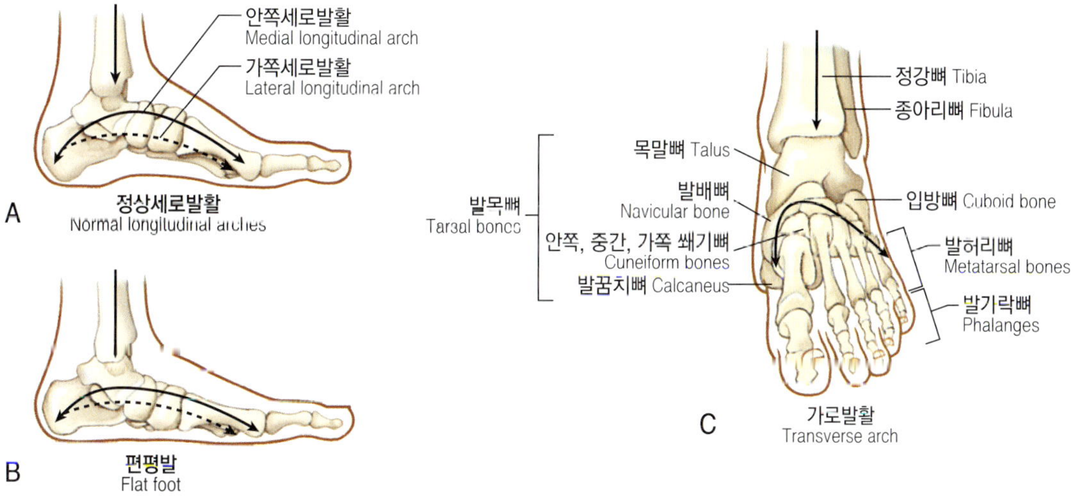

그림 7-24 발활. A: 정상세로발활과 가쪽세로발활 B: 편평발 C: 가로발활

있다. 또 다른 차이점은 여성의 경우에 골반입구(pelvic inlet)가 골반출구(pelvic outlet)보다 상대적으로 더 넓다는 점이다. 여성의 경우에 골반 앞의 두덩뼈(치골, public bone) 2개가 맞닿은 부분의 각이 남성에 비해 더 넓다(그림 7-25). 이러한 구조는 출산 시에 태아의 머리가 골반을 통하여 빠져나올 수 있도록 한다.

사람의 몸에서 뼈대계통의 주요 구조를 확인하고, 남성과 여성의 구조를 비교하라.

나이에 따른 차이점

뼈대는 어린이와 청소년 기간 동안에 성장하고, 뼈형성이된다. 사람의 뼈대는 약 25세에 성숙 단계에 도달하고, 약 50세까지는 활동적인 상태여서 지속적으로 재형성(remodeling)이 일어난다.

50세 이후에는 뼈의 재형성에 변화가 생기므로 뼈의 밀도는 서서히 감소한다. 나이든 사람의 뼈대는 그들이 30대였을 때에 비하여 가벼운 경우가 있다.

환경적 요인

영양은 사람의 뼈대에 변화를 일으킬 수 있는 인자이다. 특히, 성장기에 칼슘과 비타민 D가 충분하지 않으면, 뼈대는 충분히 성장할 수가 없거나, 조기 퇴행의 증상을 보일 수가 있다.

뼈대가 무게를 지지하거나 기계적인 스트레스를 받는 것은 뼈조직의 재형성에 영향을 미친다. 운동은 뼈대에 큰 영향을 미친다. 활동적인 노인은 노화와 관련한 뼈의 소실을 회복

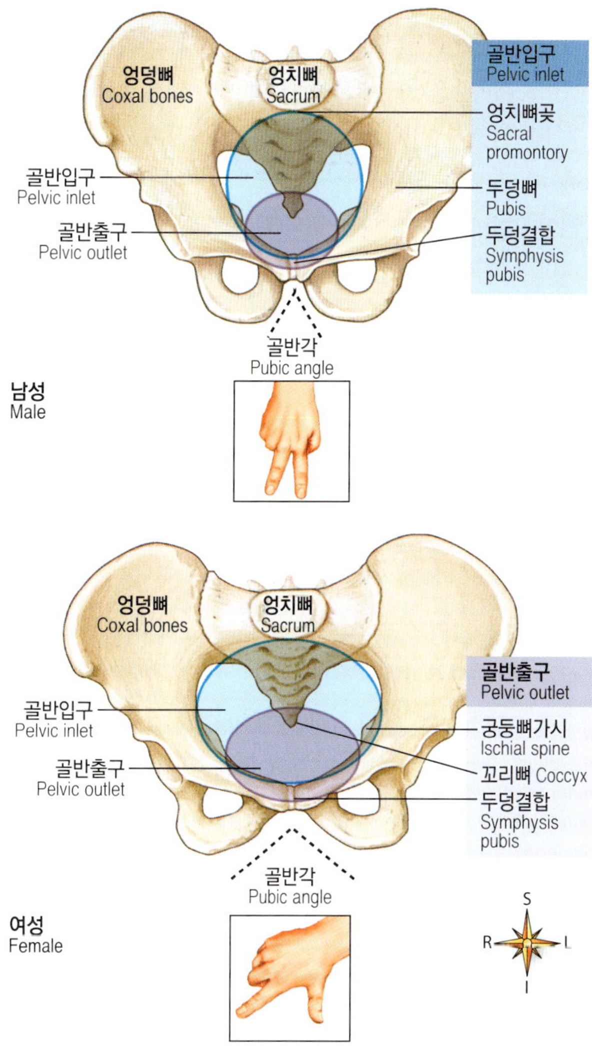

그림 7-25 남성과 여성의 골반 차이. 남성의 골반은 여성의 골반에 비해 폭이 좁고 깔때기 모양이다. 골반의 각은 여성에 비하여 남성에서 더 좁다.

시킬 수 있다. 간혹, 과학자들은 뼈나 뼈의 일부분의 발달정도를 통하여 사람들의 직업을 알 수 있다. 예를 들면, 매일 오른팔로 무거운 짐을 드는 일을 하는 사람의 오른팔과 오른어깨뼈는 왼쪽보다 더 치밀할 것이다.

QUICK CHECK

1. 팔과 다리의 뼈를 나열하시오.
2. 성인의 골반을 형성하는 3개의 뼈를 확인하시오.
3. 발을 형성하는 발활을 예를 들고, 그것의 중요성을 설명하시오.
4. 여성과 남성의 골반 차이는 무엇인가?

7

관절

뼈의 관절

관절(joint)이라는 용어는 목공업(carpentry)에서 왔다. 목공업에서 나무 조각이 다른 나무 조각과 결합하여 형성된 구조를 joint로 부른다. Joint는 arthro(joint의 의미)에 기초하여 articulation(관절)이라고도 한다.

목에 위치하여 혀를 고정시키는 목뿔뼈(설골, hyoid bone)를 제외한 모든 뼈는 적어도 1개 이상의 다른 뼈와 연결되어 있다. 즉 뼈는 다른 뼈와 함께 관절을 형성하고 있다. 그러나 목뿔뼈는 예외이다. 일반적으로 관절에 문제가 생기지 않는 이상 관절에 대해 중요하게 생각하지 않는 경우가 많지만, 관절은 기능적으로 매우 중요하다.

관절은 뼈를 안전하게 고정시키며 동시에 뼈끼리 잘 움직이도록 한다. 관절 없이는 팔, 다리를 비롯한 우리 몸의 어느 한 부분도 제대로 움직일 수 없다. 예를 들어 팔을 어깨관절(견관절, shoulder joint)에서 가능한 한 다양한 방향으로 움직여본다.

이번에는 팔꿉관절(주관절, elbow joint)에서 가능한 한 다양하게 움직여 본다. 그러고 난 후 이 두 부위에서의 뼈의 형태를 그림 7-9와 그림 7-20을 통해 확인해 본다. 어깨에서는 다양하게 움직일 수 있었던 것에 반해 팔꿈치에서는 다양하게 움직일 수 없었던 이유는 무엇일까?

관절의 종류

관절을 분류하는 방법으로 운동의 정도에 따라 다음과 같이 3가지로 나눈다.

1. 못움직관절(부동관절, synarthroses): 전혀 움직이지 못함
2. 좀움직관절(반관절, amphiarthroses): 약간 움직임
3. 움직관절(가동관절, diarthroses): 자유롭게 움직임

관절 구조는 운동 정도의 차이에 따라 다르다.

못움직관절

못움직관절은 관절하고 있는 뼈 사이에 섬유결합조직(fibrous connective tissue)이 있는 관절이며, 뼈 사이에는 어떠한 움직임도 없다. 머리뼈 사이의 봉합(suture)이 해당한다(그림 7-26, A).

좀움직관절

좀움직관절은 조금 움직이는 관절이다. 좀움직관절은 보통 섬유연골(fibrocartilage)로 구성되어 있다. 섬유연골은 뼈를 단단하게 결합시키지만, 가끔은 약간의 유연성도 가진다.

두 개의 두덩뼈 사이의 관절은 좀움직관절이다(그림 7-26, B). 이 관절은 임신 후반기에 유연하게 되어 태아가 골반을 통과하기에 용이하게 한다.

척추사이원반(추간판, fibrous disk)은 척추뼈를 다른 척추뼈와 연결한다. 척추뼈 사이의 관절 또한 좀움직관절이다. 이는 몸통을 앞과 옆으로 유연하게 움직일 수 있게 하며, 회전 또한 가능하게 한다. 갑작스러운 압력이나 상해에 의해 척추사이원반을 다치면 척주관(spinal canal) 안으로 척추사이원반이 밀려들어 가기도 한다(그림 7-27). 이로 인해 밀려들어간 척추사이원반이 척수(spinal cord)에 압력을 가하면 심각한 고통을 유발한다. 이러한 상태를 탈출추간판(탈출척추원반, slipped disk or herniated disk)이라고 한다.

움직관절

대부분의 관절은 움직관절이다. 이러한 관절은 매우 다양한 방향으로 움직이거나 한 두 방향으로 움직일 수 있다.

움직관절의 구조

움직관절은 자유롭게 움직이는 관절로서, 관절주머니(관절낭, joint capsule), 관절공간(관절강, joint cavity) 및 관절하고 있는 뼈끝의 연골층으로 이루어져 있다(그림 7-28).

관절주머니의 바깥쪽은 강하고 질긴 섬유결합조직(fibrous connective tissue)이고, 안쪽은 부드럽고 미끄러운 윤활막(활막, synovial membrane)이다. 관절주머니는 마치 소매처럼 2개의 뼈끝을 싸고 있다. 이것은 각 뼈몸통(shaft)에 견고하게 붙어 뼈막(골막, periosteum)을 형성하여 뼈를

안전하게 고정시키는 동시에 관절이 움직일 수 있게 한다. 이러한 구조는 관절이 제 기능을 하도록 하는 데 도움을 준다.

인대(ligament)는 관절주머니처럼 강한 섬유결합조직으로 만들어진 줄(cord)이나 띠(band)로, 뼈막 바깥에서 2개의 뼈를 묶어 더욱 단단하고 견고하게 고정한다.

관절연골(articular cartilage)의 층은 신발의 뒤축과 같은 역할을 한다. 즉 충격을 흡수한다. 또한 표면이 매우 매끄러워서 관절을 이루고 있는 뼈가 마찰 없이 움직일 수 있도록 한다. 즉 윤활막에 매끄러운 윤활액(활액, synovial fluid)이 있어서 마찰을 감소시켜 쉽게 움직일 수 있게 한다.

어떤 관절에서, 윤활막은 주머니 모양의 돌출구조나 관절의 옆에 주머니를 형성한다. 이것을 윤활주머니(윤활낭, bursa)라 하는데, 이 윤활주머니는 관절을 형성하는 뼈 주위에서 충격을 흡수하는 쿠션으로 작용한다. 윤활주머니는 자극, 손상 또는 감염에 의하여 주머니염(윤활낭염, bursitis)과 같은 염증을 일으킬 수 있다.

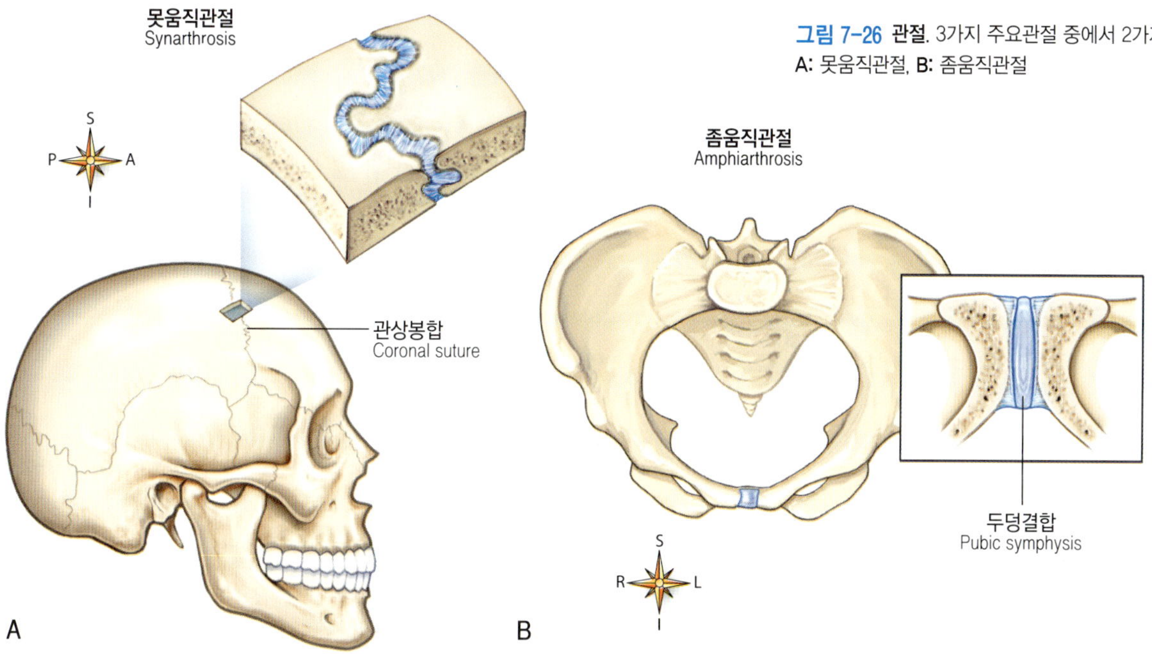

그림 7-26 관절. 3가지 주요관절 중에서 2가지 관절. A: 못움직관절, B: 좀움직관절

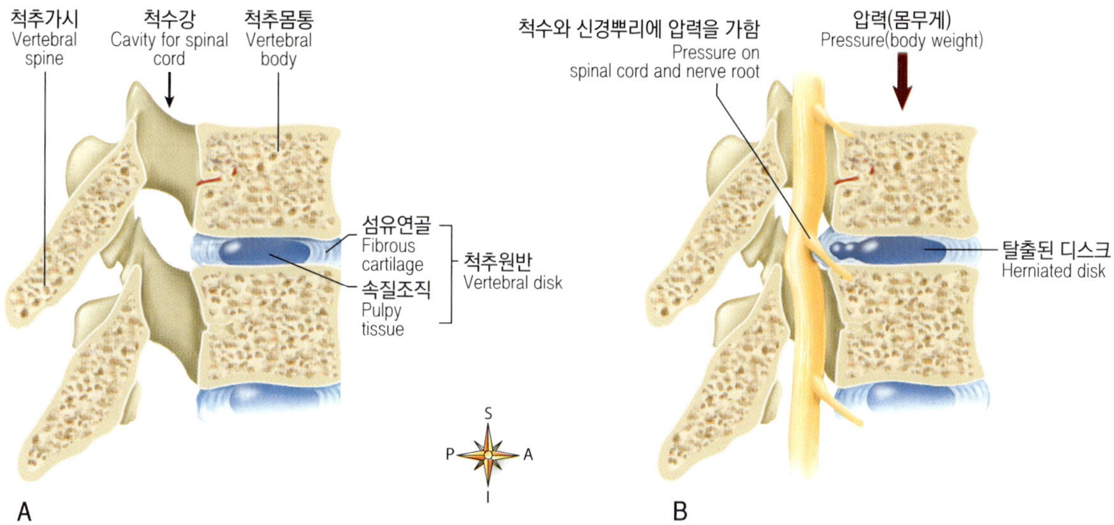

그림 7-27 탈출된 척추사이원반. 척추의 시상단면. 정상(A)과 탈출된(B) 척추사이원반을 보여준다.

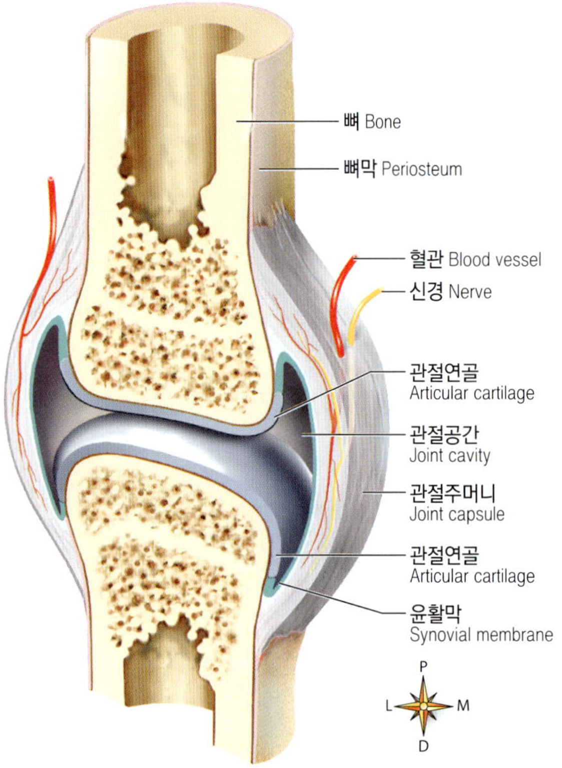

그림 7-28 움직관절의 구조. 각각의 움직관절은 관절주머니, 관절공간 및 연결된 뼈의 끝을 덮고 있는 연골층을 가지고 있다.

움직관절의 기능

움직관절에는 절구관절(구상관절, ball-and-socket joint), 경첩관절(접번관절, hinge joint), 중쇠관절(차축관절, pivot joint), 안장관절(saddle joint), 평면관절(활주관절, gliding joint) 및 타원관절(과상관절, condyloid joint)이 있다(그림 7-29). 구조가 다르기 때문에 움직일 수 있는 범위 또한 다르다.

절구관절

절구관절에서는 공 모양의 뼈머리가 다른 뼈의 오목한 홈에 맞게 들어간다. 그 예로는 어깨관절(shoulder joint)과 엉덩관절(hip joint)이 있다. 절구관절은 우리 몸에서 가장 넓게 움직일 수 있는 관절이다. 예를 들어, 위팔(upper arm)을 얼마나 다양한 방향으로 움직일 수 있는지를 생각해보자. 팔은 앞으로 내밀 수 있고 뒤로도 움직일 수 있으며 옆으로 벌릴 수도 있다. 또한 둥그렇게 회전할 수도 있다.

경첩관절

경첩관절은 문의 경첩과 같이 오로지 굽힘(굴곡, flexion)과 폄(신전, extension), 두 방향의 움직임만 가능하다. 굽힘은 관절을 구부리는 것, 폄은 관절을 펴는 것을 의미한다(표 7-7). 팔꿈치, 무릎 및 손가락의 관절이 경첩관절이다.

중쇠관절

중쇠관절에서는 뼈의 작은 돌기(projection)가 다른 뼈의 고리 안에 꼭 들어맞는다(그림 7-16). 예를 들어, 목에서 제2척추뼈인 중쇠뼈(축추, axis)의 돌기가 제1척추뼈인 고리뼈(환추, atlas)의 활(arch) 안에 들어가서 회전(rotation)한다. 이로 인해 머리가 회전할 수 있다.

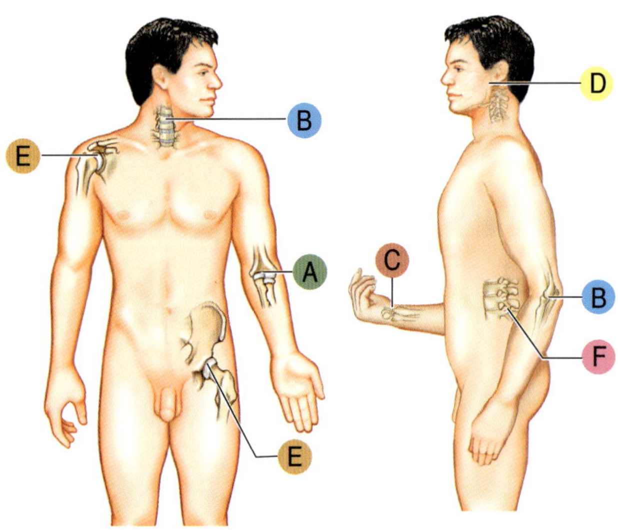

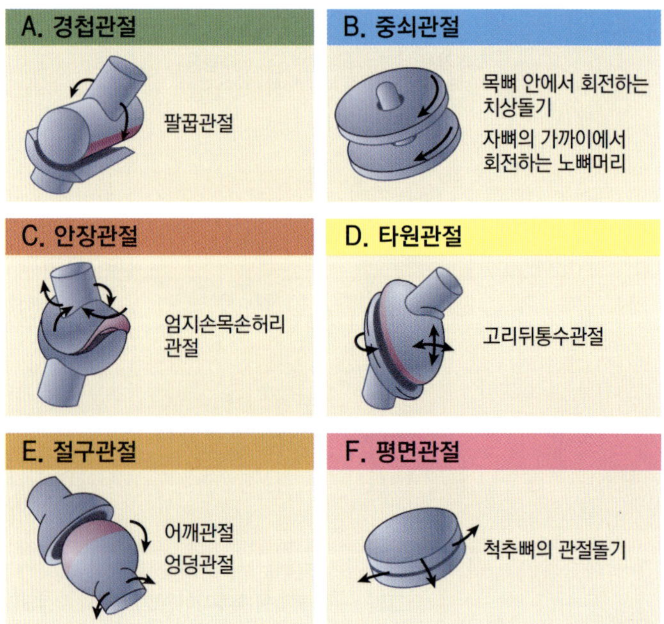

그림 7-29 움직관절의 종류. 표는 각 유형에 해당되는 기능을 나타낸다.

표 7-7 관절운동의 종류

운동/설명	예	운동/설명	예
굽힘(flexion): 관절을 굽히는 것 팔꿈치를 굽힐 때처럼 관절의 각도가 감소함	굽힘 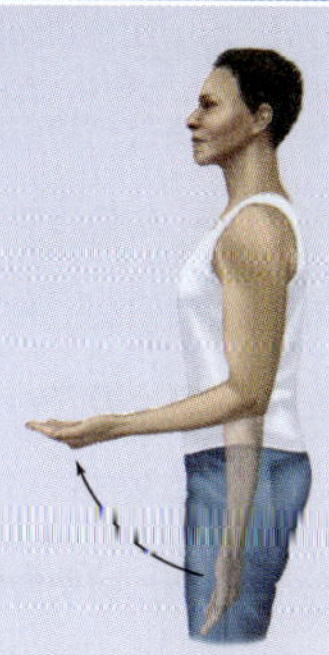	**폄(extension):** 관절을 펴는 것 굽힌 팔꿈치를 펴는 경우와 같이 관절 사이의 각도가 증가함	폄 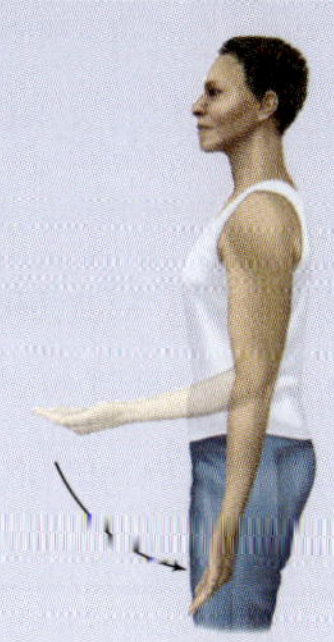
벌림(abduction): 관절을 벌리는 것 팔을 옆으로 들어올려서 몸으로부터 멀어질 때와 같이 몸의 중심선으로부터 멀어지는 쪽으로 움직여서 관절의 각이 증가함	벌림 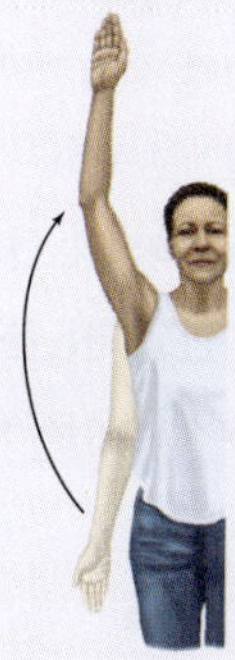	**모음(adduction):** 관절을 모으는 것 팔을 옆에서 안쪽으로 내릴 때와 같이 몸의 중심선 쪽으로 움직여서 관절의 각도가 감소함	모음 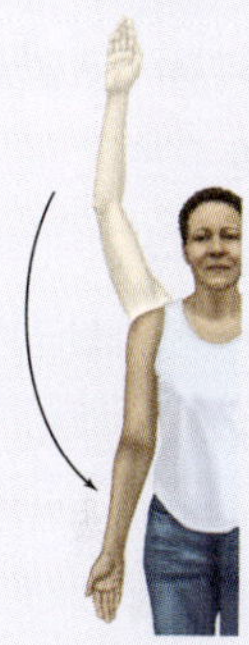
돌림(rotation): 관절을 돌리는 것 목관절에서 머리를 돌릴 때처럼 한 뼈가 다른 뼈와 연결되어 돌아감	돌림 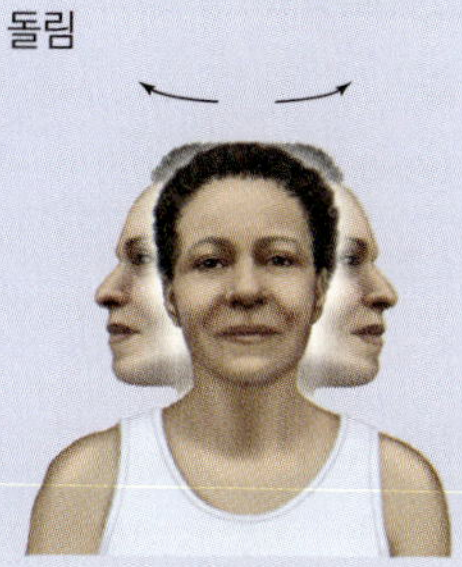	**휘돌림(circumduction):** 관절을 회전시키는 것 관절을 회전시키는 동안 원주상에서 뼈의 먼쪽 끝부분은 움직이고, 몸쪽 끝부분은 비교적 안정된 상태를 유지함. 팔을 둥글게 회전시킴으로써 어깨관절을 휘돌림	휘돌림 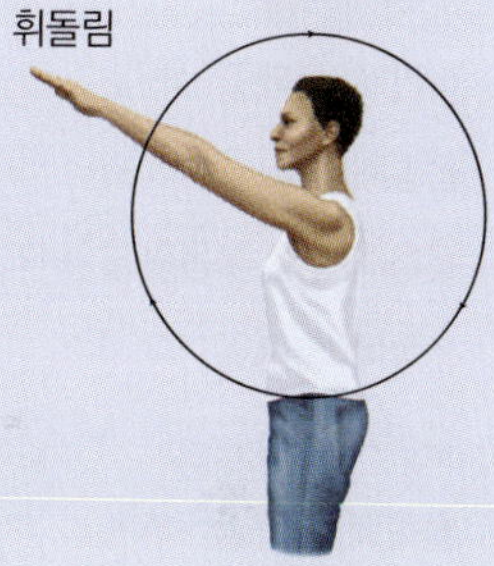

안장관절

몸에는 단 1쌍의 안장관절이 엄지손가락의 손허리뼈와 손목뼈 사이에 존재한다. 이 손목뼈의 이름을 큰마름뼈(대능형골, trapezium)라고 한다. 이 관절의 표면은 안장 형태이기 때문에 사람의 엄지손가락은 다른 어떤 동물보다도 자유롭게 움직일 수 있다. 사람은 엄지를 굽히고(flex), 펴고(extend), 벌리고(abduct), 모으고(adduct), 휘돌릴(circumduct) 수 있다.

무엇보다도 다른 손가락의 끝을 건드릴 수 있다는 점이 중요하다. 이 동작을 엄지손가락과 다른 손가락과의 맞섬(대립, opposing)이라고 부른다. 엄지의 안장관절이 없다면, 우리는 핀을 집어 올리거나 엄지와 집게손가락(forefinger)을 이용하여 연필을 잡을 수도 없을 것이다.

평면관절

평면관절은 가장 적게 움직이는 움직관절이다. 연속적인 척추뼈 사이의 관절에서처럼 관절 표면이 편평하여 미끄러지는 한정된 움직임만 가능하다.

타원관절

타원관절은 관절융기(condyle)가 타원형의 소켓(확, socket)에 맞아 들어가는 관절이다. 손목뼈 안의 함몰(depression) 부분에 노뼈의 가쪽 끝이 맞춰지는 경우가 그 예이다.

QUICK CHECK

1. 뼈대에서 세 가지 주요 관절을 설명하고, 각각의 예를 들어 보시오.
2. 가동관절에서 어떤 막이 움직임을 위한 윤활작용을 하는가?
3. 인대란?
4. 경첩관절의 3가지 예를 들고, 경첩관절의 움직임을 설명하시오.

7

용어 terminology

가로발활, 횡족궁 transverse (metatarsal) arch
가슴, 흉곽 thorax or chest
가운데귀, 중이 middle ear
가쪽세로발활, 외측종궁 lateral longitudinal arch
뼈속질공간 medullary cavity
공간, 강 lacuna (pl., lacunae)
관절 articulation or joint
관절연골 articular cartilage
관절주머니, 관절낭 joint capsule
굴, 동 sinus
궁둥뼈, 좌골 ischium
넙다리뼈, 대퇴골 femur
노뼈, 요골 radius
뇌머리뼈, 뇌두개골 cranium
다리이음뼈 pelvic girdle
두덩뼈, 치골 pubis
머리뼈, 두개골 skull
몸통뼈대 axial skeleton
못움직관절, 부동관절 synarthrosis(pl., synarthroses)
무릎뼈, 슬개골 patella
발꿈치뼈, 종골 calcaneus
발목뼈, 족근골 tarsal
발허리뼈, 중족골 metatarsals
복장빗장관절, 흉쇄관절 sternoclavicular joint
볼기뼈, 관골 coxal bone
봉합 suture
뼈끝선, 골단선 epiphyseal line
뼈끝판, 골단판 epiphyseal plate
뼈단위, 골원 osteon
뼈막, 골막 periosteum
뼈모세포, 골모세포 osteoblasts
뼈몸통, 골간 diaphysis
뼈세관, 골소관 canaliculi
뼈세포, 골세포 osteocyte
뼈속막, 골내막 endosteum
뼈파괴세포, 파골세포 osteoclast
손가락뼈, 지골 phalanges
손허리뼈, 중수골 metacarpal
숫구멍, 천문 fontanels
안쪽세로발활, 내측종궁 medial longitudinal arch
어깨뼈, 견갑골 scapula
엉덩뼈, 장골 ilium
연골 cartilage
연골속뼈되기, 연골내골화 endochondral ossification
움직관절, 가동관절 diarthrosis(pl., diarthroses)
위팔뼈, 상완골 humerus
인대 ligament
자뼈, 척골 ulna
잔기둥, 소주 trabeculae
절구 acetabulum
정강뼈, 경골 tibia
조혈 hematopoiesis
좀움직관절, 반관절 amphiarthrosis(pl., amphiarthroses)
종아리뼈, 비골 fibula
중심관 central canal
척주 spine
척추뼈, 척추골 vertebra(pl., vertebrae)
촉진 palpable
층판 lamella(pl., lamellae)
치밀뼈, 치밀골 compact bone
코곁굴, 부비동 paranasal sinus
팔다리뼈대 appendicular skeleton
팔이음뼈, 흉곽대 pectoral girdle
팔꿈치머리, 주두돌기 olecranon process
하버스계 Haversian system
회전 rotation

요약 summary

뼈대계통의 기능

A. 몸을 지지하고, 모양을 유지하는 기본 뼈대를 제공한다.

B. 내부 장기와 조직을 보호한다.

C. 움직관절의 근육의 수축과 이완을 통하여 운동이 가능하게 한다.

D. 생명유지에 필요한 중요한 물질을 저장한다.
 1. 칼슘: 호르몬은 칼슘 저장을 조절; 칼시토닌은 증가시키고, 부갑상샘호르몬은 감소시킴
 2. 지방: 어떤 뼈의 공간에 저장
 3. 혈구형성: 적색뼈속질에서 혈구형성

뼈의 육안적 구조

A. 뼈의 전체적인 모양에 따라 크게 4종류로 나눈다.
 1. 긴뼈 – 예: 위팔뼈(위팔)
 2. 짧은뼈 – 예: 손목뼈(손목)
 3. 납작뼈 – 예: 이마뼈(머리뼈)
 4. 불규칙뼈 – 예: 척추뼈(척주)
 5. 몇 가지는 둥근 종자뼈의 범주에 포함–예: 무릎뼈

B. 긴뼈의 구조(그림 7-1)
 1. 뼈몸통: 단단한 치밀뼈로 형성된 속이 빈 관 모양의 구조이다.
 2. 뼈속질공간: 뼈몸통 안의 빈 공간으로서 황색뼈속질이 있다.
 3. 뼈끝: 해면뼈를 구성하며 적색뼈속질이 있다.
 4. 관절연골: 뼈끝을 감싸는 초자연골의 얇은 층; 부드러운 쿠션 역할을 한다.
 5. 뼈막: 관절 표면을 제외한 부분을 감싸는 강한 섬유성 막이다.
 6. 뼈속막: 뼈속질공간을 싸고 있는 얇은 막이다.

C. 납작뼈의 구조(그림 7-2)
 1. 얇은 치밀뼈 층이 해면뼈의 주변을 둘러싸여 있다.
 2. 잔기둥에 의해 둘러싸인 해면뼈 안의 빈 공간이다.

뼈의 현미경적 구조

A. 뼈 조직 구조
 1. 해면뼈(그림 7-3)
  a. 잔기둥이라고 불리는 바늘처럼 뾰족뾰족한 구조로 빈 공간을 그물처럼 채움
  b. 뼈끝에 위치
  c. 적색뼈속질을 담고 있는 공간
 2. 치밀뼈(그림 7-4)
  a. 원형판 모양의 뼈단위는 다양한 층들로 배열된 석회질로 구성
  b. 뼈세포는 뼈세포방이라 불리는 빈 공간에 있으며 뼈세관이라 불리는 얇은 관에 연결

B. 연골 조직 구조(그림 7-5)
 1. 뼈세포방에 위치한 연골세포
 2. 유연한 겔 타입 조직이며 혈관이 없음

뼈의 발달

A. 뼈의 형성과 재형성
 1. 초기의 뼈는 연골과 섬유 구조로 구성된다.
 2. 뼈모세포
  a. 칼슘결정을 가진 아교섬유가 엉켜서 새로운 바탕질 형성
  b. 뼈세포는 비활성 뼈모세포
 3. 뼈파괴세포는 뼈를 용해하여 혈류로 칼슘 이온을 방출
 4. 재형성은 뼈바탕질의 형성과 용해의 결합된 작용

B. 연골속뼈되기: 연골모델은 점차적으로 석회화된 뼈로 대체된다(그림 7-7, 7-8)

C. 막뼈되기: 섬유막은 단단한 뼈판으로 골화된다; 숫구멍은 뼈형성되지 않은 영역

몸통뼈대

A. 뼈대는 몸통 부분과 팔다리 부분으로 나뉜다(그림 7-9, 표 7-1).

B. 몸통뼈대는 80개의 뼈로 구성
 1. 머리뼈(그림 7-10, 표 7-2)

a. 뇌머리뼈(8), 얼굴뼈(14), 중간귀뼈(6)
b. 코곁굴을 포함(그림 7-11)
c. 꼭지돌기염은 관자뼈의 꼭지돌기의 염증(그림 7-12)

2. 목뿔뼈(그림 7-13)
3. 척주(그림 7-14, 표 7-3)
   a. 척추뼈(24); 목뼈(7), 가슴뼈(12), 허리뼈(5), 엉치뼈, 꼬리뼈
   b. 척추는 불규칙한 뼈이며, 몸통, 가시, 가로돌기, 척추구멍 및 관절돌기로 구분(그림 7-15)
   c. 고리뼈와 중쇠뼈-첫 번째와 두 번째 목뼈로서 중쇠의 구조 형성(그림 7-16)
   d. 척추굽이는 몸을 지지하나, 비정상적으로 형성될 수 있다(그림 7-17, 7-18).
4. 가슴-갈비뼈(24), 복장뼈(그림 7-19, 표 7-4)

7

팔다리뼈대

A. 팔과 다리(126)

B. 팔(64)(표 7-5)
1. 팔이음: 어깨뼈(2), 빗장뼈(2)
2. 위팔, 아래팔: 위팔뼈(2), 노뼈(2), 자뼈(2)(그림 7-20)
3. 손목, 손: 손목뼈(16), 손허리뼈(10), 손가락뼈(28)(그림 7-21)

C. 다리(62)(표 7-6)
1. 다리이음: 골반뼈(2)(그림 7-25)
2. 넙다리, 종아리: 넙다리뼈(2), 무릎뼈(2), 정강뼈(2), 종아리뼈(2)(그림 7-22)
3. 발목, 발
   a. 발목뼈(14), 발허리뼈(10), 발가락뼈(28)(그림 7-23)
   b. 발활은 전체 뼈대를 위한 운동성을 제공한다(그림 7-24).

뼈대의 다양성

A. 남성과 여성 뼈대의 차이
1. 크기: 남성의 뼈대가 일반적으로 크다(그림 7-25).
2. 골반의 형태: 남성의 골반은 깊고 좁으며, 여성의 골반은 얕고 넓다.
3. 골반입구의 크기: 여성의 골반입구는 대체로 출산 시 신생아의 머리가 충분히 통과할 수 있을 정도로 크다.
4. 두덩각(pubic angle): 두덩뼈 사이의 각은 여성이 더 넓다.

B. 나이의 차이
1. 뼈는 약 25세까지 크고, 뼈형성된다.
2. 뼈는 약 50세까지 활발하게 재형성된다.
3. 뼈는 노년기에는 밀도가 낮다.

C. 환경의 차이
1. 영양은 뼈의 성장과 유지에 영향을 미친다.
2. 운동과 같은 물리적인 스트레스는 뼈의 재형성에 영향을 미친다.

관절

A. 관절: 두 개 이상의 뼈 사이의 연결

B. 목뿔뼈를 제외한 모든 뼈는 적어도 한 개 이상의 다른 뼈와 관절

C. 관절의 종류
1. 못움직관절(움직임 없음): 관절하는 뼈 사이를 섬유결합조직이 연결. 예: 머리뼈의 봉합(그림 7-26)
2. 좀움직관절(약간 움직임)
   a. 섬유연골이 관절하는 뼈 사이를 연결. 예: 두덩결합(그림 7-26)
   b. 척추사이원반은 척추뼈 몸통 사이를 연결하며 탈출될 수 있다(그림 7-27).
3. 움직관절(자유롭게 움직임): 대부분의 관절
   a. 구조(그림 7-28)
      (1) 관절주머니와 인대: 인접한 뼈를 고정하지만, 운동을 허용함
      (2) 관절연골: 유리연골은 다른 뼈와 관절을 형성하는 뼈의 관절끝을 덮음
      (3) 관절막: 관절주머니를 덮고, 관절액을 분비
      (4) 관절공간: 뼈의 관절끝 사이의 공간
      (5) 관절액: 충격을 흡수하는 관절주머니를 채움
   b. 기능: 절구, 경첩, 중쇠, 평면, 타원 및 안장관절은 각 관절의 구조에 따라 서로 다른 운동을 한다(그림 7-29, 표 7-7).

학습활동 active learning

복습문제

1. 뼈대계통의 5가지 기능을 열거하고 간단히 설명하시오.
2. 뼈단위의 구소들 설명하시오.
3. 연골의 구조를 설명하시오.
4. 연골속뼈되기의 과정을 뼈모세포와 뼈파괴세포의 기능을 포함하여 설명하시오.
5. 뼈끝판의 중요성을 설명하시오.
6. 몸통뼈대와 팔다리뼈대에 해당하는 뼈에는 무엇이 있는가?
7. 척주는 위치에 따라 5가지로 분류된다. 각 부분의 이름과 뼈의 개수를 열거하시오.
8. 참갈비뼈, 거짓갈비뼈, 뜬갈비뼈를 구분하라. 각각 몇 개씩 있는가?
9. 못움직관절에 대해 설명하고 예를 들어 보시오.
10. 좀움직관절에 대해 설명하고 예를 들어 보시오.
11. 움직관절에 대해 설명하고 예를 들어 보시오.
12. 관절주머니에 대해 간략히 설명하시오.
13. 윤활주머니와 주머니염에 대하여 설명하시오.

문제

1. 뼈끝에서 관절을 형성하는 얇은 연골층은 ________ 이다.
2. 긴뼈의 뼈몸통에서 뼈속질이 저장되어 있는 빈 공간은 ________이다.
3. 해면뼈에서 바늘처럼 뾰족뾰족한 구조는 ________ 이다.
4. 치밀뼈의 구조적 단위(뼈단위 제외)는 ________이다.
5. 뼈세포와 연골세포는 조직 안의 작은 공간에 있는데, 이것은 ________이다.
6. 뼈조직을 파괴하는 뼈흡수세포는 ________ 이다.
7. 뼈조직을 생성하는 뼈형성세포는 ________ 이다.
8. 연골에서 뼈를 생성하는 과정은 ________이다.
9. 뼈몸통과 뼈끝 사이에 ________이 남아 있으면 뼈는 계속 성장할 수 있다.
10. 뼈대계통을 크게 2가지로 구분하면 ________과 ________이다.
11. 움직일 수 있는 정도에 따라 관절을 3가지로 구분하면 ________, ________, ________이다.
12. ________은 강한 연결조직으로 뼈를 접합시킨다.
13. ________은 척주의 비정상적인 측면 만곡이다.
14. 다음 중 뼈대계통의 기능이 아닌 것은?
    a. 저장 b. 혈구 생성
    c. 열 발생 d. 보호
15. 관절을 제외하고, 긴뼈를 감싸는 강한 섬유막을 무엇이라고 하는가?
    a. 뼈속막 b. 뼈막
    c. 인대 d. 힘줄
16. 긴뼈 내 빈 공간을 채우고 있는 것은 무엇인가?
    a. 뼈속막 b. 뼈막
    c. 뼈속질공간 d. 인대
17. 긴뼈의 끝을 무엇이라고 하는가?
    a. 뼈속막 b. 뼈막
    c. 뼈몸통 d. 뼈끝
18. 긴뼈의 몸통(shaft) 부분을 무엇이라고 하는가?
    a. 뼈속막 b. 뼈막
    c. 뼈몸통 d. 뼈끝

7

7

A항의 뼈를 B항의 위치에서 고르시오.

A항

19. ___________ 자뼈(척골)
20. ___________ 아래턱뼈(하악골)
21. ___________ 위팔뼈(상완골)
22. ___________ 발허리뼈(중족골)
23. ___________ 정강뼈(경골)
24. ___________ 갈비뼈(늑골)
25. ___________ 종아리뼈(비골)
26. ___________ 가슴뼈(흉골)
27. ___________ 어깨뼈(견갑골)
28. ___________ 넙다리뼈(대퇴골)
29. ___________ 손허리뼈(중수골)
30. ___________ 이마뼈(전두골)
31. ___________ 무릎뼈(슬개골)
32. ___________ 광대뼈(관골)
33. ___________ 빗장뼈(쇄골)
34. ___________ 뒤통수뼈(후두골)
35. ___________ 손목뼈(수근골)
36. ___________ 위턱뼈(상악골)

B항

a. 머리뼈(두개골)

b. 팔(위팔, 아래팔, 손목, 손)

c. 몸통

d. 다리(넙다리, 종아리, 발목, 발)

CHAPTER 8

근육계통

Muscular System

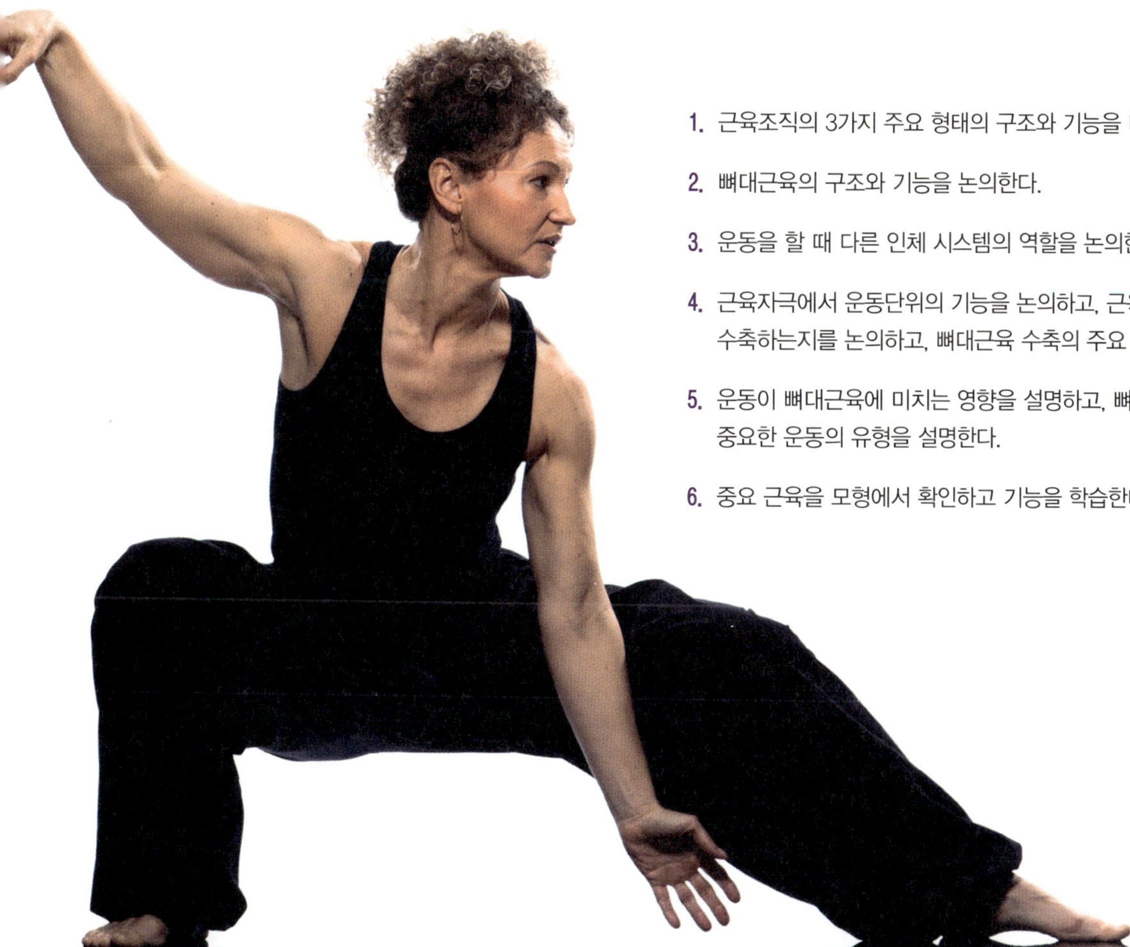

1. 근육조직의 3가지 주요 형태의 구조와 기능을 비교한다.
2. 뼈대근육의 구조와 기능을 논의한다.
3. 운동을 할 때 다른 인체 시스템의 역할을 논의한다.
4. 근육자극에서 운동단위의 기능을 논의하고, 근육섬유가 어떻게 수축하는지를 논의하고, 뼈대근육 수축의 주요 유형을 비교한다.
5. 운동이 뼈대근육에 미치는 영향을 설명하고, 뼈대근육에 의한 가장 중요한 운동의 유형을 설명한다.
6. 중요 근육을 모형에서 확인하고 기능을 학습한다.

앞에서 3가지 근육조직(muscle tissue)에 대하여 학습했지만, 이 장에서는 뼈대근육(골격근, skeletal muscle) 또는 맘대로근(수의근, voluntary muscle)에 관하여 학습한다. 뼈대근육은 뼈에 붙어 있으며 근육세포(muscle fiber)나 근섬유(muscle fiber)가 수축(contraction) 또는 단축(shortening)할 때 뼈를 움직인다.

몸무게가 54kg(120lb)이라면, 이 중에서 약 22.5kg(50lb)은 뼈에 붙어 있는 '적색근육(red meat)'인 뼈대근육이다. 피부와 근육 사이에 있는 부드러운 근육조직은 살(flesh)이라 불린다.

근육의 운동은 화학적 에너지원인 영양소 분자가 각 근섬유의 단백질 잔섬유(미세섬유, filament)에 전달되어 근육을 수축시키는 기계적 에너지(mechanical energy)로 전환될 때 일어난다. 근육 내 근섬유가 수축함으로써 근육이 붙어 있는 뼈를 당기게 되어 몸이 움직이게 된다.

뼈대근육의 수축으로 일어나는 움직임은 눈을 깜빡이는 것부터 선천적으로 타고난 운동선수의 복합적이고 유연한 움직임에 이르기까지 복잡하고 다양하다. 우리몸의 구조에서 맘대로근(수의근, voluntary muscle)만큼 중요한 역할을 하는 부분도 많지 않다. 인간의 생존능력은 환경의 변화에 대한 적응능력에 의해 좌우된다. 운동은 이러한 적응능력을 구성하는 중요한 부분이다.

8

근육조직

뼈대근육

근육조직을 현미경으로 보면, 실 같은 원통 모양의 뼈대근육세포가 다발로 관찰된다. 근육세포의 특징은 수많은 가로무늬의 줄(crosswise stripes)과 핵(nuclei)이 있다는 것이다(그림 8-1, A). 각각의 매우 가는 실은 하나의 근육세포이며, 이를 근섬유(muscle fiber)라고 한다.

이러한 근육조직에는 세 가지 이름이 있다. 첫째, 뼈에 붙어 있기 때문에 뼈대근육이라고 불리며, 둘째, 가로로 달리는 줄무늬를 가지고 있기 때문에 가로무늬근(횡문근, striated muscle)으로도 불리며, 셋째, 근수축을 자신의 마음대로 조절할 수 있기 때문에 맘대로근이라고 불린다.

심장근

우리몸에는 뼈대근육 외에 두 가지 다른 종류의 근육조직이 있다.

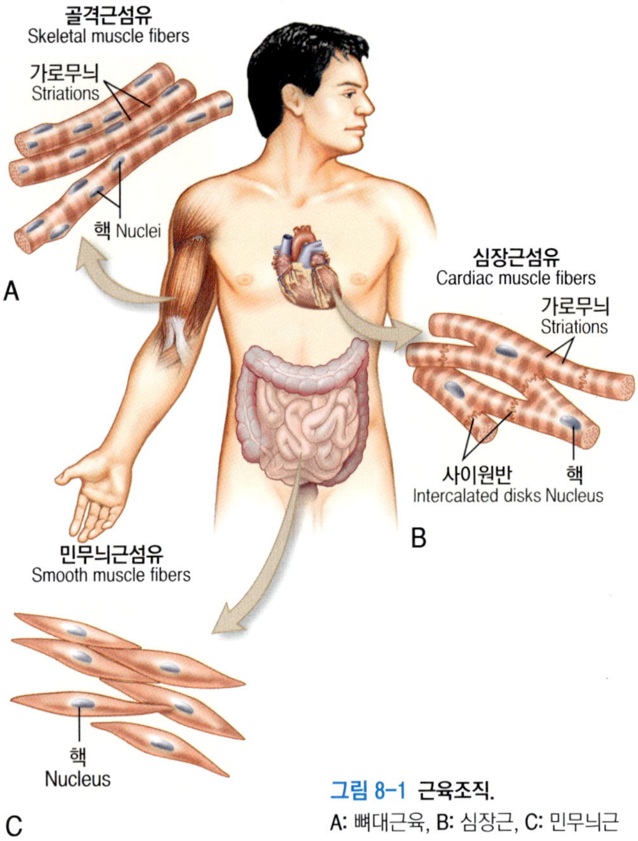

그림 8-1 근육조직.
A: 뼈대근육, B: 심장근, C: 민무늬근

심장근(cardiac muscle)과 줄무늬가 없는 민무늬근(평활근, smooth muscle) 또는 제대로근(불수의근, involuntary muscle)이 있다. 심장근은 심장을 구성하고 있는데, 가지를 치듯이 갈라졌다가 다시 합쳐지는 형태의 서로 연결된 조직 덩어리를 형성하고 있다(그림 8-1, B). 심장근은 골격근과 마찬가지로 가로무늬를 가지고 있다. 심장근은 인접한 심장섬유의 형질막(plasma membrane)이 서로 붙어 있는 곳에 사이원반(개재원반, intercalated disks)이라 불리는 어두운 띠 형태의 독특한 구조를 가지고 있다.

심장근조직은 '형태는 기능을 따른다(structure fits function)'는 원리를 증명한다. 심장근섬유 상호 간 연결구조는 심장조직을 한 단위로서 수축할 수 있도록 해 주며, 피를 심장으로부터 내보내는 데 있어 심장근육의 효율성을 증대시킨다.

민무늬근

민무늬근(smooth muscle)세포는 양쪽 끝이 점점 가늘어지는 형태이며, 하나의 핵을 가지고 있다(그림 8-1, C). 뼈대근육에 존재하는 가로줄무늬가 없기 때문에 민무늬근(nonstriated muscle)이라고 부른다. 민무늬근을 현미경으로 관찰하면, 부드럽고 고른 모양을 하고 있다. 이러한 근육은 우리가 마음대로 근육의 수축을 조절할 수 없기 때문에 제대로근이라고 부른다.

민무늬근 혹은 제대로근은 혈관벽(blood vessel wall)과 창자(gut), 요도(urethra) 및 요관(ureter)과 같이 속이 비어 있는 내장(viscera)의 중요한 부분을 형성한다. 이 근육은 여러 구조에 있기 때문에 내장근육(visceral muscle)으로도 불린다.

비록 우리가 민무늬근의 움직임을 의도적으로 조절할 수는 없지만, 이 근육의 수축은 매우 잘 조절된다(highly regulated). 예를 들면, 음식은 창자를 통과하게 되며, 오줌은 요관을 통해 방광에 이르게 되는 것이다.

모든 근육세포(골격, 심장, 민무늬근)는 수축 혹은 단축의 특징을 가지고 있다. 모든 운동은 뼈대근육세포의 수축에 의해 만들어지는 것이다. 심장근세포가 수축되면, 혈액이 순환되고, 민무늬근이 수축되면 체액(liquid)이 속빈장기(hallow organ)로 들어간다.

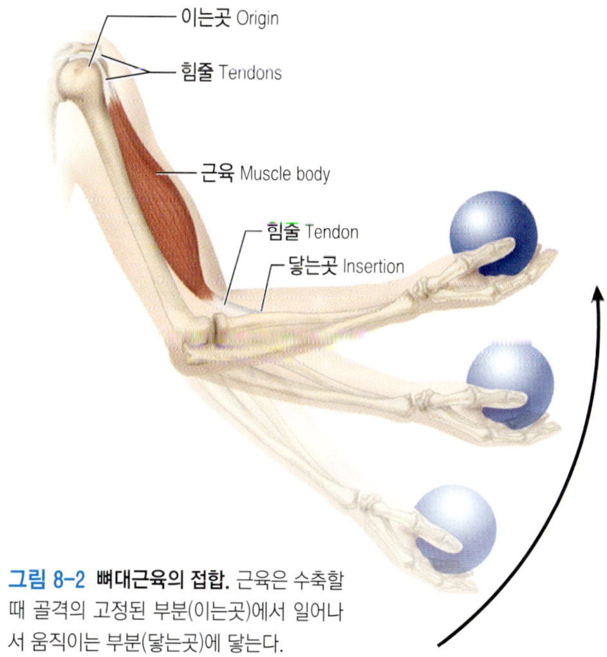

그림 8-2 **뼈대근육의 접합.** 근육은 수축할 때 골격의 고정된 부분(이는곳)에서 일어나서 움직이는 부분(닿는곳)에 닿는다.

뼈대근육의 구조

근육

뼈대근육은 주로 가로무늬근세포와 연결조직(connective tissue)으로 구성된다.

섬유결합조직은 각각의 근섬유 주위를 둘러싸고 있다. 연속적으로 근섬유 덩어리 주변을 둘러싸고 있으면 섬유다발(fascicles)이라 하며, 최종적으로는 전체 근육기관 주변에 '덮개(wrapper)'를 형성한다.

근막(fascia)은 근육기관 바깥의 느슨한 결합조직인데 근육과 뼈, 피부 사이에 신축성 있고 끈끈한 '포장물질(packing material)'을 형성한다.

대부분의 뼈대근육은 두 개의 뼈에 부착되어 있으며, 두 개의 뼈 사이에는 움직일 수 있게 해 주는 관절(joint)이 있다. 다시 말해서 대부분의 근육은 한 개의 뼈에서 뻗어 나와서 관절을 지나 다른 뼈에 연결되어 있다. 근육이 부착되어 있는 2개의 뼈 중 하나는 다른 또 하나에 비해 움직임이 별로 없다. 이와 같이 더욱 고정적인 쪽의 뼈에 붙어 있는 근육의 부위를 이는곳(기시, origin)이라고 부르며, 조금 더 많이 움직이는 쪽의 뼈에 붙는 근육의 부위를 닿는곳(종지, insertion)이라고 부른다.

양쪽 끝을 제외한 근육의 나머지 부분을 근육의 몸통(체, body)이라고 부른다(그림 8-2).

힘줄(건, tendon)은 뼈에 단단하게 붙어 있다. 힘줄은 두꺼운 인대로, 조밀한 섬유질 결합조직으로 되어 있어 매우 강하기 때문에 쉽게 찢어지거나 뼈에서 떨어져 나오지 않는다. 그러나 응급실 간호사나 외과의사는 수많은 힘줄손상(끊어졌거나 뼈로부터 찢겨 떨어져 느슨해진 힘줄)을 보아왔을 것이다.

액체로 차 있는 작은 윤활주머니(윤활낭, bursae)는 힘줄과 힘줄 밑에 있는 뼈 사이에 위치한다. 이러한 조그만 주머니는 결합조직으로 이루어져 있고 윤활막(활막, synovial membrane)과 연결되어 있다. 이 윤활막은 윤활주머니를 채우고 있는 미끄러운 윤활액(활액, synovial fluid)을 분비한다. 윤활주머니는 작고 유연한 쿠션처럼 힘줄과 연결되어 있어 근육이 수축할 때 힘줄이 뼈 위에서 쉽게 미끄러질 수 있도록 한다.

힘줄집(건초, tendon sheath)은 힘줄을 둘러싸고 있다. 이러한 관 모양의 구조는 윤활막에 연결되어 있고 윤활액으로 젖어 있기 때문에 윤활주머니와 함께 몸이 쉽게 움직인다.

근섬유

근섬유의 구조

뼈대근육조직은 특별한 신축성 세포 혹은 근섬유(길고 끝으로 갈수록 점점 가늘어지는 원통처럼 생긴)로 구성되어 있다. 이 신축성 있는 결합조직은 근섬유가 덩어리로 묶여서 같은 방향으로 서로 끌어당기도록 하는데, 가로 방향으로 묶여서 서로 연결되어 싸여 있다.

각 뼈대근육섬유는 아주 독특한 세포뼈대 구조를 가지고 있다. 그 섬유의 내부 뼈대는 수많은 긴 원통(cylinder)으로 구성되어 있다. 각각의 원통은 굵은(thick) 근육잔섬유(근육미세섬유, myofilament)와 가는(thin) 근육잔섬유라고 불리는 두 종류의 매우 가는 섬유로 구성되어 있다. 굵은 근육잔섬유(굵은 근육미세섬유, myosin filament)는 미오신(myosin)이라고 불리는 단백질로 형성되며, 가는 근육잔섬유(가는 근육미세섬유, actin filament)는 액틴(actin)이라는 단백질로 형성된다.

각각의 기둥(shaft) 같은 미오신 분자는 '머리'를 가지고 있는데, 이들은 액틴 분자를 향해 붙어 있다. 정지하고 있을 때, 액틴은 작은 단백질에 의해 미오신 머리와 연결되는 것이 차단된다. 그러나 수축하는 동안은 막고 있던 단백질이 액틴을 느슨하게 풀어주고 미오신의 머리는 굵은 근육잔섬유와 가는 근육잔섬유 사이에 교차결합(cross bridges)을 형성하여 연결된다.

그림 8-3에서 근육원섬유마디(sarcomere)를 찾아 본다. 근육원섬유마디는 뼈대근육의 기본적인 기능을 하는 수축단위이다. 근육원섬유마디를 현미경으로 관찰하면(submicroscopic) 많은 액틴과 미오신 근육잔섬유로 배열되어 있어서 어둡고 밝은 줄무늬나 가로무늬가 보인다. 각각의 근육원섬유마디는 어두운 색을 띠는 Z선(Z lines)이나 Z원반(Z disks)으로 분리되어 있다.

그림 8-3, C의 윗부분의 그림과 전자현미경 사진(그림 8-3, B)을 살펴보면, 근육원섬유마디가 이완상태에 있기는 하지만, 서로 평행하게 놓여 있는 미오신과 액틴 근세사의 일부분은 여전히 겹쳐져 있다. 그림 8-3, A의 아랫부분을 본다. 근육이 수축하여 두 종류의 근육잔섬유가 서로 미끄러져 근육원섬유마디를 단축시키고, 이로 인해 결국 전체 근육이 수축된다. 근육이 이완될 때, 근육원섬유마디는 정지 길이(resting length)로 돌아오게 되고 잔섬유도 정지 위치(resting position)로 돌아오게 된다.

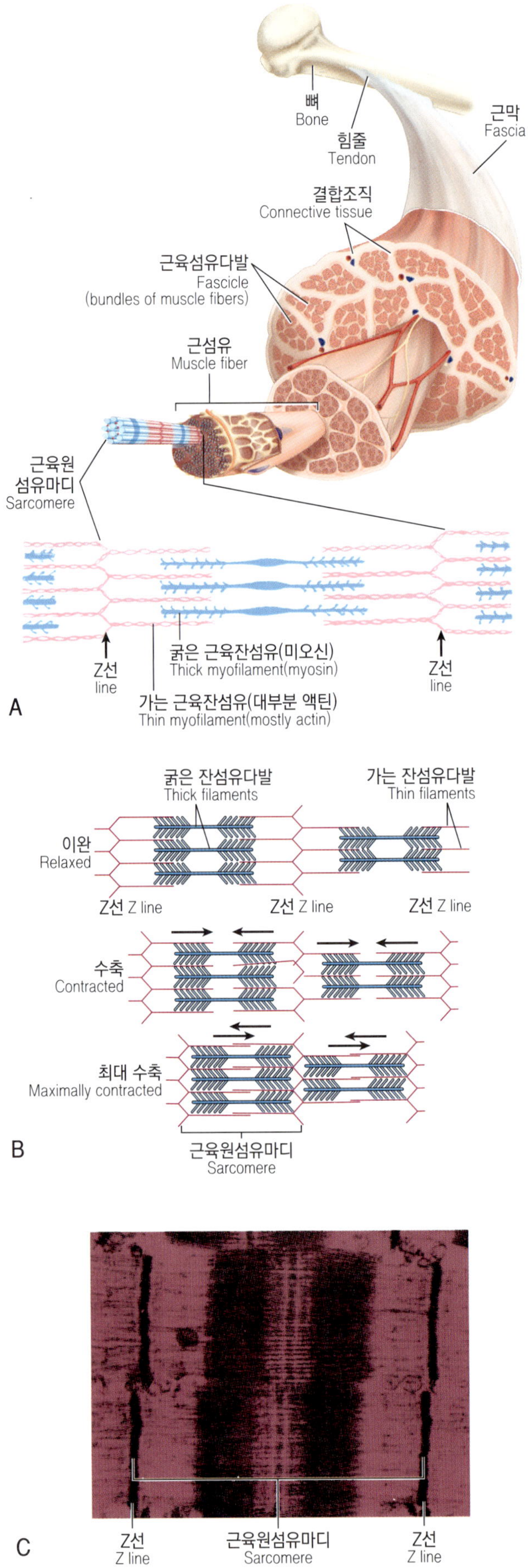

그림 8-3 **뼈대근육의 구조.** A: 각 근육기관은 많은 근섬유를 가지고 있고, 각 근섬유는 굵고 가는 근육잔섬유다발을 많이 가지고 있다. 그림은 굵고 가는 근육잔섬유가 서로 겹쳐져서 근육원섬유마디를 형성하는 것을 보여준다. 수축하는 동안에 가는 잔섬유는 각 근육원섬유마디의 중앙 쪽으로 끌어당겨져서 전체 근육이 단축된다. B: 전자현미경 사진은 각 근육원섬유마디에 있는 굵고 가는 잔섬유가 겹쳐져서 근육에 어두운 가로줄무늬를 만드는 모습을 보여준다. 전자현미경으로 확대해 보면, 뼈대근육과 다른 조직의 구조와 기능에 대한 우리의 생각을 완전히 바꿔준다.

근섬유의 수축

근육이 어떻게 수축하는지는 미끄럼잔섬유모델(sliding filament model)로 설명할 수 있다. 이 모델에 따르면, 수축이 일어나고 있는 동안 근섬유 안에 있는 굵고 가는 근육잔섬유는 번서 '교차결합(cross bridges)'을 형성하여 서로 부착되고 그 다음에는 근육잔섬유를 서로 끌어올리거나 당겨주는 지렛대로 작용하게 된다.

근육잔섬유 사이에 있는 번갈아나는 띠들이 있을 때만 형성된다. 이완상태(relaxed state)에서는 칼슘 이온(Ca^{++})이 근육세포 안에 있는 세포질그물(세포질세망, endoplasmic reticulum)에 저장된다. 근육이 운동신경에 의해 수축되도록 자극받으면 칼슘 이온이 세포질로 방출된다.

방출된 칼슘 이온은 가는 근육잔섬유에 붙어서 액틴을 풀어주어 미오신과 반응한다. 미오신 머리는 액틴과 결합하여 끌어당기고 풀어주고를 반복한다. 미오신 머리의 작용이 가는 근육잔섬유를 근육원섬유마디의 중심 쪽으로 끌어당긴다. 이러한 작용으로 근육의 수축이 일어난다(그림 8-4).

근육세포가 수축하는 과정에서도 에너지가 필요한데, 에너지는 포도당과 다른 영양분에 의해 공급된다.

에너지는 세포의 에너지 전달 분자인 아데노신삼인산(adenosine triphosphate, ATP)에 의해 미오신 머리에 전달된다(그림 2-15). 산소는 ATP에 에너지를 전달할 때와 미오신 머리가 움직일 때 필요하다. 그래서 근육은 산소가 많이 필요하다.

혈액 속의 헤모글로빈이 근섬유에 산소를 공급해 준다. 근섬유는 미오글로빈(myoglobin)을 함유하고 있는데, 미오글로빈은 붉은색으로 헤모글로빈처럼 산소를 저장하는 색소(oxygen-storing pigment)이다.

18장에서 세포에 대사과정에 ATP가 전달되는 과정에 대해 논의한다.

QUICK CHECK

1. 근육조직의 3가지 주요 유형과 이들의 차이점은?
2. 근다발과 근막의 차이점은?
3. 근육의 이는곳과 닿는곳은 무엇인가?
4. 근육의 굵은 근육잔섬유는 근육의 운동기전에 어떻게 작용하는가?

그림 8-4 근육수축의 기전.

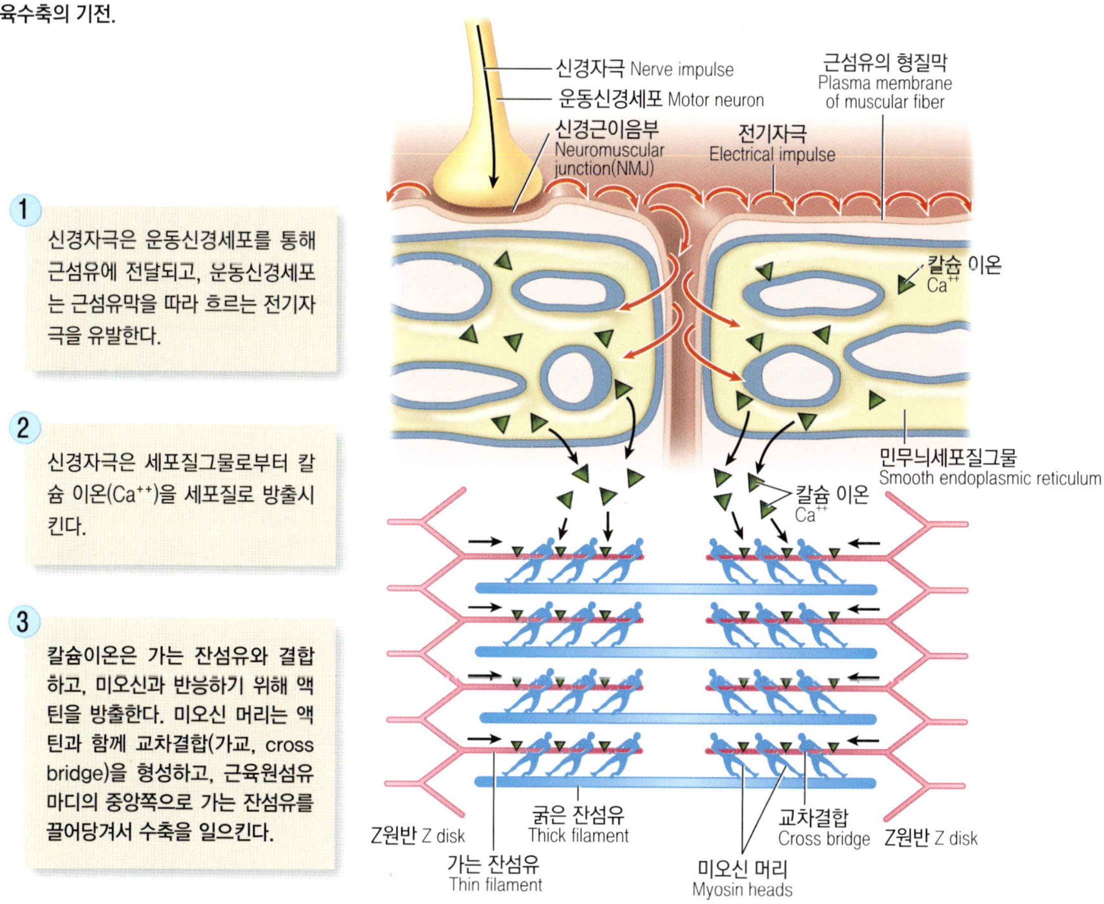

8

뼈대근육의 기능

근육계의 기능은 다양하다. 근육계는 뼈대의 운동을 발생시키고 팔다리뿐만 아니라 몸 전체를 움직일 수 있도록 한다. 뼈대를 계속적으로 긴장시키는 근육긴장도(muscle tone) 덕분에 인체는 위치와 자세를 안정되게 유지할 수 있다. 1장에서 배웠듯이, 뼈대근육은 열을 발생시켜서 체온의 항상성을 유지시킨다.

운동

근육은 뼈를 당겨서 움직인다. 뼈대근육의 길이는 근육섬유가 수축될 때 짧아지기 때문에 그 근육에 붙어 있는 뼈는 서로 가까워지게 된다. 일반적으로 닿는곳(종지, insertion)에 붙어 있는 뼈만 움직인다. 그림 8-2를 다시 확인한다. 공을 들어 올릴 때, 근육 몸통의 수축은 닿는곳에 붙어 있는 뼈가 이는곳(기시, origin)에 붙어 있는 뼈 쪽으로 이동하도록 만든다. 이는곳에 붙어 있는 뼈가 단단하게 고정되어 있기 때문에 닿는곳에 붙어 있는 뼈가 그쪽으로 움직이게 되는 것이다. 그러므로 뼈대근육수축의 매우 중요한 기능은 몸이 움직이도록 하는 것이다. 닿는곳에 붙어 있는 뼈가 이는곳에 붙어 있는 뼈 쪽으로 움직인다는 사실은 근육의 활동을 이해하는 데 도움을 줄 것이다.

일반적으로 뼈대근육은 단독이 아닌 협동적으로 작동하기 때문에 맘대로근의 운동은 유연하고 떨림(진동, tremors)이 없다. 어떤 근육은 원하는 운동을 만들어내기 위해 수축하는 동시에 어떤 근육은 이완상태에 들어가게 된다.

동시에 수축하는 근육 중에서 주된 작용을 하는 근육을 그 운동에 대한 주동근(prime mover)이라고 부르고, 도움을 준 다른 근육을 협동근(synergists)이라고 부른다. 주동근과 협동근이 함께 수축할 때, 이완상태에 있는 근육을 대항근(antagonists)이라고 부른다. 대항근이 수축하면 주동근과 협동근이 만들어내는 운동의 반대되는 운동을 만들어내게 된다.

그림 8-10에서 위팔두갈래근(상완이두근, biceps brachii muscle), 위팔근(상완근, brachialis muscle) 및 위팔세갈래근(상완삼두근, triceps brachii muscle)의 위치를 확인한다. 이 근육들은 팔꿈치 관절을 중심으로 아래팔을 구부리고 펴는 운동에 관여한다. 위팔두갈래근은 팔을 구부리는 동작에 있어서 주작용근이며, 이때 위팔근은 주작용근을 도와주는 근육, 즉 협동근이다. 위팔두갈래근과 위팔근이 팔을 구부릴 때 위팔세갈래근은 이완상태에 있게 된다. 그러므로 아래팔을 굽히는 동작에 있어서 위팔세갈래근은 대항근이 된다. 팔을 펴는 동작에 있어서도 이 세 가지 근육은 하나의 그룹으로 작용한다. 팔을 펼 때는 위팔세갈래근이 주작용근이 되고 위팔두갈래근과 위팔세갈래근은 대항근이 된다.

이렇게 복합적이고 상호협력적인 활동이 근육의 운동을 부드럽고 적절하게 만든다.

자세

우리는 긴장수축(강직수축, tonic contraction)이라고 부르는 특별한 형태의 뼈대근육수축 때문에 자세(posture)를 유지할 수 있다. 한 번의 긴장수축이 일어날 때 비교적 적은 수의 근섬유가 몇 차례 수축하기 때문에 근육 전체가 수축하지 않고 운동도 일어나지 않는다. 결과적으로 긴장수축은 몸의 일부분을 움직이지 않게 한다. 그러나 긴장수축은 근육을 제위치에 고정한다. 다시 말하면, 근육긴장도(muscle tone)가 자세(posture)를 유지한다.

좋은 자세는 각 인체 부위가 최고의 기능을 할 수 있는 자리에 놓여 있음을 의미한다. 이러한 자세는 체중 분배에 균형을 잡아주어 근육, 힘줄, 인대(ligament)와 뼈에 최소한의 긴장을 유지하도록 한다.

뼈대근육 긴장도는 중력에 대항하여 자세를 유지할 수 있도록 한다. 중력은 머리와 몸통을 아래로, 앞쪽으로 끄는 성질을 가지고 있다. 그러나 등과 목에 있는 근육의 긴장도가 중력의 힘에 해당하는 정도의 힘으로 반대 방향으로 잡아당겨 머리와 몸통이 바로 서 있을 수 있도록 만들어준다.

열 생산

체온을 일정하게 유지하는 능력은 생존을 하는 데 있어서 매우 중요한 요소이다. 열(fever)이 나서 체온이 37℃(97.6 ℉)에서 1~2℃ 상승하는 것은 거의 모든 경우 질병의 징조이다. 또한 체온이 급격이 떨어지는 것 또한 심각한 문제가 된다. 정상 체온에서 온도가 떨어지는 증상을 저체온증(hypothermia)이라고 부르는데, 이는 세포의 활동과 정상적인 인체의 기능에 큰 영향을 끼친다. 근섬유의 수축이 체온을 유지하는 데 필요한 대부분의 열을 발생시킨다.

근육수축에 필요한 에너지는 ATP에서 얻는다. ATP에 전달되고 근육이 수축하는 동안 방출된 일부 에너지는 근섬유를 짧게 만드는 데 사용된다. 이러한 과정 중에 대부분의 에너지는 열로 소실된다. 이 열은 체온을 일정하게 유지하도록 돕는다.

근육을 많이 사용해서 열이 많이 발생할 때는 땀을 흘리거나 옷을 벗어서 체온을 낮춰야 한다.

피로

근육세포가 적절한 휴식 없이 자극을 반복적으로 받으면, 근육의 수축 강도가 감소되고 피로(fatigue)해진다. 자극이 반복되면 수축 강도는 계속 감소하며 결국은 근육이 수축할 수 있는 능력을 잃는다.

운동을 할 때 근육수축에 필요한 ATP는 고갈된다. 더 많은 ATP 생성은 산소와 영양분을 급격히 소모하며, 흔히 재충전하기 위한 근육의 혈액 공급능력을 초과한다. 산소 공급이 부족해지면, 근육세포는 산소가 필요하지 않는 에너지 전환 형태로 전환된다. 이러한 과정에서 운동 후에 근육에 통증을 초래할 수 있는 젖산(유산, lactic acid)을 만들어낸다.

산소부채(산소부족, oxygen debt)란 지속적인 운동으로 축적된 과도한 젖산을 제거하기 위해 세포 내에서 일어나는, 일시적으로 증가된 대사를 기술하는 용어이다. 대사를 증가시켜 고갈된 에너지 저장소를 채운다. 운동을 멈춘 후 가쁘게 호흡하는 것은 대사에 필요했던 산소부채를 갚기 위함이다.

운동생리학자에 의한 산소부채의 기술적인 명칭은 운동후 초과산소섭취량(excess post-exercise oxygen consumption, EPOC)인데, 이 용어는 운동 후에 일어나는 현상에 대해 자세히 설명해 준다.

이러한 기전은 항상성(homeostasis)의 좋은 예가 될 것이다. 이렇게 해서 몸은 세포의 에너지와 산소 예비량이 정상적인 휴식 수준으로 유지될 수 있도록 한다.

다른 인체 시스템과의 융합

근육은 혼자 기능하는 것이 아니다. 뼈와 관절 같은 몸의 다른 구조와 함께 움직인다. 대부분의 뼈대근육은 유동성 관절(movable joint)을 통해 뼈를 끌어당겨서 운동을 일으킨다.

그러나 호흡(respiratory), 순환(circulatory), 신경(nervous), 근육 및 골격계 모두가 정상적인 운동을 만들어내기 위해 중요한 역할을 담당한다. 예를 들면, 어떤 사람은 정상적인 근육을 완벽하게 가지고 있음에도 불구하고 정상적으로 움직일 수 없을 수도 있다. 그 사람은 특정 뼈대근육에 신경자극을 차단하는 신경계 장애로 인해 결국 마비(paralysis)를 일으킬 수 있다. 다발경화증(multiple sclerosis)이 이러한 마비를 일으킬 수 있지만, 뇌출혈(brain hemorrhage), 뇌종양(brain tumor) 혹은 척수손상(spinal cord injury)과 같은 증상 또한 이러한 마비를 일으킬 수 있다.

뼈대계통 장애 중에서 특히 관절염(arthritis)은 인체의 운동에 장애를 일으킨다.

그러므로 근육의 기능은 인체의 많은 다른 부분의 기능에 의존하고 있다. 이러한 사실은 이 책에서 자주 반복되고 있는 한 가지 원칙을 나타낸다. 간략히 기술한다면, 인체의 각 부분은 거대한 상호작용 체계를 구성하는 수많은 구성요소 중 하나이며, 한 부분의 정상적인 기능은 다른 부분의 정상적인 기능에 의존하고 있다고 할 수 있다.

QUICK CHECK

1. 근육계통의 3가지 중요한 기능은?
2. 주동근은 언제 수축하고 그것의 길항근은 어떤 기능을 하는가?
3. 자세를 정의하시오.
4. 근육기능은 체온에 어떻게 영향을 미치는가?
5. 산소부채란?

8

운동단위

뼈대근육이 수축하여 뼈를 움직이기 전에 근육은 먼저 신경자극(nerve impulse)에 의해 자극되어야 한다. 근육세포는 운동신경세포(motor neuron)라고 불리는 신경섬유(nerve-fiber)에 의해 자극된다(그림 8-4, 그림 8-5). 신경의 끝과 근섬유가 맞닿아 있는 지점을 신경근육이음부(신경근접합부, neuromuscular junction, NMJ)라고 부른다.

운동신경세포가 신경자극을 받으면 신경전달물질(neuro transmitters)이라고 하는 특수한 화학물질을 방출한다. 각 신경근육이음부에 작용하는 신경전달물질은 아세틸콜린(acetylcholine, ACh)이다. 이것은 근육세포의 수축과 근육세포 내의 일련의 반응을 일으킨다. ACh이 방출되면, 신경근육이음부가 움직이고, 그림 8-4에서와 같이 근육세포 안에서 수축하는 과정을 유발한다. 하나의 운동신경세포와 그 운동신경세포의 지배를 받고 있는 근육세포를 통틀어 운동단위(motor unit)라고 한다(그림 8-5).

근육 자극

실험실에서는 연구 목적으로 단 하나의 근섬유를 이용하여 다양한 강도의 자극을 줄 수 있다. 이러한 실험 결과, 근섬유는 자극이 일정한 수준의 강도에 도달하기 전까지는 수축하

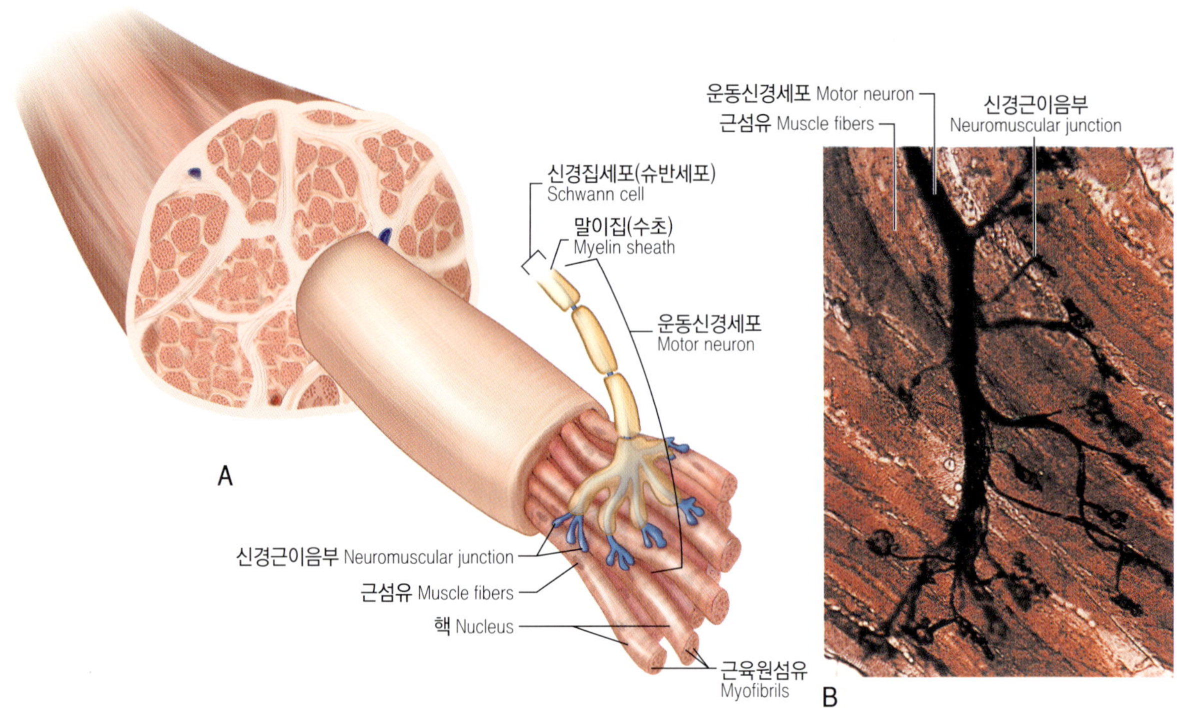

지 않음을 알게 되었다. 하나의 근섬유가 수축하는 데 필요한 최소한의 자극 수준을 문턱자극(역치자극, threshold stimulus)이라고 한다.

근섬유는 문턱자극까지의 자극을 받게 될 때, 완전하게 수축한다. 이러한 이유 때문에 근육세포는 '실무율(悉無律, all or none)' 반응을 한다고 일컫는다. 그러나 하나의 근육은 다른 여러 개의 운동 단위에 의해 통제되고, 다른 종류의 문턱자극 수준을 갖고 있는 수많은 근육세포로 구성되어 있다. 위팔두갈래근(biceps brachii)과 같은 하나의 근육 내에 존재하는 각각의 근섬유에 문턱자극이 주어질 때, 실무율 형태로 반응을 보이기는 하지만, 전체로서의 근육은 그렇지 않다. 이러한 사실은 일상생활에서 매우 중요하다. 다양한 부하를 들어 올리기 위해서는 수많은 운동단위가 활성화되기 때문에, 사람은 2L의 음료수병이나 20kg의 상자를 들어 올릴 수 있다. 그러나 근섬유가 활성화되면, 근섬유는 실무율반응을 한다.

근육 수축의 종류

근육의 긴장도와 자세를 유지시켜주는 긴장수축 외에 다른 종류의 수축도 있다. 근육수축에는 다음과 같은 것이 더 있다.

1. 단일수축(twitch contraction)
2. 강직수축(tetanic contraction)
3. 등장력수축(isotonic contraction)
4. 등척수축(제길이수축, isometric contraction)

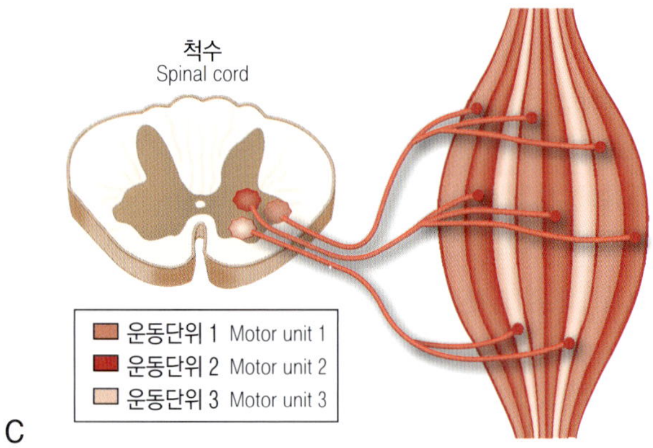

그림 8-5 운동단위. **A:** 운동단위는 하나의 운동신경세포로 구성되고, 근섬유는 그 가지들에 의해 분포된다. **B:** 운동단위의 현미경 사진. **C:** 몇몇 운동단위의 모식도(각각 자신의 운동신경에 의하여 조절된다).

단일수축과 강직수축

단일수축은 자극에 대해 빠르고 경련적인 반응이다. 단일수축은 연구를 위해 분리된 근육에서만 나타나고, 정상적인 근육 활동에서는 거의 나타나지 않는다. 일상생활에서 통일되고 부드럽게 근육을 움직이기 위해서는 근육이 경련성이 아닌 유연하고 지속적인 방법으로 수축되어야 한다.

강직수축은 단일수축보다 지속적이고 안정적인 반응이다. 이는 빠르고 연속적인 자극을 근육에 지속적으로 줌으로써 생긴다. 수축은 함께 '융해되어(melt)' 지속적인 수축 혹은 강축(tetanus)을 만들어낸다. 예를 들어, 초당 약 30회의 자극이 어떤 뼈대근육에서 강직수축을 일으킬 때 강직수축은 각각의 근섬유가 동시에 반응하는 최대의 수축을 의미하지는 않는다. 대부분의 경우에 근육수축이 한 번 일어날 때마다 근섬유의 일부분에서만 수축이 일어난다.

등장력수축

대부분의 경우에 근육이 등장력수축을 하면 관절이 움직인다. 이러한 수축으로 근육은 길이가 변하고 상대적으로 닿는곳의 끝을 이는곳으로 이동시킨다(그림 8-6, A).

등장력수축에는 두 종류가 있다. 하나는 근육을 짧게 만드는 동심수축(concentric contraction), 다른 하나는 근육을 늘어나게도 하지만, 계속 작업할 수 있게 하는 편심수축(eccentric contraction)이다.

예를 들어, 책을 들어 올리려면 팔꿈치를 구부리는 두갈래근(biceps muscle)의 동심수축이 필요하다. 책을 천천히 안전하게 내려놓으려면, 두갈래근의 편심수축이 필요하다. 따라서 근육의 '수축'이라고 부르는 것은 근육을 짧게 하던지 안하던지 여부와 상관없이 근육의 어떤 당김을 의미한다.

걷기, 뛰기, 호흡, 들어올림, 비틀기 등 신체운동 대부분이 등장력수축의 예이다.

등척수축

뼈대근육이 수축한다고 항상 운동을 하는 것은 아니다. 근육 내에서의 장력(tension)을 증가시키지만, 근육의 길이를 변화시키지 않을 수도 있다. 근육이 수축하지 않고 운동을 만들어내지 않을 때의 수축을 등척수축(isometric contraction)이라고 부른다. 등척(isometric)이라는 단어는 그리스어에서 기원된 것으로서 '같은 치수(equal measure)'라는 의미를 가지고 있다. 다시 말하면, 등척수축을 하고 있는 동안과 이완(relaxation)하고 있는 동안 근육의 길이가 같다는 말이다.

등척수축이 일어나는 동안 근육은 짧아지지 않지만(그래

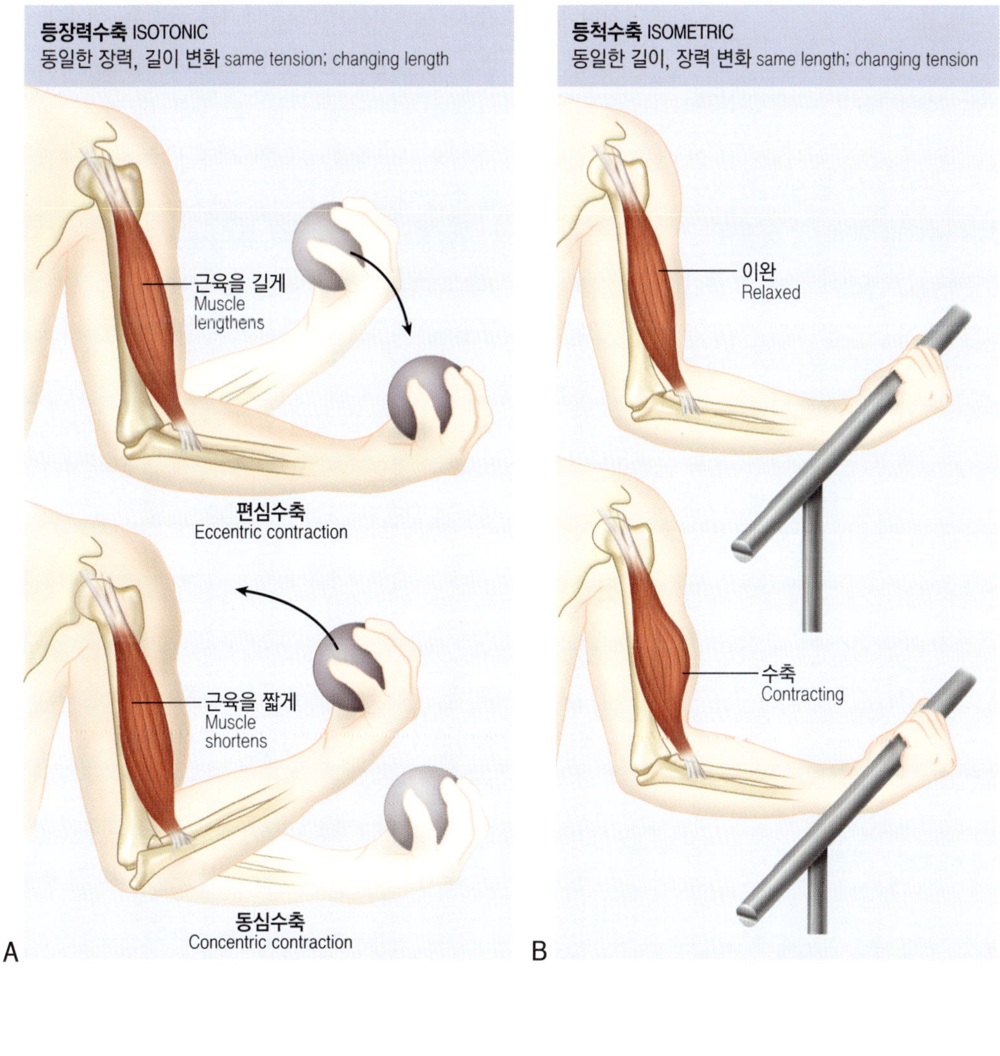

그림 8-6 근육수축의 종류. A: 등장력수축에서 근육은 길이가 변한다. 편심수축(근육을 길게 만드는)이나 동심수축(근육을 짧게 만드는)에 의해 운동이 발생한다. **B:** 등척수축에서 근육은 물체에 강하게 힘을 가하며 당기더라도 짧아지지 않는다.

서 아무 운동도 만들어내지 않지만), 근육 내의 장력은 증가하게 된다(그림 8-6, B). 이러한 이유 때문에 등척수축을 계속해서 반복한다면, 근육이 크고 강해진다. 벽이나 움직이지 않는 물체를 미는 것은 등척수축의 좋은 예가 될 것이다. 비록 운동이 없고 근육이 짧아지지 않더라도 내부 장력은 놀랍게 증가하는 것이다.

운동의 효과

운동이 좋다는 것은 모두 알고 있다. 운동을 규칙적이고 적절하게 하면, 근육의 긴장을 크게 향상시키고, 보다 나은 자세를 갖게 되며, 심폐기능이 향상되고, 덜 피곤해지며, 외모와 기분을 더 좋게 하는 등 많은 이점을 준다.

뼈대근육은 평상시 지속적으로 수행하는 일의 양에 부합하여 변화한다. 일반적으로 오랜 시간 동안 근육을 사용하지 않으면, 근육은 부피가 줄어들게 되는데, 이러한 현상을 불사용위축(disuse atrophy)이라고 한다. 반면에 운동을 하면, 근육의 크기가 증가하게 되는데, 이를 비대(hypertrophy)라고 한다.

근육비대(muscle hypertrophy)는 무거운 저항에 대항하여 근육수축 운동을 하는 근력훈련(strength training)으로 향상시킬 수 있다. 등척운동(isometric exercise)과 무거운 무게를 들어 올리는 운동은 근력훈련에 속한다. 이러한 훈련은 각각의 근섬유 내 근육잔섬유(myofilament)의 숫자를 증가시킨다. 근섬유의 수가 같더라도 근육잔섬유의 수가 증가하면, 근육부피를 증가시킬 수 있다.

흔히 유산소훈련(aerobic training)으로 부르는 지구력훈련(endurance training)은 근육비대가 나타나지는 않는다. 그 대신에 지구력운동 프로그램은 근육이 중등 강도의 운동을 오랫동안 지속할 수 있는 능력을 가지게 한다. 뛰기, 자전거 타기 또는 다른 기본적인 등장력운동과 같은 유산소활동은 근육의 부피를 증가시키지는 않지만, 근육 내의 혈관 수를 크게 증가시킨다. 이로 인한 혈류(blood flow)의 증가는 운동을 수행하는 동안 산소와 포도당을 근섬유에 더욱 효과적으로 공급할 수 있게 한다.

유산소훈련은 또한 근육세포 안에 사립체(미토콘드리아, mitochondria)의 수를 증가시킨다. 이것은 빠른 에너지원으로서의 ATP를 더 많이 생산하게 만든다.

> **QUICK CHECK**
> 1. 신경근 이음부에서 아세틸콜린의 기능은?
> 2. 운동단위란?
> 3. 근육은 강도를 어떻게 생성하는가?
> 4. 등장력수축과 등척수축의 차이는?
> 5. 근력운동과 지구력 훈련의 차이는?

근육에 의해 만들어지는 운동

관절에서 근육의 수축을 일으키는 운동의 종류는 운동에 관여하는 뼈의 모양과 관절의 종류에 따라 나누어진다(7장 참고). 어떤 관절에서는 다양한 방향으로 운동이 가능한 반면, 어떤 관절에서는 제한된 운동만 가능하다. 몸의 운동에서 가장 흔히 사용되는 용어는 다음에 기술한다.

각운동

굽힘(flexion)은 운동을 일으키는 두 뼈 사이의 각이 운동이 시작되기 전에 비해 운동이 일어난 후에 더 작아지는 운동을 말한다. 대부분 굽힘은 구부림(bending)으로 묘사된다. 팔꿈치나 무릎을 구부리는 것은 팔이나 다리를 굽히는 것이다.

폄(extension)은 굽힘의 반대운동이다. 두 뼈 사이의 각이 운동이 시작되기 전보다 운동이 일어난 후에 더 커지는 운동이다. 그러므로 폄은 굽히는 운동이라기보다는 펴거나 뻗는 운동이라고 할 수 있다.

그림 8-7과 그림 8-9, A는 팔꿈치의 굽힘과 폄을 보여주고 있다. 그림 8-8은 무릎의 굽힘과 폄을 묘사한다.

벌림(abduction)은 몸의 일부분이 중간선으로부터 멀어지는 운동이다.

모음(adduction)은 팔을 올린 위치에서 옆으로 내리는 것처럼 몸의 일부분이 중간선 쪽으로 가까워지는 운동이다. 그림 8-9, B는 벌림과 모음을 보여주고 있다.

회전운동

돌림(rotation)은 세로축을 기준으로 도는 운동이다. 당신의 머리로 '아니요'라고 저을 때 머리뼈를 한쪽에서 다른 쪽으로 움직임으로써 머리와 목을 회전시킬 수 있다(그림 8-9, C).

휘돌림(circumduction)은 인체 일부분의 끝부분이 원을 그리도록 움직이는 것을 말한다(그림 8-9, D). 투수가 공을 던지기 위해서 팔을 감는 것은 팔을 휘돌리는 운동이라고 볼 수 있다.

뒤침(회외, supination)과 엎침(회내, pronation)은 아

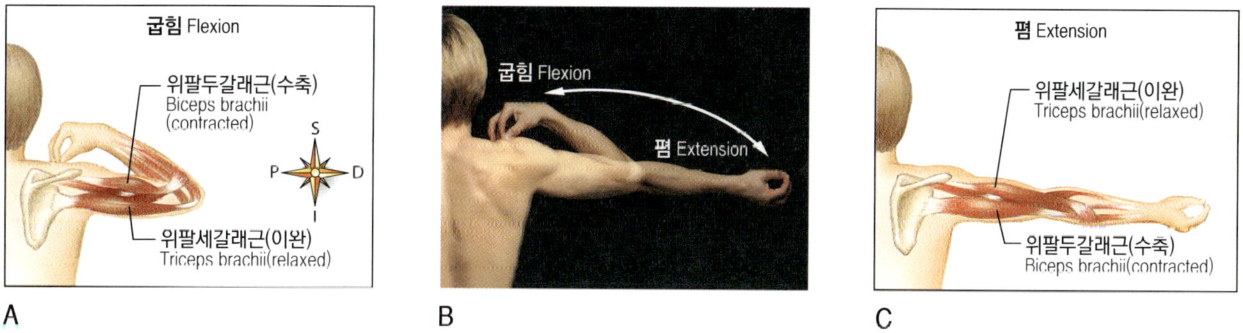

그림 8-7 아래팔의 굽힘과 폄. A와 B: 팔꿈치를 중심으로 아래팔을 굽히면 위팔근과 위팔두갈래근은 수축하는 반면, 대항근인 위팔세갈래근은 이완한다. B와 C: 아래팔을 펴면 위팔두갈래근은 이완하는 반면, 위팔세갈래근은 수축한다.

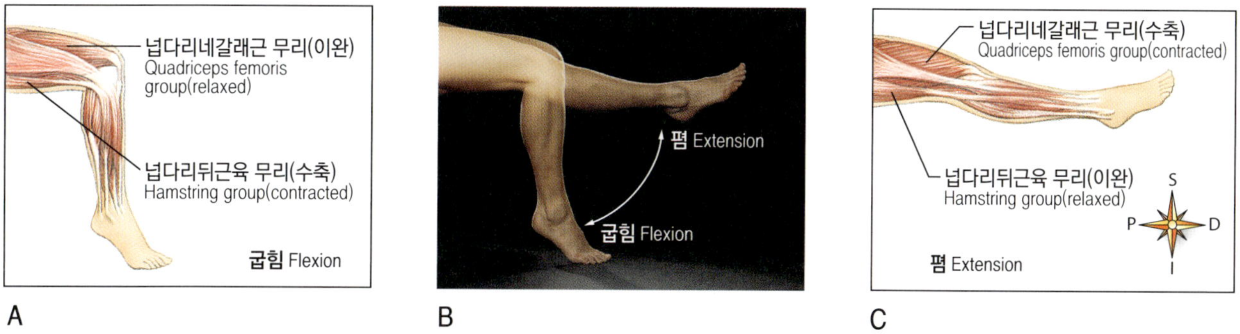

그림 8-8 다리의 굽힘과 폄. A와 B: 아래 다리를 무릎을 중심으로 굽히면, 넙다리뒤근육 무리는 수축하는 반면, 대항근인 넙다리네갈래근 무리는 이완한다. B와 C: 아래 다리를 펴면 넙다리뒤근육은 이완하는 반면, 넙다리네갈래근은 수축한다.

래팔의 회전으로 생기는 손의 위치를 지칭하는 용어이다. 엎드림(복와위, prone)이라는 단어는 몸 전체가 엎드린 것을, 누운자세(앙와위, supine)는 얼굴을 위로 향하고 바로 누운 것을 의미한다. 뒤침은 해부학적 자세로서 손바닥이 앞으로 향하고 있는 손의 위치를 나타내며, 엎침은 손바닥을 뒤로 향하게 했을 때이다(그림 8-9, E).

당신이 움직일 때 팔을 바깥쪽으로 비틀듯이 뒤집고, 주머니 안에 뭔가를 넣을 때처럼 팔을 안쪽으로 엎치게 된다.

특수 운동

발등쪽굽힘(배측굴곡, dorsiflexion)과 발바닥쪽굽힘(복측굴곡, plantar flexion)은 발목의 움직임을 말한다. 발등쪽굽힘은 발가락을 위로 가리킴과 동시에 발등 또는 발 윗부분이 위로 올라가는 것을 말한다.

표 8-1 기능에 따른 근육의 분류

움직이는 부위	굽힘근(flexors)	폄근(extensors)	벌림근(abductors)	모음근(adductors)
팔(arm)	큰가슴근	넓은등근	어깨세모근	큰가슴근 및 넓은등근이 동시에 수축
아래팔(forearm)	위팔두갈래근	위팔세갈래근	없음	없음
넙다리(thigh)	엉덩허리근 넙다리빗근 넙다리곧은근	큰볼기근 넙다리뒤근육	중간볼기근	모음근 무리
다리(leg)	넙다리뒤근육	넙다리네갈래근 무리	없음	없음
발(foot)	앞정강근	장딴지근 가자미근	긴종아리근	앞정강근

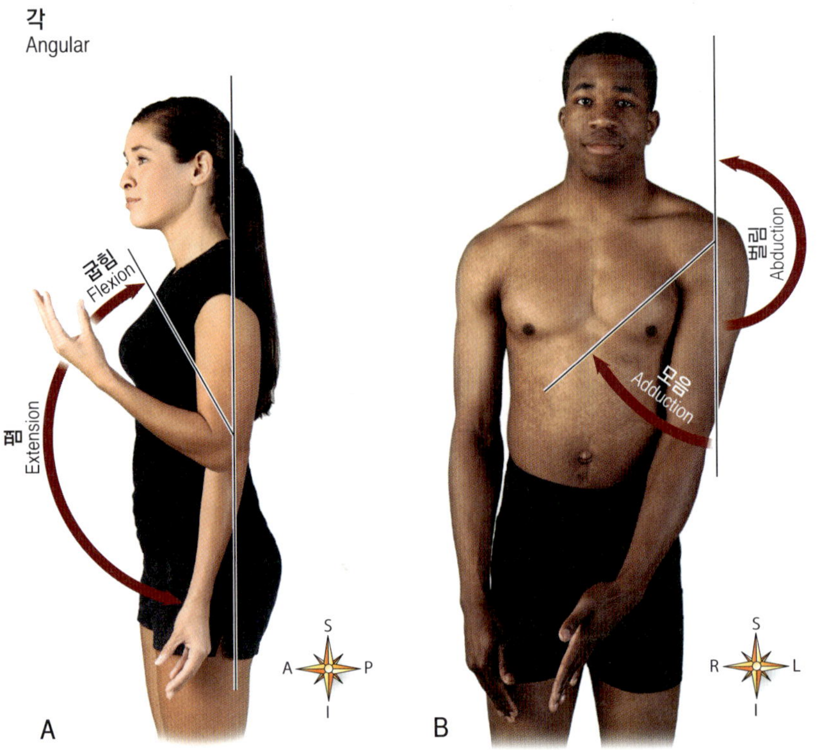

발바닥쪽굽힘은 발바닥이 발가락으로 서는 자세를 만들 때와 같이 아래를 향하게 하는 운동이다(그림 8-9, F).

안쪽번짐(내번, inversion)과 가쪽번짐(외번, eversion)은 발목의 운동이다. 안쪽번짐은 발바닥이 몸의 중심선 쪽을 향하게 발목을 돌리는 운동이고(그림 8-9, G), 가쪽번짐은 발바닥이 몸의 가쪽을 향하게 발목을 돌리는 운동이다(그림 8-9, H).

지금까지 근육의 종류와 특징에 대해 설명했다. 다음은 표 8-1에서처럼 근육을 기능에 따라 분류해 보는 것도 좋다. 예를 들어 굽힘근은 걷기, 앉기, 수영, 타이핑과 같은 많은 활동을 만들어낸다. 폄근도 수많은 활동을 만들어내기는 하지만, 아마도 가장 중요한 역할은 곧게 선 자세를 유지하는 것이라고 할 수 있다.

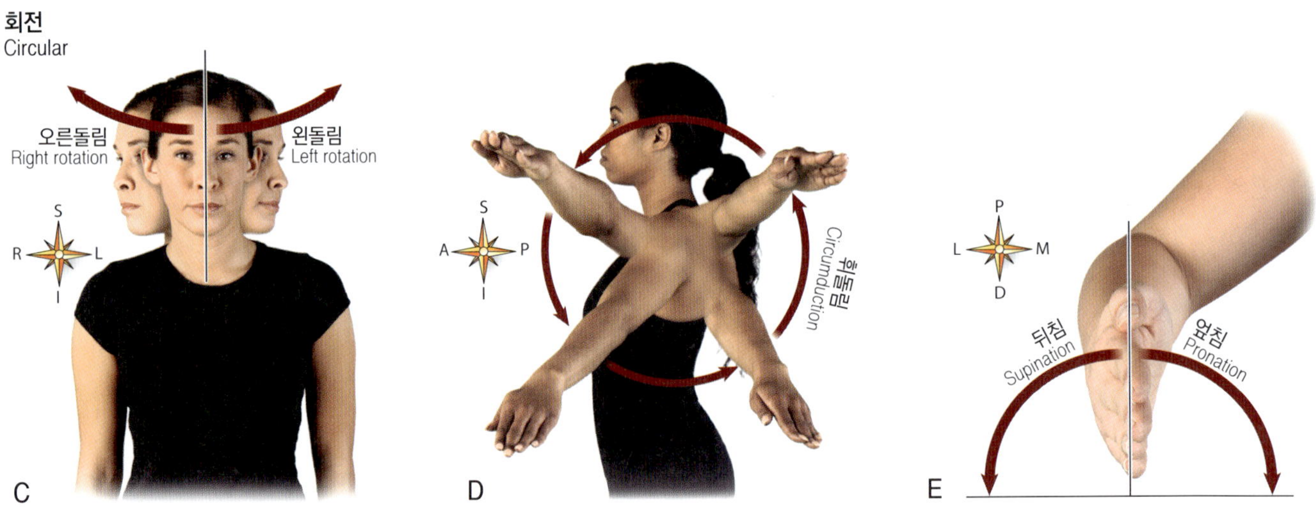

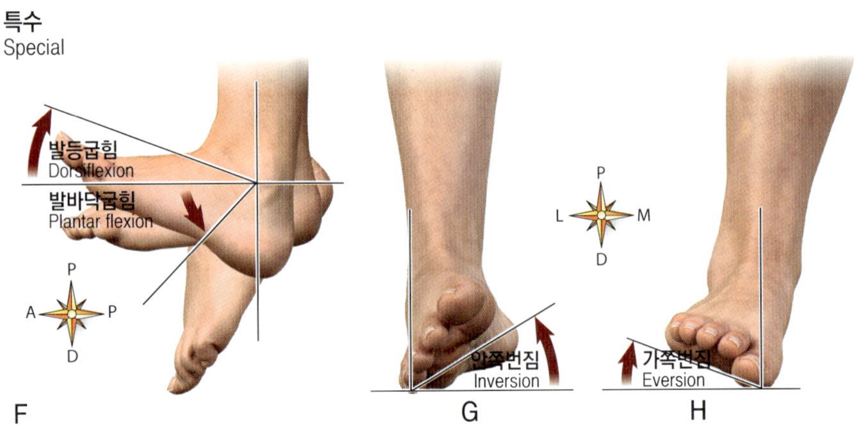

그림 8-9 인체 운동의 예. A: 굽힘과 폄, B: 모음과 벌림, C: 돌림, D: 휘돌림, E: 엎침과 뒤침, F: 발등굽힘과 발바닥굽힘, G: 안쪽번짐, H: 가쪽번짐

> **QUICK CHECK**
>
> 1. 굽힘과 폄에 있어서 두 뼈 사이의 각도는 어떻게 다른가?
> 2. 사람이 팔을 벌릴 때 무슨 일이 일어나는가?
> 3. 발의 등쪽굽힘은 어떻게 일어나는가?
> 4. 폄근과 굽힘근은 여러 종류의 동일한 운동에 작용한다. 폄근은 어떠한 중요한 작용을 하는가?

뼈대근육 그룹

여기서는 뼈대근육 중에서 대표적인 근육에 대해 다루게 된다. 읽어나가면서 근육의 위치와 기능에 대해 알 수 있도록 그림 8-10을 참고한다. 표 8-2는 기능에 따라 근육을 분류하고 근육의 운동과 이는곳과 닿는곳에 대해 설명했다. 근육은 뼈를 움직이게 하며, 움직이는 뼈는 닿는곳이 붙어 있는 뼈라는 사실을 염두에 두어야 한다.

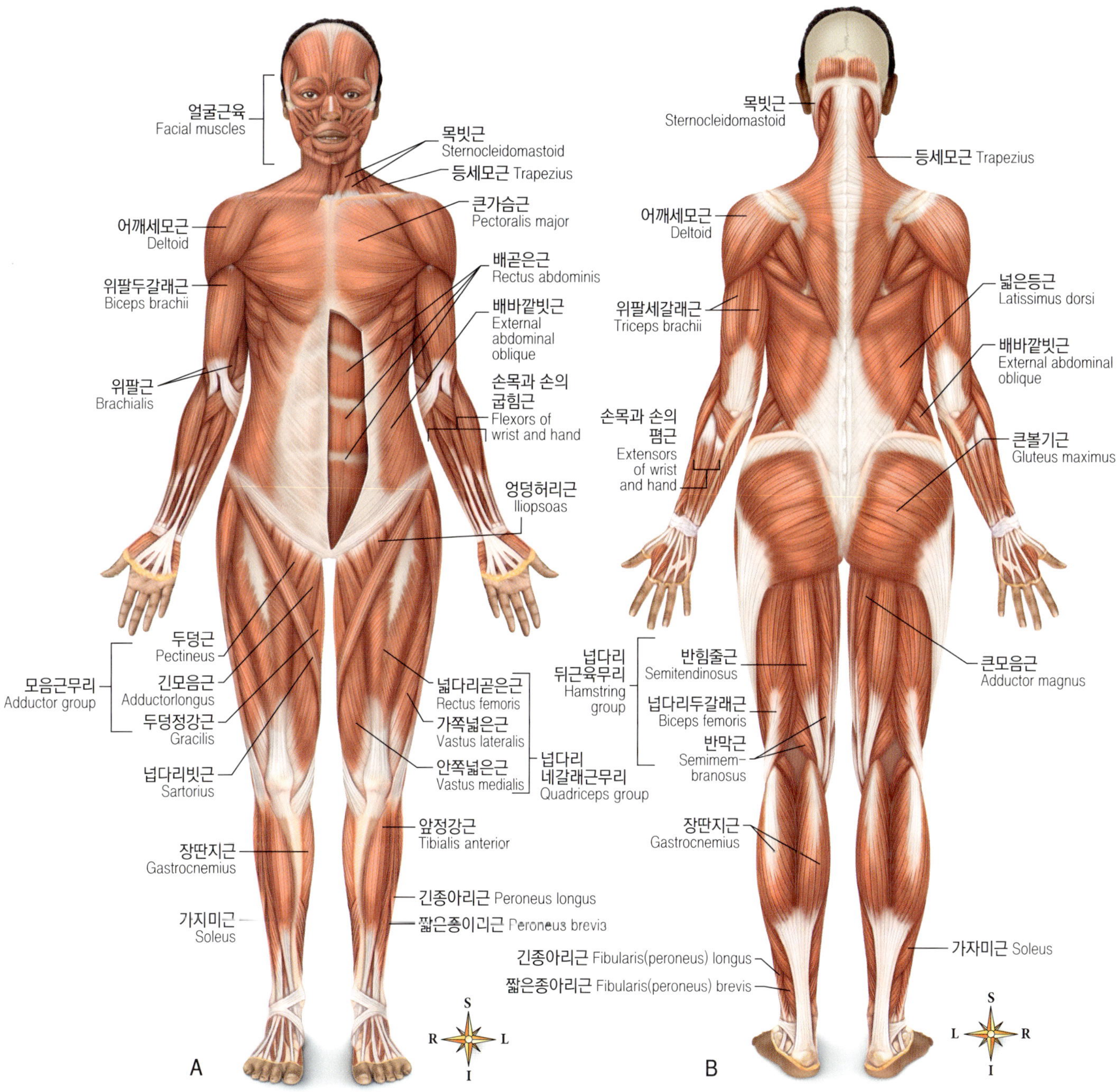

그림 8-10 인체 근육의 개요. A: 앞면, B: 뒷면

지금까지 학습한 주요 근육을 사람의 몸에서 찾아보아라.

머리와 목근육

표정근육(muscles of facial expression)은 말 없이도 수많은 감정을 전달할 수 있다(그림 8-11). 예를 들어, 이마근(frontal muscle)의 수축은 놀랐을 때 눈썹이 올라가게 하며, 앞이마의 주름살로 찡그리는 표정을 짓게 한다. 키스근육(kissing muscle)이라고 불리는 입둘레근(구륜근, orbicularis oris muscle)은 입술을 오므리게 한다. 광대근(협골근, zygomaticus)은 입의 모서리와 입술을 올려주어 웃음근육(smiling muscle)이라고 부른다.

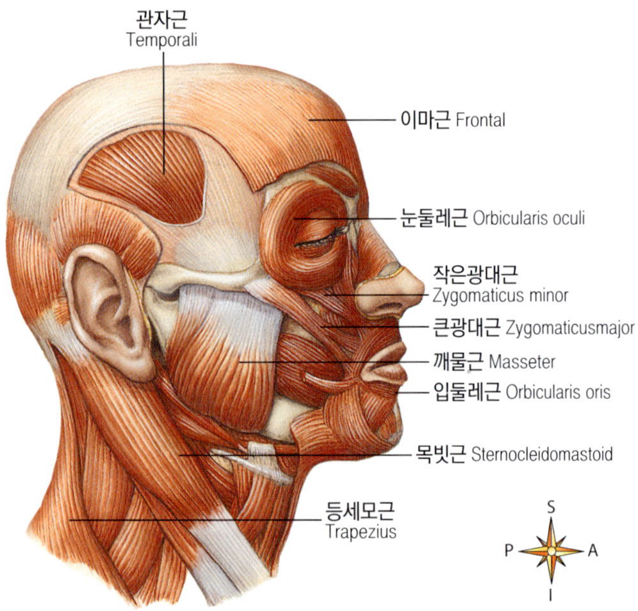

그림 8-11 머리와 목의 근육. 대부분의 얼굴 표정을 만드는 근육은 눈, 코 및 입 주위를 둘러싸고 있다. 씹는 일을 하는 큰 근육은 머리뼈 위에서부터 아래턱까지 뻗어 있다. 이러한 강력한 근육은 씹는 운동을 한다. 목근육은 머리뼈를 몸통과 연결하며 머리를 돌리고 목을 굽힐 수 있게 한다.

씹기근육(저작근, muscle of mastication)은 입을 다물게 하고 씹는 움직임을 만들어낸다. 그것들은 한 무리로 우리 몸 중에서 가장 강한 근육 중의 하나에 속한다. 그림 8-11에 나타난 것처럼 얼굴 근육 중에서 가장 큰 두 개의 근육은 아래턱뼈를 올려주는 깨물근(교근, masseter muscle)과 턱을 다물게 함으로 깨물근을 돕는 관자근(측두근, temporal muscle)이다.

목빗근(흉쇄유돌근, sternocleidomastoid)과 등세모근(승모근, trapezius)은 그림 8-10과 그림 8-11에서 잘 드러난다. 두 개의 목빗근은 목의 앞쪽에 위치하고 있다. 이 근육들은 복장뼈(흉골, sternum)에서 시작하여 목을 지나 머리뼈의 꼭지돌기(유돌기, mastoid process)에 닿는다. 이들은 함께 작용하여 머리가 가슴 위로 굽혀질 수 있도록 한다. 한쪽만 수축하면 머리는 반대편으로 굽혀지고 기울어진다.

삼각형 모양을 하고 있는 등세모근(승모근, trapezius)은 양쪽 어깨로부터 목까지 뒤쪽을 따라 선을 형성한다. 등세모근은 이는곳이 넓은데, 머리뼈의 바닥에서 아래를 지나 마지막 흉추뼈까지 이르는 이는곳이 넓다. 등세모근이 수축하면 어깨가 올라가고 머리가 뒤쪽으로 펴진다.

표 8-2에는 머리와 목의 주요 근육에 대한 주요 사항이 요약되어 있다.

팔을 움직이는 근육

팔은 부채 모양으로 가슴의 윗부분을 덮고 있는 큰가슴근(대흉근, pectoralis major muscle)과 등 아래 뒷부분에서 일어

표 8-2 머리와 목의 근육

근육	기능	이는곳	닿는곳
이마근(frontal)	눈썹을 올림	눈썹의 피부	뒤통수뼈
눈둘레근(orbicularis oculi)	눈을 감음	위턱뼈와 이마뼈	위턱뼈와 이마뼈(눈 주변)
입둘레근(orbicularis oris)	입술을 오므리게 함	입 주변의 근육	입 주변 근육
광대근(zygomaticus)	입 모서리와 입술을 올림	입 모서리와 윗입술	광대뼈
깨물근(masseter)	아래턱뼈를 위로 당김	아래턱뼈	광대활
관자근(temporal)	아래턱뼈를 위로 당김	아래턱뼈	머리뼈의 관자뼈 부분
목빗근(sternocleidomastoid)	머리와 목을 돌리고 굽힘	꼭지돌기	복장뼈와 빗장뼈
등세모근(trapezius)	머리와 목을 폄	어깨뼈	머리뼈와 위척추뼈

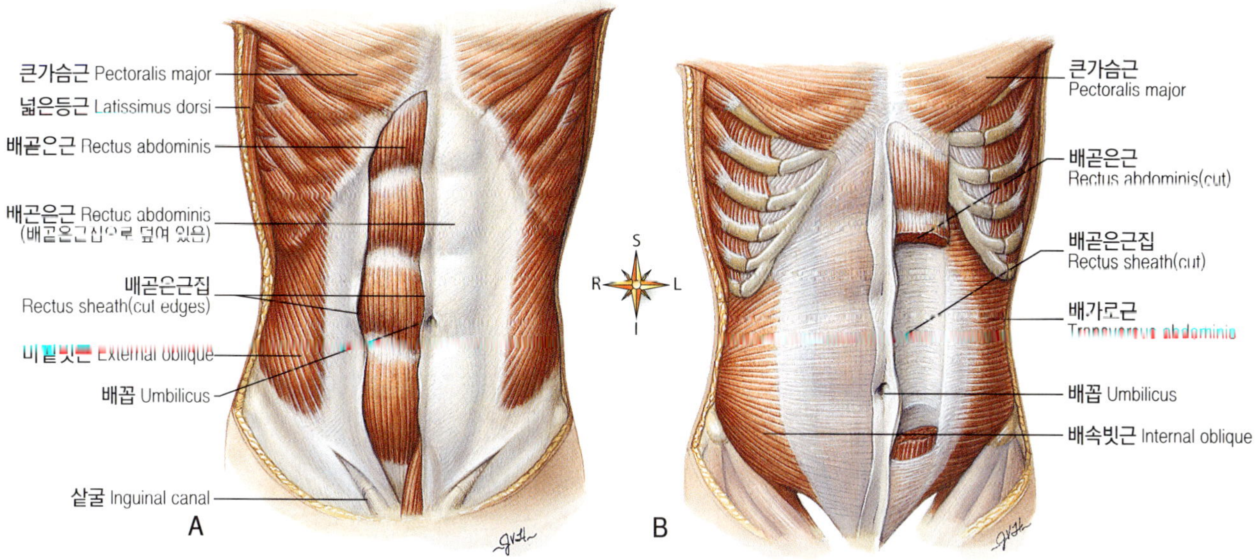

그림 8-12 몸통근육. A: 앞쪽의 얕은 근육을 보여준다. B: 앞쪽의 깊은 근육을 보여준다.

나는 넓은등근(광배근, latissimus dorsimuscle)에 붙어 있다(그림 8-10, 그림 8-12). 두 근육은 위팔뼈(상완골, humerus)에 닿는다. 큰가슴근은 위팔(상완, upper arm)의 굽힘근(굴곡근, flexor)이고, 넓은등근은 위팔의 폄근(신전근, extensor)이다.

어깨세모근(삼각근, deltoid muscle)은 어깨와 위팔 위에 두껍고 둥근 돌출 부위를 형성한다(그림 8-10). 이 근육은 어깨뼈(견갑골, scapula)와 빗장뼈(쇄골, clavicle)에서 일어나서 위팔뼈(상완골, humerus)에 닿는다. 어깨세모근은 위팔의 강력한 벌림근(외전근, abductor)이다.

이름에서 암시하듯이, 위팔두갈래근(상완이두근, biceps brachii)은 위팔에서 주요 굽힘근으로 작용하며, 두 갈래로 이루어져 있다(그림 8-10). 이 근육은 팔이음뼈(어깨이음구조, shoulder girdle)에서 일어나 아래팔(하완, lower arm)에 있는 노뼈(요골, radius)에 닿는다.

위팔세갈래근(상완삼두근, triceps brachii)은 위팔의 뒤쪽에 있다. 이 근육은 팔이음뼈에서 세 갈래로 갈라진 이는곳을 가지고 있으며, 자뼈(척골, ulna)의 팔꿈치머리(자뼈팔꿈치돌기, 주두와, olecranon)에 닿는다. 위팔세갈래근은 팔꿈치의 폄근으로 팔을 펴는 기능을 한다. 이 근육은 싸울 때 주먹을 날리는 일을 수행하기 때문에 흔히 권투선수 근육(boxer's muscle)이라고 부른다(그림 8-10).

표 8-3에는 팔의 근육에 대한 주요 사항이 요약되어 있다.

몸통근육

배의 앞면과 옆면의 근육은 세 층으로 구성되어 있는데, 마치 합판의 층처럼 각 층의 근섬유가 서로 다른 방향으로 달린다(그림 8-12). 그 결과, 매우 강한 근육의 이음구조(girdle)를

표 8-3 팔을 움직이는 근육

근육	기능	이는곳	닿는곳
큰가슴근(pectoralis major)	위팔을 굽히고 모음	위팔뼈	복장뼈, 빗장뼈와 위쪽 갈비뼈 연골
넓은등근(latissimus dorsi)	위팔을 펴고 모음	위팔뼈	척추와 엉덩뼈
어깨세모근(deltoid)	위팔을 벌림	위팔뼈	빗장뼈와 어깨뼈
위팔근(brachialis)	팔굽을 굽힘	위팔뼈	자뼈
위팔두갈래근(biceps brachii)	팔꿈치를 굽힘	노뼈	어깨뼈
위팔세갈래근(triceps brachii)	팔꿈치를 폄	자뼈	어깨뼈와 위팔뼈

형성하여 배안(복강, abdominal cavity)과 내부기관(internal organ)을 싸고 지지한다.

몸통근육 중에서 앞(쪽) 가쪽 배벽에 있는 세 근육층은 다음과 같다. 바깥층 혹은 배바깥빗근(외복사근, external oblique), 중간층 혹은 배속빗근(내복사근, internal oblique), 안쪽층 혹은 배가로근(복횡근, transversus abdominis). 이러한 시트 같은 근육과 더불어, 띠 혹은 끈 모양의 배곧은근(복직근, rectus abdominis)은 배의 중간선을 따라 아래로 가슴(흉부, thorax)에서 두덩뼈(치골, pubis)까지 이어진다. 배곧은근과 배바깥빗근은 그림 8-12에서 볼 수 있다. 배곧은근은 내장(viscera)을 보호하는 일 외에도 척주(spinal column)를 굽히는 일을 한다.

호흡근육(respiratory muscles)은 16장에서 논의될 것이다. 갈비뼈(늑골, rib) 사이에 붙어 있는 갈비사이근(늑간근, intercostal muscles)과 가슴 공간과 배 공간을 분리시켜주는 시트 같은 가로막(횡격막, diaphragm)은 호흡을 할 때 가슴의 크기와 모양을 변화시킨다. 그 결과, 공기가 폐 안으로 들어가거나 나오게 된다.

표 8-4에는 몸통 근육에 대한 주요 사항이 요약되어 있다.

다리를 움직이는 근육

엉덩허리근(장요근, iliopsoas)은 골반(pelvis)과 척추뼈(vertebra) 아래의 깊은 곳에서 일어나 넙다리뼈(대퇴골, femur)의 작은돌기(lesser trochanter)와 엉덩관절(고관절, hip joint) 사이의 관절주머니에 닿는다. 일반적으로 엉덩허리근은 넙다리(thigh)의 굽힘근육(flexor)으로 분류되며, 사람이 서 있을 때 몸통을 안정시키고 뒤로 넘어지는 것을 막아 주는 중요한 자세근육(postural muscle)이다. 넙다리가 움직이지 않도록 고정되면, 엉덩허리근은 몸통을 굽힌다. 윗몸일으키기가 그 예이다.

큰볼기근(대둔근, gluteus maximus)은 외부 윤곽과 엉덩이의 많은 부분을 형성한다. 이 근육은 중요한 넙다리 폄근(신전근, extensor)이며, 서 있을 때 몸통을 지지해 준다(그림 8-10).

모음근(내전근, adductor muscle)은 골반뼈에서 일어나 넙다리뼈에 닿는다. 이 근육은 넙다리 안쪽 부분의 중간층에 위치한다. 이 근육들은 넙다리를 모은다.

세 개의 넙다리뒤근육(슬와부근육, hamstring muscle)은 반막근(반막형근, semimembranosus), 반힘줄근(반건형근, semitend inosus) 및 넙다리두갈래근(대퇴이두근, biceps femoris)으로 불린다. 이 근육들은 다리의 아랫부분과 함께 작용하는 강력한 굽힘근이다(그림 8-10). 이 근육들은 궁둥뼈(좌골, ischium)에서 일어나 정강뼈(경골, tibia)나 종아리뼈(비골, fibula)에 닿는다.

넙다리네갈래근(대퇴사두근, quadriceps femoris) 무리는 넙다리의 앞쪽을 덮고 있다. 네 갈래의 넙다리근은 넙다리곧은근(대퇴직근, rectus femoris)과 세 개(가쪽, 중간, 안쪽)의 넓은근(vastus muscle)인데, 다리의 아래까지 이어져 있다(그림 8-10, 표 8-2). 넙다리네갈래근의 하나는 골반에서 일어나며, 나머지 세 개는 넙다리뼈에서 일어난다. 네 개의 근육 모두 정강뼈에 닿는다. 그림 8-10에는 네 개의 근육 중에서 두 개의 넓은근만 나타나 있다. 기능적으로 볼 때, 다리운동에 있어서 넙다리뒤근육(굽힘근으로서)과 넙다리네갈래근(폄근으로서)은 강력한 대항근이다.

앞정강근(전경골근, tibialis anterior)은 다리 표면의 앞쪽에 위치하고 있다(그림 8-10). 이 근육은 발을 발등 쪽으로 굽히도록(dorsiflexion) 할 수 있다. 장딴지근(비복근, gastrocnemius)은 중요한 종아리 근육이다. 그림 8-10에서 장딴지근이 넙다리뼈의 양쪽면에서 일어나는 두 가지 요소를 확인한다. 그것은 아킬레스건(achilles tendon)을 지나 발꿈치뼈(종

표 8-4 몸통의 근육

근육	기능	이는곳	닿는곳
배바깥빗근(external oblique)	배를 압박함	배 중간선	아래쪽 가슴우리
배속빗근(internal oblique)	배를 압박함	배 중간선	골반
배가로근(transversus abdominis)	배를 압박함	배 중간선	갈비뼈, 척추, 골반
배곧은근(rectus abdominis)	몸통을 굽힘	아래쪽 갈비뼈우리(rib cage)	두덩뼈
가로막근(diaphragm)	들숨 시 가슴안을 확장	아래쪽 갈비뼈우리의 주위	가로막 중심의 섬유조직

골, calcaneus or heel bone)에 닿는다. 장딴지근은 발을 발바닥 쪽으로 굽히도록(plantar flexion) 한다. 이 근육은 발끝으로 설 때 사용되기 때문에 발가락 댄서 근육(toe dancer's muscle)으로도 불린다.

종아리근(비골근, fibularis or peroneus) 무리로 불리는 세 개의 근육은 다리의 옆면을 따라 나타난다(그림 8-10). 이 종아리근들은 발을 바닥 쪽으로 굽힐 수 있도록 한다. 긴 힘줄은 긴종아리근(장비골근, peroneus longus muscle) 힘줄이라고 부르는데, 발을 지지하는 활 모양 구조를 형성한다(그림 7-24).

표 8-5에는 다리 근육에 대한 주요 사항이 요약되어 있다.

QUICK CHECK

1. 씹기근육의 기능은?
2. 왜 위팔세갈래근을 권투선수 근육이라고 부르는가?
3. 배벽의 앞쪽가쪽벽을 구성하는 3가지 근육은?
4. 넙다리근육의 작용은?

표 8-5 다리를 움직이는 근육

근육	기능	이는곳	닿는곳
엉덩허리근(iliopsoas)	넙다리나 몸통을 굽힘	넙다리뼈	엉덩뼈와 척추뼈
넙다리빗근(sartorius)	넙다리를 굽히고 아래 다리를 회전함	정강뼈	엉덩뼈
큰볼기근(gluteus maximus)	넙다리를 폄	넙다리뼈	엉덩뼈, 엉치뼈, 꼬리뼈
모음근 무리(adductor group)			
긴모음근(adductor longus)	넙다리를 모음	넙다리뼈	두덩뼈
두덩정강근(gracilis)	넙다리를 모음	정강뼈	두덩뼈
두덩근(pectineus)	넙다리를 모음	넙다리뼈	두덩뼈
넙다리뒤근육 무리(hamstring group)			
반막근(semimembranosus)	무릎을 굽힘; 넙다리를 폄	정강뼈	궁둥뼈
반힘줄근(semitendinosus)	무릎을 굽힘; 넙다리를 폄	정강뼈	궁둥뼈
넙다리두갈래근(biceps femoris)	무릎을 굽힘; 넙다리를 폄	종아리뼈	궁둥뼈와 넙다리뼈
넙다리네갈래근 무리(quadriceps group)			
넙다리곧은근(rectus femoris)	무릎을 폄	정강뼈	엉덩뼈
가쪽넓은근(vastus lateralis) 중간넓은근(intermedius) 안쪽넓은근(medialis)	무릎을 폄	정강뼈	넙다리뼈
앞정강근(tibialis anterior)	발등을 굽힘	발허리뼈	정강뼈
장딴지근(gastrocnemius)	발바닥을 굽힘	발꿈치뼈	넙다리뼈
가자미근(soleus)	발바닥을 굽힘	발꿈치뼈	정강뼈와 종아리뼈
종아리근 무리(fibularis group)			
긴종아리근(fibularis longus) 짧은종아리근(fibularis brevis) 셋째종아리근(fibularis tertius)	발의 가쪽 번짐과 바닥쪽 굽힘	발목뼈와 발허리뼈	정강뼈와 종아리뼈

용어 terminology

갈비사이근, 늑간근 intercostal muscle
강직수축 tetanic contraction
관자의, 측두의 temporal
광대근, 관골근 zygomaticus muscle
굽힘, 굴곡 flexion
근력훈련 strength training
근섬유 muscle fiber
근육원섬유마디, 근섬유분절 sarcomere
근육잔섬유, 근세사 myofilament
긴장수축 tonic contraction
깨물근, 교근 masseter
넙다리네갈래근, 대퇴사두근 quadriceps femoris
넙다리뒤근육, 후대퇴근 hamstring muscle
단일수축 twitch contraction
닿는곳, 종지부 insertion
대항근 antagonist
돌림, 회전 rotation
뒤침, 회외 supination
등세모근, 승모근 trapezius
등장력수축 isotonic contraction
등척수축 isometric contraction
모음, 내전 adduction
모음근, 내전근 adductor muscle
목빗근, 흉쇄유돌근 sternocleidomastoid
문턱자극, 역치자극 threshold stimulus
미오신 myosin
발등굽힘 dorsiflexion
발바닥굽힘 plantar flexion
배가로근, 복횡근 transverse abdominis
배곧은근, 복직근 rectus abdominis
배바깥빗근, 외복사근 external oblique
배속빗근, 내복사근 internal oblique
벌림, 외전 abduction
비대 hypertrophy
사이원반, 개재원반 intercalated disk
유산소훈련 aerobic training
신경근육이음부 neuromuscular juction
씹기, 저작 mastication
앞정강근, 전경골근 tibialis anterior
액틴 actin
어깨세모근, 삼각근 deltoid
엉덩허리근, 장요근 iliopsoas
엎침, 회내 pronation
운동단위 motor unit
운동신경세포 motor neuron
위팔두갈래근, 상완이두근 biceps brachii
위팔세갈래근, 상완삼두근 triceps brachii
윤활주머니, 윤활낭 bursae
이는곳, 기시 origin
입둘레근, 구륜근 orbicularis oris
자세, 체위 posture
장딴지근, 비복근 gastrocnemius
종아리근, 비골근 peroneus
주작용근 prime mover
지구력훈련 endurance training
큰가슴근, 대흉근 pectoralis major
큰볼기근, 대둔근 gluteus maximus
폄, 신전 extension
협동근 synergist
힘줄, 건 tendon
힘줄집, 건초 tendon sheath

8

요약 summary

개요

A.

1. 운동은 근육세포(근섬유)의 수축 능력에 의해 생긴다.
2. 근육세포는 영양분에서 얻는 화학적 에너지가 기계적 에너지로 전환됨으로써 수축하며, 이렇게 해서 운동을 하게 된다.
3. 몸에는 3종류의 근육조직이 있다(4장 참고).

근육조직

A. 뼈대근육: 가로무늬근 혹은 맘대로근으로도 불린다(그림 8-1, A).

1. 몸무게의 40~50%를 차지(뼈에 붙어 있는 붉은 근육)
2. 현미경으로 보게 되면 가로줄무늬가 나타난다.
3. 수축을 마음대로 조절할 수 있다.

B. 심장근: 심장의 대부분을 구성한다(그림 8-1, B).

1. 심장근세포는 가지가 많이 나누어진다.
2. 사이원반으로 불리는 독특한 검은 줄이 특징이다.
3. 심장근육세포의 상호 연결된 특징은 심장이 한 단위로서 효과적으로 수축할 수 있도록 만든다.

C. 민무늬근: 평활근 혹은 내장근육으로 부른다(그림 8-1, C).

1. 현미경을 통해 볼 때 가로무늬가 없고 고르게 보인다.
2. 혈관과 창자와 같은 속이 빈 내장의 벽에서 발견된다.
3. 수축이 마음대로 조절되지 않음; 불수의적 수축으로 움직인다.

D. 기능: 모든 근육세포는 수축(단축)의 특징을 가지고 있다.

뼈대근육의 구조

A. 주된 구조: 뼈대근육 세포와 연결조직으로 구성

1. 결합조직은 근육섬유 주위와 근육섬유의 다발 주위를 싼다; 근막은 근육을 둘러싼다.
2. 대부분의 뼈대근육은 한 뼈에서 관절을 지나 다른 뼈에까지 뻗어 있다.
3. 뼈대근육의 부분(그림 8-2)
   a. 이는곳: 비교적 정지되어 있으며 뼈에 붙어 있는 부분 혹은 관절이 움직일 때 고정된 부분
   b. 닿는곳: 근육이 수축할 때 움직이는 뼈에 붙은 부분
   c. 몸통: 근육의 주요 부분
4. 근육은 힘줄에 의해 뼈에 붙어 있으며 힘줄은 섬유연결조직의 강한 끈(cord)이다. 어떤 힘줄은 윤활액이 있는 관으로 둘러싸여 있다. 그 관을 힘줄집이라고 부르며 윤활액은 힘줄이 뼈 위에서 쉽게 움직일 수 있게 한다.
5. 윤활주머니: 윤활액을 갖고 있는 작은 주머니; 특정 힘줄들 사이나 뼈 밑에 위치한다.

B. 근섬유(그림 8-3)

1. 수축성 세포 또는 근섬유: 섬유는 합쳐져서 다발을 형성한다.
2. 근섬유는 근육잔섬유로 구성
   a. 두꺼운 근육잔섬유는 미오신으로 구성
   b. 가는 근육잔섬유는 액틴으로 구성
   c. 근육원섬유마디는 Z선이라고 불리는 어두운 띠로 다른 근육원섬유마디와 분리되어 있음
3. 미끄럼잔섬유모델이 수축의 기전을 설명해 준다.
   a. 근육이 수축될 때 두껍고 가는 근세사가 서로 미끄러짐
   b. 수축에는 칼슘과 ATP가 필수적으로 필요(그림 8-4)

뼈대근육의 기능

A. 운동

1. 근육이 운동을 만든다.
   a. 근육이 수축하면서 이는곳의 뼈를 닿는곳의 뼈에 가깝게 끌어당김
   b. 운동은 이는곳과 닿는곳 사이에 있는 관절에서 일어남
2. 근육무리는 보통 수축으로 단 한 번의 운동을 만들어낸다.
   a. 주작용근: 어떤 운동을 만들어내는 주된 수축근육
   b. 협동근: 주작용근이 어떤 운동을 만들어내는 것을 돕는 수축 근육
   c. 대항근: 어떤 운동에서 주작용근의 운동과 반대되는 운동을 만들어내는 근육

B. 자세

1. 긴장수축이라고 불리는 근육수축이 몸의 위치를 유지해 준다.
   a. 긴장수축에서는 한 번에 단지 몇 개의 근섬유만 수축
   b. 긴장수축은 몸의 운동은 만들어내지 않음
   c. 긴장수축은 자세라고 부르는 근육긴장도를 유지
2. 좋은 자세는 근육, 힘줄, 인대와 뼈에 긴장을 감소시킨다.
3. 좋지 않은 자세는 피로를 가져다주고 장애를 초래할 수 있다.

C. 열 생산

1. 생존을 위해서는 일정한 체온을 유지시키는 몸의 능력이 필요하다.
   a. 열 – 체온 상승 – 흔히 질병의 징조
   b. 저체온증 – 체온 감소
2. 근섬유의 수축은 정상 체온을 유지하는 데 필요한 열의 대부분을 생산한다.

D. 피로

1. 근육수축의 강도를 감소시킨다.
2. 적절한 휴식 없이 근육자극이 반복되면 일어난다.
3. 반복적인 근육수축은 세포 내의 ATP 저장을 고갈시키고, 산소와 영양분을 보충하는 혈액의 공급을 초과시킨다.
4. 적절한 산소 공급이 없는 수축은 젖산을 만들고, 젖산의 축적은 근육통증을 유발한다.
5. 산소부채: 오랜 시간 동안 운동을 할 때 축적될 수 있는 과도한 젖산을 태우기 위해 요구되는 대사적 노력을 설명하는 데 사용되는 용어이다.
   a. 운동을 멈춘 후 가쁘게 숨을 쉬는 것은 대사에 필요했던 산소부채를 갚기 위해서임
   b. 이것은 세포의 에너지와 산소 예비량이 정상적인 휴식 수준으로 회복되도록 돕는 기전을 증가시킴

E. 다른 신체시스템과의 융합

1. 몸의 다른 부분의 기능과 연관되어 있다.
   a. 대부분의 근육은 움직일 수 있는 관절을 중심으로 뼈를 끌어당김으로써 운동을 만들어냄
   b. 호흡, 순환, 신경, 근육 및 뼈대계통은 정상적인 운동을 만들기 위해 필수적인 역할을 담당
2. 다발경화증, 뇌출혈 및 척주손상은 몸의 다른 기관 체계가 어떻게 운동에 결정적으로 영향을 줄 수 있는지를 보여주는 예이다.

운동단위

A. 근육이 수축하여 운동을 하기 위해서는 먼저 신경자극에 의한 근육자극이 필요하다.

B. 운동신경세포는 근육으로 신경자극을 전달하여 근육이 수축을 일으킬 수 있도록 한다.

C. 신경근육이음부(NMJ)

1. 신경의 말단과 그 신경이 지배하는 근섬유 사이의 접촉점을 말한다.
2. 신경전달물질(neurotransmitters)이 신경근육이음부를 지나면서 근육의 수축을 일으킨다.
3. 아세틸콜린(acetylcholine, ACh)은 신경근육이음부에서 작용하는 신경전달물질이다.

D. 운동단위는 하나의 운동신경세포와 그 운동신경세포가 지배하는 근육세포 혹은 근섬유를 함께 지칭한다(그림 8-5).

근육 자극

A. 근육은 문턱자극(역치자극)이라고 부르는 어느 수준의 강도에 이르는 적절한 자극이 주어질 때에만 수축한다. 문턱자극은 근섬유가 수축하는 데 요구되는 최소 수준의 자극이다.

B. 근육섬유는 일단 문턱자극에 의해 자극을 받게 되면 완전하게 수축되는데, 이러한 반응을 실무율이라고 한다.

C. 한 근육 안에서 서로 다른 운동신경의 지배를 받고 있는 서로 다른 근섬유는 문턱자극 수준이 다르다.

근육 수축의 종류

A. 단일수축과 강직수축

1. 단일수축은 실험실에서 볼 수 있는 현상으로 자극에 대해 빠르고 경련적인 반응을 보이며 정상적인 근육 활동에서는 중요한 역할을 담당하지 않는다. 한 번의 문턱자극에 의해 근섬유에서 일어나는 한 번의 수축이다.
2. 강직수축은 근육에 빠르고 연속적인 일련의 자극이 주어져서 일어나는 지속적이고 안정된 근육수축이다.

B. 등장력수축(그림 8-6)

1. 관절에서 운동을 만드는 근육수축이다.
2. 등장력수축이 일어나고 있는 동안, 근육의 닿는곳이 이는곳 쪽으로 움직이도록 근육의 길이를 변화시킨다.

3. 동심수축은 근육을 짧게 만든다.
4. 편심수축은 근육을 길게 만든다.
5. 걷기, 뛰기와 같은 대부분의 몸의 운동은 등장력수축에 의해 일어난다.

C. 등척수축(그림 8-6)
1. 등척수축은 운동을 일으키지 않는 근육수축이며, 근육의 길이가 변하지 않는다.
2. 등척수축이 일어날 때 운동은 일어나지 않지만 근육 내에서의 장력이 증가한다.

운동의 효과

A. 규칙적이고 적절한 운동은 근육의 긴장과 자세를 향상시키고 심장과 폐의 기능을 보다 효율적으로 만들며 피로를 감소시킨다.

B. 뼈대근육 운동의 효과
1. 근육은 평상시에 하는 활동량에 따라 변화한다.
   a. 오랫동안 사용하지 않으면 불사용위축 발생
   b. 규칙적인 운동은 근육비대라고 불리는 근육 크기의 증대를 유발
2. 근력훈련은 무거운 저항에 대항하여 근육을 수축시키는 운동이다.
   a. 근력훈련은 각 근섬유 안의 가는 근섬유 수를 증가시키며 그 결과 근육의 크기가 증가함
   b. 근력훈련은 근섬유의 수를 증가시키는 것은 아님
3. 지구력훈련은 적절한 강도의 운동을 오랫동안 지속할 수 있는 능력을 갖게 하는 운동으로, 흔히 유산소훈련이라고 말한다.
   a. 지구력훈련은 혈액의 흐름을 증가시켜 근육에 산소와 영양분을 보다 효과적으로 전달하게 만듦
   b. 지구력훈련은 보통 근육비대를 발생시키지 않음

근육에 의해 만들어지는 운동

A. 각운동
1. 굽힘: 관절의 두 뼈 사이의 각이 감소하는 운동: 구부림
2. 폄: 관절의 두 뼈 사이의 각이 증가하는 운동: 뻗음
3. 벌림: 몸의 중간선으로부터 멀어지는 운동
4. 모음: 몸의 중간선 쪽으로 가까워지는 운동

B. 회전운동
1. 돌림: 세로축을 중심축으로 하여 도는 운동
2. 휘돌림: 회전축의 둘레를 일정한 거리를 두고 도는 운동
3. 뒤침과 엎침: 아래팔의 회전으로 일어나는 손의 위치: 뒤침은 손바닥이 앞으로, 엎침은 손바닥이 뒤로 향하게 될 때 손의 위치

C. 특수 운동—일반적인 용어로 쉽게 설명되지 않음
1. 발등굽힘과 발바닥굽힘: 발의 움직임; 발등굽힘은 발이 발등 쪽으로, 발바닥굽힘은 발이 발바닥 쪽으로 향하게 되는 움직임을 의미
2. 안쪽번짐(내번, inversion)과 가쪽번짐(외번, eversion): 발의 운동(옆 방향); 안쪽번짐은 발목을 몸의 중심선 쪽으로 돌리는 것; 가쪽번짐은 발목을 중심선에서 멀어지게 돌리는 것

D. 근육은 기능(운동)에 의하여 명명되고, 나누어진다.

뼈대근육의 그룹

A. 머리와 목근육(그림 8-10, 그림 8-11, 표 8-2)
1. 얼굴근육
   a. 눈둘레근
   b. 입둘레근
   c. 광대근
2. 씹기근육
   a. 깨물근
   b. 관자근
3. 목빗근: 머리를 굽힌다.
4. 등세모근: 어깨를 올려주고 머리를 들도록 만든다.

B. 팔을 움직이는 근육
1. 큰가슴근: 위팔을 굽힘
2. 넓은등근: 위팔을 폄
3. 어깨세모근: 위팔을 벌림
4. 위팔두갈래근: 아래팔을 굽힘
5. 위팔근: 아래팔을 굽힘
6. 위팔세갈래근: 아래팔을 폄
7. 아래팔의 굽힘근: 손목과 손을 굽힘
8. 아래팔의 폄근: 손목과 손을 폄

C. 몸통근육(그림 8-12)
1. 배근육

a. 배곧은근
b. 배바깥빗근
c. 배속빗근
d. 배가로근
2. 호흡근육
a. 갈비사이근
b. 가로막

D. 다리를 움직이는 근육
1. 엉덩허리근: 넙다리를 굽힘
2. 큰볼기근: 넙다리를 폄
3. 모음근: 넙다리를 모음
4. 넙다리뒤근육: 종아리를 굽힘, 넙다리를 폄
a. 반막근
b. 반힘줄근
c. 넙다리두갈래근
5. 넙다리네갈래근 무리: 종아리를 폄
a. 넙다리곧은근
b. 넓은근
6. 앞정강근: 발을 발등쪽으로 굽힘
7. 장딴지근: 발을 발바닥쪽으로 굽힘
8. 종아리근 무리: 발을 굽힘

학습활동 active learning

복습문제

1. 심장근의 구조에 대해 간단히 설명하시오.
2. 민무늬근의 구조에 대해 간단히 설명하시오.
3. 힘줄, 윤활주머니와 윤활막의 기능을 설명하시오.
4. 근육수축의 미끄럼잔섬유모델을 설명하시오.
5. 좋은 자세를 유지하는 것이 필요한 이유를 설명하시오.
6. 근육계를 제외하고 두 가지 신체체계가 몸의 운동에 어떤 영향을 줄 수 있는지 예를 들어 보시오.
7. 단일수축과 강직성수축을 설명하시오.
8. 등장력수축을 설명하시오.
9. 등척수축을 설명하시오.
10. 다음의 운동을 설명하시오: 굽힘, 폄, 벌림, 모음, 돌림.
11. 머리나 목에 있는 근육 두 가지를 말하고 각각의 이는곳, 닿는곳 및 기능을 설명하시오.
12. 위팔을 움직이게 하는 근육 두 가지를 말하고 각각의 이는곳, 닿는곳 및 기능을 설명하시오.
13. 몸통근육 두 가지를 말하고 각각의 이는곳, 닿는곳 및 기능을 설명하시오.
14. 다리근육 세 가지를 말하고, 각각의 이는곳, 닿는곳 및 기능을 설명하시오.

문제

1. ________는 근육세포의 다른 이름이다.
2. 심장근은 ________라는 큰 덩어리의 조직으로 이루어져 있다.
3. 움직임이 더 많은 뼈에 붙은 근육부위는 ________이다.
4. 움직임이 더 적은 뼈에 붙은 근육부위는 ________이다.
5. ________는 가는 잔섬유다발을 이루는 단백질이다.
6. ________는 굵은 잔섬유다발을 이루는 단백질이다.
7. ________는 뼈대근육의 수축에서 기초적 기능을 하는 단위이다.
8. 근육계의 세 가지 기능은 ________, ________과 ________이나.
9. 분자 ________는 근육수축의 에너지를 공급한다.
10. ________는 근육이 산소를 필요로 하지 않는 에너지 공급과정에 참여할 때 생기는 부산물이다.
11. 하나의 운동신경세포와 그 운동신경세포가 지배하는 근섬유를 합쳐 ________라고 한다.
12. ________는 근육이 수축되도록 하는 최소한의 자극이다.
13. ________는 관절이 움직이도록 하며, 근육의 길이가 변하는 형태의 근수축이다.
14. ________는 근육수축의 한 종류인데, 관절운동이 없고 근육이 수축하지 않지만 근육의 장력을 높인다.
15. ________는 몸의 중간선으로부터 몸의 일부분이 멀어지게 하는 운동이다.
16. ________는 안쪽번짐의 반대되는 운동을 설명하는 용어이다.
17. ________는 몸이 해부학적 자세를 유지할 때 손의 위치를 말한다.
18. 뼈대근육을 다음과 같이 부르기도 한다.
    a. 내장근　　b. 맘대로근
    c. 심장근　　d. a, b, c 모두
19. 민무늬근을 다음과 같이 부르기도 한다.
    a. 내장근　　b. 맘대로근
    c. 심장근　　d. a, b, c 모두

A항에 있는 각각의 근육에 대해 B항에서 알맞은 위치와 기능을 고르시오.

A항

20. ___________ 관자근
21. ___________ 위팔두갈래근
22. ___________ 넙다리빗근
23. ___________ 깨물근
24. ___________ 장딴지근
25. ___________ 큰가슴근
26. ___________ 배바깥빗근
27. ___________ 볼기근
28. ___________ 목빗근
29. ___________ 배곧은근
30. ___________ 넙다리곧은근
31. ___________ 위팔세갈래근

B항

a. 머리와 목의 근육
b. 팔을 움직이게 하는 근육
c. 몸통의 근육
d. 다리를 움직이게 하는 근육

CHAPTER 9

신경계통

Nervous System

1. 신경계에 속한 기관을 열거하고, 신경계를 분류하며, 신경계의 일반적인 기능을 이해한다.
2. 신경계를 주로 구성하는 세포를 알아야 한다.
   - 신경계통에 존재하는 주된 형태의 세포를 확인한다.
   - 신경아교세포의 기능, 크기 그리고 모양을 확인한다.
3. 한 개의 신경 구조를 확인한다.
4. 반사의 해부학적 · 구성과 그 기능을 확인한다.

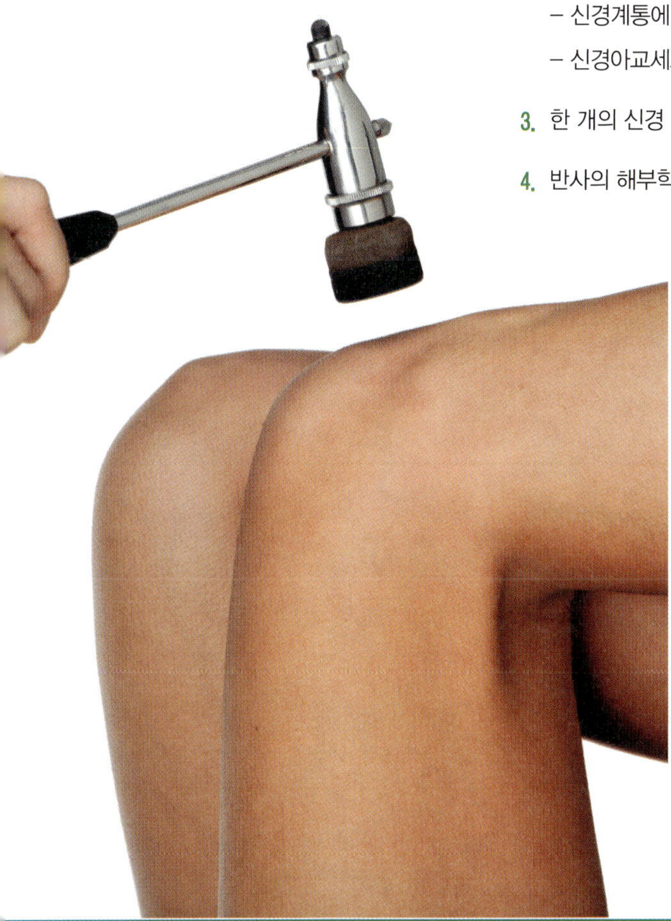

5. 신경섬유를 따라 신경자극이 전파될 때와 연접틈새를 지나 신경자극이 전파될 때를 비교하고, 차이점을 설명한다.
6. 뇌와 척수를 구성하는 주요 해부학적 성분을 구분하고, 각각의 기능을 확인한다.
7. 뇌와 척수를 싸는 막과 그 사이공간을 구분하고 확인한다.
8. 척수신경과 뇌신경을 비교하고, 차이점을 확인한다.
9. 자율신경계통의 두 구획을 이루는 구조와 그 기능을 설명한다.

인체는 건강한 삶을 영위하기 위해 매우 복잡한 기능을 수행하며, 개개의 세포는 그중 하나의 기능을 맡아 특정하게 활동한다. 수많은 세포를 통제하고 조절하는 정보교환계통에는 신경계통(nervous system)과 내분비계통(endocrine system)이 있다. 두 계통 모두 몸의 한 부위로부터 다른 부위로 정보를 전달하지만, 그 방식은 서로 다르다. 신경계통은 신경자극전도(nerve impulse conduction) 과정을 통해 정보를 매우 빠르게 전달한다. 반면 도관이 없는 내분비계통은 샘(선, gland)에서 분비되는 화학물질을 혈액을 통해 혈류로 내보냄으로써 정보를 훨씬 느리게 전달한다.

신경자극과 호르몬(hormone)은 세포 사이에서 정보를 전달함으로써 건강하게 살아가는 데 필요한 만큼의 활성을 증가 또는 감소시킨다. 다시 말해 여러 신체 부위 사이의 정보교환을 담당하는 동시에 이들을 조절하고 통합한다. 이들은 수백 가지에 달하는 신체기능을 통합함으로써 우리가 건강하게 살아갈 수 있도록 한다.

생명을 유지하는 데 필수적으로 엄격하게 통제되고, 균형 잡힌 신체의 내부 환경을 항상성(homeostasis)이라고 한다. 항상성은 우리 몸의 생리적 조절기전과 통합기전이 적절히 기능할 때만 유지될 수 있다. 이 장에서는 신경계통을 구성하는 세포, 장기 및 구획을 구분하고, 신경자극의 촉발과 전달기전을 알아본다. 뇌(brain), 척수(spinal cord), 신경(nerve)과 같이 신경계통을 이루는 주요 구조를 다룰 뿐 아니라, 이들이 어떻게 항상성을 조절하고 질병(disease)에 반응하는지를 알아본다.

9

신경계통에 속하는 기관과 구분

신경계통에 속하는 기관으로는 뇌와 척수가 있고, 이 밖에도 말초신경이 존재하며, 눈, 귀와 같은 특수감각기관(special sense organ)과 피부감각기가 존재한다. 신경계통은 크게 중추신경계통과 말초신경계통의 두 구획으로 구분한다(그림 9-1). 뇌와 척수는 몸의 중심, 즉 정중선을 따라 위치하므로, 이를 총칭하여 중추신경계통(central nervous system, CNS)이라 하고, 전신에 퍼져 있는 신경을 말초신경계통(peripheral nervous system, PNS)이라 한다. 말초(peripheral)라는 용어는 신경이 몸의 말초 부위에 분포하므로 붙은 명칭이다. 말초신경계통의 한 부분을 자율신경계통(autonomic nervous system, ANS)이라 하며, 이에 속하는 구조는 신체의 자율적이고 불수의적인 기능(예: 심장박동수, 위와 창자의 수축, 샘의 분비)을 조절한다.

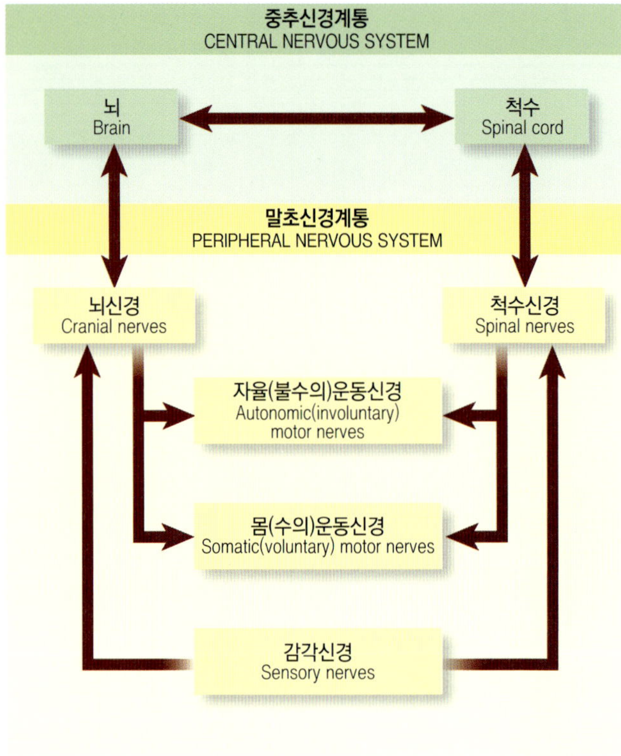

그림 9-1 신경계통의 구획.

신경계통의 세포

앞 장에서 배웠듯이, 신경조직은 신경계통의 주된 구성성분이다. 신경계에는 두 유형의 세포, 즉 신경단위를 이루는 신경세포(neuron, nerve cell)와 특수화된 결합조직세포인 아교세포(glia)가 존재한다. 신경세포는 신경자극을 전달하고, 아교세포는 신경세포를 지지한다.

신경세포

신경세포의 구조

신경세포(neuron)는 세 부분, 즉 세포의 주된 부위인 세포체(cell body), 나뭇가지 모양으로 분지하는 하나 이상의 가지돌기(수상돌기, dendrite) 그리고 하나의 긴 돌기인 축삭(axon)으로 구성된다.

그림 9-2, B에 나오는 축삭의 각 분절은 말이집(수초, myelin)이라는 물질로 둘러싸여 있다. 말이집은 흰색을 띠는 지방성분의 물질로, 중추신경계통 밖에서는 신경집세포(슈반세포, Schwann cell)에 의해 형성된다. 이러한 신경섬유를 말

이집신경섬유(수초섬유, myelinated fiber)라 한다. 그림 9-2, B는 축삭을 확대하여 세부구조를 나타낸 그림이다. 인접한 신경집세포 사이의 함입된 부분을 말이집마디(랑비에결절, nodes of Ranvier)라 한다.

말초신경세의 신경집세포의 바깥세포막을 신경집(neurilemma)이라 한다. 뇌와 척수 속의 축삭에는 신경집이 없으며, 이 사실은 임상적으로 큰 의미가 있다. 왜냐하면 절단 또는 손상된 축삭이 재생되는 과정에서는 신경집이 필수적인 요소이기 때문이다. 따라서 뇌와 척수에서 신경이 재생될 수 있는 잠재력은 말초신경계통에 비해 많이 떨어진다.

그림 9-2에서 신경세포의 각 부위를 확인한다. 가지돌기는 신경세포체 또는 축삭 쪽으로 신경자극을 전달하며, 축삭은 신경세포체 또는 가지돌기로부터 먼쪽으로 자극을 전달한다.

신경세포의 종류

신경세포는 지극전달 방향에 따라 감각신경세포, 운동신경세포 및 사이신경세포의 세 유형으로 구분한다.

감각신경세포

감각신경세포(sensory neuron)는 전신에서 들어오는 신경자극을 척수와 뇌로 전달하며, 들신경세포(afferent neuron)라고도 한다.

운동신경세포

운동신경세포(motor neuron)는 감각신경세포와 반대 방향, 즉 뇌와 척수에서 말초 쪽으로 신경자극을 전달한다. 이러한 운동자극은 우리 몸의 모든 부위에 전도되는 것이 아니라, 근육과 샘상피조직으로만 전달된다. 운동신경세포를 날신경세포(efferent neuron)라고도 한다.

사이신경세포

사이신경세포(개재뉴런, interneuron)는 감각신경세포에서 운동신경세포로 신경자극을 전도한다. 이들 신경세포는 종종 서로 연결되어 복잡한, 중추적 신경섬유 그물망을 형성한다. 사이신경세포는 종종 중추 혹은 연결신경세포(central or connecting neurons)로 불리기도 한다.

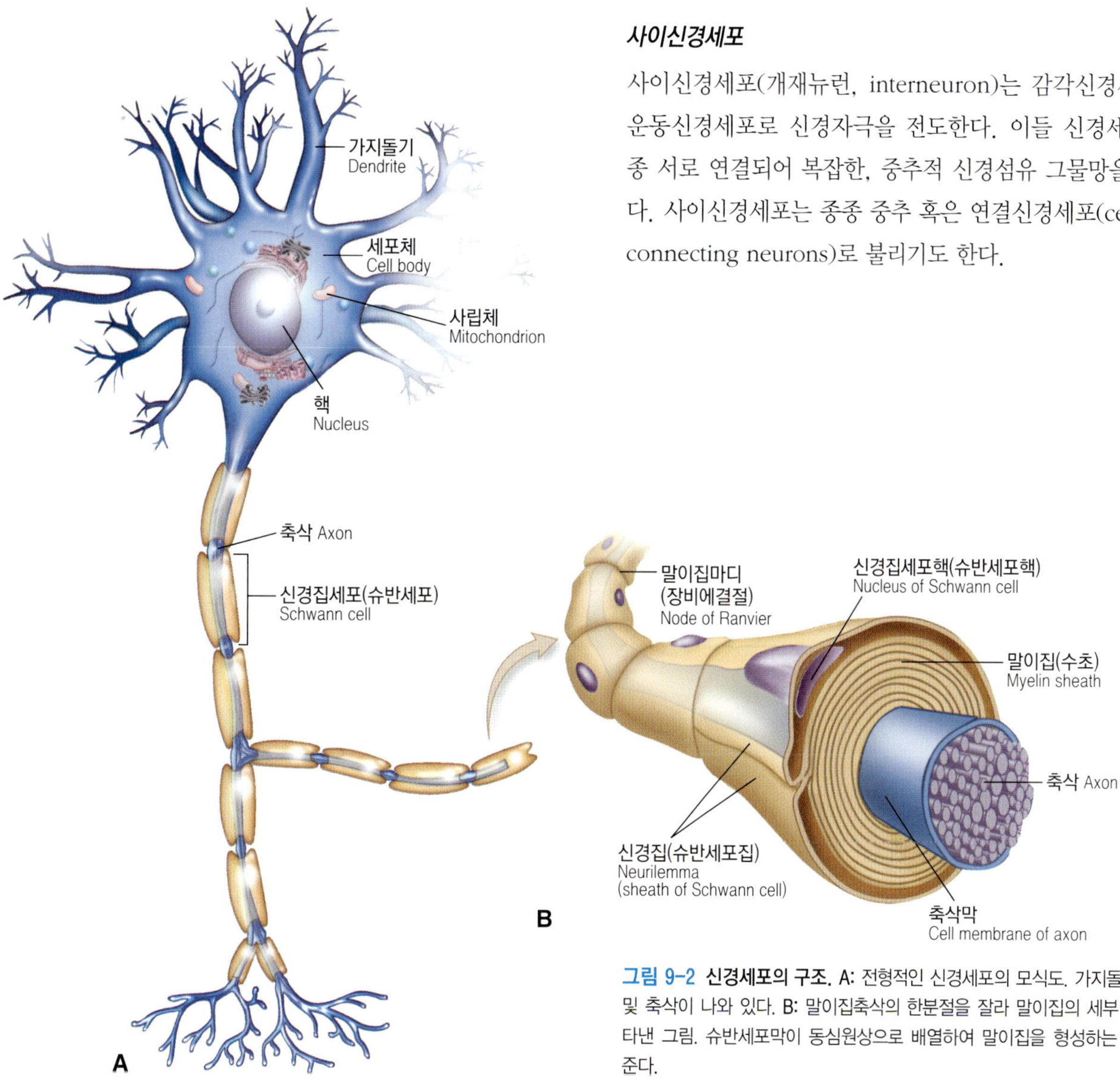

그림 9-2 신경세포의 구조. A: 전형적인 신경세포의 모식도. 가지돌기, 세포체 및 축삭이 나와 있다. B: 말이집축삭의 한분절을 잘라 말이집의 세부 구조를 나타낸 그림. 슈반세포막이 동심원상으로 배열하여 말이집을 형성하는 것을 보여준다.

아교세포

아교세포의 기능

아교세포(glia), 즉 신경아교세포(신경아교, neuroglia)는 신경자극전달에는 관여하지 않는다. 아교세포는 특수한 형태의 지지세포(supporting cell)이다. 아교세포란 명칭은 '풀(glue)'을 뜻하는 그리스어 'glia'에서 기원한 것이다. 신경아교세포의 주요 기능은 신경세포를 전반적으로 지지하고 보호한다.

이 밖에도 신경아교세포는 신경세포의 기능조절 등 다양한 기능을 수행한다고 알려져 있다. 이들은 단순히 접착제와 같이 물리적인 기능만을 수행하는 것이 아니라, 다양한 신경기능이 전체적으로 조화를 이루도록 돕는다.

아교세포를 공부하는 중요한 이유는 뇌종양 중 높은 빈도를 차지하는 신경아교종(glioma)이 아교세포에서 기원하기 때문이다.

중추신경계의 아교세포

아교세포의 모양과 크기는 다양하다(그림 9-3). 일부 아교세포는 비교적 크기가 크고 실과 같이 가느다란 돌기가 있다. 별과 같은 모양의 세포를 별아교세포(성상세포, astrocyte)라고 한다(그림 9-3, A). 별아교세포의 가느다란 세포질돌기는 신경세포와 작은 혈관에 부착하여 이들을 서로 밀착시켜 준다.

혈관벽을 따라서, 별아교세포는 가지를 내어서 혈액-뇌장벽(blood-brain barrier, BBB)이라고 불리는 두 층의 구조를 형성한다. 명칭을 보면 알 수 있듯이, 혈액-뇌장벽은 혈액조직과 신경조직을 분리시켜주며 이러한 작용으로 인해 혈액 속에 있는 해로운 화학물질로부터 뇌조직을 보호해 준다.

미세아교세포(소교세포, microglia)는 별아교세포보다 크기가 작다(그림 9-3, B). 대개는 운동성이 없고 한 자리에 고정되어 있다. 그러나 뇌에 염증 또는 변성이 일어나면, 세포의 크기가 커지면서 운동성을 갖게 되어 마치 청소부가 청소를 하듯이 미생물을 잡아먹는다. 이들은 미생물을 둘러싸서 세포질 내로 끌어들인 후 소화시킨다. 이러한 세포작용을 3장에 나온 바와 같이 포식작용(phagocytosis)이라 한다.

희소돌기아교세포(핍지교세포, oligodendrocyte)는 중추신경계의 신경세포를 지지한다. 또한 이 세포는 지방성분의 말이집(수초, myelin sheath)을 생성하는 중요한 기능을 수행한다. 이들은 뇌와 척수에서 신경섬유를 둘러싸서 말이집을 형성한다. 말이집은 신경섬유의 전도 속도에 영향을 주며, 이러한 이유로 인해 말이집은 신경신호의 조정작용과 효과성(coordination and effectiveness)에 중요한 역할을 수행한다.

말초신경계의 아교세포

신경집세포(Schwann cell)도 말이집을 생산하지만, 이들은 말초신경계통에서만 기능함을 기억해야 한다. 그림 9-3, C를 보면, 한 개의 희소돌기아교세포는 여러 축삭 주위에 말이집을 형성하지만, 신경집세포는 오직 한 개의 축삭만 말이집을 형성한다.

중추신경계통 신경아교세포

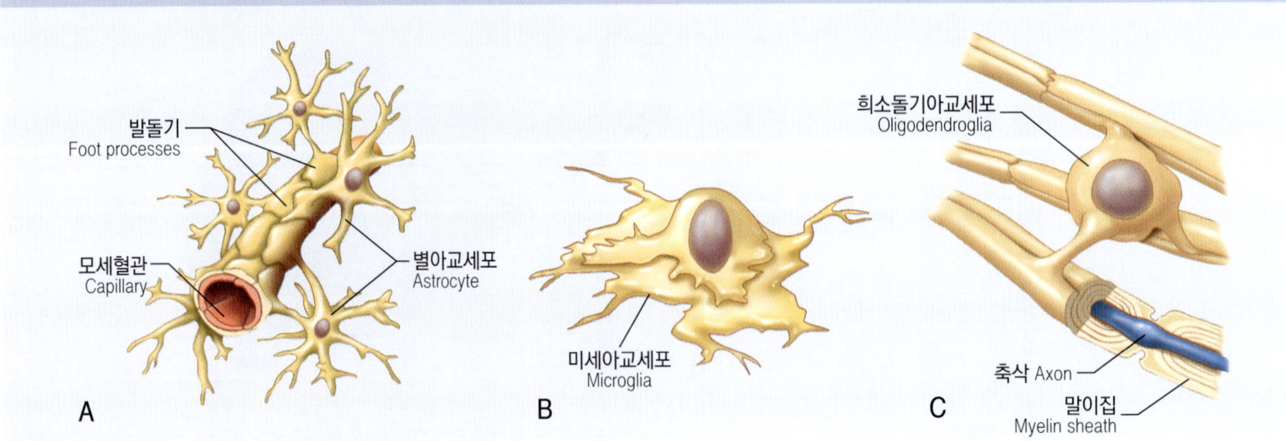

그림 9-3 **아교세포.** A: 별아교세포의 돌기는 뇌혈관으로 뻗는다. B: 미세아교세포는 크기가 커지고 포식작용을 통해 미생물을 처리한다. C: 희소돌기아교세포는 중추신경계통의 축삭 주위로 돌기를 내어 말이집을 형성한다.

QUICK CHECK

1. 중추신경계와 말초신경계통의 차이는?
2. 신경세포의 주된 구조는?
3. 신경자극의 방향을 기준으로 신경세포를 분류하면?
4. 신경아교세포와 신경세포의 차이는?
5. 신경아교세포의 종류는?

신경과 신경로

구리선이 모여 전선케이블을 이루듯, 여러 개의 말초신경섬유(축삭)가 모여 다발을 이룬 구조를 신경(nerve)이라고 한다. 말초신경섬유는 대개 말이집(myelin sheath)으로 싸여 있다. 말이집이 흰색을 띠므로 말초신경도 대개 희게 보인다.

중추신경계통의 축삭대발인 신경로(tract)도 말이집으로 싸여 있으며, 뇌와 척수의 백색질(white matter)을 구성한다. 신경세포체, 민말이집축삭, 가지돌기로 이루어진 부분은 회색을 띠므로 회색질(gray matter)이라 한다.

그림 9-4에서 보여 주듯이, 신경을 구성하는 개개의 축삭들은 신경섬유막(endoneurium)이라는 섬세한 섬유결합조직으로 둘러싸여 있다. 이들은 무리를 이루어 신경다발(fascicle)을 형성하며, 각각의 신경다발은 얇은 섬유조직인 신경다발막(perineurium)으로 싸여 있다. 신경바깥막(epineurium)은 신경 전체를 감싸는 질긴 섬유막이다.

신경신호

반사활

신경세포 전도로

신경자극(nerve impulse)은 매 순간 뇌와 척수로부터 또는 뇌와 척수를 향해 빠르게 전달되며, 모든 신경전도가 완전히 멈추면 생명도 끝난다.

생명유지에 있어 필수조건인 세포 사이의 빠른 정보교환은 신경세포를 통해서만 가능하다. 또 하나의 연락 수단인 호르몬에 의한 정보전달은 신경자극에 비해 훨씬 느리게 일어난다. 호르몬은 혈액을 통해서만 이동하는데, 순환은 신경전도와 비교할 때 매우 느린 과정이다.

신경자극을 활동전위(action potential)라고도 하며, 수조 개가 넘는 경로를 통해 전달할 수 있다. 신경자극을 전도하는 세포는 신경세포이므로, 그 경로인 신경세포 전도로(neuron pathway)도 이들에 의해 형성된다.

신경세포 전도로의 기본적인 형태인 반사활(반사궁, reflex arc)은 신경계의 기능에서 매우 중요한 부분이다. 반사활 중 가장 단순한 형태는 이신경원반사활(two-neuron reflex arc)이며, 2종류의 신경세포, 즉 감각신경세포와 운동신경세포만으로 구성된다. 삼신경원반사활(three-neuron reflex arc)은 3종류의 신경세포, 즉 감각신경세포, 사이신경세포, 운동신경세포로 이루어진다.

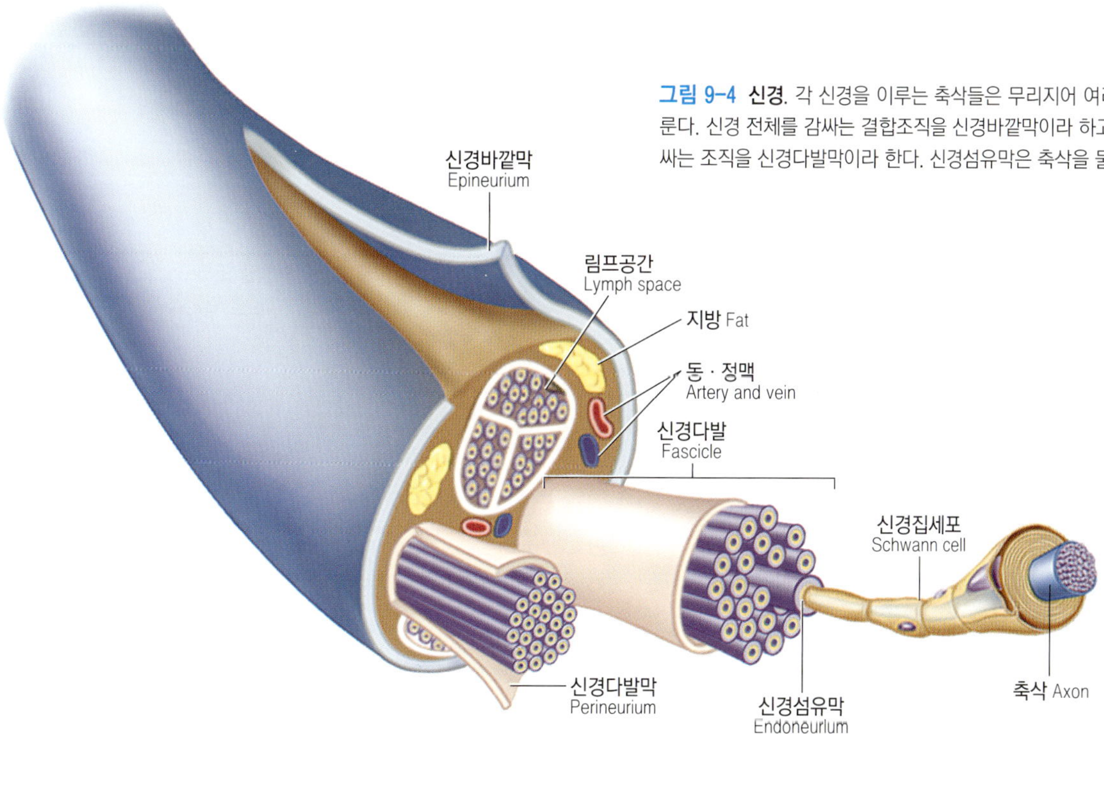

그림 9-4 신경. 각 신경을 이루는 축삭들은 무리지어 여러 개의 신경다발을 이룬다. 신경 전체를 감싸는 결합조직을 신경바깥막이라 하고, 각 신경다발을 둘러싸는 조직을 신경다발막이라 한다. 신경섬유막은 축삭을 둘러싸고 있다.

9

반사활의 구조

반사활(reflex arcs)은 일방통행로와 같아서 반사활을 통한 신경전도는 한 방향으로만 일어난다. 다음에서 이를 자세히 설명한다(그림 9-5).

정상적으로 신경자극전도는 수용기에서 시작된다. 수용기(receptor)는 감각신경세포의 가지돌기 끝부분에 해당하며, 대개 척수에서 상당히 멀리 떨어져 위치한다(예: 힘줄, 피부, 점막).

그림 9-5에는 넙다리네갈래근무리(대퇴사두근, quadriceps muscle group)와 무릎인대(슬인대, patellar tendon)에 위치한 감각수용기(sensory receptor)를 보여준다. 진단용 망치로 무릎인대를 살짝 두드리면, 뻗침수용기(신장수용기, stretch receptor)가 자극되면서 무릎반사(knee-jerk)를 촉발한다. 이것이 가장 단순한 이신경원반사활의 예이다.

이러한 무릎반사에는 단지 감각신경세포와 운동신경세포만이 관여한다. 신장수용기의 자극으로 생성된 신경자극은 감각신경세포의 가지돌기를 따라(척수 가까이 위치한) 척수신경절[posterior (dorsal) root ganglion]의 신경세포체로 전달된다. 신경절(ganglion)이란 말초신경계통에서 신경세포체가 무리지어 있는 구조를 말한다. 그림 9-5는 신경절의 구조를 단순화한 그림으로, 실제로 각 척수신경절에는 수백 개의 감각신경세포가 있다.

감각신경세포의 축삭은 척수신경절의 세포체에서 시작되어 척수회색질과 다른 신경세포의 가지돌기 근처에서 끝난다. 한 신경세포의 축삭말단과 다음 신경세포의 가지돌기 사이에는 미세한 간격이 벌어져 있다. 이러한 접촉 부위를 연접(시냅스, synapse)이라 한다. 신경자극의 전도는 연접에서 멈추고, 화학신호(chemical signal)로 바뀌어 연접을 지난다. 이어 신경자극은 다시 운동신경세포의 가지돌기, 세포체 및 축삭을 따라 계속 전도된다. 운동신경세포는 효과기라는 구조에 연접한다. 효과기는 신경자극신호가 궁극적으로 작용을 나타내는 장기를 말한다.

효과기(effector)에는 근육(muscle)과 샘(gland)이 있다. 효과기에 의해 나타나는 반사반응은 근육수축과 샘분비의 형태로만 나타난다.

반사의 반응

반사활을 통해 전도된 신경자극에 의해 나타나는 반응(response)을 반사(reflex)라고 한다. 즉, 반사활을 통해 자극이 전도되면 반사를 촉발한다. 무릎반사의 경우, 신경자극이 효과기인 넙다리네갈래근에 도달하면 무릎반사반응이 일어난다.

일반적인 반사는 2개의 신경세포를 경유하지만 일부 반사는 3개의 신경세포를 경유한다. 이와 같이 보다 복잡한 반사반응에는 감각신경세포와 운동신경세포뿐만 아니라 사이신경세포도 관여한다. 삼신경원반사에서 감각신경세포의 축삭종말은 사이신경세포와 첫째 연접을 형성한다. 화학신호가 둘째 연접을 지나 운동신경세포에 도달하면 운동신경세포를

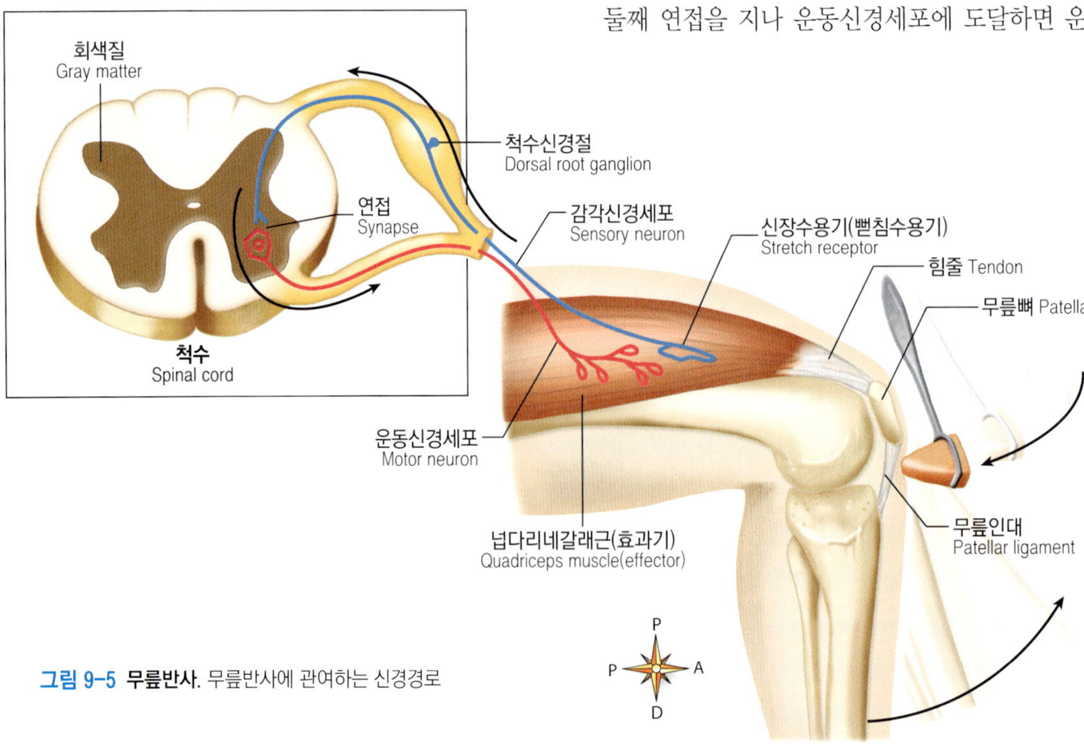

그림 9-5 **무릎반사.** 무릎반사에 관여하는 신경경로

통한 신경자극전도가 일어난다.

예를 들어 넙다리 피부에 통증을 유발하는 자극이 가해지면, 근육수축이 유발되어 통증을 유발한 자극원(irritant)으로부터 다리를 움츠리게 된다. 세 개의 신경세포가 관여하는 삼신경원반사반응은 일종의 도피반사(회피반사, withdrawal reflex)이다.

모든 사이신경세포는 뇌와 척수의 회색질에 위치한다. 척수회색질은 H자 모양의 중심을 이룬다. 이신경원반사활은 감각신경세포와 운동신경세포, 그리고 그 사이의 연접으로 구성된다. 삼신경원반사활에서는 이들 사이에 사이신경세포가 개재하기 때문에 2개의 연접을 경유한다.

그림 9-5에서 운동신경세포를 찾아본다. 사이신경세포와 마찬가지로, 척수운동신경세포의 세포체와 가지돌기도 회색질에 위치하는 것을 확인한다. 그러나 그 축삭은 척수신경(spinal nerve)의 앞뿌리(ventral root)를 이루어 근육에 종지한다.

QUICK CHECK

1. 회색질과 백색질의 차이는?
2. 반사활의 기능은?
3. 감각수용기란? 감각수용기와 반사활의 관계는?
4. 효과기란? 효과기와 반사활의 관계는?
5. 신경절이란?

신경자극

신경자극의 정의

신경자극이란 무엇인가? 신경자극(nerve impulse)은 신경세포막 표면을 따라 자가전파되는 전기적 흥분(전기적 교란)으로 정의할 수 있다. 도화선을 따라 작은 불꽃이 번지는 영상을 떠올려본다.

그러나 신경자극이 모든 신경세포의 표면을 따라 끊임없이 전도되는 것은 아니다. 신경전도가 일어나려면, 우선 신경세포가 놓인 환경의 변화, 즉 자극(stimulus)에 의해 신경자극(신경흥분)이 시작되어야 한다. 자극의 흔한 형태로는 압력, 온도, 화학적 환경의 변화 등을 들 수 있다.

신경자극의 기전

그림 9-6은 신경자극의 기전을 단순하게 요약한 것이다.

안정상태(resting state)의 신경세포막에서는 세포 속이 음전하를, 세포 바깥이 약간 양전하를 띤다. 이러한 상태를 분극(polarization)이라고 한다. 이러한 전위차가 생기는 이유는 정상적으로 세포 바깥쪽에서는 나트륨 이온(sodium ion, Na^+)의 농도가 높기 때문이다.

신경세포막의 한 곳이 자극되면, 나트륨 이온통로(Na^+ channel)가 갑자기 열리면서 나트륨 이온이 세포 속으로 밀려들어와 일시적으로 막 안쪽은 양전하를 띠고 바깥쪽은 음전하를 띠게 된다. 이 과정을 탈분극(depolarization)이라 한다. 그러나 탈분극은 곧 안정막전위를 다시 회복하는데, 이 과정을 재분극(repolarization)이라고 한다. 그러나 이미 촉발된 전기교란은 인접한 나트륨 이온통로를 열게 되는데, 이 과정을 활성전위(action potential)라고 한다.

신경자극의 전도

활성전위(action potential)는 재분극과정의 짧은 순간 혹은 이전의 막상태(previous section of membrane)로 회복되는 동안 원래대로 돌아가지 않는다. 결국 전기적 교란에 의해 발생된 자가전파(self-propagating wave) 과정인 신경자극은 신경세포의 표면을 따라 한 방향으로 전달된다(그림 9-7, A).

신경자극은 또한 활성전위라고도 불리는데, 각각의 신경자극은 세포의 활성을 자극시키는 전하(charge)가 다르기 때문이다.

신경자극이 (절연체인) 말이집으로 둘러싸인 부위를 지날 때는 말이집을 건너뛴다. 이러한 자극전도방식을 도약전도(saltatory conduction)라고 한다. 신경자극은 민말이집부위를 지날 때보다 도약전도 시에 전도속도가 훨씬 빠르다(그림 9-7, B).

연접

연접의 구조와 기능

한 신경세포에서 다른 신경세포로 신호가 전달되는 과정, 즉 연접을 통한 자극의 전달과정은 신경전도에 있어서 매우 중요하다. 연접이전신경세포(presynaptic neuron)라 하는 한 신경세포에서 연접이후신경세포(postsynaptic neuron)라는 다른 신경세포로 신경자극이 전달되는 부위를 연접(synapse)이라 한다.

종말단추, 연접틈새, 연접이후신경세포의 형질막이 연접을 구성하는 3요소이다.

종말단추(synaptic knob)는 연접이전신경세포의 축삭종말가지 끝부분이 약간 부풀어 오른 구조이다(그림 9-8). 각 종말단추에는 작은 소포가 많이 들어 있으며, 각 소포에는 신경전달물질(neurotransmitter)이라는 극히 적은 양의 화학물질

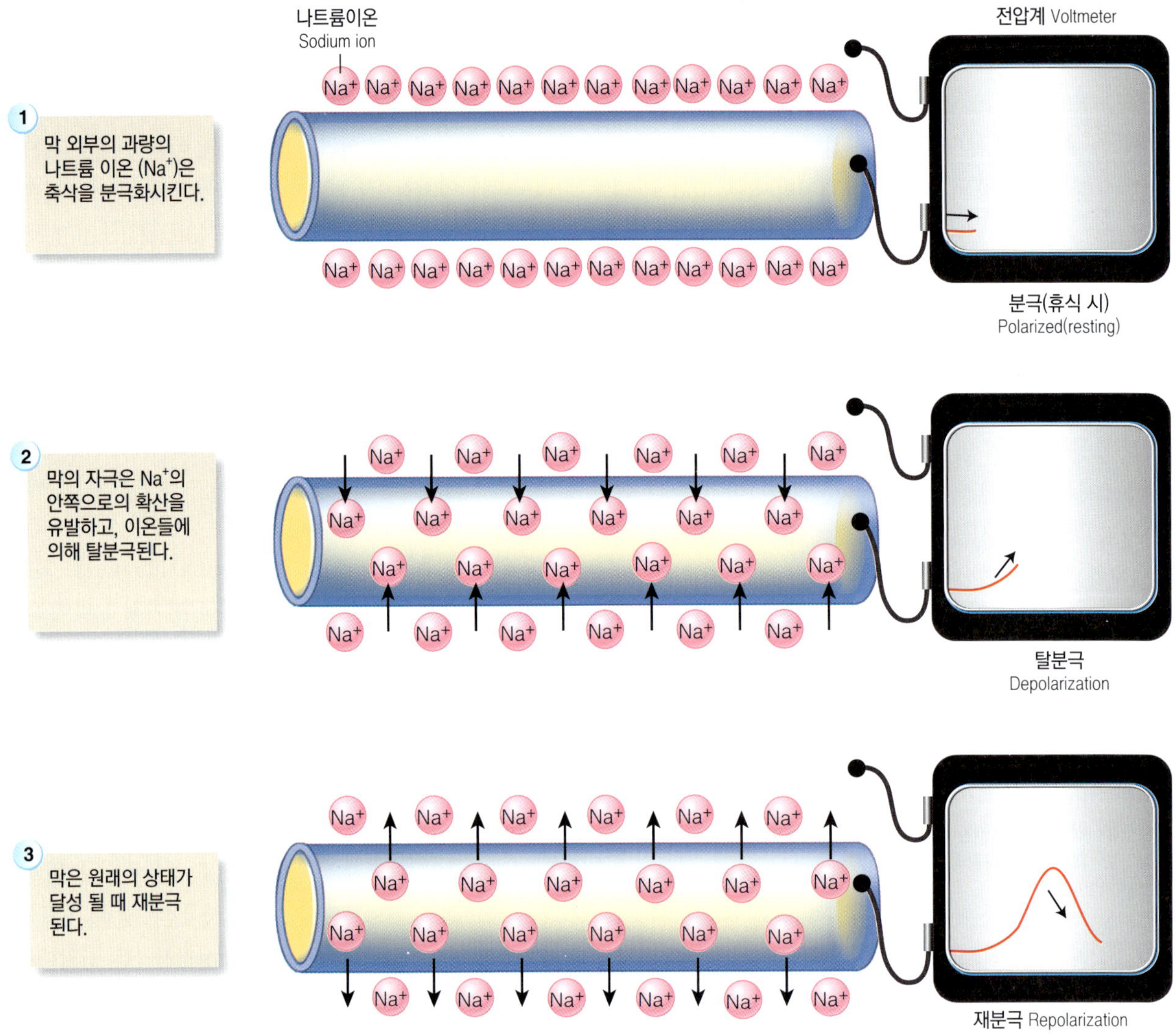

그림 9-6 신경자극의 기전. 전압계(오른쪽에 보이는)는 양이온(Na^+)의 균형이 바뀜에 따라 막을 가로지르는 전하 차이가 변동되는 것을 보여준다.

이 들어 있다. 신경자극이 종말단추에 도달하면 소포 속의 신경전달물질 분자가 연접틈새(synaptic cleft)로 유리된다.

연접틈새는 종말단추와 연접이후신경세포막 사이의 극히 좁은 공간으로, 그 폭이 1cm의 2백만 분의 1에 불과하다. 그림 9-8에서 연접틈새를 찾아본다.

종말단추와 마주하는 연접이후신경세포의 형질막에는 단백질 분자가 묻혀 있다. 이 단백질 분자는 신경전달물질 분자가 결합하는 수용체(receptor)로 작용한다. 신경전달물질이 수용체에 결합하면, 연접이후막(postsynaptic membrane)의 이온통로가 열리면서 연접이후신경세포에서 신경자극이 시작된다.

연접이후신경세포에서 신경자극전도가 시작되면 신경전달물질의 활성은 다음 2가지 기전 모두 또는 그중 어느 하나에 의해 급격히 종결된다. 일부 신경전달물질은 연접틈새로부터 종말단추로 다시 확산되어 들어가고(reuptake), 일부 신경전달물질은 특정 효소에 의해 대사되어 불활성화된다(enzyme breakdown). 마치 자동차키를 점화스위치에서 빼는 것과 같은 모습이다. 신경전달물질이 다시 되돌아가면 수용체의 기능은 중지된다. 이러한 신경전달물질은 다시 소포(vesicles)로 들어가서 훗날 사용을 기다린다. 이 과정을 recycling이라고 한다.

신경절달물질은 연접틈새에 존재하는 특별한 효소에 의해 분해되기도 한다. 또한 신경절달물질은 교세포(glial cell)에 의해 분해되기도 한다. 이 모든 분해과정에서 생긴 신경전달물질의 파편은 연접이전신경원으로 들어가서 새로운 신경전달물질의 생성에 기여한다.

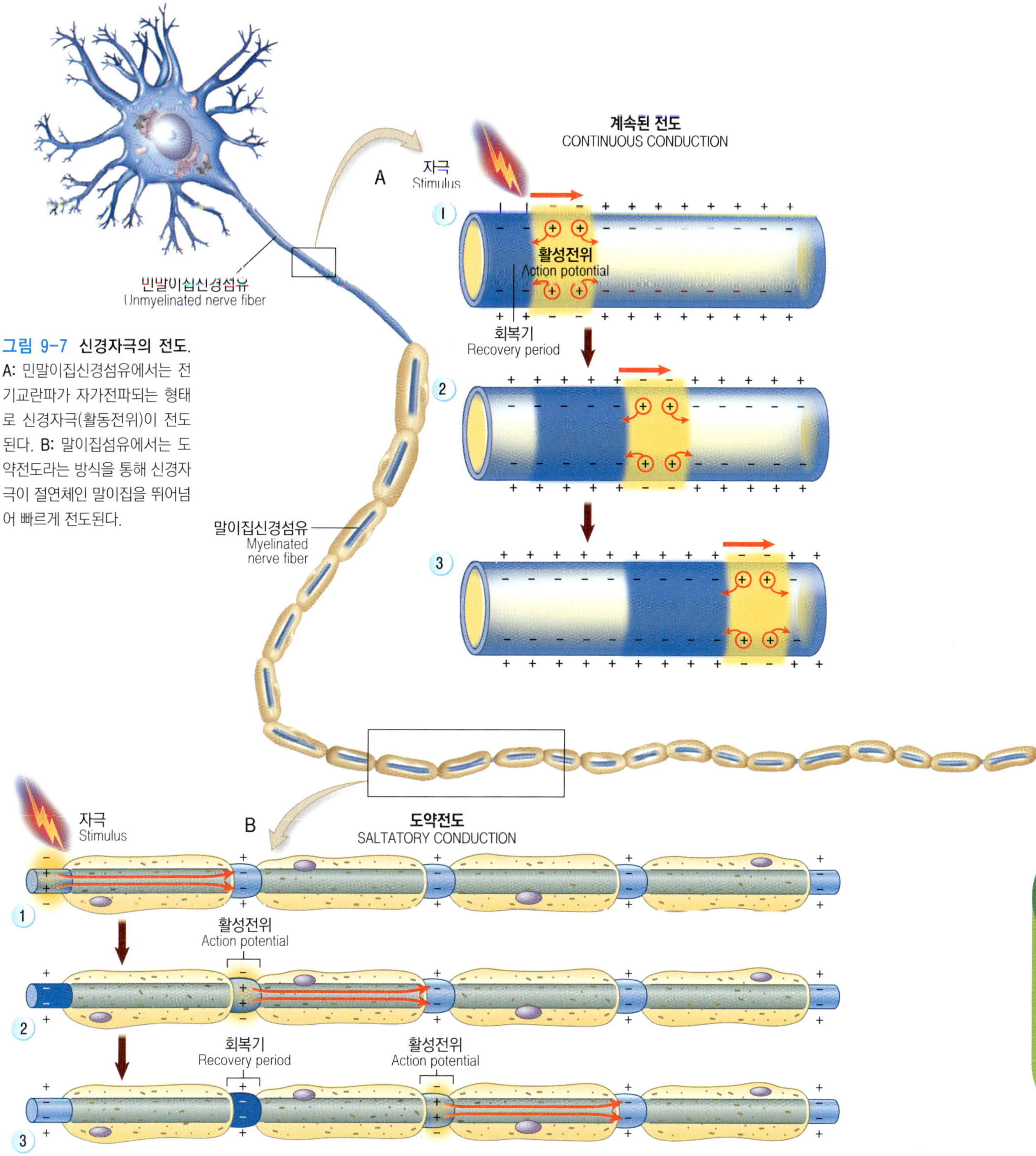

그림 9-7 신경자극의 전도. A: 민말이집신경섬유에서는 전기교란파가 자가전파되는 형태로 신경자극(활동전위)이 전도된다. B: 말이집섬유에서는 도약전도라는 방식을 통해 신경자극이 절연체인 말이집을 뛰어넘어 빠르게 전도된다.

신경전달물질과 수용체

신경전달물질

신경전달물질(neurotransmitters)은 신경세포 사이에서 연락수단이 되는 화학물질이다. 앞에서 언급한 바와 같이 중추신경계통의 연접이전신경세포에서 유리되는 신경전달물질은 연접이후신경세포를 부주하거나 자극 또는 억제한다. 30종이 넘는 신경전달물질이 알려져 있는데, 이들은 뇌와 척수 전체에 걸쳐 무질서하게 분포하지 않는다. 대신 특정한 신경전달물질은 뚜렷이 구별되는 특정 신경세포무리에 존재하며, 특정 신경경로에서 유리된다.

한 예로 아세틸콜린(acetylcholine, ACh)이라는 물질은 척수의 일부 연접과 신경근육이음부(neuromuscular junction)에서 유리된다. 이 밖에 잘 알려진 신경전달물질로는 노르에피네프린(norepinephrine, NE), 도파민(dopamine) 및 세로토닌(serotonin)이 있다. 이들은 카테콜아민(catecholamine) 무리에 속하며, 수면, 운동기능, 기분, 쾌락인식 등에 관여한다.

아편유사신경전달물질(morphine-like neuro-transmitters)인 엔도르핀(endorphin)과 엔케팔린(enkephalin)은 척수와 뇌의 통증전달경로에 속하는 다양한 연접에서 유리된다. 이들은 통증자극의 전도를 억제하는 내인성 진통제이다. 엔돌핀의 분비는 과격한 운동 시에 증가한다. 정상적으로 통증은 손상 또는 위험한 상황에 대한 주의를 상기시키는 경고신호로 작용한다. 그러나 생존을 위협할 정도의 극심한 통증은 억제할 필요가 있다.

산화질소(nitric oxide, NO)와 같은 매우 작은 분자도 중요한 신경전달물질로 작용한다. 대부분의 다른 신경전달물질과 달리 산화질소는 소포에서 유리되지 않고 직접 신경세포막을 통해 확산된다.

이 물질은 남성의 성적반응으로 음경이 발기(penile erection)될 때 혈관의 민무늬근육을 조절하는 기능을 한다. 비아그라(상품명, viagra)라는 약물은 음경에서 산화질소와 같은 기능을 수행함으로써 남성발기기능장애(male erectile dysfunction, MED)를 치료한다.

수용체

그림 9-8을 보면, 신경자극의 전도과정에서 수용체(receptors)의 위치를 관찰할 수 있다. 수용체의 활성에 의해 이온체널(ion channels)이 열리면서 연접이후자극(postsynaptic impulse)이 생성된다.

각 신경전달물질은 화학적으로 들어맞는(chemically fit) 단지 한 개의 수용체와 결합한다. 도파민은 도파민수용체와 결합하지만, 아세틸콜린수용체하고는 결합하지 않는다. 그러나 도파민수용체도 여러 종류가 신체의 여러 부위에 있으며, 이러한 여러 종류의 도파민수용체는 모두 도파민에 반응한다.

신경전달물질과 수용체의 특징에 의해 신체의 정교한 조절이 가능하게 된다. 이러한 것에 의해 신약개발이 이루어진다. 예를 들어, 천식치료제는 허파에 위치하는 카테콜라민수용체에 작용하여 공기통로를 확장시키고 숨을 편히 쉴 수 있게 한다. 그러나 이러한 작용은 때로는 부작용을 일으키기도 한다.

파킨스병

파킨스병(Parkinson disease, PD)은 뇌의 특정 부위에 도파민이 감소하여 생기는 만성질환이다. 이것과 연관된 임상상태를 파킨슨증(Parkinsonism)이라 한다. 머리와 팔다리가 떨리고, 몸통은 앞으로 구부러지며, 발을 질질 끌고 걷는(shuffling) 징후가 관찰된다(그림 9-9).

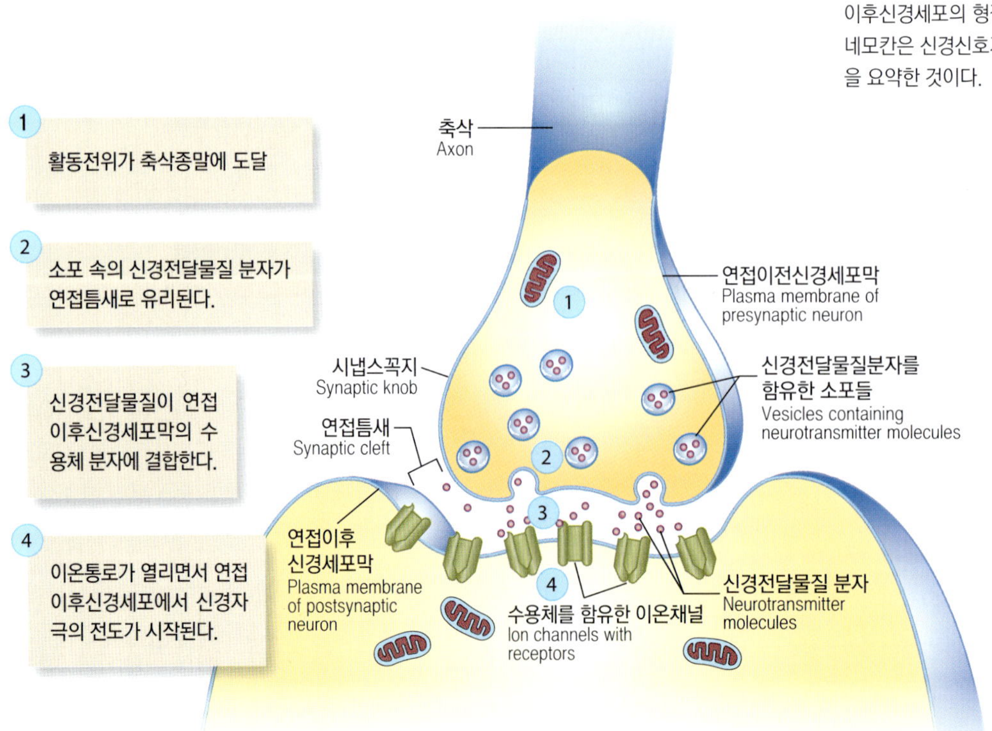

그림 9-8 **연접**. 연접이전신경세포의 종말단추, 연접이후신경세포의 형질막 그리고 연접틈새로 구성된다. 네모칸은 신경신호가 도달하여 연접에서 전도되는 것을 요약한 것이다.

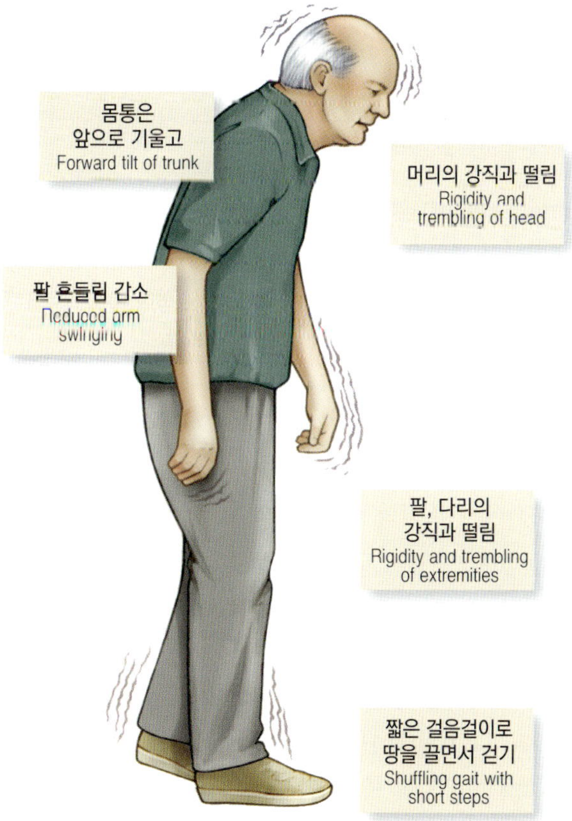

그림 9-9 파킨슨병(Parkinsonism). 파킨슨증은 파킨슨병이 있는 사람에게서 발견되는 전형적인 증후군이다.
징후에는 머리와 팔, 다리의 강직과 떨림, 앞으로 기울어진 몸통 및 짧은 걸음걸이로 땅을 끌면서 걷는 것과 팔 흔들림 감소가 있다.

무하마드 알리, 마이클 제이 폭스 등이 파킨슨병에 걸렸다. 노파민은 신경계 내에서 뼈대근육의 괴한 수축을 방지하는 것으로 알려져 있다. 도파민이 감소된 경우 외부에서 도파민을 주사하거나 약을 복용하여도 소용이 없다. 왜냐하면 도파민은 혈액-뇌장벽(blood-brain barrier, BBB)을 통과하지 못하기 때문이다. 파킨슨병의 치료는 levodopa 혹은 L-dopa를 이용하여 치료한다. 왜냐하면 이 약물은 혈액-뇌장벽을 통과하기 때문이다.

QUICK CHECK

1. 신경자극은 종종 활성전위로 연관되는가?
2. 말이집이 신경자극 전도에 미치는 영향은?
3. 신경전달물질은 어떻게 신경연접을 통과하는가?
4. 파킨슨병의 특징은 무엇인가?
5. 신경연접에서 reuptake 와 recycle의 개념은?

중추신경계통

그 명칭에서 알 수 있듯이, 중추신경계통은 몸의 중심에 위치한다. 중추신경계통(central nervous system)을 구성하는 2가지 주요 구조인 뇌(brain)와 척수(spinal cord)는 몸의 정중시상면에 위치한다(그림 9-10). 뇌는 머리뼈(두개골, skull)로 이루어진 머리안(두개강, cranial cavity)에, 척수는 척주(vertebral column)로 이루어진 척수공간(spinal cavity)에 위치하여 보호되고 있다. 이 밖에도 뇌와 척수는 뇌척수막(meninges)으로 덮여 보호받는다. 뇌척수막은 뒤에서 다룬다.

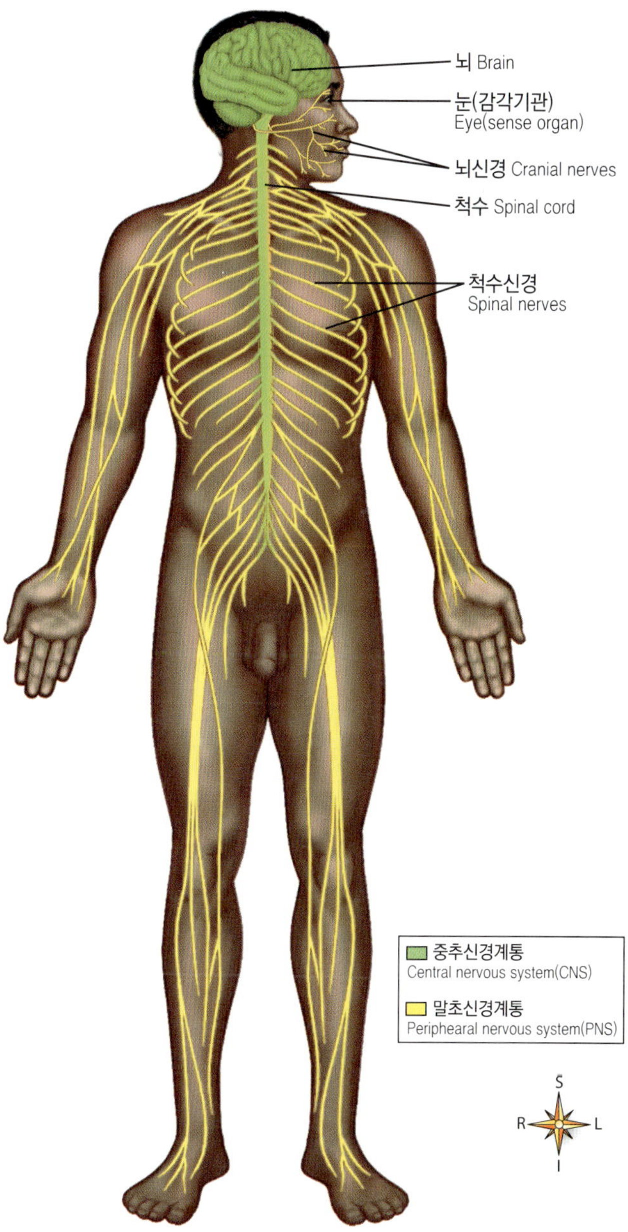

그림 9-10 신경계통. 뇌와 척수는 중추신경계통(CNS)을 구성하고(녹색으로 표시), 신경은 말초신경계통(PNS)을 구성한다(황색으로 표시).

뇌

뇌의 구획

뇌는 비교적 큰 장기에 속하며, 몇 개의 구획으로 구분한다. 다음은 뇌의 주요 구획을 아래쪽부터 순서대로 나열한 것이다.

1. 뇌줄기(brainstem)
   A. 숨뇌(연수, medulla oblongata)
   B. 다리뇌(교뇌, pons)
   C. 중간뇌(중뇌, midbrain)
2. 소뇌(cerebellum)
3. 사이뇌(간뇌, diencephalon)
   A. 시상하부(hypothalamus)
   B. 시상(thalamus)
   C 솔방울샘(pineal gland)
4. 대뇌(cerebrum)

그림 9-11에서 숨뇌, 다리뇌, 중간뇌, 소뇌 및 대뇌의 위치를 확인하고 상대적 크기도 비교해본다.

뇌줄기

뇌줄기(brainstem)의 가장 아랫부분은 숨뇌이다. 숨뇌의 위쪽에 다리뇌가, 그 위에는 중간뇌가 있으며, 이 세 구조를 합하여 뇌줄기라 한다(그림 9-11).

숨뇌(연수, medulla oblongata)는 척수에서 바로 이어지는 부분으로 척수보다는 약간 팽대되어 있고, 뒤통수뼈(후두골, occipital bone)의 큰구멍(대공, foramen magnum) 바로 위 머리안에 위치한다. 다리뇌(교뇌, pons)는 숨뇌보다 다소 불룩해지며 중간뇌와 숨뇌를 연결시킨다.

척수와 마찬가지로 숨뇌도 회색질과 백색질로 구성되지만, 배열에서 차이가 난다. 숨뇌에서는 여러 개의 작은 회색질 부위가 백색질 사이사이에 위치하면서 서로 복잡하게 얽혀 그물체(reticular formation; reticular는 그물 같은 구조라는 뜻이다)를 형성한다. 그러나 척수에서는 회색질과 백색질이 서로 섞이지 않는다. 회색질은 척수의 속중심을 이루고 백색질은 회색질을 둘러싼다. 숨뇌와 마찬가지로 다리뇌(교뇌, pons)와 중간뇌(중뇌, midbrain)에서도 회색질은 백색질 사이사이에 산재된 형태로 나타난다.

뇌줄기를 이루는 세 부분은 양방향으로 진행하는 전도로(conduction path)로 작용한다. 감각신경섬유(sensory fiber)는 오름방향, 즉 척수로부터 뇌로 신경자극을 전달하고, 운동신경섬유(motor fiber)는 뇌로부터 척수, 즉 내림방향으로 자극을 전달한다.

또한 뇌줄기에는 많은 주요 반사중추(reflex center)가 위치한다. 예를 들어 심장중추(cardiac center), 호흡중추(respiratory center) 및 혈관운동중추[vasomotor center, 이들을 총칭하여 생명중추(vital center)라고 한다]는 숨뇌에 위치한다. 이들 중추에서 시작된 신경자극은 심장박동, 호흡, 혈관 직경(혈압의 조절에 중요한)을 조절한다.

소뇌

구조

그림 9-11에서 소뇌의 위치, 모양, 크기를 살펴본다. 소뇌(cerebellum)는 대뇌 다음으로 크며, 대뇌의 뒤통수엽 아래에 위치한다. 회색질은 소뇌의 겉질을 이루고, 속질의 대부분은 백색질로 구성된다. 회색질에서는 많은 정보작용이 이루어지고, 백색질 신경로(white matter tract)는 내부에 나무모양(treelike pattern)을 형성하여 'arbor vitae(살아 있는 나무, living tree)'라고 불린다.

기능

소뇌 기능에 관한 정보는 대부분 소뇌질환 환자를 관찰하거나 동물에서 소뇌를 제거하는 실험 등을 통해 얻는다. 정상적인 운동(normal movement)이 일어나려면 소뇌 기능이 정상이어야 한다.

몇 가지 예를 들어보면 이해하기가 쉬울 것이다. 소뇌종양(cerebellar tumor) 환자는 흔히 몸의 균형을 잃고 잘 쓰러진다. 걸을 때는 마치 술에 취한 것처럼 비틀거리고 여러 근육의 협조가 필요한 운동을 제대로 수행하지 못한다. 환자는 모든 일을 수행함에 있어 전보다 서툴러졌다고 말한다. 심지어 못을 박거나 선을 똑바로 그리지도 못한다. 즉 소뇌 기능이 소실되면서 환자는 여러 가지 운동을 제대로 수행하지 못한다.

현재까지 확실하게 밝혀진 소뇌 기능으로는 부드럽고 조화로운 운동(smooth coordinated movement)이 일어날 수 있도록 하는 기능과 평형(equilibrium)을 유지하고 정상적인 자세(posture)를 지속적으로 유지할 수 있도록 도와주는 기능 등이 있다.

최근 개발된 새로운 뇌영상기법(brain imaging method)을 통해 밝혀진 바에 의하면 소뇌는 기존에 알려진 것보다 훨씬 다양한 기능을 수행한다고 한다. 소뇌는 다른 뇌부위가 서로 협조할 수 있도록 조정함으로써 대뇌를 비롯한 여러 뇌부위의 기능을 돕는다.

사이뇌

사이뇌(간뇌, diencephalon)는 (아래쪽의) 중간뇌와 (위쪽의) 대뇌(cerebrum) 사이에 위치하며, 크기는 작지만 매우 중요한 부위이다. 두 주요 구조는 시상하부, 시상 그리고 솔방울샘이다(그림 9-11).

시상하부

이름에서 알 수 있듯이 시상하부(hypothalamus)는 시상의 아래에 위치한다. 뇌하수체뒤엽(뇌하수체후엽, posterior pituitary gland), 뇌하수체와 뇌바닥을 연결하는 줄기(stalk), (액체로 채워져 있는 공간인) 셋째뇌실(제3뇌실, third ventricle)의 가쪽벽에 위치한 회색질 부위는 모두 시상하부가 연장된 구조이다. 그림 9-11에서 뇌하수체와 시상하부를 찾아본다.

"절대 외모만으로 판단하지 말라"는 오래된 속담은 뇌에서 시상하부가 차지하는 중요성을 대변해 준다. 크기로만 보면 시상하부는 뇌에서 가장 작은 부위에 해당하지만 선상한 삶을 영위하는 데 기여하는 정도로 보면 가장 중요한 부위 중 하나이다.

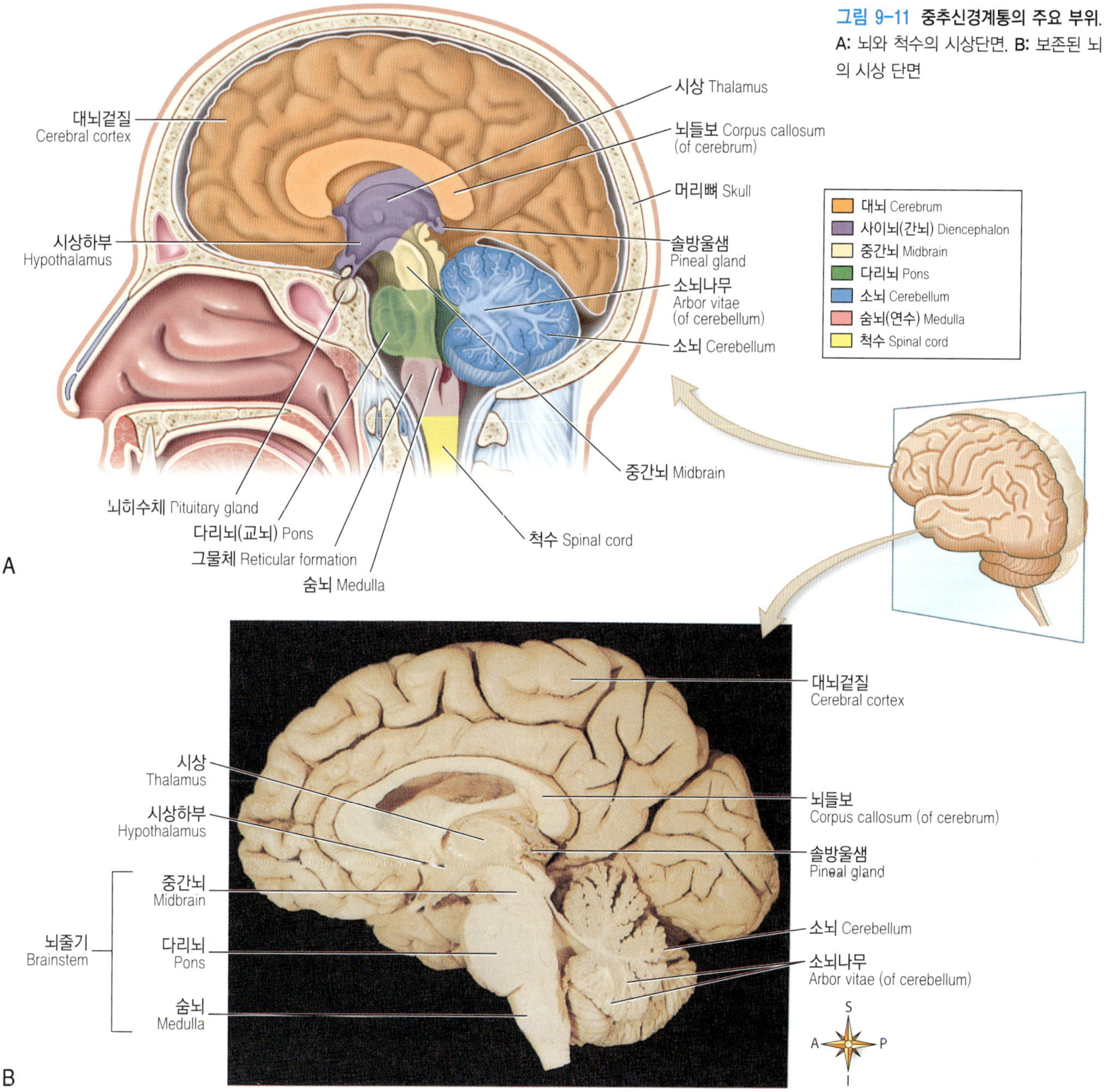

그림 9-11 중추신경계통의 주요 부위. A: 뇌와 척수의 시상단면. B: 보존된 뇌의 시상 단면

시상하부신경세포에서 시작된 신경자극은 축삭을 따라 척수신경세포로 전도되고, 이 중 상당수는 몸 전체의 근육과 샘으로 전달된다. 그러므로 시상하부는 실질적으로 모든 내장기관을 통제하는 주요 구조이다. 심장박동, 혈관수축, 혈관확장, 위와 창자의 수축 조절 등 생명기능(vital function)에도 관여한다.

일부 시상하부신경세포의 작용기전은 매우 흥미롭다. 이들은 뇌하수체뒤엽에서 혈액으로 분비되는 호르몬을 생산한다. 이 중 하나인 항이뇨호르몬(antidiuretic hormone, ADH)은 소변 배출량에 영향을 미치므로, 시상하부는 몸의 수분 균형을 유지하는 데도 필수적인 기능을 담당한다.

시상하부의 일부 신경세포는 내분비샘(내분비선, endocrine gland)으로 기능한다. 유리호르몬(분비호르몬, releasing hormone)이라 불리는 화학물질은 축삭을 통해 혈액으로 분비된다. 이 호르몬은 혈액을 타고 뇌하수체앞엽(뇌하수체전엽, anterior pituitary gland)으로 운반된다. 유리호르몬은 이름 그대로 뇌하수체앞엽호르몬의 유리를 조절한다. 유리된 뇌하수체앞엽호르몬은 이어 다른 내분비샘의 호르몬 분비를 조절한다. 이러한 과정을 통해 시상하부는 몸 전체의 모든 세포의 기능 조절에 간접적으로 영향을 미친다.

시상하부는 체온유지 기전에 있어서도 핵심적인 역할을 담당한다. 그러므로 열(fever)을 수반할 만한 다른 질병이 없음에도 불구하고 체온이 많이 상승하는 경우 시상하부의 손상 또는 이상을 의심해보아야 한다. 이 중요한 중추는 이 밖에도 수분균형의 조절, 수면주기, 식욕 조절 및 쾌락, 공포, 분노, 성적흥분(sexual arousal), 통증과 관련된 여러 감정 등 다양한 기능에 관여한다.

9

시상

시상하부의 바로 위쪽에는 아령 모양의 회색질 구조인 시상(thalamus)이 위치한다. 아령의 불룩한 양끝 부분은 셋째뇌실의 가쪽벽에 위치하고, 좌우 시상을 이어주는 가느다란 중앙 부위는 셋째뇌실을 관통한다.

시상은 주로 시상신경세포의 가지돌기와 세포체로 이루어져 있고, 그 축삭은 대뇌의 감각영역(sensory area)으로 올라간다. 시상은 다음과 같은 기능을 수행한다.

1. 감각(sensation)을 인지한다. 시상신경세포는 인체 전체의 감각기관에서 오는 신경자극을 대뇌겉질(cerebral cortex)로 전달한다.
2. 감각에 수반되는 감정을 느끼게 한다. 거의 모든 감각은 어느 정도 유쾌하거나 또는 불쾌한 감정을 수반한다. 감각이 감정을 수반하는 기전은 아직 확실하지 않지만, 감각자극이 시상을 경유하는 것과 관련된 것으로 여겨진다.
3. 각성(arousal, alertness) 상태를 유도하는 기전에도 관여한다.
4. 운동반사(motor reflexes)에 관여한다. 시상은 복잡한 반사 운동(reflex movements)을 만드는 기전에 관여한다.

솔방울샘

시상의 뒤에서 사이뇌의 작게 튀어나온 구조를 솔방울샘(송과체, pineal gland)이라고 한다. 모양은 솔방울과 비슷하다.

솔방울샘은 눈을 통해 들어온 빛에 대한 정보를 받아서 멜라토닌(melatonim)의 분비를 조절한다. 멜라토닌은 시간기록호르몬(timekeeping hormone)으로 불린다. 왜냐하면, 솔방울샘은 밤낮의 하루, 일주일, 계절적 주기를 담당하여 인체의 시계기능을 수행한다.

대뇌

대뇌의 구조

대뇌(cerebrum)는 뇌부위 중 가장 크고, 또한 가장 상위에 위치한다. 외관상 가장 먼저 눈에 띄는 것은 많은 융기와 패임이다. 융기된 부위를 이랑(회, convolution, gyrus), 패인 부분을 고랑(구, sulcus)이라 한다.

틈새(열, fissure)란 가장 깊은 형태의 고랑을 가리킨다. 대뇌는 세로틈새(종열, longitudinal fissure)에 의해 좌우의 반구로 나뉜다. 좌우반구는 거의 분리되어 있으나 중앙 부위의 아래쪽 부분은 뇌들보(뇌량, corpus callosum)라는 구조에 의해 서로 연결되어 있다(그림 9-11).

각 대뇌반구(cerebral hemisphere)는 2개의 깊은 고랑에 의해 4개의 주요 엽(lobe)으로 나뉘며, 각 엽은 다시 많은 이랑으로 구성된다. 대뇌엽의 명칭은 각각 이를 덮는 머리뼈의 명칭에 따라 이마엽(전두엽, frontal lobe), 마루엽(두정엽, parietal lobe), 관자엽(측두엽, temporal lobe), 뒤통수엽(후두엽, occipital lobe)이라고 한다. 그림 9-12, A에서 각 대뇌엽을 확인한다.

회색질은 신경세포의 가지돌기와 세포체로 구성된다. 대뇌 표면은 얇은 회색질층으로 이루어져 있으며, 이를 대뇌겉질(대뇌피질, cerebral cortex)이라 한다.

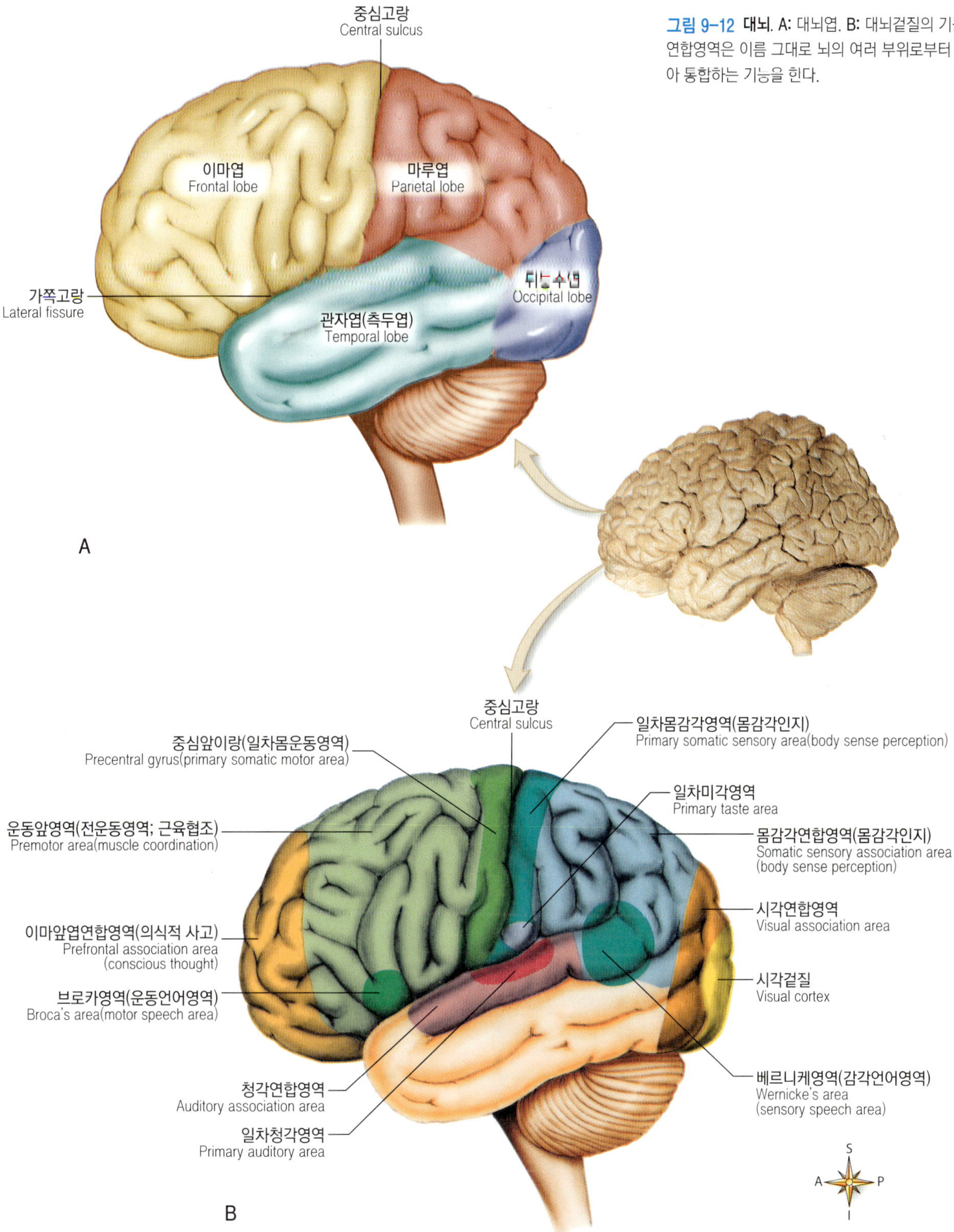

그림 9-12 대뇌. A: 대뇌엽. B: 대뇌겉질의 기능적 부위. 연합영역은 이름 그대로 뇌의 여러 부위로부터 정보를 받아 통합하는 기능을 한다.

백색질은 신경섬유다발, 즉 신경로(tract)로 구성되며, 대뇌 내부의 대부분을 구성한다. 그러나 백색질 속에는 다시 회색질로 이루어진 구조가 바다의 섬처럼 존재하며, 이를 바닥핵(기저핵, cerebral nuclei, basal nuclei)이라 한다. 바닥핵은 자율운동(automatic movement)을 가능하게 하고 자세를 유지하는 데 필수적인 구조이다.

파킨슨병(Parkinson disease)은 바닥핵의 이상으로 초래되는 질환으로, 떨림(진전, tremor)이 주 증상이므로 진전마비(shaking palsy)라고도 한다.

대뇌의 기능

대뇌의 기능은 무엇인가? 이에 한마디로 간단히 답하기는 어렵다. 왜냐하면 대뇌신경세포는 단독으로 작용하지 않고, 뇌와 척수 여러 부위에 위치한 신경세포와 함께 작용하기 때문이다. 이 부위의 신경세포는 대뇌신경세포와 지속적으로 자극을 주고받는다.

만약 대뇌를 제외한 다른 부위의 신경세포는 정상이더라도 대뇌신경세포가 제 기능을 수행하지 못한다면 다음과 같은 문제가 생긴다. 환자는 생각을 할 수 없고 의지적인 행동도 불가능하다. 과거에 일어난 일을 기억하지 못하며, 아주 간단한 운동도 계획하거나 수행하지 못한다. 보거나 듣지도 못한다. 우리의 삶을 풍부하고 다양하게 만들어주는 어떠한 감각도 느끼지 못한다. 분노하거나 놀라지도 않으며, 기쁨과 슬픔도 못 느낀다. 간단히 말해 의식이 없는 무의식상태(uncouscious state)가 된다.

대뇌기능(cerebral function)을 대표하는 용어로는 의식(consciousness), 사고(thinking), 기억(memory), 감각(sensation), 감정(emotion), 수의운동(willed movement) 등이 있다. 그림 9-12, B에는 수의운동, 일반감각(general sensation), 시각(vision), 청각(hearing) 및 언어(speech)를 담당하는 대뇌겉질영역이 나와 있다.

특정한 대뇌겉질영역이 특정한 고유기능을 수행하는 것을 이해할 필요가 있다. 예를 들어 귀를 통해 들어오는 신경신호는 관자엽의 청각영역(auditory area)에서 특정한 소리로 해석하고 인지한다. 특정한 영상은 뒤통수엽겉질의 시각영역(visual area)에서 파악하고 해석한다. 그림 9-12, B에 나온 것처럼 대뇌겉질의 국소 영역은 각각의 특정 기능을 담당한다. 이로 인해 뇌졸중(stroke)이나 외상(traumatic injury)으로 대뇌겉질의 한 영역이 손상되면, 이에 상응하는 특정한 증상이 출현한다. 표 9-1은 주요 뇌부위와 그 주요 기능을 요약한 것이다.

QUICK CHECK

1. 뇌의 4가지 구분은?
2. 뇌줄기의 구분은?
3. 뇌들보란?
4. 사이뇌에서 멜라토닌을 조절하는 것은?
5. 왜 시상하부는 신경계통과 내분비계통을 연결하는 부분이라고 하나?

척수

구조

척수(spinal cord)는 척주의 척수공간(spinal cavity) 속에 위치한다. 평균적으로 척수의 길이는 42~45cm로, 뒤통수뼈에서 첫째허리뼈(제1요추, first lumbar vertebra)의 아랫면까지 이어진다(그림 9-13).

그림 9-14에서 H자 모양을 하는 척수의 중심 부위를 확인한다. 이 부분은 회색질, 즉 주로 신경세포의 가지돌기와 세포체로 이루어진다. 척수의 바깥부분은 말이집신경섬유다발

9

표 9-1 주요 뇌구획의 기능

뇌영역	기능
뇌줄기(brainstem)	
숨뇌(medulla oblongata)	척수와 고위 뇌중추 사이를 연결하는 양방향 전도로; 심장, 호흡 및 혈관운동조절중추
다리뇌(pons)	뇌영역과 다른 신체부위 사이를 연결하는 양방향 전도로; 호흡 조절
중간뇌(midbrain)	양방향 전도로; 시각신경자극과 청각신경자극을 중계
소뇌(cerebellum)	근육협조; 평형 및 자세의 유지; 대뇌 보조
사이뇌(diencephalon)	
시상하부(hypothalamus)	체온, 수분균형, 수면주기 조절, 식욕 및 성적각성의 조절
시상(thalamus)	여러 신체 부위에서 대뇌겉질로 가는 감각중계소; 감정 및 각성기전
솔방울샘(pineal gland)	빛의 변화에 반응하여 멜라토닌 방출 인체 내 시계 기능
대뇌(cerebrum)	감각인지, 감정, 의지적 운동(수의운동), 의식 및 기억

인 척수신경로(spinal tract)로 구성된 백색질 기둥으로 이루어진다.

척수신경로는 뇌와 척수 사이에서 양방향으로 달리는 전도로(conduction path)이다. 오름길(상행로, ascending tract)은 신경자극을 척수에서 뇌로 전달하고, 내림길(하행로, descending tract)은 뇌에서 척수로 자극을 전달한다.

신경로는 백색질을 이루는 기능적 구조체계로, 같은 신경로를 이루는 축삭은 모두 하나의 공통된 기능이 있다. 예를 들어 척수시상로(spinothalamic tract)는 감각기능이 있어서 이들은 가벼운 촉각(crude touch), 통증(pain), 온도(temperature) 감각을 유발하는 신경자극을 전달한다. 그림 9-14에 나와 있는 다른 오름길 중 널판다발(박속, gracilis tract)과 쐐기다발(설상속, cuneate tract)은 세밀한 촉각(fine touch)과 압각을 뇌로 전달한다. 앞척수소뇌로(전척수소뇌로, anterior spinocerebellar tract)와 뒤척수소뇌로(후척수소뇌로, posterior spinocerebellar tract)는 근육의 길이에

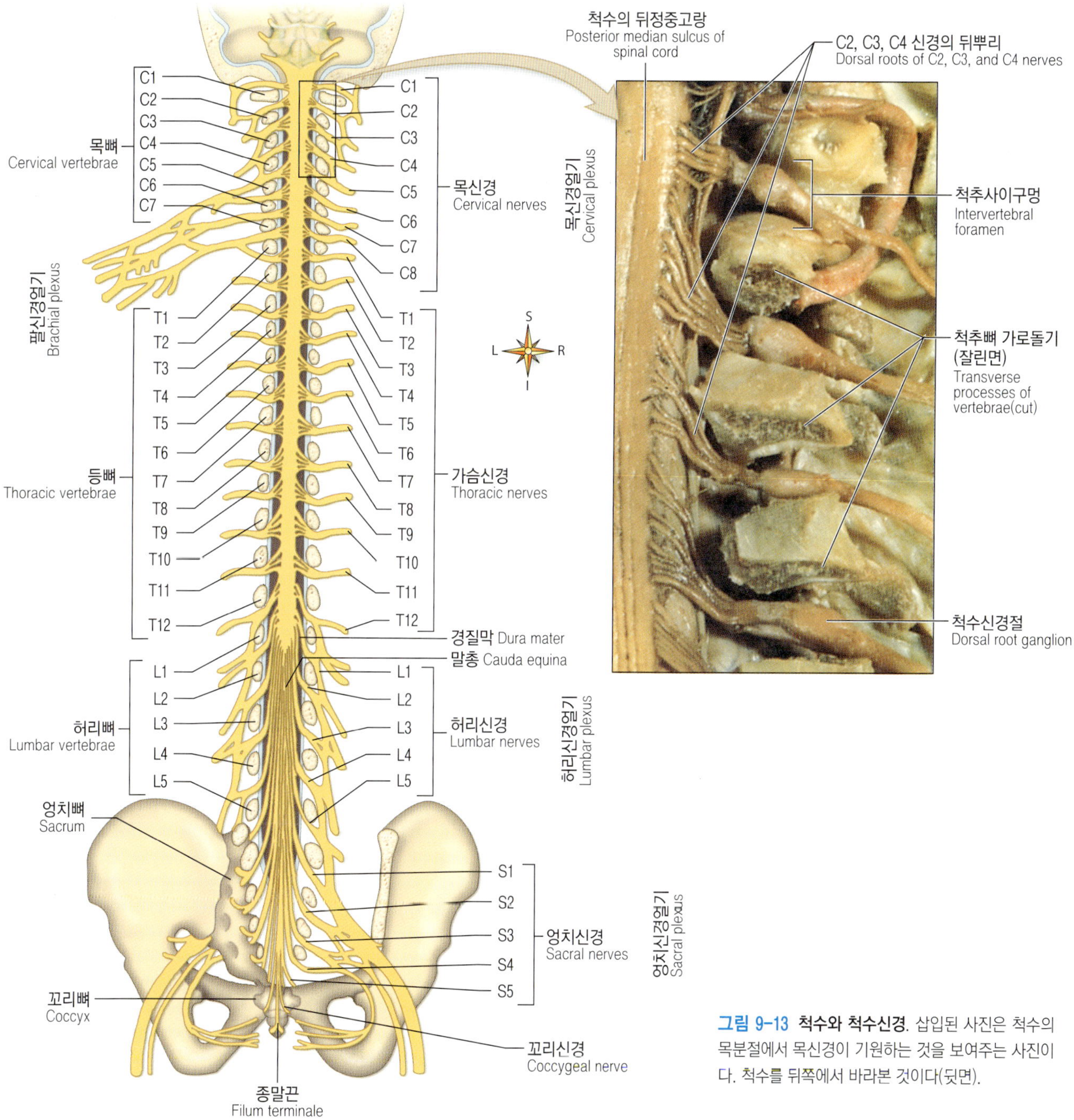

그림 9-13 척수와 척수신경. 삽입된 사진은 척수의 목분절에서 목신경이 기원하는 것을 보여주는 사진이다. 척수를 뒤쪽에서 바라본 것이다(뒷면).

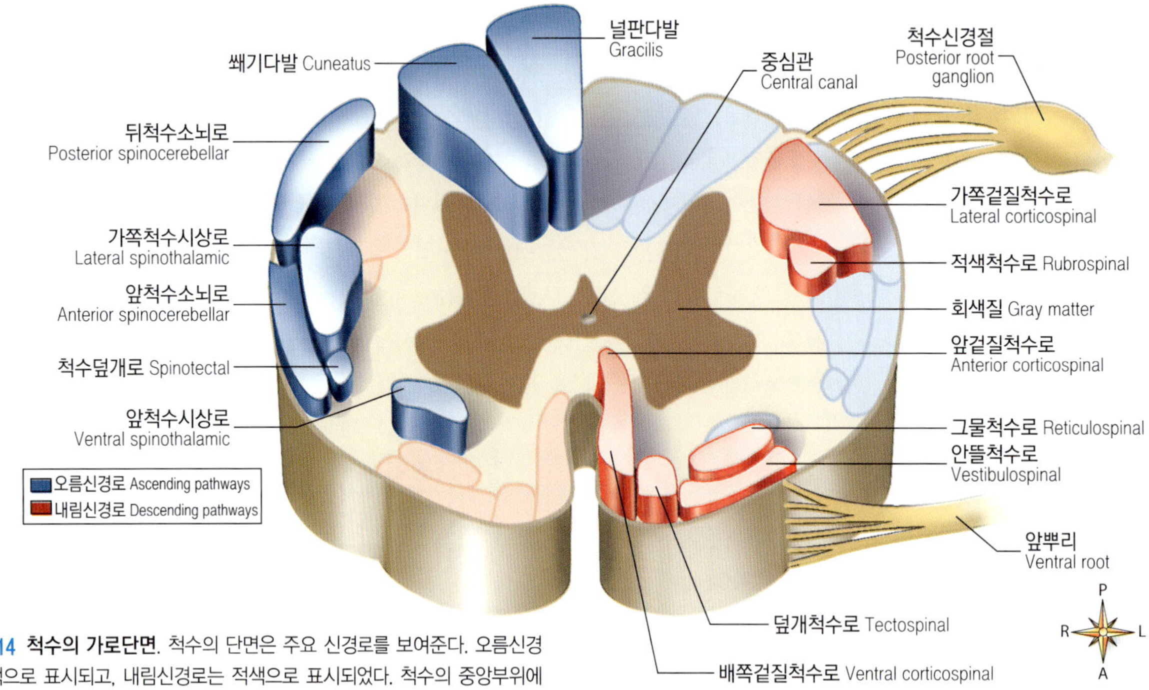

그림 9-14 척수의 가로단면. 척수의 단면은 주요 신경로를 보여준다. 오름신경로는 청색으로 표시되고, 내림신경로는 적색으로 표시되었다. 척수의 중앙부위에 갈색으로 표시된 회색질과 척수에 붙어있는 황색으로 표시된 신경뿌리를 볼 수 있다.

관한 정보를 소뇌로 전달한다.

내림길인 가쪽겉질척수로(외측피질척수로, lateral corticospinal tract)는 다양한 수의운동을 조절하는 신경자극을 전달한다.

기능

척수의 기능을 이해하려면 먼저 호텔의 자동전화교환시스템을 떠올려보아야 한다. 108호실의 투숙객이 교환시스템을 통해 520호실의 내선번호를 입력하면 수초 내에 520호실의 투숙객이 이에 응답한다. 즉, 순식간에 3가지 일이 일어난다. 우선 108호실의 메시지는 교환시스템으로 전달된다. 교환시스템은 이 메시지를 적절한 경로, 즉 520호실로 가는 내선에 연결한다. 결국 메시지는 이 경로를 통해 교환시스템에서 520호실로 전달된다. 자동전화교환시스템은 원하는 전화연결을 가능하게 하는 회로를 제공하고 전화선을 연결해 준다.

척수의 기능도 이와 유사하다. 척수에는 수많은 반사중추가 있다. 그림 9-5로 돌아가보자. 그림에 나오는 사이신경세포가 바로 척수반사중추의 예이다. 사이신경세포가 척수로 들어오는 감각신경자극을 척수에서 나가는 운동신경자극으로 연결하거나 전달함으로써 반사가 일어난다.

반사활의 중추가 척수에 위치하는 반사를 척수반사(spinal cord reflex)라 한다. 대표적인 척수반사에는 도피반사(회피반사, withdrawal reflex)와 힘줄반사(jerk reflex) 2가지가 있다. 뜨거운 물체에 손이 닿았을 때 빠르게 손을 떼는 반응이 도피반사의 예이며, 힘줄반사로는 무릎반사(knee jerk)를 예로 들 수 있다.

척수는 일차반사중추(primary reflex center)로 작용하며, 이미 언급한 대로 척수신경로는 뇌로 들어가고 나오는 신경자극을 전달한다. 감각신경자극은 오름길을 따라 뇌로 향하고, 뇌에서 시작된 운동신경자극은 내림길을 따라 아래로 향한다. 그러므로 척수가 완전히 절단되면 손상부위보다 아래쪽의 신체부위에서 들어오는 신경자극은 더 이상 뇌로 전달되지 못하며, 뇌에서 해당 신체부위로 향하는 정보도 마찬가지이다. 요약하면 이러한 유형의 척수손상은 무감각(anesthesia)과 마비(paralysis), 즉 감각과 수의운동의 소실을 초래한다.

덮는 막과 액체공간

뇌척수막과 뼈

신경조직(nerve tissue)은 중등도의 압력만으로도 신경세포 사망이 초래될 정도로 약한 조직이다. 따라서 신경계통의 주요 장기인 뇌와 척수는, 액체로 채워진 질긴 막인 뇌척수막(meninges)으로 둘러싸여 보호받는다. 뇌척수막의 바깥은 다시 뼈로 둘러싸인다.

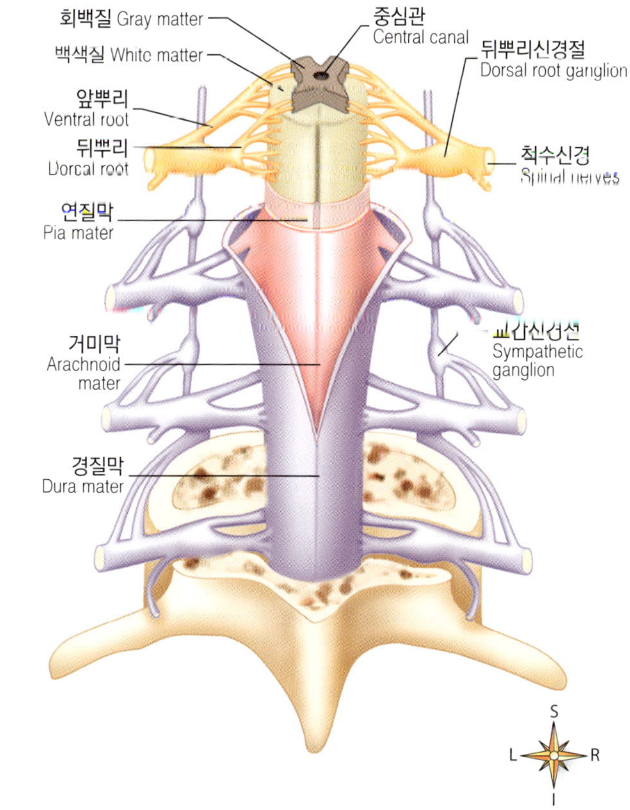

그림 9-15 척수와 둘러싼 구조. 뇌척수막, 척수신경 및 교감신경줄기를 뒷모습으로 나타냈다.

척수막(spinal meninges)은 척수 주위를 관 모양으로 감싸며, 척수를 둘러싸는 척추뼈의 척추뼈구멍(vertebral foramen) 속면을 덮는다. 그림 9-15에서 척수막의 세 층을 확인할 수 있다. 경질막(경막, dura mater)은 가장 바깥층을 이루는 질긴 막으로, 척주관(vertebral canal)의 속면을 덮는다. 연질막(연막, pia mater)은 척수 자체를 덮는 가장 속막이고, 거미막(지주막, arachnoid mater)은 경질막과 연질막 사이에 위치한다. 거미막은 거미집과 유사한 구조이며, 그 사이사이 공간에 액체가 들어 있다. 'arachnoid'는 거미집 모양이란 의미이다.

척수를 감싸서 보호하는 척수막은 위쪽으로 연장되어 뇌를 완전히 둘러싼다(그림 9-17).

뇌막의 감염 또는 염증을 수막염(meningitis)이라 한다. 주원인은 수막염균(*Neisseria meningitidis*)을 비롯한 세균이다. 그러나 바이러스 감염, 곰팡이 감염, 종양(tumor)과 같은 질환도 뇌막의 염증을 유발할 수 있다.

수막염 환자는 대개 심한 두통(headache)과 경부통(neck pain)을 호소하는데, 이러한 증상이 나타나면 곧바로 병원을 찾아 치료를 받아야 한다. 원인에 따라 수막염은 저절로 나을 수도 있고, 극심하고 치명적인 상태로 진행할 수도 있다.

뇌척수액이 위치한 공간

뇌와 척수를 감싸는 연질막과 거미막 사이에는 액체로 채워진 공간이 있다. 이 액체를 뇌척수액(cerebrospinal fluid, CSF)이라 한다.

뇌척수액은 뇌 속의 공간인 뇌실(cerebral ventricle)도 채우고 있다. 그림 9-16에서 불규칙한 모양을 하는 각 뇌실의 위치를 확인할 수 있다. 2개의 가쪽뇌실(외측뇌실, lateral ventricle)은 대뇌(사람의 뇌에서 가장 큰 부분)의 오른쪽과 왼쪽 반구에 각각 하나씩 위치한다.

뇌척수액은 우리 몸을 순환하는 액체 중 하나이다. 이는

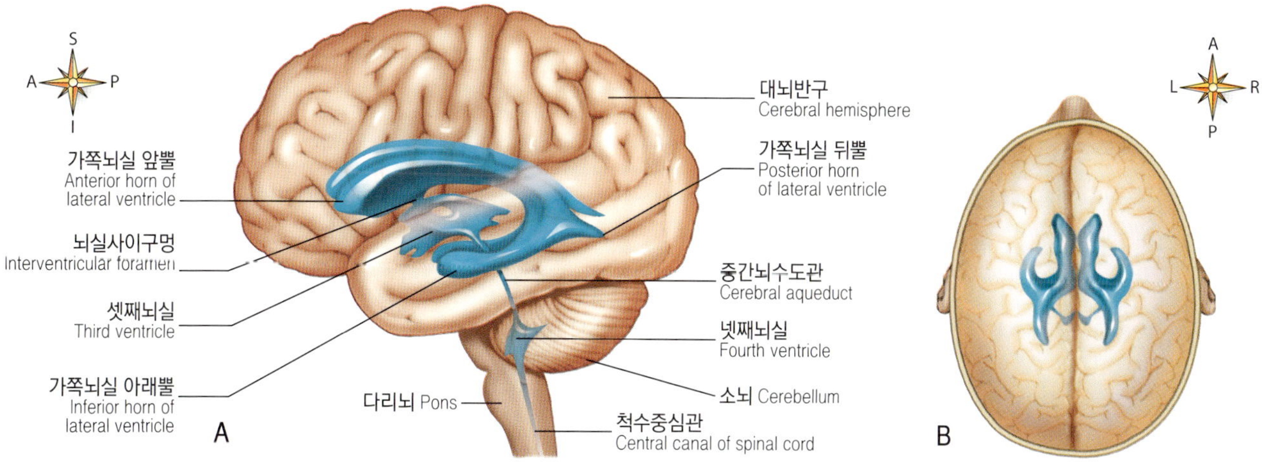

그림 9-16 뇌실. 뇌실을 강조하여 표현한 그림이다. 큰 그림은 왼쪽(A)에서, 작은 그림은 위쪽(B)에서 바라본 것이다.

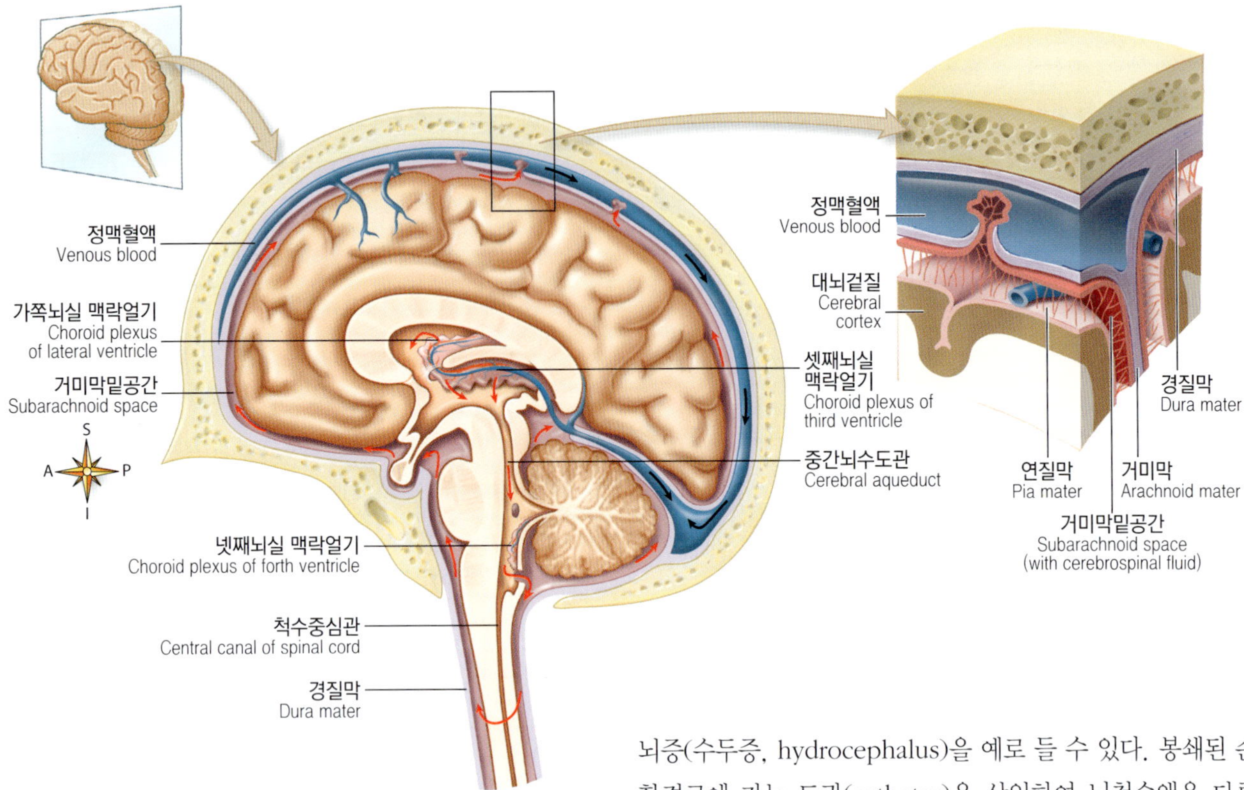

그림 9-17 뇌척수액의 순환. 뇌척수액은 각 뇌실의 맥락얼기에서 혈액의 여과 과정을 통해 생산된다. 뇌척수액은 가쪽뇌실, 뇌실사이구멍, 셋째뇌실, 중간뇌수도관 및 넷째뇌실을 차례로 거친 뒤, 거미막밑공간을 거쳐 혈액으로 흡수된다.

뇌의 모세혈관그물로 이루어진 맥락얼기(맥락총, choroid plexus)에서 생성되어 지속적으로 뇌실 속으로 분비된다.

뇌척수액은 가쪽뇌실에서 셋째뇌실(제3뇌실, third ventricle)로, 다시 중간뇌수도관(중뇌수도관, cerebral aqueduct)(그림 9-16, 그림 9-17)과 아래쪽의 넷째뇌실(제4뇌실, fourth ventricle)을 차례로 거쳐 흘러간다. 대부분의 뇌척수액은 넷째뇌실에 위치하는 작은 구멍들을 통해 직접 거미막밑공간으로 들어가고, 일부는 척수의 중심관(central canal)을 순환한 후 거미막밑공간으로 향한다. 뇌척수액은 척수 주위를 서서히 순환한 후 위쪽으로 올라가 뇌 주위(뇌막으로 이루어진 거미막밑공간)를 순환한 후 (뇌정맥의) 혈액으로 돌아간다.

뇌척수액의 생성, 순환, 흡수경로를 기억하고 있으면 특정 기형(abnormality)을 이해하는 데 매우 유용하다. 중간뇌수도관을 압박하는 뇌종양(brain tumor)이 생기면 종양에 의해 뇌척수액의 순환경로가 봉쇄될 수 있다. 뇌척수액은 지속적으로 생성되는데 배출에 장애가 있으므로 뇌척수액은 뇌실 또는 뇌막 속에 축적된다.

뇌실 속에 뇌척수액이 축적될 수 있는 다른 질환으로는 물뇌증(수두증, hydrocephalus)을 예로 들 수 있다. 봉쇄된 순환경로에 가는 도관(catheter)을 삽입하여 뇌척수액을 다른 신체부위로 배출하는 치료법이 있다(그림 9-18).

QUICK CHECK

1. 척수의 주된 기능은?
2. 뇌와 척수를 싸는 뇌척수막의 3부분은?
3. 뇌척수액이란? 그것의 기능은?

말초신경계통

뇌와 척수를 다른 신체부위와 연결하는 신경을 총칭하여 말초신경계통(peripheral nervous system, PNS)이라 한다. 말초신경계통은 중추신경계통을 피부 표면이나 뼈대근육과 같은 말초 구조에 연결한다. 말초신경 중뇌와 연결된 신경을 뇌신경(cranial nerve), 척수와 연결된 신경을 척수신경(spinal nerve)이라 한다.

이 밖에 자율신경계통(autonomic nervous system, ANS)도 말초신경계통의 일부로 분류한다. 자율신경계통은 뇌와 척수를 전신의 여러 샘, 심장근육(cardiac muscle) 및 민무늬근육(smooth muscle)에 연결한다.

뇌신경

뇌의 바닥면에는 12쌍의 뇌신경(cranial nerve, CN)이 나오는데, 그 대부분은 뇌줄기와 연결된다. 각 뇌신경의 부착부

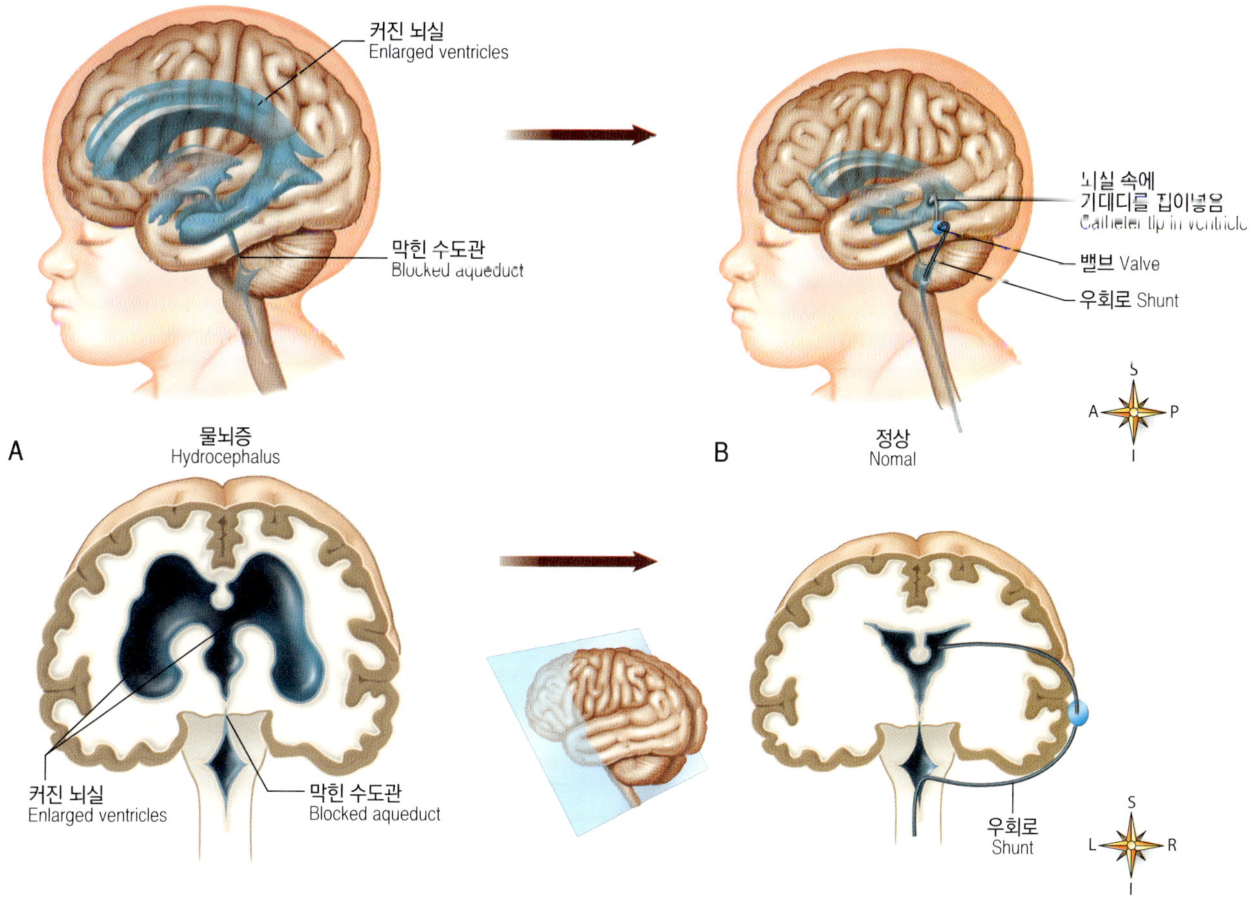

그림 9-18 물뇌증(수두증). **A:** 뇌척수액의 흐르는 경로가 좁아지거나 막히면 뇌실에 뇌척수액이 꽉 차게 되어 물뇌증이 생긴다. **B:** 이러한 상황이 되면 과량의 뇌척수액을 빼주기 위해서 수술적인 방법으로 관(tube)이나 우회로(shunt)를 통하여 치료할 수 있다. 이러한 방법을 통하여 뇌실과 뇌실 주위의 뇌조직이 정상으로 돌아올 수 있다.

위는 그림 9-19에 나와 있다. 뇌신경섬유는 머리와 목, 가슴과 배안의 구조물과 뇌 사이에서 신경자극을 전달한다.

예를 들어 둘째뇌신경인 시각신경(시신경, optic nerve)은 눈으로 들어오는 신경자극을 뇌로 전달하고, 이를 통해 우리는 시각을 감지한다. 셋째뇌신경인 눈돌림신경(동안신경, oculomotor nerve)은 뇌와 눈의 근육을 연결하여 보고자 하는 곳으로 눈의 근육을 수축시켜준다. 열째뇌신경인 미주신경(vagus nerve)은 목, 가슴, 배안의 구조물과 숨뇌 사이에서 신경자극을 전달한다.

표 9-2에 각 뇌신경의 이름과 기능을 간단히 설명하였다.

척수신경

구조

31쌍의 척수신경(spinal nerve)은 다음 순서로 척수에서 나온다.

- 첫 8쌍은 목분절(경수, cervical segment)
- 12쌍은 가슴분절(흉수, thoracic segment)
- 5쌍은 허리분절(요수, lumbar segment)
- 5쌍은 엉치분절(천수, sacral segment)
- 1쌍은 꼬리분절(미수, coccygeal segment)

뇌신경과 달리 척수신경은 특별한 이름을 따로 붙이지 않고 문자와 숫자를 사용하여 표현한다. 예를 들어 C1은 척수의 첫째목분절에 부착하는 척수신경을 가리키며, T8은 척수의 여덟째가슴분절에 부착하는 척수신경을 나타낸다.

그림 9-13에서는 척추의 목 부위를 해부하여 그 부위에서 기원하는 척수신경을 보여준다. 척수신경은 척수를 나온 후 여러 개의 가지를 내어 몸통과 팔다리로 향하는 많은 수의 말초신경(peripheral nerve)을 형성한다.

때때로 여러 높이에서 기원한 척수신경섬유가 재편성되어 단일말초신경을 형성하기도 한다. 이러한 재편성과정을 통해 형성된 구조를 얼기(총, plexus)라고 한다. 그림 9-13에는 몇 개의 얼기를 나타내었다.

표 9-2 뇌신경

	신경	신경자극	기능
I	후각신경(olfactory nerve)	코에서 뇌로 전달	후각
II	시각신경(optic nerve)	눈에서 뇌로 전달	시각
III	눈돌림신경(oculomotor nerve)	뇌에서 안구근육으로 전달	안구운동
IV	도르래신경(trochlea nerver)	뇌에서 바깥안구근육으로 전달	안구운동
V	삼차신경(trigeminal nerve)	머리피부와 점막, 치아에서 뇌로 전달; 뇌에서 씹기근육으로 전달	얼굴, 머리덮개 및 치아의 감각; 씹기(저작)
VI	갓돌림신경(abducens nerve)	뇌에서 바깥안구근육으로 전달	안구운동
VII	얼굴신경(facial nerve)	혀의 맛봉오리에서 뇌로 전달; 뇌에서 얼굴근육으로 전달	미각; 얼굴표정근의 수축
VIII	속귀신경(vestibulocochlear nerve)	귀에서 뇌로 전달	청각; 평형감각
IX	혀인두신경 (glossopharyngeal nerve)	인후와 혀의 맛봉오리에서 뇌로 전달; 뇌에서 인후근육과 침샘으로 전달	인후의 감각, 미각, 삼키기, 침의 분비
X	미주신경(vagus nerve)	인후, 후두, 가슴안과 배안의 장기로부터 뇌로 전달; 뇌로부터 인후근육, 가슴안과 배안의 장기로 전달	인후와 후두, 가슴안과 배안 장기의 감각; 삼키기, 발성, 심장박동을 느리게 하고 꿈틀운동을 촉진
XI	더부신경(accessory nerve)	뇌로부터 특정 어깨근육과 목근육으로 전달	어깨운동; 머리를 돌리는 운동
XII	혀밑신경(hypoglossal nerve)	뇌에서 혀근육으로 전달	혀의 운동

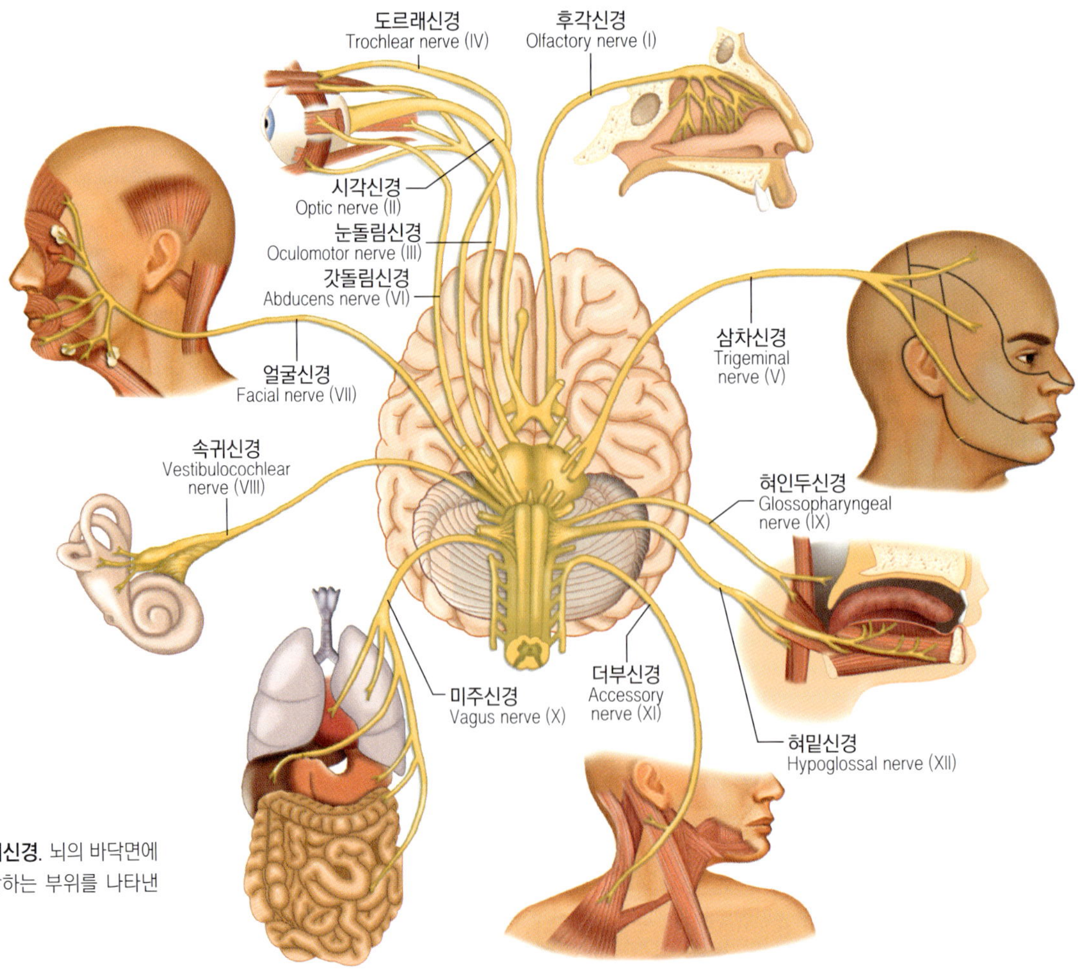

그림 9-19 뇌신경. 뇌의 바닥면에 뇌신경이 부착하는 부위를 나타낸 그림이다.

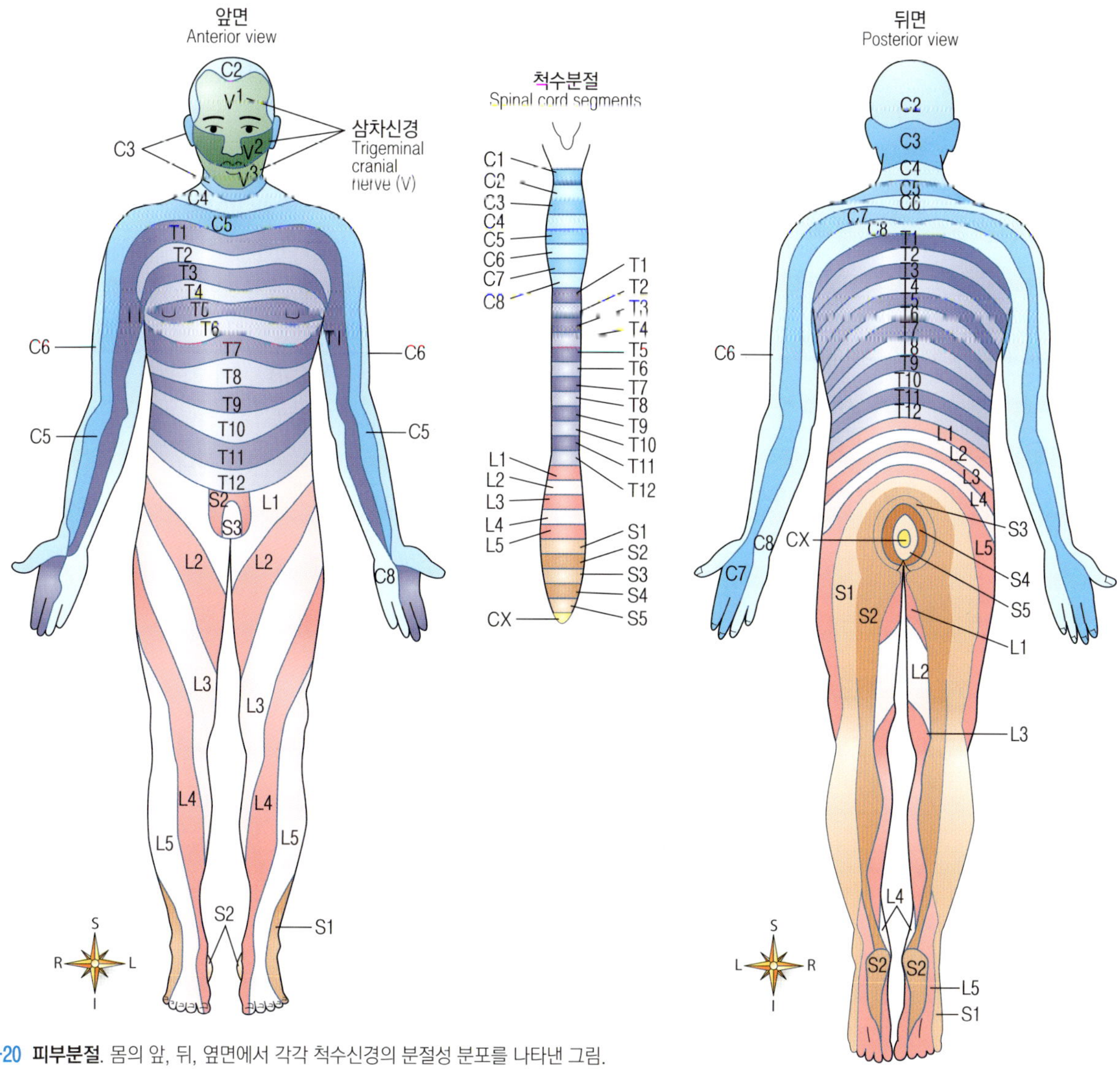

그림 9-20 피부분절. 몸의 앞, 뒤, 옆면에서 각각 척수신경의 분절성 분포를 나타낸 그림.
C: 목분질, T: 가슴분질, L: 허리분절, S: 엉치분절, CX: 꼬리분절

기능

척수신경은 뇌신경이 분포하지 않는 신체 부위와 척수 사이에서 신경자극을 전달한다. 그림 9-13에 나타낸 척수신경에는 모두 감각섬유와 운동섬유가 모두 포함되어 있으므로 각각의 척수신경은 감각(sensation)과 운동(movement) 기능을 모두 담당한다. 특정 질환 또는 손상으로 인해 척수신경을 통한 신경자극 전도과정에 이상이 생기면 그 신경이 분포하는 영역에서 감각과 운동이 소실된다.

각 척수신경이 기원하는 척수 부위와 이들이 분포하는 영역 사이에는 밀접한 연관성이 있으며, 이는 각 척수신경의 피부분포를 상세히 지도화해 보면 확실히 알 수 있다(그림 9-20). 척수신경 각 분절이 피부 어느 영역에 분포하는가를 알면 진단할 때 도움이 많이 된다. 예를 들어 신경과의사는 침통각검사(pinprick test)를 통해 감각소실 부위를 찾아냄으로써 척수 또는 신경의 어느 부위에 손상이 생겼는가를 알아낼 수 있다. 하나의 척수신경이 지배하는 피부영역을 피부분절(dermatome)이라 한다. 그림 9-20에 나와 있다.

QUICK CHECK

1. 뇌신경과 척수신경을 포함하는 신경계의 부분은?
2. 뇌와 안구근육을 연결하는 뇌신경은?
3. 척수신경반사?
4. 피부분절이란? 피부분절의 중요성은?

자율신경계통

개요

자율신경계통(autonomic nervous system, ANS)은 척수 또는 뇌줄기에서 심장근육, 민무늬근육 및 샘상피조직으로 신경자극을 전달하는 특정한 운동신경세포로 구성된다.

자율신경계통은 불수의기능(involuntary function, 예를 들어 심장박동, 위와 창자의 수축, 샘분비)을 조절하는 신경계통이다. 반면 뼈대근육의 수의작용(voluntary action)을 조절하는 운동신경을 가리켜 몸신경계통(체신경계통, somatic nervous system)이라 한다.

자율신경계통은 교감신경계통(sympathetic nervous system)과 부교감신경계통(parasympathetic nervous system)의 두 구획으로 구분한다(그림 9-21).

기능해부학

자율신경세포(autonomic neuron)는 자율신경계통을 구성하는 운동신경세포를 가리킨다. 자율신경세포의 세포체와 가지돌기는 척수 또는 뇌줄기의 회색질에 위치하며, 그 축삭은 말초신경계통에서 연접이 위치하는 곳인 자율신경절(autonomic ganglia)에 종지한다. 이 자율신경세포는 척수와 자율신경절 사이에서 신경자극을 전달하므로, 신경절이전신경세포(preganglionic neuron)라 한다.

신경절이전신경세포의 축삭말단은 신경절에서 신경절이

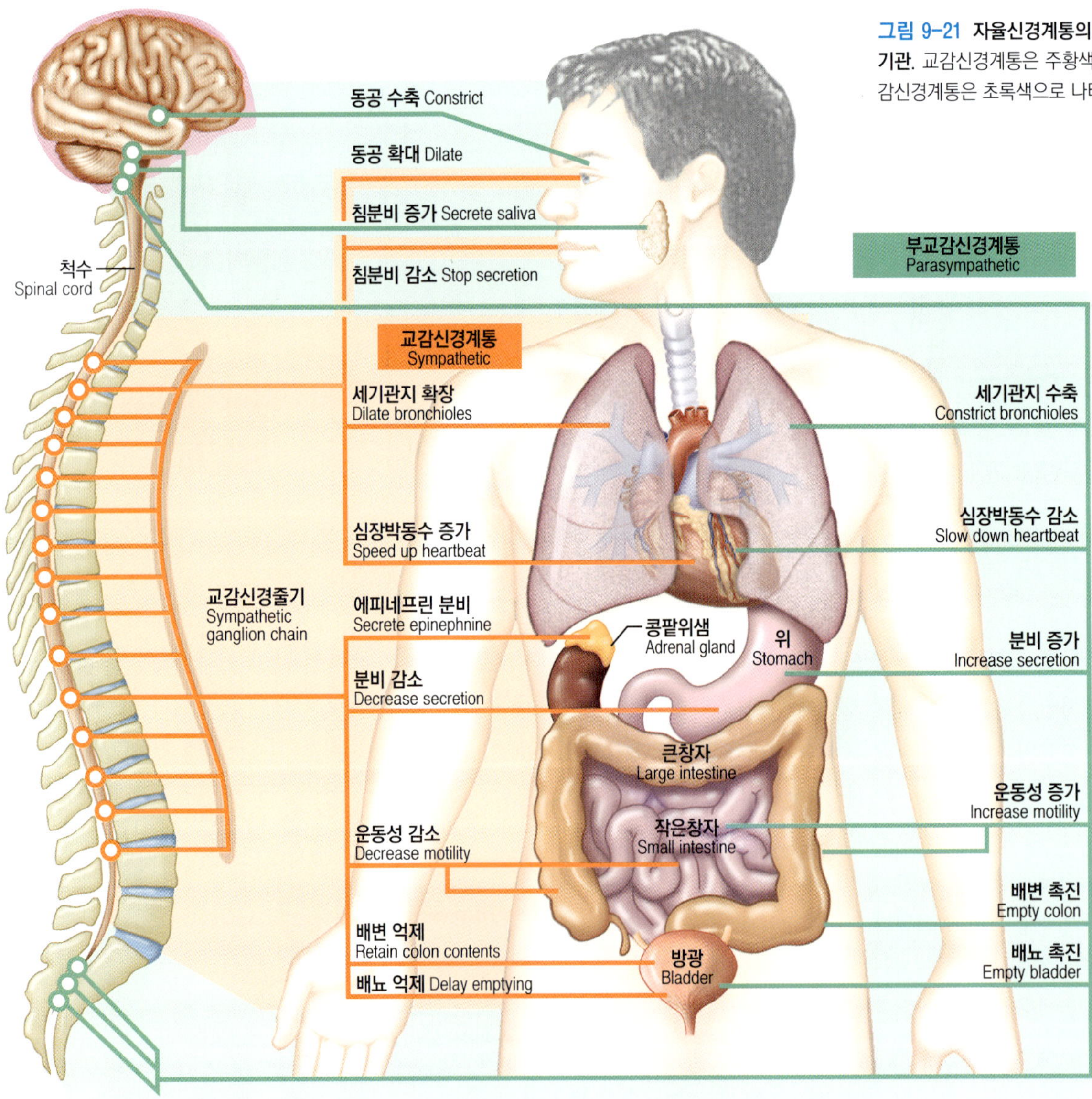

그림 9-21 **자율신경계통의 주요 표적기관.** 교감신경계통은 주황색으로, 부교감신경계통은 초록색으로 나타냈다.

후신경세포의 가지돌기 또는 세포체에 연접한다. 신경절이후신경세포(postganglionic neuron)는 신경절로부터 심장근육, 민무늬근육, 또는 샘상피조직으로 신경자극을 전달한다.

자율신경효과기(autonomic effector, 내장효과기, visceral effector)는 자율신경세포로부터 신경자극을 전달받는 조직을 말한다. 구체적으로 내장효과기란 심장벽을 구성하는 심장근육, 혈관이나 다른 속빈장기(hollow organ)의 벽을 이루는 민무늬근육, 샘분비부를 이루는 샘상피조직을 가리킨다.

자율신경전도로

중추신경계통(척수 또는 뇌줄기)에서 내장효과기로 이어지는 전도로와 몸효과기(체성효과기, somatic effector)로 이어지는 전도로는 약간 차이를 보인다. 그림 9-22, A의 오른쪽에 나온 것처럼 내장효과기로 가는 자율신경로는 두 신경세포의 중계(two-neuron relay)를 거친다. 신경자극은 척수나 뇌줄기에서 신경절이전신경세포를 거쳐 자율신경절(autonomic ganglia)로 전달된다. 신경절에 도달한 신경자극은 연접중계를 거쳐 신경절이후신경세포로 전달되고, 이어 내장효과기로 전달한다.

자율신경전도로(autonomic conduction paths)를 그림 9-22, A의 왼쪽에 나온 체성전도로를 비교해본다. 그림에 나온 바와 같이 체성운동신경세포(somatic motor neuron)는 (중간에 다른 신경과 연접 없이) 척수 또는 뇌줄기로부터 체성효과기로 신경자극을 직접 전달한다.

교감신경계통

구조

신경절이전교감신경세포(sympathetic preganglionic neuron)의 세포체와 가지돌기는 척수의 가슴분절(thoracic segment)과 상위허리분절(upper lumbar segment)의 회색질에 위치한다. 그러므로 교감신경계통(sympathetic division)을 가슴허리계통(thoracolumbar system)이라고도 한다.

그림 9-22, A의 오른쪽에 표시된 신경절이전교감신경세포의 축삭경로를 따라가보자. 이들의 축삭은 척수신경 앞뿌리(전근, anterior root)를 통해 척수를 떠나며 잠시 척수신경

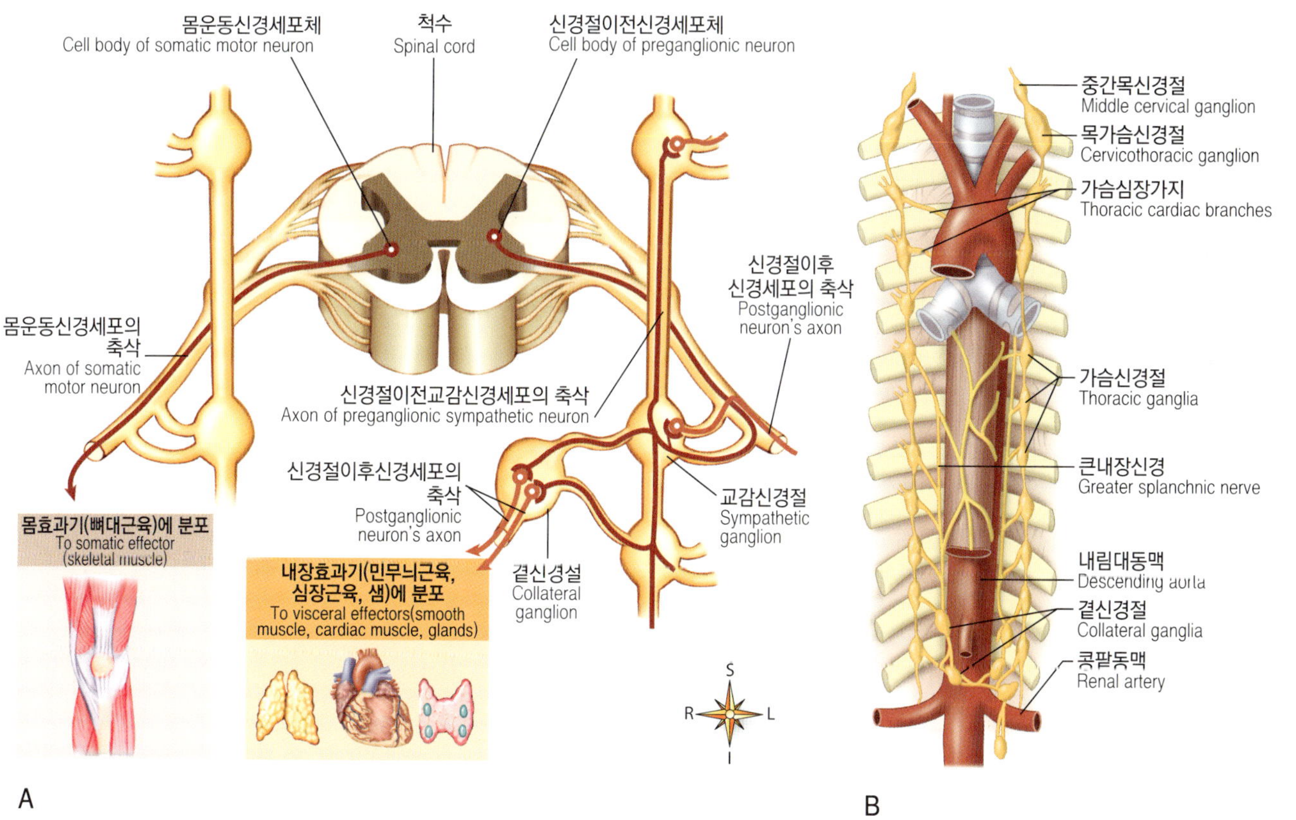

그림 9-22 자율신경전도로. **A:** 몸운동신경세포(체성운동신경세포)는 척수에서 몸효과기로 직접 신경자극을 전달한다. 그러나 척수에서 내장효과기로 향하는 모든 전도로는 최소한 2개의 자율운동신경세포, 즉 신경절이전신경세포와 신경절이후신경세포의 중계가 필요하다. **B:** 교감신경줄기신경절의 위치

의 성분으로 진행하다 곧 분리되어 교감신경절(sympathetic ganglion)에 종지한다. 일부는 교감신경절에서 신경연접(synapsis) 없이 곁신경절(collateral ganglion)에 종지한다. 신경절이전교감신경세포의 축삭은 그곳에서 각각 여러 개의 신경절이후신경세포와 연접한다. 신경절이후신경세포의 축삭은 내장효과기에 종지한다.

그림 9-22, A에 나온 바와 같이, 신경절이전축삭은 또한 그들이 기원한 높이보다 위아래에 있는 신경절로 올라가거나 내려가 종지한다. 그러므로 모든 신경절이전교감축삭은 각각 많은 신경절이후신경세포와 연접한다. 그러므로 교감신경반응(sympathetic response)은 대개 매우 광범위하게 나타나며, 장기 하나에 국한되기보다는 여러 장기에 영향을 미친다.

신경절이후교감신경세포(sympathetic postganglionic neuron)의 세포체와 가지돌기는 교감신경절에 위치한다. 교감신경절은 척주의 앞과 양옆에 위치하며, 짧은 신경섬유로 연결되어 마치 두 줄의 구슬목걸이 같은 모양을 하므로 이들을 흔히 교감신경줄기신경절(sympathetic chain ganglia)이라고도 한다(그림 9-22, B).

신경절이후교감신경세포의 축삭은 척수신경에 포함되어 전신의 혈관, 땀샘 및 털세움근으로 간다. 많은 신경절이후교감축삭은 별개의 자율신경을 통해 다양한 내장기관에 분포한다.

교감신경계통의 기능

교감신경계통은 응급상황에서 활성화되는 신경계통이다. 매우 격렬한 운동을 하거나 분노, 공포, 미움, 불안과 같은 강렬한 감정이 유발될 때, 많은 내장기관은 교감신경자극에 의해 통제된다. 간단히 말해 종류에 상관없이 극심한 스트레스가 있을 때는 이에 대항하기 위해 여러 내장효과기로 향하는 교감신경자극이 증가하고, 그 결과 신체 전반에 걸쳐 광범위한 변화가 빠르게 초래된다.

표 9-3의 가운데 부분은 다양한 교감신경반응을 나열한 것이다. 심장박동은 빨라진다. 대부분의 혈관은 수축하고, 그 결과 혈압은 상승한다. 뼈대근육으로 가는 혈관은 확장되어 근육으로 가는 혈류가 증가한다. 땀샘과 콩팥위샘(adrenal gland)의 분비량은 증가하고, 침샘을 비롯한 소화샘의 분비는 감소한다. 소화관의 수축(꿈틀운동, peristalsis)은 느려지고 소화기능은 떨어진다.

교감신경은 이러한 모든 작용을 통해 보다 강력한 근육운동이 일어날 수 있는 상태에서 맞서 싸우거나 도피할 수 있도록 준비시킨다. 교감신경계통의 조절로 나타나는 이러한 변화를 총칭하여 공격 또는 도피반응(fight-or-flight response)이라고 한다.

부교감신경계통

구조

부교감신경계통의 신경절이전신경세포의 가지돌기와 세포체는 뇌줄기와 척수의 엉치분절에 위치하기 때문에 부교감신경계통을 머리엉치계통(craniosacral system)이라고도 한다.

신경절이전부교감신경세포의 축삭은 상당한 거리를 진행하여 머리, 가슴, 배안까지 그들이 지배하는 내장효과기 가까이 위치한 부교감신경절(parasympathetic ganglia)에 종지한다.

부교감신경절은 일반적으로 효과기에 가깝게 위치하며, 이곳에 신경절이후부교감신경세포의 세포체와 가지돌기가 위치하고, 이들은 짧은 축삭을 내어 인접한 효과기에 분포한다. 그러므로 각각의 신경절이전부교감신경세포는 하나의 효과기에 분포하는 신경절이후신경세포에만 연접한다.

이러한 이유로 부교감신경계통 흥분으로 인한 반응은 흔히 한 장기에만 나타난다. 이미 언급한 대로 교감신경반응은 이와 달리 대개 여러 장기의 반응을 유발한다.

부교감신경계통의 기능

매일 정상적인 일상에서는 부교감신경계통이 우세하게 작용한다. 예를 들어 부교감신경섬유를 자극하면 심장박동은 느려지고, 연동은 증가하며, 소화액과 인슐린(insulin)의 분비도 증가한다(표 9-3). 그래서 부교감신경계통은 교감신경과 반대작용을 나타낸다.

자율신경계통의 신경전달물질

그림 9-23에는 자율신경전달물질(autonomic neurotransmitter), 즉 자율신경세포의 축삭종말에서 유리되는 화학물질이 설명되어 있다.

세 종류의 축삭, 즉 신경절이전교감축삭, 신경절이전부교감축삭 및 신경절이후부교감축삭에서는 아세틸콜린(acetylcholine)이 유리된다. 그러므로 이들은 콜린성 섬유(cholinergic fiber)로 분류된다.

나머지 자율신경축삭, 즉 신경절이후교감신경세포의 축삭만이 신경전달물질로 노르에피네프린(norepinephrine, 노르아드레날린, noradrenaline)을 유리한다. 이들을 아드레날린 섬유(adrenergic fiber)라 한다.

표 9-3 자율신경기능

내장효과기	교감조절	부교감조절
심장근육	심장박동이 빨라진다.	심장박동이 느려진다.
민무늬근육		
대부분의 혈관	혈관수축이 일어난다.	해당 없다.
뼈대근육 혈관	혈관확장이 일어난다.	해당 없다.
소화관	연동을 감소시킨다, 배변을 억제한다.	연동을 증가시킨다.
항문조임근	자극한다, 조임근이 닫힌다.	억제한다, 조임근이 열려 배변이 일어난다.
방광	억제한다, 방광이 이완한다.	자극한다, 방광이 수축한다.
방광조임근	자극한다, 조임근이 닫힌다.	억제한다, 조임근이 열려 배뇨가 일어난다.
눈		
홍채	부챗살섬유를 자극한다, 동공확대	돌림섬유를 자극한다: 동공수축
섬모체근	억제한다, 원거리 조절(accommodation, 수정체가 납작해진다)	자극한다, 근거리 조절(수정체가 두꺼워진다)
털(털세움근)	자극한다, 소름	분포하지 않는다.
샘		
부신속질	에피네프린 분비를 증가시킨다.	해당 없다.
땀샘	땀 분비를 증가시킨다.	해당 없다.
소화샘	소화액 분비를 감소시킨다.	소화액 분비를 증가시킨다.

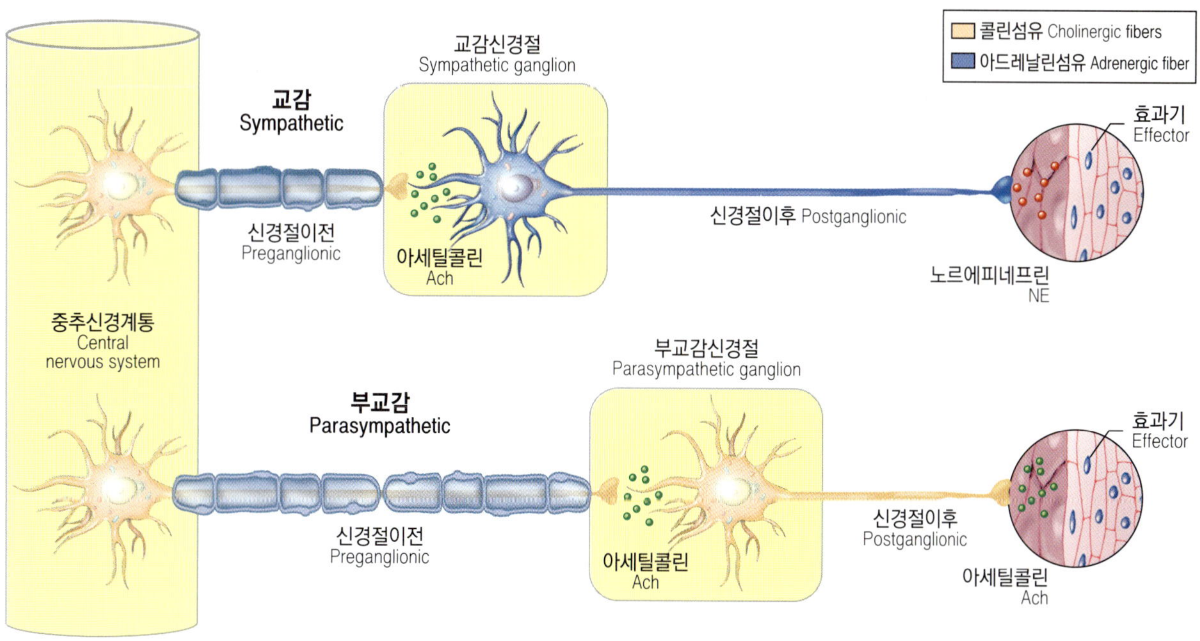

그림 9-23 자율신경전달물질. 자율신경섬유의 네 가지 유형 중 세 종류는 아세틸콜린을 분비하는 콜린성 섬유이다. 신경절이후교감신경섬유만이 노르에피네프린을 분비하는 아드레날린섬유이다.

자율신경계통의 두 구획은 서로 다른 신경물질을 사용하여 효과기를 자극하므로, 각 장기는 자극이 어떤 구획에서 오는지를 구분할 수 있다. 예를 들어 부교감신경계통의 아세틸콜린 자극이 오면 심장은 박동을 늦춘다. 반면 노르에피네프린, 즉 교감신경계통의 신호가 오면 심장활성은 증가한다.

전반적인 자율신경계통

자율신경계통은 항상성(homeostasis)을 유지하거나 또는 빠르게 회복시키는 방향으로 불수의적인 신체기능을 조절한다.

많은 내장기관이 자율신경계통의 이중신경지배를 받는다. 다시 말해 이들 내장기관에는 부교감신경과 교감신경섬유가 모두 분포하며, 지속적으로 이들을 자극한다. 표 9-3에 나온 바와 같이 교감신경과 부교감신경은 서로 반대 또는 맞버팀작용(대항작용, antagonistic action)을 한다.

예를 들어 심장에는 심장박동을 빠르게 하는 교감신경자극과 심장박동을 늦추는 부교감신경자극이 지속적으로 들어온다. 실제의 심장박동수를 결정하는 (서로 대항하는) 이 두 힘 간의 비는, 각 신경계통의 자율신경전달물질의 상대적인 양에 따라 결정된다.

엄밀히 말해, 자율신경계통(autonomic nervous system)이라는 용어는 틀린 말이다. 이 부위의 신경계통은 다른 부위의 신경계통과 독립된 것처럼 보이지만, 실제는 그렇지 않다. 그림 9-23에 나온 바와 같이 신경절이전신경세포의 세포체와 가지돌기는 척수와 뇌줄기에 위치하지만 이들은 지속적으로 보다 상위에 위치하는 신경세포로부터 직·간접적인 영향을 받는다. 대표적인 상위기관으로는 시상하부신경세포(hypothalamic neuron)와 둘레계통(변연계통, limbic system), 또는 감정의 뇌(emotional brain)이라 불리는 대뇌겉질신경세포를 들 수 있다. 이들 영역에서 이어지는 전도경로를 통해 감정은 우리 몸의 자율기능, 즉 심장근육과 민무늬근육의 수축, 샘분비 등에 광범위한 변화를 일으킬 수 있다. 예를 들어, 분노와 공포는 교감신경활성을 증가시키고 공격 또는 도피반응을 초래한다.

일부 생리학적 연구에 의하면, 명상(meditation)과 같은 의식상태에서는 교감활성이 감소하고 공격 또는 도피반응 때와는 반대되는 일련의 변화가 일어난다고 한다.

QUICK CHECK

1. 자율신경계의 두 계통은?
2. 부교감신경계의 기능은?
3. 자율신경경로에 사용되는 두 가지 신경전달물질은?

9

용어 terminology

가장자리계통, 변연계통 limbic system

감각신경세포 sensory neuron

거미막 arachnoid

경질막 dura mater

고랑 sulcus, 복수형은 sulci

공격 또는 도피반응 fight-or-flight response

교감신경계통 sympathetic system

날성의, 원심성의 efferent

뇌들보, 뇌량 corpus callosum

뇌신경 cranial nerve

뇌실 ventricle

뇌척수막 meninx, 복수형은 meninges

뇌척수액 cerebrospinal fluid

다리뇌 pons

다발 fascicle

대뇌 cerebrum

대뇌겉질 cerebral cortex

들성의, 구심성의 afferent

말이집 myelin

말이집섬유 myelinated fiber

말초신경계통 peripheral nervous system, PNS

맥락얼기 choroid plexus

무감각 anesthesia

미세아교세포 microglia

바닥핵 cerebral nuclei, basal ganglia

반사 reflex

반사활, 반사궁 reflex arc

백색질 white matter

별아교세포 astrocyte

부교감신경계통 parasympathetic system

사이뇌 diencephalon

사이신경세포 interneuron

산화질소 nitric oxide

수용기, 수용체 receptor

숨뇌, 연수 medulla oblongata

슈반세포 Schwann cell

시상 thalamus

시상하부 hypothalamus

신경다발막 perineurium

신경로 tract

신경섬유마디 nodes of Ranvier

신경섬유막 endoneurium

신경전달물질 neurotransmitter

신경절 ganglion, 복수형은 ganglia

신경절이전신경세포 preganglionc neuron

신경절이후신경세포 postganglionic neuron

신경집 neurilemma

아드레날린섬유 adrenergic fiber

연접 synapse

연접이전신경세포 presynaptic neuron

연접이후신경세포 postsynaptic neuron

연접틈새 synaptic cleft

연질막 pia mater

운동신경세포 motor neuron

이랑 gyrus, 복수형은 gyri

자율신경계통 autonomic nervous system, ANS

자율신경세포 autonomic neuron

자율신경효과 autonomic effect

종말단추 synaptic knob

중간뇌 midbrain

중추신경계통 central nervous system, CNS

척수신경 spinal nerve

척수신경로 spinal tract

콜린섬유 cholinergic fiber

피부분절 dermatome

혈액뇌장벽 blood-brain barrier, BBB

활동전위 action potential

회색질 gray matter

희소돌기아교세포 oligodendrocyte

요약summary

개요

A. 신경계통과 내분비계통은 정보를 전달하면서 신체의 여러 기능을 조절한다.

B. 항상성은 두 계통이 적절하게 조절되고 융합될 때만 가능하다.

신경계통의 구성 (그림 9-1)

A. 중추신경계통(central nervous system, CNS): 뇌와 척수

B. 말초신경계통(peripheral nervous system, PNS): 모든 신경

C. 자율신경계통(autonomic nervous system, ANS)

신경계통의 세포

A. 신경세포
1. 세 개의 주요 부위로 구성: 가지돌기, 신경세포체, 축삭 (그림 9-2)
a. 세포체(cell body)
b. 가지돌기(dendrite): 신경자극을 신경세포체 쪽으로 전달
c. 축삭(axon): 신경세포체로부터 먼쪽으로 신경자극을 전도
(1) 말이집: 신경교세포에서 만들어진 백색을 띠고, 지방으로 구성되며, 일부 축삭을 싸고 있다.
(2) 신경섬유마디: 말이집 사이의 틈새
(3) 신경집(neurilemma): 말이집의 바깥층이며 손상된 축삭의 재생에 관여
2. 신경세포는 기능에 따라 다음과 같이 분류한다.
a. 감각신경세포(sensory neuron): 척수와 뇌로 신경자극을 전도
b. 운동신경세포(motor neuron): 뇌와 척수에서 근육과 샘으로 신경자극을 전도
c. 사이신경세포(interneuron): 감각신경세포에서 운동신경세포로 신경자극을 전도

B. 신경아교세포
1. 신경계통의 세포를 구조적 · 기능적으로 결합시켜 지지한다.
2. 중추신경계통의 신경아교세포(그림 9-3)
a. 별아교세포(astrocyte): 별 모양의 세포로, 작은 혈관과 신경세포를 연결
b. 미세아교세포(microglia): 염증이 있는 뇌조직으로 이동하여 포식작용(phagocytosis)을 수행하는 작은 세포
c. 희소돌기아교세포(oligodendrocyte): 중추신경계통에서 축삭을 감싸는 말이집(myelin sheath)을 형성
3. 말초신경계통의 아교세포: 슈반세포(Schwann cell)는 말초신경계통에서만 말이집 형성에 관여한다.

신경과 신경로

A. 신경(nerve): 말초신경계통의 축삭다발(그림 9-4)
1. 신경집: 섬유성 결합조직
a. 신경섬유막(신경속막, endoneurium): 개개의 신경섬유를 둘러싼다.
b. 신경다발막(perineurium): 신경섬유무리(신경다발, fascicle)를 둘러싼다.
c. 신경바깥막(신경외막, epineurium): 신경 전체를 감싼다.

B. 신경로(tract): 중추신경계통의 축삭다발을 가리킨다.
1. 백색질(white matter): 뇌와 척수조직에서, 주로 말이집축삭(myelinated axon, 신경로)으로 이루어진 부위를 가리킨다.
2. 회색질(gray matter): 뇌와 척수조직에서, 주로 세포체와 민말이집신경섬유(unmyelinated fiber)로 이루어진 부위를 가리킨다.

신경신호

A. 반사활
1. 신경자극은 반사활이라 불리는 경로를 통해 수용기에서 효과기로 전도된다. 반사활을 통한 신경자극전도는 반사반응(근육수축 또는 샘분비)을 유발한다.
2. 가장 단순한 형태의 반사활은 이신경원반사활(two-neuron arc)이다. 이 반사활에서는 감각신경세포가 척

수의 운동신경세포에 연접한다.

3. 삼신경원반사활(three-neuron arc)에서는 감각신경세포가 척수의 사이신경세포에 연접하고, 이 사이신경세포는 다시 척수의 운동신경세포에 연접한다(그림 9-5).

B. 신경자극

1. 정의: 신경세포막의 표면을 따라 자가전파되는 전기적 교란(종종 활성전위라고 한다)
2. 기전(그림 9-6)
   a. 휴식시, 신경세포막은 밖에는 약간 양전하를 띠고 있어서 분극(polarized)상태라 하며, 이러한 이유는 신경세포막 밖에는 나트륨 이온(Na^+)이 약간 더 많기 때문이다.
   b. 자극(stimulus)이 오면 신경세포막의 나트륨 이온통로(Na^+ channel)가 열린다.
   c. 전기적으로 양성을 띠는 나트륨 이온이 세포 속으로 이동하면, 자극된 부위의 세포 바깥쪽은 음이온이 약간 과량인 상태가 되고, 탈분극(depolarization) 되어 신경자극이 시작된다[활성전위(action potential)].
3. 신경자극의 전도(그림 9-7)
   a. 지속적 전도: 흥분된 신경세포막 부위는 즉각적으로 재분극(repolarization)이 일어난다. 그리고 탈분극은 다음 부분에서 일어나서, 전기적 외란(electrical disturbances)은 막을 따라서 퍼지게 된다.
   b. 도약전도: 말이집으로 둘러싼 신경에서 전도는 마디사이를 점프하여 진행한다. 전도속도가 높게된다.

C. 연접

1. 정의: 화학물질(신경전달물질)이 연접이전신경세포(presynaptic neuron)의 신경종말에서 연접틈새(synaptic cleft)로 유리된다(그림 9-8).
2. 연접은 3개의 구조로 되어 있다. 종말단추(synaptic knob), 연접틈새(synaptic cleft), 연접이후신경세포의 형질막(plasma membrane).
3. 신경전달물질(neurotransmitter)은 연접후신경세포막(postsynaptic membrane)에 위치한 특정 수용체 분자에 결합하여 이온 통로를 열고, 그 결과 세포막을 통한 신경자극전도가 시작된다.
4. 신경전달은 신경전달물질이 수용체에서 제거되면 정지된다.
   a. 일부 신경전달물질은 연접틈새로부터 종말단추로 다시 확산되어 들어가고(reuptake), 이러한 신경전달물질은 다시 소포(vesicles)로 들어가서 훗날 사용을 기다린다. 이과정을 recycling이라고 한다.
   b. 일부 신경전달물질은 특정 효소에 의해 대사되어 불활성화된다(enzyme breakdown).
   c. 신경전달물질은 교세포(glial cell)에 의해 분해되기도 한다.
5. 신경전달물질의 종류: 아세틸콜린(acetylcholine), 카테콜아민[catecholamine, 노르에피네프린(norepinephrine), 도파민(dopamine)과 세로토닌(serotonin)], 엔돌핀(endorphins), 엔케팔린(enkephalins), 산화질소(nitric oxide) 등
6. 수용체: 각 신경전달물질은 화학적으로 들어맞는(chemically fit) 단지 한 개의 수용체와 결합한다.
7. 파킨스병(Parkinson disease): 뇌의 특정 부위에 도파민이 감소하여 생기는 만성질환이다(그림 9-9).

중추신경계통

A. 중추신경계통을 구성하는 두 가지 주요 구조인 뇌와 척수는 몸의 정중시상면에 위치한다.

B. 뇌(그림 9-11, 표 9-1)

1. 뇌줄기(brainstem)
   a. 아래부터 숨뇌(medulla oblongata), 다리뇌(pons), 중간뇌(midbrain)의 순으로 세 부분으로 구성
   b. 구조: 여러 개의 작은 회색질 구조가 백색질 전반에 흩어져 있음
   c. 기능
      (1) 뇌줄기의 세 부분은 감각신경로와 운동신경로를 갖고 있음
         (a) 감각신경로는 자극을 뇌의 고위중추로 전달
         (b) 운동신경로는 뇌의 고위중추에서 척수로 전달
      (2) 회색질은 빈사중추(reflex center)로 작용
2. 소뇌(cerebellum)
   a. 구조
      (1) 사람의 뇌에서 두 번째로 큰 부분
      (2) 회색질은 바깥쪽에 위치하고, 얇지만 많은 굴곡이 되어 있어, 정보전개과정(processing infor-

9

mation)을 위한 많은 표면적을 제공

(3) 소뇌나무(arbor vitae): 안쪽에 위치한 백색질이 나무처럼 생긴 구조

b. 기능

(1) 근육수축을 조절하여 부드럽고 조화로운 운동(smooth coordinated movement)을 가능하게 하고, 평형을 유지하며, 지속적으로 정상적인 자세를 유지할 수 있게 해 줌

(2) 소뇌는 대뇌를 비롯한 다른 뇌부위를 보조하는, 광범위한 조정효과가 있음

3. 사이뇌(diencephalon)

a. 시상하부(hypothalamus)의 구조와 기능

(1) 주로 뇌하수체뒤엽(posterior pituitary gland), 뇌하수체줄기(pituitary stalk) 및 회색질로 구성

(2) 자율신경계통의 조절중추로 작용하며, 이를 통해 내장기관 대부분의 기능을 조절

(3) 뇌하수체앞엽(anterior pituitary gland)과 뒤엽의 호르몬 분비를 조절함으로써 대부분의 내분비샘에서의 호르몬 분비를 간접적으로 조절

(4) 식욕, 각성, 쾌락의 조절중추가 위치

b. 시상(thalamus)

(1) 각 대뇌반구(cerebral hemisphere) 속에 있는 아령 모양의 회색질 덩어리

(2) 주된 기능

(a) 대뇌겉질(cerebral cortex)의 감각영역으로 감각신경자극을 중계

(b) 감각에 수반되는 쾌감 또는 불쾌감과 같은 감정을 어느 정도 유발

(c) 각성기전에 관여하여 의식을 유지

(d) 복잡한 반사운동에 관여

c. 솔방울샘(송과체, pineal gland)

(1) 시상의 뒤에 위치한 솔방울 모양의 작은 형태

(2) 외부 빛(대낮, 야간)의 변화에 반응하여 시간기록호르몬(timekeeping hormone)인 멜라토닌의 분비를 조절

4. 대뇌(cerebrum)

a. 사람의 뇌에서 가장 큰 부분

b. 회색질로 이루어진 바깥층을 대뇌겉질이라 하며, 여러 개의 엽(lobe)으로 구성됨. 이 부분은 주로 신경세포의 세포체와 가지돌기로 이루어짐

c. 대뇌 내부는 주로 백색질로 구성

(1) 신경로(tract): 신경섬유다발로 구성

(2) 기저핵(basal nuclei): 자동동작과 자세를 조절하는 회색질

d. 대뇌의 기능: 감각(sensation), 의식(consciousness), 기억(memory) 및 수의운동조절을 포함한, 모든 유형의 정신과정을 수행

C. 척수(그림 9-13)

1. 바깥부분은 신경로라 불리는 많은 수의 축삭다발로 이루어진 백색질로 구성되고, 내부는 신경세포의 가지돌기와 세포체로 이루어진 회색질로 구성된다(그림 9-13).

2. 내부의 회색질은 가지돌기와 신경세포체로 구성된다.

3. 척수에는 오름신경로와 내림신경로가 있다.

4. 모든 척수반사(spinal cord reflex)의 중추로 기능한다. 감각신경로는 신경자극을 뇌로 전도하고, 운동신경로는 뇌에서 시작된 신경자극을 전도한다.

D. 뇌와 척수를 싸는 덮개와 액체공간

1. 뇌척수막과 뼈

a. 뇌막(cerebral meninges)과 척수막(spinal meninges)

(1) 경질막(dura mater): 질긴 바깥막

(2) 거미막(arachnoid mater): 거미줄같은 중간막

(3) 연질막(pia mater): 중추신경계를 바로 싸는 안쪽막

b. 머리뼈와 척추뼈가 강하게 바깥을 싸고 있다.

2. 액체공간(그림 9-16, 그림 9-17)

a. 거미막밑공간(subarachn oid space)

b. 척수속의 중심관(central canal)

c. 뇌의 뇌실(ventricle)

d. 뇌척수액의 순환장애로 인한 물뇌증

말초신경계통

A. 뇌신경(그림 9-19, 표 9-2)

1. 12쌍: 뇌의 바닥면에 부착한다.

2. 뇌를 목, 가슴 및 배의 구조와 연결한다.

B. 척수신경

1. 31쌍의 척수신경: 감각신경세포의 가지돌기와 운동신경세포의 축삭을 포함한다.

2. 감각과 수의운동(voluntary movement)에 필요한 신경자극을 전도한다.
3. 피부분절: 한개의 뇌신경과 척수신경에 의해 지배되는 피부영역

자율신경계통

A. 기능해부학

1. 자율신경계통
   a. 중추신경계통에서 심장근육, 민무늬근육 및 샘상피조직으로 신경자극을 전도하는 운동신경세포이다.
   b. 자율적인 신체기능, 즉 불수의기능(involunatry function)을 조절한다(그림 9-21).
   c. 수의적으로 작용하는 체성 효과기에 분포하는 체성 신경계와는 다르다.
2. 자율신경세포(autonomic neuron): 신경절이전자율신경세포는 척수 또는 뇌줄기로부터 자율신경절(autonomic ganglion)로 신경자극을 전도한다. 신경절이후신경세포는 자율신경절에서 심장근육, 민무늬근육 및 샘상피조직으로 신경자극을 전도한다.
3. 자율신경효과기(autonomic effector, 내장효과기, visceral effector): 자율신경세포로부터 신경자극을 받는 조직(즉, 심장근육, 민무늬근육 및 샘상피조직)을 가리킨다.
4. 교감신경계통과 부교감신경계통의 두 구획으로 구성된다.

B. 자율신경전도로(그림 9-22)

1. 두 신경세포의 중계(two-neuron relay)를 거친다. 즉, 중추신경계통에서 자율신경절로 이어지는 신경절이전신경세포, 신경절에서 내장효과기로 가는 신경절이후신경세포 및 그 사이의 연접으로 구성된다.
2. 이와 달리 몸운동신경세포(체성운동신경세포, somatic motor neuron)는 사이에 연접의 개재 없이 중추신경계통에서 몸효과기(somatic effector)로 신경자극이 직접 전도된다.

C. 교감신경계통

1. 신경절이전교감신경세포(sympathetic preganglionic neuron)의 가지돌기와 세포체는 척수의 가슴분절과 상위허리분절의 회색질에 위치한다.
2. 이들의 축삭은 척수신경앞뿌리를 통해 척수를 나와 교감신경절(sympathetic ganglia) 또는 곁신경절(collateral ganglia)로 이어진다. 이들은 그곳에서 여러 개의 신경절이후 신경세포와 연접한다. 이들의 축삭은 척수신경 또는 자율신경을 통해 내장효과기에 종지한다.
3. 교감신경줄기(chain of sympathetic ganglia)는 척주의 앞과 양옆에 위치한다.
4. 기능
   a. 과격한 운동을 하거나 강렬한 감정(분노, 공포, 미움 또는 불안)이 유발될 때 내장효과기를 통제하는 신경계통으로 응급 또는 스트레스 시에 작동
   b. 교감신경계통에 의해 유발되는 일련의 반응을 공격 또는 도피반응(fight-or-flight response)이라 함

D. 부교감신경계통

1. 구조
   a. 신경절이전부교감신경세포(parasympathetic preganglionic neuron)의 가지돌기와 세포체는 뇌줄기와 척수엉치분절의 회색질에 위치
   b. 신경절이전부교감신경세포는 머리, 가슴 및 배안에서 내장효과기 가까이 위치하는 부교감신경절(parasympathetic ganglia)에 종지
   c. 각 신경절이전부교감신경세포는 오직 하나의 효과기로 연결되는 신경절이후신경세포와 연접
2. 기능: 정상적인 매일의 일상에서는 부교감신경계통에 의한 내장효과기의 통제가 우세하다.

E. 자율신경전달물질(그림 9-23)

1. 콜린 섬유(cholinergic fiber): 교감신경계통과 부교감신경계통의 신경절이전축삭과 신경절이후부교감축삭은 아세틸콜린을 유리한다.
2. 아드레날린 섬유(adrenergic fiber): 신경절이후교감축삭은 노르에피네프린(노르아드레날린)을 유리한다.

F. 자율신경계통 전반

1. 항상성을 유지하거나 빠르게 회복시키는 방향으로, 신체의 자율기능을 조절한다.
2. 많은 내장효과기는 이중신경지배를 받는다. 즉, 이들은 부교감신경계통과 교감신경계통의 신경축삭을 모두 받으며, 이 두 구획은 각 장기에서 서로 반대방향으로 영향을 미친다.

학습활동 active learning

복습문제

1. 신경자극(nerve impulse)의 전달방향에 따라 신경세포를 구분하고, 각각을 정의 또는 설명하시오.
2. 다음 용어를 정의 또는 설명하시오: 말이집(myelin), 말이집마디(nodes of Ranvier), 신경집(neurolemma).
3. 신경아교세포(glia cell)의 3가지 유형을 구분하고, 각각의 기능을 설명하시오.
4. 다음 용어를 정의 또는 설명하시오. 신경바깥막(epineurium), 신경다발막(perineurium), 신경섬유막(endoneurium)
5. 회색질(gray matter)이 회색, 백색질(white matter)이 백색을 띠는 이유는?
6. 반사활(reflex arc)은 어떻게 작용하는가? 반사활의 2가지 유형을 설명하시오.
7. 신경자극은 어떻게 생성되는가? 도약전도(saltatory conduction)란 무엇인지 설명하시오.
8. 연접(synapse)에서는 어떤 일이 일어나는가? 신경전달물질(neurotransmitter)의 활성이 종료되는 두 가지 기전을 설명하시오.
9. 파킨스병(Parkinson disease)의 원인과 치료를 설명하시오.
10. 숨뇌(medulla oblongata)의 기능을 열거하고 설명하시오.
11. 시상하부(hypothalamus)의 기능을 열거하고 설명하시오.
12. 시상(thalamus)의 기능을 열거하고 설명하시오.
13. 소뇌(cerebellum)의 기능을 열거하고 설명하시오.
14. 대뇌(cerebrum)의 일반적인 기능을 설명하라. 뒤통수엽(occipital lobe)과 관자엽(temporal lobe)이 담당하는 특정한 기능을 설명하시오.
15. 척수(spinal cord)의 기능을 열거하고 설명하시오.
16. 뇌척수막(meninges)의 세 층을 열거하고 설명하시오.
17. 뇌척수액(cerebrospinal fluid)의 기능을 설명하라. 뇌척수액은 어디에서 어떤 기전으로 생성되는가?
18. 척수에서 기원하는 신경은 총 몇 쌍인가? 각 척수분절에서 기원하는 신경은 각각 몇 쌍인가? 척수신경의 명칭을 정하는 원칙은? 얼기(plexus)란 무엇인가?
19. 교감신경계통(sympathetic nervous system)의 구조와 기능을 설명하시오.
20. 부교감신경계통(parasympathetic nervous system)의 구조와 기능을 설명하시오.

문제

1. ___________은 신경계통(nervous system) 중 몸의 말초부위로 이어지는 신경(nerve)이 포함된 구획이다.
2. ___________은 신경계통 중 뇌(brain)와 척수(spinal cord)가 포함된 구획이다.
3. 신경바깥막(epineurium)으로 둘러싸인 말초신경의 축삭다발을 ___________이라 한다.
4. 신경계통에서 관찰되는 2가지 유형의 세포는 _________와 ___________이다.
5. 무릎반사(knee jerk)는 ___________이라 불리는 특수한 유형의 신경경로이다.
6. ___________는 신경세포막 표면을 따라 자가전파되는 전기교란파를 가리킨다.
7. ___________는 수초 사이를 점프하는 전도방식이다.
8. ___________는 한 신경세포에서 다른 신경세포로 자극이 전달되는 장소이다.
9. 아세틸콜린과 도파민은 신경세포가 정보교환할 때 사용하는 화학물질인___________의 예이다
10. ___________, ___________, ___________는 뇌척수막(meninges)의 세 층을 구성한다.
11. 뇌실에 너무 많은 뇌척수액이 축적되는 것을 _________이라 한다.
12. 두 개의 대뇌반구는 서로 분리되었지만, _________에서는 서로 연결되어 있다.

9

13. 뇌신경(cranial nerve)은 _________쌍이다. 척수에서는 _________쌍의 신경이 기원한다.

14. _________은 한 개의 신경이 지배하는 피부영역이다.

15. _________은 스트레스가 없을 때 효과기를 조절하는 자율신경계통의 한 부분이다.

16. _________은 공격 또는 도피반응(fight-or-flight response)이 일어날 때 효과기를 조절하는 자율신경계통의 한 부분이다.

17. 부교감신경계통(parasympathetic nervous system)의 신경절이전축삭은 신경전달물질인 _________을 유리하고, 신경절이후축삭은 _________을 유리한다.

18. 교감신경계통(sympathetic nervous system)의 신경절이전축삭은 신경전달물질인 _________을 유리하고, 신경절이후축삭은 _________을 유리한다.

19. 신경전이후신경세포로 신경자극이 전달된 후 신경전달물질의 활성은 급격하게 떨어진다. 이러한 것을 야기시키는 두 가지 기전은 _________, _________이다.

20. 대뇌에는 많은 능선과 패임이 있는데, 패임부분을 _________라 한다. 안정상태의 신경세포에서는, 세포의 바깥쪽이 약간 전하를 띠고, 내부가 약간 전하를 띤다.

A항에 적절한 설명 또는 기능을 B항에서 고르시오.

A항	B항
21. _________ 가지돌기	a. 중추신경계통이외에서 말이집을 만드는 세포
22. _________ 축삭	b. 혈액뇌관문(blood-brain barrier)의 형성에 기여하는 신경아교세포
23. _________ 말이집	c. 세포체로부터 먼쪽으로 신경자극을 전달하는 하나의 신경세포돌기
24. _________ 신경집세포	d. 중추신경계통에서 말이집을 형성하는 세포
25. _________ 별아교세포	e. 축삭을 둘러싸며 전기적으로 절연하는 지방 성분의 흰색 물질
26. _________ 미세아교세포	f. 중추신경계통에서 미생물을 포식하는 청소기능을 지닌 세포
27. _________ 희소돌기아교세포	g. 세포체 쪽으로 신경자극을 전달하는 매우 많은 가지를 가진 신경세포돌기

A항의 중추신경계통의 부위에 대한 적절한 기능 설명을 B항에서 고르시오.

A항	B항
28. _________ 숨뇌	a. 뇌와 여러 신체부위를 연결하는 전도로로 작용하며, 또한 호흡에 영향을 미치는 뇌줄기의 한 부분이다.
29. _________ 다리뇌	b. 다양한 신체부위에서 대뇌겉질로 향하는 감각정보의 중계핵이다. 감정과 각성기전에도 관여한다.
30. _________ 중간뇌	c. 뇌와 여러 신체부위 사이에서 정보를 전달하며, 반사를 매개하기도 한다.
31. _________ 시상하부	d. 심장중추, 호흡중추 및 혈관운동중추를 포함하는 뇌줄기 부분이다.
32. _________ 시상	e. 감각인식, 수의운동, 의식 및 기억이 일어난다.
33. _________ 소뇌	f. 체온, 수분균형, 수면각성주기 및 성적흥분을 조절한다.
34. _________ 대뇌	g. 근육협조, 평형 및 자세 유지를 조정한다.
35. _________ 척수	h. 시각자극과 청각자극을 중계하는 뇌줄기 부분이다.

9

CHAPTER 10

감각

Senses

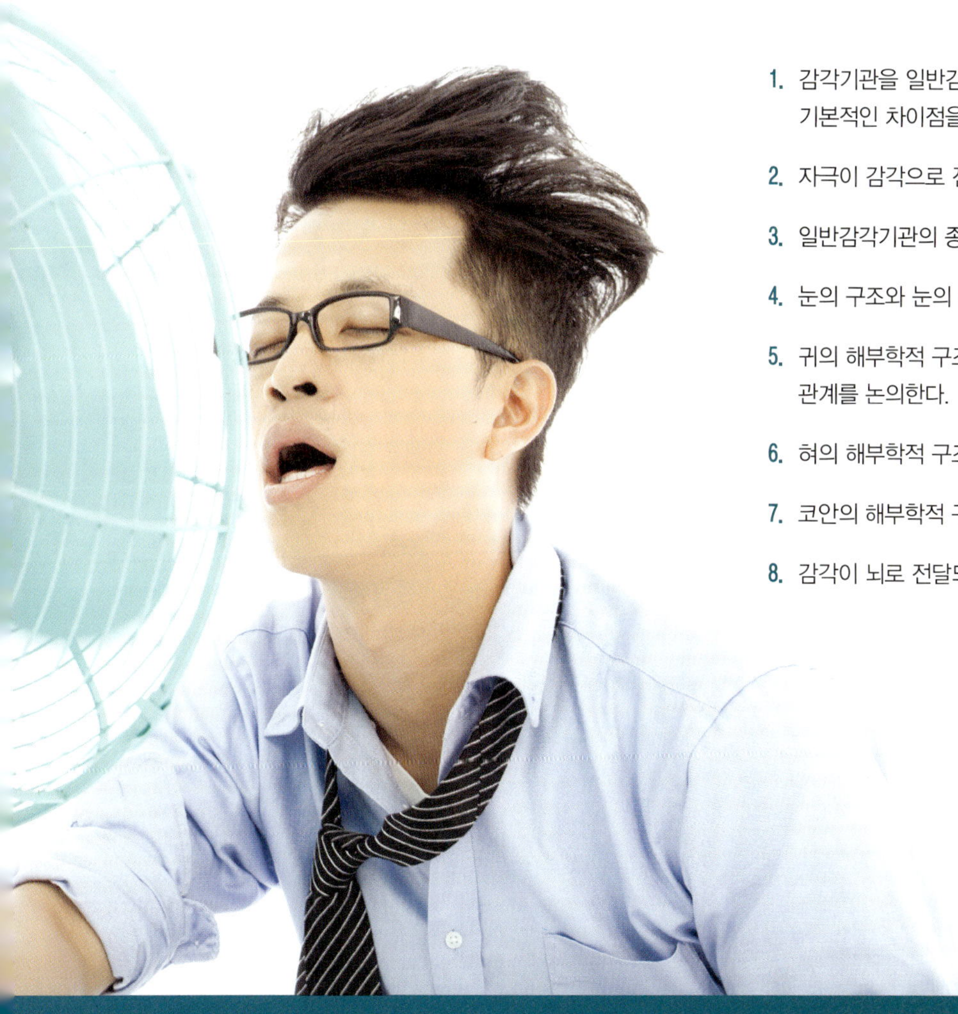

1. 감각기관을 일반감각기관과 특수감각기관으로 구분하고, 기본적인 차이점을 설명한다.
2. 자극이 감각으로 전환되는 기전을 논의한다.
3. 일반감각기관의 종류와 전달 경로에 대해 논의한다.
4. 눈의 구조와 눈의 구성성분의 기능을 논의한다.
5. 귀의 해부학적 구조를 설명하고, 귀와 청각 그리고 평형감각과의 관계를 논의한다.
6. 혀의 해부학적 구조와 맛을 담당하는 기능을 설명한다.
7. 코안의 해부학적 구조와 냄새기능을 설명한다.
8. 감각이 뇌로 전달되는 경로를 논의한다.

만약 당신이 감각기관의 명칭에 대한 질문을 받았을 때, 당신은 눈, 귀, 코 그리고 맛봉오리 정도를 생각할 것이다. 그러나 몸 전체에는 피부, 내장기관, 그리고 근육 등에 엄청난 수의 감각기관이 존재한다. 이들은 많은 수의 감각수용기(sensory receptor)로 이루어지며, 접촉(touch), 압력(pressure), 온도(temperature), 통증(pain)과 같은 자극(stimulus)에 반응한다. 수용기는 감각신경세포(sensory neuron)의 가지돌기(dendrite) 끝에 위치하며, 현미경으로 관찰할 수 있는 정도의 작은 크기이다.

우리 몸이 항상성을 유지하고 생존해나가기 위해서는 외부 환경과 내부 환경의 변화를 감지할 수 있어야 한다. 환경변화나 위험요인을 감지할 수 있어야만 항상성 유지에 필요한 보호반사(protective reflex)가 일어난다.

외부 환경의 위험은 보거나 들어서 알아낼 수 있다. 또한 내부의 위험신호, 즉 근육의 이완(신장, stretching), 체온의 상승(열, fever), 궤양(ulcer)으로 인한 통증 등을 감지하는 수용기의 존재로 인해, 신체 내부의 문제점을 찾아낼 수 있으며, 항상성 유지를 위해 적절한 작용을 취할 수 있게 된다.

감각의 종류

흔히 감각기관은 특수감각기관(special sense organ)과 일반감각기관(general sense organ)으로 구분한다.

일반감각

일반감각은 피부, 근육, 힘줄, 관절 그리고 신체의 내부기관에 분포되어 있는 수용기(receptors)에 의해 감지된다. 통각(pain)이나 온도감각(temperature), 촉각(touch), 압각(pressure) 그리고 위치감각(body position) 등을 감지하는 일반감각기관은 온몸에 광범위하게 분포하는 매우 작은 크기의 수용기이다.

10

특수감각

특수감각기관은 눈처럼 크고 복잡한 장기의 형태로 나타나기도 하고, 코안점막(비강점막, nasal mucosa)이나 혀의 국한된 영역에서처럼 무리지어 나타나는 특수감각수용기(specialized receptor)의 형태로 나타나기도 한다.

감각수용기의 종류

수용기(receptor)는 흔히 이들을 활성화시키는 자극의 유형에 따라 구분하며, 피막(capsule) 유무에 따라서도 피막형(encapsulated)과 무피막형(noncapsulated)으로 구분한다.

감각수용기세포는 자극시켜주는 유형(mode)에 따라 분류된다.

1. **빛수용기(광수용기, photoreceptor)**: 눈의 망막(retina)에 있는 수용기는 빛의 색깔과 정도(intensity)를 감지한다.
2. **화학수용기(chemoreceptor)**: 맛(taste)과 냄새(smell)를 감지한다.
3. **유해 혹은 통증수용기(pain receptor)**: 물리적 손상을 감지한다.
4. **온도수용기(thermoreceptor)**: 온도 변화를 감지한다.
5. **기계수용기(mechanoreceptor)**: 위치와 형태를 변화시키는 기계적 자극을 감지한다.

표 10-1, 표 10-2는 각각 일반감각기관(자유신경종말, 피막형수용기)과 특수감각기관을 분류한 것이다.

감각의 전달경로

모든 감각기관은 크기나 유형, 또는 위치와 관계없이 몇 가지 중요한 기능적 공통점이 있다. 우선 이들은 환경의 자극(stimulus)을 감지한다. 물론 서로 다른 감각기관은 다른 종류의 자극을 감지한다. 자극이 맛 또는 냄새로 인지되려면 그것이 빛이거나 소리이거나 혹은 온도 변화나 기계적 압력이거나, 화학물질이거나 간에 궁극적으로는 전기적 신호, 즉 신경자극(nerve impulse)으로 전환되어야 한다. 이 신호는 신경경로(neural pathway)를 따라 뇌(brain)로 전달되며, 그곳에서 감각(sensation)이 실제로 인지된다.

일반감각기관에서 감지된 감각정보는 활성전위(action potentials)의 전도를 통해 척수를 거쳐 시상(피부감각수용기에서 온 정보) 혹은 소뇌(고유감각정보)로 전달된 후, 대뇌겉질(cerebral cortex)의 특정 영역에 전달되어 감각을 의식적으로 해석할 수 있게 된다.

일반감각

일반감각수용기의 분포

일반감각수용기는 몸 전체 거의 어디서나 관찰되며, 대개 피부에 집중되어 있다(그림 10-1). 그러나 이들 수용기는 내부기

표 10-1 일반감각기관

유형	주요 분포	일반감각
자유신경종말		
자유신경종말 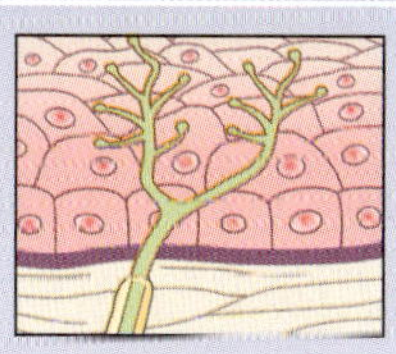	피부와 점막(상피층)	통각, 일반촉각 및 온도감각
피막신경종말(Encapsulated nerve endings)		
망울소체 (Krause 끝망울, Krause's end bulbs) 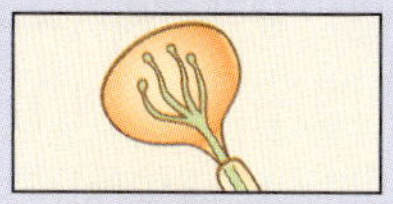	피부(진피층), 피부밑조직, 입술과 눈꺼풀의 점막 및 바깥생식기관	촉각과 냉각
층판소체(Pacinian corpuscles) 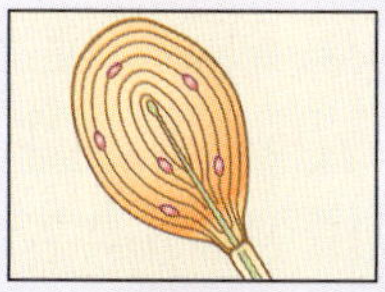	피부밑, 점막밑 및 장막밑조직; 관절 주위; 젖샘과 바깥생식기관	압각과 고빈도진동
촉각소체(Meissner's corpuscles) 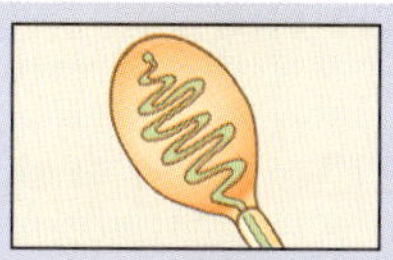	피부(진피유두)와 손가락 끝, 입술(많은 수가 존재한다)	식별촉각과 저빈도진동
루피니소체(Ruffini's corpuscles) 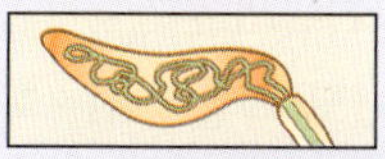	손가락 피부(진피층)와 피부밑조직	촉각과 압각
골지힘줄기관 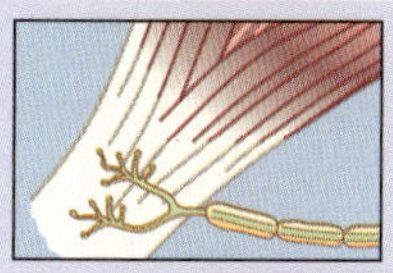	힘줄과 근육이 만나는 곳 근처	고유감각(근육긴장도 감지)
근육방추 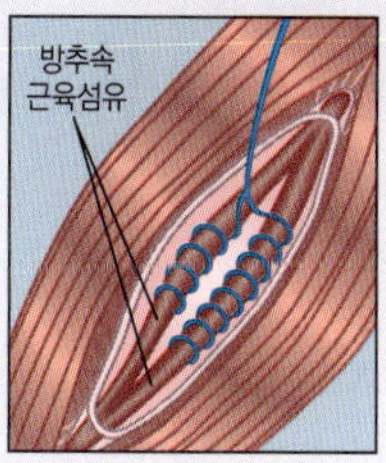	뼈대근육	고유감각(근육길이 감지)

표 10-2 특수감각기관

감각기관	특수감각수용기	수용기의 유형	감각
눈	막대세포와 원뿔세포	빛수용기	시각
귀	나선기관	기계수용기	청각
	팽대능선	기계수용기	평형
	평형반	기계수용기	정적 평형
코	후각세포	화학수용기	후각
맛봉오리	미각세포	화학수용기	미각

관 혹은 신체의 표면에서 균질하게 분포되어 있지는 않는다. 또한 이들 수용기는 같은 종류의 자극에 전부 반응하지는 않는다. 이를 확인하려면 이쑤시개 끝으로 손가락 끝 아무 곳이나 건드려보면 된다. 하나 이상의 수용기가 자극되면서 거의 동시에 촉각이 감지된다.

두 점에 가해진 촉각자극을 서로 구분하는 능력을 두점식별(식별촉각, two-point discrimination)이라 한다. 한 신체 부위에서 피부의 두 곳을 동시에 자극하고 이들을 서로 분리된 자극으로 인지하는가를 확인하는 신경학적 검사(neurologic test)를 통해 이 기능을 평가할 수 있다.

촉각수용기(touch receptor)의 수는 신체 부위별로 차이를 보이므로, 촉각자극에 반응하는 정도도 서로 다르다. 손가락 끝에는 촉각수용기가 서로 밀집되어 위치하고(2~8mm), 손바닥에는 비교적 가깝게 위치하며(8~12mm), 등에서는 서로 상당히 떨어져 있다(40~60mm). 뇌의 마루엽(두정엽, parietal lobe)이 손상되면 구별촉각에 장애가 나타난다.

감각의 유형

수용기에 따라 인지되는 감각도 서로 다르다. 어떤 수용기는 진동감각을 유발하고, 다른 수용기는 압각을 유발하며, 또 다른 수용기는 통증감각이나 온도감각을 일으킨다.

일반감각수용기의 종류는 표 10-1과 그림 10-1에 나와 있다.

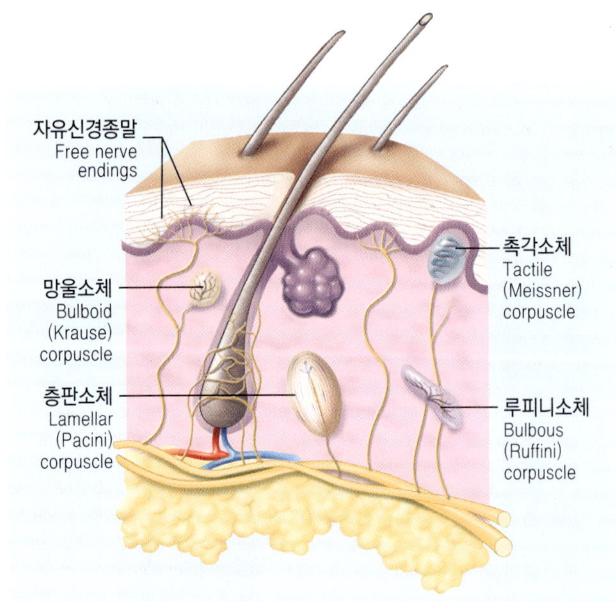

그림 10-1 **일반감각수용기.** 이 피부단면에서는 표 10-1에 나오는 여러 수용기를 확인할 수 있다.

힘줄이 근육에 연결되는 부위 근처 또는 뼈대근육의 깊은 곳에는 고유감각수용기(proprioceptor)라 부르는 특화된 수용기가 위치한다. 이들이 자극되면 근육의 길이와 수축 정도뿐만 아니라 여러 신체 부위의 위치 및 움직임에 관한 정보를 알게 된다.

표 10-1에 나오는 골지힘줄기관(Golgi tendon organ)과 근육방추(근방추, muscle spindle)는 중요한 고유감각수용기이다.

많은 일반감각수용기도 몸의 깊은 곳에 위치한다. 예를 들면 밥을 먹었을 때 위의 늘어난 정도를 감지하는 이완수용기는 위(stomach)에 위치하고, 그러한 이완수용기는 창자, 동맥, 질(산도), 방광에서도 관찰된다.

또한 혈관에서의 pH와 이산화탄소의 농도 변화를 감지하는 수용기도 대동맥 혹은 동맥에 위치하여 호흡과 심박동의 조절에 관여한다.

일반감각과 관련된 손상

일반감각기관의 손상은 다양한 기전으로 유발될 수 있다. 예를 들어 3도 화상에서는 화상 부위 전체에 존재하는 모든 일반감각수용기가 완전히 파괴된다.

한편 특정 신체 부위로 향하는 혈류 속도가 느려지면, 일시적으로 일반감각수용기의 기능장애가 나타날 수도 있다. 이러한 현상은 흔히(다리를 꼬거나 혹은 무릎을 꿇고 앉았을 때와 같이) 자세 때문에 다리가 압박되어 다리로 가는 혈류량이 감소할 때 나타난다. 일시적으로 일반감각기관이 마비되므로, 일어서려고 해도 다리의 감각을 느낄 수 없다. 보지 않고는 다리의 위치도 알지 못하므로 처음에는 걸을 수조차 없다. 혈액순환이 재개되어 감각기관이 다시 활성화되면 저리는 감각(tingling sensation)을 느끼게 된다.

당뇨(diabetes), 심장혈관질환(cardiovascular disease), 뇌졸중(stroke) 또는 척수나 뇌의 질환이나 손상으로도 일반감각기관의 장애를 초래할 수도 있다.

QUICK CHECK

1. 구조와 기능상 감각을 두 종류로 구분하면?
2. 일반감각기관의 감각경로는?
3. 고유감각수용기의 기능은?
4. 두점식별(식별촉각, two-point discrimination)이란?

10

특수감각

시각

시각은 외부환경으로부터의 빛의 정도(intensity)와 색깔(color)을 감지한다. 눈을 통하여 감지된 빛에 대한 정보는 뇌로 전달된다. 예를 들어, 시각을 통하여 우리는 사물의 테두리와 깊이를 인식하고 움직임을 파악하며 거리를 측정할 수 있다.

눈의 구조와 기능

그림 10-2는 눈 표면의 구조이다. 그러나 실제로 사람의 눈을 바라보면, 전체의 눈 중에서 극히 일부분만 관찰된다. 안구(eyeball)는 3층의 조직인 공막(sclera), 맥락막(choroid), 망막(retina)으로 이루어져 있다.

1. 섬유층(fibrous layer)
   - 공막(sclera)
   - 각막(cornea)
2. 혈관층(vascular layer)
   - 맥락막(choroid)
   - 섬모체근(ciliary muscle)
   - 홍채(iris)
   - 렌즈(lens)
3. 속층(inner layer)
   - 망막(retina)
   - 시각신경(optic nerve)
   - 망막혈관(retinal blood vessels)

섬유층

가장 바깥층인 섬유층(fibrous layer)은 질긴 섬유조직이다.

희어 보이는 부분은 공막 앞 표면의 일부이다. 공막은 교원섬유가 빽빽하게 존재하여 섬유층의 대부분을 형성한다.

공막 앞면의 나머지 부분은 각막(cornea)이라 불리며, 이 구조는 투명하기 때문에 눈의 '창문(window)'이라는 별칭이 있다.

각막의 염증을 각막염(keratitis)이라고 한다. 염증에 의해 투명도가 손상되면 각막의 형태는 급격하게 변형되어 망막에 상을 맺히는 능력이 저하된다.

레이저 혹은 다른 장치를 이용하여 각막의 형태를 변형시

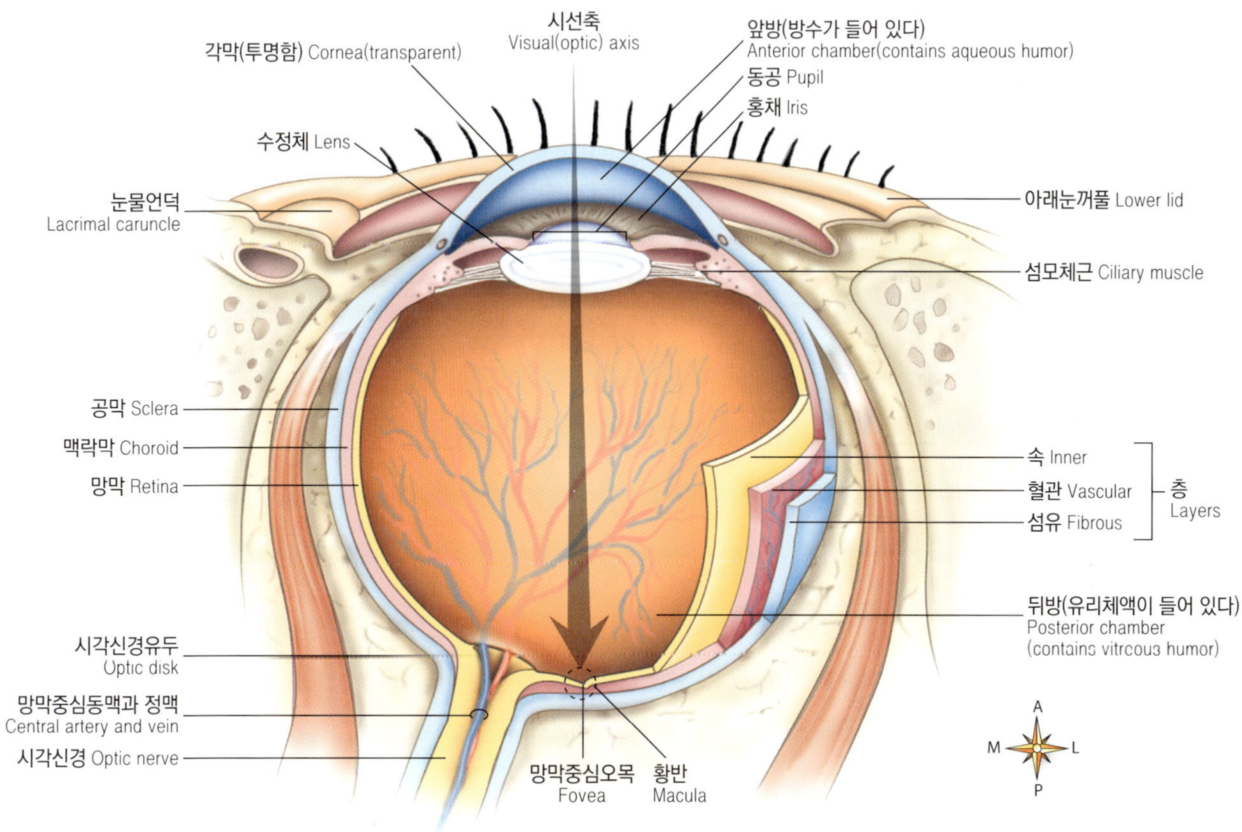

그림 10-2 **왼쪽 안구의 수평단면.** 눈을 위쪽에서 본 그림.

10

키는 수술을 시행하면 안경이나 콘택트렌즈 없이도 시력을 교정할 수가 있다.

눈꺼풀의 속표면과 공막의 앞면은 결막(conjunctiva)이라는 점막으로 덮여 있다. 결막은 안와(눈확, orbit)의 위바깥쪽 부분에 위치하는 눈물샘(누선, lacrimal gland)에서 분비되는 눈물에 의해 마르지 않고 항상 촉촉하게 유지된다.

혈관층

안구의 중간층은 미세한 혈관이 그물처럼 빽빽하게 위치하기 때문에 혈관층(vascular layer)이라고 불린다.

안구 중간층의 대부분은 맥락막으로 구성되어 있다. 맥락막에는 검은 색소인 멜라닌(melanin)이 있으며, 빛이 산란되는 것을 막아준다.

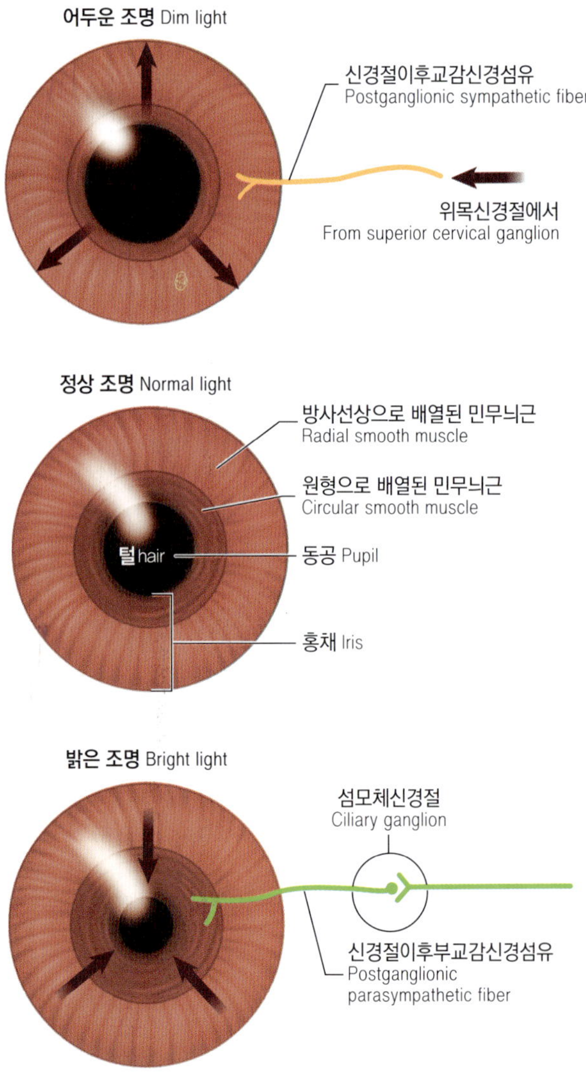

그림 10-3 동공의 조절. 홍채에서 방사선상으로 배열된(radial) 근육의 수축은 동공을 확장(위그림)시키고, 원형으로 배열된(circular) 근육의 수축은 동공을 수축시킨다(아래그림).

맥락막의 앞부분은 2개의 제대로근(불수의근, involuntary muscle), 즉 홍채(iris)와 섬모체근(ciliary muscle)으로 구성된다(그림 10-3). 홍채는 각막을 통해 보면 색을 띤 둥근 구조로 보이며, 실제로 각막은 투명해 보이지 않고 그 뒤쪽에 놓인 색소를 함유한 원형 구조물인 홍채(iris)로 인해 청색, 갈색, 회색, 녹색 등으로 보인다.

검게 보이는 홍채의 중심의 중앙에 구멍이 있으며, 이 구멍을 동공(pupil)이라 한다. 홍채의 일부 섬유는 마차바퀴 모양으로(동공을 중심으로 방사선으로) 배열한다. 이들이 수축하면 동공은 확장되어 보다 많은 빛이 동공을 통해 들어온다. 다른 섬유는 동공을 중심으로 둥글게 둘러싼 형태로 배열하며, 이들이 수축하면 동공은 작아지고 결국 동공을 통해 들어오는 빛의 양이 줄어든다. 정상적으로 동공은 밝은 곳에서는 수축하고, 어두운 곳에서는 확대된다.

수정체(렌즈, lens)는 동공 바로 뒤에 있다. 수정체는 섬모체근에 부착되는 인대에 의해 눈 속에서 제자리에 위치한다. 먼 곳에 있는 물체를 바라볼 때는 섬모체근이 이완하면서 수정체의 곡면이 완만해진다. 반대로 가까운 물체에 초점을 맞추려면 섬모체근은 수축한다. 이 근육이 수축하면 맥락막층이 수정체를 향해 앞으로 당겨지므로 수정체가 두꺼워지면서 곡면이 더 볼록해진다.

속층

안구를 구성하는 가장 속층(inner layer)인 망막(retina)에는 작은 수용기세포가 있다(그림 10-4). 이들은 그 모양 때문에 각각 막대세포(rods)와 원뿔세포(cones)라고 부른다. 희미한 빛에서는 막대세포가 자극되지만, 원뿔세포는 상당히 밝은 빛에서만 자극된다. 막대세포(간상세포, rod)는 야간시력(night vision)을, 원뿔세포(원추세포, cone)는 주간시력(daytime vision)을 담당하는 수용기이다.

원뿔세포에는 3종류가 존재한다. 이들은 각각 서로 다른 색, 즉 녹색, 적색, 또는 청색에 민감하게 반응한다. 3가지 유형의 원뿔세포가 존재함으로써 우리는 색을 구별할 수 있다.

막대세포와 원뿔세포는 기능뿐만 아니라 그 수와 분포도 차이를 보인다. 원뿔세포는 막대세포에 비해 수가 적다.

이 세포는 망막중심부 근처에 노란색을 띠는 구조인 황반(macula lutea) 중심의 작은 오목인 망막중심오목(중심와, central fovea)에 가장 높은 밀도로 집중되어 있다(그림 10-2). 이 부위가 바로 망막 중에서 가장 선명한 상을 맺는 부위이며, 색각(color vision)도 감지할 수 있다. 망막중심오목과 황반에는 막대세포가 전혀 없으나, 막대세포의 수는 주변부로 갈수록 증가한다. 황반 같은 구조는 검안경(ophthalmoscope)을 이용하여 관찰할 수 있다(그림 10-5).

밝은 빛에서는 우리가 사물을 직접보고 망막중심오목에 상을 맺히게 되면 뚜렷한 상을 얻을 수 있다. 그러나 어두운 환경에서는 사물을 직접보는 것보다는 약간 옆으로 보면서, 망막의 주변부에 상을 맺히게 되면 좀더 명확히 볼 수가 있다. 왜냐하면, 막대세포는 망막의 주변부에 풍부하게 존재하기 때문이다.

그림 10-4에서 빛에 민감한 신경절세포(ganglion cell)를 볼 수 있다. 신경절세포는 막대세포처럼 빛의 여러 파장(색깔)에 민감하지만 시각적인 상을 형성하는 데는 사용되지 않는다. 대신 신경절세포는 신체가 낮인지 밤인지, 뿐만 아니라 달빛 수준에서도 빛을 확인하는 데 도움이 된다. 이 기능은 인체의 내부 시계 기전(internal clock mechanisms)이 매일, 매월, 계절 같은 외부 환경에 스스로 적응하는 데 도움이 된다.

안구의 액체성분

안구의 내부 공간에는 액체가 들어 있다. 이들은 정상적인 안구의 모양을 유지하게 하고 빛을 굴절시킨다. 즉, 빛은 액체에 의해 꺾인 후 망막에 초점이 맺는다.

방수(눈방수, aqueous humor)는 수정체 앞쪽에 들어 있는 맑은 액체이고, 유리체액(조자체, vitreous humor)은 수정체 뒤쪽에 존재하는 젤리와 같은 액체이다. 방수는 지속적으로 생성 · 배출 · 대치된다. 어떤 이유로든 방수의 배출에 장애가 생기면, 안구내압(intraocular pressure, IOP)이 상승하여 실명을 초래할 수 있다. 이를 녹내장(glaucoma)이라 한다.

QUICK CHECK

1. 안구의 3층은?
2. 홍채가 동공의 크기를 조절하는 기전은?
3. 눈의 창문은 무엇인가?
4. 눈에서 멜라닌의 기능과 위치하는 곳은?
5. 안방수란?
6. 막대세포와 원뿔세포가 시각에 관여하는 것은?

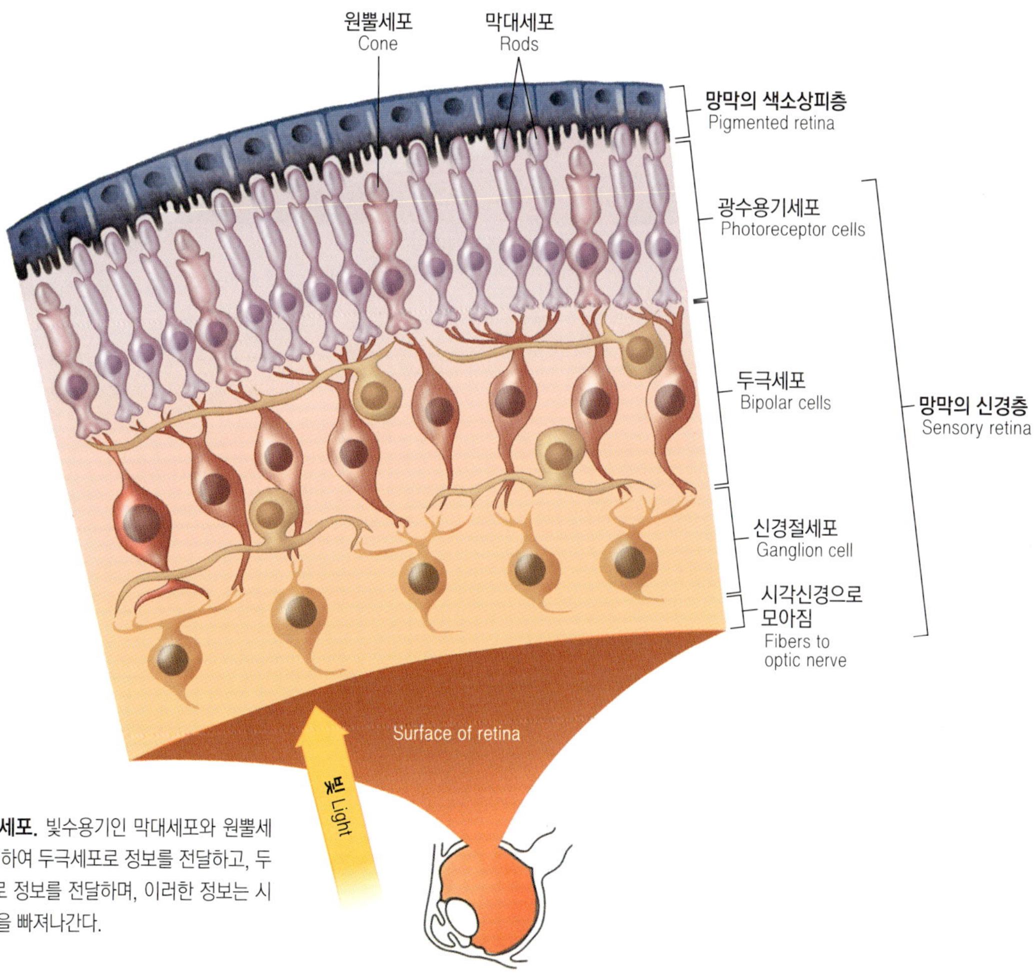

그림 10-4 망막의 세포. 빛수용기인 막대세포와 원뿔세포는 빛의 변화를 감지하여 두극세포로 정보를 전달하고, 두극세포는 신경절세포로 정보를 전달하며, 이러한 정보는 시각신경으로 모여서 눈을 빠져나간다.

그림 10-5 검안경을 사용한 망막 관찰. A: 검안경검사. B: 검안경으로 관찰되는 망막의 구조. C: 망막 손상과 망막박리의 예. D: 당뇨병은 비정상적인 혈관 형성과 망막의 출혈을 일으킴.

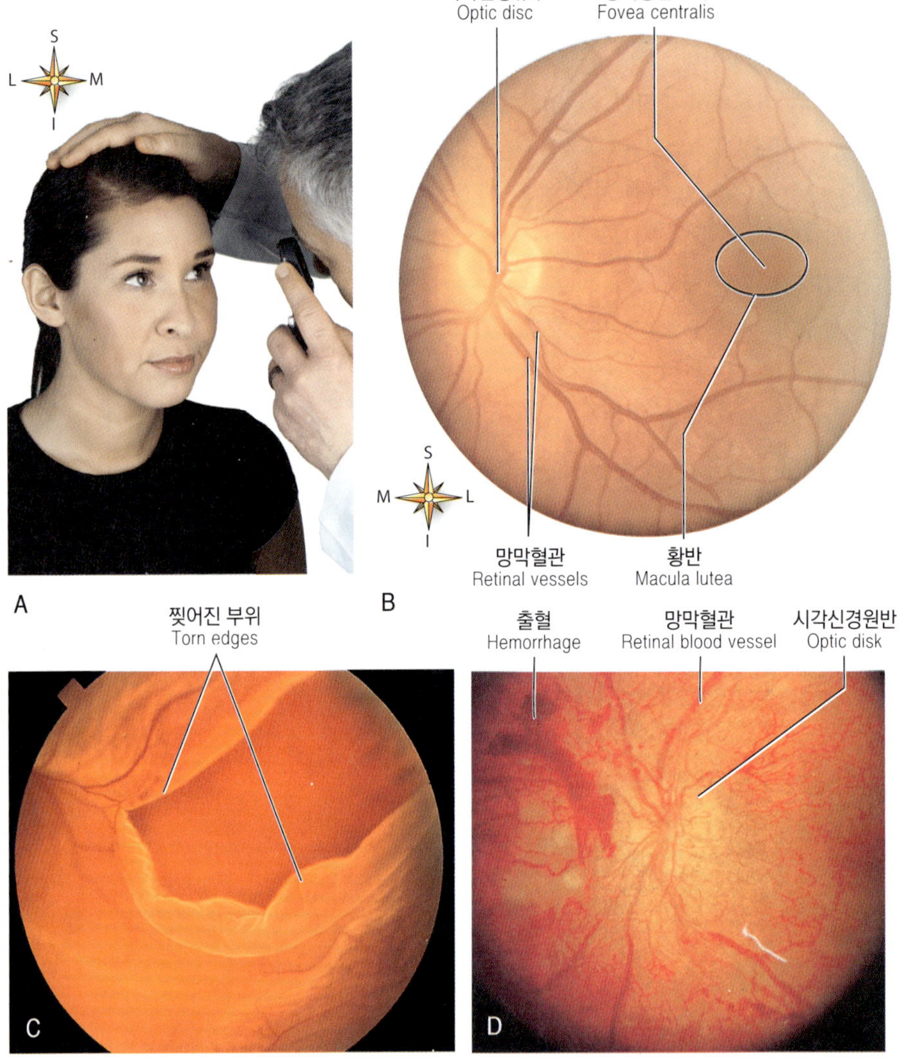

시각경로

빛은 시각(vision, 우리 주위에 존재하는 물체를 볼 수 있는 능력)을 유발하는 자극이다. 우리는 빛의 강도(intensity; brightness)와 파장(wavelength: color)을 감지하고 또한 사물의 상(image)과 움직임(movement)도 감지할 수 있다.

빛은 망막에 도달하기까지 각막, 방수, 수정체 및 유리체액을 지나면서 굴절된다.

망막의 가장 속층에는 막대세포와 원뿔세포, 즉 눈의 빛수용기세포(photoreceptor cell)가 위치한다(그림 10-4). 이들은 빛의 자극에 반응하여 신경자극을 생성한다. 막대와 원뿔 모양의 빛수용기세포는 망막의 두극신경세포층(bipolar layer)과 신경절세포층(ganglionic layer)에 연접한다.

결국 신경신호는 시각신경유두를 통해 망막을 떠나며, 안구의 뒤쪽 표면에서 시각신경을 형성한다(그림 10-2).

시각신경은 뇌로 들어가 뒤통수엽(후두엽, occipital lobe)의 시각겉질(시각피질, visual cortex)로 향한다(그림 10-6). 빛에 의해 망막의 막대세포와 원뿔세포에서 생성된 신경자극은 이 영역에서 시각적으로 해석되며, 비로소 물체를 볼 수 있게 된다.

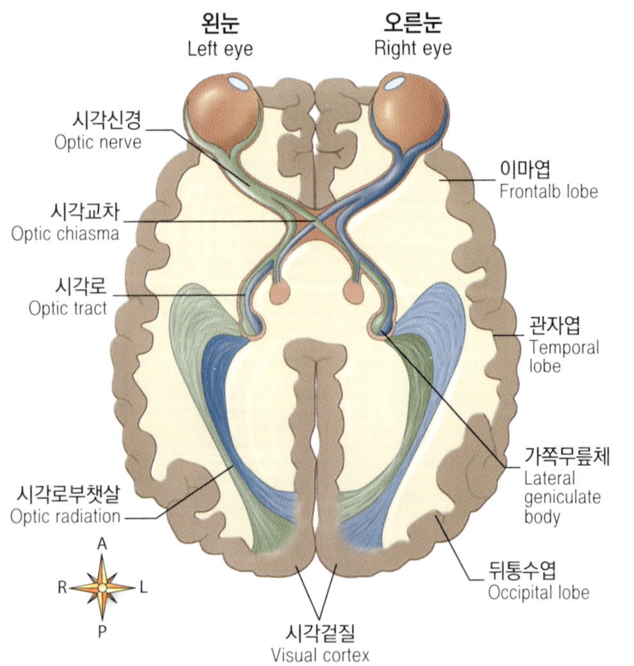

그림 10-6 시각경로. 뇌와 눈의 횡단면 (아래에서 본 그림). 왼쪽 눈의 망막으로부터의 경로는 파란색으로 표시되고, 오른쪽 눈의 경로는 녹색으로 구분된다. 각 눈의 정보의 절반이 뇌의 다른 쪽으로 교차하는 것을 확인한다.

청각과 평형감각

귀는 청각(hearing) 외에 평형(equilibrium)과 균형(balance)도 담당하는 감각기관이다. 추후에 다루겠지만 청각과 평형감각수용기를 활성화시키는 자극은 기계적 자극이며, 따라서 이들을 기계수용기(mechanoreceptor)라고 한다. 음(sound)을 진동시키고 액체를 움직이는 물리적 힘은 최종적으로 소리와 균형으로 인지되는 신경자극을 생성한다.

귀

귀는 단지 머리 양옆에 달린 부속물이다. 귀의 대부분 특히 가장 중요한 부분은 관자뼈(측두골, temporal bone) 속 깊숙이 숨어 있다. 귀는 해부학적으로 다음과 같이 구분한다(그림 10-7).

1. 바깥귀(external ear)
2. 가운데귀(middle ear)
3. 속귀(inner ear)

바깥귀

바깥귀(외이, external ear)는 귓바퀴(이개, auricle)와 바깥귀길(외이도, external acoustic canal)의 두 부분으로 구성된다. 귓바퀴는 머리 양옆의 바깥귓구멍 주위에 존재하는 부속물이다. 바깥귀를 이루는 주요 해부학적 구조는 그림 10-7에 나와 있다.

귓바퀴는 머리뼈(skull) 표면에 위치하므로 둔탁한 외상에 의해 손상되기 쉽다. 멍(bruising)은 피부와 연골 사이에 혈액이나 소식액이 차게 된 것이다. 만약 치료를 받지 않게 되면 양배추귀(cauliflower ear)모양으로 영구적이 될 수도 있다. 귀 뒤의 피부에는 기름샘이 풍부하다. 만약에 감염이 되면 낭종(cyst)이 형성되므로 배액을 해 주어야 한다.

그림 10-7에서 귓바퀴의 귀구슬(이주, tragus)은 바깥귓구멍 바로 앞에 위치한다. 바깥귀길은 길이가 약 2.5cm인 굽은 관이다. 이는 관자뼈로 이어지며 바깥귀와 가운데귀의 경계를 이루는 고막(tympanic membrane, eardrum)에서 끝난다. 바깥귀길, 특히 바깥쪽 1/3의 피부에는 짧은 털과 귀지샘(이도선, ceruminous gland)이 많다. 귀지샘은 귀지(cerumen)라 불리는 지방성 물질을 생산한다. 이는 바깥귀길에 축적되어 음파의 진행을 흡수하거나 방해함으로써 청력을 감퇴시킬 수도 있다. 음파는 바깥귀길을 지나 고막에 부딪혀서

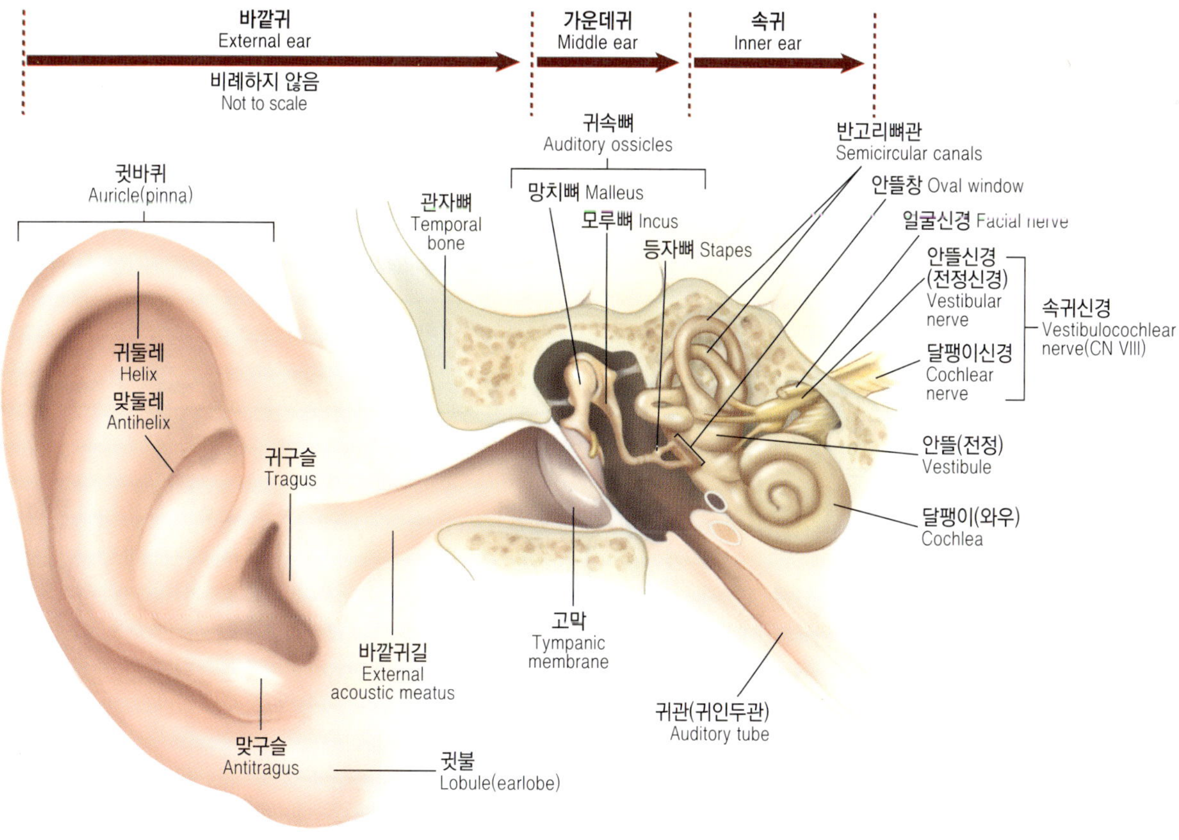

그림 10-7 **귀.** 바깥귀, 가운데귀 및 속귀

10

이를 진동하게 한다.

안구 속과 망막을 검사하기 위해 검안경을 사용하듯이 귀보개(이경, otoscope)라는 광원이 달린 기구를 사용하여 바깥귀길과 고막의 바깥 표면을 검사할 수 있다(그림 10-8, A, B). 숙련된 관찰자는 바깥귀길과 고막의 외형적 변화만 보고도 상당히 많은 정보를 알아낼 수 있다.

예를 들어 중이염(middle ear infection)은 가운데귀에 고름과 액체가 고이면서 고막이 염증으로 붉어지고, 바깥귀길 쪽으로 불룩하게 팽출된다(그림 10-8, C). 바깥귀길이 이물질이나 과도한 양의 귀지, 또는 장기간 습기나 세균감염에 노출되어 발생한 바깥귀길 점막의 염증(swimmer's ear) 또는 고막의 천공(perforation)도 이경으로 쉽게 관찰할 수 있다(그림 10-8, D).

가운데귀

가운데귀(중이, middle ear)는 관자뼈 속에 위치한 작은 공간으로, 매우 얇은 상피로 덮여 있다. 이 공간에는 귓속뼈(이소골, ossicle)라 불리는 매우 작은 뼈가 세 개 들어 있다. 이는 그 모양에 따라 망치뼈(추골, malleus), 모루뼈(침골, incus) 및 등자뼈(등골, stapes)로 명명된다.

망치뼈자루(handle of malleus)는 고막의 안쪽면에 붙어 있고, 망치뼈머리(head of malleus)는 모루뼈에 붙어 있다(그림 10-8, B). 모루뼈는 등자뼈에 붙어 있고, 등자뼈는 안뜰창(타원창, oval window)이라는 작은 구멍을 덮는 막에 붙어 있다. 안뜰창은 가운데귀와 속귀를 나누어주는 구조이다.

음파에 의해 고막이 진동하면 그 움직임은 귓속뼈(이소골, ear ossicles)로 전달되어 가운데귀를 지나면서 증폭된다. 안뜰창에 작용하는 등자뼈의 움직임으로 인해 속귀 속을 채우고 있는 액체(바깥림프, perilymph)의 움직임이 유발된다.

목구멍(인후, throat)과 가운데귀를 연결하는 작은 관을 통해 인후감염이 자주 귀로 전파되기 때문에 귀관(귀인두관, auditory tube, eustachian tube)에 대해 알아둘 필요가 있다. 가운데귀, 귀관, 목구멍의 상피층은 하나의 연속된 막이다. 결과적으로 목앓이(인후통, 인후염, sore throat)를 유발하는 감염은 가운데귀의 감염인 가운데귀염(중이염, otitis media)으로 번질 수 있다(그림 10-8, C).

귀관은 유용한 기능이 있다. 이는 고막의 바깥면과 속면에 가해지는 압력을 동일하게 만들어줌으로써 심한 기압차로 생길 수 있는 고막파열이나 불편감을 막아준다.

속귀

속귀(내이, inner ear)에 들어 있는 특화된 기계수용기가 활성화되면 신경자극이 생성되어 결국 청각과 평형을 감지하게 된다. 해부학적으로 속귀는 관자뼈 속에 위치한 세 공간으로 구성되며, 뼈미로(골미로, bony labyrinth)라는 복잡한 형태를 하고 있다. 기묘한 형태의 이 뼈공간 속에는 맑은 액체인 바깥림프(외림프, perilymph)가 들어 있으며, 안뜰(전정, vestibule), 반고리뼈관(반규관, semicircular canal) 및 달팽이(와우, cochlea)의 세 부분으로 구성되어 있다. 안뜰은 반고리뼈관과 달팽이 사이에서 안뜰창의 근처에 위치한다(그림 10-9).

그림 10-9에서 보면, 풍선처럼 부풀어 오른 주머니 모양의

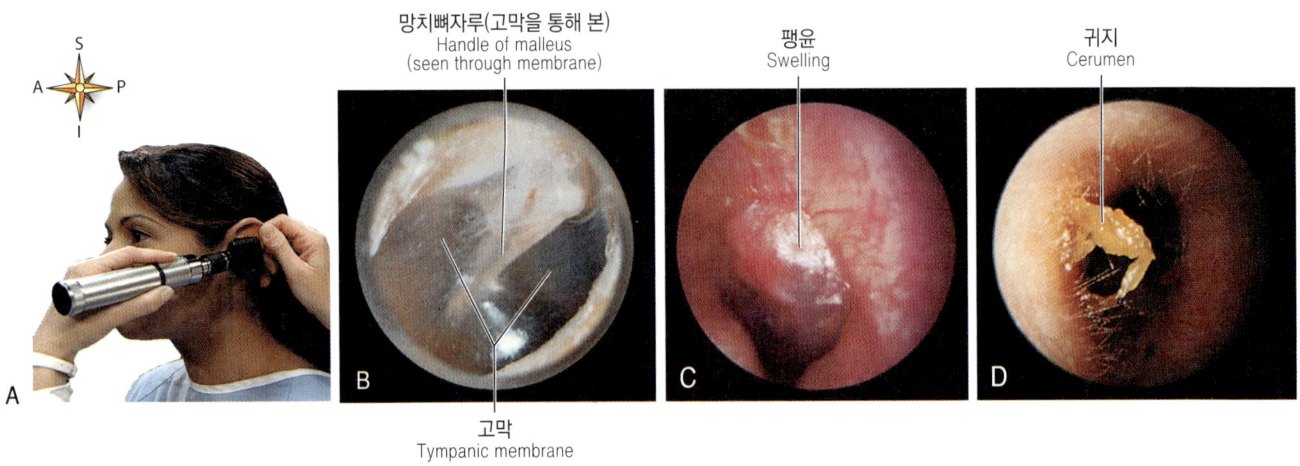

그림 10-8 **바깥귀.** A: 이경(otoscope)을 사용하여 바깥귀길 및 고막을 확인한다. B: 정상적인 고막에서의 반투명하고 진주색의 외관을 확인한다(오른쪽 아래에서 이경의 불빛에 의해 하얀 반짝임이 약간 있음). 고막의 내부 표면의 중심근처에 부착된 망치뼈(malleus)의 "자루(handle)"을 볼 수 있다. C: 급성 중이염(Acute otitis media). 빨간색, 두껍게, 팽창된 고막. D: 귀지(cerumen, earwax).

막이 바깥림프에 떠 있고, 이는 마치 관 속에 들어 있는 또 하나의 관, 즉 겹쳐진 관처럼 그대로 뼈미로의 모양을 하는 것을 관찰할 수 있다. 이를 막미로(막성미로, membranous labyrinth)라 하며, 그 속에는 속림프(내림프, endolymph)라 불리는 바깥림프보다 진한 액체가 들어 있다.

청각

청각(hearing)은 신체의 주위환경에서 발생된 음파의 강도(intensity)와 진동수(frequency; tone)를 감지하는 감각이다.

음파(sound waves)는 공기 중의 압력파(pressure waves)이다. 그러한 음파가 귓바퀴를 통하여 바깥귀길(external acoustic canal)로 들어가서 고막을 진동시킨다. 고막을 통한 음파는 가운데귀를 지나면서 귀속뼈(ear ossicles)에 의해 증폭되며, 안뜰창에 작용하는 등자뼈의 움직임으로 인해 속귀 속을 채우고 있는 액체(바깥림프; perilymph)의 움직임이 유발된다 바깥림프의 진동은 속림프(내림프, endolymph)의 진동을 유발시킨다.

속귀의 속림프의 진동은 청각기관인 코르티기관(organ of Corti, 달팽이속에 위치)에 전달된다. 이것은 나선기관(spiral organ)이라고 하며, 뼈미로 안에 위치한 막미로를 채우는 속림프에 의해 둘러싸여 있다. 음파의 움직임에 따라 속림프의 움식임이 변형될 때 코르티기관에서 섬모를 갖고 있는 털세포(유모세포, hair cell)에 신경자극이 생성된다(그림 10-9, 그림 10-10).

속귀의 달팽이 속에 위치한 코르티기관의 이러한 기계적 수용기의 활성은 신경자극을 형성하여 달팽이신경(와우신경, cochlear nerve)을 통하여 뇌로 전달되어 청각을 느끼게 된다.

평형감각

균형과 평형을 담당하는 특수기계수용기는 세 개의 반고리관(semicircular canals)과 안뜰(vestibule)에 자리한다.

안뜰에는 2개의 구조가 위치하며, 각각에는 평형반(macula)이라는 부위가 있으며, 여기에 털세포가 존재하고 털세포는 젤과 같은 물질에 묻혀 있다. 만약 고개를 숙이면, 중력

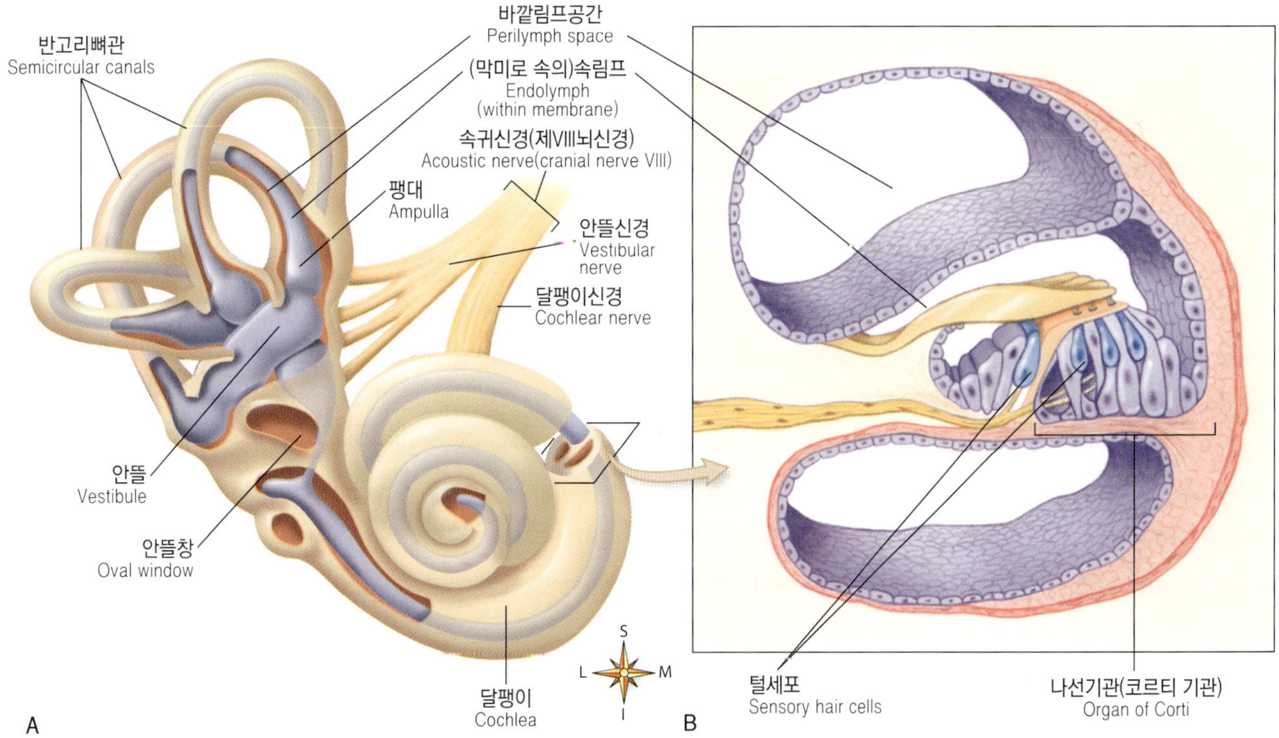

그림 10-9 속귀. A: 뼈미로는 속귀 전체를 둘러싸는 단단한 바깥벽이며, 반고리뼈관, 안뜰 및 달팽이로 구성된다. 뼈미로 속에는 막미로(membranous labyrinth, 자주색)가 들어 있다. 막미로의 바깥쪽에는 바깥림프가, 속에는 속림프가 채워져 있다. 안뜰의 각 팽대에는 머리의 위치 변화를 감지하여 안뜰신경(전정신경, vestibular nerve)을 통해 뇌로 감각신호를 보내는 팽대능선이 위치한다. **B:** 박스 안의 그림은 막미로의 일부인 달팽이의 단면이다. 나선기관(코르티기관, organ of Corti)의 털세포는 소리를 감지하여 달팽이신경(외우신경, cochlear nerve)을 통해 정보를 전달한다. 안뜰신경과 달팽이신경이 합하여 제8뇌신경(CN VIII)을 형성한다.

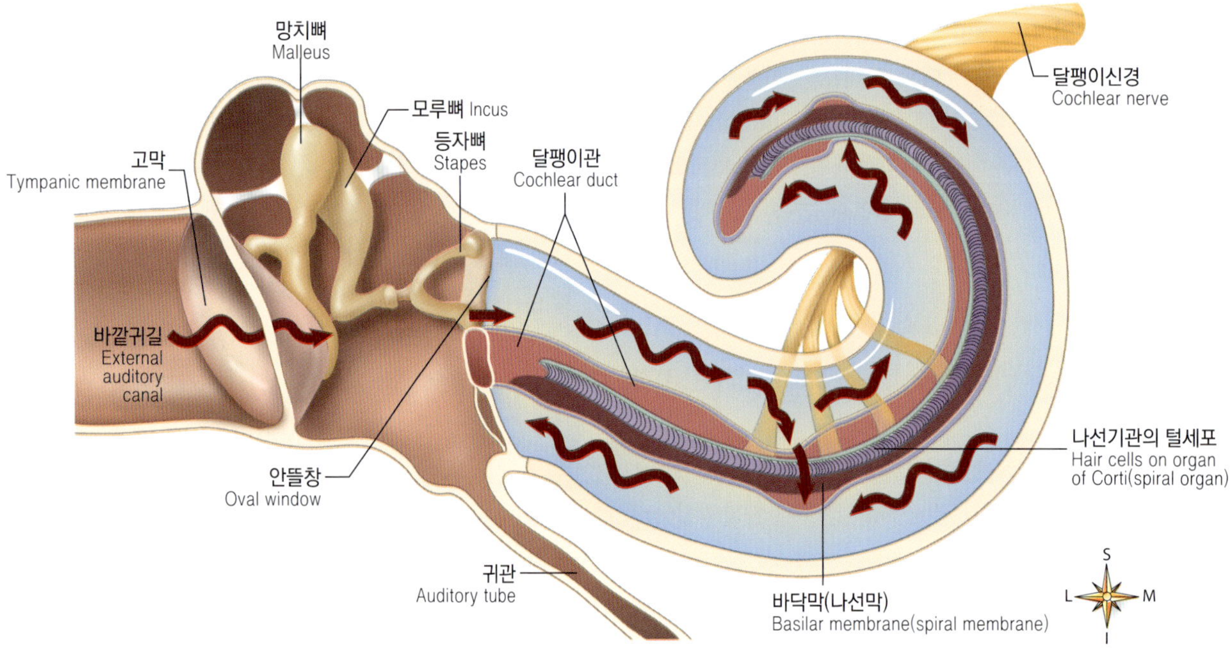

그림 10-10 귀에서의 음파의 효과. 음파가 고막에 닿으면 고막은 진동한다. 고막의 진동은 안뜰창을 덮는 막을 진동시킨다. 안뜰창이 진동하면 달팽이 뼈미로 속의 바깥림프가 진동하고, 이는 달팽이 막미로, 즉 달팽이 속의 속림프의 움직임을 유발한다. 속림프의 움직임에 의해 자극된 나선기관의 털세포는 신경자극을 생성한다. 신경자극은 달팽이신경(와우신경)을 따라 전달되며, 이는 제8뇌신경의 한 성분을 이룬다. 신경자극은 최종적으로 청각겉질에 도달하여 소리로 해석된다.

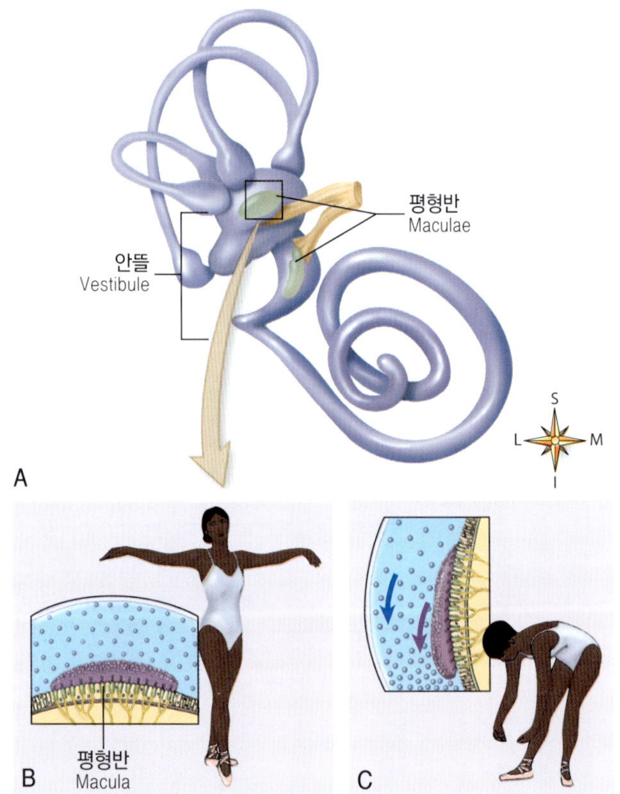

그림 10-11 정적인 평형감각. A: 중력감각 혹은 정적인 평형감각을 감지하는 기계적수용기인 평형반의 위치를 보여주는 안뜰의 구조. B: 평형반은 선자세에서는 정지상태이다. C: 평형반은 고개를 숙이면 중력에 의해 이동된다.

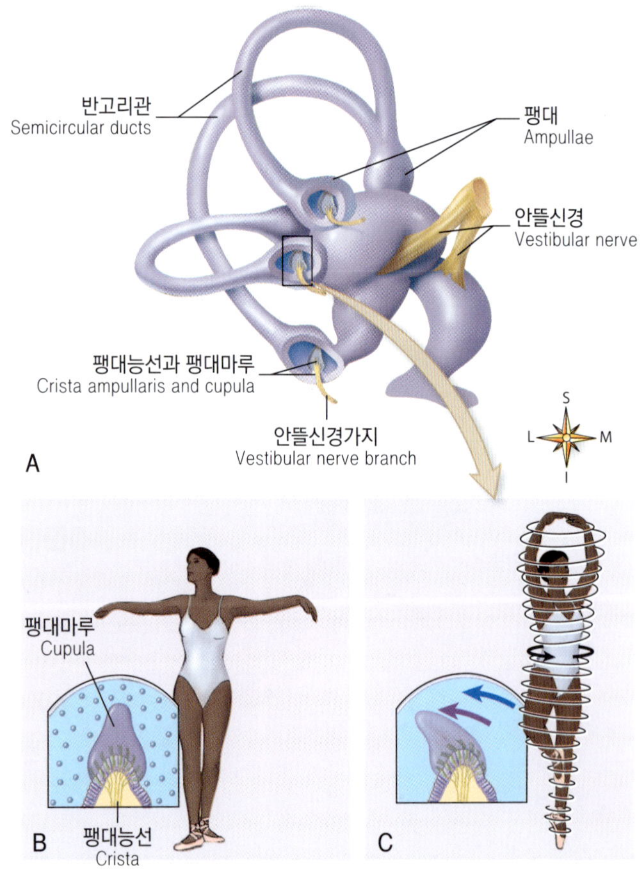

그림 10-12 동적인 평형감각. A: 반고리관에서 팽대능선과 팽대마루의 위치를 보여준다. B: 휴식 시에는 팽대능선과 팽대마루는 움직임이 없다. C: 인체가 돌기시작하면, 팽대마루는 구부러지고 팽대능선은 도는 반대방향으로 속림프의 작용에 의해 움직인다. 이것은 동작감각 혹은 동적인 평형감각으로 인지된다.

10

이 작용하여 평형반이 이동하게 되며, 이것은 털세포의 섬모를 자극시켜 신경신호를 일으킨다(그림 10-11). 이러한 신호는 뇌에서 중력감각(sense of gravity) 혹은 정적인 평형감각(static equilibrium)으로 인지된다.

세 개의 반고리관은 서로 수직으로 배열한다(그림 10-12). 각 관에는 팽대(ampulla)라고 부르는 확장된 부분이 있으며, 그 속에 특수수용기인 팽대능선(팽대부능, crista ampullaris)이 들어 있다. 팽대능선은 머리를 움직일 때마다 신경자극을 생성한다. 이러한 신호는 뇌에서 동작감각(sense of motion) 혹은 동적인 평형감각(dynamic equilibrium)으로 인지된다.

팽대능선 감각세포들의 털 모양 섬모는 덮개 같은 팽대마루(팽대정, cupula)에 덮여 있으며, 팽대마루는 속림프에서 왔다갔다 하고 있다. 머리가 움직이면서 속림프의 움직임이 유발되면, 그 움직임에 따라 털이 구부러지면서 감각세포가 자극된다. 세 개의 반고리관이 서로 직각으로 위치하기 때문에 움직임에 따라 각각의 반고리관의 팽대능선이 자극되어, 인체는 움직임의 방향을 감지할 수가 있다.

안뜰의 여러 수용기에서 시작된 신경은 반고리관에서 오는 신경들과 만나 안뜰신경(전정신경, vestibular nerve)을 구성한다. 이 신경은 달팽이신경(와우신경, cochlear nerve)과 만나 속귀신경(acoustic nerve), 즉 제8뇌신경(cranial nerve VIII)을 형성한다(그림 10-7). 이 신경을 따라 전달되는 신경자극은 결국 소뇌(cerebellum)와 숨뇌(연수, medulla)에 도달한다. 신경자극은 이 영역에서 대뇌겉질(cerebral cortex)로 이어진다.

QUICK CHECK

1. 귀길을 통하여 음파가 전달될 때 진동되는 구조는?
2. 목이 감염되면 종종 중이염에 감염되는 이유는?
3. 막성미로속을 채우는 액체는? 그리고 코르티기관은?
4. 균형과 평형을 담당하는 기계적수용기가 위치하는 곳은?

미각수용기

미각(sense of taste or gustation)은 음식물을 씹거나 삼키기전에 음식물을 화학적으로 분석하는 작업이다.

미각(taste)을 유발하는 신경자극은 화학수용기(chemoreceptor)인 맛봉오리(미뢰, taste bud)에서 생성된다. 신경자극은 맛봉오리의 특수세포인 미각세포(gustatory cell)에서 생성된다(그림 10-13).

맛봉오리가 자극되어 생성된 신경자극은 주로 2개의 뇌신경(VII과 IX)을 통해 대뇌겉질의 특수영역인 미각영역(taste area)에 종지한다.

맛봉오리는 입안의 일부 그리고 물렁입천장에 일부 존재하지만, 대부분은 혀에 존재한다. 혀에 존재하는 맛봉오리

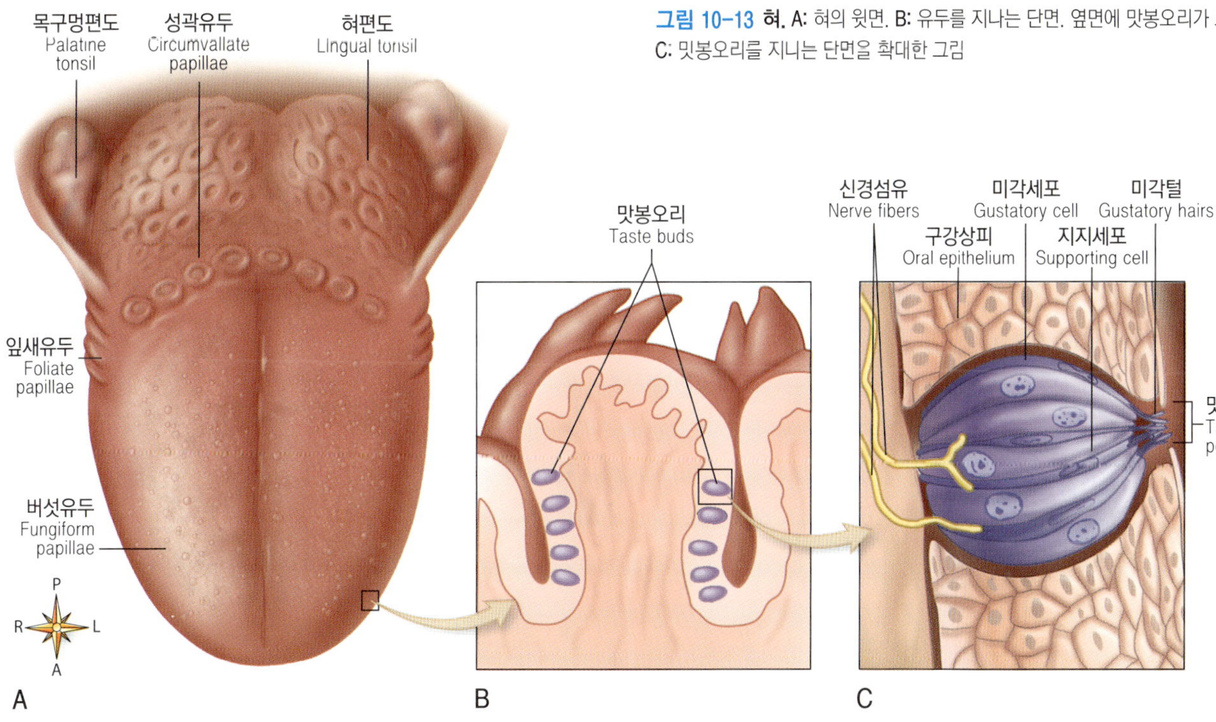

그림 10-13 혀. A: 혀의 윗면. B: 유두를 지나는 단면. 옆면에 맛봉오리가 보인다. C: 맛봉오리를 지나는 단면을 확대한 그림

10

는 유두(papillae)의 옆면에 위치한다. 10~15개의 성곽유두(circumvallate papillae)가 혀의 뒤쪽에서 V자 형태로 위치하며, 대부분의 맛봉오리가 위치한다.

각각의 맛봉오리는 유두를 둘러싸고 있는 도랑 같은 해자(trenchlike moat)에 열리고, 해자에는 침이 존재한다. 침에 녹아 있는 화학물질은 미각세포를 자극한다. 혀에서 맛봉오리를 포함하는 영역은 어디서든지 모든 형태의 미각을 감지할 수 있다.

우리는 많은 종류의 맛을 구별한다고 느끼지만, 대부분의 생리학자는 맛봉오리의 자극으로 감지되는 일차미각(primary taste sensation)은 단맛(sweet), 신맛(sour), 쓴맛(bitter), 짠맛(salty)의 4종이라고 말한다. 최근 추가적으로 2종류의 일차미각이 더 존재할 가능성이 보고되었다.

일본에서 발견된 우마미맛(umami)이라는 고기맛과 금속성 맛(metallic taste)이 그것이다. 서로 다르다고 느끼는 대부분의 맛은 맛봉오리에 대한 자극과 후각수용기의 자극이 배합되어 나타나는 결과이다. 다시 말해서 우리가 인지하는 무수한 종류의 맛은 미각 단독에 의한 것이 아니라 맛에 향이 더해진 것이다. 이 때문에 감기에 걸리면 음식 냄새를 감지하는 후각수용기의 능력이 떨어지면서 미각도 상당히 둔화된다.

후각수용기

후각(smell)을 감지하는 화학수용기는 코안(비강, nasal cavity) 윗부분의 작은 영역에 위치한다(그림 10-14). 후각상피, 즉 후각수용기(olfactory receptor)의 위치는 어느 정도 가려져 있어서, 섬세한 냄새를 맡고자 할 때는 숨을 (코로) 크게 들이마셔야 한다.

각각의 후각세포에는 많은 수의 특화된 섬모(cilia)가 있어서, 각 세포로 하여금 각기 다른 화학물질을 감지하여 그에 대한 반응으로 신경자극을 생성하게 한다. 화학물질은 코안을 덮는 맑은 점액(mucus)에 용해되어야 후각수용기에서 감지할 수 있다.

후각수용기는 극도로 예민하지만(즉, 매우 약한 향도 감지하지만) 또한 쉽게 피로해진다. 이는 처음에는 감지되던 냄새가 얼마 후에는 왜 전혀 느껴지지 않는가를 설명해준다. 이렇게 수용기의 감수성이 감소되는 것을 적응(adaptation)이라고 한다.

향을 내는 화학물질에 의해 후각세포에서 생성된 신경자극은 후각망울(후구, olfactory bulb)과 후각로(olfactory tract)에 포함된 후각신경(olfactory nerve)을 따라 뇌의 시상(thalamus)과 후각중추(olfactory center)로 들어가 특정한 냄새로 해석된다. 후각신경자극이 지나는 경로와 이들이

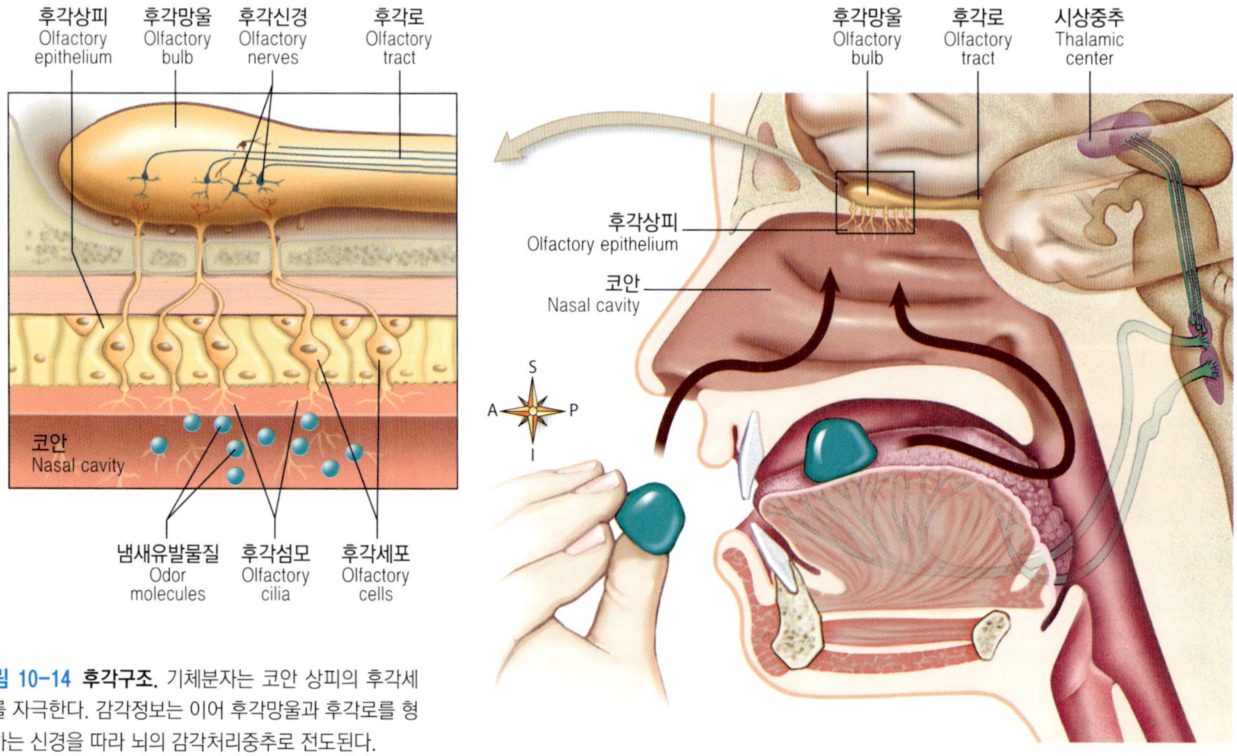

그림 10-14 **후각구조.** 기체분자는 코안 상피의 후각세포를 자극한다. 감각정보는 이어 후각망울과 후각로를 형성하는 신경을 따라 뇌의 감각처리중추로 전도된다.

10

해석되는 영역들은 기억과 감정에서 중요한 기능을 담당하는 뇌영역과 밀접하게 연관되어 있다. 특정한 냄새나 향과 관련된 기억이 오래도록 생생하게 지속되는 이유는 바로 이 때문이다.

QUICK CHECK

1. 인간의 인지하는 일차미각은?
2. 왜 냄새는 시간이 지나면서 후각이 감지하는 것이 떨어지는가?
3. 후각세포에서 뇌까지의 후각경로는?

감각의 융합

전체적으로 감각을 고찰하면, 감각은 개개의 감각수용기로 인지되지 않고 한꺼번에 뇌에서 인지된다. 어떤 감각신호는 뇌로 전달되지 못하고, 어떤 감각은 뇌에서 증폭되거나 소멸되기도 한다. 들어오는 감각신호가 다른 감각과 융합되고 심지어 기억과 합쳐지면서 인지하게 되는 것이다. 모든 감각은 복합된다.

예를 들어, 독특한 풍미감각(flavor sensations)은 미각세포, 후각세포 심지어 촉각 혹은 통각수용기를 통해 전달된 감각들의 복합체인 것이다. 즉, 많은 독특한 풍미감각은 미각, 냄새, 촉각, 온도감각, 통각 등의 혼합된 감각이다.

이러한 이유로 인해 중증의 코막힘은 후각수용기의 자극을 방해하여 음식냄새를 못 맡게 한다. 일부 음식은 바삭바삭하거나 뜨겁거나 차갑다(그림 10-14). 일부 매운 음식은 통각 혹은 온도감각수용기를 자극하여 뜨거운 풍미(hot flavor)를 일으킨다. 일부 민트는 차가운 감각을 일으킨다.

냄새에 대한 감각은 종종 기억을 자극시킨다. 모든 감각은 과거의 기억과 비교되면서 좀더 정확하게 인식할 수 있다.

시각과 고유감각을 혼합하여 평형감각을 느끼면서 우리의 자세와 균형을 유지한다. 이러한 것은 변화하는 주위 환경에서 우리 몸을 유지시키는 데 필요하다.

일부 감각은 무의식적으로 인식되기도 한다. 우리 몸에서 혈액의 pH가 올라가거나 내려가는 것을 인지하지는 못하지만 뇌는 그러한 변화를 신속하게 파악한다. 비슷한 경우가 혈중 산소농도이다. 우리는 산소농도가 변하는 것을 못 느끼지만 무의식적인 세계는 정확하게 인지한다.

모든 다른 특수감각처럼 대개 나이가 들면 구조적인 변성으로 인해 감각기능도 저하된다.

청각은 감소되며, 수정체는 초점을 맞추기가 어렵고 미각과 후각도 소실된다. 일부 음식은 젊었을 때 보았던 맛이 아닐 수 있다. 외부 세계와 접촉하는 통로인 특수감각이 점차 소실되어 갈 때, 많은 노인이 고립감과 우울증에 빠지는 것은 놀라운 일이 아니다. 진정한 의료인은 이러한 노화(aging)의 징후를 인지하여 노인환자가 여생을 즐기는 데 필요한 도움을 준다.

용어 terminology

감각수용기 sensory receptor
결막 conjunctiva
고막 tympanic membrane, eardrum
고실 tympanic
고유감각수용기 proprioceptor
공막 sclera
귀관, 귀인두관 auditory(Eustachian) tube
귀지 cerumen
귀지샘 ceruminous gland
귓바퀴 auricle
기계수용기 mechanoreceptor
나선기관(코르티기관) organ of Corti
눈물샘 lacrimal gland
달팽이, 와우 cochlea
달팽이관 cochlear duct
동공 pupil
등자뼈 stapes
막대세포 rod cell
막미로 membranous labyrinth
맛봉오리 taste bud
망막 retina
망막중심오목 fovea
망치뼈 malleus
맥락막 choroid
모루뼈 incus
미각세포 gustatory cell
바깥귀길, 외이도 external auditory canal
바깥림프 perilymph
반고리뼈관, 반고리관 semicircular canal
방수(눈방수) aqueous humor
뼈미로 bony labyrinth
빛수용기, 광수용기 photoreceptor
속림프, 내림프 endolymph
수정체 lens
안뜰, 전정 vestibule
안뜰신경, 전정신경 vestibular nerve
원뿔세포 cone cell
유두 papilla
유리체액 vitreous humor
작은뼈, 소골 ossicle
팽대능선 crista ampullaris
홍채 iris
화학수용기 chemoreceptor
황반 macula lutea
후각수용기 olfactory receptor

요약 summary

감각의 종류

A. 과일반감각
  1. 흔히 개개의 세포 또는 수용기(receptor) 단위로 존재한다.
  2. 몸 전체에 넓게 퍼져 있다.

B. 특수감각기관(Special sense organ): 복잡한 장기에서 수용체가 집단적 형태로 위치한다.

C. 감각수용기의 종류
  1. 피막 유무에 따른 분류
    a. 피막형(encapsulated)
    b. 무피막형(unencapsulated; 자유, free or naked)
  2. (활성화시키는) 자극 유형에 따른 분류
    a. 빛수용기(광수용기, photorecptor): 빛
    b. 화학수용기(chemoreceptor): 화학물질
    c. 통각수용기(pain recpetor): 손상
    d. 온도수용기(thermoreceptor): 온도 변화
    e. 기계수용기(mechanoreceptor): 피막의 움직임이나 변형

감각의 전달경로

A. 모든 감각기관은 기능적으로 다음의 공통점을 지닌다.
  1. 모든 감각기관은 특정 자극(specific stimulus)을 감지한다.
  2. 자극은 신경자극(nerve impulse)으로 전환된다.
  3. 신경자극은 중추신경계통(CNS)에서 감각(sensation)으로 인지된다.

일반감각

A. 광범위하게 분포한다. 단일세포수용기(single-cell receptor)가 흔하다.

B. 감각의 유형(mode)-자극의 종류, 수용기 혹은 감각의 변화에 따라

C. 예(그림 10-1, 표 10-1)
  1. 피부수용기(skin receptor)
    a. 자유신경종말(free nerve endings): 통각(pain), 일반촉각(crude touch) 및 온도감각(temperature)
    b. 촉각소체(Meissner's corpuscles): 촉각(분별촉각, fine touch) 및 진동(vibration)
    c. 루피니소체(Ruffini's corpuscles): 촉각과 압각(pressure)
    d. 층판소체(Pacinian corpuscles): 압각과 진동
    e. 망울소체(Krause's end bulbs): 촉각
  2. 근육수용기(muscle receptor)
    a. 골지힘줄기관(Golgi tendon organs): 고유감각(proprioception)
    b. 근육방추(muscle spindles): 고유감각
  3. 심부수용기(deep receptors)
    a. 속빈장기(내공장기, hollow organ)에 위치한 이완수용기(stretch receptor)와 압력수용기(pressure receptor)
    b. pH, 이산화탄소, 다른 화학물의 농도를 감지하는 화학수용기(chemical receptors)

특수감각

A. 시각
  1. 눈(그림 10-2)
    a. 안구의 층
      (1) 섬유층: 가장 바깥층인 섬유층은 질긴 섬유조직이다.
        (a) 공막(sclera): 눈의 흰자위에 해당
        (b) 각막(cornea): 홍채(iris)를 덮는 투명한 부분
        (c) 결막(conjunctiva): 섬유층의 앞면을 덮고 있는 점막층이며 눈꺼풀의 안쪽까지 연장
        (d) 눈물샘(누선, lacrimal gland): 눈꺼풀을 적시는 눈물을 분비
      (2) 혈관층: 미세한 혈관이 그물처럼 빽빽하게 위치
        (a) 맥락막(choroid): 색소가 포함된 혈관층으로 빛의 산란을 방지
        (b) 홍채(iris): 색소를 함유한 원형 구조물; 홍채의 중심의 중앙에 구멍이 있으며, 이 구멍을 동공이라 한다; 민무늬근의 수축으로 동공은 확장되거나 수축된다.

(c) 섬모체근(ciliary muscle): 홍채의 가장자리에서 혈관층 바로 앞에 위치; 홍채 뒤에서 수축하면서 렌즈의 모양을 변형시켜 초점을 맞추는 데 작용

(3) 속층: 가장 안쪽의 신경층

(a) 망막(retina): 여러 종류의 시각수용기가 존재

i. 막대세포(rods): 야간시력를 담당하는 단색시수용기(monochrome receptor)

ii. 원뿔세포(cones): 주간시력을 담당하고 색을 구분

iii. 신경절세포(ganglion cells): 단색시수용기이며, 이미지를 형성하는 데 관여하지는 않고 외부환경에 대한 일조주기에 맞추어주는 역할을 수행하여 인체의 내부시계(internal clock)에 관여

b. 눈꺼풀

(1) 방수(눈방수, aqueous humor): 수정체 앞쪽에 들어 있는 맑은 액체

(2) 유리체액(초자체, vitreous humor): 수정체 뒤쪽에 존재하는 젤리와 같은 액체

2. 시각경로(visual pathway)

a. 우리는 빛의 강도(intensity; brightness)와 파장(wavelength; color)을 감지하고 또한 사물의 상(image)과 움직임(movement)도 감지할 수 있다.

b. 빛은 굴절되어 감지할 수 있는 상(image)을 형성한다.

c. 망막의 가장 속층에 막대세포와 원뿔세포가 위치

d. 신경자극은 막대세포와 원뿔세포로부터 역시 망막의 두극신경세포층(bipolar layer)과 신경절세포층(ganglionc layer)을 거쳐 전달(그림 10-4)

e. 신경자극은 시각신경(optic nerve)을 통해 눈을 떠나는데, 시각신경이 나오는 부위에는 수용기가 없으므로, 이를 맹점(blind spot)이라 함(그림 10-5)

f. 시각자극의 해석은 대뇌(cerebrum)의 시각겉질(visual cortex)에서 이루어짐(그림 10-6)

B. 청각(hearing)과 평형(equilibrium)

1. 귀는 청각(hearing)과 평형(equilibrium) 및 균형(balance)을 담당한다.

2. 귀

a. 바깥귀(외이, external ear)

(1) 귓바퀴(auricle, pinna)

(2) 바깥귀길(외이도, external auditory canal)

(a) 2.5cm 길이의 구부러진 관

(b) 귀지샘(ceruminous gland)이 위치

(c) 고막(tympanic membrane)에서 끝남

b. 가운데귀(중이, middle ear)

(1) 귓속뼈(ear ossicles), 즉 마루뼈(malleus), 모루뼈(incus) 및 등자뼈(stapes)가 자리

(2) 안뜰창(난원창, oval window)에서 끝남

(3) 귀관[귀인두관, auditory (Eustachian) tube]은 가운데귀와 인후(throat)를 연결

(4) 이곳에 생긴 염증을 중이염(otitis media)이라 함

c. 속귀(내이, inner ear)(그림 10-9)

(1) 뼈미로(bony labyrinth)는 바깥림프(perilymph)로 채워져 있음

(2) 안뜰(vestibule), 반고리뼈관(semicircular canals) 및 달팽이(cochlea)로 구성

(3) 막미로(membranous labyrinth) 속은 속림프(endo-lymph)로 채워져 있음

3. 청각(그림 10-10)

a. 청각은 신체의 주위환경에서 발생된 음파의 강도(intensity)와 진동수(frequency; tone)를 감지하는 감각이다.

b. 음파(sound waves)는 공기중의 압력파(pressure waves)이다. 그러한 음파가 귓바퀴를 통하여 바깥귀길(external acoustic canal)로 들어가서 고막을 진동시킨다.

c. 고막을 통한 음파는 가운데귀를 지나면서 귀속뼈(ear ossicles)에 의해 증폭되며 안뜰창으로 전달된다.

d. 안뜰창에 작용하는 진동은 속귀 속을 채우고 있는 액체(바깥림프, perilymph)의 움직임이 유발된다. 바깥림프의 진동은 속림프(내림프, endolymph)의 진동을 유발시킨다.

e. 속귀의 속림프의 진동은 청각기관인 코르티기관(organ of Corti, 달팽이속에 위치)에 전달된다.

4. 평형감각-정적인 평형감각(static equilibrium)과 동적인 평형감각(dynamic equilibrium)

a. 정적인 평형감각–중력감각(sense of gravity)

(1) 안뜰에 위치한 2개의 평형반(macula)의 섬모를 갖고 있는 털세포에서 감지

(2) 만약 고개를 숙이면, 중력이 작용하여 평형반이 이동하게 되며, 이것은 털세포의 섬모를 자극시켜 신경신호를 일으킨다.

b. 동적인 평형감각(dynamic equilibrium); 운동의 속도와 방향을 감지

(1) 세 개의 반고리관의 팽대(ampulla)에 위치한 팽대능선(팽대부능, crista ampullaris)의 섬모를 갖고 있는 털세포에서 감지된다.

(2) 머리의 움직일 때 속도와 방향이 변하면, 속림프의 움직임이 유발되며, 그 움직임에 따라 털이 구부러지면서 감각세포가 자극된다.

c. 평형감각 수용기에서 시작된 신경은 안뜰신경(전정신경, vestibular nerve)을 구성한다. 이 신경은 달팽이신경(와우신경, cochlear nerve)과 만나 속귀신경(acoustic nerve), 즉 제8뇌신경(cranial nerve VIII)을 형성한다.

C. 미각

1. 미각(sense of taste)는 gustation이라고도 한다.
2. 수용기는 맛봉오리(taste buds)라는 화학수용기이다(그림 10-13).
3. 미각자극은 뇌신경(cranial nerve) VII과 IX가 전달한다.
4. 대부분의 생리학자는 일차미각(primary taste sensation)으로 단맛, 신맛, 쓴맛, 짠맛의 4종만을 열거한다[우마미맛(umami)과 금속성맛(metallic taste)을 일차미각에 포함시키기도 한다].

D. 후각

1. 후각섬유(I번 뇌신경)의 수용기는 비강의 후각점막(olfactory mucosa)에 자리한다(그림 10-14).
2. 후각수용기(olfactory receptor)는 극도로 민감하지만 또한 쉽게 피로한다.
3. 냄새를 유발하는 화학물질에 의해 시작된 신경자극은 뇌에서 특정한 냄새로 해석된다.
4. 후각은 기억과 감정과 강한 관계를 갖는다.

감각의 융합

1. 감각은 개개의 감각수용기로 인지되지 않고 한꺼번에 뇌에서 인지된다.
2. 감각정보는 복합적으로 인지된다.

a. 풍미감각(flavor sensations)

(1) 미각, 냄새, 촉각, 온도감각, 통각 등의 혼합된 감각이다.

(2) 중증의 코막힘은 후각수용기의 자극을 방해하여 음식냄새를 못 맡게 한다.

b. 자세와 균형; 시각과 고유감각을 혼합하여 평형감각을 느끼면서 우리의 자세와 균형을 유지한다.

3. 일부 감각은 무의식적으로 인식되기도 한다.
4. 나이가 들면 구조직인 변성으로 인해 감각기능도 저하된다.

학습활동 active learning

복습문제

1. 피부나 피부밑조직에서 감지되는 일반감각(general sense)의 종류와 이들이 각각 반응하는 자극의 유형을 열거하시오
2. 일반감각인 고유감각(proprioception) 2가지를 말하고, 각각의 위치를 설명하시오.
3. 고유감각수용기(proprioceptor)는 어떤 유형의 정보를 제공하는가?
4. 홍채(iris)가 어떻게 동공(pupil)의 크기를 변화시키는지 설명하시오.
5. 가깝거나 혹은 멀게 위치한 물체에 섬모체근(ciliary muscle)이 어떻게 초점을 맺게 하는지 설명하시오.
6. 망막(retina)에 존재하는 2가지 유형의 수용기세포는? 이들의 차이점을 설명하시오.
7. 시각경로(visual pathway)란? 맹점(blind spot)은 어디에, 왜 생기는가?
8. 바깥귀(external ear)의 구조를 간단히 설명하시오.
9. 가운데귀(middle ear)를 통해 음파가 전달되는 과정을 설명하시오.
10. 음파가 청각신경자극(auditory impulse)으로 전환되는 과정을 설명하시오.
11. 속귀(inner ear)를 이루는 구조가 어떻게 평형과 균형을 유지하도록 돕는지 설명하시오
12. 미각세포(gustatory cell)가 위치하는 곳은? 이들이 반응하는 4가지 1차 미각(primary taste)은?
13. 후각(sense of smell)이 어떻게 유발되는지 설명하시오.

CHAPTER 11

내분비계통

Endocrine System

1. 내분비샘과 관련하여 다음을 수행한다.
   - 내분비샘과 외분비샘을 구분한다.
   - 호르몬을 정의한다.
   - 중요한 호르몬의 기능을 설명하고, 과량분비되거나 분비가 감소되는 상황을 이해한다.
2. 스테로이드호르몬과 비스테로이드호르몬의 작용기전을 설명한다.
3. 내분비호르몬의 분비조절에 있어 양성 되먹임 기전과 음성 되먹임 기전이 어떻게 작용하는지 설명한다.
4. 프로스타글라딘의 중요성을 설명한다.
5. 1차 내분비샘의 종류를 열거하고 위치를 설명한다. 각 샘에서 생산되는 주요 호르몬을 설명한다.

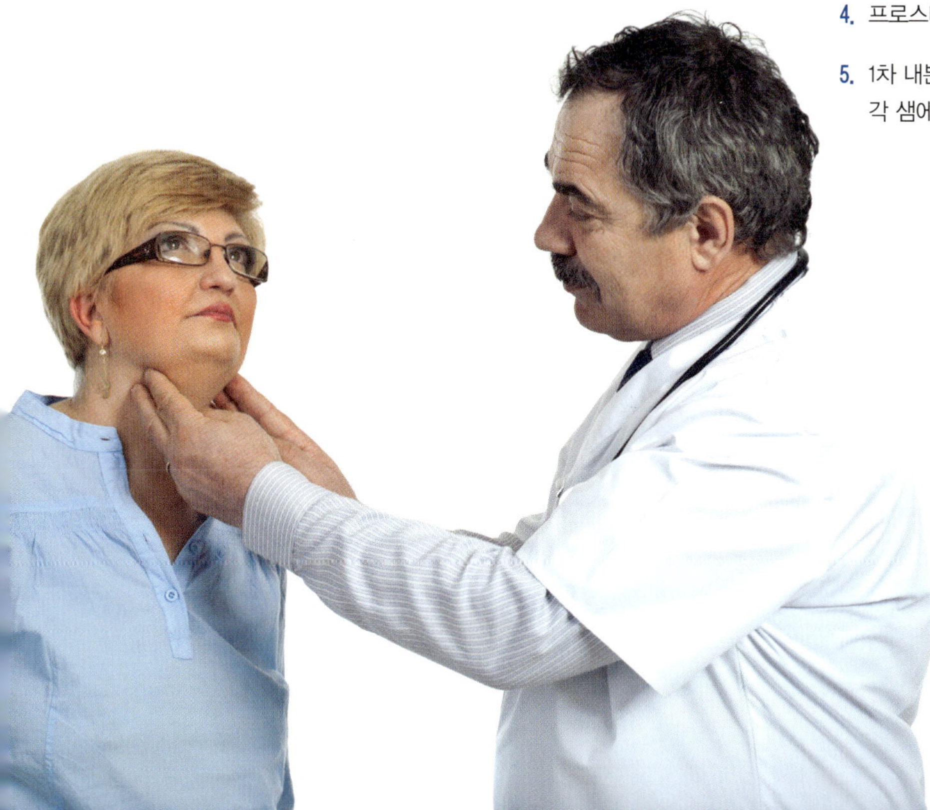

갑상샘(갑상선, thyroid gland) 질환을 앓고 있거나 당뇨병(diabetes)에 걸린 사람을 본 적이 있는가? 사춘기를 지나면서 우리 몸이 겪는 극심한 변화를 상기해 본다. 이러한 모든 사실은 정상적인 발달과 건강에 있어 내분비계통이 얼마나 중요한지를 확인시켜주는 것이다.

내분비계통(endocrine system)은 일반적으로 신경계통과 같은 일반적인 기능을 수행한다. 즉, 정보교환(communication)과 조절(control) 기능을 한다. 신경계통은 빠르게 전도되는 신경자극을 통해 즉각적으로 작용하지만 지속시간은 짧다. 반면 내분비계통의 작용은 혈액을 타고 순환하는 화학물질인 호르몬에 의해 느리게 나타나지만 그 효과는 장시간 지속된다.

내분비계통을 이루는 장기는 몸의 여러 부위, 즉 목, 머리안, 가슴안, 배안, 골반안, 몸안 밖까지 흩어져 있다. 그림 11-1에는 내분비샘(endocrine gland)의 명칭과 위치가 나와 있다.

이 장에서는 주요 내분비샘의 기능과 이들이 왜 중요한가에 관해 배운다. 호르몬은 대사(metabolism), 성장(growth)과 발달(development), 생식(reproduction)을 비롯한 다양한 신체활동을 관장하는 조절물질이다. 이들은 체액과 전해질균형(fluid and electrolyte balance), 산-염기평형(acid-base balance), 에너지평형(energy balance) 등과 같은 항상성(homeostasis) 유지에 중요한 역할을 담당한다. 호르몬은 정상 상태와 왜소증(dwarfism), 거인증(gigantism) 및 불임(sterility)과 같은 다양한 종류의 비정상 상태에서 나타나는 차이를 만들어낸다. 호르몬은 개체가 건강하게 생존하게 할 뿐 아니라 인간이라는 종의 생존에 있어서도 매우 중요하다.

내분비샘

내분비계통의 모든 장기는 샘(선, gland)으로 구성된다. 그러나 모든 샘이 내분비계통에 속하는 것은 아니다. 2가지 유형의 샘, 즉 외분비샘(외분비선, exocrine gland)과 내분비샘(내분비선, endocrine gland)이 존재하지만, 이 중 내분비계통을 구성하는 것은 내분비샘이다.

외분비샘은 그 산물을 도관(duct)을 통해 표면이나 공간 속으로 분비한다. 예를 들어, 땀샘(sweat gland)은 피부 표면으로 맑은 분비물을 분비한다. 침샘(salivary gland)도 외분비샘에 속한다. 침샘은 입안으로 침을 분비한다.

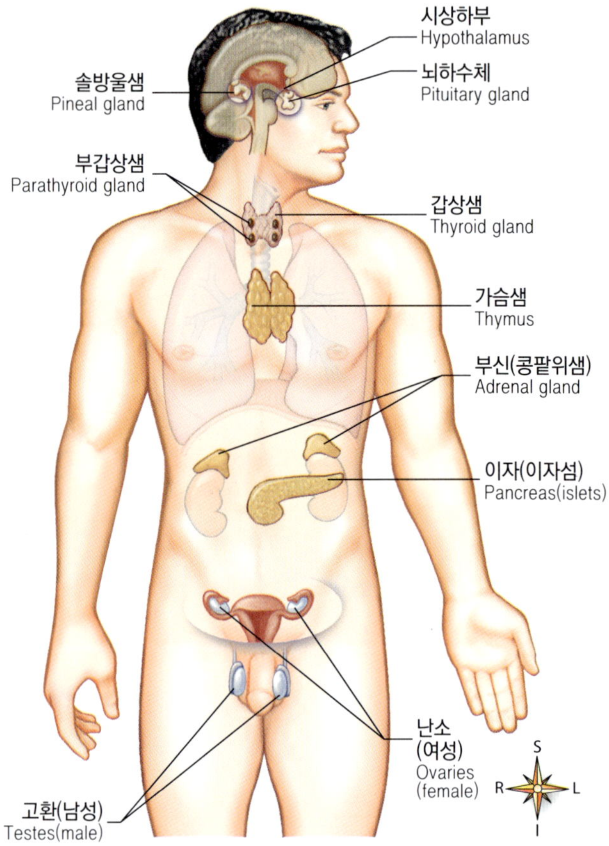

그림 11-1 내분비샘의 분포. 가슴샘(흉선)은 사춘기경에 해당하는 최대 크기로 나타내었다.

내분비샘은 도관이 없는 샘이며, 이들은 호르몬(hormone)이라고 알려진 화학물질을 세포 사이 공간으로 분비한다. 호르몬은 여기서 직접 혈액 속으로 확산되어 전신으로 운반된다. 각 호르몬 분자는 특이한 수용체(specific receptor)를 가진 세포, 즉 표적세포(target organ cell)에 결합하여 세포반응을 유발한다.

지속적인 연구의 결과로 내분비샘과 표적기관의 목록은 계속 늘고 있다. 그림 11-1과 표 11-1에는 잘 알려진 내분비샘의 명칭, 위치, 기능을 나타내었다.

호르몬작용의 기전

호르몬은 특별한 방식으로 표적세포가 반응하도록 만든다. 이러한 것은 가장 큰 관심사이면서 연구대상이 되어 왔다. 표적세포에 영향을 미치는 기전에서 큰 차이를 보이는 두 유형의 호르몬, 즉 비스테로이드호르몬(nonsteroid hormone)과 스테로이드호르몬(steroid hormone)이 존재한다.

11

표 11-1 내분비샘, 호르몬 및 기능

샘/호르몬	기능	기능장애 *
뇌하수체앞엽(anterior pituitary)		
갑상샘자극호르몬 (thyroid stimulating hormone, TSH)	• 자극호르몬 • 갑상샘호르몬의 분비를 자극힌다.	• 과다분비: 갑상샘에 대한 자극과다를 일으키다 • 과소분비: 갑상샘에 대한 자극부족을 초래한다.
부신겉질자극호르몬 (adrenocorticotropic hormone, ACTH)	• 자극호르몬 • 부신겉질의 분비를 자극한다.	• 과다분비: 부신겉질에 대한 자극과다를 일으킨다.
난포자극호르몬 (follicle-stimulating hormone, FSH)	• 자극호르몬 • 여성: 난포의 발달과 에스트로겐의 분비를 자극한다. • 남성: 고환의 정세관이 성장하여 정자를 생산하도록 자극한다.	• 과소분비: 부신겉질에 대한 자극부족을 초래한다. • 과소분비: 성적발달의 결여와 불임을 초래한다.
황체형성호르몬 (luteinizing hormone, LH)	• 자극호르몬 • 여성: 난포와 난자의 성숙을 자극한다. 에스트로겐 분비를 자극한다. 배란을 유발한다. 황체의 발달(황체화, luteinization)을 자극한다. • 남성: 고환의 사이질세포가 테스토스테론을 분비하도록 자극한다.	• 과소분비: 성적발달의 결여와 불임을 초래한다.
성장호르몬 (growth hormone, GH)	• 모든 장기의 성장을 자극한다. 음식 분자를 동원하여 혈당치의 상승을 초래한다.	• 과다분비: 성인기 이전에는 거인증을, 성숙한 성인에서는 말단비대증을 초래한다. • 과소분비: 성인기 이전에는 난쟁이증을 초래한다.
프로락틴(prolactin, 젖분비호르몬, lactogenic hormone)	• 임신기간에 젖(유방)의 발달을 자극하며, 출산 후에는 젖분비를 자극한다.	• 과다분비: 남성 또는 비수유기 여성에서 부적절한 젖분비를 유발한다. • 과소분비: 수유기 여성에서 불충분한 젖분비를 초래한다.
뇌하수체뒤엽(posterior pituitary)†		
항이뇨호르몬 (antidiuretic hormone, ADH)	• 콩팥에 의한 수분축적을 자극한다.	• 과다분비: 비정상적인 수분축적을 유발한다. • 과소분비: 요붕증을 일으킨다.
옥시토신(oxytocin)	• 임신 말에 자궁이 수축하도록 자극한다. 젖샘관으로 젖이 방출을 자극한다.	• 과다분비: 수유기 여성에서 부적절한 젖의 분출을 초래한다. • 과소분비: 난산과 지연분만을 초래한다.
시상하부(hypothalamus)		
분비호르몬(유리호르몬, releasing hormone, 여러 종류)	• 뇌하수체앞엽에서 호르몬의 유리를 자극한다.	• 과다분비: 뇌하수체앞엽호르몬의 과다분비를 초래한다. • 과소분비: 뇌하수체앞엽호르몬의 과소분비를 초래한다.
억제호르몬 (inhibiting hormone, 여러 종류)	• 뇌하수체앞엽에서 호르몬의 유리를 억제한다.	• 과다분비: 뇌하수체앞엽호르몬의 과소분비를 초래한다. • 과소분비: 뇌하수체앞엽호르몬의 과다분비를 초래한다.
갑상샘(thyroid)		
티록신(thyroxine, T_4)과 삼요오드티로닌(triiodothyronine, T_3)	• 모든 세포의 에너지대사를 자극한다.	• 과다분비: 갑상샘항진증, 그레이브스병을 초래한다. • 과소분비: 갑상샘저하증, 성인기 이전에는 크레틴병, 성인에서는 점액부종, 갑상샘종을 초래한다.
칼시토닌(calcitonin)	• 뼈의 분해를 억제한다. 혈중 칼슘 농도 저하를 초래한다.	• 과다분비: 저칼슘혈증을 초래할 수 있다. • 과소분비: 고칼슘혈증을 초래할 수 있다
부갑상샘(parthyroid)		
부갑상샘호르몬 (parathyroid hormone, PTH)	• 뼈의 분해를 촉진한다. 혈중 칼슘 농도의 상승을 초래한다.	• 과다분비: 고칼슘혈증을 초래할 수 있다. • 과소분비: 저칼슘혈증을 초래할 수 있다.

* 어떤 경우에는, 과소분비의 징후는 호르몬의 실제적인 분비저하가 아니라 표적 세포 이상으로 인한 것이다.
† 뇌하수체뒤엽 호르몬은 시상 하부에서 합성되지만 뇌하수체 뒤엽의 축삭 말단에서 방출된다.

11

표 11-1 내분비샘, 호르몬 및 기능(계속)

샘/호르몬	기능	기능장애
부신겉질(adrenal cortex)		
미네랄코르티코이드(mineralocorticoids, 알도스테론, aldosterone)	• 전해질과 수분 항상성을 조절한다.	• 과다분비: 수분이 축적된다. • 과소분비: 비정상적인 수분소실(탈수)을 초래한다.
글루코코르티코이드(glucocorticoids; 코티솔, cortisol; 하이드로코르티손, hydrocortisone)	• 포도당신합성을 촉진하여, 혈당치의 상승을 초래한다. 항염증, 항면역 및 항알레르기효과도 있다.	• 과다분비: 쿠싱증후군(Cushing syndrome)을 초래한다. • 과소분비: 애디슨병(Addison disease)을 초래한다.
안드로겐(androgen)	• 여성에서는 성적 욕구를 자극하지만 남성에서는 거의 효과가 없다.	• 과다분비: 조숙(안드로겐), 여성의 남성화를 초래한다. • 과소분비: 특별한 효과가 없다.
부신속질(adrenal medulla)		
에피네프린(epinephrine)과 노르에피네프린(norepinephrine)	• 스트레스 시에 교감신경반응을 지속하고 강화한다.	• 과다분비: 스트레스 효과(아드레날린)를 일으킨다. • 과소분비: 특별한 효과가 없다.
이자섬(pancreatic islet)		
글루카곤(glucagon)	• 간에서 글리코겐 분해를 자극하여 혈당치를 높인다.	• (불확실하다)
인슐린(insulin)	• 간으로 포도당의 이동을 촉진하여 혈당치를 낮춘다.	• 과다분비: 극심한 저혈당증(인슐린 쇼크)을 초래한다. • 과소분비: 당뇨병을 초래한다.
난소(ovary)		
에스트로겐(estrogen)	• 여성 성징의 발현과 유지를 촉진한다.	• 과다분비: 조숙과 불임을 초래한다. • 과소분비: 성적발달의 결여(여성), 불임과 뼈엉성증(골다공증)을 초래한다.
프로게스테론(황체호르몬, progesterone)	• 임신에 필요한 조건을 조장한다.	• 과소분비: 불임을 초래한다.
고환(testis)		
테스토스테론(testosterone)	• 남성 성징의 발현과 유지를 촉진한다.	• 과다분비: 조숙(남성), 근육비대를 초래한다. • 과소분비: 성적발달의 결여(남성)를 초래한다.
가슴샘(흉선, thymus)		
티모신(thymosin)	• 면역세포의 발달을 촉진한다.	• 과소분비: 면역계통의 기능을 억제한다.
태반(placenta)		
융모생식샘자극호르몬(chorionic gonado-tropin), 에스트로겐, 프로게스테론	• 임신 초기에 필요한 조건을 조장한다.	• 과소분비: 자연유산을 초래한다.
솔방울샘(송과체, pineal)		
멜라토닌(melatonin)	• 난소에 영향을 주는 자극호르몬(영양호르몬)을 억제한다. 신체의 내부시계에 관여한다.	• 과다분비: 겨울에 오는 우울증, 수면장애 등을 초래한다.
심장(heart)		
심방나트륨배설촉진호르몬(atrial natriuretic hormone, ANH)	• 수분과 전해질 항상성을 조절한다.	• 과소분비: 체액 또는 전해질 불균형; 혈압 문제를 야기할 가능성
위창자길(위장관, gastrointestinal [GI] tract)		
그렐린(ghrelin)	• 에너지 균형(대사)에 영향을 미친다.	• 비만을 초래할 수 있다. 공복감을 증가시키고 지방소모를 억제한다.
지방세포(fat-storing cells)		
렙틴(leptin)	• 허기감과 포만감을 통제한다.	• 비만을 초래할 수 있다. 다른 대사장애를 초래할 수 있다.

비스테로이드호르몬

비스테로이드호르몬(nonsteroid hormones)의 형태는 단백질 덩어리 혹은 그보다 짧은 아미노산사슬, 또는 하나의 아미노산만으로 구성된 형태 등이 존재한다. 비스테로이드호르몬의 작용은 2차전령기전(second messenger mechanism)에 따라 발현된다. 이 개념에 따르면 갑상샘자극호르몬(thyroid-stimulating hormone)과 같은 단백질호르몬(protein hormone)은 1차전령(first messenger)으로 작용한다(이 호르몬은 내분비세포의 화학전령을 표적세포막에 위치한 고도로 특이적인 수용체에 전달한다).

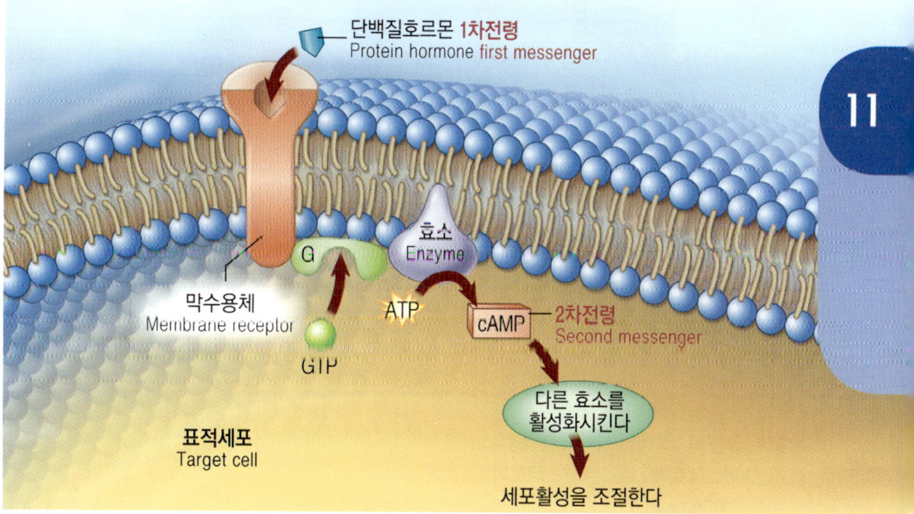

그림 11-2 단백질호르몬의 작용기전. 이 호르몬은 마치 자물쇠에 꼭 맞는 열쇠처럼, 혈액을 타고 표적기관으로 가서 표적세포의 막수용체에 메시지를 전달하는 '1차전령'이다. '2차전령'은 세포로 하여금 호르몬에 반응하여 그 특화된 기능을 수행하게 한다.

호르몬과 표적세포막의 특이적 수용체 사이의 상호작용은 흔히 자물쇠에 꼭 맞는, 단 하나밖에 없는 열쇠로 비유된다[이 개념을 화학적 활성의 자물쇠-열쇠모델(lock-and-key model)이라 한다].

호르몬이 그 특이적인 수용체에 부착하면, 일련의 화학반응이 일어나 2차전령이라는 세포내 분자를 활성화시킨다. 예를 들어, 이 반응은 호르몬과 수용체의 상호작용으로 인해 세포 속의 (에너지 함량이 높은) ATP 분자가 고리형 AMP(cyclic AMP)로 바뀔 때 일어나는 기전이다. 고리형 AMP는 세포 내에서 세포활성 조절에 관한 정보를 전달하는 2차전령이다. 예를 들어, 고리형 AMP는 갑상샘세포로 하여금 갑상샘자극호르몬에 대한 반응으로 티록신(thyroxine)과 같은 갑상샘호르몬을 분비하게 만든다. 고리형 AMP는 현재까지 발견된 여러 2차전령 중 하나이다.

요약하면, 비스테로이드호르몬은 내분비샘과 표적기관 사이의 연락을 담당하는 1차전령이다. 이 경우 고리형 AMP와 같은 다른 물질이 이어서 2차전령으로 작용하여 표적세포 내에서 연락을 담당한다. 그림 11-2는 비스테로이드호르몬의 작용기전을 요약한 것이다.

스테로이드호르몬

작고 지용성(lipid-soluble)인 스테로이드호르몬(steroid hormones)의 작용은 2차전령기전을 거치지 않는다(예: 에스트로겐). 스테로이드호르몬은 지용성이므로 온전한 상태로 표적세포의 세포막을 직접 통과할 수 있다.

일단 세포 내로 들어간 스테로이드호르몬은 세포질을 지나 핵으로 들어가며 (자물쇠-열쇠모델에 따라) 핵 속의 수용체에 결합하여 호르몬-수용체복합체(hormone-receptor complex)를 형성한다. 이 복합체는 DNA에 작용하여 새로운 단백질을 합성하도록 만든다. 결국 호르몬은 세포질 내에 새롭게 형성된 이 단백질을 통해 표적세포에 특이한 효과를 나타낸다. 한 예로 에스트로겐의 효과는 청소년기 여아의 유방 발달로 나타난다.

그림 11-3 스테로이드호르몬의 작용기전. 스테로이드호르몬은 형질막을 통과하여 핵 속으로 들어가 호르몬-수용체복합체를 형성하여 DNA에 작용한다. 그 결과, 세포질 속에는 표적세포에서 특정한 효과를 초래할 수 있는 새로운 단백질이 형성된다.

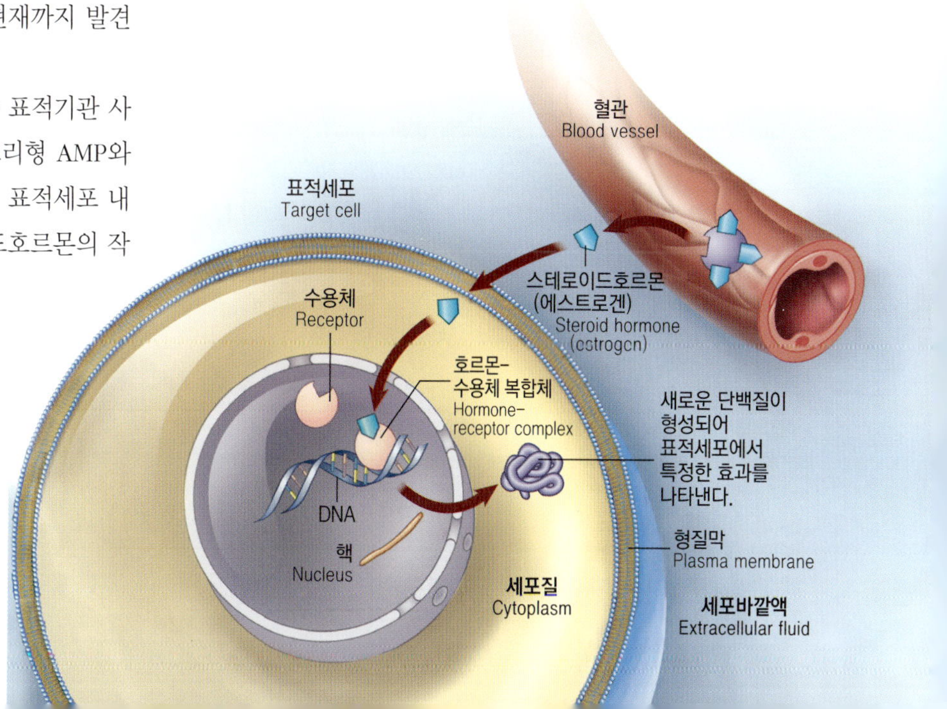

11

그림 11-3은 스테로이드호르몬의 작용을 요약한 것이다. 스테로이드호르몬의 반응은 비스테로이드호르몬의 반응에 비하여 늦다.

앞에서 언급한 것과 같이 스테로이드호르몬은 DNA-방아쇠(DNA-trigger) 기전 이외에도 표적기관의 세포막에 방아쇠로 작용하여 여러 2차작용을 나타낸다. 이러한 2차작용은 DNA-방아쇠기전에 의한 영향보다 좀 더 빠르다.

QUICK CHECK

1. 내분비계통에서 화학적 전령은?
2. 비스테로이드호르몬과 스테로이드호르몬의 차이는?
3. 2차전령이란?

호르몬 분비의 조절

음성 되먹임

혈중 호르몬의 수치는 1장에서 소개된 항상성 조절 기전인 음성 되먹임(negative feedback)에 의해 조절된다.

내분비계통에서 일어나는 음성 되먹임은 호르몬인 인슐린(insulin)을 예로 들어 설명할 수 있다. 인슐린은 이자(췌장, pancreas)의 내분비세포에서 유리되어 혈당치(blood sugar level)를 낮추는 호르몬이다. 식사 후에는 소화관을 통해 당이 흡수되어 정상적으로 혈당치가 상승한다. 상승한 혈당치는 이자에서 인슐린이 유리되도록 자극한다. 분비된 인슐린은 혈중의 포도당을 세포 속으로 이동시켜 혈당치를 낮춘다.

그리고 낮아진 혈당치는 다시 이자의 내분비세포로 하여금 인슐린의 생성과 유리를 멈추게 한다. 이러한 반응을 음성적(negative)이라 한다. 이 반응은 혈당치의 변화를 역전시키므로 이러한 항상성 조절 기전을 음성 되먹임 조절기전(negative feedback control mechanism)이라 한다(그림 11-4).

양성 되먹임

양성 되먹임 기전(positive feedback mechanism)은 흔하지 않으며, 호르몬 변화를 역전시키기보다 오히려 증폭시키는 기전이다. 양성 되먹임에 의한 호르몬 변화의 증폭은 대개 항상성을 위협하지만, 어떤 상황에서는 안정성을 유지하는 데

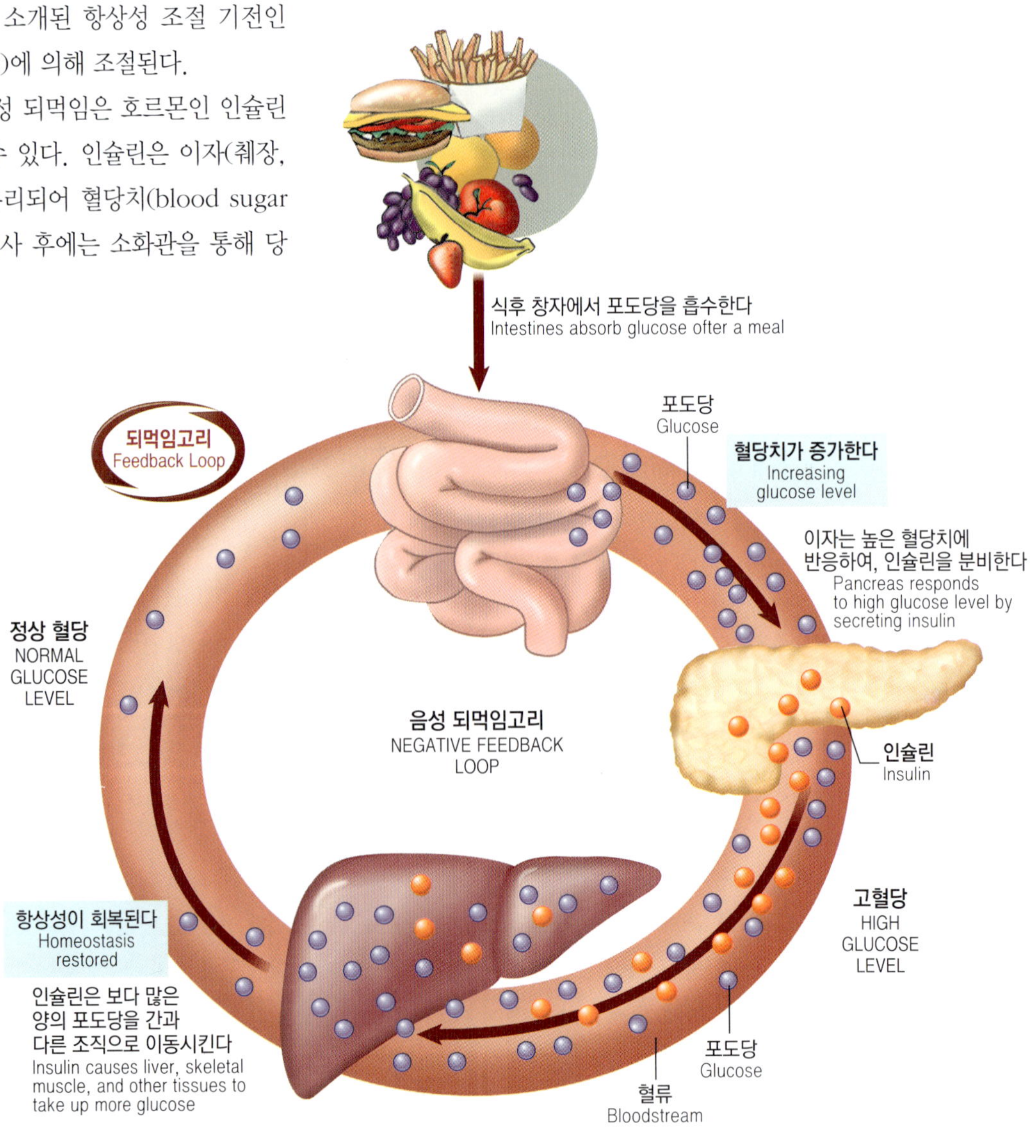

그림 11-4 음성 되먹임. 대부분의 호르몬 분비 조절은 음성 되먹임 기전으로 조절된다. 음성 되먹임은 정상으로부터 벗어난 편향 상태를 원래대로 되돌리려는 방향으로 진행된다. 예를 들어, 혈당증가는 인슐린 분비를 유발한다. 인슐린은 포도당의 세포 내 이동을 촉진하므로, 혈당치는 다시 정상으로 회복된다.

도움이 된다.

예를 들어 진통(labor)이 진행되는 동안에는 호르몬인 옥시토신(oxytocin)의 분비를 강화하는 양성 되먹임 기전에 의해, 아기를 산도(birth canal)로 밀어내는 근육수축이 점점 강력해진다.

조절의 단계

내분비계통은 항상성소설(homeostatic regulation)의 다른 단계에 대한 좋은 예이다. 특정 호르몬 분비를 조절하는 것은 조절의 한 가지 단계이며, 이러한 변화는 점차 표적세포의 특수한 기능을 조절하고 이것은 인체의 기능에 영향을 나타낸다.

일반적으로, 조절의 추가적인 단계는 항상성을 유지하는 것에 관여한다. 예를 들면, 되먹임과정을 통하여 분비호르몬("releasing" hormone)의 분비가 촉진되며, 이러한 분비호르몬은 다른 표적내분비샘의 호르몬 분비를 촉진시킨다.

되먹임 과정은 대신에 내분비샘에 대한 자율신경자극을 촉진하여 분비호르몬을 분비시킨다. 이러한 과정을 통하여 분비호르몬은 다른 호르몬의 분비를 촉진시키고 분비된 호르몬은 표적세포를 조절하고 표적세포는 설정점(set point)에 도달하도록 기능을 수행한다.

내분비질환의 기전

내분비질환은 그 종류가 매우 많고 다양하며 때로 치명적인 결과를 초래한다. 내분비샘에 종양이 발생하면 너무 많거나 너무 적은 양의 호르몬이 생산된다. 샘의 이상에 의해 너무 많은 양의 호르몬이 생산되는 경우를 과다분비(hypersecretion)라 하고, 호르몬 생산이 매우 부족한 경우를 과소분비(hyposecretion)라 한다.

호르몬의 과소분비가 발생하는 많은 내분비질환의 경우 실제로는 표적세포의 장애로 인해 과소분비가 유발된다. 특정 호르몬이 통상적으로 작용하는 표적세포의 수용체가 손상되거나 그 수가 너무 적거나 혹은 다른 이상이 생기면, 표적세포는 호르몬에 적절히 반응하지 못한다. 다시 말해서 표적세포 반응의 결여는 호르몬 과소분비의 징후일 수도 있고 표적세포무감응(target cell insensivity)의 결과일 수도 있다. 예를 들어, 당뇨병(diabetes mellitus)은 인슐린의 분비가 저하된 경우 또는 인슐린에 대한 표적세포무감응인 경우 모두 일어날 수 있다. 한 종류의 호르몬 불균형은 다른 호르몬의 불균형을 유발한다.

내분비기능, 즉 내분비학(endocrinology)을 전문적으로 연구하는 내분비학자는 내분비질환에 대한 다양한 치료법을 개발했다. 일부 환자에서는 종양이나 손상된 조직을 수술이나 화학요법으로 치료하는 것이 유용하다.

흔히 쓰이는 또 다른 치료법은 약리적으로 제조된 호르몬을 투여하는 것이다. 예를 들어 특정 유형의 당뇨병에는 인슐린 주사를 사용한다.

유전공학기술의 발달로 합성호르몬이 사용되면서, 많은 내분비질환은 치료혁명을 맞이했다. 합성호르몬은 생체호르몬보다 값이 싸고, 대량생산이 가능하며, 바이러스나 다른 위험물질로 오염될 위험성도 없다.

표 11-1에 주요 내분비질환 중 일부를 요약하였다. 내분비계통을 구성하는 각 샘과 호르몬을 공부하면서 이 표를 참조한다.

프로스타글란딘

프로스타글란딘(prostaglandins, PGs)은 일종의 조직호르몬(tissue hormones)이며, 다양한 조직에서 널리 발견되는 매우 강력한 물질이다. 프로스타글란딘은 변형된 지방산(fatty acids) 구조이다. 이 물질은 많은 신체기능 간의 연락과 조절에 있어서 중요한 역할을 담당하지만, 전형적인 호르몬의 정의에 딱 들어맞지는 않는다.

많은 경우 특정 조직에서 생성된 프로스타글란딘은 확산을 통해 같은 조직 내 멀리 떨어지지 않은 세포에 작용을 나타내므로 조직호르몬(tissue hormone)이라고 명명되었다. 전형적인 호르몬은 멀리 떨어진 장기의 활성을 조절하고 영향을 미친다. 한편 프로스타글란딘은 주변 세포의 활성에 영향을 미친다.

때로는 프로스타글란딘은 다른 조직호르몬인 leukotrienes과 thromboxane과 함께 주변분비인자(paracrine agents)로 불린다. paracrine이라는 용어는 주변에 분비("secrete beside")한다는 의미이며, 표적세포 바로 옆에 분비된다는 의미이다.

프로스타글란딘은 몇 개의 군(group)으로 구분하며, 특히 3종류의 프로스타글란딘, 즉 프로스타글란딘 A(PGA), E(PGE) 및 F(PGF)가 가장 잘 알려져 있다.

프로스타글란딘은 다양한 신체기능, 즉 호흡(respiration), 혈압(blood pressure), 위장관 분비(gastrointestinal secretion), 염증(inflammation), 생식계통(reproductive system) 등에 중대한 영향을 미친다. 대부분의 프로스타글란딘이 나타내는 세포 조절기능은 고리형 AMP의 생성과정에 영향을 미침으로써 발현되는 것으로 보인다.

아직 더 연구가 필요하겠지만 프로스타글란딘은 이미 고혈압(hypertension), 천식(asthma), 궤양(ulcer)과 같은 질환의 치료에서 중요한 역할을 담당하고 있다. 사실 아스피린(aspirin)과 같이 이미 흔하게 사용하는 치료법은 우리 몸에서 프로스타글란딘의 기능을 변화시켜 그 효과를 나타낸다.

QUICK CHECK

1. 혈중에서 호르몬수치를 조절하는 음성 되먹임기전은?
2. 만약에 특정 호르몬의 표적세포에서 수용체가 손상받거나 수용체가 감소되거나 이상이 생겼을 때 일어나는 것은?
3. 프로스타글란딘은 조직호르몬이라고 불린다. 그 이유는?

뇌하수체

뇌하수체의 구조

뇌하수체(pituitary gland, hypophysis)는 작지만 중요한 기능을 한다. 뇌하수체의 크기는 완두콩 정도에 불과하지만, 실제로는 두 개의 내분비샘으로 구성된 구조물이다. 이를 각각 뇌하수체앞엽(anterior pituitary gland), 즉 샘뇌하수체(adenohypophysis)와 뇌하수체뒤엽(posterior pituitary gland), 즉 신경뇌하수체(neurohypophysis)라고 한다.

두 샘의 차이는 그 명칭에서 확연히 드러나며, 'adeno'는 샘을 의미하고 'neuro'는 신경을 의미한다. 샘뇌하수체는 내분비샘의 구조인 반면 신경뇌하수체는 신경조직으로 이루어진다. 샘뇌하수체와 신경뇌하수체에서 분비되는 호르몬은 서로 기능이 매우 다르다.

2개의 샘으로 구성된 이 장기가 머리안(두개강, cranial cavity) 깊숙한 곳에서 보호받고 있는 것만 보아도 그 중요성을 알 수 있다.

뇌하수체는 나비뼈(sphenoid bone)의 안장(sella turcica)이라는 작은 오목에 위치한다. 샘은 뇌하수체줄기(pituitary stalk)에 의해 뇌바닥면보다 구체적으로는 시상하부(hypothalamus)에 부착된다.

뇌하수체앞엽호르몬

뇌하수체앞엽은 여러 가지 중요한 호르몬을 분비한다. **표 11-1**에 자극호르몬(영양호르몬, tropic hormone)으로 표시된 4가지 호르몬은 각각 다른 내분비샘의 성장과 호르몬 분비를 자극한다.

뇌하수체앞엽호르몬(anterior pituitary gland hormones)은 갑상샘(thyroid gland), 부신겉질(adrenal cortex), 난포(ovarian follicle), 황체(corpus luteum)의 구조와 기능조절에 관여하므로 한때 뇌하수체를 내분비계통의 으뜸샘(master gland)이라고 불렀다. 그러나 뇌하수체앞엽호르몬 역시 시상하부나 그 외의 다른 기전에 의해 조절되므로, 과거에 생각했던 것만큼 신체기능을 전반적으로 통제한다고 보기는 어렵다.

갑상샘자극호르몬

갑상샘자극호르몬(thyroid-stimulating hormone, TSH)은 갑상샘에 작용한다. 이름에서 알 수 있듯이, TSH는 갑상샘을 자극하여 갑상샘호르몬(thyroid hormone)의 분비를 증가시킨다.

부신겉질자극호르몬

부신겉질자극호르몬(adrenocorticotropic hormone, ACTH)은 부신겉질에 작용한다. 부신겉질은 ACTH에 반응하여 크기가 커진다. 또한 ACTH는 더 많은 양의 호르몬, 특히 과량의 코르티솔(cortisol; 하이드로코르티손, hydrocortisone)을 분비하도록 부신겉질을 자극한다.

난포자극호르몬

난포자극호르몬(follicle-stimulating hormone, FSH)은 난소의 일차난포(primary ovarian follicle)를 자극하여 (배란이 일어날 수 있도록) 난포가 성숙할 때까지 성장과 발달이 진행되게 한다. 또한 FSH는 난포세포에서 에스트로겐(estrogen)을 분비하게 한다. 남성에서는 정세관(seminiferous tubule)의 발달과 정자 생산을 자극한다.

황체형성호르몬

황체형성호르몬(luteinizing hormone, LH)은 FSH와 함께 작용하여 여러 기능을 수행한다. LH는 난포와 난자(ovum)의 성숙이 완료될 때까지 이들의 성장을 자극하고, 난포세포로 하여금 에스트로겐을 분비하게 하며, (성숙난포가 파열되어 성숙한 난자가 배출되는 과정인) 배란(ovulation)을 유발한다. 이 기능 때문에 LH를 배란촉진호르몬(ovulating hormone)이라고도 한다.

최종적으로 LH는 파열된 난포 속에 황체가 형성되도록 자극한다. 이 과정을 황체화(luteinization)라 한다. 물론 이 호르몬은 기능 때문에 황체형성호르몬(luteinizing hormone)이라는 이름도 갖게 되었다. LH는 황체화를 촉진하면서 황체를 자극하여 프로게스테론(progesterone)이라는 호르몬을 생산하게 한다.

남성의 뇌하수체도 LH를 분비한다. 남성에서는 고환(testis)에서 사이질세포(interstitial cell)의 발달을 자극하고 이로 하여금 남성호르몬인 테스토스테론(testosteone)을 분비하게 한다.

성장호르몬

뇌하수체앞엽에서 분비되는 또 하나의 중요한 호르몬은 성장호르몬이다. 성장호르몬(growth hormone, GH)은 혈중의 소화된 단백질(아미노산)이 세포 속으로 이동하는 과정을 촉진하며, 이는 세포가 아미노산을 조직단백질로 만드는 동화(anabolism)과정을 가속화한다. 결국 GH은 정상적인 성장을 촉진한다.

GH은 또한 지방과 탄수화물 대사에도 영향을 나타내어, 지방의 이화과정(catabolism, 분해)은 가속화하고 포도당의 분해는 더디게 한다. 이는 혈중의 포도당 중 세포 속으로 이동해 들어가는 양이 적어진다는 의미이며, 결과적으로 혈중 포도당 농도는 상승한다.

따라서 혈당치(blood glucose)에 대해 GH와 인슐린은 서로 반대로 작용한다. 인슐린은 혈당을 낮추고, GH은 이를 높인다. 혈중에 너무 많은 양의 인슐린이 존재하면, (혈당이 정상보다 낮은) 저혈당증(hypoglycemia)이 초래되고, GH이 너무 높으면 (혈당이 정상보다 높은) 고혈당증(hyperglycemia)이 생긴다.

인간성장호르몬(human growth hormone: hGH)이라고 불리는 물질은 일부 사람에게서 젊음을 유지시키거나 육세미를 위해 사용되지만, 잘못 사용시에는 정상 호르몬 균형을 파괴하는 부작용을 일으킨다.

성인기 이전에 GH이 과다분비되면 거인증(gigantism)이라는 질환이 발생한다. 병명에서 질환의 뚜렷한 특징을 짐작할 수 있다. 어린이의 경우에는 거인으로 성장한다. 정상적인 성장기 이후에 뇌하수체앞엽에서 너무 많은 양의 GH이 분비되면, 말단비대증(acromegaly)이라는 질환이 초래된다. 특징적으로 손, 발, 턱, 뺨 부위의 뼈가 비대해진다. 말단비대증에서 나타나는 전형적인 얼굴 모양은 뼈와 연조직(물렁조직, soft tissue)의 과도한 성장으로 인한 것이다. 이마가 튀어나오고 코가 크다. 또한 말단비대증 환자에서는 모공이 넓어지고 아래턱뼈(mandible)가 과도하게 자란다. 그림 11-5는 거인증과 말단비대증의 주요 특징을 보여준다.

성장기에 GH이 과소분비되면 대개 뇌하수체성 난쟁이증

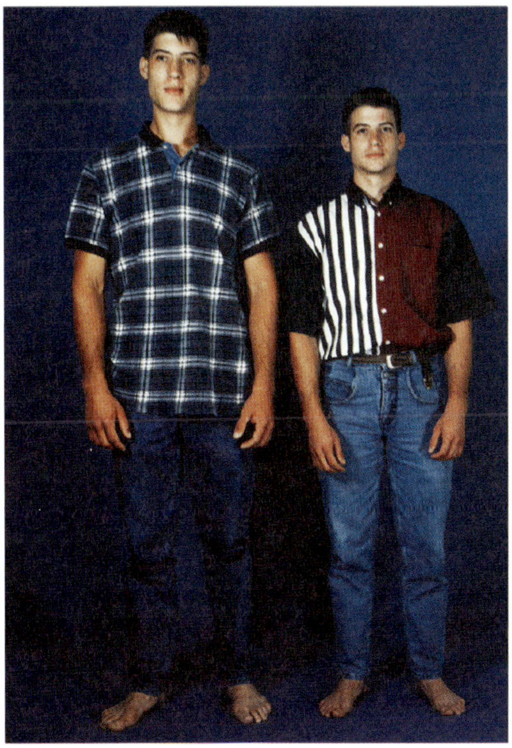

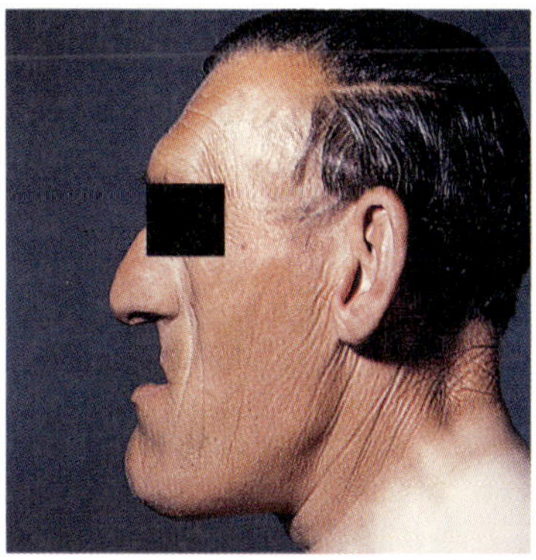

그림 11-5 성장호르몬 이상. A: 왼쪽의 22세 남자는 성장호르몬 과다분비에 의한 거인증을, 오른쪽의 남자는 왼쪽 남자의 쌍둥이이다. B: 말단비대증. 머리가 크고 아래턱과 이마뼈(전두골)가 과도하게 돌출된 것을 확인한다.

11

(pituitary dwarfism)이 생긴다. 이 경우 전체적으로 뼈대의 크기가 작아지지만 몸의 구성 비례는 대개 정상이다. 다른 원인으로 생기는 난쟁이증에서는 뼈대 간 비례가 비정상적으로 나타날 수 있다. 뇌하수체성 난쟁이증은 뼈대가 성장하는 시기에 합성 성장호르몬을 투여하면 치료할 수 있다.

프로락틴

뇌하수체앞엽에서는 프로락틴(prolactin), 즉 유즙분비호르몬(lactogenic hormone)도 분비된다. 프로락틴은 임신기에는 유방 발달을 자극하여 출산 후의 수유(lactation, 젖 분비)에 대비하게 한다. 출산 직후에는 유방을 자극하여 젖 분비를 시작하게 하므로 유즙분비호르몬(lactogenic hormone)이라는 이름을 갖게 되었다.

그림 11-6은 뇌하수체앞엽의 표적기관과 기능을 간단히 요약한 그림이다.

뇌하수체뒤엽호르몬

뇌하수체뒤엽에서는 2가지 호르몬, 즉 항이뇨호르몬(antidiuretic hormone, ADH)과 옥시토신(oxytocin)이 분비된다. 뇌하수체뒤엽호르몬은 시상하부에 위치하는 특수신경세포무리에서 합성되어 축삭을 따라 뇌하수체뒤엽으로 내려온다.

항이뇨호르몬

ADH는 인체에서 체액균형을 조절하는 주요한 물질이다. ADH는 세뇨관을 지나는 소변으로부터 수분을 재흡수하여 혈액으로 되돌려 보내는 과정을 촉진한다. 세뇨관에서 혈액 쪽으로 이동하는 수분의 양이 많아지면 세뇨관 속에 남는 수분의 양은 적어지고 결과적으로 소변배설량이 줄어든다.

항이뇨호르몬이라는 명칭은 반대(against) 의미의 'anti-'와 '이뇨(diuretic)'에서 온 것이다. 그러므로 항이뇨(anti-diuretic)란 소변 증가에 반하는 방향으로 작용한다는 뜻이다. 다시 말하면 ADH의 기능은 소변배설량을 줄이는 것이다.

요붕증(diabetes insipidus)은 항이뇨호르몬의 과소분비로 오는 질환이다. 이 질환은 엄청난 양의 소변을 배설하는 것이 특징이다. 치료하지 않으면 환자는 24시간 동안 25~30L까지 소변을 배설한다. 비정상적으로 많은 양의 소변을 배설하는 증상 외에도 극심한 갈증, 탈수, 심한 전해질불균형에 시달린다. 요붕증의 치료에는 항이뇨호르몬 대치요법을 사용한다.

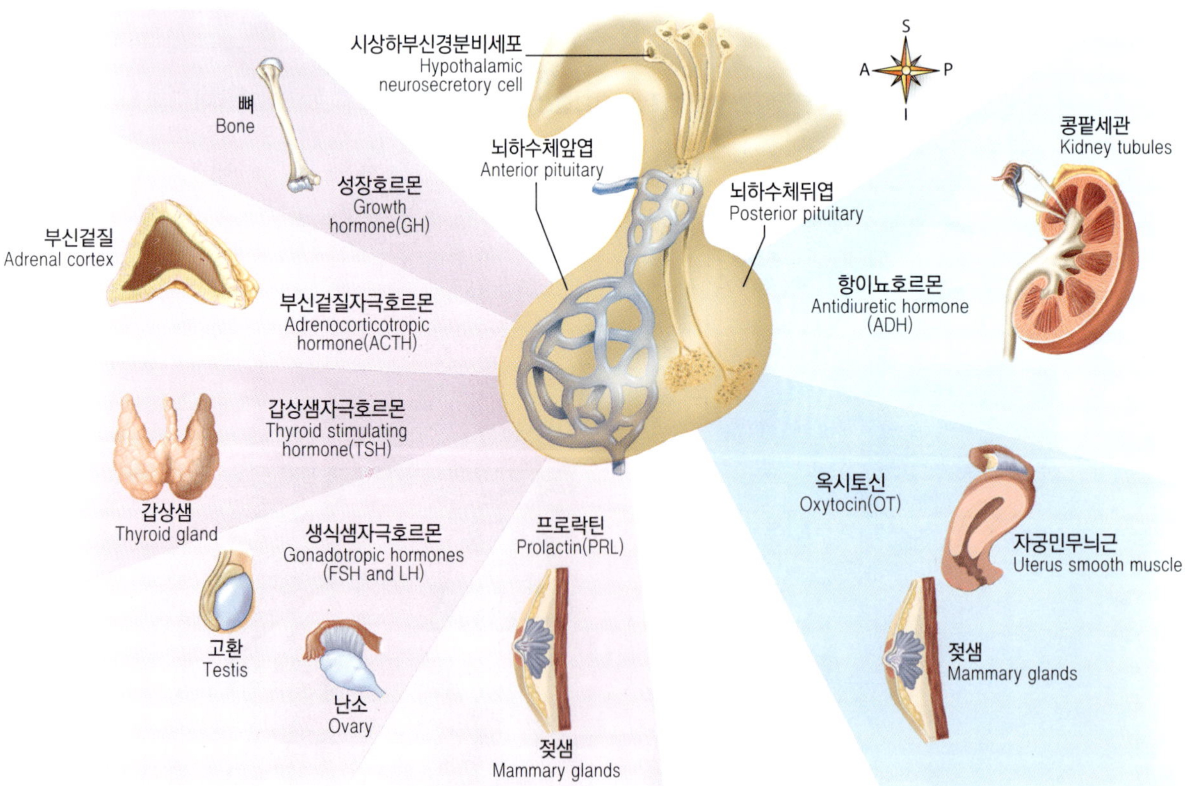

그림 11-6 **뇌하수체호르몬.** 주요 뇌하수체 앞엽호르몬과 뒤엽호르몬 및 각각의 표적기관

옥시토신

뇌하수체뒤엽호르몬인 옥시토신(oxytocin, OT)은 임신 전후의 여성에서 분비된다. 옥시토신은 임신자궁의 민무늬근이 수축되도록 자극하여, 진통(labor)을 유발하고 유지시키는 것으로 여겨진다. 이러한 이유 때문에 의사들은 진통을 유도 또는 항진시키기 위해 옥시토신 주사를 처방한다.

옥시토신은 신생아에서도 중요한 기능을 하는데, 아기가 젖을 빨 때 유방의 샘세포를 자극하여 젖샘관을 통해 젖을 분비하게 함으로써 수유를 가능하게 한다. 간단히 말해 옥시토신은 젖의 분출(milk letdown)을 자극한다.

그림 11-6의 오른쪽에는 뇌하수체뒤엽의 기능이 요약되어 있다(표 11-1).

시상하부

ADH과 옥시토신을 설명하면서 이들 호르몬은 뇌하수체뒤엽에서 유리(release)된다고 언급하였다. 그러나 이 호르몬들이 실제로 생성되는 곳은 시상하부(hypothalamus)이다. ADH과 옥시토신의 혈중 유리 과정은 신경자극에 의해 조절된다. 뇌하수체뒤엽호르몬은 시상하부에 위치하는 2개의 특수신경세포무리에서 합성되어 축삭을 따라 뇌하수체로 내려온다.

옥시토신과 ADH 외에도 시상하부는 유리호르몬(releasing hormone, RH)과 억제호르몬(inhibiting hormone, IH)을 생산한다. 이 물질들은 시상하부에서 생성된 뒤 특수모세혈관계통을 통해 뇌하수체앞엽으로 가서 직접 뇌하수체앞엽호르몬을 유리시키거나 일부 호르몬의 생성과 유리를 억제한다.

시상하부는 신경기능과 내분비기능을 모두 하므로 체온, 식욕, 갈증 등과 같이 항상성과 관련된 많은 신체기능을 조절하는 데 있어 지배적인 역할을 담당한다.

QUICK CHECK

1. 뇌하수체앞엽과 뒤엽의 차이와 유사점은?
2. 특정호르몬을 자극호르몬으로 만드는 것은?
3. 시상하부가 뇌하수체를 조절하는 기전은?

갑상샘

갑상샘(thyroid gland)은 목(neck)의 후두(larynx) 바로 밑에 위치한다(그림 11-7). 갑상샘은 갑상샘호르몬과 칼시토닌(calcitonin)을 분비한다.

그림 11-8을 참조하면, 갑상샘은 갑상샘소포(follicle)라는 많은 방(chambers)으로 구성되어 있다. 각각의 갑상샘소포는 콜로이드(colloid)를 함유한 체액으로 채워져 있다.

갑상샘호르몬

갑상샘은 2종의 갑상샘호르몬(thyroid hormone)인 티록신(thyroxine, T_4)과 삼요오드티로닌(triiodothyronine, T_3)을 분비한다.

두 갑상샘호르몬 중 분비량은 T_4가 더 많지만 작용은 T_3가 보다 강력하다. 따라서 생리학적으로는 T_3가 주된 갑상샘호르몬에 해당한다. 한 분자의 T_4에는 4개의 요오드 원자(iodine)가 들어 있고, T_3 한 분자는 이름 그대로 요오드 원자가 3개 포함된다. 적절한 양의 T_4와 T_3가 생성되려면 음식물을 통해 충분한 양의 요오드를 섭취해야 한다.

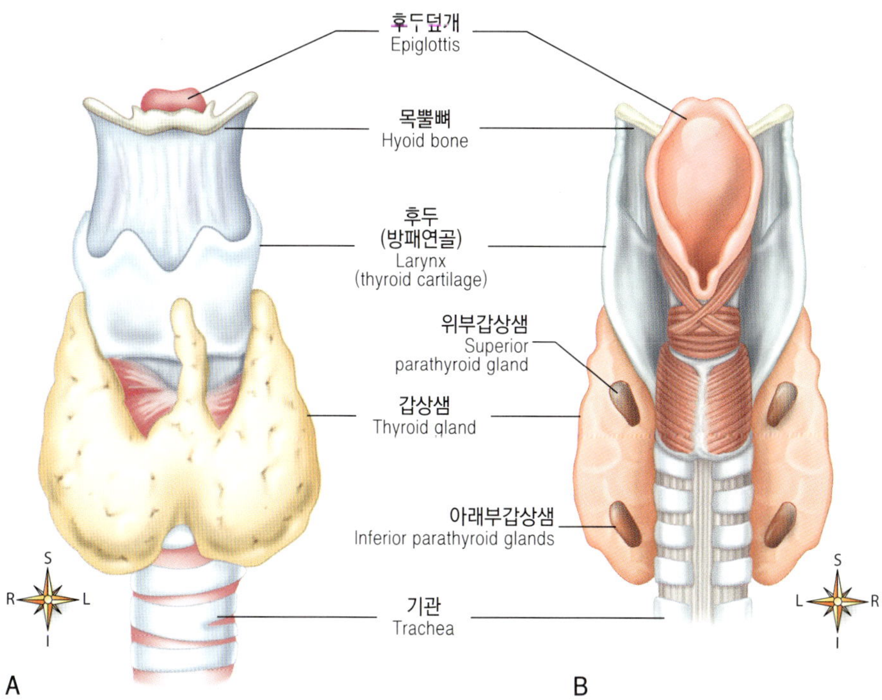

그림 11-7 갑상샘과 부갑상샘. 두 샘 간의 후두와 기관에 대한 위치와 관계를 확인한다. **A:** 앞에서 본 것. **B:** 뒤에서 본 것

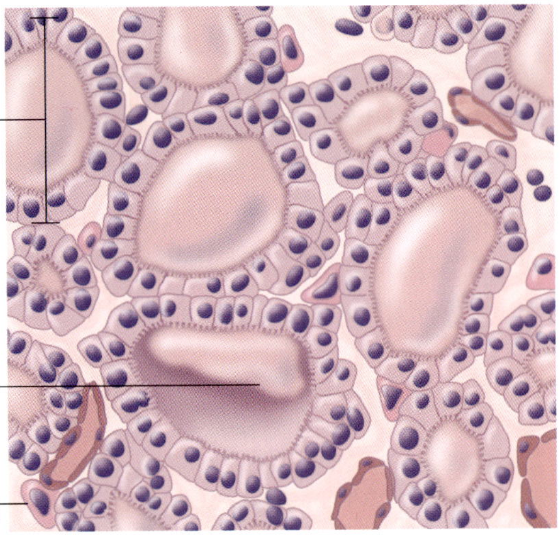

그림 11-8 갑상샘조직. 각 소포는 콜로이드로 차 있다. 콜로이드는 갑상샘호르몬의 저장매체이다.

대부분의 내분비샘은 생성된 호르몬을 저장하지 않고 바로 바로 혈액으로 분비한다. 그러나 갑상샘은 상당량의 호르몬을 콜로이드화합물(colloid compound)의 형태로 저장한다는 점에서 다른 샘과는 차이를 보인다(그림 11-8). 콜로이드물질은 갑상샘의 소포(follicle) 속에 저장되었다가 갑상샘호르몬이 필요할 때 콜로이드에서 유리되어 혈액으로 분비된다.

T_4와 T_3는 우리 몸을 구성하는 모든 세포 하나하나에 영향을 미친다. 이들은 세포가 음식물로부터 에너지를 유리시키는 반응을 가속화한다. 다시 말해 갑상샘호르몬은 세포대사(cellular metabolism)를 촉진한다. 이 효과는 광범위하게 나타난다. 모든 신체기능이 제대로 일어나려면 에너지 공급이 정상적으로 이루어져야 하므로 갑상샘분비가 정상적으로 이루어질 때만 비로소 가능해진다. 정상적인 지능발달, 정상적인 신체의 성장과 발달도 갑상샘이 정상적으로 기능할 때만 가능하다.

칼시토닌

칼시토닌(calcitonin, CT)은 CT세포라고 불리는 갑상샘세포에도 분비되며, CT세포는 갑상샘소포의 외곽에 위치한다.

칼시토닌은 1차적으로 뼈에 작용하여 뼈분해를 억제함으로써 혈중 칼슘 농도를 낮춘다. 뼈흡수가 감소하면 뼈에서 혈액으로 이동하는 칼슘의 양이 적어지고 그 결과 혈중 칼슘 농도가 감소한다.

혈중 칼슘 농도가 약간만 높아져도 칼시토닌 분비는 빠르게 증가하여 이를 다시 정상 수준으로 낮춘다. 즉, 칼시토닌은 혈중 칼슘 항상성 유지를 도와 혈중 칼슘 농도가 상승하는 고칼슘혈증(hypercalcemia)이라는 위험한 상황이 발생하지 않도록 막아준다.

부갑상샘

부갑상샘(parathyroid gland)은 작은 샘이다. 대개 갑상샘 뒷면에 4개가 위치한다(그림 11-7). 부갑상샘은 부갑상샘호르몬(parathyroid hormone, PTH)을 분비한다.

PTH는 혈중 칼슘 농도를 높인다. 이는 갑상샘에서 분비되는 칼시토닌과 반대효과를 나타낸다. 칼시토닌은 뼈에서 유리되는 칼슘의 양을 떨어뜨리는 반면 PTH는 이를 증가시킨다. PTH는 뼈를 흡수하는 뼈파괴세포(파골세포, osteoclast)를 자극하여 뼈의 단단한 기질을 분해한다. 이 과정을 통해 기질에 저장된 칼슘이 유리된다. 유리된 칼슘은 뼈에서 혈액으로 이동하며 그 결과 혈중 칼슘 농도는 상승한다.

칼시토닌과 PTH의 맞버팀작용(대항작용, antagonistic action)은 그림 11-9에 요약되어 있다. 세포는 혈중 칼슘양의 변화에 매우 민감하므로 이는 생사를 결정할 정도로 중요하다. 칼슘이 너무 많거나 적으면 세포는 제 기능을 하지 못한다.

예를 들어, 혈중 칼슘양이 증가하면 곧 뇌세포(brain cell)와 심장세포(heart cell)에 기능장애가 나타난다. 즉 의식장애와 심장정지가 발생한다. 한편 혈중 칼슘양이 너무 적으면 신경세포가 과민해진다. 때로는 너무 많은 신경자극으로 인해 근육연축(muscle spasm)이 발생하기도 한다.

표 11-1에는 부갑상샘 분비와 관련된 질환을 요약하였다.

QUICK CHECK

1. 갑상샘과 부갑상샘의 위치는?
2. 몸형성시기에 갑상샘호르몬의 감소되면 나타나는 위험은?
3. 칼시토닌과 부갑상샘호르몬의 작용은?

부신

부신의 위치

그림 11-1과 그림 11-10에 나온 대로 부신(adrenal glands)은 양쪽 콩팥의 꼭대기에 위치하고 있다.

표면상 단일 장기로 보이지만 실제로는 부신겉질(adrenal cortex)과 부신속질(adrenal medulla)의 별개의 두 내분비샘으로 되어 있다.

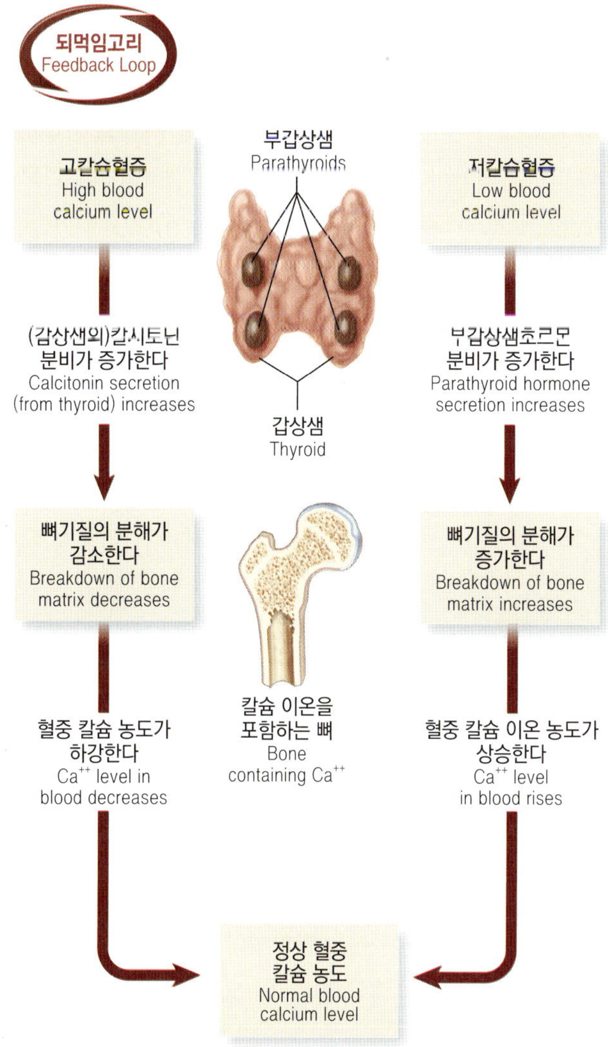

그림 11-9 혈중 칼슘치의 조절. 칼시토닌과 부갑상샘호르몬은 혈중 칼슘 농도에 대해 맞버팀효과를 지닌다. 두 호르몬 모두 혈중 칼슘 농도가 정상에서 멀어지는 경향을 보일 때 이를 다시 되돌리려는 음성 되먹임 효과를 나타낸다.

부신겉질은 부신의 바깥부분에 위치하고 샘상피(glandular epithelium)로 구성되고, 부신속질은 속부분에 위치하고 분비성 신경조직(secretory nervous tissue)으로 구성되며, 이러한 신경조직은 뇌하수체뒤엽의 신경조직과 유사하다. 부신겉질호르몬(adrenal cortex hormone)과 부신속질호르몬(adrenal medulla hormone)은 명칭과 작용도 전혀 다르다.

부신겉질

그림 11-10에 나온 것처럼 부신겉질(adrenal cortex)은 세 층으로 구성된다. 그림과 본문의 내용을 주의 깊게 살펴보면 각 층이 담당하는 특수한 기능을 쉽게 이해할 수 있다.

부신겉질의 층

부신겉질을 이루는 세 개의 세포층에서 분비되는 호르몬을 총칭하여 부신겉질호르몬(corticoids)이라고 한다.

부신겉질의 바깥층은 미네랄코르티코이드(mineralocorticoids, MCs)를 분비한다. 알도스테론(aldosterone)이 주된 미네랄코르티코이드이다.

중간층은 글루코코르티코이드(glucocorticoids, GCs)를 분비한다. 코르티솔(cortisol)이 주된 글루코코르티코이드이다.

부신겉질의 가장 깊은 층에서는 소량의 성호르몬(sex hormones)이 분비된다. 부신겉질에서 분비되는 성호르몬은 테스토스테론과 유사하다. 이제 각 부신겉질호르몬의 기능을 간단히 살펴보자.

그림 11-10 부신. 부신겉질의 세 층을 쉽게 확인할 수 있다. 바깥층세포는 미네랄코르티코이드(알도스테론)를, 중간층세포는 글루코코르티코이드(하이드로코르티손)를, 속층세포는 성호르몬(안드로겐)을 분비한다.

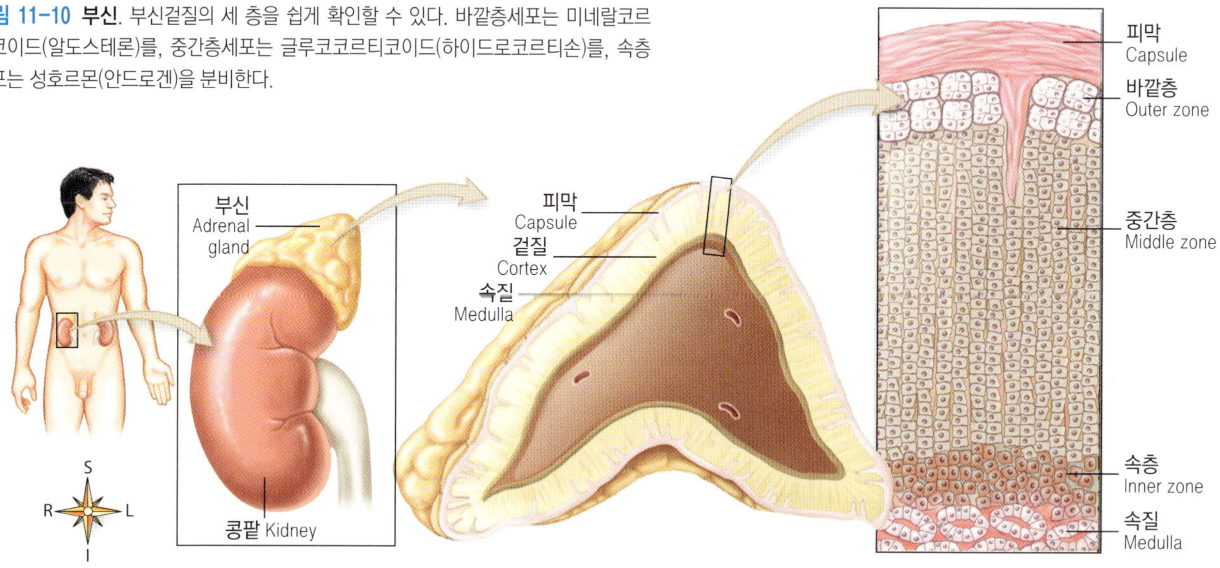

11

알도스테론

이름에서 알 수 있듯이 미네랄코르티코이드는 혈액 속에 포함된 특정 무기염(mineral salt; 주로 염화나트륨)의 양을 조절한다. 알도스테론(aldosterone)이 주된 미네랄코르티코이드이다. 알도스테론이 혈중 나트륨의 양을 증가시키고 칼륨의 양을 낮추는 작용을 지닌다는 사실을 기억할 필요가 있다. 왜냐하면 이러한 작용은 다른 중요한 변화를 초래할 수 있기 때문이다.

알도스테론은 세뇨관에 작용하여 혈중 나트륨 농도를 높이고 칼륨 농도를 낮춘다. 즉, 콩팥세관에서 혈액으로 가는 나트륨의 재흡수를 촉진하여 소변으로 빠져나가는 나트륨의 양을 줄인다. 동시에 세관을 통한 칼륨 분비를 증가시켜 소변을 통한 이 무기물의 배설을 돕는다. 알도스테론은 콩팥에서 물의 재흡수를 촉진한다.

코르티솔

글루코코르티코이드의 주요 기능 중 하나는 정상 혈당치를 유지하도록 돕는 것이다. 코르티솔[(cortisol, 상품명은 하이드로코티손(hydrocortisone)]은 주된 글루코코르티코이드이다.

코르티솔과 다른 글루코코르티코이드는 포도당신합성(gluconeogenesis, 간세포가 아미노산이나 글리세롤을 포도당으로 전환시키는 반응)을 촉진한다. 글루코코르티코이드는 여러 방식으로 포도당신합성을 증가시킨다. 이 호르몬은 특히 근육세포의 조직단백질이 아미노산으로 분해되도록 촉진한다. 이렇게 형성된 아미노산은 조직세포를 떠나 혈액을 통해 간으로 들어간다. 간세포는 포도당신합성을 통해 이들을 포도당으로 전환한다. 새롭게 만들어진 포도당은 간세포를 떠나 혈액으로 들어가며, 결국 혈중 포도당 농도를 높이는 효과를 낸다.

글루코코르티코이드는 혈중 포도당 농도를 정상적으로 유지하는 기능 외에 혈압을 정상 범주로 유지하는 데도 필수적인 기능을 담당한다. 이 호르몬은 복잡한 과정을 통해 부신속질에서 분비되는 2가지 호르몬이 어느 정도 혈관수축을 유발하게 한다. 이는 정상 혈압을 유지하는 데 꼭 필요한 현상이다.

또한 글루코코르티코이드는 부신속질호르몬과 함께 항염증효과(antiinflammatory effect)를 나타낸다. 이들은 여러 원인으로 생긴 염증을 정상으로 회복시킨다. 예를 들어 피부발진(skin rash)을 완화시키기 위해 하이드로코르티손을 사용하는 것은 글루코코르티코이드의 항염증효과에 기초한 것이다.

글루코코르티코이드는 항면역, 항알레르기 효과(anti-immunity, antiallergy effect)도 가진다. 글루코코르티코이드는 항체(antibody)를 생산하는 세포의 수를 감소시키고, 면역 혹은 알레르기 반응을 유발하는 물질을 감소시킨다.

신체에 극심한 자극이 가해지면 우리 몸은 스트레스(stress) 상태가 된다. 스트레스를 유발하는 극심한 자극의 예로는 수술이나 출혈, 감염, 심한 화상, 격한 감정 등을 들 수 있다. 정상적인 부신겉질은 글루코코르티코이드의 분비를 빠르게 증가시켜 스트레스 상황에 반응한다. 이 사실은 잘 알려져 있다. 그러나 글루코코르티코이드의 증가가 어떻게 스트레스를 잘 이겨내도록 돕는지는 아직 확실하지 않다.

글루코코르티코이드의 분비 증가는 우리 몸이 스트레스에 반응하는 여러 가지 방법 중 하나이며, 또한 가장 먼저 나타나는 스트레스반응 중 하나로서 다른 많은 스트레스반응을 수반한다. 그림 11-11에서 혈중 글루코코르티코이드 농도의 상승이 어떤 스트레스반응을 유발하는지 확인한다.

불행하게도 스트레스가 오래 지속되면, 글로코코르티코이드의 항염증효과와 혈관수축기능은 오히려 해로운 부작용을 낳을 수도 있다. 예를 들어 면역활성의 감소로 감염이나 암이 퍼질 수도 있고, 지속적인 혈관수축으로 고혈압이 초래되기도 한다.

부신성호르몬

속층에서 분비되는 성호르몬은 테스토스테론(testosterone)과 유사한 남성호르몬(안드로겐, androgen)이다. 이 호르몬은 남성과 여성 모두에서 적은 양이 분비된다. 안드로겐은 여성에서 성적욕구를 자극한다. 남성에서는 고환에서 많은 양의 테스토스테론이 분비되므로 부신의 안드로겐은 대개 별로 중요하지 않다.

부신속질

그림 11-10에 나온 부신속질(adrenal medulla), 즉 부신의 속 부분에서는 호르몬인 에피네프린(epinephrine)과 노르에피네프린(norepinephrine)을 분비한다.

신체는 건강을 위협하는 적으로부터 다양한 방식으로 방어한다. 우리 몸은 다양한 스트레스반응을 통해 스트레스에 저항한다. 앞에서 글루코코르티코이드의 분비 증가에 관해 배웠다. 그보다 빠르게 나타나는 스트레스반응이 바로 부신

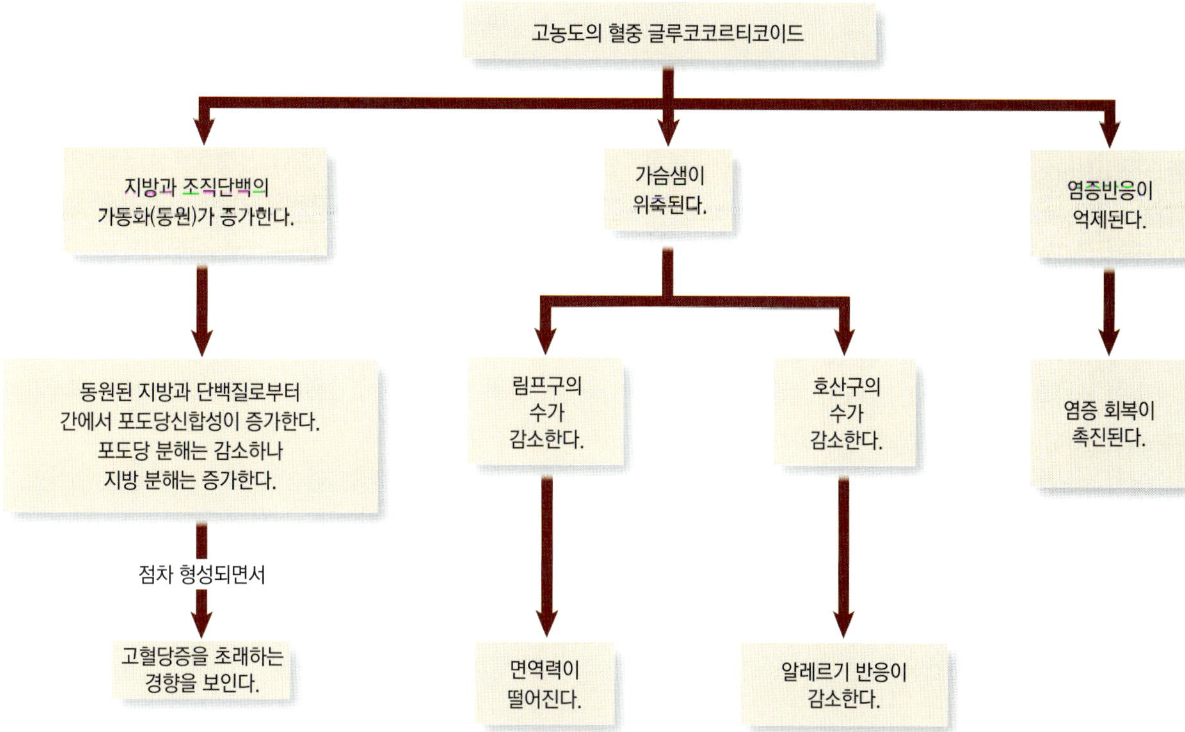

그림 11-11 고농도의 혈중 글루코코르티코이드에 의한 스트레스 반응.

속질의 분비 증가이다.

부신속질은 교감신경(sympathetic nerve)을 통해 전도되는 신경자극에 의해 자극되므로 반응이 매우 빠르다. 자극을 받으면 부신속질은 에피네프린과 노르에피네프린을 말 그대로 혈액 속으로 뿜어낸다. 글루코코르티코이드와 마찬가지로 이 호르몬들은 우리 몸이 스트레스를 피하고 이에 저항하도록 돕는다. 다시 말해서 이 호르몬들은 위험(스트레스)에 닥쳤을 때 나타나는 공격 또는 도피반응(fight-or-flight response)을 유발한다. 하지만 에피네프린과 노르에피네프린이 생명유지에 꼭 필수적인 것은 아니다.

갑자기 어떤 위협적인 상황에 직면했다고 가정해 본다. 총을 든 남자가 당신을 죽이겠다고 협박하거나 혹은 의사에게 매우 위험한 수술을 받아야만 한다는 이야기를 들었다고 생각해본다. 양쪽 부신수질은 거의 즉각적으로 격정적이고 활발하게 반응하기 시작한다. 즉 이들은 많은 양의 에피네프린을 빠르게 혈중으로 분비한다. 많은 신체기능은 지나치게 활발해 보인다. 심장은 더 빠르게 뛰고 혈압은 상승한다. 뼈대근육으로 가는 혈류량이 늘고 혈액 속에는 더 많은 양의 포도당이 들어 있어 더 많은 에너지를 낼 수 있다. 간단히 말하면 당신의 몸은 공격 또는 도피하는 격렬한 반응을 수행할 수 있도록 준비된다.

에피네프린은 자율신경계통(autonomic nervous system)의 교감성분(sympathetic division)이 자극되어 나타나는 신체기능의 변화를 지속시키고 강화한다. 교감신경섬유, 즉 아드레날린섬유(adrenergic fiber)는 신경전달물질로 에피네프린과 노르에피네프린을 유리함을 상기한다(9장 참조).

신경조직과 내분비조직의 밀접한 기능적 연관성은 아마도 스트레스에 대한 신체반응에서 가장 뚜렷하게 나타날 것이다. 스트레스 상황에 닥치면 시상하부는 뇌하수체앞엽에 작용하여 ACTH를 유리시키고, ACTH는 이어 부신겉질을 자극하여 글루코코르티코이드를 분비하게 한다. 이에 더하여 자율신경계통의 교감성분과 부신속질은 에피네프린과 노르에피네프린을 분비함으로써 우리 몸이 스트레스 상황에 반응하고 대처하도록 돕는다.

QUICK CHECK

1. 부신은 두 개의 다른 샘으로 인식되는 이유는?
2. 부신에 의해 생성된 호르몬은?
3. 어떻게 뇌하수체는 부신에 영향을 주는가?

11

이자섬

지금까지 언급한 내분비샘은 모두 확대경 없이도 관찰할 수 있을 정도의 크기이다. 그러나 이자섬(pancreatic islets), 즉 랑게르한스섬(islets of Langerhans)은 너무 작아서 현미경으로만 관찰이 가능하다. 이들은 이자소화액을 분비하는 이자세포 사이사이에 마치 바다에 떠 있는 섬처럼 흩어져 있는 세포덩어리이다(그림 11-12).

이자섬에서 가장 중요한 2가지 세포는 알파세포(alpha cell, α cell)와 베타세포(beta cell, β cell)이다. 알파세포는 글루카곤(glucagon)이라는 호르몬을 분비하고 베타세포는 호르몬 중 가장 잘 알려진 인슐린(insulin)을 분비한다.

글루카곤은 간에서 글리코겐 분해(glycogenolysis) 과정을 촉진한다. 글리코겐 분해는 간세포 속에 글리코겐의 형태로 저장된 포도당이 다시 포도당으로 재전환되는 화학반응이다. 포도당은 간세포를 나와 혈액으로 들어간다. 결국 글루카곤은 혈당치를 상승시킨다.

인슐린과 글루카곤은 대항물질(맞버팀물질, antagonist)이다. 다시 말해서 인슐린은 혈당치를 저하시키고 글루카곤은 이를 상승시킨다. 인슐린은 혈당치를 낮추는 유일한 호르몬이다. 글루코코르티코이드나 성장호르몬, 글루카곤과 같은 호르몬은 모두 혈당치를 상승시킨다. 인슐린은 포도당이 혈액에서 세포막을 거쳐 세포 속으로 이동하는 과정을 촉진함으로써 혈중 포도당 농도를 떨어뜨린다. 포도당이 세포 속으로 빠르게 이동하면 세포의 포도당 대사는 항진된다.

간단히 정리하면 인슐린은 혈당치를 낮추고 포도당 대사를 항진시킨다.

이자섬에서 분비되는 인슐린의 양이 정상 범주이면, 세포로 이동하는 포도당의 양이나 혈액에 남는 포도당의 양 모두 정상이다[정상 공복혈당(normal fasting blood glucose)은 혈액 100mL당 약 70~100mg의 포도당이 들어 있는 상태를 의미한다]. 이자종양 환자처럼 이자섬에서 분비되는 인슐린의 양이 너무 많으면 통상보다 많은 양의 포도당이 세포로 이

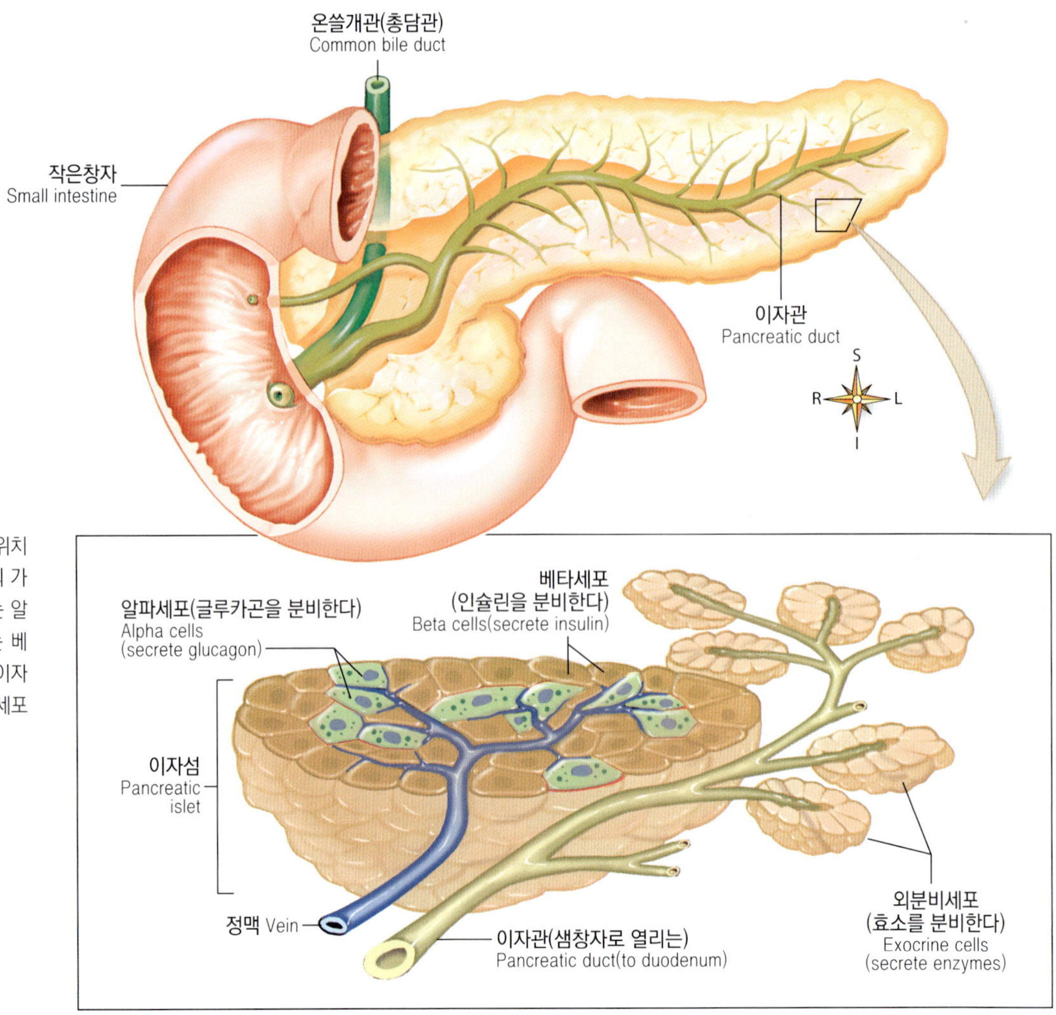

그림 11-12 **이자.** 이자의 위치와 구조(자른 단면). 이자섬의 가로단면. 글루카곤을 생산하는 알파세포와 인슐린을 생산하는 베타세포가 관찰된다. 내분비이자섬을 둘러싸는 많은 외분비세포를 확인한다.

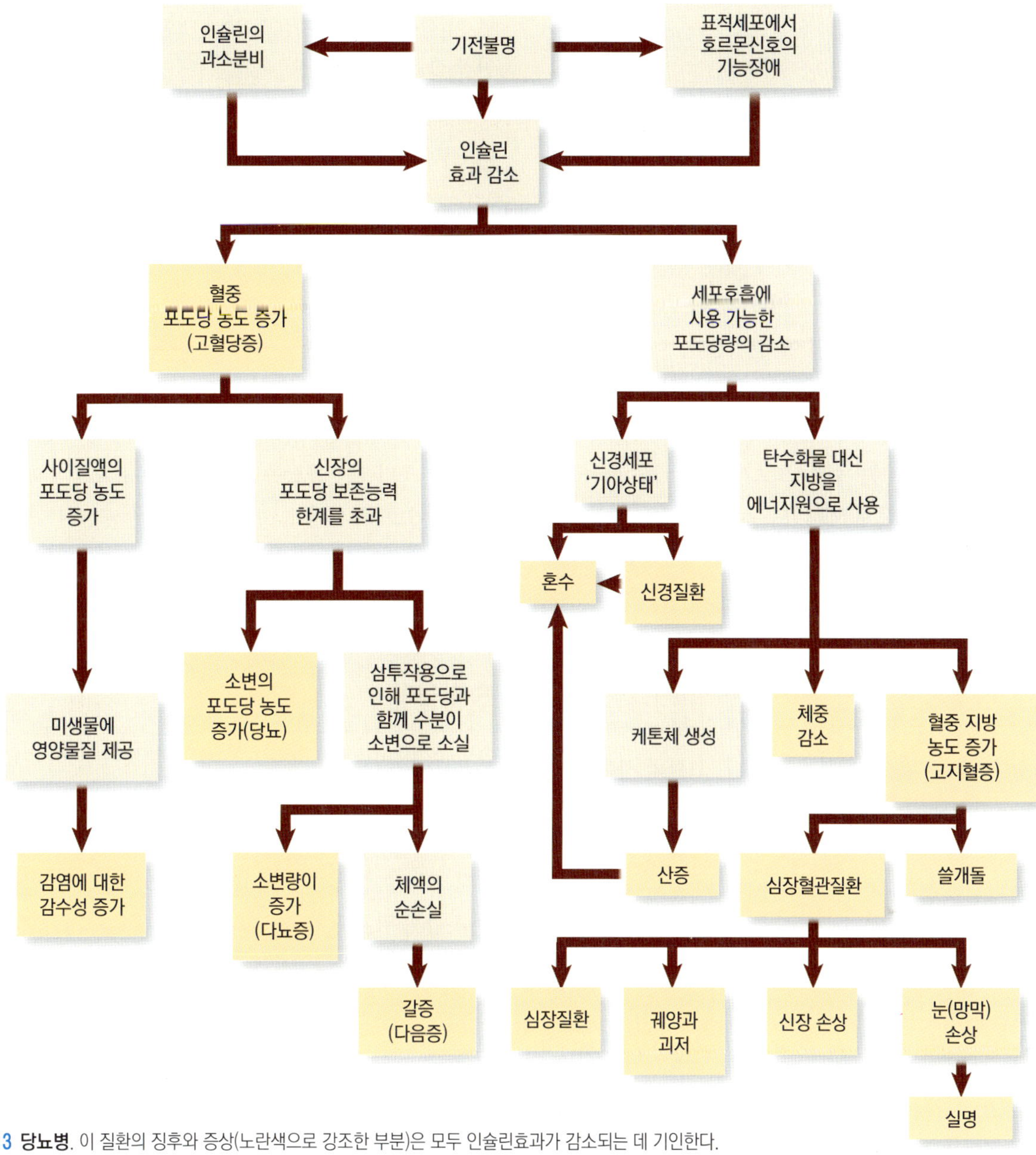

그림 11-13 당뇨병. 이 질환의 징후와 증상(노란색으로 강조한 부분)은 모두 인슐린효과가 감소되는 데 기인한다.

동하고, 혈당치는 떨어진다.

제1형 당뇨병(type 1 diabetes mellitus)처럼 이자섬에서 분비되는 인슐린의 양이 너무 적으면 혈액에서 세포로 이동하는 포도당의 양이 적어져서 혈당치는 상승하며, 때로는 정상 혈당의 2~3배까지 올라가기도 한다.

대부분의 제2형 당뇨병(type 2 diabetes mellitus)은 인슐린수용체 이상으로 인해 발생한다. 표적세포에 대한 인슐린의 정상적인 효과를 방해해 결국 혈당치는 상승한다.

당뇨병 환자를 확인하기 위한 선별검사(screening test)는, 모든 당뇨병은 유형에 관계없이 혈당치가 상승한다는 사실에 근거한다. 요즘은 대개 혈액 한 방울만 가지고도 간단히 혈당치를 검사할 수 있다. 혈당치가 높으면 당뇨병을 의심한다.

소변의 포도당을 검사하는 방법도 선별검사로 흔히 사용한다. 당뇨병에서는 콩팥에서 과량의 포도당이 혈액에서 여과되어 소변으로 소실되는데, 이를 당뇨(glycosuria)라 한다.

그림 11-13은 당뇨병으로 유발될 수 있는 여러 문제점 중 일부를 요약한 것이다. 이를 간과하는 것은 건강한 신체에서 인슐린과 인슐린수용체가 얼마나 중요한지를 얕잡아보는 것이다. 이자섬의 분비장애는 표 11-1에 요약되어 있다.

QUICK CHECK

1. 이자섬에서 형성된 2가지 주요 호르몬은?
2. 인슐린이 혈당에 미치는 영향은?

생식샘

여성의 생식샘

여성의 1차 생식샘(sex gland)은 2개의 난소(ovary)이다. 각 난소에는 2종류의 샘조직, 즉 난포와 황체가 존재한다.

난포(ovarian follicle)는 그 속에서 난자(ova)의 발생이 진행되는 작은 주머니 모양의 구조이다. 또한 난포는 여성호르몬인 에스트로겐(estrogen)을 분비한다. 에스트로겐은 유방과 바깥생식기관의 발달과 성숙에 관여한다. 이 호르몬은 성인 여자에서 여성다운 신체곡선을 만들어주고 월경주기(menstrual cycle)를 시작하게 한다.

황체(corpus luteum)는 주로 프로게스테론(progesterone)을 분비하지만 에스트로겐도 일부 분비한다.

남성의 생식샘

고환(정소, testis)의 일부 세포는 남성의 성세포인 정자(sperm)를 생성한다. 고환의 나머지 세포, 남성생식관(male reproductive duct)과 샘을 이루는 세포는 정액(semen)이라 부르는 남성 생식액의 액체 성분을 만든다. 고환의 사이질세포(interstitial cell)는 남성호르몬인 테스토스테론(testosterone)을 직접 혈액으로 분비한다. 그러므로 고환의 사이질세포는 남성의 내분비샘이다.

테스토스테론은 남성화호르몬(masculinizing hormone)으로 전형적인 남성형 체형으로 변화시키고, 바깥생식기관의 성숙, 턱수염의 출현, 사춘기에 나타나는 목소리 변화 등을 일으킨다.

가슴샘

가슴샘(thymus)은 세로칸(종격, mediastinum)에 위치한다(그림 11-1). 영아에서는 목 쪽으로 갑상샘의 아래 가장자리까지 뻗어 있다. 콩팥위샘과 마찬가지로 가슴샘도 겉질과 속질로 구성된다. 두 부분 모두 림프구(lymphocyte, 백혈구의 일종)가 주성분을 이룬다.

가슴샘은 면역에 관련된 세포가 성숙되는 장소이다. 티모신(thymosin)이라는 호르몬은 실제로는 여러 호르몬으로 이루어진 무리를 지칭하는 것으로, T세포의 발달과 기능에 있어서 중요한 역할을 담당한다.

면역계통으로 기능함에 있어 가슴샘의 내분비기능은 매우 중요하며 또한 필수적이다. 무게가 약 20g 정도밖에 되지 않는 이 작은 구조가 감염과 암에 대한 방어작용에 있어 결정적인 역할을 담당한다.

태반

태반(placenta)은 일시적으로 내분비샘으로 작용한다.

임신기간 동안 태반은 융모생식샘자극호르몬(chorionic gonadotropin)을 생산한다. 이 호르몬은 자궁 속의 태아를 둘러싸는 가장 바깥막인 융모막세포(cell of chorion)에서 분비되는 자극호르몬이다. 태반은 이외에도 에스트로겐과 프로게스테론을 생산한다.

임신 초기에는 콩팥을 통해 다량의 융모생식샘자극호르몬이 소변으로 배설된다. 반세기도 전에 발견된 이 사실에 근거하여 초기임신반응검사(early pregnancy test)가 가능해졌다.

솔방울샘

솔방울샘(pineal gland)은 뇌의 셋째뇌실(제3뇌실, third ventricle) 천장 가까이 위치하는 작은 샘이다(그림 9-11 참조). 솔방울샘이라는 명칭은 그 모양이 작은 옥수수 낟알처럼 생긴 소나무 열매와 닮은 데서 온 것이다. 솔방울샘은 아동에서도 쉽게 위치를 알 수 있지만 나이가 들면서 점차 섬유화되고 칼슘침전물로 둘러싸여 뚜렷하게 확인된다.

솔방울샘은 몇 가지 호르몬을 매우 적은 양 분비하는데, 이 중 멜라토닌(melatonin)이 가장 중요하다. 멜라토닌은 난소에 작용하는 자극호르몬을 억제하여 여성에서 사춘기와 월경주기의 시작을 조절하는 기능을 하는 것으로 보인다.

솔방울샘은 시각신경(optic nerve)에서 오는 감각정보에 반응하므로, 제3의 눈(third eye)이라고도 한다. 솔방울샘은 빛의 강도 변화에 관한 정보를 이용하여 멜라토닌의 분비량을 조절한다. 멜라토닌의 분비는 밤에 증가하고 낮에는 감소한다. 이러한 주기적인 변화는 신체의 내부시계와 수면주기를 결정하는 데 중요한 시간기록기전(timekeeping mechanism)으로 여겨진다.

현재 멜라토닌은 수면을 유도하거나 시차극복을 위해 수면주기를 재편성하도록 도와주는 약물로 널리 쓰이고 있다.

몇 가지 질환은 멜라토닌의 비정상적인 분비 또는 민감성(sensitivity)과 연관되어 있다. 가장 잘 알려진 예는 계절정동장애(seasonal affective disorder, SAD)이다. 환자는 겨울에만 우울증(depression)의 임상징후를 보인다. 긴 겨울밤과 관련되어 유난히 높아진 멜라토닌치가 이들 환자에서 심리적인 변화를 가져오는 것이 분명하다. 매일 해가 지고난 후 하루 2~3시간 정도 실내에 밝은 전등을 켜두는 치료법이 일부 환자에서 유용한 것으로 나타났다. 솔방울샘은 낮이 긴 여름날로 착각하고 이에 반응하여 멜라토닌을 적게 분비한다(표 11-1).

인체 전반에 대한 내분비계통의 기능

다른 내분비 구조

내분비계통에 관한 연구가 진행되면서 거의 모든 장기와 계통이 내분비기능을 수행하는 것으로 밝혀졌다.

신장, 위, 창자 및 다른 장기를 이루는 조직은 여러 필수적인 인체기능을 조절하는 호르몬을 분비한다. 예를 들어 그렐린(ghrelin)은 위의 속면을 덮는 상피세포에서 분비되어 식욕을 증진시키고, 대사과정을 늦추며, 지방 연소를 줄인다. 그러므로 그렐린은 비만(obesity)의 발생에 관여하는 것으로 보인다.

다른 예로는 심방나트륨배설촉진호르몬(atrial natriuretic hormone, ANH)을 들 수 있다. ANH는 심방벽(atrial wall)의 세포에서 분비되며, 수분과 전해질 평형의 중요한 조절자로 기능한다. ANH는 알도스테론의 대항물질이다. 알도스테론은 콩팥에서 나트륨 이온과 물이 저류되도록, ANH는 이들이 소실되도록 자극한다.

최근에 발견된 호르몬으로 렙틴(leptin)이 있다. 이는 전신의 지방저장세포에서 분비된다. 렙틴은 우리가 얼마나 배고프거나 배부르게 느끼는지 그리고 우리 몸에서 지방이 어떻게 대사될지를 조절하는 것으로 보인다. 이제 연구자들은 비만, 당뇨병, 지방 축적을 동반하는 다른 질환에 대한 치료법을 찾기 위해 렙틴이 다른 호르몬, 예를 들어 그렐린 등과 어떻게 작용하는지를 연구 중에 있다.

QUICK CHECK

1. 남성과 여성의 생식샘에서 생성된 호르몬은?
2. 태반이 내분비기관인 이유?
3. 솔방울샘이 인체의 시계라고 불리는 이유는?

11

용어 terminology

갑상샘자극호르몬 thyroid-stimulating hormone, TSH

고리 AMP cyclic AMP

글리코겐분해 glycogenolysis

난포자극호르몬 follicle-stimulating hormone, FSH

내분비계통 endocrine system

내분비샘 endocrine gland

내분비학 endocrinology

뇌하수체 pituitary gland

부갑상샘 parathyroid gland

부갑상샘호르몬 parathyroid hormone, PTH

부신겉질 adrenal cortex

부신겉질자극호르몬 adrenocorticotropic hormone, ACTH

부신속질 adrenal medulla

비스테로이드호르몬 nonsteroid hormone

샘뇌하수체 adenohypophysis

성장호르몬 growth hormone, GH

성호르몬 sex hormone

스테로이드호르몬 steroid hormone

신경뇌하수체 neurohypophysis

신호전달 signal transduction

심방나트륨배설촉진호르몬 atrial natriuretic hormone

안장 sella turcica

양성 되먹임 positive feedback

억제호르몬 inhibiting hormone

영양호르몬 trophic hormone

외분비샘 exocrine gland

유리호르몬 releasing hormone

융모막 chorion

음성 되먹임 negative feedback

이뇨성 diuretic

이자섬 pancreatic islets, islets of Langerhans

포도당신합성 gluconeogenesis

표적세포 target organ cell

항이뇨호르몬 antidiuretic hormone

황체형성호르몬 luteinizing hormone, LH

황체화 luteinization

2차전령 second messenger

요약 summary

내분비샘

A. 외분비샘은 관이 존재하는 샘이므로, 내분비계통에 속하지 않는다.

B. 내분비샘(endocrine gland)은 관이 없는 샘이며, 화학물질(호르몬, hormone)을 혈중으로 분비한다(표 11-1).

1. 표적세포(target organ cell)–특정한 호르몬에 대한 특이한 수용체(specific receptor)를 가진 세포
2. 내분비샘은 인체에 광범위하게 퍼져 있음(그림 11-1)

호르몬 작용의 기전

A. 내분비샘은 화학물질(호르몬)을 혈중에 분비한다(그림 11-1).

B. 호르몬의 일반적 기능은 정보교환(communication)과 통제(control)이며, 신경자극에 의한 통제보다 느리게 시작되고 오래 지속한다.

C. 호르몬이 작용하는 세포를 표적세포(target organ cell)라고 한다.

D. 비스테로이드호르몬[(nonsteroid hormone; 1차전령(first messenger)]은 표적세포막의 수용체에 결합하여 세포활성에 영향을 주는 2차전령(second messenger)을 자극한다(그림 11-2).

E. 스테로이드호르몬(steroid hormone)

1. 표적세포의 핵 속에 있는 수용체에 결합하여 DNA에 작용하는 세포활성에 영향을 준다(그림 11-3).
2. 이차작용은 표적기관의 세포막수용체와 결합하여 표적세포의 기능적 변화에 방아쇠로 작용하여 나타난다.

호르몬 분비의 조절

A. 호르몬 분비는 항상성 유지를 위한 되먹임(homeostatic feedback) 기전에 의해 조절된다.

B. 음성 되먹임(negative feedback): 생리적 변화가 진행되는 방향을 역전시키는 기전이다(그림 11-4).

C. 양성 되먹임(positive feedback): 생리적 변화를 증폭시키는 (흔하지 않은) 기전이다.

D. 조절의 단계(Levels of Regulation): 좀더 나은 효과와 정확성을 위하여, 내분비샘은 동시에 많은 조절단계에서 작동하여 인체의 기능을 조절한다.

내분비질환의 기전 (표 11-1)

A. 과다분비(hypersecretion): 과량의 호르몬 분비를 가리킨다.

B. 과소분비(hyposecretion): 불충분한 양의 호르몬 분비를 가리킨다.

C. 다발성 내분비증(polyendocrine disorders)은 한 개 이상의 호르몬분비장애이다.

D. 표적세포무감응(target cell insensitivity)은 과소분비와 유사한 결과를 초래한다.

E. 내분비학자들은 많은 치료방법을 개발했다(예: 수술과 호르몬 치료).

프로스타글란딘

A. 프로스타글란딘(PGs)은 다양한 종류의 신체조직에서 발견되는 강력한 물질이다.

B. 한 조직에서 생산되어 흔히 짧은 거리를 확산해 같은 조직 내의 다른 세포에 작용한다.

C. PGA, PGE, PGF를 비롯한 여러 종류가 존재한다.

D. 호흡, 혈압, 위장관분비 및 생식을 포함한 많은 신체기능에 영향을 미친다.

뇌하수체

A. 뇌하수체의 구조(그림 11-6)

1. 뇌하수체앞엽: adenohypophysis라고도 불리며, 샘상피로 구성
2. 뇌하수체뒤엽: neurohypophysis라고도 불리며, 신경조직으로 구성
3. 위치: 나비뼈의 안장이라는 작은 오목에 위치; 뇌하수체줄기에 시상하부에 부착된다.

11

B. 뇌하수체앞엽
1. 주요 호르몬의 명칭
a. 갑상샘자극호르몬(thyroid-stimulating hormone, TSH)
b. 부신겉질자극호르몬(adrenocorticotrophic hormone, ACTH)
c. 난포자극호르몬(follicle-stimulating hormone, FSH)
d. 황체호르몬(luteinizing hormone, LH)
e. 성장호르몬(growth hormone, GH)
f. 프로락틴(prolactin; 젖분비호르몬, lactogenic hormone)
2. 주요 호르몬의 기능
a. 갑상샘자극호르몬(TSH): 갑상샘의 성장을 자극하여 갑상샘으로 하여금 갑상샘호르몬을 분비하도록 자극함
b. 부신겉질자극호르몬(ACTH): 부신겉질의 성장을 자극하고 부신겉질에서 글루코코르티코이드(주로 코르티솔)를 분비하도록 자극함
c. 난포자극호르몬(FSH): 매달 난소에서 난포의 성장이 시작되게 하고, 하나 또는 그 이상의 난포가 성숙 및 배란 단계까지 발달하게 함. 발달 중인 난포에서 에스트로겐 분비를 자극하고 남성에서는 정자 생성을 자극함
d. 황체호르몬(LH): FSH와 같이 작용하여 에스트로겐 분비와 난포의 성숙을 자극하고 배란을 일으킴. 파열된 난포의 황체화를 초래하고 황체에 의한 프로게스테론 분비를 자극함. 남성에서는 고환의 사이질세포를 자극하여 테스토스테론을 분비하게 함
e. 성장호르몬(GH): 단백질동화를 가속화하여 성장을 촉진함. 지방분해를 촉진하고 포도당 분해를 저하시킴으로써, 혈중 포도당 농도는 정상보다 높아지는 경향(고혈당증)을 보임
(1) 소아기에 과다분비되면 거인증을, 성인기에 과다분비되면 말단비대증을 초래(그림 11-5)
(2) 소아기에 호르몬의 과소분비는 뇌하수체성 난쟁이증을 초래
f. 프로락틴(prolactin; 젖분비호르몬, lactogenic hormone): 임신기에는 유방발달을, 분만 후에는 젖분비를 촉진

C. 뇌하수체뒤엽(posterior pituitary gland; 신경뇌하수체, neurohypophysis)(그림 11-6)
1. 호르몬의 명칭
a. 항이뇨호르몬(antidiuretic hormone, ADH)
(1) 과소분비는 요붕증(diabetes insipidus)을 초래하며, 환자는 특징적으로 과량의 소변을 배설
b. 옥시토신(oxytocin, OT)
2. 호르몬의 기능
a. ADH: 콩팥세관 속의 소변에서 혈액으로 물의 재흡수를 촉진하여 소변배설량을 줄임
b. 옥시토신: 임신자궁을 수축하도록 자극하여 진통(labor)을 시작하게 하고, 젖샘세포에서 도관으로 젖이 방출되게 함

시상하부

A. 시상하부는 뇌하수체 뒤엽호르몬을 형성한다.
1. 항이뇨호르몬(ADH)과 옥시토신(oxytocin)은 시상하부에서 형성된다.
2. 시상하부에서 형성된 호르몬은 축삭을 타고 내려와 뇌하수체에 이른다.
3. 뇌하수체뒤엽호르몬의 분비와 유리는 신경자극에 의해 조절된다.

B. 시상하부는 뇌하수체앞엽호르몬의 분비를 조절한다.
1. 유리호르몬과 억제호르몬은 뇌하수체앞엽의 분비를 조절한다.
2. 유리호르몬과 억제호르몬은 모세혈관 연결을 통하여 뇌하수체앞엽에 도달한다.

C. 시상하부는 항상성과 관련된 많은 신체기능(체온, 식욕 및 갈증)을 조절한다.

갑상샘

A. 갑상샘은 목에 위치하고 후두 바로 아래에 있다(그림 11-7).

B. 조직은 콜로이드를 함유한 체액으로 채워져 있는 갑상샘소포로 구성되어 있다(그림 11-8).

C. 호르몬의 명칭
1. 갑상샘호르몬(thyroid hormone): 티록신(thyroxine, T_4)과 삼요오드티로닌(triiodothronine, T_3)
2. 칼시토닌(calcitonin)

D. 호르몬의 기능
1. 갑상샘호르몬: 이화를 촉진함(대사율을 증가시킴)
2. 칼시토닌: 혈중으로 칼슘을 유리하는 뼈분해를 억제함으로써 혈중 칼슘 농도를 떨어뜨림

부갑상샘

A. 갑상샘 뒷면에 4개가 위치한다(그림 11-7).

B. 호르몬의 명칭: 부갑상샘호르몬(parathyroid hormone, PTH)
1. 뼈의 기질을 파괴하여 혈중 칼슘 농도를 높임: 소화관에서 칼슘의 흡수를 증가시키고, 소변으로 칼슘의 배설을 감소시킴
2. 칼시토닌과 PTH의 맞버팀작용(대항작용, antagonistic action)을 통하여 일정한 농도를 유지시킴(그림 11-9)

부신

A. 콩팥의 위 끝에 위치;부신의 바깥부분은 샘상피(glandular epithelium)로 구성되고, 속부분은 분비성 신경조직(secretory nervous tissue)로 구성(그림 11-10)

B. 부신겉질(adrenal cortex)
1. 호르몬의 명칭(부신겉질호르몬, corticoids)
   a. 글루코코르티코이드(glucocorticoids, GCs): 주로 코르티솔(cortisol; 하이드로코르티손, hydrocortisone)
   b. 미네랄코르티코이드(mineralocorticoids, MCs): 주로 알도스테론(aldosterone)
   c. 성호르몬(sex hormones): 남녀 모두 부신겉질에서는 소량의 남성호르몬(안드로겐, androgen)이 분비
2. 3층의 세포구역
   a. 바깥층: 미네랄코르티코이드를 분비
   b. 중간층: 글루코코르티코이드를 분비
   c. 속층: 성호르몬을 분비
3. 미네랄코르티코이드: 콩팥세관에서 나트륨 재흡수와 칼륨 배설을 촉진함으로써 혈중 나트륨 농도를 높이고 체내 칼륨 농도를 낮춤.
4. 글루코코르티코이드의 기능
   a. 포도당신합성(gluconeogenesis)을 증가시켜 정상 혈당 농도를 유지하도록 도움. 포도당신합성은 주로 근육세포에서 단백질 분해로 생성된 아미노산으로부터 새로운 포도당이 합성되는 과정과 지방세포에 저장된 지방의 분해로 생성된 지방산이 포도당으로 전환되는 과정을 말함
   b. 정상적인 혈압 유지에 필수적인 역할을 담당함. 즉, 에피네프린(epinephrine)과 노르에피네프린(norepinephrine)이 정상 범주의 혈관수축(vasoconstriction)을 유지할 수 있게 하며, 이는 정상 혈압을 유지하는 데 꼭 필요한 조건임
   c. 에피네프린 및 노르에피네프린과 함께 작용하여 다양한 종류의 염증을 정상적으로 회복시키는 항염증효과(antiinflammatory effect)를 나타냄
   d. 항면역, 항알레르기효과(antiimmunity, antiallergy effect)를 나타냄. 즉 림프구(lymphocyte)와 혈장세포(plasma cell)의 수를 감소시켜 형성되는 항체(antibody)의 양을 줄임
   e. 우리 몸이 스트레스 상황에 처하면 글루코코르티코이드의 분비가 급격히 증가함. 혈중 글루코코르티코이드 농도가 높아지면 이어 많은 스트레스반응이 동반됨(그림 11-11)
   f. 만성 스트레스는 신진대사와 면역기능의 신체균형을 방해할 수 있음

C. 부신속질(adrenal medulla)
1. 호르몬의 명칭: 에피네프린(아드레날린, adrenaline)과 노르에피네프린
2. 호르본의 기능: 교감신경자극(sympathetic stimulation)에 의한 효과를 지속시키고 강화하여 스트레스에 저항하도록 돕는다. 스트레스 시에 처음 나타나는 내분비반응이 에피네프린의 분비 증가이다.

이자섬

A. 이자섬은 췌장의 외분비 조직으로, 이자소화액을 분비하는 이자세포 사이에 흩어져 있는 세포덩어리이다(그림 11-12).

B. 호르몬의 명칭
1. 글루카곤(glucagon): 알파세포에서 분비됨
2. 인슐린(insulin): 베타세포에서 분비됨

C. 호르몬의 기능
1. 글루카곤은 간에서 글리코겐분해(glycogenolysis, 글리코겐을 포도당으로 전환)를 가속화함으로써 혈중 포

도당 농도를 높인다.

2. 인슐린은 혈액에서 세포로 포도당 이동을 촉진시킴으로써 세포 내 포도당 대사를 증가시키고 결국 혈중 포도당 농도를 떨어뜨린다.

D. 당뇨병(diabetes mellitus) (그림 11-13)

1. 제1형(type 1)은 인슐린의 과소분비로 초래된다.
2. 제2형(type 2)은 인슐린에 대한 표적세포무감응으로 초래된다.
3. 포도당이 세포 내로 이동하지 못하므로, 혈중 포도당 농도가 높아지고 당뇨(glycosuria, 소변으로 포도당이 빠져나오는 현상)가 나타난다.

생식샘

A. 여성의 생식샘(sex gland)

1. 난소(ovary)는 호르몬을 분비하는 두 구조, 즉 난포(ovarian follicle)와 황체(corpus luteum)를 포함한다.
2. 에스트로겐(estrogen; 여성화호르몬, feminizing hormone)
   a. 유방과 바깥생식기관의 발달과 성숙을 유발
   b. 성인 여성에서 여성 체형의 발달을 유발
   c. 월경주기(menstrual cycle)를 시작하게 함

B. 남성의 생식샘(Male Sex Glands)

1. 고환(testis)의 사이질세포(interstitial cell)는 남성호르몬인 테스토스테론(testosterone)을 분비함
2. 테스토스테론(남성화호르몬, masculinizing hormone)의 효과
   a. 바깥생식기관을 성숙시킴
   b. 수염이 자라게 됨
   c. 사춘기의 변성(voice change)을 유발
   d. 전형적인 남성 체형과 근육의 발달을 유발

가슴샘

A. 호르몬의 명칭: 티모신(thymosin)

B. 호르몬의 기능: 면역계통(immune system)의 발달과 기능에 중요한 역할을 담당한다.

태반

A. 호르몬의 명칭: 융모생식샘자극호르몬(chorionic gonadotrophins), 에스트로겐과 프로게스테론

B. 호르몬의 기능: 임신기간 동안 황체를 유지한다.

솔방울샘

A. 뇌의 셋째뇌실(third ventricle) 천장 근처에 있는 작은 샘

1. 어린이와 젊은이에서는 샘조직이 주를 이룸
2. 나이가 들면서 섬유화와 석회화가 일어남

B. 이 샘이 분비활성에 미치는 영향은 눈으로 들어오는 빛의 양과 연관되므로 제3의 눈이라고 한다.

C. 다음과 같은 작용을 지니는 멜라토닌(melatonin)을 분비한다.

1. 난소의 활성을 억제한다.
2. 몸의 내부시계를 조절한다.

D. 멜라토닌의 비정상적인 분비는 (또는 이에 대한 민감도의 이상은) 계절정동장애(seasonal affective disorder, winter depression)를 유발할 수 있다. 태양광선량이 적고 멜라토닌치가 높은 겨울에 발생하는 우울증(depression)의 한 형태이다.

인체 전반에 대한 내분비계통의 기능

A. 많은 장기(예: 위, 창자 및 콩팥)에서 내분비호르몬을 생성한다.

1. 위점막에서는 식욕과 대사에 영향을 주는 그렐린(ghrelin)을 생성한다.

B. 심장의 심방벽(atrial wall)은 신장으로부터 나트륨 소실을 자극하는 심방나트륨배설촉진호르몬(atrial natriuretic hormone, ANH)을 분비한다.

C. 지방저장세포는 렙틴(leptin)을 분비하며, 이는 공복감 또는 포만감의 정도를 조절한다.

학습활동 active learning

복습문제

1. 내분비샘(endocrine gland)과 외분비샘(exocrine gland)을 구별하시오.
2. 다음 용어를 정의 또는 설명하라: 호르몬(hormone), 표적기관(target organ), 과다분비(hypersecretion), 과소분비(hyposecretion)
3. 비스테로이드호르몬(nonsteroid hormone)의 작용기전을 설명하시오.
4. 스테로이드호르몬(steroid hormone)의 작용기전을 설명하시오.
5. 호르몬의 분비조절에 있어 음성 되먹임고리(negative feedback loop)를 설명하고 예를 들어 보시오.
6. 호르몬의 분비조절에 있어 양성 되먹임고리(positive feedback loop)를 설명하고 예를 들어 보시오.
7. 프로스타글란딘(prostaglandin)과 호르몬의 차이를 설명하시오. 프로스타글란딘에 의해 영향을 받을 수 있는 신체기능을 몇 가지 열거하시오.
8. 뇌하수체(pituitary gland)의 구조와 해부학적 위치를 설명하시오.
9. 뇌하수체앞엽(anterior pituitary gland)에서 유리되는 4가지 영양호르몬(trophic hormone)을 열거하고 그 기능을 간단히 설명하시오.
10. 성장호르몬(growth hormone)의 기능을 설명하시오.
11. 거인증(gigantism)과 말단비대증(acromegaly)의 원인은 같다. 그 원인은 무엇이며, 두 질환의 차이는 어디에서 기인하는가?
12. 항이뇨호르몬(ADH)의 기능을 설명하시오.
13. 요붕증(diabetes insipidus)의 원인은? 어떤 증상(symptom)과 징후(sign)를 보이는가?
14. 프로락틴(prolactin)과 옥시토신(oxytocin)의 기능을 설명하시오.
15. 내분비계통에서 시상하부(hypothalamus)가 담당하는 기능을 설명하시오.
16. T_3와 T_4의 차이를 설명하라. 갑상샘(thyroid gland)만 갖는 고유한 특징은?
17. 부신겉질(adrenal cortex)의 각 층에서 생성되는 호르몬의 명칭을 쓰시오.
18. 알도스테론(aldosterone)의 기능을 설명하시오.
19. 글루코코르티코이드(glucocorticoid)의 기능을 설명하시오.

문제

1. ________샘은 도관을 통해 표면이나 몸안으로 분비물을 분비한다.
2. 샘은 도관이 없으며, ________라 불리는 산물을 세포사이공간으로 분비하여 혈액 속으로 확산되게 한다.
3. 호르몬의 2가지 주요 유형은 ________와 ________이다.
4. 반응을 유발하는 호르몬에 대한 수용체(receptor)를 지닌 세포나 장기를 ________이라 한다.
5. ATP를 ________로 전환되는 반응은 2차전령계통의 한 예이다.
6. 비스테로이드호르몬에 대한 호르몬수용체는 ________에 위치하고, 스테로이드호르몬에 대한 수용체는 ________에 위치한다.
7. 조직호르몬(tissue hormone)은 ________의 다른 이름이다.
8. 뇌하수체(pituitary gland)의 이 부분은 신경조직으로 구성된다. ________
9. 뇌하수체의 이 부분은 샘조직으로 구성된다. ________
10. 호르몬인 옥시토신은 ________에서 유리되지만 ________에서 생성된다.
11. 호르몬 hGH은 ________의 동의어이다.

11

12. ________은 표적세포로 들어가지만, 2차 전령을 필요로하지 않는다. 이것은 비스테로이드 작용이 내부 전령을 필요로 하는 것에 대한 예외이다.

13. 밤이 긴 겨울동안에 우울증을 나타내는 것은 질병의 증후이다. ________

14. 뇌하수체앞엽에서 분비되는 영양호르몬(trophic hormone)은?
a. 갑상샘자극호르몬(TSH)
b. 부신겉질자극호르몬(ACTH)
c. 황체형성호르몬(LH)
d. a, b, c 모두

15. 항이뇨호르몬(antidiuretic hormone, ADH)은?
a. 뇌하수체뒤엽에서 합성된다.
b. 콩팥에서 수분재흡수를 촉진한다.
c. 고농도로 분비되면 요붕증(diabetes insipidus)을 초래한다.
d. a, b, c 모두

16. 이 호르몬은 뇌하수체앞엽에서 유리되며, 임신기의 유방발달을 자극하여 수유에 대비하게 한다.
a. 에스트로겐(estrogen)
b. 옥시토신(oxytocin)
c. 프로락틴(prolactin)
d. 프로게스테론(progesterone)

17. 이 호르몬은 뇌하수체뒤엽에서 유리되며 임신자궁의 수축을 촉진한다.
a. 에스트로겐
b. 옥시토신
c. 프로락틴
d. 프로게스테론

18. 간세포에 저장된 glycogen이 glucose로 변하는 화학과정은?
a. Glycolysis
b. Gluconeogenesis
c. Second-messenger mechanism
d. Glycogenolysis

A항의 호르몬의 기원 또는 기능을 B항에서 고르시오.

A항	B항
19. __________ 부갑상샘호르몬	a. 부신속질에서 유리되며, 교감신경계통의 효과를 오래 지속하게 한다.
20. __________ 미네랄코르티코이드	b. 심장에서 생성되며, 혈중 나트륨 농도의 조절을 돕는다.
21. __________ 글루코코르티코이드	c. 이자섬에서 생성되며, 혈중 포도당 농도를 떨어뜨린다.
22. __________ 에피네프린	d. 칼시토닌과 반대효과를 지닌다.
23. __________ 글루카곤	e. 이자섬의 알파세포에서 생성된다.
24. __________ 인슐린	f. 부신겉질의 가장 바깥층에서 생성된다.
25. __________ 융모성생식샘자극호르몬	g. 솔방울샘에서 유리되는 가장 중요한 호르몬이다.
26. __________ 멜라토닌	h. 태반에서 생성되는 호르몬으로, 임신반응검사로 감지된다.
27. __________ 심방나트륨배설촉진호르몬	i. 부신겉질의 중간층에서 합성된다.

CHAPTER 12

혈액
Blood

1. 혈액조직과 혈장의 특징을 포함한 혈액의 주요 기능과 구성요소를 설명한다.
2. 혈액 유형성분 각각의 일차적 기능을 확인한다.
3. 혈액질환의 기전을 설명한다.
4. 적혈구의 구조와 기능을 설명하고 적혈구 수 측정의 목적과 혈색소의 기능, 비정상 적혈구를 설명한다.
5. ABO와 Rh 혈액형을 설명한다.
6. 일반적인 비정상 적혈구를 설명한다.
7. 백혈구의 형태와 기능에 대해 설명한다.
8. 백혈구 수 측정의 목적과 백혈구 종류에 대해 설명한다.
9. 일반적인 비정상 백혈구를 설명한다.
10. 혈액응고 과정을 설명한다.

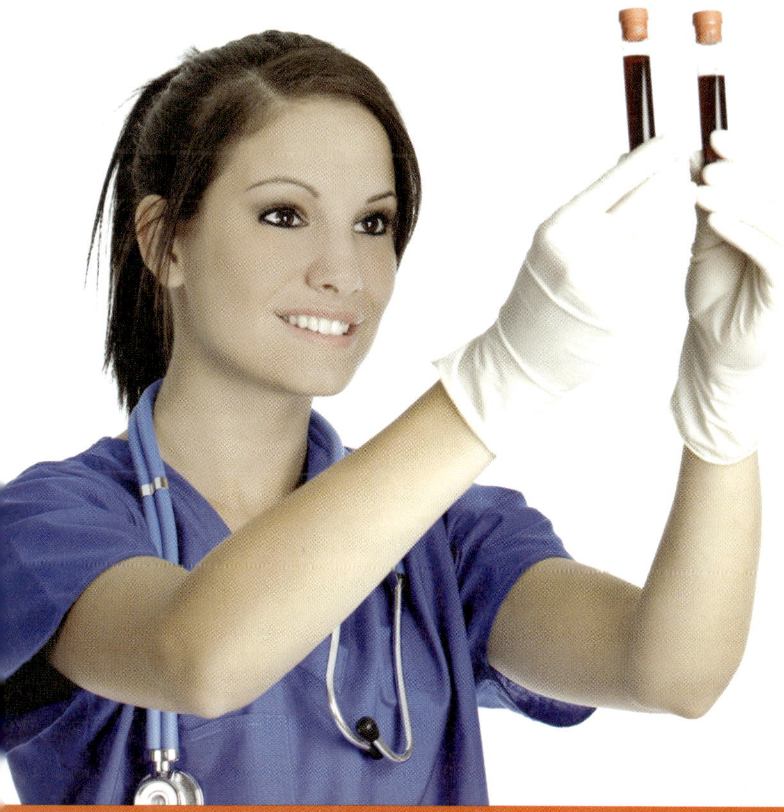

12

다음에 나오는 몇몇 장에서 우리몸의 가장 중요한 기능 두 가지에 해당하는 운반(transportation)과 보호(protection)를 다룬다. 만일 우리가 살고 있는 도시에서 수송이 중단된다면 어떤 일이 발생할 것인지 생각해 본 적이 있는가? 만약 경찰, 소방관, 치안서비스가 중단된다면 어떤 일이 발생할 것인가? 식량은 고갈될 것이고 쓰레기는 쌓여갈 것이며 아무도 당신과 당신의 재산을 보호해주지 않을 것이다. 이렇게 상상력을 조금만 확장시켜보면 얼마나 막대한 피해를 입을 것인지 짐작할 수 있다. 이와 동일하게 세포에 대한 수송과 보호의 결여(몸의 각 개별 단위)는 우리몸의 항상성을 위협한다. 우리몸의 이러한 중요한 서비스를 제공하는 계통은 심장혈관계통(cardiovascular system) 또는 순환계통(circulatory system)과 림프 및 면역계통(lymphatic and immune system)이다.

이 장에서는 주요한 수송용 체액인 혈액을 논의할 것이다. 혈액은 중요한 물질을 수집하고 운반서비스를 수행하는 것은 물론 외부 이물질의 침략을 방어하기 위해 필수적인 보호역할을 수행한다. 13장과 14장에서는 심장과 혈관에 대해 논의할 것이며 림프계와 면역은 15장에서 논의할 것이다.

혈액조성

혈액조직

혈액은 다양한 화학물질이 용해되어 있는 액체 형태의 조직이며, 혈액 속에는 수백만 개의 세포가 떠 있다(그림 12-1). 세포를 제외한 액체 부분을 혈장(plasma)이라 한다. 혈장 내 떠 있는 수많은 종류의 세포와 세포조각(fragments)이 혈액의 유형성분(formed elements)을 구성한다.

많은 사람은 자신의 몸 안에 혈액이 얼마나 있을지 궁금해 한다. 혈액의 양은 몸의 크기와 성별에 따라 다르다. 큰 사람은 작은 사람보다, 남자는 여자보다 혈액이 더 많다. 일반적으로 대부분의 어른은 대략 4~6L의 혈액을 가지고 있다. 혈액은 보통 전체 몸무게의 약 7~9%를 차지한다.

혈장의 부피는 보통 전체 혈액 부피의 절반을 조금 넘는다. 인간의 혈액 구성요소의 정상 부피는 다음과 같다.

혈장	2.6L
+ 유형성분	2.4L
전체 혈액량	5.0L

혈액은 약알칼리성으로 수소이온농도지수(pH)는 7.35~7.45 정도이며 항상 화학적 중성인 7.0 이상을 유지한다. 만약 혈액의 수소이온농도지수(pH)가 알칼리성에서 중성으로 낮아진다면 그것은 매우 아픈 상태, 즉 산증(acidosis) 상태이다. 그러나 혈액이 산증상태라고 해도 산성의 정도는 알칼리성이 정상보다 조금 감소된, 최소한의 산성 상태로 나타날 수 있다.

QUICK CHECK

1. 전혈의 액체(세포 외) 종류를 나열하시오.
2. 혈액은 전체 몸무게의 어느 정도 비율을 차지하는가?
3. 정상적인 혈액의 수소이온농도지수는 얼마인가?

혈장

혈장(blood plasma)은 혈액의 액체 부분 또는 혈액에서 유형성분(formed elements)을 뺀 나머지 부분이다. 혈장은 다양한 물질이 용해된 물로 구성되어 있다. 세포의 생존을 위해 필수적인 모든 화학물질(예: 영양소, 산소, 염분과 같은 물질)은 혈액에 의해 세포로 운반된다.

영양소와 염분은 혈장 속에 녹아 있다. 혈액 내에서 운반되는 총 산소량의 약 1.5%는 혈장에 용해되어 있다. 또한 반드시 제거해야 하는 노폐물이 혈장 속에 용해되어 있으며 배출장기로 운반된다. 혈액 내로 운반된 노폐물인 이산화탄소의 총량 중 대략 10%가 혈장 속에 용해되어 있다.

상대적으로 적은 양의 산소와 이산화탄소가 혈장 속에 용해되어 있을 뿐만 아니라, 다른 기전들도 이렇게 중요한 혈액 내 가스 운반에 관여한다. 호르몬과 다른 조절화학물질은 세포의 활동을 조절하는 것을 도와주는데, 이러한 물질 또한 혈장 속에 용해되어 있다.

그림 12-1에서 보여주듯이 혈장 속에 가장 풍부하게 용해되어 있는 것은 혈장단백질(plasma proteins)이며, 전체 혈장 무게의 7%를 차지한다. 이러한 단백질에는 혈액의 점도를 증가시키는 알부민(albumins)과 감염으로부터 인체를 보호해 주는 항체가 포함된 글로불린(globulins), 혈액응고에서 중요한 역할을 담당하는 섬유소원(fibrinogen)과 프로트롬빈(prothrombin)이 있다.

혈장증량제(plasma volume expander)인 알부민은 혈액의 부피가 비정상적으로 낮은 사람들에게 종종 사용되며 이것은 혈액 속으로 들어가면서 부피의 3~4배에 해당하는 체액을 혈액으로 끌어들인다. 그 결과 혈액의 양이 증가하여 출혈, 심한 화상 및 콩팥질환이 있는 경우에 생명을 구할 수 있다.

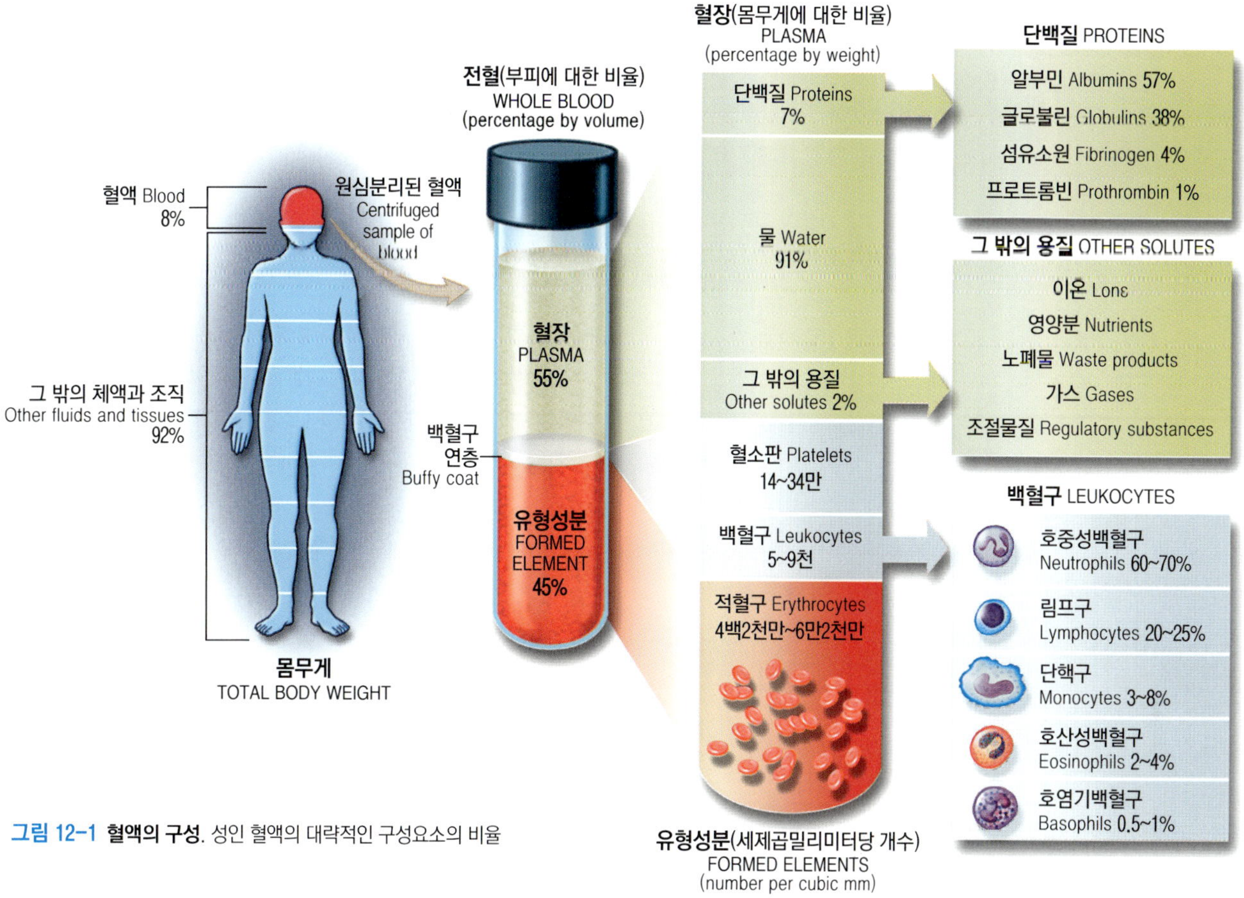

그림 12-1 **혈액의 구성**. 성인 혈액의 대략적인 구성요소의 비율

혈청(blood serum)은 혈장에서 섬유소원(fibrinogen)과 프로트롬빈(prothrombin)과 같은 응고인자를 뺀 것이다. 혈청은 온혈액(전혈, whole blood)을 튜브 속에 넣고 난 후 응고되어 튜브 바닥에서 얻을 수 있다. 그런 다음 혈전 윗부분의 액체 혈청을 따라낸다. 혈청에는 여전히 항체가 포함되어 있기 때문에 특정한 항체가 필요한 환자를 치료하는 데 사용할 수 있다.

유형성분

유형성분(formed elements)에는 주요한 세 가지 유형과 몇 개의 세부 유형이 있다.

1. 적혈구(red blood cells, RBCs 또는 erythrocyte)
2. 백혈구(white blood cells, WBCs 또는 leukocyte)
   a. 과립백혈구(granular leukocytes)는 세포질 내에 과립(granule)이 있다.
      (1) 호중성백혈구(neutrophils)
      (2) 호산성백혈구(eosinophils)
      (3) 호염기백혈구(basophils)
   b. 무과립백혈구(agranular leukocytes)는 세포질 내에 과립이 없다.
      (1) 림프구(lympphocytes)
      (2) 단핵구(Monocytes)
3. 혈소판(platelets 또는 thrombocytes)

그림 12-1은 그러한 유형성분의 비율과 수의 분류를 보여준다. 표 12-1은 이러한 혈액세포의 종류별 기능을 열거하였으며, 각각의 구성 요소가 현미경에서 어떻게 보이는지를 보여준다.

우리몸에 존재하는 혈액세포 및 세포 분절의 수는 셀 수 없이 많다. 예를 들면 정상인의 혈액 내에는 혈액 $1mm^3$당 적혈구(RBCs) 5,000,000개, 백혈구(WBCs) 7,500개와 혈소판 300,000개를 가지고 있다. 적혈구와 백혈구 및 혈소판은 지속적으로 파괴되기 때문에, 몸에서 그들을 대체할 혈액세포를 지속적으로 놀라운 속도로 생산해야 한다. 따라서 수백만 개의 적혈구가 매초 생산된다.

혈액생성

7장에서 뼈에 대해 논의하며 새로운 혈액세포의 형성을 혈액생성(hematopoiesis)이라 한 것을 기억할 것이다. 두 종류의

표 12-1 혈액세포의 종류

세포		기능
적혈구	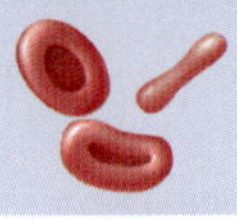	산소와 이산화탄소 운반
호중성백혈구	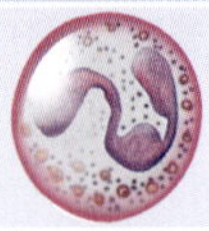	면역방어(포식작용)
호산성백혈구	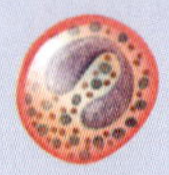	기생충에 대한 방어
호염기백혈구	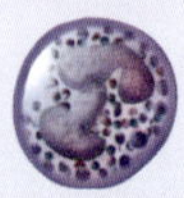	염증반응, 헤파린 분비
B 림프구	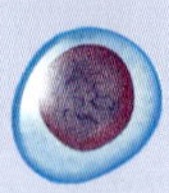	항체생산(형질세포의 전구물질)
T 림프구	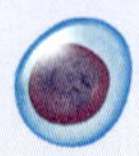	세포면역반응
단핵구	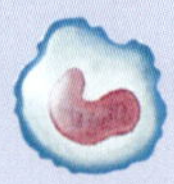	면역방어(포식작용)
혈소판	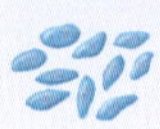	혈액응고

결합조직(골수조직과 림프조직)에서 혈액세포가 생성된다.

뼈속질(골수)조직은 일반적으로 적색골수(red bone marrow)로 잘 알려져 있다. 어른에게서는 주로 복장뼈(sternum)와 갈비뼈(rib), 볼기뼈(hip bone)에 존재한다. 척추뼈(vertebrae), 빗장뼈(clavicles), 머리뼈(cranial bone)와 같은 몇몇 다른 뼈에도 이 중요한 물질이 적은 양 포함되어 있다.

적색골수(red bone marrow)는 림프조직에서 형성되는 림프구를 제외하고 모든 종류의 혈액세포를 형성한다. 림프구는 주로 림프절(lymph nodes)과 가슴샘(thymus) 및 지라(spleen)에 위치한 하얀 덩어리 같은 림프조직에 의해 형성된다.

혈액세포가 성숙함에 따라서 성숙한 혈액세포는 순환혈관 속으로 이동한다. 적혈구는 파괴되기 전 최대 4개월 동안 순환하고 적혈구의 구성물질은 지라 및 간(liver)에 의해 혈류에서 제거된다. 과립백혈구는 단 며칠 동안만 생존하기도 하지만 무과립백혈구는 6개월 이상 생존하기도 한다.

QUICK CHECK

1. 혈장에서 가장 풍부한 용질은 무엇인가? 몇 가지 예를 드시오.
2. 혈액형성 요소를 확인하시오.
3. 몸에서 혈액세포를 만드는 두 종류의 결합조직의 이름은 무엇인가?

혈액질환의 기전

대부분의 혈액질환은 혈액 유형성분의 질환이다. 그러므로 대다수의 혈액질환은 골수나 림프조직이 적절한 혈액세포를 만들지 못할 때 발생하며, 독성물질이나 방사선, 유전적 결함, 바이러스 감염, 영양결핍, 종양 등이 원인이다.

혈액질환의 원인으로 골수의 이상이 의심되면 주사기로 엉덩뼈나 복장뼈에서 골수를 채취하는데, 이를 흡인생검세포검사(aspiration biopsy cytology)라고 부르며, 혈액질환의 감별진단을 가능하게 해 준다.

뼈속질이 심하게 손상되어 있다면 골수이식(bone marrow transplant)을 시행한다. 골수이식은 조직적합성이 있는 주는이의 뼈속질을 받는이에게 정맥주사로 주사한다.

이식은 혈액생성줄기세포의 주입을 포함할 수 있다. 이러한 혈액형성세포는 치료받는 대상자, 조직적합성이 있는 주는이 또는 제대혈로부터 얻을 수 있다. 다른 모든 장기이식과 마찬가지로 이식된 기관에 대한 거부반응이 없다면 이식된 세포는 뼈속질에 세포군락(colony)을 이루어 정상적인 혈액세포를 만들기 시작한다. 결과적으로 질환, 고농도 방사선, 화학요법으로 파괴된 골수조직은 대체되어 정상적인 기능의 혈액세포를 다시 생산하기 시작한다.

QUICK CHECK

1. 흡인생검세포검사의 과정을 설명하고 골수이식과의 차이는 무엇인가?
2. 어떤 세포가 골수이식에 관련있는가?

적혈구

적혈구의 구조와 기능

적혈구(red blood corpuscle 또는 erythrocytes)는 구조적 적응이 어떻게 생물학적 기능에 영향을 미칠 수 있는지에 대한 좋은 예이다. 그림 12-2에 제시된 적혈구는 강하고 유연한 원형질막에 둘러싸여 있는데, 양면이 오목해서 적혈구의 중앙 부위는 얇고, 가장자리는 두껍다. 이러한 양면오목원반 모양은 적혈구 표면적을 넓혀 용해된 가스나 다른 물질이 적혈구에 쉽게 들어가거나 나올 수 있도록 만든다.

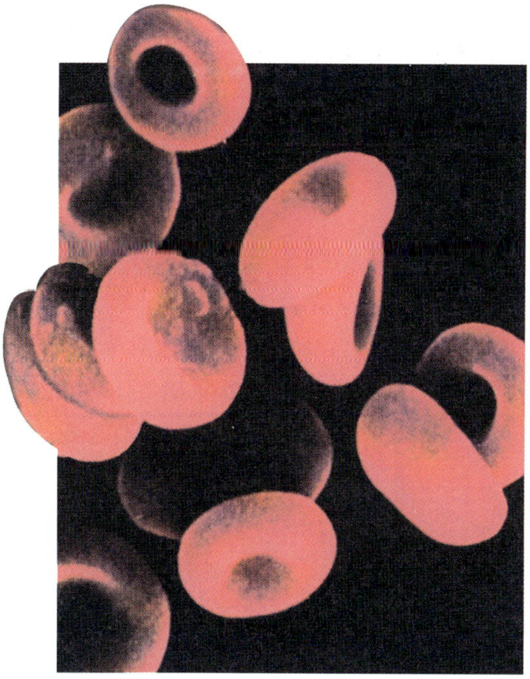

그림 12-2 적혈구(RBCs). 정상적인 적혈구의 상세한 구조를 보여주는 색강화스캔전자현미경 사진. 각 적혈구의 양면이 오목할 것을 확인할 수 있다.

성숙한 적혈구(mature RBCs)는 핵과 세포질소기관(cytoplasmic organelles)이 없다. 이로 인해 적혈구 자체로 재생산할 수 없고 손상되거나 결손된 세포구성물을 대체할 수 없다. 이러한 결과로 적혈구의 생존기간은 상대적으로 짧은 약 80~120일이다.

그러나 핵과 세포질소기관이 소실된 자리는 헤모글로빈(Hb)이라 하는 붉은색 색소로 가득 채워져, 헤모글로빈이 각 세포 내에서 부가적인 세포 내 공간을 이용하도록 만든다. 헤모글로빈의 독특한 화학적 특성은 항상성을 유지하는 데 필요한 산소 운반, 산-염기평형과 같은 몇 가지 매우 중요한 기능을 수행할 수 있게 한다. 적혈구는 거의 완벽하게 혈색소로 차 있어 이러한 이름이 붙여졌다.

혈액생성 중 적혈구는 사립체가 소실되기 때문에 혈색소에 의해 적혈구에서 운반되는 산소는 사립체에 의해 아데노신삼인산(ATP)을 생성하는 데 사용되지 않는다.

짧은 생존기간 동안 각 적혈구는 100,000회 이상 심장혈관계통 전체를 순환한다. 탄력적인 원형질막은 각 세포가 적혈구의 바깥지름보다 작은 모세혈관의 속공간(lumen)을 지나가도록 모양을 변형시키거나 형태를 극적으로 변화시킬 수 있도록 해 준다. 많은 수의 적혈구와 적혈구의 독특한 모양으로 인해 생물학적 기능 수행에 이용 가능한 적혈구의 총 표면적은 매우 넓다.

적혈구검사

온혈구계산(complete blood cell count, CBC)는 혈액의 많은 구성요소의 함량과 수준을 측정하기 위해 사용되는 검사이며, 신체검사를 할 때 자주 행하는 검사이다.

단위혈액당 순환하는 적혈구의 실제 수를 측정하는 것은 온혈구계산에서 중요한 부분이다. 온혈구계산의 정상값은 검사실이나 참고문헌에 따라 다소 차이가 있을 수 있다. 적혈구는 mm^3당 4.2~6.2백만 개가 정상 범위로, 일반적으로 남자가 여자보다 적혈구가 더 많다. 평균 범위에서 정상적인 편차는 나이 차이, 수분 보유 수준(hydration level), 거주지의 고도 및 다른 변수에 따라서 발생한다.

원래 적혈구 계산은 혈구계(hemocytometer)를 가지고 이루어졌는데, 이것은 현미경 위에 눈금이 새겨진 유리판을 이용하여 계산한다. 최근에는 좀더 빠르고 정확한 자동화된 혈액세포측정기를 사용한다.

온혈구계산의 한 구성요소인 적혈구용적률(hematocrit, Hct)은 혈액 표본 내에서 적혈구의 부피에 대한 정보를 제공해 준다. 만약 특정한 원심분리 튜브에 온혈액을 넣은 다음 빠른 속도로 회전시키면 무거운 유형성분은 튜브의 아래로 빠르게 가라앉을 것이다.

이 과정에서 적혈구는 가장 먼저 튜브의 바닥으로 가라앉을 것이고, 백혈구와 혈소판은 백혈구연층(buffy coat)이라 부르는 층을 형성한다. 그림 12-3에서 백혈구연층이 적혈구용적률 튜브의 바닥쪽에 있는 적혈구와 위의 혈장층 사이에 있는 것을 볼 수 있다.

농축세포용적 검사라고도 하는 적혈구용적률 검사는 혈액에서 적혈구의 비율을 추정할 수 있다. 이와같은 결과는 탈수, 출혈, 또는 적혈구 비율에 의해 영향받는 다른 상태를 확인하는 것을 도울 수 있다. 일반적으로 적혈구는 혈액 부피의 약 45%를 차지한다(그림 12-1).

QUICK CHECK

1. 적혈구의 양면오목원반 모양이 적혈구의 기능을 어떻게 수행하는가?
2. 온혈구계산은 무엇인가?
3. 적혈구용적률 검사의 중요성은 무엇인가?

12

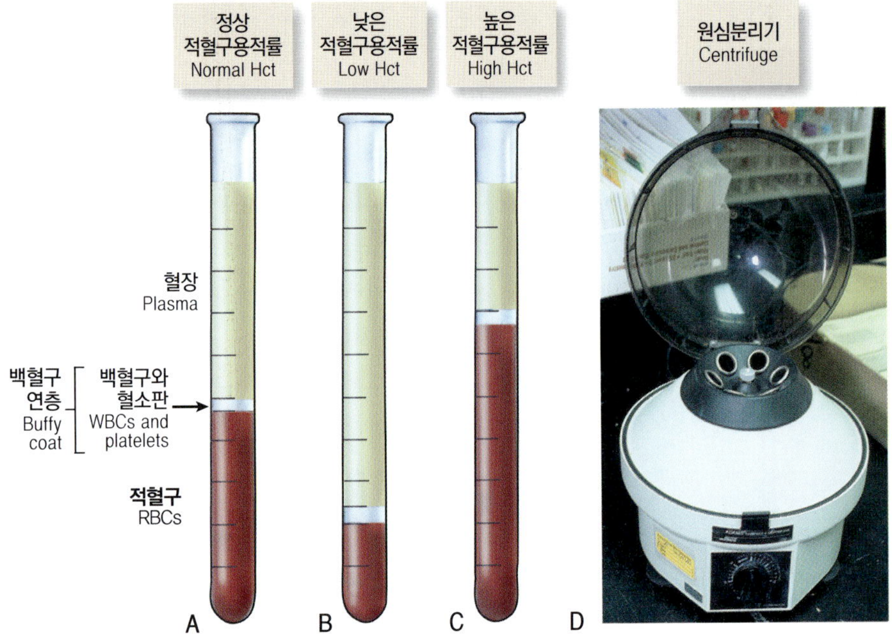

그림 12-3 **헤마토크릿(Hct).** 농축적혈구와 혈장 사이에 위치한 백혈구연층을 확인하다. **A:** 전형적인 비율의 적혈구가 있는 혈액. **B:** 빈혈(낮은 비율의 적혈구). **C:** 적혈구증가증(높은 비율의 적혈구). **D:** 원심분리기가 혈액이 들어 있는 관을 회전시켜 적혈구가 관 바닥에 조밀하게 농축된다.

혈색소

수백만 개의 적혈구에 들어 있는 혈색소(hemoglobin)가 혈액과 체세포 사이의 산소와 이산화탄소를 교환 및 운반한다. 그리고 우리몸에서 산-염기평형의 유지의 중요한 역할을 한다.

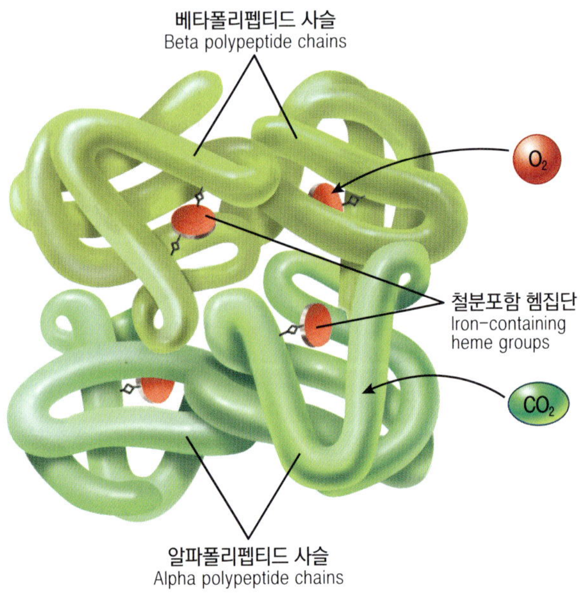

그림 12-4 **혈색소(Hb).** 이 큰 분자는 알파 및 베타로된 사슬인 4개의 폴리텝티드 소단위로 구성된다. 이 사슬의 아미노산에는 이산화탄소가 포함될 수 있다. 각각의 접힌 사슬은 사슬의 중심에서 철분을 포함한 화학집단(적색)을 보유한다. 철(Fe)은 혈색소에 산소를 운반하는 능력을 부여한다.

혈색소는 4개의 구부러진 폴리펩티드(polypeptide) 사슬로(2개의 알파 사슬과 2개의 베타 사슬) 이루어진 4차 구조(quaternary protein)의 단백질이다. 그림 12-4에서 볼 수 있듯이 헴(heme)이라고 부르는 화학구조가 각각의 사슬에 속해 있다. 각각의 헴에는 철 원자가 있어 산소를 혈색소와 결합시켜 산소와 혈색소의 결합체, 즉 산소혈색소(oxyhemoglobin, HbO_2)를 만든다.

산소혈색소는 우리몸에서 필요한 모든 산소 중 98.5% 정도의 수송을 책임지는 효과적인 산소운반 수단이다(나머지 1.5%의 산소는 혈장 내에 용해되어 있다).

철(Fe)은 혈색소가 산소를 운반하는 능력에 필요한 필수적인 영양소이며, 비타민 B_{12}와 엽산[folate(비타민 B군)]도 적색골수가 생명을 유지하기 위한 충분한 혈색소를 만들기 위해 필요한 영양소이다.

이산화탄소는 혈색소의 알파 사슬과 베타 사슬에 있는 아미노산과 결합하여 카르바미노헤모글로빈(carbaminohemoglobin, $HbCO_2$)을 형성한다. 이것은 세포의 대사부산물로 생성된 노폐물인 이산화탄소 중 20% 정도를 허파로 운반하는 기능을 담당하고 있다. 약 10%의 이산화탄소는 혈장 속에 용해되어 이동된다. 피로 운반되는 이산화탄소의 약 70% 정도는 허파에서 배출되기 위해 적혈구 내에서 중탄산(bicarbonate)으로 전환된다(16장 참고).

적혈구 이상

모세혈관 도말에서 정상적혈구(normocytic RBC)라고 불리는 적혈구의 크기(직경 7~9㎛)는 대략 소림프구(small lymphocyte)의 핵과 같은 크기이다(그림 12-5). 비정상적으로 작은 적혈구는 작은적혈구(microcytes), 정상적혈구보다 큰 적혈구는 큰적혈구(macrocytes)라고 부른다.

그림 12-5에서 붉은 색소인 혈색소의 정상 함량을 지닌 정상색소적혈구(normochromic RBCs)의 모양을 혈색소가 부족한 저색소적혈구(hypochromic RBCs)와 높은 혈색소 함

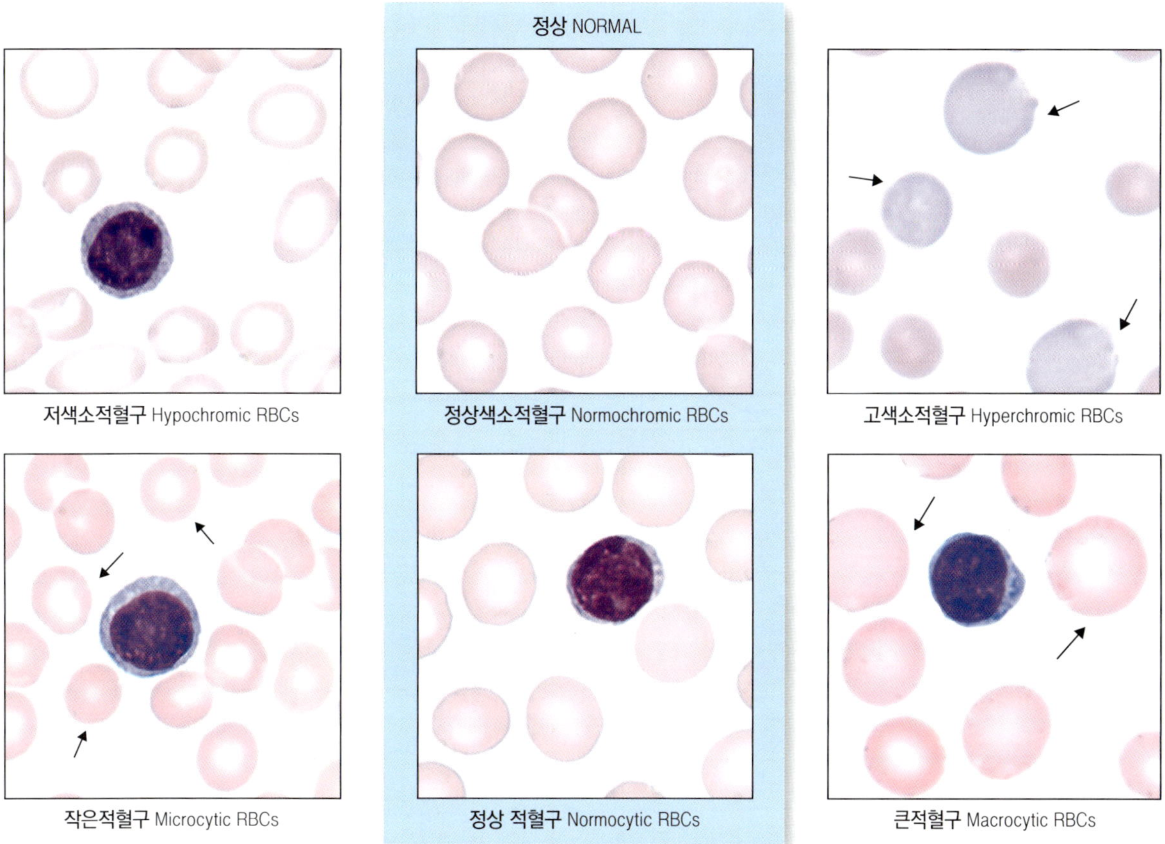

그림 12-5 비정상적인 적혈구. 현미경으로 정상적혈구세포와 비정상적인 적혈구 비교. 사진 일부에 나타난 크고 어두운 핵을 가지고 있는 세포는 적혈구와 비슷한 크기의 림프구이다.

량의 적혈구인 고색소적혈구(hyperchromic RBCs)를 서로 비교하고 있다. 만성적인 혈액 손실이 있는 동안 큰적혈구성 고색소적혈구(macrocytic hyperchromic RBCs)의 생산은 항상성을 유지하기 위한 음성되먹임의 좋은 예이다. 우리몸은 출혈에 의한 손상에서 회복되기 위해 각 세포 내에서 정상 수준의 혈색소 함량을 지니는, 적절한 수의 적혈구를 생산할 수 없기 때문에 혈액의 산소운반능력 유지를 돕기 위해 생산할 수 있는 세포에서 혈색소의 함량과 크기를 증가시킨다.

혈액형

혈액형 체계

혈액은 ABO와 Rh 체계 분류에 따라 유형을 구분한다. 다른 혈액형 종류도 있으나 임상에서는 ABO와 Rh 체계와 같이 중요하게 사용되지는 않는다.

혈액형은 적혈구(red blood cells, RBCs) 내에 존재하는 특정한 항원(antigen)에 의해서 결정된다(그림 12-6). 항원은 우리몸이 항체(antibody)를 만들도록 자극할 수 있는 물질이다. 항원으로 작용하는 거의 모든 물질은 이종단백질(foreign protein)이다. 즉 이종단백질은 원래의 우리몸이 가지고 있었던 본래의 단백질이 아닌 감염, 수혈 및 다른 방법으로 외부에서 우리몸으로 유입된 단백질이다.

항체라는 말은 무엇이 항체의 형성을 유발하는지, 혹은 어떻게 항체가 기능을 하는지와 관련하여 정의할 수 있다. 첫 번째 방법으로 정의하면 항체는 항원의 자극에 반응하여 우리몸에서 생성된 물질이다. 항체의 기능에 따라 정의하면, 항체는 항체의 형성을 자극한 항원과 반응하는 물질이다.

많은 항체는 항원과 반응하여 응고를 일으키며 항원을 응집(agglutinate)시킨다. 다른 말로 하면 항체는 그들의 목표가 되는 항원이 작은 군집(cluster) 모양으로 엉켜 붙도록 만들고 응집된 세포의 기능을 방해하여 면역반응에 쉬운 표적이 되게 만든다.

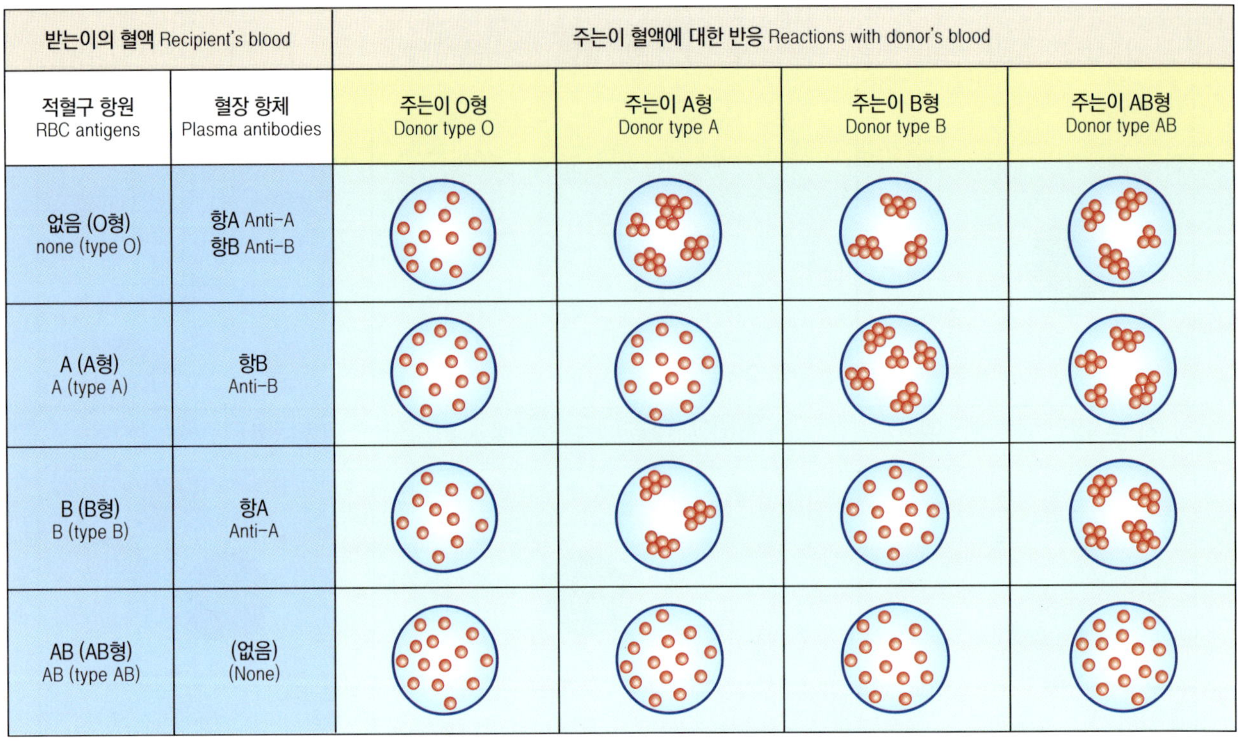

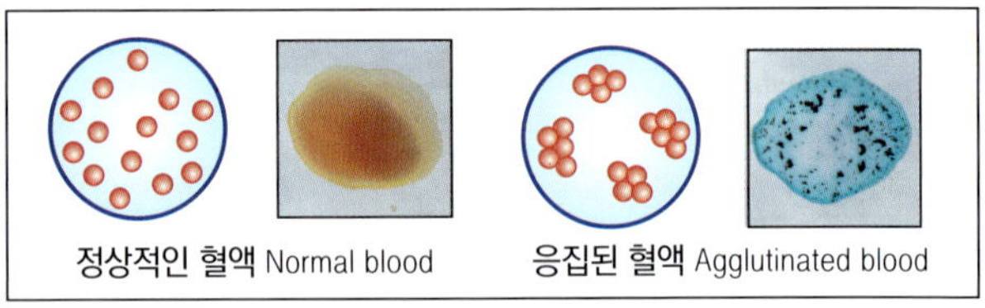

그림 12-6 **ABO 혈액형**. 왼쪽열은 받는이 혈액의 특징을 표시하고 맨 윗줄은 주는이의 혈액형을 표시한다. 삽입된 사진은 응집 및 비응집 혈액 표본의 예이다.

ABO 체계

모든 사람의 혈액은 다음의 ABO 체계 유형 중 하나이다.

1. A형(type A)
2. B형(type B)
3. AB형(type AB)
4. O형(type O)

당신의 혈액형이 A형이라고 가정하자(미국인의 약 41%는 A형임). A는 당신이 태어날 때부터 있었던 적혈구 원형질막에 존재하는 특정한 유형의 항원(단백질)을 나타낸다. 당신은 이 A형 항원을 가지고 태어났기 때문에 당신의 몸은 이것과 반응하는 항체를 생성하지 않는다. 즉 당신의 혈장은 항-A 항체(anti-A antibodies)가 없지만 항-B 항체는 있다. 확실한 이유는 아직 모르지만 이러한 항체는 자연적으로 A형의 혈장에 존재한다. 우리몸은 B형 항원의 존재에 대한 반응으로 항-B 항체를 생성하지 않는다. 이것은 우리몸의 유전적 구성의 일부이다.

요약하면 A형 혈액의 적혈구에는 A형 항원이 포함되어 있고 혈장에는 항-B 항체가 포함되어 있다.

B형의 혈액형에서도 마찬가지로 적혈구는 B형 항원을 가지고 있으며, 혈장은 항-A 항체를 가지고 있다. AB형의(AB형 이름이 나타내주듯이) 적혈구는 A형과 B형 두 가지 항원을 모두 가지고 있으며 혈장은 항-A 및 항-B 항체를 모두 가지고 있지 않다.

O형 혈액형은 그 반대이다. O형의 적혈구는 A형 항원과 B형 항원을 모두 갖지 않고 혈장 속에는 항-A형 항체와 항-B형 항체가 모두 있다.

그림 12-6은 주는이의 혈액과 받는이에 따른 혈액의 다양한 조합의 결과를 보여준다.

Rh 체계

일반적으로는 Rh-양성(positive)이라는 용어에 익숙할 것이다. 이는 Rh-양성 혈액형을 가진 사람의 적혈구가 Rh 인자라고 불리는 항원을 가지고 있음을 의미한다. 예를 들어 AB형이고 Rh-양성의 혈액을 가진 사람의 적혈구는 A형 항원,

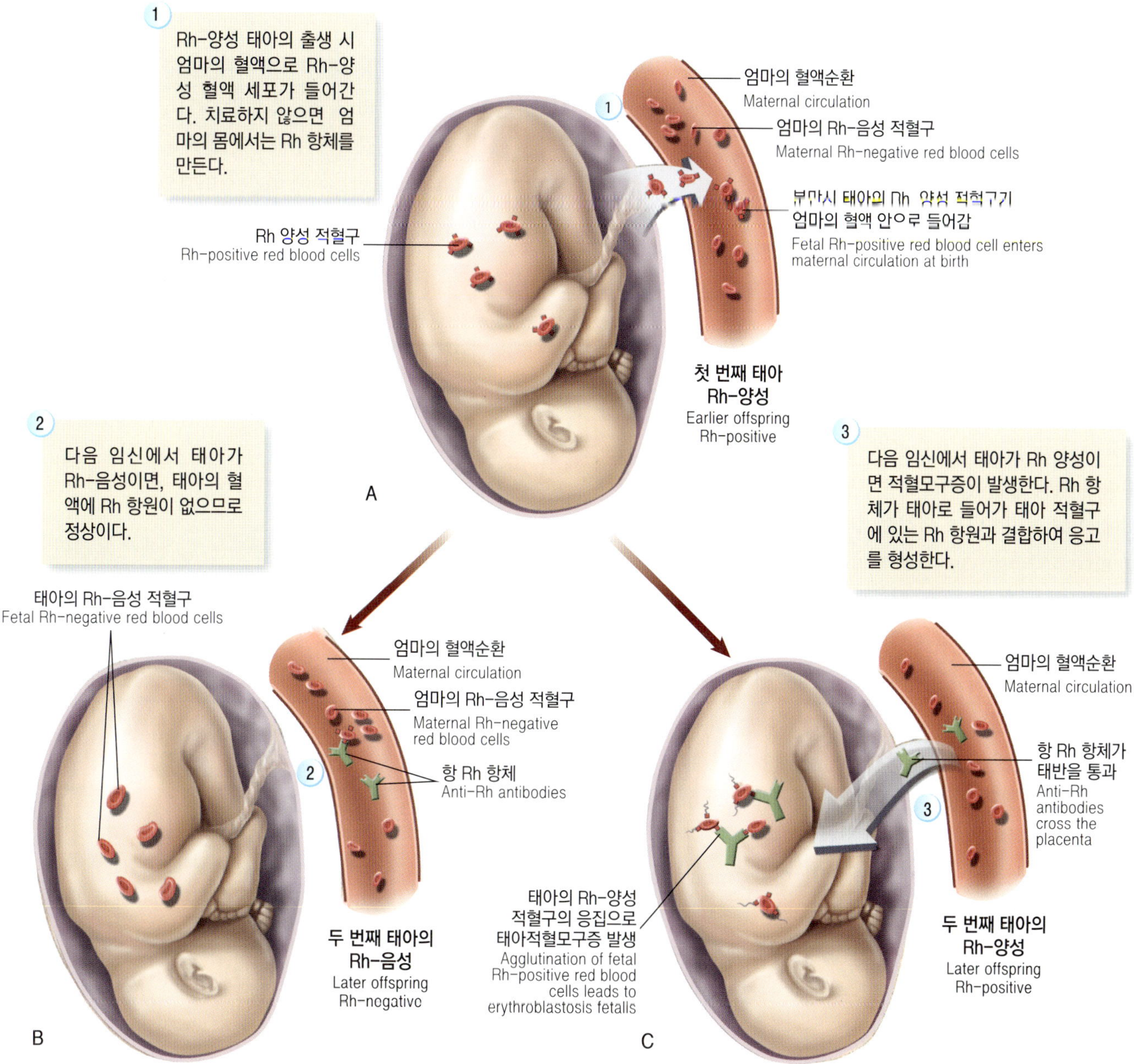

그림 12-7 태아적혈모구증. 특정 조건에서 항 Rh 항체는 자손에게 혈액을 공급함으로써 유입되어 Rh 항원과 함께 적혈구의 응집을 일으킬 수 있다.

B형 항원과 Rh인자 항원을 가진다. Rh라는 용어는 이러한 중요한 혈액세포 항원이 레서스(Rhesus) 원숭이에게서 처음 발견되었기 때문에 사용된다.

Rh-음성(negative) 혈액은 적혈구 표면에 Rh 항원이 포함되어 있지 않다. 혈장에는 자연적으로 항-Rh 항체가 들어있지 않다. 하지만 Rh-양성 혈액세포가 Rh-음성 혈액 속으로 유입된다면, 항-Rh 항체가 받는이의 혈장 안에서 나타난다.

적절한 주의사항이 없으면, Rh-음성인 어머니와 Rh-양성인 아버지 사이에서 태어난 아이는 위험할 수 있다. 만약 아이가 Rh-양성 특징을 아버지로부터 물려받는다면, 적혈구의 Rh 인자가 항-Rh 항체를 형성하기 위해서 엄마의 몸을 자극할 것이다. 그런 다음 만약 어머니가 후에 또 다른 Rh-양성 태아를 분만하면, 그 아기는 어머니의 Rh 항체가 아기의 Rh-양성 세포와의 반응으로 유발된 태아적혈모구증(erythroblastosis fetalis)이라 하는 용혈성 빈혈이 발생할 수 있다(그림 12-7).

Rh-양성 아이를 임신한 모든 Rh-음성 어머니는 RhoGAM이라는 면역혈청으로 치료를 받는다. RhoGAM은 어머니의 몸에서 항-Rh 항체를 생성하는 것을 중단시켜 다음의

12

Rh-양성 아기에게 발생할 수 있는 위험을 막아준다.

마찬가지로 Rh-음성 혈액을 가진 사람이 Rh-양성 혈액을 수혈하게 되면 항-Rh 항체가 생성되며 다시 Rh-양성 혈액에 노출되면 면역반응에 이상이 나타날 수도 있다.

ABO-Rh 혼합체계

표 12-2에서 보는 것처럼 ABO와 Rh체계 모두를 사용하여 사람의 혈액형을 표시한다. 예를 들어 혈액형 AB+는 ABO 체계의 'AB'형과 Rh 체계의 양성을 나타낸다. 비슷한 예로 O-는 ABO 체계의 'O'형과 Rh 체계의 음성을 나타낸다.

혈액형을 알고 있으면 총혈액량을 유지하기 위해 수혈이 필요한 응급상황이나 수술 중에 생명을 구할 수 있다. 잘못된 수혈에 의해 주는이의 적혈구가 받는이의 혈장 속에 있는 항체에 의해 응집된다면 위험할 수 있으며, 심지어 사망할 수도 있다. 주는이의 적혈구가 어떠한 A형 혹은 B형 항원도 포함하고 있지 않는다면 그들은 당연히 항-A 항체나 항-B 항체에 의해서 응고될 수 없다. 이러한 이유로 주는이의 혈액이 적혈구를 응고시키는 항-A 항체 혹은 항-B 항체에 대한 위험이 적기 때문에, A형 항원이나 B형 항원 두 가지 모두를 가지고 있지 않은 O-형 혈액형은 응급 시에 사용할 수 있다. 그러므로 O-형은 만능주는이혈액(universal donor blood)으로 불려왔다.

유사하게 혈액형 AB+형은 만능받는이혈액(universal recipient blood)으로 불려왔는데, AB+형은 항-A형 항체 및 항-B형 항체가 혈장 내에 포함되어 있지 않기 때문이다. 그렇기 때문에 A 혹은 B형 항원을 포함한 어떤 주는이의 적혈구와도 응고되지 않는다.

그러나 일반적인 임상환경에서 수혈을 하기 위한 용도의 모든 혈액은 ABO와 Rh의 적합성뿐만 아니라 다양한 종류의 '작은 항원' 요소도 신중하게 수혜자의 혈액과 맞춰봐야 한다. 그림 12-6은 주는이와 받는이에 따른 혈액형의 교차반응의 결과를 보여준다.

> **QUICK CHECK**
> 1. 어떤 혈액형이 만능주는이 혈액이며, 어떤 혈액형이 만능받는이 혈액인가?
> 2. 왜 Rh-양성의 엄마는 RhoGam으로 치료받아야 하는가?

백혈구

백혈구 소개

백혈구(white blood cells)라고 불리는 혈액에서 발견된 유형요소 목록을 기억해보자. 백혈구를 염색하면 현미경에서 뚜렷하고 괴상하게 생긴 핵(nucleus)을 볼 수 있으며 핵이 없는 적혈구와 많이 다르다. 백혈구는 혈색소가 없으므로 염색하지 않으면 투명하다. 백혈구 덩어리는 눈 덩어리가 하얗게 보이는 것처럼 빛이 산란되어 하얗게 보인다.

백혈구(WBC; leukocyte)는 세포질 내 과립(granulocytes)의 존재 유무에 따라 분류할 수 있다. 과립백혈구(granulocyte)는 염색되는 과립을 가지고 있고, 무과립백혈구(agranulocyte)는 과립이 없다. 과립백혈구에는 호중성(neutrophils), 호산성(eosinophils), 호염기(basophils)가 있다(그림 12-8, A, B, C). 림프구(lymphcytes)와 단핵구

표 12-2 혈액형

혈액형(ABO와 Rh)	존재하는 항원*	존재하는 항체*	인구집단의 비율
O+	Rh	항 A, 항 B	35%
O- (만능주는이)	없음	항 A, 항 B, 항 Rh?	7%
A+	A, Rh	항 B	35%
A-	A	항 B, 항 Rh?	7%
B+	B, Rh	항 A	8%
B-	B	항 A, 항 Rh?	2%
AB+ (만능받는이)	A, B, Rh	없음	4%
AB-	A, B	항 Rh?	2%

*Rh항원 노출에 따라 항 Rh 항체가 존재할 수 있다.

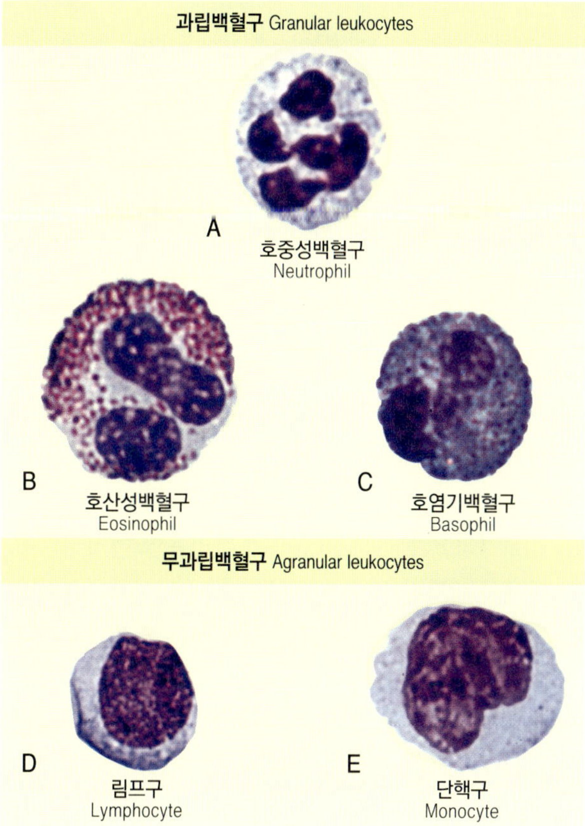

그림 12-8 **백혈구. A~E:** 염색된 백혈구의 다른 유형을 보여주는 현미경 사진

(monocytes)는 무과립백혈구(agranulocytes)이다(그림 12-8, D, E).

모든 백혈구는 면역에 관여하지만, 각각의 백혈구는 종류에 따라 이물질 혹은 바이러스 감염세포에 대한 포식작용과 같은 그 자신만의 역할을 가지고 있다.

백혈구 수

정상적으로 온혈액에서 총백혈구(WBCs) 수의 범위는 5,000~10,000/mm^3이다.

백혈구감소(leukopenia)라는 용어는 비정상적으로 낮은 백혈구 수를 말한다(혈액 내 5,000/mm^3 이하). 백혈구감소(leukopenia)는 흔하게 발생하지는 않는다. 그러나 혈액 형성조직과 세포의 기능장애와 후천면역결핍증후군(AIDS, 15장)과 같이 면역계통을 침범하는 질환은 백혈구수를 감소시킨다.

백혈구증가(leukocytosis)는 비정상적으로 증가한 백혈구 수를 뜻한다(혈액 내 백혈구 수 10,000/mm^3 이상). 이것은 백혈구감소증보다 더 흔하며 거의 세균성 감염(bacterial infection)을 동반한다. 게다가 백혈구증가증은 많은 혈액종양에서 보이며, 혈액검사에서 백혈구 수의 엄청난 상승이 관찰될 때 종종 진단된다.

감별백혈구계산(differential WBC count)이라 부르는 백혈구 세포의 계산은 혈액표본 내의 모든 종류의 백혈구의 총 개수를 단순히 계산하는 것보다 더 많은 정보를 제공한다. 감별백혈구계산은 온혈구계산의 한 구성요소로서, 각 유형의 백혈구 비율을 전체 총 백혈구 수의 백분율로 기록한다. 정상 비율은 그림 12-1에 제시되어 있다.

모든 질환이 각각의 백혈구 종류에 동일하게 영향을 미치지 않기 때문에, 감별백혈구계산은 중요한 진단법으로 사용된다. 예를 들어 일부 기생충 감염으로 전체 백혈구 수치의 상승을 유발하지 않는다 해도, 이러한 기생충은 보통 호산구(eosinophils) 비율 증가를 유발한다. 그 이유는 이러한 종류의 백혈구가 기생충(parasite)에 대한 방어 역할을 주로 담당하기 때문이다(표 12-1).

백혈구 종류

과립백혈구

호중성백혈구(neutrophils)는 포식세포(phagocyte)로 불리며 백혈구 중 가장 많은 수를 차지하고 있는데, 실제적으로 미생물을 자신의 세포 내로 포획하고 포식작용(phagocytosis)을 통해 소화시키는 방법으로 우리몸을 미생물의 침입으로부터 보호해 준다(그림 12-9).

호산성백혈구(eosinophil) 역시 약한 포식작용을 한다. 아마도 호산구의 가장 중요한 기능 중 하나는 앞에서 언급한 바와 같이 특정한 기생충에 의해 유발된 감염에 대한 방어 역할이다. 호산성백혈구는 또한 천식을 포함한 알레르기반응(allergic reaction)에도 관여한다.

모세혈관 내의 호염기성백혈구(basophil)와 조직에서 발견되는 비만세포(mast cells)는 둘 다 염증반응이 일어날 때 히스타민(histamine)이라는 화학물질을 분비한다. 호염기성 백혈구는 헤파린(heparin)이라는 강력한 항응고제(anticoagulant)를 생산하고, 이것은 체내의 혈관을 통해 혈액이 순환할 때 혈액응고를 방지한다.

무과립백혈구

단핵구(monocytes)는 크기가 가장 큰 백혈구이다. 호중성백혈구(neutrophil)와 같이 단핵구는 공격적인 포식세포이다. 단핵구는 그 크기로 인해 커다란 세균성 미생물과 종양세포

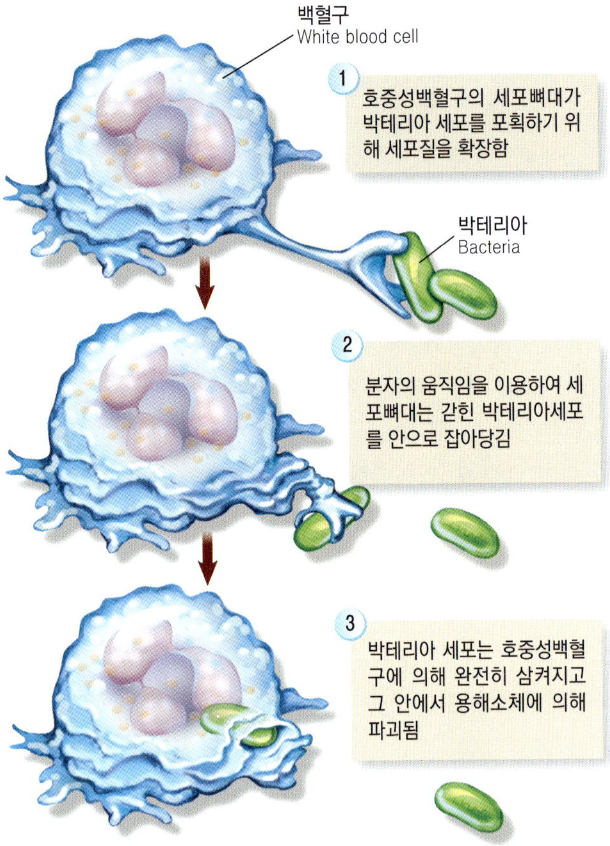

그림 12-9 포식작용. 호중성백혈구에 의한 포식작용의 도식적 표현(핵이 여러 엽으로 구성되어 있음). 세포질의 확장으로 박테리아를 감싸고 세포질로 잡아당겨 박테리아를 포위한다(그림 15-10 참고).

를 포획할 수 있다. "많이 먹는"이라는 의미의 큰포식세포(대식세포, macrophages)는 혈관에서 나온 후에 원래의 크기에서 몇 배 이상 성장한 단핵구이다. 큰포식세포에 대한 상세한 내용은 15장에서 다룰 예정이다.

림프구는 감염으로부터 우리몸을 보호하지만 포식작용과는 다른 과정을 통해 방어작용을 한다. 림프구는 면역 기전에서 감염성 질환에 대한 면역력을 갖게 하는 복잡한 과정을 담당한다.

B 림프구라고 불리는 림프구는 우리몸의 여러 림프생성기관 안에서 발견된다. B 림프구(B lymphocytes)는 화학물질을 분비하는데, 이것이 항체이다. 항체는 특정한 박테리아, 바이러스 혹은 화학 독성물질, 다른 이물질과 관련된 특이한 분자에 부착한다. 활성 B 림프구를 형질세포(plasma cell)라고 부르는데, 형질세포는 골수에 생기는 암인 다발성 골수종

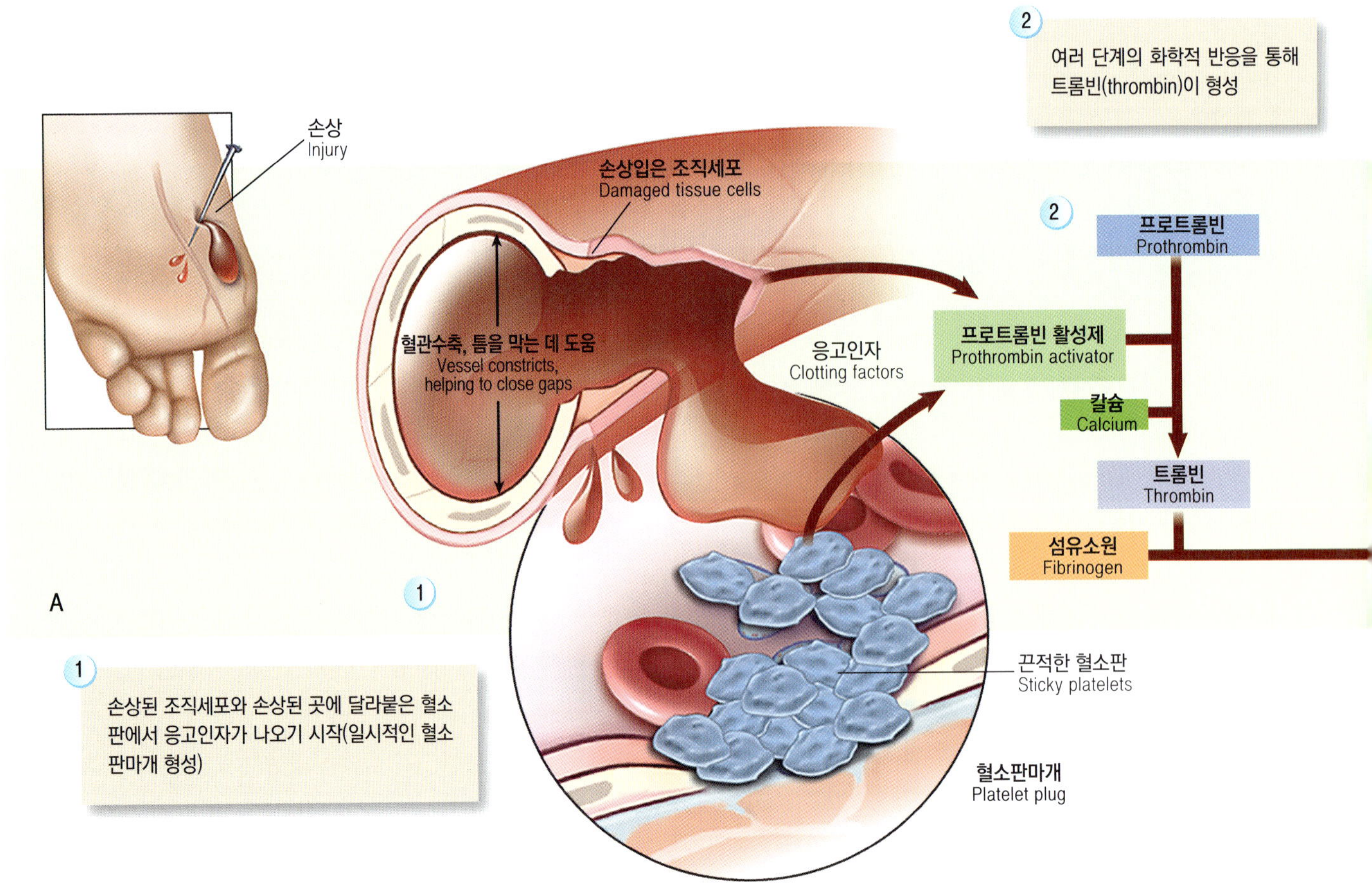

(miltiple myeloma)에 걸리면 그 수가 많아진다.

다른 림프구인 T 림프구(T lymphocytes)는 가슴샘에서 만들어신다. 항체를 분비하지는 않으나 대신 박테리아(bacteria), 바이러스감염세포(virus-infected cells)나 종양세포(cancerous cells)를 직접 공격하여 우리몸을 보호한다.

림프구의 자세한 기능은 15장 면역계통에서 다루고 있다.

QUICK CHECK

1. 백혈구의 두 가지 종류는 무엇인가? 백혈구의 분류방법은 무엇인가?
2. 백혈구감소와 백혈구증가를 정의하시오.
3. 각 백혈구 유형의 기능에 대해 한 가지 정도 쓰시오.
4. B 림프구와 T 림프구의 차이는 무엇인가?

혈소판과 혈액응고

혈소판

혈액 유형성분의 세 번째 중요한 종류인 혈소판(platelets)은 혈액응고라는 매우 중요한 역할을 담당한다. 혈액이 응고되기 때문에 우리는 언젠가 우리의 목숨을 구하게 될 것이다. 혈액응고는 찢어지거나 절단된 혈관을 막는 역할을 하며, 출혈을 멈추게 한다. 혈소판의 thrombus는 '응고'라는 의미이다.

혈소판은 적혈구보다 작고, 큰 전구세포에서 떨어져 나온 작은 조각이다. 각각의 작은 혈소판은 혈전 형성을 자극하는 화학물질로 채워져 있다.

혈액응고

손상으로 인해 출혈이 발생했을 때 어떻게 출혈을 멈추는지, 이러한 과정을 지혈이라고 하며 매우 빠른 속도로 일어나고 연속적으로 반응한다.

손상이 일어나면, 혈관벽 주위의 민무늬근육이 반사적으로 수축하여 혈관수축(vasoconstriction)이라는 과정이 발생하여 혈관의 지름이 수축된다. 이러한 결과로, 압력은 일시적으로 혈관벽의 틈새를 막아주며 다른 조치가 있을 때까지 그 부위의 혈류를 감소시킨다. 이런 첫 번째 반응으로 상처 외부

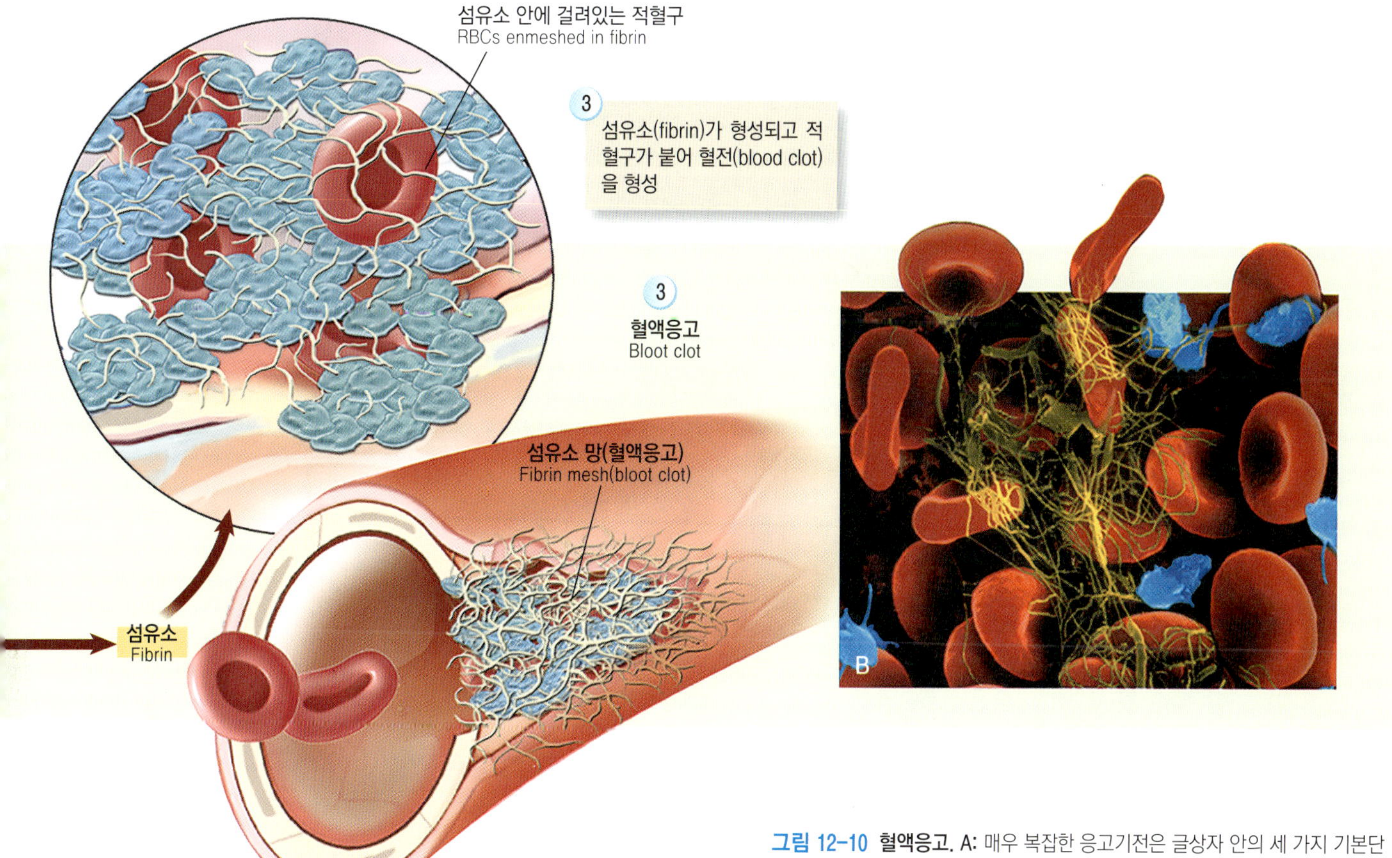

그림 12-10 혈액응고. A: 매우 복잡한 응고기전은 글상자 안의 세 가지 기본단계로 설명할 수 있다. B: 색증강전자현미경사진에서 적혈구와 백혈구가 피덩이가 형성되는 동안 섬유소(노란색) 그물에 잡혀 있는 것을 관찰할 수 있다(파란색은 혈소판을 나타냄).

12

에서 가해진 압력은 종종 효과를 증폭시킨다.

혈관이 수축함에 따라 손상된 조직세포는 다양한 응고인자를 혈장 속으로 방출한다. 이러한 응고인자는 프로트롬빈 활성제(prothrombin activator)를 형성하기 위해 이미 혈장 속에 존재하는 다른 인자와 신속하게 반응한다.

일반적으로 혈관의 안쪽은 매우 매끄럽지만 손상으로 인해 아교섬유가 노출되어 표면이 거칠어진다. 동시에 혈소판은 손상된 부위에서 끈적끈적해지고 곧 손상된 혈관의 입구에 일시적으로 혈소판을 축적시켜 혈소판 마개를 형성한다. 혈소판이 축적됨에 따라 더욱 더 많은 프로트롬빈 활성제를 형성하면서 혈소판은 추가적인 응고인자를 방출한다.

만약 혈액 내 칼슘양이 정상이라면 프로트롬빈 활성제(prothrombin activator)는 프로트롬빈(prothrombin, 정상 혈액 속의 단백질)을 트롬빈(thrombin)으로 전환시킨다.

마지막 단계로 트롬빈은 섬유소원(fibrinogen)을 섬유소(fibrin)라 부르는 섬유성 젤(fibrous gel)로 변화시키기 위해 섬유소원과 반응을 한다. 현미경에서 섬유소는 적혈구를 품은 가느다란 실타래처럼 보인다. 그림 12-10은 혈액응고 기전의 단계를 설명하고 있다.

응고기전은 혈액응고를 가속화하는 방법으로 출혈을 멈추게 하는 방법이다. 예를 들어 가벼운 출혈 부위 표면에는 거즈를 사용할 것이다. 약간 거친 거즈의 표면은 혈소판을 좀 더 끈적하게 하며 더 많은 응고인자를 방출시키게 할 것이다. 이러한 부가적인 인자는 혈액응고를 좀더 빠르게 만들 것이다.

의사는 때로 출혈을 예방하기 위해 환자의 혈액이 충분히 빠르게 응고할 수 있도록 수술 전에 비타민 K(vitamin K)를 처방한다. 비타민 K는 프로트롬빈의 생성을 증가시키기 위해 간세포를 자극한다. 응고 동안 혈액 내의 프로트롬빈이 많을수록 트롬빈의 생성이 빨라져 혈전 형성이 빨라진다.

QUICK CHECK

1. 혈소판은 다른 유형성분과 어떻게 다른가?
2. 혈액응고기전에서 프로트롬빈, 트롬빈, 섬유소원, 섬유소는 어떤 역할을 하는가?

용어 terminology

골수조직 myeloid tissue
단핵구 monocyte
림프조직 lymphatic tissue
림프구 lymphocyte
백혈구 leukocyte(white blood cells)
백혈구연층 buffy coat
비만세포 mast cells
산화혈색소 oxyhemoglobin
유형성분 formed elements
응집 agglutinate
적혈구 erythrocyte(red blood cells)
큰포식세포 macrophage
포식세포 phagocyte
프로트롬빈 prothrombin
항원 antigen
항체 antibodies
혈소판 thrombocyte
혈장단백질 plasma proteins
형질세포 plasma cells
혈장 plasma
혈청 serum
호산성백혈구 eosinophil
호염기성백혈구 basophil
호중성백혈구 neutrophil

요약summary

혈액조성

A. 혈액조직
1. 혈액조직 성분
a. 온혈액의 액체 부분(세포바깥 부분)이 혈장(그림 12-1).
b. 혈장에 부유하는 세포성분은 유형성분을 구성
2. 정상 혈액의 양
a. 혈장(plasma): 2.6L
b. 유형성분(fromed elements): 2.4L
c. 온혈액(whool blood): 4~6L, 총 몸무게의 평균 7~9%
3. 혈액 수소이온농도지수(blood pH)
a. 혈액은 알카리성: pH 7.35~7.45
b. 중성상태에 가깝게 혈액의 산도가 감소하는 것을 산증(acidosis)이라고 함

B. 혈장
1. 온혈액에서 유형성분을 제외한 부분(그림 12-1)
2. 구성: 물에 용해된 성분들
a. 영양물질과 염류
b. 혈액으로 운반되는 총 산소량의 1.5%
c. 이산화탄소의 10%
d. 혈장에 용해되어 있는 가장 많은 용질은 혈장단백질임
(1) 알부민(albumins)
(2) 글로불린(globulins)
(3) 섬유소원(fibrinogen)
(4) 프로트롬빈(prothrombin)
3. 혈장에서 응고인자를 제외한 것을 혈청(serum)이라 함
a. 혈청은 핏덩이를 제외한 액체 성분
b. 혈청은 항체(antibodies)를 포함

C. 유형성분
1. 종류(그림 12-1, 표 12-1)
a. 적혈구(RBCs, erythrocytes)
b. 백혈구(WBCs, leukocytes)
(1) 과립백혈구(granular leukocytes): 호중성, 호산성, 호염기성
(2) 무과립백혈구(nongranular leukocytes): 림프구와 단핵구
c. 혈소판(platelet, thrombocyte)
2. 개수
a. 적혈구(RBCs): 4.2~6.2백만/mm^3
b. 백혈구(WBCs): 5,000~10,000/mm^3
c. 혈소판(Platelet): 150,000~400,000/mm^3

D. 혈액생성: 새로운 혈액세포 형성
1. 골수조직(골수성 조직-myeloid tissue): 몇몇의 림프구와 단핵구를 제외하고 모든 혈액세포를 형성함. 뼈 안에서 발견됨
2. 림프조직(lymph tissue): 대부분의 다른 세포는 림프절(lymph node) 및 가슴샘(thymus)과 지라(spleen)에서 형성함
3. 적혈구는 약 4개월 생존; 백혈구는 몇 일(과립백혈구)에서 6개월 이상(무과립백혈구) 생존

혈액질환의 기전

A. 대부분의 혈액질환은 골수조직과 림프조직의 이상으로 발생

B. 독성 화학물질이나 방사선, 유전적 결함, 영양결핍, 백혈병을 포함한 종양이 원인임

C. 흡인생검세포검사(aspiration biopsy cytology, ABC)로 골수조직을 검사하여 혈액질환을 진단함

D. 골수, 탯줄혈액, 혈액줄기세포 등이 질병에 걸렸거나 파괴된 골수조직을 대체하기 위한 이식에 사용됨

적혈구

A. 적혈구의 구조와 기능
1. 적혈구는 구조적인 적응이 생물학적 기능에 어떤 영향을 미치는지에 대한 좋은 예임
2. 거칠고 유연한 원형질막(plasma membrane)은 적혈구가 모세혈관의 작은 지름을 쉽게 통과할 수 있도록 함
3. 양면오목원반 모양(가운데은 얇고 가장자리는 두꺼운)은 세포 표면적을 넓힘(그림 12-2)
4. 핵과 세포질소기관(cytoplasmic organelles)이 없음
a. 약 120일 정도 생존

b. 헤모글로빈으로 불리는 혈색소를 위해 더 많은 공간을 제공

5. 호흡가스의 운반(O_2와 CO_2)

B. 적혈구수(RBC count)

1. 온혈구계산(CBC): 많은 혈액 구성성분의 양과 수준을 알기 위한 임상검사
2. 적혈구용적률(Hct)
   a. 농축세포용적(packed cell volume, PCV)이라고도 함
   b. 적혈구용적률은 온혈액에 대한 적혈구의 비율을 나타냄(그림 12-3)

C. 혈색소(hemoglobin, Hb)

1. 중심에 산소와 결합하는 헴(heme)을 가진 4개의 폴리펩티드 사슬로 이루어진 4차 구조의 단백질임(그림 12-4)
2. 혈색소의 생성에는 철과 엽산, 비타민 B12가 필수적으로 필요함
3. 호흡가스를 운반(산소와 이산화탄소)
   a. 헤모글로빈과 결합
      (1) 산소혈색소[oxyhemoglobin($Hb+O_2$)]
      (2) 카르바미노헤모글로빈[carbaminohemoglobin($Hb+CO_2$)]
   b. CO_2는 적혈구에 의해 중탄산(bicarbonate)의 형태로 변환
4. 산-염기평형의 항상성에 중요한 역할

D. 비정상 적혈구(그림 12-5)

1. 크기에 다른 명칭
   a. 정상적혈구: 정상적인 크기(8~9㎛)
   b. 작은적혈구: 작은 크기
   c. 큰적혈구: 큰 크기
2. 혈색소량에 따른 명칭
   a. 정상색소성: 정상 혈색소량
   b. 저색소성: 적은 혈색소량
   c. 고색소성: 많은 혈색소량

E. 혈액형(표 12-2)

1. ABO 체계(그림 12-6)
   a. 항원: 면역계통을 활성화시키는 물질
   b. 항체: 항원에 반응하는 물질로 우리몸에서 만들어짐
   c. ABO 혈액형
      (1) A형: 적혈구 내 A형 항원이 존재/혈장 내 항-B 항체가 존재
      (2) B형: 적혈구 내 B형 항원이 존재/혈장 내 항-A 항체가 존재
      (3) AB형: 적혈구 내 A형 항원과 B형 항원이 존재/혈장 내 항-A항체 및 항-B 항체가 존재하지 않음
2. Rh 체계
   a. Rh-양성 혈액: Rh 인자 항원이 적혈구에 존재
   b. Rh-음성 혈액: Rh 인자가 적혈구에 나타나지 않음. 혈장 속에 정상적으로 항-Rh 항체가 없음. 그러나 만약 Rh-양성 적혈구가 그들의 몸 속에 유입되면, Rh-음성인 사람의 혈장 속에 항-Rh 항체가 존재
   c. 태아적혈모구증: Rh-음성 엄마가 두 번째 Rh-양성 태아를 임신하면 엄마의 항-Rh 항체가 태아의 Rh-양성 적혈구와 반응(그림 12-7)
3. ABO와 Rh 혈액체계
   a. 두 개의 체계는 일반적으로 함께 사용
   b. O-형: 만능주는이혈액(universal donor blood)
   c. AB+형: 만능받는이수혈자혈액(universal recipient blood)

백혈구

A. 백혈구 소개

1. 염색되는 핵의 개수와 투명한 원형질 안의 과립에 의해 분류됨(그림 12-8)
   a. 과립구: 염색되는 과립을 가진 백혈구
   b. 무과립구: 염색되는 과립을 가지지 않은 백혈구
2. 백혈구는 면역과 관계됨

B. 백혈구 수

1. 혈액 내 5,000~10,000/mm^3가 정상 범위
2. 백혈구감소증(leukopenia): 혈액 내 총 백혈구 수 5,000/mm^3 이하
   a. 자주 발생하지는 않음
   b. 혈액형성조직이나 면역계에 영향을 미치는 AIDS와 같은 질환에서 발생할 수 있음
3. 백혈구증가증(leykocytosis): 혈액 속 총 백혈구 수 10,000/mm^3 이상
   a. 박테리아 감염에서 빈번하게 발견

b. 혈액종양(백혈병)에서 표준적 징후

4. 백혈구감별계산: 온혈구계산에서 성분검사; 혈액 표본에서 각 유형별 백혈구의 비율을 측정(그림 12-1, 그림 12-10)

C. 백혈구 종류

1. 과립백혈구

a. 호중성백혈구

(1) 포식세포 중 가장 흔한 종류

(2) 박테리아 감염 시 그 수가 증가

b. 호산성백혈구

(1) 약한 포식세포(phagocyte)

(2) 기생충에 대한 방어작용으로서 활성화

(3) 알레르기반응(allergic reactions)에 관여

c. 호염기성백혈구

(1) 조직 공간에서 비만세포와 관련

(2) 비만세포와 호염기성백혈구 둘 다 히스타민을 분비(염증반응과 관련된)

(3) 호염기성백혈구는 또한 헤파린(heparin)을 분비(항응고인자)

2. 무과립백혈구

a. 단핵구

(1) 가장 큰 백혈구

(2) 공격적인 포식세포: 커다란 박테리아나 종양세포를 포획하는 능력(그림 12-9)

(3) 조직 공간으로 유입된 후 큰포식세포(macrophages)로 불리는 좀 더 커진 형태로 발전

b. 림프구

(1) B 림프구는 항체를 분비하여 질병에 대항하는 면역체계와 관련됨

(2) 혈장세포로 일컬어지는 성숙 B 림프구

(3) T 림프구는 항체 생산이 아닌 박테리아나 종양세포를 직접 공격하는 것과 관련됨

혈소판과 혈액응고

A. 혈소판

1. 응고를 유발하는 화학물질로 채워진 작은 세포조각

2. 혈액응고에서 중요한 역할을 담당함

B. 응고기전(그림 12-10)

1. 손상된 혈관은 프로트롬빈 활성제(prothrombin activator)를 형성시키는 응고인자를 방출함

2. 혈소판은 혈소판마개를 형성하고, 프로트롬빈 활성제 형성을 촉진하는 응고인자를 방출함

3. 프로트롬빈 활성제와 칼슘은 프로트롬빈을 트롬빈으로 전환시킴

4. 트롬빈은 섬유소를 형성하기 위해 섬유소원과 반응함

5. 섬유소는 적혈구를 포획하기 위해 그물을 형성함

C. 혈액응고 기전을 변화시키는 요인

1. 거즈를 상처에 적용하는 것은 혈소판의 응집을 유발하고 응고인자의 방출을 촉진함

2. 비타민 K의 적용은 프로트롬빈의 합성을 증가시킴

학습활동 active learning

12

복습문제

1. 혈장 속에서 발견되는 몇 가지 물질들을 열거하시오.
2 알부민, 글로불린과 섬유소원의 기능을 설명하시오.
3 혈청(serum)과 혈장(plasma)의 차이점은 무엇인가?
4. 혈액세포를 형성하는 결합조직 두 가지는 무엇이며 어디서 그것들이 발견되는가? 결합조직 두 가지는 각각 무엇을 생성하는가?
5. 적혈구세포의 구조를 설명하시오. 이러한 독특한 모양으로 인해 적혈구의 기능을 수행하는 것을 도와주는 장점은 무엇인가?
6. A형과 B형이 어떻게 다른지 설명하시오.
7. 태아적혈모구증의 원인을 설명하시오.
9. 백혈구연층(buffy coat)이란?
10. 호중성백혈구와 단핵구의 기능을 설명하시오.
11. 림프구의 기능을 설명하시오.
12. 호산성백혈구와 호염기성백혈구의 기능을 설명하시오.
13. 백혈구감소증과 백혈구증가증의 차이는 무엇인가?
15. 혈액응고기전을 설명하시오.

문제

1. 혈액의 액체 부분을 ________(이)라 한다.
2 세 가지 중요한 혈장 단백질은 ________, ________, ________이다.
3 응고인자가 없는 혈장을 ________(이)라 한다.
4. 혈액 속의 세 가지 유형성분은 ________, ________, ________이다.
5. 혈액세포를 생성하는 두 종류의 결합조직은 ______와 ______이다.
6. 산소를 운반하는 적혈구 세포에 있는 붉은 색소를 _____(이)라 한다.
7. ______은 체내에서 항체 생산을 유발하는 이물질이다.
8. AB형 혈액형인 사람은 혈액세포에 ______항원을 가지고 혈장 속에 ______항체를 갖는다.
9. B형 혈액형인 사람은 혈액세포에 ______항원을 가지고 혈장 속에 ______항체를 갖는다.
10. ______형 혈액을 만능주는이혈액이라 한다.
11. ______형 혈액을 만능받는이혈액이라 한다.
12. Rh− 음성 엄마가 Rh− 양성 태아의 혈액형에 대항하여 항체들을 생산한다면 ______가 발생할 수 있다.
13. 적혈구가 충분한 산소를 운반하지 못하는 질병을 ______이라 한다.
14. 만약 우리 몸이 과도한 적혈구 세포를 생산한다면 이 상태를 ______이라 한다.
15. 백혈구에서 포식세포의 가장 많은 수를 차지하는 것은 무엇인가?
16. 백혈구에서 세균과 싸우기 위해 항체를 생산하는 것은 무엇인가?
17. 혈액 내의 프로트롬빈 활성제와 전해질 ______은 혈액응고의 형성에서 프로트롬빈을 트롬빈으로 전환시킨다.
18. 트롬빈은 비활성 혈장단백질인 ______을 ______으로 일컬어지는 섬유성 겔로 전환시킨다.
19. 비타민 ______는 간이 프로트롬빈 합성이 증가하도록 자극한다.
20. ______은 혈액표본의 적혈구 양에 대한 정보를 제공하며 이것은 전체혈액에 대한 적혈구의 비율을 추정한 것이다.
21. ______은 백혈구 중에서 가장 크며 매우 공격적인 포식세포이다.
22. _____은 각 백혈구 유형의 비율을 총백혈구 수의 백분율로 제공하며 질환의 유용한 진단도구이다.

CHAPTER 13

심장

Heart

1. 가슴안에서 심장의 위치, 크기, 자리에 대해 논의한다.
2. 심장의 각 방과 심장막, 심장판막과 질환을 설명한다.
3. 정상 심음에 대해 논의하고 일반적인 비정상 심음을 알아본다.
4. 심장 자체의 혈류공급, 왼심장과 오른심장의 기능, 신근경색이 기전은 설명한다.
5. 심장주기를 설명한다.
6. 심장전도계의 해부학적 구성을 기술하고, 정상 심전도의 특징을 설명한다.
7. 심박수와 일회박출량이 심박출량에 미치는 영향을 설명한다.

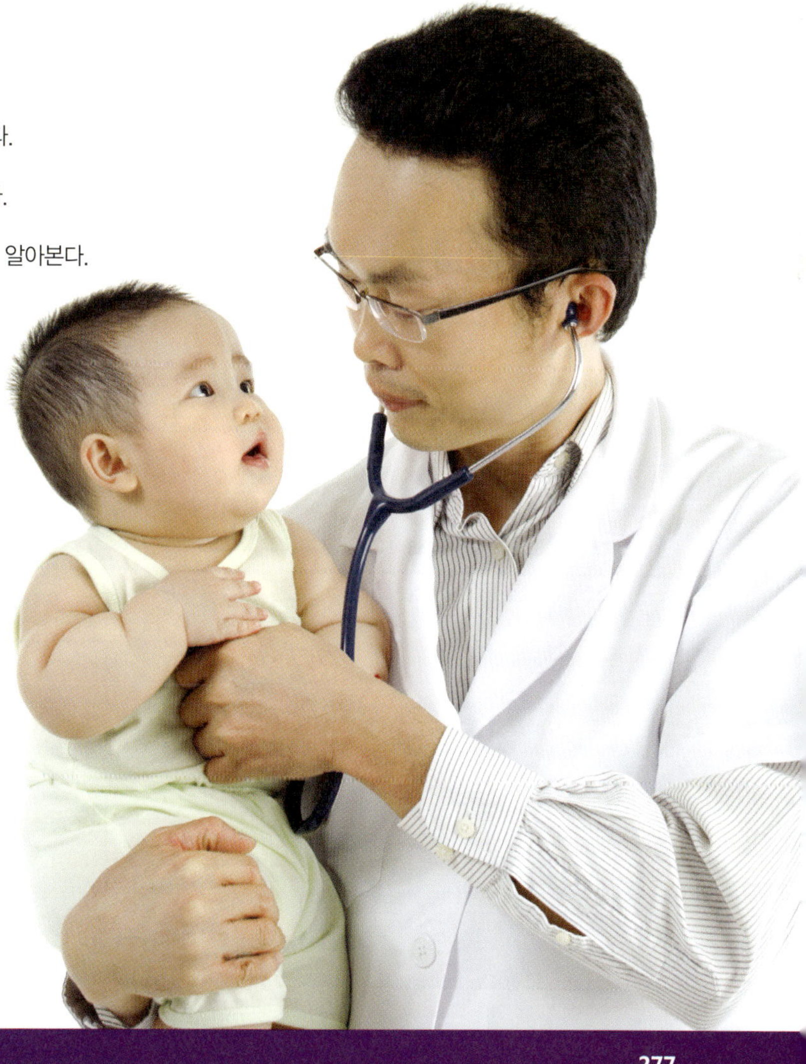

우리몸에서 물질이동을 담당하는 것은 심장혈관계통이다. 우리몸의 세포는 사용하는 산소와 물, 영양분을 끊임없이 공급하는 체액에 의해 둘러싸여 있고, 또한 노폐물도 계속해서 배출해야 한다.

순환하는 혈액의 흐름은 우리몸의 여러 부분에서 물질들을 가져와 다른 곳으로 전달할 수 있다. 따라서 우리몸이 상대적으로 일정한 내부환경을 유지하는 데 도움이 되도록 물질을 이동시킬 수 있으며 혈액순환은 우리몸의 균형유지에 중요하다.

이 장에서는 심장에 대해 공부한다. 혈관을 따라 우리몸 전체로 혈액을 운반할 수 있도록 끊임없이 펌프작용을 하는 것이 바로 심장이다. 자세한 심장의 구조는 심장기능을 설명할 때 언급할 것이다. 14장에서는 심장의 펌프작용에 의해 혈액이 흐르는 혈관을 학습할 것이다.

심장의 위치

우리 모두는 심장이 어디에 있는지, 무엇을 하는지 잘 알고 있다. 즉 심장은 가슴에 위치하고 있으며, 밤낮으로 혈액을 순환시키기 위해 뛰고 있다. 만약 심장의 박동이 멈춘다면 생명도 끝난다는 것을 잘 알고 있다.

대부분의 사람은 심장이 우리몸의 왼쪽에 위치한다고 알고 있을 것이다. 그림 13-1에서 볼 수 있듯이 심장은 허파사이 그리고 가슴세로칸(종격, mediastinum)의 아래에 위치하고

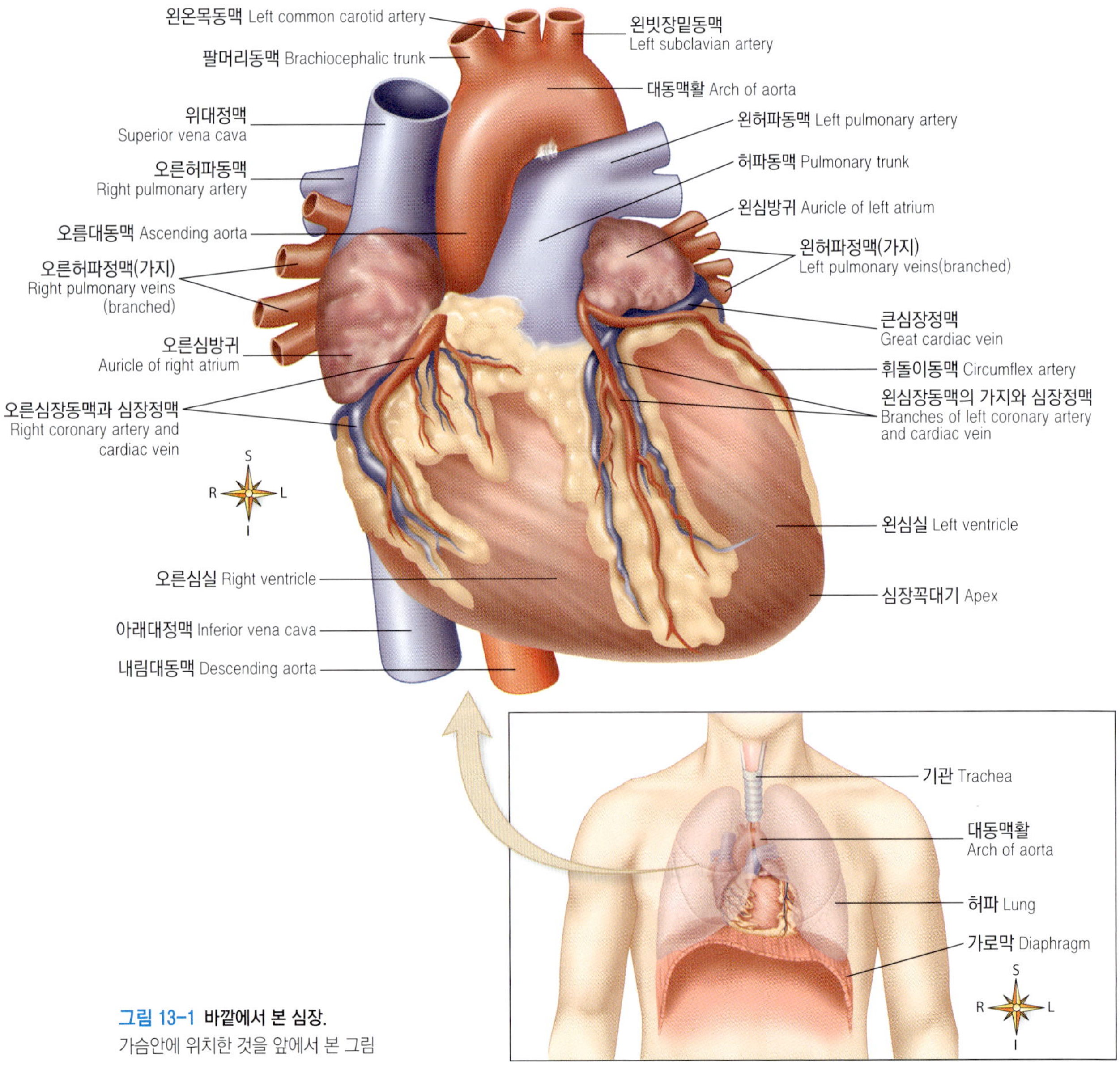

그림 13-1 바깥에서 본 심장.
가슴안에 위치한 것을 앞에서 본 그림

있다. 그림 13-1에서 기관(trachea)의 중앙으로 상상의 선을 그어 가슴안 전체를 오른쪽과 왼쪽으로 나누어본다. 그렇게 되면 심장 전체의 약 2/3 정도가 그 선의 왼쪽에 위치하고 나머지 1/3이 오른쪽에 위치하고 있다는 것을 알게 될 것이다.

심장은 보통 꽉 쥔 주먹 크기의 모양을 가진 삼각형 모양의 기관으로 묘사된다. 그림 13-1에서 심장의 아래쪽 끝의 뭉뚝한 지점, 즉 심장꼭대기(apex of heart)를 볼 수 있고, 심장꼭대기는 왼쪽을 가리키며 가로막 위에 위치한다.

평상시 의사와 간호사가 심장의 끝부분에 청진기를 대고 심음을 듣는다. 보통 심장꼭대기박동(apical beat)이라고 불리는 이 소리는 다섯 째와 여섯 째 갈비뼈 사이공간과 왼쪽 빗장뼈의 중간을 이은 선이 만나는 곳에서 잘 들린다.

심장은 가슴안에서 복장뼈(sternum)와 등뼈(thoracic vertebrae) 사이에 위치한다. 이러한 위치로 인해 심장은 복장뼈 아랫부분을 손바닥을 이용하여 누름으로써 압박과 압력을 받을 수 있다. 심장에 이러한 리듬감 있는 압박을 주는 것으로 심정지(heart arrest) 시에 혈류 공급을 유지시킬 수 있고, 이러한 압박과 인공호흡이 결합하면 그것이 바로 심장허파소생술(cardiopulmonary resuscitation, CPR)이라고 불리는 생명구조법이 된다.

심장허파소생술은 소생술에 대한 새로운 연구결과를 토대로 술기가 주기적으로 새롭게 변화한다. 그렇기 때문에 심장허파소생술 자격이 있는 개인은 새로운 술기가 나올 때마다 습득하는 것이 중요하다.

심장의 기능해부학

심방과 심실

심장의 내부 구조를 살펴보자(그림 13-2). 심장은 속이 비어 있고 심장중격에 의해 왼쪽과 오른쪽으로 나뉜다. 심장은 네 개의 빈 공간을 가지고 있는데 위에 있는 두 개의 방을 심방(atria)이라 하고, 밑에 위치한 두 개의 방을 심실(ventricles)이라고 한다.

심방은 심실보다 약간 작고, 벽은 심실보다 더 얇고 근육

13

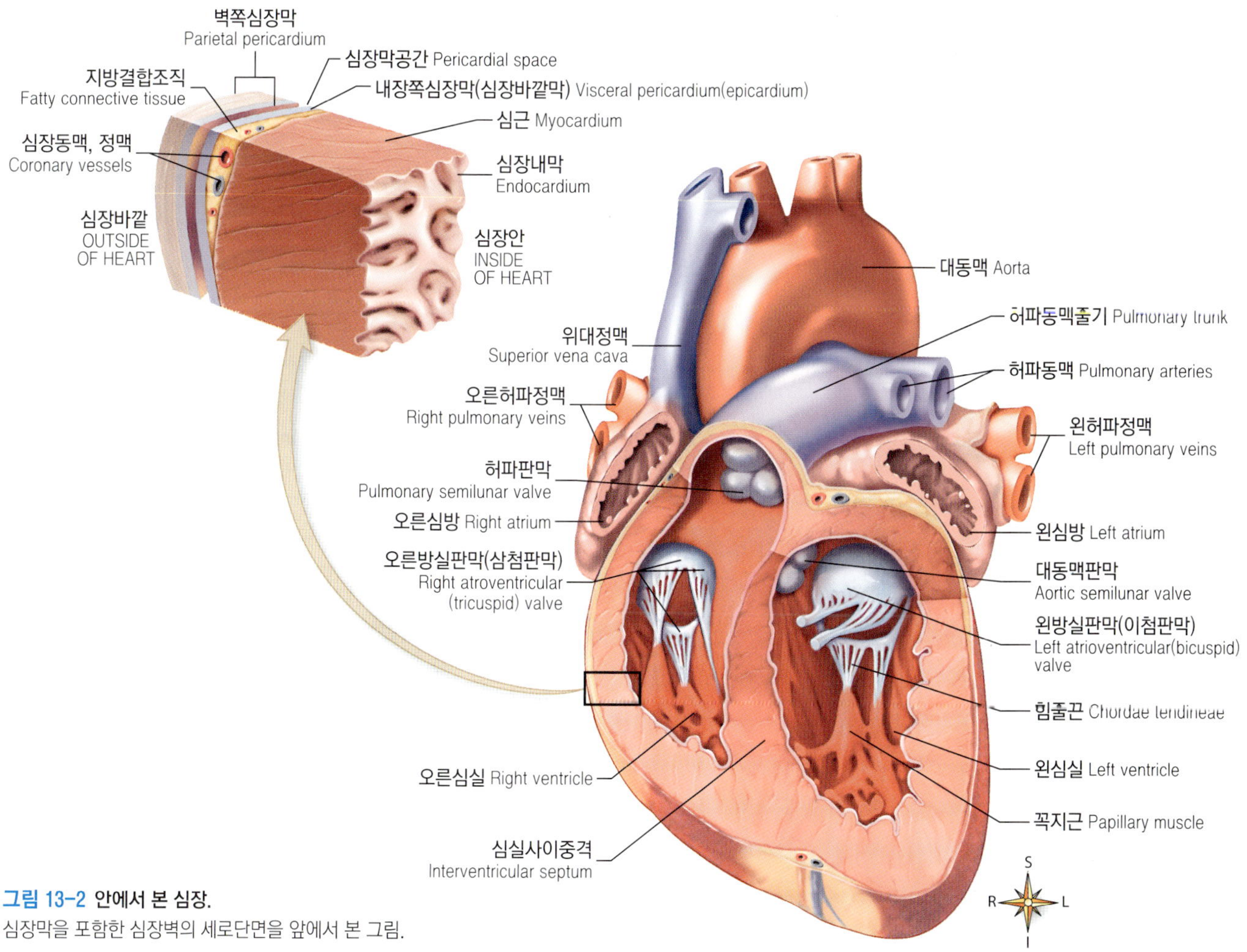

그림 13-2 안에서 본 심장.
심장막을 포함한 심장벽의 세로단면을 앞에서 본 그림.

이 더 적다. 심방에서 귀처럼 돌출된 부위를 심방귀(auricle)라 하는데, 그림 13-1에서 볼 수 있다.

심방을 보통 받는 방(receiving chambers)이라고 하는데, 그것은 혈액이 정맥을 통해 이곳으로 들어오기 때문이다. 최종적으로 혈액은 심실에서 뿜어져 나와 동맥으로 방출된다. 이러한 의미에서 심실을 흔히 나가는 방(discharging chambers)이라고 한다.

심장의 방은 각각의 위치에 따라 이름이 붙었다. 오른쪽 · 왼쪽 심방은 위에, 오른쪽 · 왼쪽 심실은 각각 아래에 위치해 있다.

각각의 심방과 심실의 벽은 심근(myocardium)으로 구성되어 있다. 심방 사이에 존재하는 중격을 심방중격(interatrial septum)이라고 하고, 심실 사이에는 심실중격(interventricular septum)이 있다.

각각의 심방과 심실의 내부는 부드러운 조직인 심장내막(endocardium)으로 싸여 있다(그림 13-2). 심장내막의 염증을 심내막염이라고 하며, 이때는 심내막이 거칠어지고 그 위를 지나가는 적혈구를 파괴시킨다. 12장에서 언급했듯이 거친 표면을 혈액이 지나가게 되면 혈전이나 응고를 일으킬 수 있고, 혈소판인자의 방출도 유도할 수 있으며 결과적으로 치명적인 혈액응고를 유발하게 된다.

13

심장막

심장의 표면

심장의 겉, 즉 심장막(pericardium)은 두 겹의 섬유층으로 구성되어 있고, 그 두 층 사이에는 작은 공간이 존재한다. 심장막의 속층을 내장쪽심장막 또는 심장바깥막(visceral pericardium, epicardium)이라고 한다. 그것은 마치 사과껍질이 사과를 감싸고 있는 것과 같이 심장을 덮고 있다. 심장막의 바깥층을 벽쪽심장막(parietal pericardium)이라 하며 이것은 심장이 박동하기에 충분한 공간을 주면서 심장 주위를 느슨하게 싸고 있다.

접두사 endo-와 epi-의 의미를 이해한다면 심장의 방을 덮고 있는 심장내막과 심장의 표면을 덮고 있는 심장바깥막의 차이를 쉽게 이해할 수 있다(그림 13-2). 'endo-'는 그리스어로 '안쪽'이라는 뜻이고, 'epi-'는 '붙어 있다', '위에 있다'는 뜻이다.

이 두 개의 심장막은 심장이 박동할 때 마찰 없이 미끄러지는데, 이는 이 두 개의 막 사이가 건조하지 않고 항상 수분이 유지되기 때문이다. 심장막액(pericardial fluid)은 심장과 심장을 둘러싸고 있는 심장막주머니 사이에서 윤활제 역할을 한다.

심장막염

심장막의 염증을 심장막염(pericarditis)이라고 부르는데, 외상이나 바이러스와 세균에 의한 감염, 종양 등 다양한 원인에 의해 발생한다.

이 질환의 특징인 심장막의 부종으로 내장쪽심장막과 벽쪽심장막 사이에 마찰이 일어나 심한 가슴통증을 유발한다. 두 심막 사이에 부종심장막액, 고름, 혈액(외상으로 인한)이 고여 심장의 펌프작용을 방해할 수 있으며, 이러한 상태를 심장막삼출액(pericardial effusion)이라 하고 이것은 심장을 심하게 누르는 심장눌림증(cardiac tamponade)으로 발전할 수 있다.

QUICK CHECK

1. 심장의 심방과 심실의 기능은 무엇인가?
2. 심장을 덮고 있는 구조물은 무엇인가? 심장의 안쪽을 덮고 있는 것은 무엇인가?
3. 심장박동 시 두 개의 심장막 층은 어떻게 마찰없이 서로 미끄러지는가?

심장의 움직임

심장은 혈액을 우리몸의 모든 곳에 분배시키기 위한 근육질의 펌프장치이다. 심장의 수축을 수축기(systole)라 하고 이완을 이완기(diastole)라고 한다.

심장의 박동은 심장이 수축할 때 심방이 먼저 수축하고(심방수축기, atrial systole) 이 수축은 혈액을 심실로 이동시킨다. 심실이 채워지면 두 개의 심실이 수축되고(심실수축기, ventricular systole), 이때 혈액이 심장에서 방출된다(그림 13-3).

심장이 효과적으로 펌프작용을 하기 위해서는 단순한 심장근육 수축 이외의 것이 필요하다. 혈류의 방향도 반드시 적절히 조절되어야 하며, 이는 심실의 입구와 출구에 있는 네 개의 판막에 의해 조절된다.

심장판막

판막의 구조와 기능

심방과 심실을 구분하는 두 개의 판막을 방실판막(atrioventricular valves, AV)이라고 한다. 이 중 왼방실판막(이첨

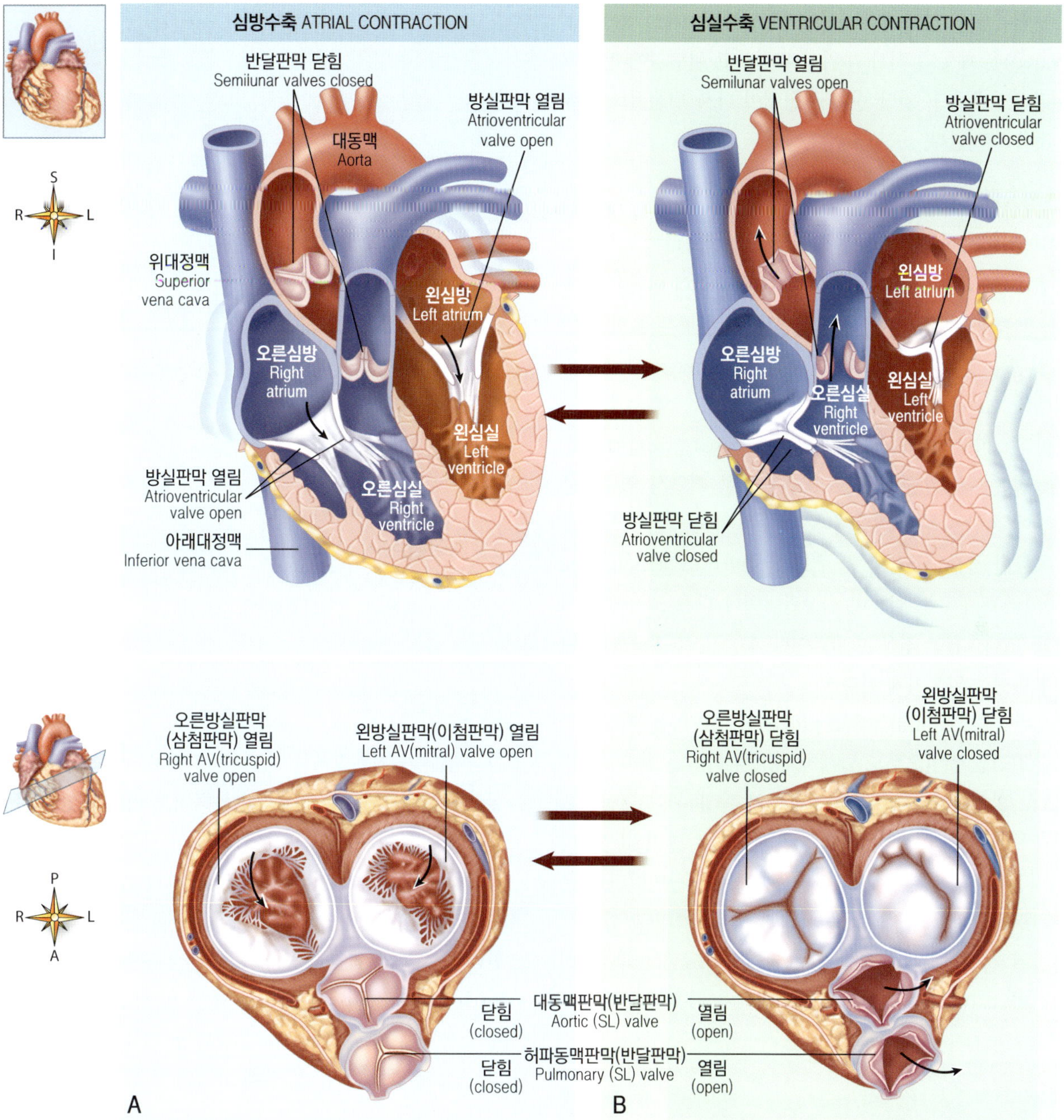

그림 13-3 심장의 움직임. A: 심방이 수축하는 동안 심방벽에 있는 심장근육은 방실사이판막을 통해 혈액을 심실로 이동시킨다. 아래 그림은 4개의 모든 판막을 위에서 본 그림으로 반달판막은 닫혀 있고 방실판막은 열려 있다. **B:** 심실이 수축하는 동안 방실판막은 닫히고 혈액은 반달판막을 통해 심실 바깥으로 나가 동맥으로 들어간다. 아래의 그림은 반달판막은 열려있고 방실판막은 닫혀 있는 모습을 위에서 본 그림이다.

판막, bicuspid valve 또는 mitral valve)은 왼심방과 왼심실 사이에 위치하고 있고 오른방실판막(삼첨판막, tricuspid valve)은 오른심방과 오른심실 사이에 있다.

이 방실판막들은 심실이 수축할 때 혈액이 심방으로 역류하는 것을 막는다. 그림 13-2와 그림 13-3에 있는 방실판막을 보면 실 같은 구조를 한 힘줄끈(chordae tendineae)에 의해 방실판막이 심장벽에 연결된 것을 알 수 있다.

반달판막(semilunar valves, SL)은 각 심실과 연결된 큰 동맥 사이에 위치한다(그림 13-3). 심실은 심방과 마찬가지로 두 심실이 동시에 수축한다. 따라서 두 개의 반달판막은 동시에 여닫히게 된다.

나누어서 설명하면 허파동맥반달판막(pulmonary semilunar valve)은 허파동맥 입구에 위치하고 혈액이 수축기 동안 오른심실에서 허파로 흘러나가게 하고 이완기 동안 오른심실로 역류되지 않게 한다. 대동맥반달판막(aortic semilunar valve)은 대동맥 시작 부위에 위치하고 왼심실에서 혈액이 흘러나오게 하고 일단 방출된 혈액이 다시 왼심실로 역류하는 것을 방지한다.

심장판막질환

심장판막질환이 있으면 여러 가지 증상이 나타나게 된다. 예를 들면, 판막의 선천적 결함은 경증이나 중증의 비효율적 펌프작용을 초래할 수 있다. 제 기능을 하지 못하는 판막은 혈액의 일부를 역류시키고 또한 좁아진 판막(stenosed valve)은 혈액의 흐름을 느리게 만든다(그림 13-4).

류마티스심장병(rheumatic heart disease)은 소아에서 흔히 발생하는 사슬알균(*streptococcus*)에 대한 지연성 염증반응이 심장에 손상을 주는 질환이다. 치료를 하지 않거나 부적절하게 치료한 사슬알균감염 몇 주 후에 류마티스열(rheumatic fever)이라고 부르는 염증이 심장판막이나 다른 조직에 발생할 수도 있다. 심한 경우는 판막이나 힘줄끈, 심장근육에 협착이나 변형을 일으키게 된다.

승모판탈출증(mitral valve prolapse, MVP)은 왼방실판막에 유전적인 원인으로도 발생하지만, 류마티스열이나 다른 요인으로 발생하기도 한다. 이첨막판의 판(flap)이 왼심방으로 돌출하는데(그림 13-5), 이 질환은 예전에는 많이 발생한다고 여겨졌으나 근래에는 승모판탈출증으로 진단받았던 많은 환자들이 정상적인 심장기능을 가진 것으로 확인되고 있다.

손상된 심장판막을 외과적으로 교환하기도 하는데, 흔히 동물의 판막이나 인공물로 만든 인공판막을 사용한다.

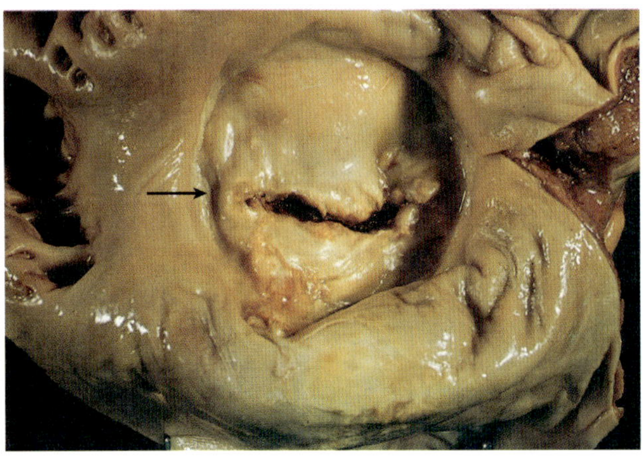

그림 13-4 이첨판협착. 정상판막보다 좁게 열리는 협착된 판막은 심장방에서 혈액을 느리게 흐르게 한다. 화살표로 표시된 판막과 그림 13-3 A의 정상적으로 열린 판막을 비교한다.

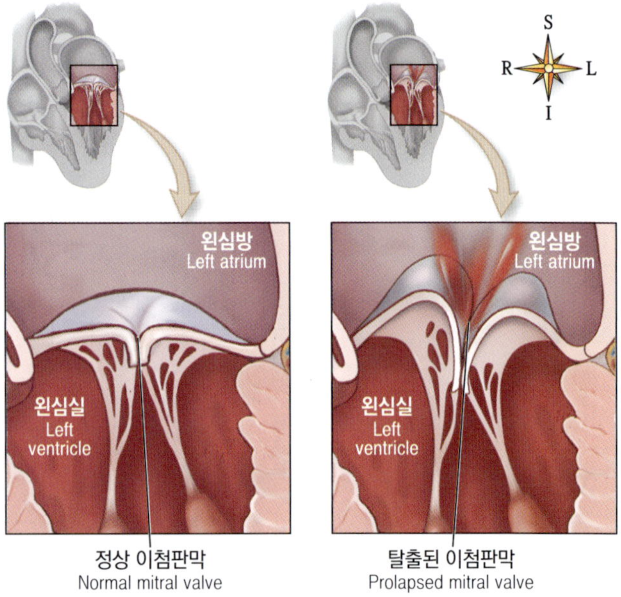

그림 13-5 승모판탈출증. 정상적인 이첨판막(왼쪽 위)은 심실이 수축하는 동안 왼심실의 혈액이 왼심방으로 역류하는 것을 방지한다. 탈출된 이첨판막(오른쪽)은 판막이 뒤로 물러나기 때문에 혈액이 누출된다.

심장소리

청진기를 가슴벽 앞쪽에 대면 두 가지로 구분되는 소리가 확실하게 들릴 것이다. 그것은 반복적이고 리듬이 있는 보통 '럽덥(lup dup)'으로 묘사되는 소리이다. 심장 판막의 문제는 정상적인 심장소리에 변화가 감지됨으로써 진단되기도 한다.

그 첫 번째 소리인 럽(lup) 소리는 심실이 수축할 때, 방실판막의 진동과 급격한 닫힘으로 발생하는 소리이다. 방실판막이 닫히면 심실이 수축하는 동안 혈액이 심방으로 역류하는 것을 막는다. 이 첫 번째 소리는 두 번째 소리에 비해 약간 더 길고 낮은 음이다. 첫 번째 소리와 두 번째 소리 사이의 공백은 두 번째 소리와 다음 수축 시 나는 첫 번째 소리의 공백에 비해 시간적으로 짧다.

두 번째 소리 덥(dup)은 반달판막이 닫히면서 발생하는 소리로 심실이 확장 또는 이완할 때 들린다(그림 13-3).

비정상인 심장소리를 심장잡음(heart murmur)이라고 부르며 심장판막질환에서 발생하기도 한다. 예를 들면 기능상실인 판막은 럽이나 덥 소리 끝에서 쉭 소리를 만든다. 협착된 판막은 반대로 럽이나 덥 소리 전에 쉭 소리를 만든다.

이 장의 후반부 그림 13-9를 보면 심장소리와 심장주기 사이의 관계를 알 수 있는데, 이는 심장기능의 지표로서 심장소리의 임상적 중요성을 알게 해줄 것이다.

심장을 통과하는 혈액의 흐름

심장이 박동할 때 심방은 동시에 수축한다. 이것이 심방수축기이다. 그 후 심실이 혈액으로 채워진 다음, 똑같이 심실수축기 때 두 개가 같이 수축한다. 심방이 수축하고 나서 아래쪽에서 심실이 따라 수축하지만 오른쪽과 왼쪽의 심장은 각각 별개의 펌프로 기능한다. 우리가 심장을 통과하는 혈액의 흐름을 공부하면 두 펌프의 분리된 기능을 더 명확하게 이해할 것이다.

그림 13-6을 보면 두 개의 큰 정맥인 위대정맥(superior vena cava)과 아래대정맥(inferior vena cave)을 통해 산소가 부족한 정맥혈이 오른심방으로 들어오는 것을 볼 수 있다. 이 혈액이 오른심방의 수축으로 방실판막 중 삼첨판막을 통해 오른심실로 들어간다. 그 다음 심실이 수축할 때 오른심실에 채워져 있던 혈액이 허파동맥판막을 통해 허파동맥(pulmonary artery)으로 보내지고 결국 산소를 첨가하고 이산화탄소를 배출하는 장소인 허파에 도달하게 된다.

그림 13-6에서 나타난 것과 같이 허파를 통과해 산소를 많이 함유하고 있는 혈액은 네 개의 허파정맥(pulmonary veins)을 통해 왼심방으로 돌아온다. 이 혈액은 왼방실판막을 통해 왼심실로 들어간다. 이어 왼심실이 수축하면 혈액이 대동맥판막을 지나 대동맥(aorta)으로 가고 혈액은 우리몸 신체에 분배된다.

그림 13-6에서 심장의 양쪽이 각각 다른 순환을 위해 혈액을 내보내는 펌프의 기능을 한다는 것을 알 수 있다.

- 허파순환(pulmonary circulation): 혈액의 흐름이 오른심실에서 허파로, 다시 왼심방으로 돌아감(그림 13-6에서 파란색으로 표시된 부분)
- 온몸순환(systemic circulation): 혈액의 흐름이 왼심실

그림 13-6 심장혈관계통을 통과하는 혈액의 흐름. 허파순환(파란색)에서 혈액은 심장의 오른쪽에서 허파의 가스교환이 이루어지는 곳으로 이동한다. 온몸순환(노란색)에서 혈액은 심장의 왼쪽에서 우리몸 전체 다른 모든 조직으로 이동한다.

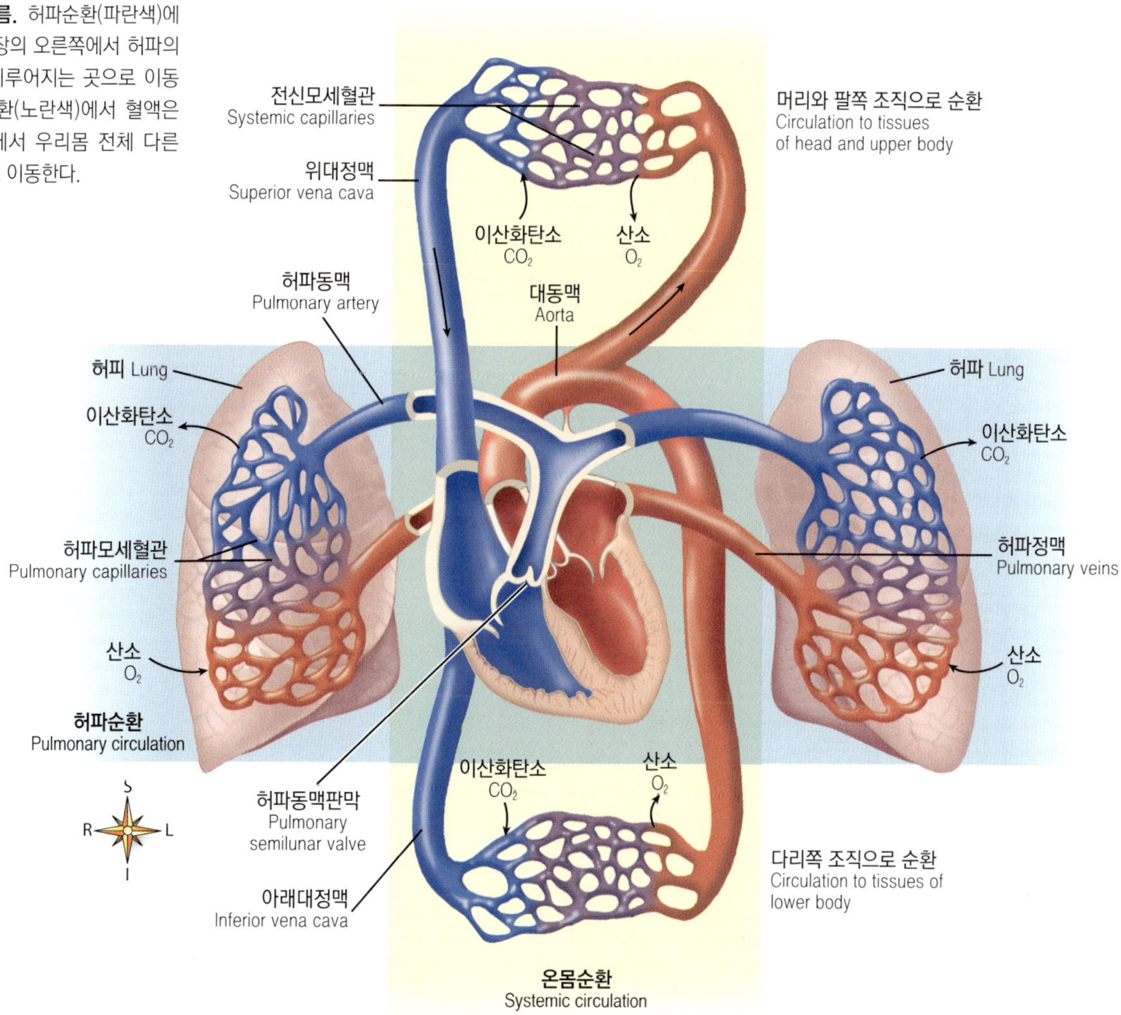

13

에서 온몸을 통해 다시 오른심방으로 돌아감(그림 13-6 에서 노란색으로 표시된 부분)

허파순환과 온몸순환에 관해서는 14장에서 더 알아보도록 하겠다.

해부학 공부를 막 시작한 학생들에게 흔히 발생하는 고전적인 과제 중 하나는 혈액세포가 오른심방에서부터 주요순환 경로를 통과하여 오른심방으로 다시 돌아오는 경로를 추적하는 것이다. 이런 경로를 공부하는 것은 앞으로 배울 내용과 임상경험에 많은 도움이 될 것이다.

심장근육의 혈액공급

생명이 유지되기 위해서 심장은 규칙적이고, 지속적으로 펌프작용을 해야 한다. 심장근육은 기능을 효과적으로 수행하기 위해서 영양소와 산소가 함유된 혈액의 지속적인 공급이 필요하다. 산소와 영양소가 풍부한 동맥혈이 심장근육에 공급되고, 산소가 부족한 혈액이 심장근육에서 정맥으로 돌아오는 것은 심장동맥순환(coronary circulation)을 통해 이루어진다(그림 13-7 A).

심장근육으로 가는 혈액은 오른심장동맥과 왼심장동맥(관상동맥, right and left coronary arteries)을 통해 공급된다. 심장동맥은 그림 13-7 A에서 보는 바와 같이 대동맥의 첫 번째 가지이다.

그림 13-7 B의 그림에서 심장동맥의 입구는 대동맥반달판막의 뒤쪽에 위치하고 있다. 심실수축기에는 심장근육이 수축하면서 심장동맥을 눌러 심장동맥으로의 혈액흐름을 방해하여 적은 양의 혈액만이 흐르게 된다. 그러나 심실이 확장하는 동안 대동맥에 있던 혈액은 닫힌 대동맥반달판막에 의해 심장동맥으로 쉽게 흘러들어 간다.

혈액이 심장근육의 모세혈관을 통과한 후 심장의 정맥을 지나고 심장정맥굴(coronary sinus)을 거쳐 오른심방으로 들어간다. 그림 13-8에서 심장정맥의 정맥혈이 위대정맥이나 아래대정맥을 거치지 않고 어떻게 오른심방으로 들어가는지 보여준다.

13

그림 13-7 심장동맥. A: 주요 심장동맥을 앞에서 본 그림. 임상에서 종종 심실사이동맥을 내림동맥이라고도 한다. 심장전문의가 말하는 왼앞내림동맥과 해부학자가 말하는 앞심실사이가지가 같은 동맥을 지칭한다. B: 대동맥 판막의 판막 뒤에 심장동맥구멍이 비정상적으로 배치되어 심실이완 중에 심장동맥이 채워질 수 있다.

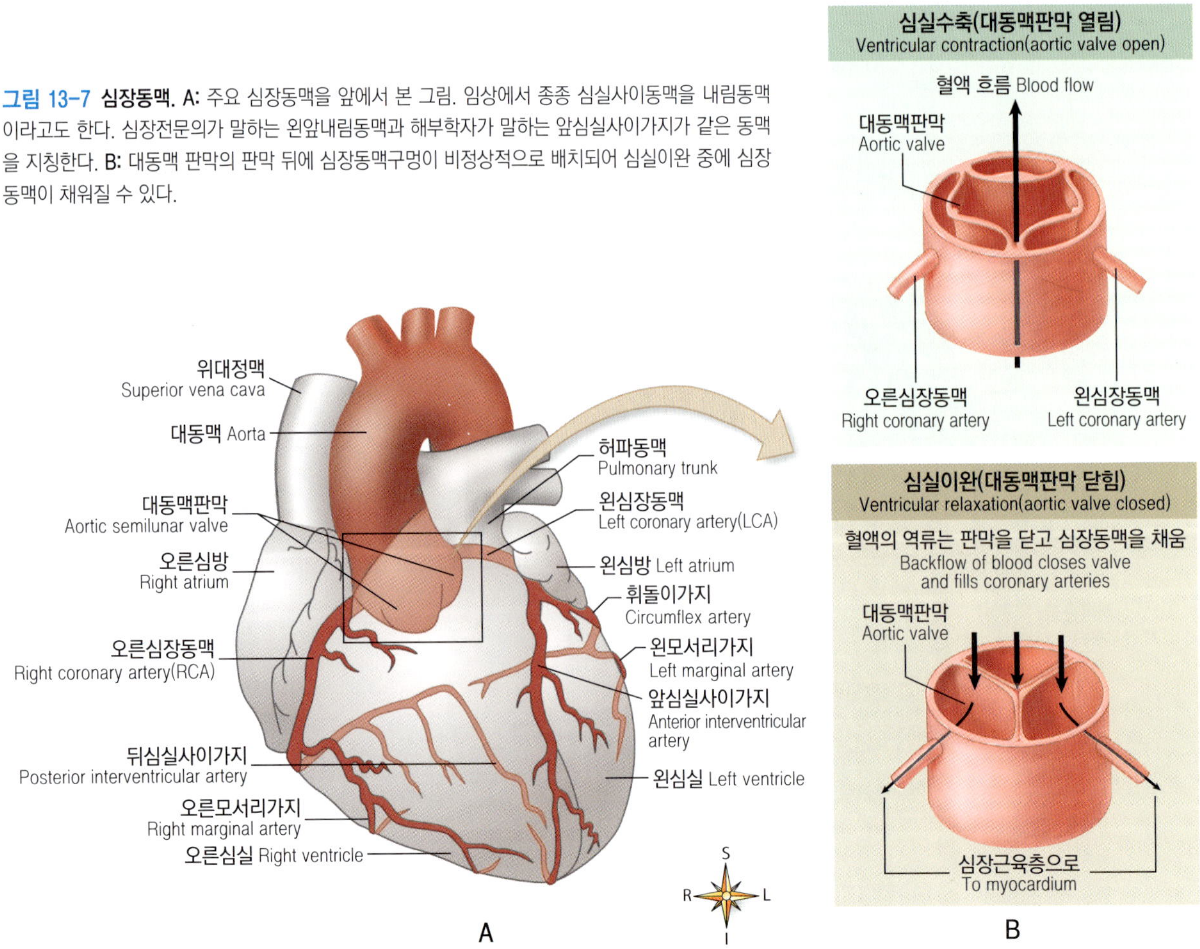

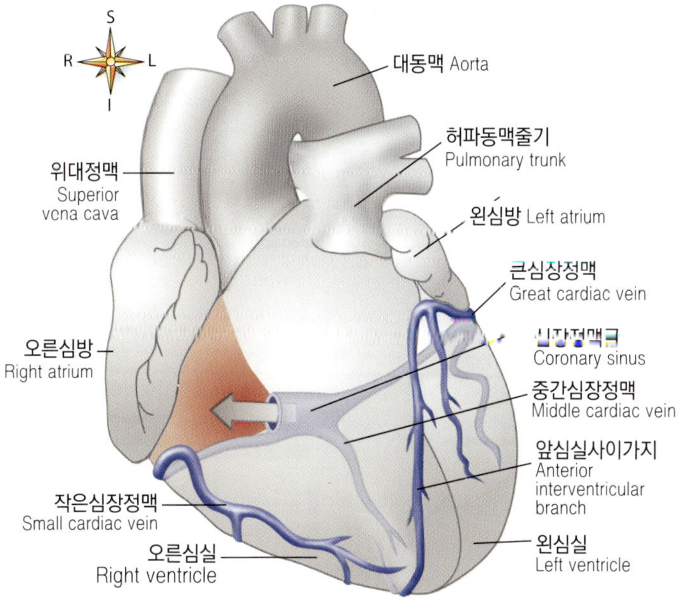

그림 13-8 심장정맥. 심장순환에서 주요 정맥을 보여주는 그림. 앞면 가까이에 있는 혈관들은 심장을 통해 보이는 뒷면의 혈관들보다 좀 더 어두운 색으로 표시하였다.

심장주기

심장의 박동은 규칙적이고 리듬감이 있는 일련의 과정이다. 각각의 완전한 심장박동을 심장주기(cardiac cycle)라 하고, 여기에는 심방과 심실의 수축과 확장이 포함된다. 만약 심장이 분당 72회 정도의 평균적인 심장박동수로 뛴다면 각각의 심장주기는 약 0.8초 정도 걸린다고 할 수 있다.

그림 13-9에는 심장주기의 중요한 사건이 요약되어 있다. 처음에는 매우 복잡해 보이지만 몇 분만 관찰하면 심장수기의 과정을 이해할 수 있다. 예를 들어, 대부분의 심방혈액은 심방이 수축하기 전에 심실로 들어간다.

또한 심실수축의 초기에는 심실의 용적이 변하지 않는데, 이는 심실의 압력이 판막을 여는 데 필요한 압력을 얻기 위한 시간이 걸리기 때문이다. 그리고 심실이 이완할 때도 심실의 용적이 일정하게 유지되는 기간을 볼 수 있는데, 이는 승모판막이 열리고 심방으로부터 혈액이 들어오는 데 시간이 걸리기 때문이다.

QUICK CHECK

1. 심장의 수축과 이완은 무엇인가?
2. 우리몸의 두 가지 주요 "순환"은 무엇인가?
3. 심장소리의 두 가지 주요 원인은 각각 무엇인가?
4. 부피의 변화가 없는 심실수축의 초기는 왜 기간이 짧은가?

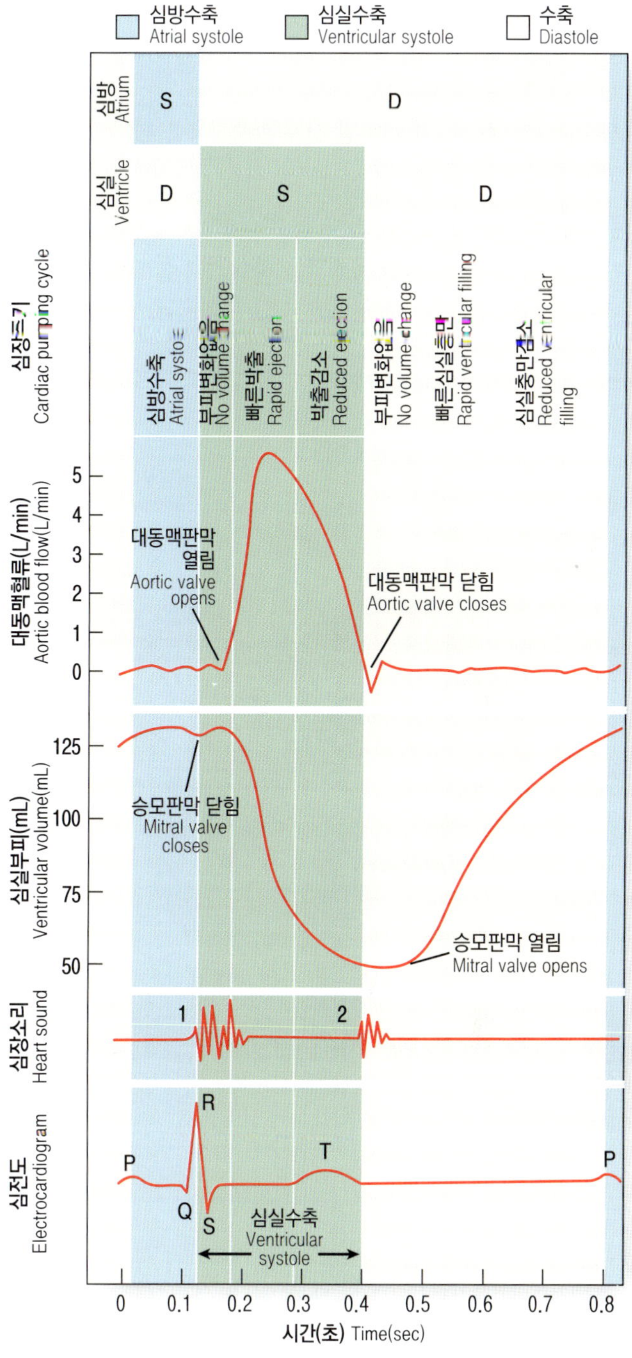

그림 13-9 심장기능의 종합차트. 이 차트는 휴식 중 심장기능의 여러 도표를 분석한 것이다(분당 72회). 위에서부터 S는 수축, D는 심장의 각 방들의 이완을 나타낸다. 그 아래는 심장주기, 대동맥혈류, 심실부피, 판막의 움직임, 심장소리, 그리고 심전도의 세부사항이 모두 동일한 시간척도로 조정되어 설명된다. 처음에는 이 그래프가 벅차 보이지만 이 "한 무더기의 그래프"는 이 장의 나머지 부분을 모두 공부하고 "모두 함께 합치면" 유용한 참고 도구가 될 것이다.

13

심장의 전기활동

전도계통

심장근육은 스스로가 리듬감 있게 수축작용을 할 수 있다. 하지만 그렇게 되기 위해서는 전기적 신호(자극)에 의해 조직화가 잘 이루어져야 한다.

심장근육의 규칙적인 움직임은 자율신경계의 신호에 의해 빠르게 혹은 느리게 조절되기는 하지만, 심장은 심장주기 동안 심장이 조직적인 수축을 할 수 있도록 자체적인 전도계통을 갖추고 있다(그림 13-10).

전도계통에서 가장 중요한 것은 심장근육섬유 각각의 부분이 이러한 전도계통에 의해 전기적으로 연결되어 있다는 사실이다. 4장에서 소개된 사이원반(intercalated disks)이

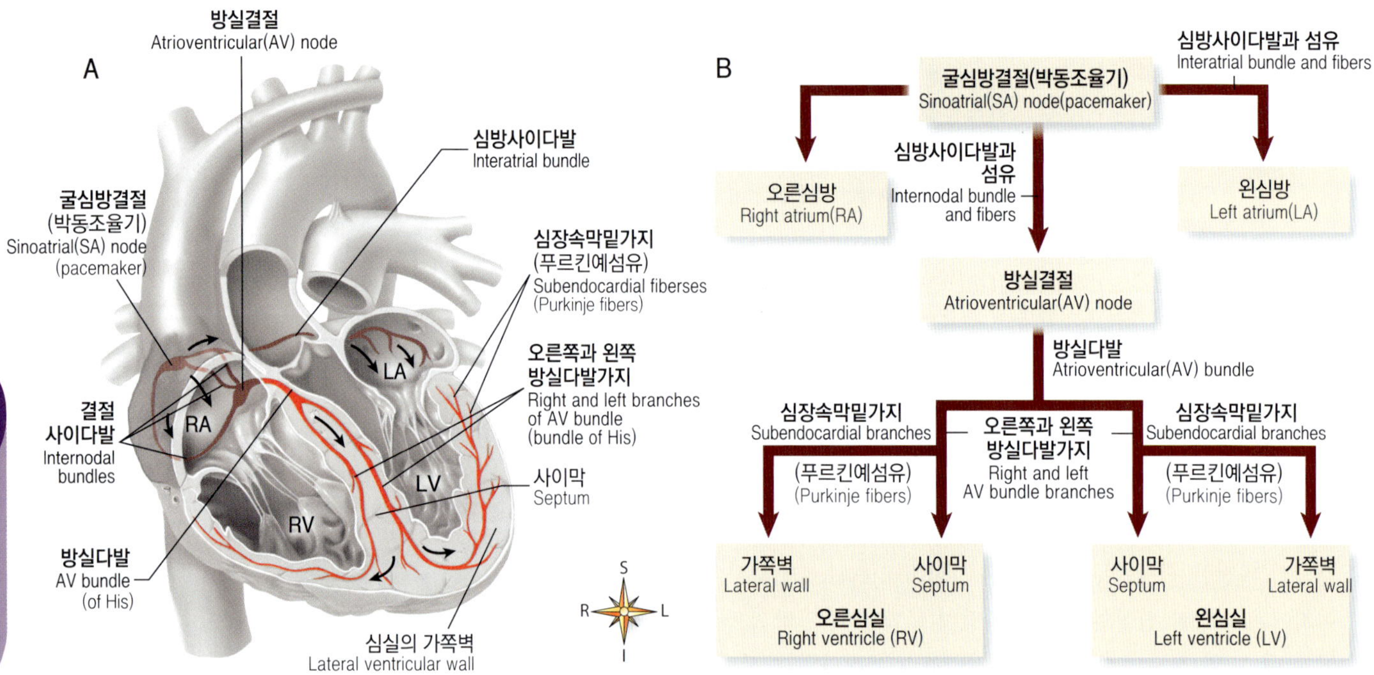

그림 13-10 심장의 전도계통. 심장벽의 특수화된 심장근육세포(빨간색)는 심장근육 전체에 전기적 자극을 빠르게 전달한다. 신호는 굴심방결절(박동조율기)에 의해 시작되어 나머지 심방 심장근육과 방실결절에도 전파된다. 방실결절은 신호를 방실다발과 심장속막밑가지를 통해 심실의 심장근육으로 보낸다. 심장의 전도계통은 굵은 글씨로 표시한다.

그림 13-11 심전도로 표시되는 심장의 상태. 눈에 보이지 않는 역동적인 심장전도를 간단한 그림이나 짤막한 묘사로 표현하는 것은 거의 불가능하지만 이 단순한 그림은 심장에서 발생되는 일을 심전도로 어떻게 표시되는지 나타낸다.

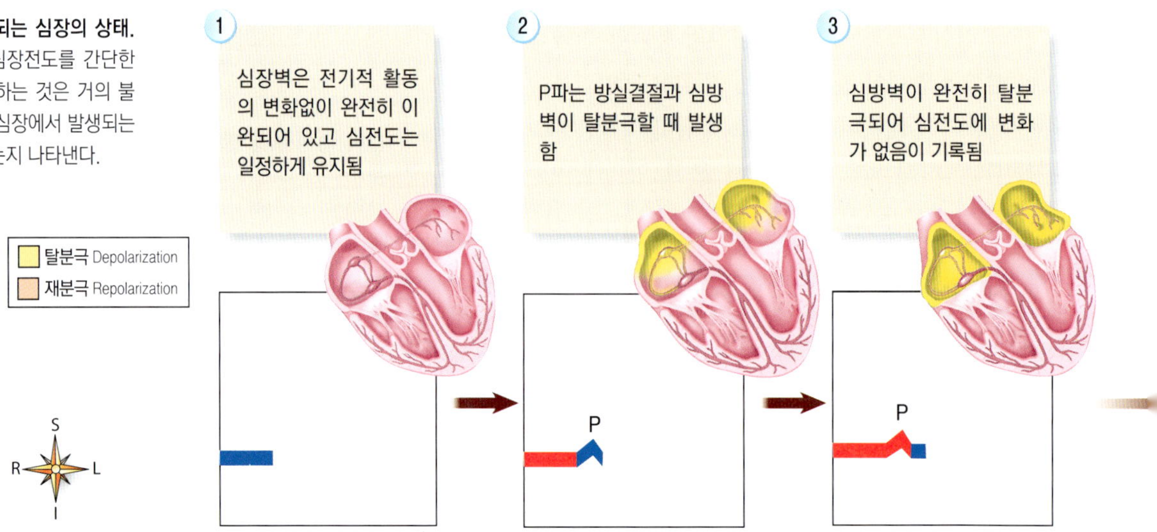

바로 심장이 멈추지 않고 전체 내벽을 통해 자극이 전도될 수 있도록 심장근섬유를 하나의 단위로 합치게 해 주는 전기적인 연결체이다. 그 결과 두 심방의 벽은 전기적으로 서로 연결되어 있기 때문에 거의 동시에 수축한다. 심방과 마찬가지로 두 심실의 벽 또한 거의 동시에 수축하게 된다.

심장벽 속에 내장되어 있는 독특한 네 가지 구조는 강한 전기적 자극을 일으키고 심장벽의 특정 지역에 전기적 자극을 빠르게 전도하도록 세분화되어 있다. 심장전도를 책임지는 네 개의 구조는 다음과 같다.

1. 굴심방결절(sinoatrial node, SA node) 또는 박동조율기(pacemaker)
2. 방실결절(atrioventricular node, AV node)
3. 방실다발(AV bundle)
4. 심장속막밑가지(subendocardial branches, Purkinje fibers)

자극의 전도는 일반적으로 심장의 박동조율기인 굴심방결절(SA node)에서 시작된다. 그곳에서 자극이 퍼져나가 그림 13-10에서 볼 수 있듯이 심방의 전 방향으로 퍼지게 된다. 각각의 심장근육섬유는 전기적으로 연결되어 있기 때문에 자체적으로 활동전위를 생성할 수 있으나 일반적으로 전도계통을 구성하는 섬유의 활동과 일치한다. 심장근육섬유가 전도계통의 자극을 따르지 않으면 심장리듬의 장애가 발생할 수 있다.

자극이 방실결절(AV node)에 도달하였을 때 방실결절은 방실다발(AV bundle)과 심장속막밑가지를 따라 심실의 심장근육으로 자극을 진달하고, 이것이 심실을 수축하게 만든다. 그렇기 때문에 매번 심실은 심방이 박동을 일으킨 후 수축하게 되는 것이다.

심전도법

심장의 전도계통은 주위의 조직을 통해, 결국 우리몸의 표면으로 퍼지는 아주 작은 전류를 생성한다. 이러한 전기신호는 우리봄 표면에서 인지하고 심전도기(electrocardiograph)를 통해 눈으로 볼 수 있는 형태로 변환시킬 수 있기 때문에 임상적으로 중요하다.

심전도(electrocardiogram, ECG)는 심장의 전기적 활동을 그래프로 기록한 것이다. ECG 또는 EKG라 부르는 이 그래프를 잘 해독하면 생명을 구할 수도 있다. 정상 심전도의 결과는 그림 13-11에서 볼 수 있다.

정상 심전도는 세 개의 서로 다른 파형(wave)을 보인다. 그것은 P파, QRS복합, T파로 이루어져 있고, 이는 심방과 심실의 수축과 이완을 조절하는 심장의 전기적 활동을 나타낸다. 탈분극(depolarization)은 심장근육의 수축을 유발하는 전기적 활동을 보여주는 것이고, 재분극(repolarization)은 심장근육이 이완하기 바로 전에 시작한다.

정상적인 심전도에서는 그림 13-11에서 보는 바와 같이 심방이 탈분극을 할 때 작은 P파가 나타난다. QRS복합은 심실의 탈분극에 의해서 나타나고, T파는 심실의 재분극에 의해 형성된다. 심방의 재분극이 그래프로 나타나지 않는 이유는 동시에 일어나는 QRS복합의 큰 파형에 가려지기 때문이다.

그림 13-9로 돌아가 심전도와 심장주기에 따른 현상의 연관성을 확인해보자. 예를 들어 혈류량과 용적의 변화를 살

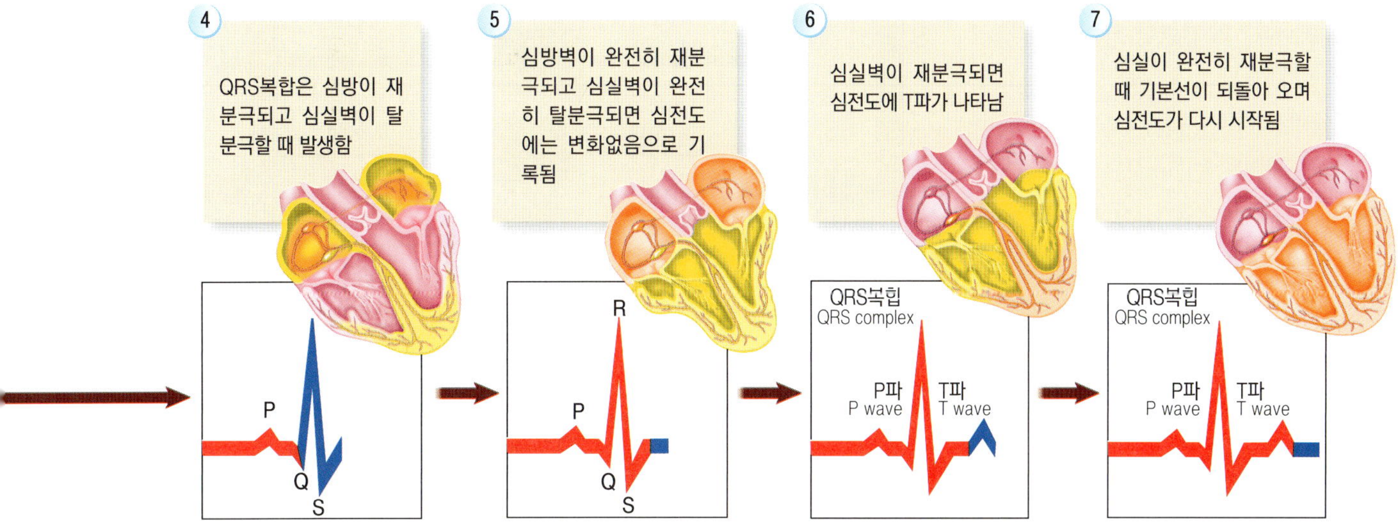

13

펴보면, 심전도의 변화는 심장근육이 수축하는 동안이 아니고, 수축 전에 일어나는 것을 알 수 있다. 이러한 현상은 탈분극이 수축을 일으키기 위해 항상 먼저 일어나야 하기 때문이다.

심근경색이나 심장의 전도계통에 질환이 발생하여 심장근육에 손상이 일어나면 심전도에 분명한 변화를 일으킨다. 그러므로 심전도를 확인하는 것이 심장질환의 진단이나 치료에 매우 중요하다.

QUICK CHECK

1. 심장의 전도계통을 구성하는 구조물의 이름을 설명하시오.
2. 전기자극은 심장의 어디에서 시작되는가?
3. 심전도에서 어떤 정보를 얻을 수 있는가?
4. 심전도에 나타나는 3개 파형의 이름을 설명하시오.

심장박출량

심장박출량의 정의

심장박출량(cardiac output, CO)은 심실에서 1분 동안 뿜어져 나오는 혈액의 양을 말한다. 어른을 기준으로 했을 때 안정 시 약 5L 정도이다. 그림 13-12에서 우리몸의 주요 기관으로 가는 혈액의 분포를 보여주고 있다.

심장박출량은 심장박동수(HR)와 일회박출량(SV)에 의해 결정되며, 심장박동수는 심장이 1분간 박동한 횟수이고, 일회박출량은 심실의 한 번 수축으로 방출되는 혈액량을 말한다. 이 관계는 다음의 간단한 식으로 나타낼 수 있다.

심장박동수(회수/분) × 일회박출량(mL) = 심장박출량(mL/분)

심장박동수는 주로 심장 자체의 전기전도계통에 의해 결정되며(그림 13-10), 비정상적으로 심장박출량이 감소하면 피로감을 느끼거나 심하면 사망에 이른다.

심장박동수

9장에서 배웠듯이 자율신경계통은 심장의 리듬을 빠르거나 느리게 조절한다. 그림 9-21은 자율신경계통의 교감신경이 심장박동수를 증가시키는 현상을 보여준다. 심장의 교감신경세포는 신경전달물질로 노르에피네프린(norepinephrine, NE)을 분비하여 굴심방결절을 자극하여 심장박동수를 증가시킨다.

같은 그림에서 보면 자율신경계통의 부교감신경인 10번 뇌신경, 즉 미주신경(vagus nerve)이 아세틸콜린(acetylcholine, ACh)을 분비하여 굴심방결절의 자극생성을 느리게 만들어 심장박동수를 감소시키는 현상도 보여준다.

교감과 부교감신경의 심장에 대한 길항적인 영향은 많은 요인에 의해 조절된다. 예를 들어, 운동 중에 혈액의 이산화탄소가 높아지면 반사적으로 심장박동수가 증가한다. 이러한 현상은 우리몸이 혈액 내 가스의 항상성을 유지하기 위한 노력이다.

혈압이 갑작스럽게 감소하여도 반사적으로 심장박동수가

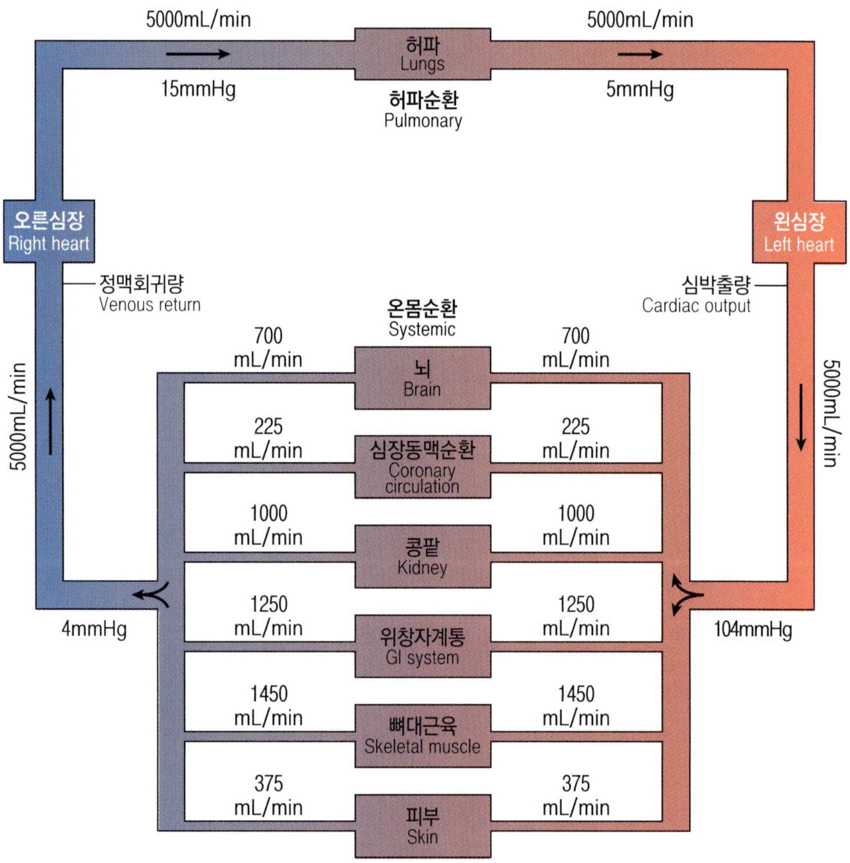

그림 13-12 **심박출량.** 이 그림은 전형적인 휴식 상태에서의 심박출량 5,000mL(5L)이 체내의 여러 기관으로 분포되는 것을 보여준다.

증가하는데, 이것도 심장의 혈액분출량을 회복시키기 위한 현상이다. 스트레스(체내 항상성의 위협)도 역시 심장박동수를 증가시켜 스트레스의 원인을 피하거나 극복할 수 있는 상태로 근육을 준비시킨다.

다양한 심장박동장애는 심장박동수를 변화시켜 정상적인 심장의 리듬을 바꾼다.

일회박출량

심실에서 방출되는 혈액량은 정맥에서 심장으로 돌아가는 혈액량에 의해 영향을 받는다(그림 13-12). 일반적으로 복귀정맥혈이 많을수록 일회박출량(stroke volume)은 증가한다.

복귀정맥혈은 탈수나 출혈 때처럼 총혈액량이 변화하면 감소하고, 또한 다음 장에서 설명할 여러 가지 호르몬도 총혈액량을 변화시켜 일회박출량에 영향을 미친다. 또한 심장근육의 수축력도 일회박출량에 영향을 미친다.

호흡, 정맥혈액의 흐름을 증가시키기 위한 압력에 영향을 주는 뼈대근육의 움직임도 복귀정맥혈의 비율을 증가시킨다.

심장근육 수축의 강도 역시 일회박출량을 결정하는 데 도움이 된다. 전해질불균형은 심근의 기능을 저하시켜 일회박출량을 감소시킨다. 심장판막질환, 심장동맥질환, 심근경색도 일회박출량을 감소시켜 심장박출량을 저하시킨다.

QUICK CHECK

1. 심장박출량은 무엇이며 어떻게 도출하는가?

13

용어 terminology

굴심방결절 sinoartial node
대동맥 aorta
대동맥반달판막 aortic semilunar valve
박동조율기 pacemaker
반달판막 semiluna valve
방실결절 atrioventricular node(AV) node
방실다발 AV bundle(bundle of His)
삼첨판막 tricuspid valve
수축기 systole
심방 atria
심장근육 myocardium
심장내막 endocardium
심장동맥순환 coronary circulation
심장동맥 coronary artery
심장막 pericardium
심장바깥막 epicardium(visceral pericardium)
심장박출량 cardiac output
심장주기 cardiac cycle
아래대정맥 inferior vena cava
위대정맥 superior vena cava
온몸순환 systemic circulation
이첨판막, 승모판막 bicuspid(mitral) valve
이완기 diastole
허파동맥 pulmonary artery
허파동맥반달판막 pulmonary semilunar valve
허파순환 pulmonary circulation
허파정맥 pulmonary vein
힘줄끈 chordae tendineae

요약 summary

심장의 위치

A. 삼각형의 기관인 심장은 가슴세로칸에 위치하고 있으며, 2/3는 정중선의 왼쪽에, 나머지 1/3은 오른쪽에 위치; 심장꼭대기는 가로막 위에 위치; 모양과 크기는 꽉 쥔 주먹의 모양과 흡사함(그림 13-1)

B. 심장허파소생술(CPR): 심장 앞에는 복장뼈, 뒤로는 등뼈의 몸통 사이에 위치; 리듬감 있는 심장의 압박은 심장이 멈추었을 때 혈류를 유지할 수 있음; 인공호흡과 동시에 적용한다면 생명을 살릴 수 있는 방법이 될 수 있음

심장의 기능해부학

A. 심방과 심실(그림 13-2)
  1. 두개의 위쪽 방을 심방(받는 방)이라 함: 오른심방과 왼심방
  2. 두개의 아래쪽 방을 심실(나가는 방)이라 함: 오른심실과 왼심실
  3. 각각의 심방과 심실 벽은 심장근육(myocardium)이라는 근육조직으로 이루어져 있음
  4. 심장내막(endocardium)은 심방과 심실의 안쪽 면을 덮고 있음
    a. 심내막염(endocarditis)은 심장내막의 염증
    b. 염증이 생긴 심장내막은 거칠어져서 혈전을 일으킴

B. 심장막과 심장막염
  1. 심장막: 두 개의 층으로 된 섬유성 주머니로, 두 층 사이에는 윤활 역할을 하는 공간이 있음
    a. 안쪽층을 내장쪽심장막(visceral pericardium) 혹은 심장바깥막(epicardium)이라 함
    b. 바깥층을 벽쪽심장막(parietal pericardium)이라 함
  2. 심장막염: 심장막의 염증
  3. 심장눌림증: 내장쪽심장막과 벽쪽심장막 사이에 액체가 고여서 심장이 눌린 상태

C. 심장의 움직임
  1. 심장의 수축을 수축기(systole)이라 함
  2. 심장의 이완을 이완기(diastole)이라 함

D. 심장의 판막과 판막질환(그림 13-3)
  1. 판막은 심장에서 혈류 유지; 역류 예방
  2. 방실판막
    a. 오른방실판막(삼첨판막, tricuspid): 오른심방에서 심실로 가는 지점에 위치
    b. 왼방실판막, 승모판막(bicuspid, mitral): 왼심방에서 왼심실로의 지점에 위치
  3. 반달판막
    a. 허파동맥판막(pulmonary semilunar): 허파동맥으로 나가는 입구에 위치
    b. 대동맥판막(aortic semilunar): 대동맥으로 나가는 입구에 위치
  4. 판막질환
    a. 느슨한 판막은 "샌다." 즉 혈액이 뒤로 역류함
    b. 협착된 판막은 정상보다 좁아서, 혈액의 흐름이 줄어듦(그림 13-4)
    c. 류마티스심장질환: 사슬알균감염(streptococcal infection)에 대한 지연형 염증반응으로 발생한 심장 손상
    d. 승모판탈출증(MVP): 이첨판막이 왼심실이 수축할 때 왼심방으로 돌출되어 발생하는 이첨판막 기능이상(그림 13-5)

심장소리

A. 심장이 박동할 때 두 개의 서로 다른 소리: 럽덥(lup-dup)(그림 13-9)

B. 첫째 소리(럽, lup)는 심실이 수축할 때 방실판막이 진동하고 닫히는 것에 의해 나는 소리

C. 둘째 소리(덥, dup)는 심실이 이완할 때 반달판막이 닫히는 것에 의해 나는 소리

D. 심잡음(cardiac murmurs): 판막의 이상으로 발생하는 비정상 심장음

13

심장을 통과하는 혈액의 흐름

A. 심장에서 오른심방과 오른심실은 왼심방, 왼심실과는 다른 기능을 수행한다(그림 13-6).

B. 혈액의 순환경로

1. 온몸에서 온 정맥혈은 위대정맥과 아래대정맥을 통해 오른심방으로 들어감; 오른심방에서 오른방실판막을 지나 오른심실로 이동
2. 오른심실에서 허파동맥판막을 지나 허파동맥을 거쳐 허파로 이동함; 허파에서 왼심방으로, 왼방실판막을 지나 왼심실로 내려감
3. 허파에서 혈액이 허파정맥을 통해 왼심방으로 이동하고, 승모판막을 통해 왼심실로 이동함
4. 왼심실에 있는 혈액은 펌프작용에 의해 대동맥판막을 지나 대동맥을 통해 온몸에 분포함

심장근육의 혈액공급

A. 심장근육에 산소와 영양소를 공급할 수 있는 혈액이 오른심장동맥과 왼심장동맥을 따라 전달된다(그림 13-7).

B. 심장근육에서부터 오른심방으로 들어가는 정맥혈은 심장 뒤편에 있는 심장정맥굴을 통해 들어감(그림 13-8)

심장주기

A. 심장은 규칙적이고 리듬감 있게 박동한다. 각각의 완성된 박동을 심장주기(cardiac cycle)라고 하고 1분에 평균 약 72회 박동한다.

B. 각각의 주기는 총 0.8초의 시간이 걸리고 이것은 수축기(systole)와 이완기(diastole)로 형성된다.

C. 각각의 심장주기는 심장음, 혈류나 용적, 심장의 전기적 활동의 변화와 연관되어 있음(그림 13-9).

심장의 전기활동

A. 전도계통(그림 13-10)

1. 사이원반(intercalated disc)은 주변의 심근세포를 전기적으로 결합시켜, 전기자극의 감지와 수축을 동시에 일어나게 함
2. 특수한 전기전도계통이 전기자극을 생성 · 전도하여 심장을 수축하게 함
   a. 굴심방결절(sinoatrial node, SA node)은 박동조율기로서 오른심방의 벽쪽 위대정맥 입구 근처에 위치하고 있음
   b. 방실결절(atrioventricular, AV node)은 우측 오른심방의 심방중격(interatrial septum) 아래쪽에 위치하고 있음
   c. 방실다발(atrioventricular bundle, Bundle of His)은 심실의 중격에 위치하고 있음
   d. 심장속막밑가지(푸르킨예섬유)는 심실의 벽에 위치하고 있음

B. 심전도법(그림 13-11)

1. 심장의 전도계통을 흐르는 작은 전기적 자극을 우리 몸의 표면에서 확인할 수 있고, 심전도(electrocardiograph)를 통해 눈에 보이는 기록으로 변환시킬 수 있음
2. 이렇게 전기적 신호를 기록한 것을 심전도(electrocardiogram, ECG, EKG)라고 함
3. 정상적인 심전도는 P파, QRS복합, T파로 구성되어 있음
   a. P파: 심방의 탈분극과 관련
   b. QRS복합: 심실의 탈분극과 관련
   c. T파: 심실의 재분극과 관련

심장박출량

A. 심장박출량(CO)

1. 하나의 심실에서 분당 박출되는 혈액의 양: 휴식 시에는 평균 5L/분(그림 13-12).
2. 심박출량은 심장박동수와 일회박출량에 의해 결정
   a. 심장박동수는 분당 심장의 박동수
   b. 일회박출량은 각 수축당 방출되는 혈액의 양
   c. 심장박동수와 일회박출량에 영향을 미치는 요인은 심박출량에도 영향을 미침

B. 심장박동수에 영향을 미치는 요인

1. 심장박동수는 주로 굴심방결절에 의해 결정됨
2. 자율신경계통은는 굴심방결절에 영향을 미침
   a. 심장의 교감신경은 노르에피네프린을 분비하여 심장박동수를 증가시킴
   b. 부교감신경인 미주신경(10번 뇌신경)은 아세틸콜린을 분비하여 심장박동수를 감소시킴
   c. 운동, 혈압의 변화, 스트레스, 부정맥 등이 심장박동수를 변화시킬 수 있음

C. 일회박출량에 영향을 미치는 요인

1. 복귀정맥혈류: 정맥을 통해 심장으로 돌아오는 혈액량 (그림 13-12)
   a. 복귀정맥혈의 양이 많아지면, 일회박출량이 증가
   b. 총혈액량에 영향을 받으며, 총혈액량은 탈수나 출혈, 여러 가지 호르몬 등과 관련이 있음

2. 심장근육의 수축력
   a. 심장근육의 수축력이 감소하면 일회박출량이 감소
   b. 전해질불균형, 심장판막질환, 심장동맥질환, 심근경색 등에 영향을 받을 수 있음

학습활동 active learning

복습문제

1. 심장과 심장의 위치를 설명하시오.
2. 심장의 4개 방의 이름을 열거하시오.
3. 심장근육(myocardium)과 심장내막(endocardium)은 무엇인가?
4. 심장막(pericardium)의 두 층을 설명하고 심장막액(pericardial fluid)의 기능을 설명하시오.
5. 심장막염(pericarditis)과 심장막삼출액(pericardial effusion)을 설명하시오.
6. 수축기와 이완기는 무엇인가?
7. 심장의 4개 판막의 이름과 위치를 서술하시오.
8. 승모판탈출증(mitral valve prolapse)의 의미를 설명하시오.
9. 위대정맥으로부터 대동맥까지의 혈액의 순환을 설명하시오.
10. 심장의 전도계통과 관련된 구조의 이름과 그 경로를 설명하시오.
11. 심장박동수와 일회박출량에 영향을 미치는 요인은?
12. 일회박출량과 심박출량의 차이를 설명하시오.
13. 심장의 전기적 활동과 심전도는 어떻게 연관되어 있는가?
14. 심장박동수가 72회/분이고 일회박출량이 70mL이다. 심박출량을 계산하라.
15. 혈액이 심장근육에 산소와 영양분을 공급하는 방법과 오른심방으로 혈액이 다시 돌아가는 방법을 설명하시오.

문제

1. ________은 심장에서 두꺼운 방에 속하고, 보통 나가는 방(discharging chambers)이라고도 불린다.
2. ________은 심장에서 얇은 벽을 가지고 있고, 보통 받는 방(receiving chambers)이라고도 불린다.
3. 심장근육조직은 ________이라고도 불린다.
4. 심장의 심실은 오른심실과 왼심실로 ________이라 부르는 벽에 의해 나뉘어 있다.
5. 심장의 심방과 심실 안쪽에 놓여 있는 얇은 층의 섬유조직을 ________이라 한다.
6. 심장막에 염증이 발생하면 ________이 발생한다.
7. 심장이 수축할 때를 ________라고 한다.
8. ________라고 불리는 실 같은 조직이 방실판막과 심실벽을 연결한다.
9. 오른심방과 오른심실 사이에 있는 판막을 ________판막이라고 한다.
10. ________은 심장의 박동조율기이고 심방의 수축을 시작시킨다.
11. ________은 방실결절섬유의 연장으로 심실의 수축을 일으킨다.
12. 심전도에서 심실이 탈분극할 때 나타나는 것은 ________이다.
13. ________은 심실의 1회 수축 시 방출되는 혈액의 양을 의미한다.
14. 하나의 심실이 1분간 방출하는 혈액량을 ________이라 한다.
15. 허파에 있는 혈액은 ________개의 허파정맥을 통해서 왼심실로 들어간다.
16. 산소와 영양분이 풍부한 동맥혈을 심장근육에 보내고 조직으로부터 산소가 적은 혈액을 정맥계통을 통해 이동시키는 것을 ________이라 한다.
17. 대동맥의 첫째 가지는 ________이다.
18. 심장주기에서 예측된 다음 수축이 발생하기 전에 수축이 일어나는 것을 ________이라 한다.
19. ________은 환자의 심장박동을 인지하고 비의료인이 환자의 세동제거를 가능하게 한다.

13

20. 외부형자동세동제거기(AED)의 대안으로 외부장치없이 환자 몸속에 이식하여 세동제거 충격을 줄 수 있는 것을 ________이라 한다.

21. 다음의 주어진 항목을 혈액이 흘러가는 순서에 맞추어 1부터 10까지 번호를 써라.

________ a. 왼심방

________ b. 삼첨판막(오른방실판막)

________ c. 오른심실

________ d. 허파정맥

________ e. 대동맥판막

________ f. 아첨판막(왼방실판막)

________ g. 왼심실

________ h. 허파동맥

________ i. 오른심방

________ j. 허파동맥판막

CHAPTER 14

혈액순환
Circulation of Blood

1. 주요 혈관(동맥, 정맥, 모세혈관)의 종류, 구조, 기능을 설명한다.
2. 온몸순환, 허파순환, 문맥순환, 태아순환에서 혈액이 흐르는 경로를 규명한다.
3. 혈류역학을 정의하고 혈압에 영향을 미치는 요인을 파악하여 설명하고, 서로 어떻게 관련되어 있는지 논의한다.
4. 맥박을 정의하고 우리몸의 주요 맥박측정 위치를 설명한다.

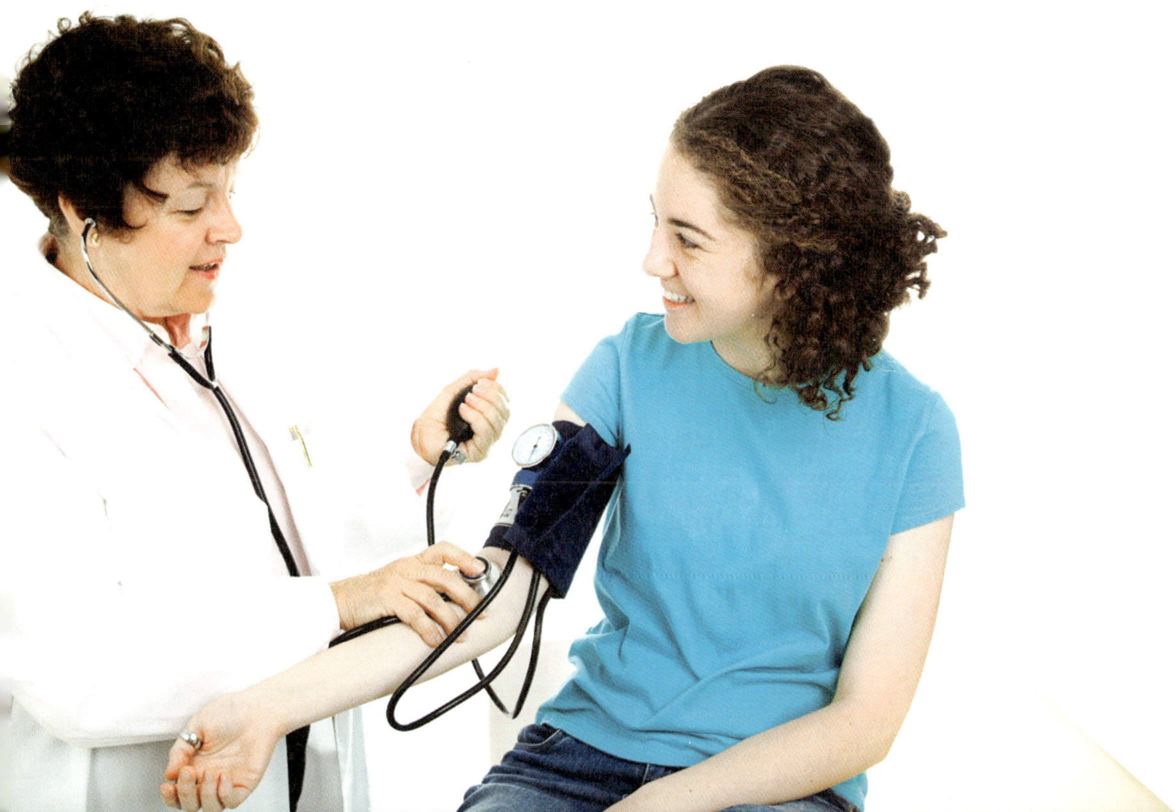

앞장에서 순환계통 중 심장의 기본적 구조와 기능에 대해 논의하였다. 이 장에서는 혈액이 우리몸의 내부환경에서 어떻게 순환하는지를 다룰 예정이다.

먼저 혈관의 구조와 기능에 대한 내용을 자세히 다룰 것이다. 그 다음 중요한 물질을 운반하고 몸의 조직이 외부환경과 교환하는 혈관의 기능을 설명할 것이다. 그런 다음 혈액의 순환을 위해서 어떻게 혈관들이 하나의 경로를 형성하는지에 대해 알아볼 것이며, 마지막으로 혈액순환을 추진하는 원동력이 되는 혈압에 대해 다룰 것이다.

혈관

종류

동맥혈은 심장이 박동할 때 동맥(artery)이라는 넓게 분포된 혈관을 지난다. 우리몸에서 가장 큰 동맥은 대동맥(aorta)이다. 동맥은 점점 분지되면서 작아지고 미세한 혈류를 조절하는 얇은 세동맥(arteriole)으로 세분화되어 결국 교환작용을 하는 모세혈관(capillary)과 연결된다.

모세혈관계(capillary beds)라고 하는 세포를 둘러싼 혈액과 조직액 사이에서 호흡가스와 영양소의 교환이 일어난다.

혈액은 모세혈관계에서 배출된 다음 세정맥(venules)으로 흘러가고, 점점 크기가 커지면서 정맥(vein)이 된다. 가장 큰 정맥은 종종 정맥굴이라고도 부르는, 위대정맥(superior vena cava)과 아래대정맥(inferior vena cava)이다.

13장에서 언급했듯이, 동맥은 심장에서 모세혈관으로 혈액을 운반한다. 정맥은 혈액을 모세혈관에서 심장으로 운반하며, 모세혈관은 혈액을 얇은 세동맥에서 세정맥으로 운반한다. 대동맥은 왼심실에서 분출된 혈액이 이동하는 공간이고 분출된 혈액은 우리몸을 순환하고 대정맥을 통해 오른심방으로 돌아오게 된다.

구조

동맥, 정맥, 모세혈관은 구조가 다르다. 동맥과 정맥에는 세 개의 막 또는 층이 있다(그림 14-1).

바깥층

가장 바깥쪽 층을 바깥막(tunica externa)이라고 한다. 바깥막은 "외투"라는 의미의 단어와 "바깥"이라는 의미의 단어가 합쳐졌다.

이 바깥막은 압력을 견디기 위해서 혈관벽을 강화시키는 결합조직섬유로 구성되어 있다. 결합조직은 또한 주변 조직의 세포외바탕질에 연결되어 혈관을 제 위치에 고정시킨다.

그림 14-1 동맥과 정맥. 동맥과 정맥을 구성하는 세 개의 층 두께를 비교해서 나타낸 모식도. 바깥층 또는 바깥막, 근육층 혹은 혈관중간막, 내피로 된 혈관속막. 근육과 바깥층은 정맥이 동맥보다 훨씬 얇으며 정맥은 판막을 가지고 있다.

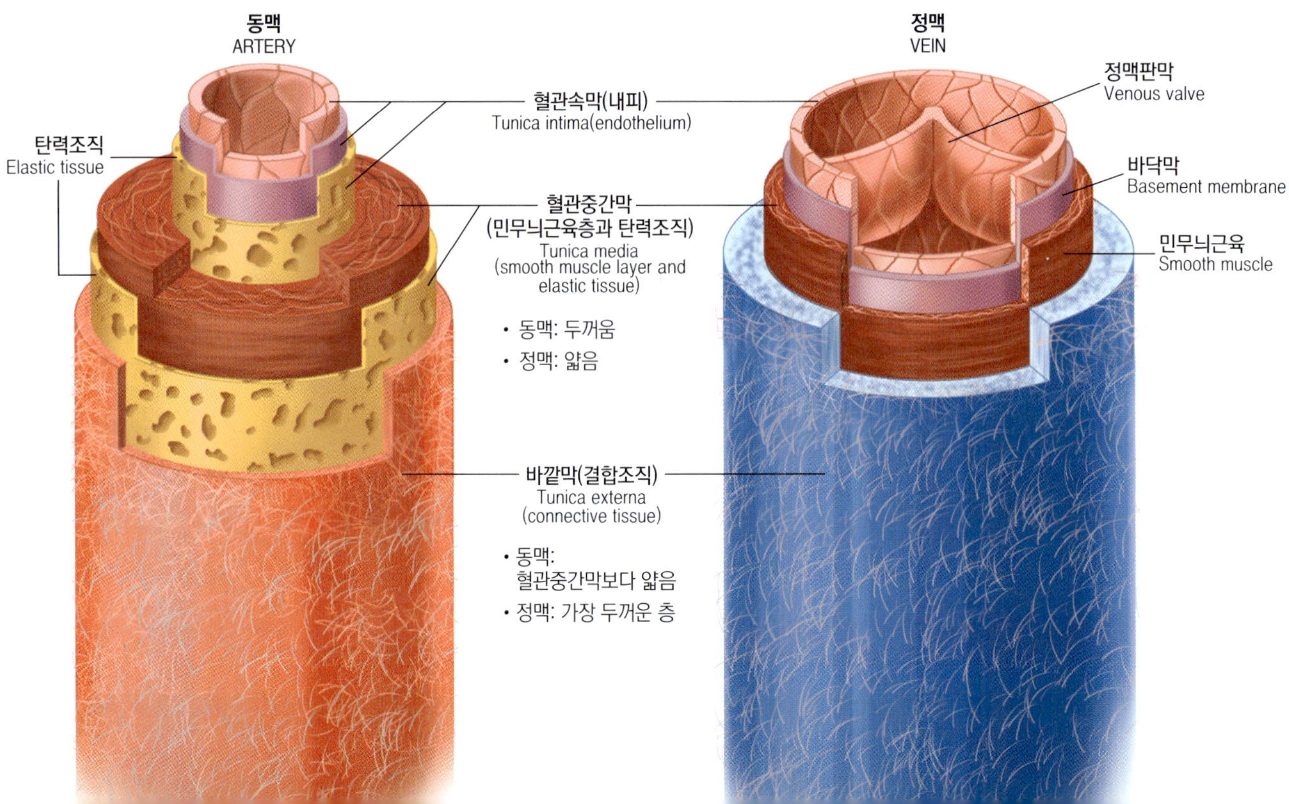

14

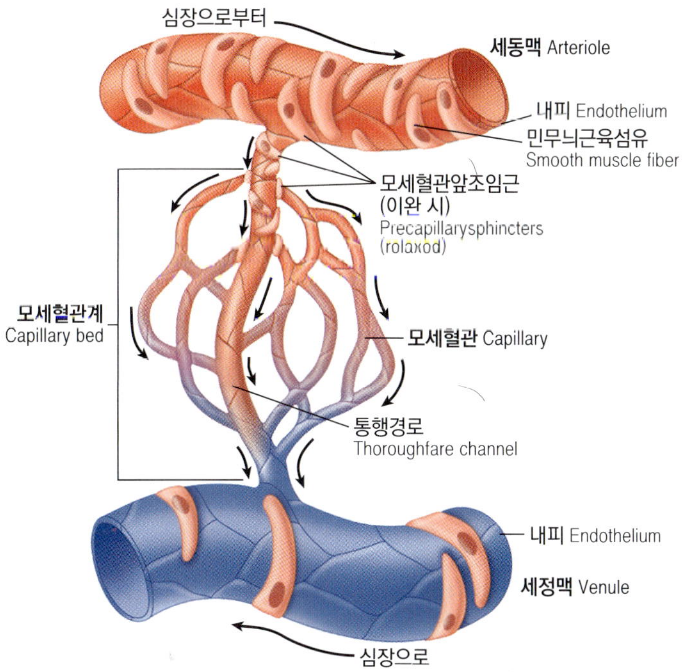

그림 14-2 모세혈관. 모세혈관은 세동맥과 세정맥을 연결하는 망을 형성하는 얇은벽의 혈관. 민무늬근육섬유(모세혈관앞조임근)는 모세혈관으로 흐르는 혈액의 양을 조절할 수 있으며, 때로는 이 섬유가 모세혈관 입구를 감싸며 이 영역의 혈류를 보다 정확하게 조절한다.

중간층

그림 14-1에서 보면 동맥과 정맥의 중간층 또는 혈관중간막(tunica media)에서 민무늬근육이 관찰된다. 혈관중간막이란 단어는 "중간 외투"라는 의미를 가지고 있다.

동맥의 근육층은 정맥의 근육층보다 훨씬 더 두껍다. 그 중요성은 과연 무엇일까? 동맥벽의 두꺼운 근육층은 심실수축에서 발생하는 큰 압력에 저항할 수 있기 때문에 매우 중요하다. 동맥에서는 혈관중간막이 혈액 분배를 조절하고 혈압을 유지하는 결정적인 역할을 한다.

혈관중간막은 대부분 민무늬근육이며 자율신경계통에 의해 조절된다. 혈관중간막에는 탄력섬유조직의 얇은 층도 종종 포함된다.

세동맥 벽을 따라 분포된 민무늬근육세포는 때때로 모세혈관앞조임근(precapillary sphincter)이라 불린다. 모세혈관앞조임근은 세동맥벽을 감싸고 수축하거나 이완시켜 모세혈관계로 들어가는 혈액의 양을 조절한다(그림 14-2).

속층

동맥과 정맥 가장 안쪽의 내피세포층을 혈관속막(tunica intima)이라고 한다.

혈관속막은 실제로 심장혈관계통의 안쪽 표면을 이루는 내피(endothelium)라고 불리는 단순편평상피세포로 되어 있다. 이 층은 우발적인 혈액응고의 형성을 방지하기 위해 표면이 매우 매끄럽다. 혈관속막에는 가끔 탄력섬유조직이 포함되기도 한다.

그림 14-1에서 보듯이 정맥은 동맥에서 볼 수 없는 독특한 구조적 특징이 있다. 정맥의 혈관속막에는 한쪽 방향으로만 흐를 수 있는 밸브역할을 하는 주머니가 정착되어 있으며 이것은 혈액의 역류를 방지하여 심장으로 돌아가게 하기 위한 판막이다.

정맥의 판막 또한 정맥에 있는 혈액이 심장으로 되돌아가는 것을 돕는 보조 펌프역할을 한다. 그림 14-3은 정맥을 둘러싸고 있는 뼈대근육의 움직임이 혈액에 압력을 가하는 방법을 보여주고 있다. 이것은 스트레칭, 걷기 및 기타 활동이 혈액순환을 개선하고 정맥에 혈전 형성(비정상적인 응고)을 방지하는 데 어떻게 도움이 되는지 설명하고 있다.

외과적 절개를 할 때 동맥, 세동맥, 정맥, 세정맥만 눈으로 볼 수 있으며, 모세혈관은 미세하기 때문에 눈으로는 볼 수 없다. 모세혈관에서 가장 중요한 구조적 특징은 세 개의 층 대신에 단 한 층의 혈관속막(tunica intima)만으로 구성되어 있고, 그 두께가 극도로 얇다는 것이다. 모세혈관은 혈관속막

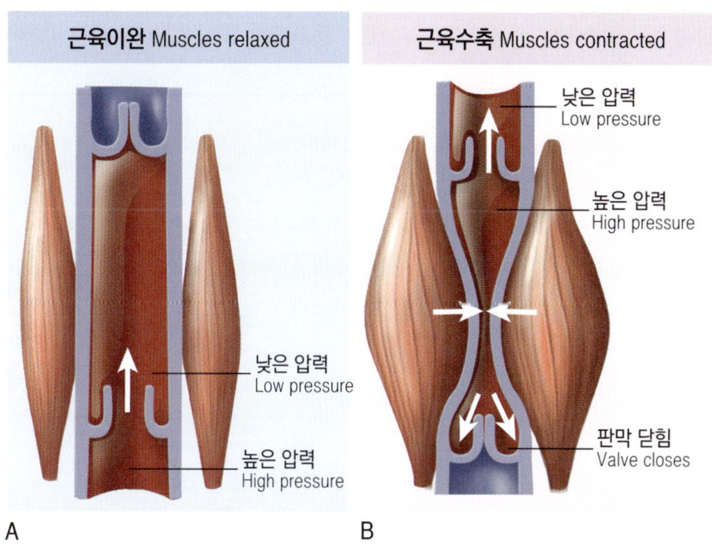

그림 14-3 정맥판막의 기능. 한쪽 방향으로만 혈액을 흐르게 하는 판막을 가진 정맥의 벽을 정상적인 뼈대근육이 수축하여 혈액이 심장쪽으로 흐르는 것을 도와준다. 이는 심장근육 및 심장판막이 펌프로 함께 작동하는 것과 비슷하지만 이 정맥의 판막을 움직이는 기전은 지속적이고 율동적이지 않다.

14

으로만 구성되어 있어서 포도당, 산소, 이산화탄소, 호르몬, 그리고 노폐물 같은 물질이 빠르게 교환될 수 있다.

기능

동맥, 모세혈관, 정맥은 모두 우리몸의 순환경로를 따라 혈액을 공급하지만 각각 고유한 역할을 수행한다.

동맥과 세동맥

동맥과 세동맥은 심장에서 온몸 각 부분의 모세혈관으로 혈액을 분배한다.

세동맥은 수축 또는 확장함으로써 정상 수준의 동맥혈압을 유지하는 데 도움을 준다. 이 장의 뒤에서는 동맥압이 혈액순환을 유지하는 주요한 힘이라는 것을 설명할 것이다.

모세혈관 교환

모세혈관은 교환혈관으로 기능하여 심장혈관계통의 중심기능을 수행한다. 예를 들어, 포도당과 산소는 모세혈관의 혈액에서 사이질액으로 이동한 다음 세포로 이동한다. 이산화탄소와 다른 물질은 반대방향으로(즉, 세포에서 모세혈관으로) 이동한다. 모세혈관과 사이질액 사이에서도 체액이 교환된다(20장 참고).

그림 14-4는 두 개의 반대되는 힘이 모세혈관 교환에 영향을 주는 것을 나타내고 있다. 이러한 힘에는 삼투와 여과가 포함된다. 3장에서 삼투는 일부 용질이 막을 통과할 수 없을 때 물의 수동적 움직임이고 여과는 정수압기울기에 의한 액체의 수동적 움직임이라는 것을 상기시켜 주었다.

그림 14-4는 모세혈관 교환능력이 위치에 따라 달라지는 것을 나타낸다. 모세혈관의 동맥끝에는 바깥쪽으로 향하는 힘이 지배적이어서 물질을 혈액에서 세포로 이동시키는 경향이 있다. 모세혈관의 정맥끝에는 내부로 향하는 힘이 커져서 물질을 조직에서 혈액으로 이동시키는 경향이 있다. 과도한 조직액은 혈액으로 이동하지 못하고 림프계통에 의해 모아져 결국 정맥혈로 돌아가게 된다(15장 참고).

혈장 알부민과 같은 삼투압에 영향을 주는 요소나 혈압과 같이 정수압에 영향을 주는 요인들은 모세혈관 교환을 방해할 수 있어 조직의 탈수나 과다수분공급을 유발할 수 있다(20장 참고).

정맥과 세정맥

세정맥과 정맥은 심장으로 혈액을 귀환시키기 위해 모세혈관

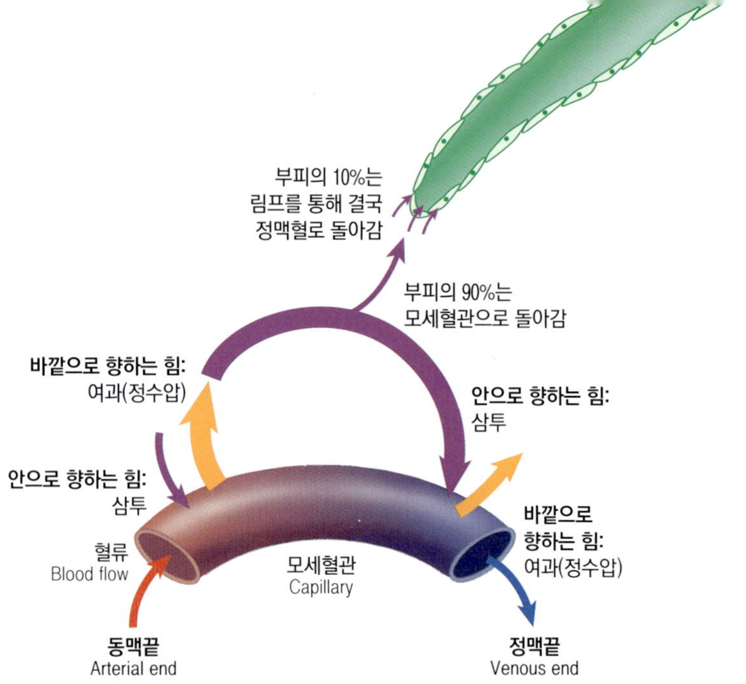

그림 14-4 **모세혈관 교환.** 삼투(삼투압)와 여과(정수압)는 모세혈관 교환을 일으키는 주요 힘으로 액체를 동맥끝의 모세혈관에서 정맥끝의 모세혈관으로 이동시키는 경향이 있다. 과도한 조직액은 림프관에 의해 수집되어 정맥혈로 되돌려질 수 있다.

에서 혈액을 모은다.

큰정맥은 동맥보다 낮은 압력에서 혈액을 운반하기 때문에 혈액을 내보내기 위해 혈관을 수축시키거나, 다량의 혈액을 보유하기 위해 혈관을 확장시키는 것과 같은 혈액의 저장소(blood reservoirs) 역할을 하기도 한다. 이전에 언급했듯이, 외부압력은 한쪽 방향으로 흐르게 하는 판막을 가진 정맥이 심장으로 혈액을 되돌려 보내는 데 도움이 되는 펌프의 역할을 한다.

QUICK CHECK

1. 우리몸 혈관의 주요 형태는 무엇인가? 각각 어떤 다른점을 가지고 있는가?
2. 왜 동맥의 혈관중간막이 정맥의 혈관중간막보다 더 두꺼운가?
3. 모세혈관앞조임근의 역할은 무엇인가?
4. 모세혈관의 기능은 무엇인가?

순환경로

혈액순환이란 용어는 따로 설명할 필요 없이 혈액이 완전한 회로 또는 순환패턴을 구성하는 혈관을 통해 흐른다는 것을 의미한다. 순환경로는 심장에서 허파로, 또는 심장에서 특정 장기로 그리고 다시 심장으로 흐르는 순환 경로들이 모인 것을 말한다.

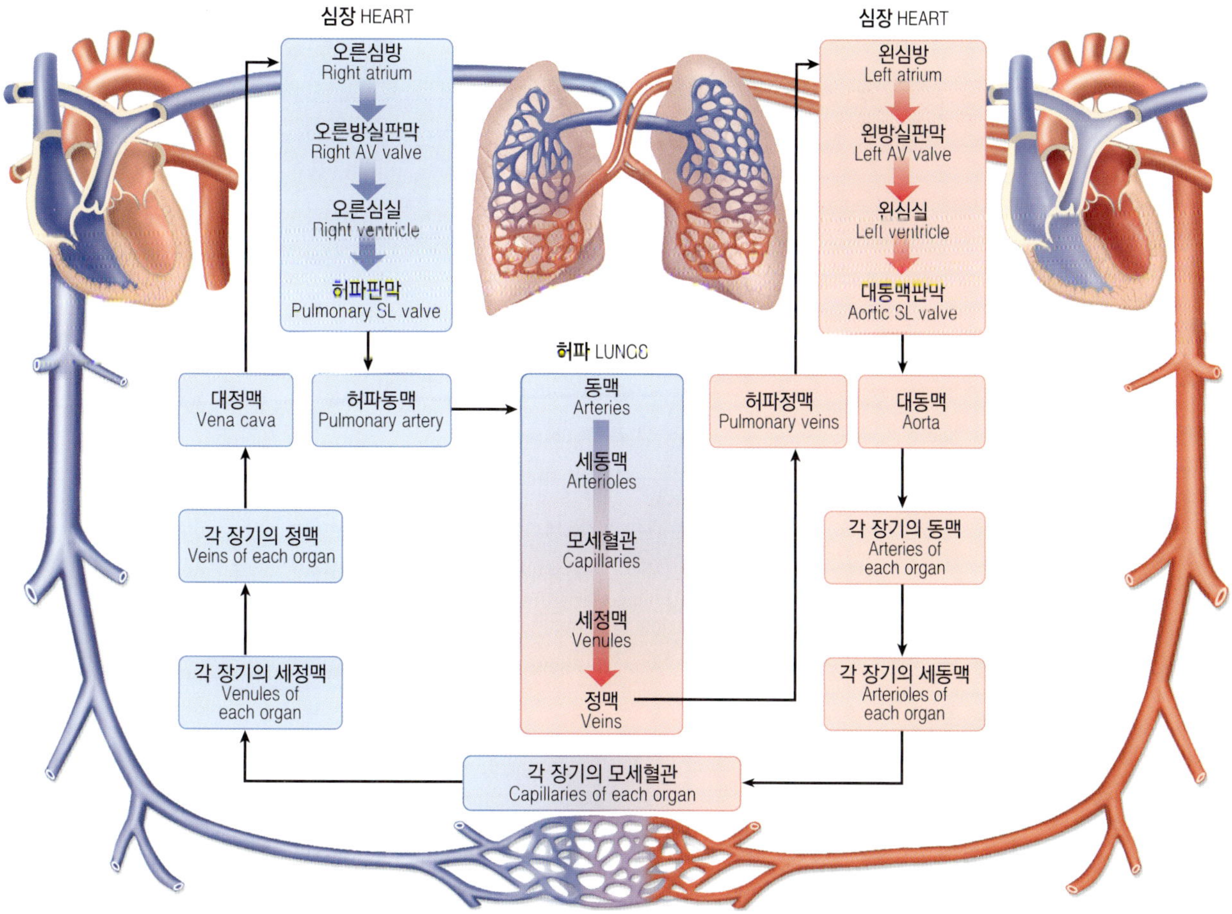

그림 14-5 심장혈관계통에서의 혈류 모식도. 혈액이 동맥을 통해 심장을 떠난 다음 세동맥, 모세혈관, 세정맥, 그리고 정맥을 거쳐 심장 반대편으로 되돌아온다.

온몸순환과 허파순환

혈액이 왼심실에서 나와 혈관을 통해 우리몸의 각 부분들로 흐르고 다시 오른심방으로 들어가는 것을 온몸순환(체순환, systemic circulation)이라고 한다. 13장에서 온몸순환에 대해 설명하였다.

왼심실은 대동맥으로 혈액을 내보내고 그곳에서 혈액은 우리몸의 조직과 기관으로 보내기 위해 혈액을 운반하는 동맥으로 이동한다. 그림 14-5에 나타내듯 혈액은 동맥에서 세동맥을 지나 모세혈관으로 이동한다. 이때 혈액과 세포 사이에서 생명유지에 필수적인 양쪽 방향으로의 물질교환이 일어난다.

그 후 혈액은 각 조직의 모세혈관계에서 흘러나와 세정맥을 통해 정맥으로 흘러가며, 결국은 위대정맥이나 아래대정맥으로 이동한다. 두 개의 대정맥은 오른심방으로 정맥혈을 돌려보냄으로써 온몸순환을 완성한다.

그 시점에서 돌아온 혈액은 왼심실에서 순환을 시작할 때의 지점으로 완전히 순환되지 않는다. 온몸순환을 다시 하기 위해서는 다른 경로의 순환을 먼저 해야 하는데 이 순환이 허파순환(폐순환, pulmonary circulation)이다. 13장에서 허파순환에 대해 설명하였다.

그림 14-5을 따라, 정맥혈은 오른심방에서 오른심실을 지나 허파동맥, 허파세동맥, 모세혈관으로 이동하는 것을 관찰한다. 그곳에서 혈액과 공기 사이에 가스교환이 일어나며, 그로 인해 진한 심홍색의 정맥혈이 주홍색의 동맥혈로 전환된다. 이 산소가 공급된 혈액은 허파세정맥을 통해 네 개의 허파정맥으로 흘러가서 왼심방으로 이동한다. 왼심방에서 온몸순환을 통해서 다시 방출되기 위해 혈액은 다시 왼심실로 들어간다.

그림 14-6과 표 14-1에는 온몸동맥과 허파동맥 이름이 열거되어 있다. 마찬가지로 그림 14-7과 표 14-2에는 우리몸에 있는 주요 정맥이름이 열거되어 있다.

14

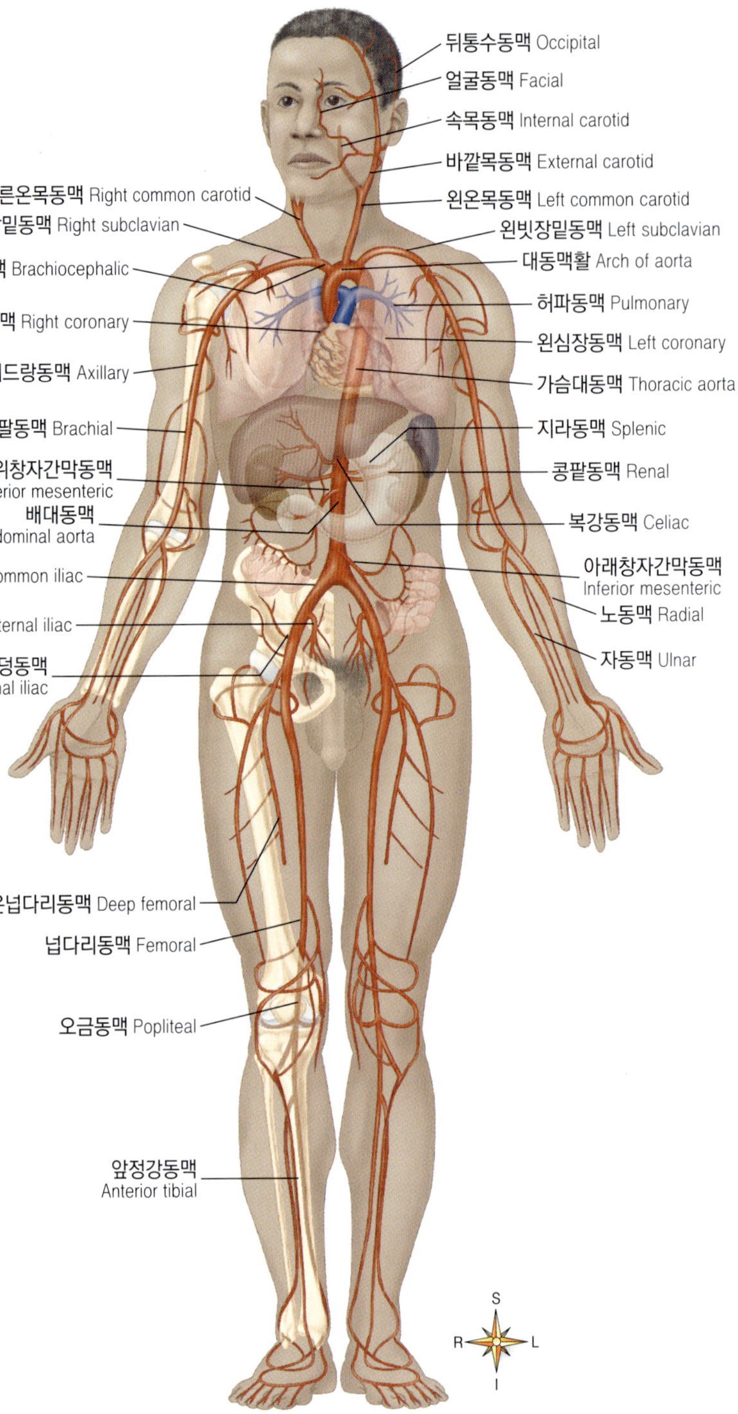

그림 14-6 우리몸의 주요 동맥.

표 14-1 우리몸의 주요 동맥

동맥	공급하는 조직
머리와 목	
뒤통수동맥	머리와 목의 뒷부분
얼굴동맥	입, 인두, 얼굴
속목동맥	뇌의 앞부분, 뇌막
바깥목동맥	목의 표면, 얼굴, 눈, 후두
온목동맥	머리와 목
척추동맥	뇌와 뇌막
가슴	
왼빗장밑동맥	왼쪽 팔
팔머리동맥	머리와 팔
대동맥활	머리, 목, 팔로 가는 가지들
심장동맥	심장근육
배	
복강동맥	위, 지라, 간
지라동맥	지라
콩팥동맥	콩팥
위창자간막동맥	작은창자; 큰창자의 위부분
아래창자간막동맥	큰창자의 아래부분
팔	
겨드랑동맥	겨드랑이
위팔동맥	팔
노동맥	손의 가쪽
자동맥	손의 안쪽
다리	
속엉덩동맥	골반 구조물; 기관, 생식기, 곧창자
바깥엉덩동맥	몸통의 아래부분, 다리
깊은넙다리동맥	넓적다리의 깊은 부위 근육
넙다리동맥	넓적다리
오금동맥	무릎, 종아리
앞정강동맥과 뒤정강동맥	종아리

간문맥순환

간문맥순환(hepatic portal circulation)은 혈액이 간을 통해 흐르는 것을 말한다. 간문이라는 용어는 '출입구'를 의미하며 온몸 조직의 두 번째 세트에 대한 출입구인 체계적인 순환경로로 나타난다.

지라(spleen), 위, 이자(pancreas), 쓸개(gallbladder), 창자(intestines)의 정맥은 다른 복부장기의 정맥처럼 아래대정맥으로 직접 혈액을 보내지 않는다. 대신 이러한 기관들은 간문맥을 이용하여 혈액을 간으로 보낸다(그림 14-8). 즉 혈액은 심장으로 돌아가는 일반적인 정맥귀환의 경로로 다시 들

표 14-2 우리몸의 주요 정맥

정맥	받아들이는 조직
머리와 목	
위시상정맥굴	뇌
얼굴정맥과 앞얼굴정맥	얼굴의 앞과 표면
바깥목정맥	머리와 목의 표면 조직
속목정맥	뇌의 정맥굴들
가슴	
팔머리정맥	머리, 목, 팔
빗장밑정맥	팔
위대정맥	머리, 목, 팔
오른심장정맥, 왼심장정맥	심장
아래대정맥	몸통의 아래부분
배	
간정맥	간
긴가슴정맥	배와 가슴의 근육들
간문맥정맥	창자, 기관 주위
지라정맥	지라
위창자간막정맥	작은창자와 잘록창자의 대부분
아래창자간막정맥	아래잘록창자와 곧창자
팔	
노쪽피부정맥	팔의 가쪽
겨드랑정맥	겨드랑이, 팔
자쪽피부정맥	팔의 안쪽
팔오금중간정맥	노쪽피부정맥
노정맥	팔의 가쪽
자정맥	팔의 안쪽
다리	
속엉덩정맥	골반 구조물: 기관, 생식기, 곧창자
바깥엉덩정맥	다리
넙다리정맥	넓적다리
큰두렁정맥	다리
작은두렁정맥	발
오금정맥	종아리
종아리정맥	발
앞정강정맥	다리의 앞쪽 깊은 부위, 발등
뒤정강정맥	다리의 뒤쪽 깊은 부위, 발바닥

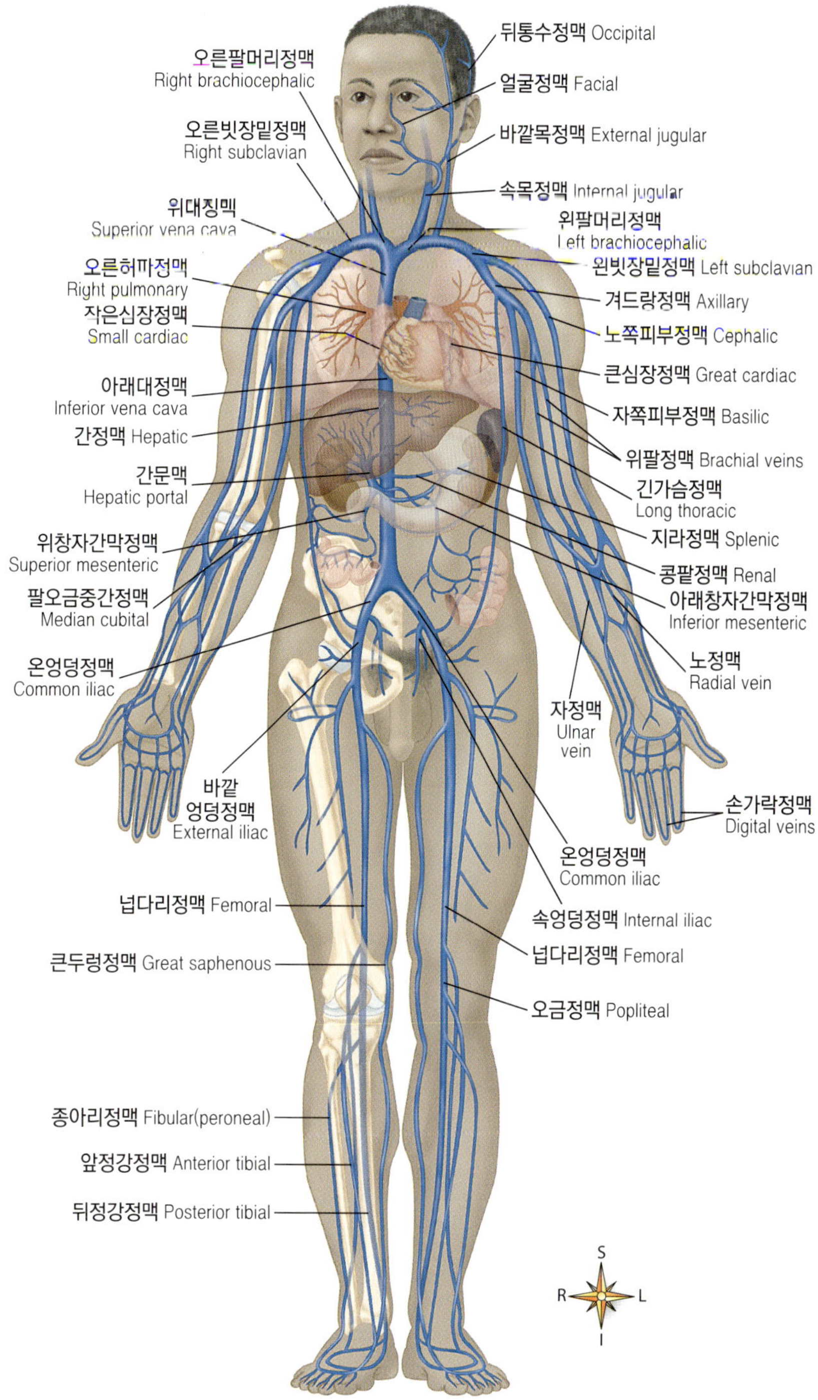

그림 14-7 우리몸의 주요 정맥.

어가기 전에 간을 지나가야 한다. 그 다음 혈액은 간정맥을 통해 아래대정맥으로 흘러간다.

그림 14-5를 보면 대부분의 혈액은 정상적으로 동맥에서 세동맥, 모세혈관, 세정맥, 정맥을 지나서 심장으로 돌아간다. 그러나 간문맥순환에서 혈액은 이러한 전형적인 경로를 따르지 않는다. 간문맥순환으로 들어간 정맥혈

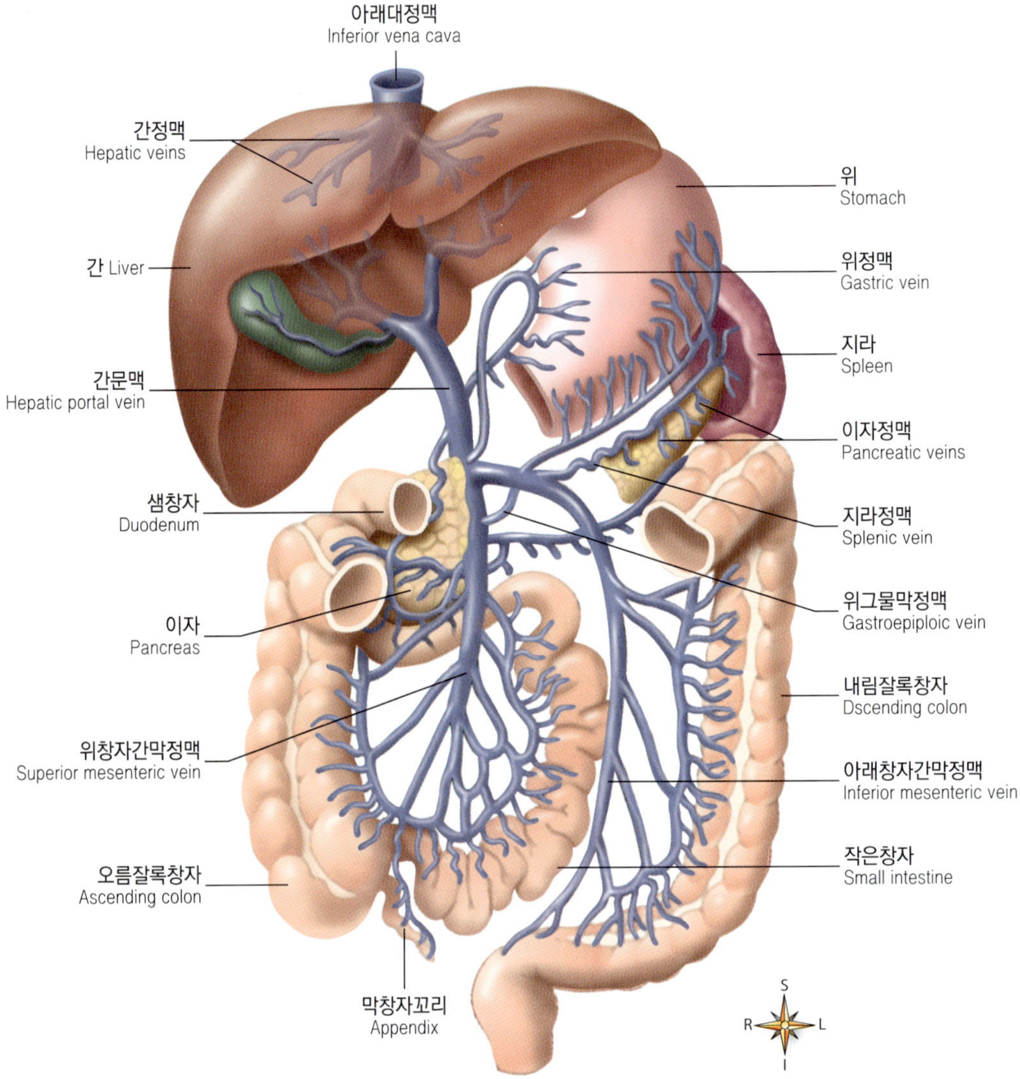

그림 14-8 간문맥순환. 이러한 이례적인 순환에서는 정맥이 두 개의 모세혈관계 사이에 위치한다. 간문맥순환은 배에 위치한 장기의 모세혈관에서 혈액을 모아 간문맥을 통해 간으로 전달한다. 혈액은 간정맥을 통해 간을 떠나 아래대정맥으로 전달된다(장기는 여기서 맞게 그려지지 않았음).

은 심장으로 직접 보내지지 않고 간에서 두 번째 모세혈관계를 통과한다. 그림 14-8의 간문맥은 간과 소화기관에 각각 하나씩 존재하는 모세혈관계 사이에 위치하고 있다.

일단 혈액이 간의 모세혈관계에서 나오면 혈액은 심장으로 돌아가는 정상적인 경로인 오른심방으로 돌아가게 된다.

심장으로 혈액이 돌아가기 전에 간에 있는 두 번째 모세혈관계를 통과하는 정맥혈의 두름길은 몇몇 중요한 기능을 수행한다. 예를 들어 음식이 흡수될 때 간문맥 속의 혈액은 평상시보다 포도당 농도가 높다. 11장의 그림 11-4에서 이러한 높은 포도당 수치는 이자섬에서의 인슐린 분비를 촉진한다는 것을 상기시켜 주었다. 이 호르몬의 영향으로 간세포는 이러한 과도한 포도당을 제거하여 당원(glycogen)의 형태로 간에 저장한다. 따라서 간에서 배출되는 혈액은 간으로 들어가는 혈액보다 포도당 농도가 낮다.

간세포는 혈액 내에 존재할 수 있는 여러 가지 독성 물질을 제거하거나 해독한다. 간문맥순환은 음식에서 흡수된 새로운 독소를 간으로 직접 가져와 해독할 수 있다. 간문맥계통은 몸이 항상성 유지를 위해 어떻게 기능하는지에 대한 좋은 예이다.

태아순환

출생 전 태아의 순환은 태아가 자신의 허파와 소화기관 대신, 엄마의 혈액에서 산소와 영양분을 확보해야 하기 때문에 출생 후의 순환과 다르다.

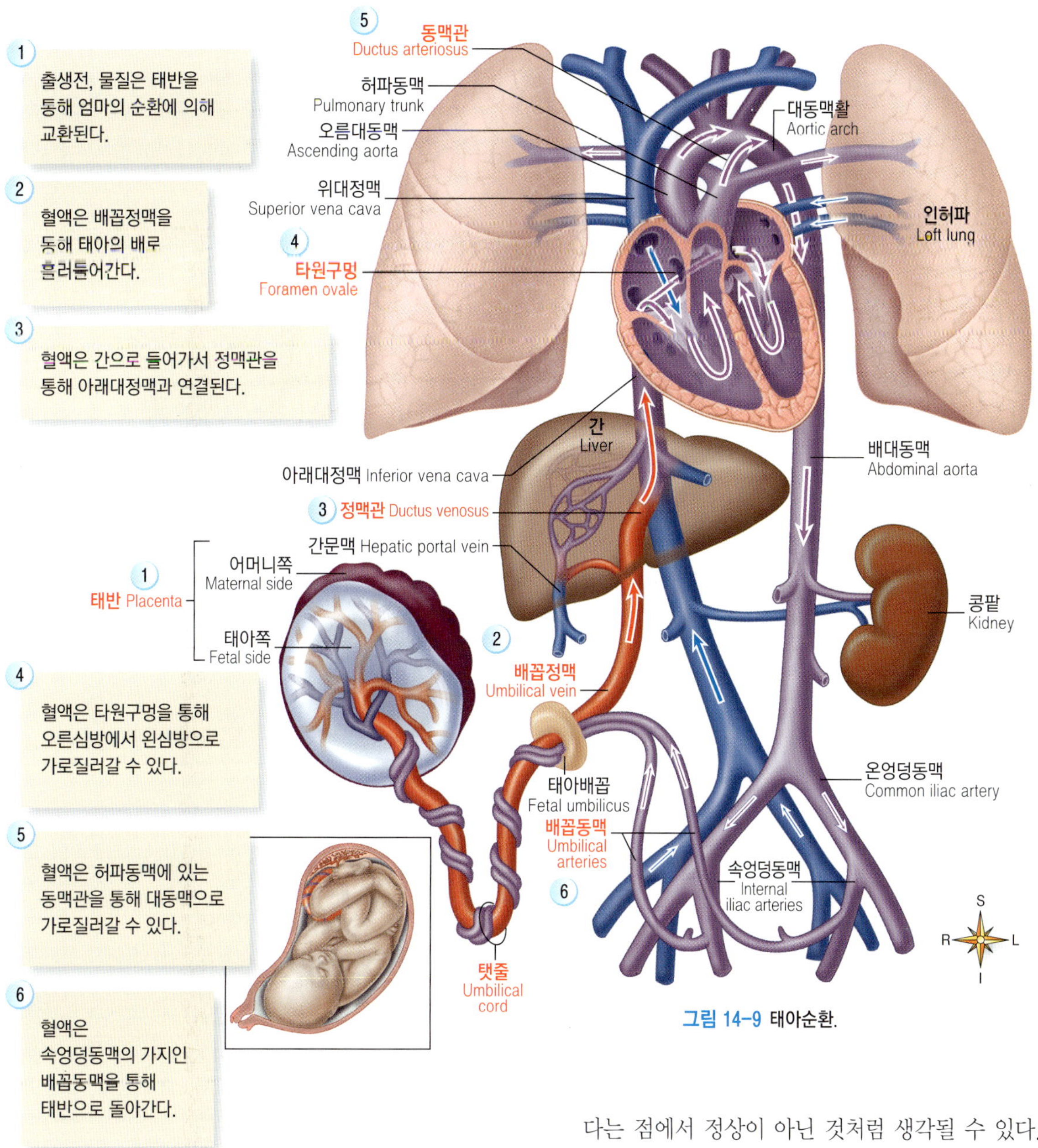

그림 14-9 태아순환.

태아와 엄마의 혈액에서 산소와 영양분을 교환하기 위해서 특별한 혈관이 태아의 혈액을 가스교환이 일어나는 곳인 태반(placenta)으로 보내야 하며, 가스교환 후에는 다시 태아의 몸으로 혈액이 돌아가야 한다. 세 개의 혈관[탯줄(umbilical cord)의 한 부분](그림 14-9)이 이러한 과정을 수행한다. 세 개의 혈관은 두 개의 작은 배꼽동맥(umbilical arteries)과 한 개의 큰 배꼽정맥(umbilical vein)으로 구성되어 있다.

배꼽혈관에서 혈액의 이동은 배꼽정맥이 산소가 풍부한 혈액을 운반하고, 배꼽동맥이 산소가 부족한 혈액을 운반한다는 점에서 정상이 아닌 것처럼 생각될 수 있다. 하지만 산소의 함량에 상관없이 동맥이라는 것은 심장에서 나오는 혈액을 담당하는 혈관이며, 정맥은 혈액을 심장 쪽으로 이동시키는 혈관이라는 것을 기억해야 한다.

태아순환의 또 다른 독특한 구조는 정맥관(ductus venosus)이다. 그림 14-9와 같이, 정맥관은 배꼽정맥의 연장이다. 정맥관은 태반에서 돌아오는 대부분의 피가 아직 미성숙한 간을 우회할 수 있도록 혈액을 직접 아래대정맥으로 보내는 두름실 역할을 한다.

성장 중인 태아에서 허파는 출생 전까지는 폐쇄되어 있는 형태인데, 이러한 미성숙한 허파로의 혈액을 다른 곳으로 순환시키기 위해 두 가지의 다른 구조가 존재한다. 타원구멍(foramen ovale)은 혈액을 오른심방에서 직접 왼심방으로

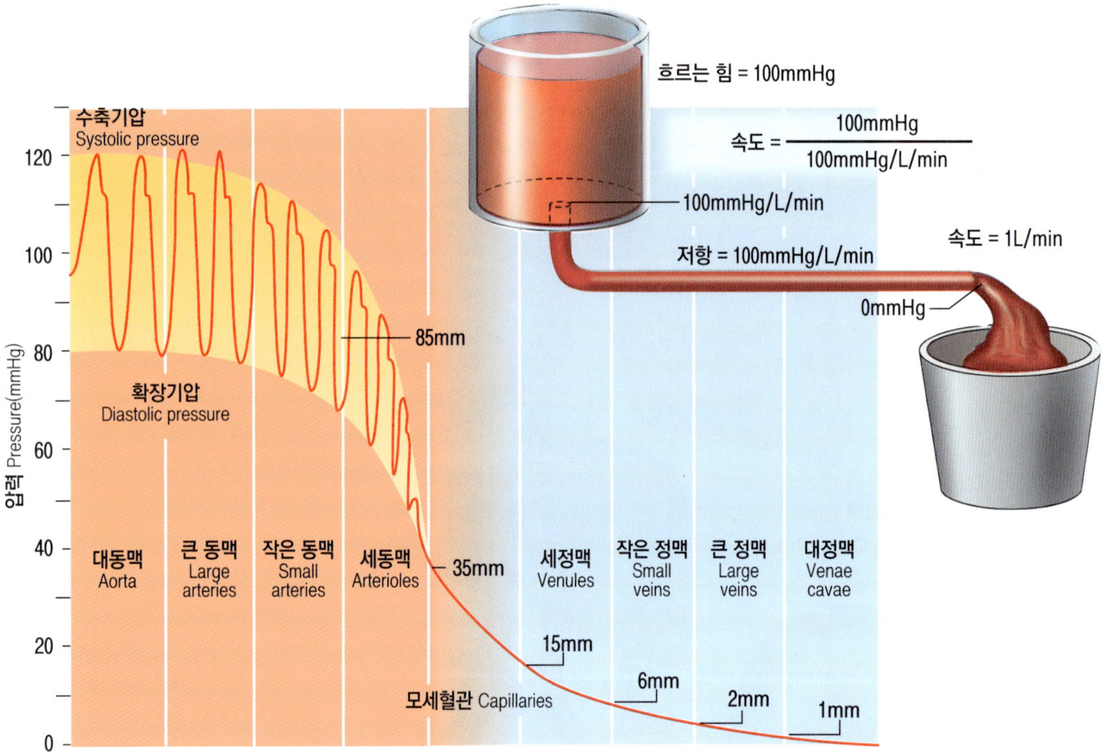

그림 14-10 혈류를 유도하는 압력기울기. 혈액은 혈압이 가장 높은 동맥에서 '혈압상승'을 타고 세동맥으로 내려가 혈압이 낮아지고, 다시 모세혈관으로 이동하여 혈압은 더 낮아진다. 그래프의 모든 숫자는 수은을 밀리리터로 측정한 혈압을 나타낸다.

보내고 동맥관(ductus arteriosus)은 허파동맥과 대동맥을 연결한다.

출생 후 바로 이러한 특수한 태아혈관과 지름길은 기능을 멈추어야 한다. 신생아가 숨을 쉬기 위해 처음으로 깊은 호흡을 할 때 순환계통은 증가된 압력에 영향을 받는다. 그 결과로 타원구멍은 닫히고 배꼽혈관, 정맥관, 동맥관이 폐쇄된다.

몇몇 선천성 기형은 출생 시 태아순환이 바뀌지 않아 발생하는 순환계통 기능상실을 보인다. 예를 들어 동맥관이 닫히지 않으면 산소포화도가 낮은 혈액이 허파를 거치지 않게 할 수 있다.

비슷하게 타원구멍이 닫히지 않으면 심장에 구멍이 생겨 허파순환을 둘러가게 한다. 심방사이막이나 심실사이막의 결손은 심장에 구멍이 있는 상태를 유발할 수 있다. 작은 구멍을 가진 많은 사람들은 심장에 구멍을 가지고 있다는 것을 모른채 생활하며 정상적인 일상생활을 살아가고 건강하게 생활한다. 구멍의 크기가 중간에서 큰 경우, 얇은 피부를 가진 신생아는 이때 온몸 동맥혈의 산소가 부족해져 피부가 푸르스름한 빛을 띠게 된다. 조직이 푸르스름한 이 상태를 청색증(cyanosis)이라고 한다.

QUICK CHECK

1. 온몸순환과 허파순환의 차이점은 무엇인가?
2. 간문맥순환은 무엇인가?
3. 태아순환은 어른들의 순환과 어떻게 다른가?
4. 청색증은 무엇인가?

혈류역학

혈류역학이라는 용어는 혈액의 흐름에 영향을 주는 일련의 과정을 의미한다. 우리가 보게 될 것처럼 순환경로를 통한 지속적인 혈액의 흐름을 유도하는 주된 힘은 혈압이다.

혈압의 정의

혈압을 설명할 때 좋은 방법은 혈압에 관한 몇 가지 질문에 답을 해 보는 것이다. 혈압이 무엇인가? 말 그대로 혈압이라는 단어는 순환계통을 통해 흐르는 혈액의 누르는 힘 또는 압력을 말한다.

혈압은 어디에 존재하는가? 혈압은 모든 혈관에 있지만 동맥에서 가장 높고 정맥에서 가장 낮다. 실제로 각 혈관에서 측정된 혈압으로 목록을 작성하고 그래프로 그린다면 그림

14-10처럼 대동맥의 혈압이 가장 높고, 대정맥에서 가장 낮은 언덕 모양이 될 것이다. 이 언덕 모양의 혈압곡선을 혈압기울기(blood pressure gradient)라고 한다.

좀더 정확하게 혈압기울기는 두 혈압 사이의 차이를 말한다. 전체 온몸순환에서의 혈압기울기는 대동맥의 평균혈압과 오른심방에 합쳐지는 대정맥 끝의 혈압과의 차이를 말한다. 대동맥에서의 평균혈압은 그림 14-10과 같이 100mmHg이고 대정맥 끝의 혈압은 0이다. 그러므로 이러한 전형적인 정상 그림에서 혈압기울기는 100mmHg이다(100 빼기 0).

왜 혈압의 기능을 이해하는 것이 중요한가? 혈압기울기는 혈류를 계속 유지하는 것에 관여하기 때문이다. 혈압기울기가 나타날 때 혈액은 순환하고, 반대로 혈압기울기가 없을 때에는 혈액이 순환하지 않는다.

예를 들어 동맥의 혈압이 평균 세동맥압과 같아지도록 감소하였다고 가정한다면, 그 결과 동맥과 세동맥 사이의 혈압 차이는 없어지고 따라서 혈액을 동맥에서 세동맥으로 이동시키는 힘이 존재하지 않게 된다. 순환은 멈출 것이며 생명 또한 끝나게 될 것이다. 수술이나 다른 상황에서 동맥혈압이 급격히 떨어질 때 생명을 지키기 위해 응급처치를 빨리 시작하여야 하는 이유가 여기에 있다.

지금까지 논의한 혈압에 관한 내용은 아마도 고혈압(동맥고혈압)과 저혈압이 순환에서 나쁜 이유에 대한 궁금증을 가지게 할 것이다. 고혈압(hypertension)이 나쁜 이유는 여러 가지가 있다. 그중 하나는 혈압이 심하게 높을 때 혈관을 파열시킬 수 있다는 것이다(예: 뇌의 혈관이 파열되면 뇌졸중을 일으킴). 만성고혈압은 심장의 부담을 늘려 심장근육이 두꺼워지게 만들고 결과적으로 심장기능상실을 발생시킬 수 있다.

하지만 저혈압 역시 위험할 수 있다. 동맥혈압이 많이 떨어지면 순환이 멈추고 생명에 중요한 기관에 혈액공급이 되지 않아 사망한다. 극도로 혈압을 저하시키는 다량의 출혈은 이러한 이유로 사망을 초래한다.

혈압에 영향을 미치는 요인

무엇이 혈압을 유발하고 시시각각으로 혈압을 변화시키는가? 이러한 질문을 설명하는 데 있어 도움이 되는 혈액량, 심장수축력, 심박동수, 혈액의 점성, 혈액흐름에 대한 저항력과 같은 요인이 다음 단락에서 논의될 것이다.

혈액량

혈압에 직접적으로 영향을 미치는 요인은 혈관에 있는 혈액량이다. 예를 들어, 동맥 내의 혈액량이 많으면 많을수록 혈액이 동맥의 벽에 작용하는 압력과 동맥혈압은 더 커질 것이다.

반대로 동맥에 혈액이 적을수록 혈압은 더 낮아지는 경향을 보일 것이다.

출혈은 혈액량과 혈압 사이의 이러한 관계를 보여준다. 출혈은 뚜렷한 혈액의 손실이며 혈액량의 감소는 현저한 혈압 감소를 초래한다. 출혈의 가장 중요한 징후는 혈압의 급속한 저하이다.

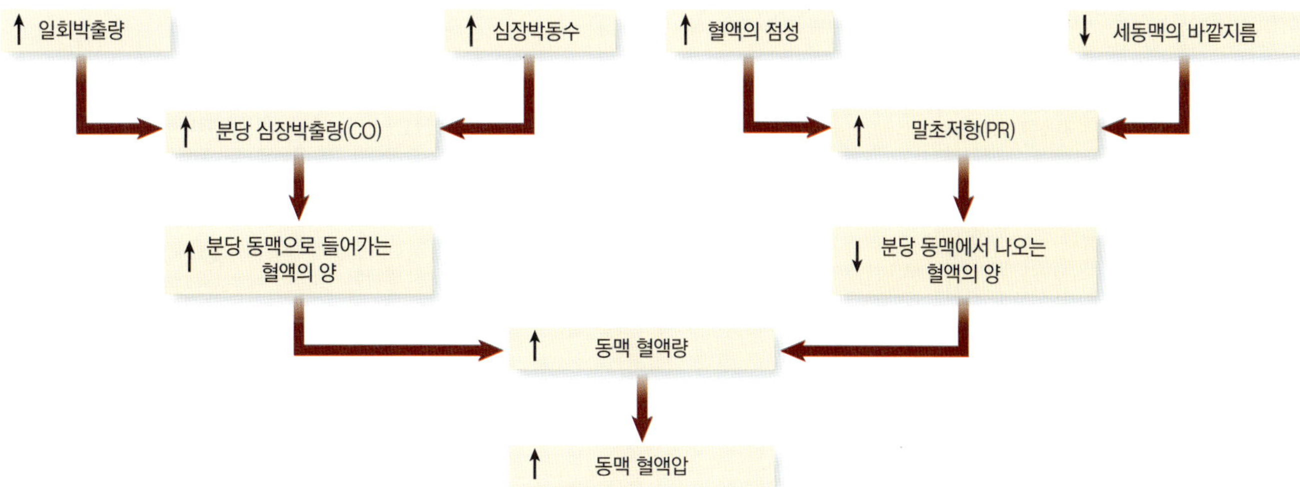

그림 14-11 혈압에 영향을 주는 요인. 동맥혈의 압력은 동맥혈의 양에 직접 비례한다. 심장박출량(CO)과 말초저항(PR)은 동맥혈의 양과 직접적으로 비례하지만 반대의 이유로 심장박출량은 동맥에 들어가는 혈액에 영향을 미치고 말초저항은 동맥을 떠나는 혈액에 영향을 준다. 심장박출량이 증가하면 동맥으로 들어가는 혈액의 양이 증가하고 동맥의 혈액량이 증가하는 경향이 있다. 말초저항이 증가하면 동맥을 빠져나가는 혈액의 양이 감소하여 혈류량이 증가한다. 따라서 심장박출량 또는 말초저항이 증가하면 동맥의 혈액양이 증가하여 동맥 혈액압력이 증가한다.

또 다른 예는 이뇨제란 약물이다. 이뇨제는 소변으로 나가는 수분의 양을 증가시켜 몸 밖으로 물을 많이 내보내는 것이다. 이러한 약은 종종 고혈압을 치료하는 데 사용된다. 수분을 몸 밖으로 버림으로써 혈액량을 감소시키면 혈압은 낮은 수치로 떨어지게 된다.

동맥의 혈액량은 심장에서 얼마나 많은 혈액이 동맥으로 방출되는지와 세동맥이 얼마나 많은 혈액을 동맥에서 가져오는지에 의해 결정된다. 세동맥의 바깥지름은 얼마나 많은 피가 동맥에서 세동맥으로 배출되는지를 결정하는 데 있어서 매우 중요한 역할을 한다.

심장수축력

이전 장에서 심장수축 횟수(rate)와 강도(strength)가 심장박출량(cardiac output; CO)에 영향을 미쳐 혈압에 변화를 준다는 것에 대해 애기하였다.

왼심실은 매번 수축할 때 일정한 양의 혈액(일회박출량, stroke volume; SV)을 대동맥으로 내보낸다. 각각의 심장수축이 강하면 강할수록 더 많은 피가 대동맥과 동맥으로 방출될 것이다. 반면, 수축이 약하면 약할수록 더 적은 양의 혈액이 분출된다.

왼심실이 한 번 수축할 때 70mL의 혈액을 대동맥으로 보내고 심박수가 70회/분이라고 가정할 때 심장박출량은 70mL/회×70회/분 = 4,900mL/분이며, 매분 약 5L의 혈액이 대동맥과 동맥으로 들어간다(심박출량).

만일 심박동이 약해져 왼심실이 한 번 수축할 때 70mL 대신 50mL의 혈액만을 대동맥으로 보낸다고 가정해 보자. 심장이 여전히 1분에 70회 수축한다면 대동맥으로 들어가는 혈액량은 정상적인 양인 4,900mL/분보다 작은 3,500mL가 된다. 이러한 심장박출량 감소는 동맥의 혈액량을 감소시키고 감소된 동맥의 혈액량은 동맥혈압을 감소시킨다.

요약하자면, 심장박동의 강도는 심장수축이 강력하면 혈압이 증가하고 약해지면 혈압이 감소하는 식으로 혈압에 영향을 미친다.

심장박동수

심장박동수(heart rate, HR)의 속도 또한 동맥혈압에 영향을 미친다. 심장박동수가 빨라졌을 때에는 더 많은 혈액이 대동맥으로 들어가 동맥 혈액량과 혈압이 증가할 것이다.

심장박동수가 증가할 때 일회박출량이 감소하지 않으면 역시 혈압이 증가한다. 그러나 심박박동수가 증가하면 왼심실의 수축 속도가 매우 빨라지기 때문에 왼심실에 피를 충분히 가득 채울 시간이 부족해져 평상시에 비해 왼심실은 적은 양의 혈액을 대동맥으로 내보낸다.

예를 들어 심장박동수가 70회/분에서 100회/분으로 증가하고 이와 동시에 일회박출량이 70mL에서 40mL로 감소하면 분당 70mL×70=4,900mL/분의 심박출량이 40mL×100=4,000mL/분으로 바뀐다. 심장박동수가 증가하지만 동맥 혈액량은 적어지고 그 결과 혈압도 떨어진다.

그러면 우리는 어떻게 일반화할 것인가? 일반적으로는 심장박동수의 증가는 혈압을 증가시키고 심장박동수의 감소는 혈압을 감소시킨다고 할 수 있다. 그러나 실질적으로는 심장박동수의 변화로 혈압 변화를 만드는 것은 어떠한 방향으로 일회박출량이 변화하는가에 달려 있다.

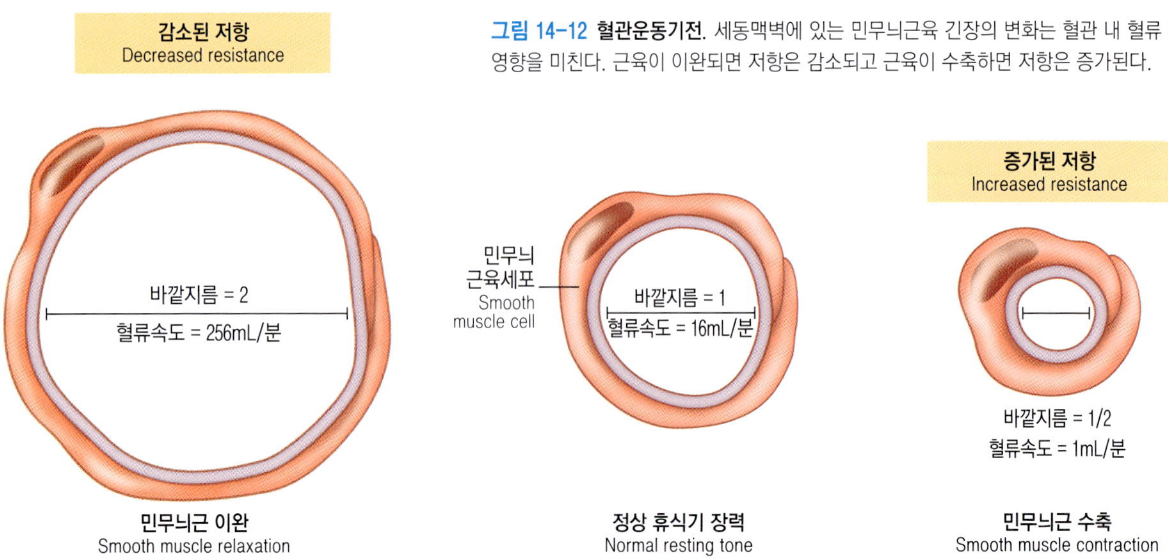

그림 14-12 혈관운동기전. 세동맥벽에 있는 민무늬근육 긴장의 변화는 혈관 내 혈류 저항에 영향을 미친다. 근육이 이완되면 저항은 감소되고 근육이 수축하면 저항은 증가된다.

혈액의 점성

혈압과 관련 있는 또 하나의 요소로서 끈적임을 나타내는 혈액의 점성도 중요하다. 혈액의 점성이 높을수록 혈류에 대한 저항이 커지며 혈압도 높아진다. 혈액이 정상보다 점도가 떨어지면 혈압은 감소할 것이다.

예를 들어 출혈이 심할 경우 사이질액에서 혈액으로 체액이 이동한다. 이는 혈액을 희석시키고 점도를 감소시켜 결국 혈압을 떨어뜨린다. 출혈이 멈춘 후에는 전혈이나 혈장 성분의 수혈이 생리식염수(saline) 주입보다 더 좋다. 생리식염수는 점성 있는 액체가 아니어서 정상 수준의 혈압을 유지할 수 없기 때문이다.

적혈구증가증(polycythemia)은 정상 이상으로 많은 적혈구가 증가해서 점도가 증가하는 것으로(그림 12-3), 이때 혈압도 증가한다. 적혈구증가증은 공기 중 산소농도가 떨어지고 우리몸의 산소요구량이 증가할 때 발생할 수 있다.

혈류저항

혈류저항의 변화는 조직에서의 혈압경사, 즉 혈류량을 변화시키는 주요한 요인이다. 말초저항(peripheral resistance)이란 용어는 혈관 속의 혈액을 흐르지 못하게 만드는 힘을 말하는데, 예를 들면 혈액의 점성처럼 혈류 흐름의 정도를 조절하는 요인이 말초저항과 관계가 있다.

말초저항에 영향을 미치는 다른 요인은 그림 14-11에서 보이는 혈관벽 근육의 장력긴장과도 관계가 있다. 근육이 이완되면 말초저항이 낮아지고, 그로 인해 혈압이 떨어지고, 혈압기울기에 의해서 혈액이 쉽게 흐르게 된다. 그러나 혈관벽의 근육이 수축하면, 말초저항과 혈압이 증가하고 압력경사가 감소하여 혈액의 흐름이 어려워진다.

그림 14-12는 혈관 바깥지름의 상대적인 작은 변화로 인해 혈류량에 급격한 변화가 나타나는 것을 설명한다. 이러한 사실은 혈관 근육의 긴장을 아주 조금 조정하면 광범위한 혈류 속도를 얻을 수 있음을 의미한다.

혈관벽 근육의 긴장 변화로 혈압이나 혈류가 조절되는 현상을 혈관운동기전(vasomotor mechanism)이라고도 부른다.

동맥혈압의 변화

그 어느 누구도 혈압이 항상 똑같을 수는 없다. 매우 건강한 사람도 혈압의 변화가 있을 수 있다. 예를 들어 격렬한 운동을 할 때 혈압은 올라간다. 이는 정상적이며 오히려 혈압 증가는 좋은 효과를 낸다. 운동을 할 때는 근육으로 단위 시간당 더 많은 혈액을 이동시켜 더 많은 산소와 에너지 공급을 위한 영양소를 공급한다.

일반적으로 휴식상태에서 동맥혈압은 약 120/80mmHg 이하, 혹은 수축기압 120mmHg 그리고 이완기압 80mmHg이다. 그러나 개개인에 따라 또한 연령이 다를 때 '정상'이라고 부를 수 있는 혈압은 달라진다.

중심정맥압

그림 14-10과 같은 정맥혈액의 압력은 큰 혈관에서 매우 낮고 혈액이 대정맥을 지나 오른심방으로 귀환할 때 거의 0까지 떨어진다. 오른심방 안의 정맥혈압을 중심정맥압(central venous pressure)이라고 한다. 중심정맥압은 혈류를 심장으로 다시 유도하는 데 필요한 압력기울기의 '최저치'를 나타낸다.

중심정맥압의 수치는 큰 말초정맥압에 영향을 미치기 때문에 중요하다. 심장박동이 강하면 혈액이 효율적으로 심장 안을 드나들기 때문에 중심정맥압은 낮아진다.

심장박동수가 약해지면 중심정맥압은 증가하고 오른심방으로 들어가는 혈류는 느려진다. 이러한 기전으로 의자에 앉아 있는 심장기능상실 환자의 바깥목정맥이 정맥의 혈액 정체에 의해 부풀어 오르는 것을 설명할 수 있다.

정맥혈액이 순환계를 통해 오른심방으로 귀환하는 것을 돕는 5가지의 기전은 다음과 같다.

1. 온몸순환을 통해 혈액을 분출하는 지속적인 심장의 박동
2. 혈액이 동맥과 정맥으로 흐를 수 있도록 하는 충분하고 적당한 혈압
3. 심장으로 향하는 방향으로 혈액이 지속적으로 흐르게 하는 정맥혈관 내의 판막
4. 정맥을 쥐어짜는 펌프 역할을 하는 뼈대근육의 수축
5. 호흡 동안 가슴안의 압력이 변화하여 가슴안의 정맥에 펌프 같은 역할

QUICK CHECK

1. 혈액이 흐르게 만드는 혈압기울기를 설명하시오.
2. 혈압에 영향을 미치는 4가지 요인을 말하시오.
3. 사람의 혈압은 항상 일정하게 유지되는가? 이것이 왜 그렇게 되는지 설명하시오.

14

맥박

동맥이 반동과 팽창을 교대로 할 때 맥박을 잰다면 무엇을 느낄 수 있는가? 팽창과 반동의 움직임은 심장주기동안 발생하고 변화하는 동맥 혈압에 기인한다. 수축하는 동안 왼심실이 혈액을 분출하면 동맥의 벽이 확장되고 대동맥판막이 닫히고 분출이 잠시 중단되면 탄력이 있는 동맥벽이 반동한다.

맥박을 느끼기 위해서는 뼈나 신체의 딱딱한 표면 위를 지나는 동맥 위에 손가락을 놓아야 한다. 맥박은 임상적으로 중요한 징후이다. 맥박 측정은 심장박동의 속도와 규칙성, 강도에 대한 정보를 제공한다. 또한 혈압에 대한 정보도 제공할 수 있다.

맥박 측정은 위험요인이나 불편함이 없다. 주요 '맥박 측정 부위'는 맥박이 느껴지는 동맥 이름에서 유래되었고 그 위치는 그림 14-13에 나와 있다.

머리와 목에 위치한 세 개의 맥박 측정 지점은 다음과 같다.

- 귀 앞의 얕은관자동맥(superficial temporal artery)
- 목의 목빗근 가장자리 앞에 있는 속목동맥(carotid artery)
- 입의 한쪽 아래 아래턱뼈의 가장자리 가장 아래쪽의 얼굴동맥(facial artery)

팔의 양쪽에도 세 개의 맥박 측정 지점이 있다.

- 겨드랑에 있는 겨드랑동맥(axillary artery)
- 위팔두갈래근의 안쪽 모서리를 지나고 팔꿈치 굴곡에 있는 위팔동맥(brachial artery)
- 손목에 있는 노동맥(radial artery)

노동맥은 우리몸에서 맥박을 가장 많이 측정하며 가장 측정하기 쉬운 곳이다.

다리의 양쪽에도 네 개의 맥박 측정 지점이 있다.

- 샅굴부위의 넙다리동맥(femoral artery)
- 무릎 안쪽 바로 위에 있는 오금동맥(popliteal artery)
- 발의 앞표면, 발목관절 바로 아래에 있는 발등동맥(dorsalis pedis artery)

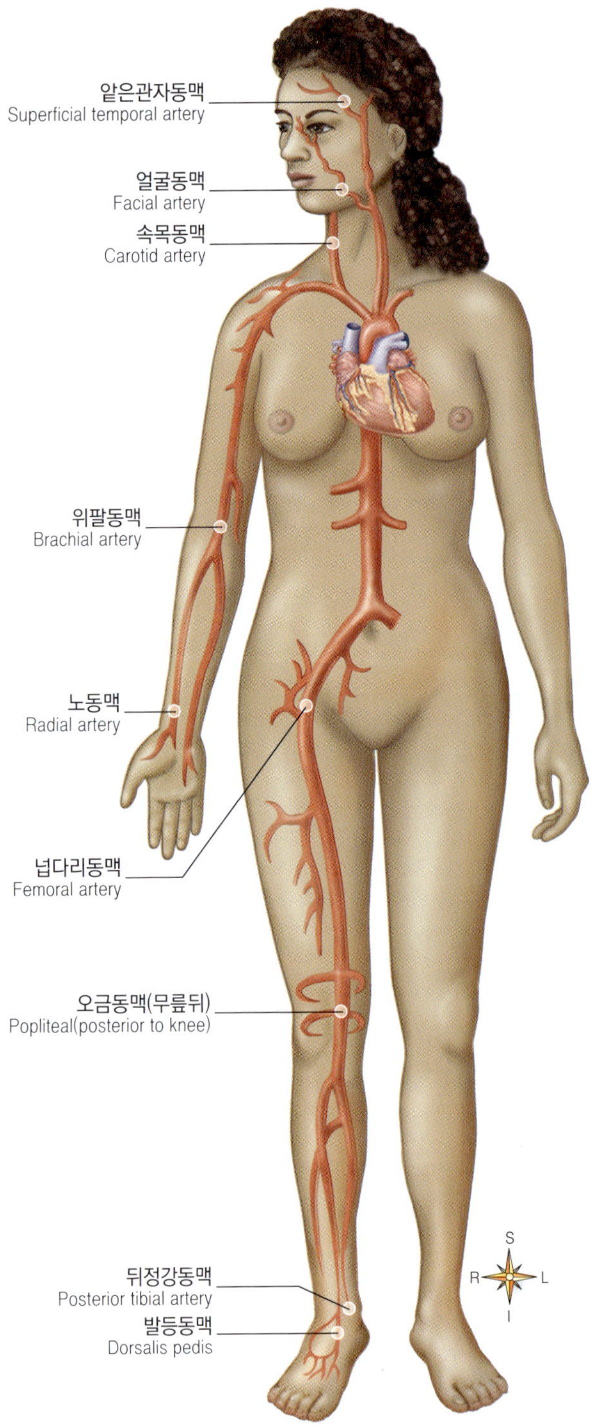

그림 14-13 맥박을 느낄 수 있는 지점. 각 맥박을 느낄 수 있는 지점은 그것이 연관된 동맥의 이름으로 불린다. 동맥이 손상되었을 경우 상처보다 몸쪽에 있는 맥박이 느껴지는 부위를 압박하면 출혈을 늦출 수 있다.

QUICK CHECK

1. 맥박을 느낄 수 있는 부위는 어디인지 설명하시오.

용어 terminology

간문맥순환 hepatic portal circulation

혈관속막 endothelium

동맥 artery

동맥관 ductus arteriosus

맥박 pulse

모세혈관 capillary

모세혈관앞조임근 precapillary sphincter

배꼽의, 탯줄의 umbilical

바깥막 tunica externa

세동맥 arteriole

세정맥 venule

속막 tunica intima

정맥 vein

정맥관 ductus venosus

중간막 tunica media

중심정맥압 central venous pressure

타원구멍 foramen ovale

태반 placenta

요약 summary

혈관

A. 종류
1. 동맥: 심장에서 방출하며 모세혈관으로 가는 혈액 운반
2. 모세혈관: 세동맥에서 세정맥으로 혈액 운반
3. 정맥: 심장으로 귀환하며 모세혈관에서 나오는 혈액 운반

B. 구조(그림 14-1)
1. 동맥
   a. 속막(tunica intima): 내피세포의 안쪽 층
   b. 중간막(tunica media): 동맥 안에 두꺼운 민무늬근육, 약간의 탄력조직-혈압 조절에서 중요
   c. 바깥막(tunica externa): 섬유성 탄력조직의 얇은 바깥층
2. 모세혈관: 현미경적 혈관(그림 14-2)
   a. 단 한 개의 층: 속막(tunica intima)
   b. 모세혈관앞조임근(precapillary sphincters)은 얼마나 많은 혈액을 모세혈관계 안에 보낼 것인가를 조절
3. 정맥(그림 14-1)
   a. 속막(tunica intima)-안쪽 층: 정맥판막이 혈액의 역행을 방지함
   b. 중간막(tunica media)-민무늬근: 정맥에서는 얇음
   c. 바깥막(tunica externa)-많은 정맥에서 섬유성 결합조직의 두꺼운 층

C. 기능
1. 동맥과 세동맥: 영양소와 가스 등을 분배, 높은 압력으로 혈액 안에서 운반; 동맥압 유지; 혈액 저장
2. 모세혈관: 영양소, 노폐물, 체액의 교환 혈관 (중심심장혈관 기능)
   a. 삼투와 여과는 모세혈관에서 교환을 일으키는 주요한 힘(그림 14-4)
   b. 외부로 향하는 힘은 모세혈관의 동맥끝에서 더 크며 액체를 혈액에서 조직으로 이동시킴
   c. 내부로 향하는 힘은 모세혈관의 정맥끝에서 더 크며 액체를 조직에서 혈액으로 이동시킴
   d. 혈액으로 되돌아가지 않은 과도한 조직액은 림프계통에 의해 수집됨(15장 참고)
3. 정맥과 세정맥: 심장으로 귀환할 혈액 수집; 혈액의 낮은 압력 흐름(동맥과 비교 시)

순환경로

A. 온몸순환과 허파순환(그림 14-5)
1. 혈액순환: 혈액이 순환 패턴이나 형식에 의해 지정된 혈관을 통해 흐르는 것을 말함. 순환경로라 불리는 기관에서 기관으로의 특정 경로
2. 온몸순환(systemic circulation)
   a. 온몸에서의 혈액 이동
   b. 경로: 왼심실에서부터, 대동맥, 동맥, 세동맥, 모세혈관, 세정맥, 대정맥, 오른심방
3. 허파순환(pulmonary circulation)
   a. 허파로 가거나 허파에서 오는 혈액의 이동
   b. 동맥은 가스교환을 위해 산소가 제거된 혈액을 허파로 운반
   c. 경로: 오른심실에서부터, 허파동맥, 허파, 허파정맥, 왼심방

B. 특별한 순환경로
1. 간문맥순환(그림 14-8)
   a. 간을 통과하는 유일한 혈액순환
   b. 정맥(간문맥)은 두 개의 모세혈관계 사이에 존재
   c. 혈당농도의 항상성을 유지하게 함
2. 태아순환(그림 14-9)
   a. 출생 전의 순환
   b. 엄마의 혈액에서 산소와 영양소를 효과적으로 공급받기 위한 태아에게 필수적인 순환
   c. 태반, 배꼽동맥과 배꼽정맥, 정맥관, 동맥관, 타원구멍이 포함된 독특한 구조
   d. 태아순환이 출생 후에 일반적인 순환으로 바뀌는 과정이 실패하면 산소 부족으로 초래되는 청색증이 발생함

혈류역학

A. 혈압의 정의: '압력' 또는 혈관 안에서 혈액의 힘
  1. 세동맥에서 가장 높고 정맥에서 가장 낮음(그림 14-10)
  2. 혈압기울기: 혈액순환에서 발생. 혈액은 압력이 높은 곳에서 압력이 낮은 곳으로 이동
  3. 비정상적으로 낮은 혈압은 조직의 혈류량 감소로 인해 발생
  4. 고혈압: 높은 혈압
    a. 혈관 파열의 원인이 될 수 있음
    b. 심장의 작업량을 증가시켜 심장근육을 비정상적으로 두껍게 만드는 원인이 될 수 있음

B. 혈압에 영향을 미치는 요인(그림 14-11)
  1. 혈액량
    a. 많은 양의 혈액은 혈관벽에서 더 높은 혈압을 만듦
    b. 이뇨제: 수분의 소실을 증가시켜 총혈액의 양을 감소시킴
  2. 심장수축력: 일회박출량에 영향을 미치며 차례로 심장박출량에 영향을 줌; 강한 심장박동은 압력을 증가시키고 약한 박동은 압력을 감소시킨다.
  3. 심장박동수: 심장박동수 증가는 압력을 증가시키고 심장박동수 감소는 압력을 감소시킨다.
  4. 혈액의 점성(끈적임)
    a. 정상보다 낮은 점도는 혈압을 감소시키고 높은 점도는 혈압을 증가시킴
    b. 적혈구증가증(polycythemia): 비정상적인 헤마토크릿의 증가, 혈액 점성이 증가하면 혈압을 증가시킴
  5. 말초혈관저항은 혈관운동기전(혈관근육의 수축 및 이완) 등의 여러 요인에 의해 조절된다(그림 14-12).

C. 동맥혈압의 변화
  1. 혈압은 시시각각 정상 범위 내에서 변화
  2. 정상적인 동맥혈압은 휴식하는 동안 120/80 이하

D. 중심정맥압
  1. 오른심방 안에서의 정맥혈액 압력은 혈류를 유도하는 압력기울기의 '낮은끝'이다. 큰 말초정맥압에 영향을 줌
  2. 정맥혈이 심장으로 귀환하게 하는 최소의 5가지 기전
    a. 강한 심장박동
    b. 충분한 동맥혈압
    c. 정맥의 판막
    d. 뼈대근육의 수축 활동에 의한 펌프작용
    e. 호흡 동안의 가슴안의 압력 변화

맥박

A. 정의: 교대로 나타나는 혈관벽의 수축과 팽창

B. 맥박을 측정할 수 있는 주요 지점은 맥박을 느낄 수 있는 부위의 동맥이름으로 명명한다(그림 14-13).

14

학습활동 summary

복습문제

1. 인체의 주요 혈관 종류를 설명하시오.
2. 동맥과 정맥을 구성하는 세 개의 조직층을 기술하시오.
3. 허파순환과 온몸순환을 설명하시오.
4. 출생 시에 타원구멍이 막히지 않으면 어떤 현상이 일어나는가?
5. 혈압에 영향을 주는 네 가지 요인을 간단하게 설명하시오.
6. 정맥피를 오른심방 쪽으로 계속 흐르게 만드는 다섯 가지 요인을 기술하시오.
7. 간문맥순환과 정상 순환의 차이점과 장점을 설명하라.
8. 정상적인 출생 후의 순환과 태아순환의 차이점을 설명하고, 태아의 상태를 고려하여 이 차이점이 왜 태아순환을 효율적으로 만드는지 설명하시오.
9. 중심정맥압과 압력경사도 사이 관계를 설명하시오.

문제

1. ________은 심장으로 귀환하는 혈액을 운반하는 혈관이다.
2. ________은 혈액과 조직 사이의 물질을 교환하게 하는 미세한 혈관이다.
3. 동맥의 가장 안쪽에 있는 조직층은 ________이다.
4. 온몸순환은 전신에서의 혈액 이동이다. ________순환은 허파에서 나와 허파로 돌아가는 혈액 이동이다.
5. 태아에서 허파를 우회하기 위한 두 구조는 ________과 ________이다.
6. 심장수축력과 혈액은 혈압에 영향을 미치는 두 가지 요인이다. 다른 두 가지 요인은 ________과 ________이다.
7. 두 가지 서로 반대되는 힘은 모세혈관에서의 교환에 영향을 주며 그것은 ________과 ________이다.

CHAPTER 15

림프계통과 면역

Lymphatic System and Immunity

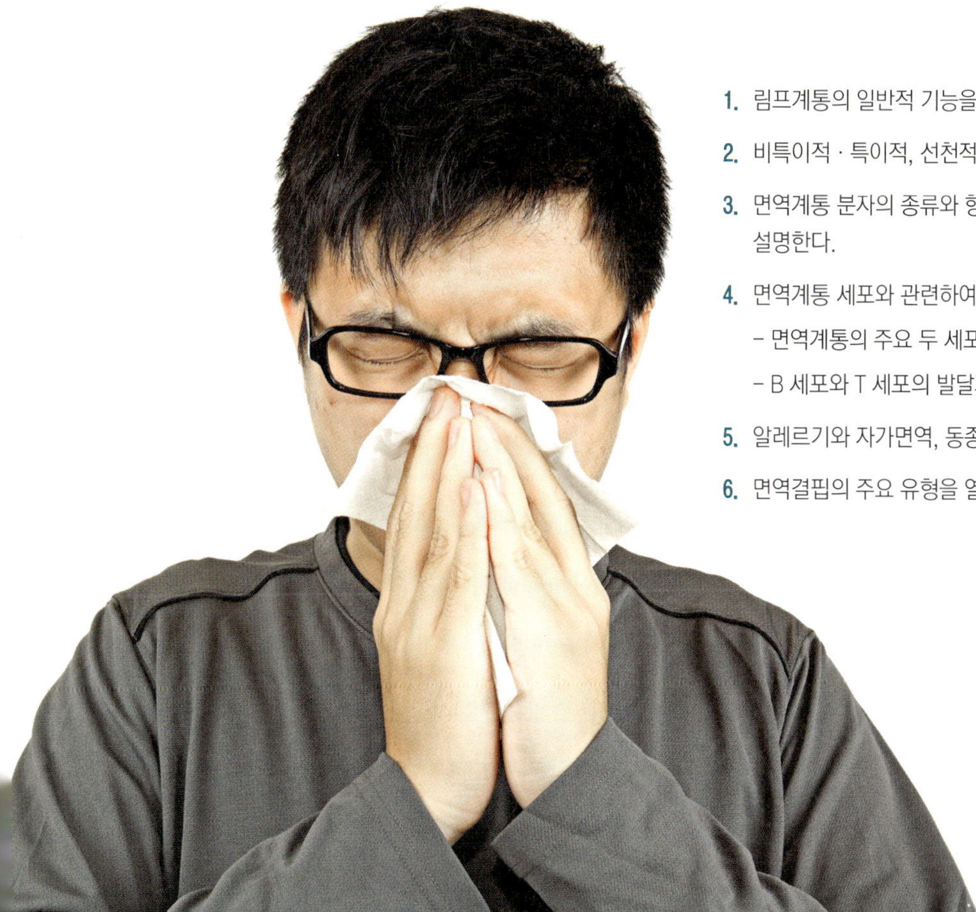

1. 림프계통의 일반적 기능을 기술하고 림프계통의 주요 구조를 나열한다.
2. 비특이적 · 특이적, 선천적 · 후천적, 능동 · 수동 면역을 비교한다.
3. 면역계통 분자의 종류와 항체와 보체 단백질이 어떻게 기능하는지를 설명한다.
4. 면역계통 세포와 관련하여 다음을 수행할 수 있다.
   - 면역계통의 주요 두 세포의 이름을 말하고 설명한다.
   - B 세포와 T 세포의 발달과 기능을 비교 · 설명한다.
5. 알레르기와 자가면역, 동종면역의 기전을 설명한다.
6. 면역결핍의 주요 유형을 열거하고 그 원인을 설명한다.

우리 모두는 유해하고 위험한 환경에서 살고 있다. 우리는 매일 잠재적으로 위험한 독소, 질병을 유발하는 세균, 바이러스, 심지어는 암세포로 변형된 자신의 세포에 노출되어 있다. 다행히 우리는 탁월한 방어기전을 통해 다양한 생물학적인 적들로부터 보호받고 있다. 이 보호안전망을 면역계통(immune system)이라고 부른다.

이 계통은 고정된 구조 구성요소인 림프기관과 감염이나 질환으로부터 우리를 보호하는 방어세포와 분자가 같이 세트로 형성되어 있다. 이 장의 시작은 림프계통의 개요로 시작하여 체액균형 유지를 돕는 혈관과 몸속 환경을 보호하는 림프조직들에 대해 논의할 것이다.

림프계통

림프계통의 조직

각각의 몸세포 주위 체액이 일정성을 유지하는 것은 변화하는 조건에 대해 제어되고 통합된 반응으로 수많은 항상성 기전이 효과적으로 함께 작용할 때만 가능하다. 우리는 12장에

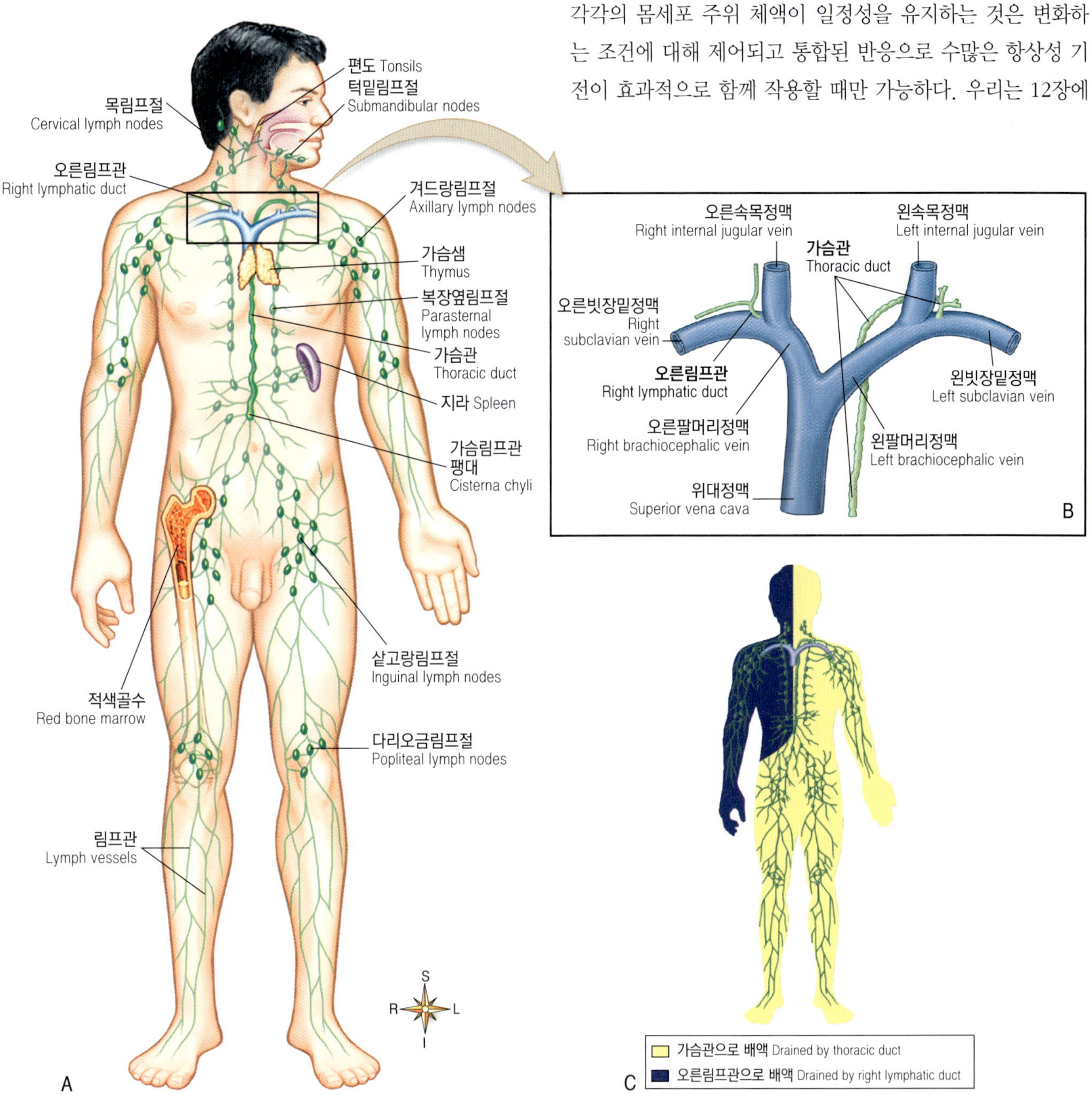

그림 15-1 림프계통. A: 림프계통의 주요장기. B: 우리몸의 혈액이 심장으로 되돌아 오기 직전에 주요 림프관에서 림프액이 정맥으로 배액되는 것을 보여주는 그림. C: 림프 배액. 오른림프관은 우리몸의 오른쪽 위 1/4에서부터 온 림프가 배액되는 곳으로 그 위치는 오른빗장밑정맥이 속목정맥과 만나는 부분. 가슴관은 나머지 림프가 배액되는 곳으로 그 위치는 왼빗장밑정맥이 속목정맥과 만나는 부분.

서 심장혈관계통이 세포에 필요한 물질을 가져오고 신진대사의 결과로 축적되는 노폐물을 제거하는 데 핵심적인 역할을 한다는 것을 알고 있다. 혈액과 조직액 사이 물질의 이동은 모세혈관계에서 발생된다. 과도한 체액과 단백질 분자와 같은 많은 여분의 물질들은 모세혈관벽을 통해 들어가거나 돌아올 수 없어 림프의 형태로 혈액으로 돌아온다.

림프는 모세혈관 교환 후 남은 여분의 체액으로 조직공간에서 배액되고 림프관을 통해 결국 혈류로 다시 들어간다. 이처럼 림프계통은 심장혈관계통의 중요한 동업자로 둘 다 순환계통의 중요한 구성요소이다.

림프, 림프관과 더불어 림프계통에는 림프절과 가슴샘, 지라와 같은 림프기관이 포함된다(그림 15-1). 이와 같은 림프구조물들은 체액을 걸러내고 우리몸에 심각한 손상을 줄 수 있는 해로운 물질들을 제거한다.

림프

림프는 다음 방식으로 형성된다. 심장의 펌프작용으로 생성된 압력으로 모세혈관에서 혈장이 여과되어 조직세포 사이의 미세한 공간으로 나온 액체를 사이질액(interstitial fluid, IF)이라고 한다(그림 14-4 참고). 사이질액의 대부분은 나왔던 것과 같은 방식, 즉 모세혈관 벽을 통해 혈액으로 되돌아간다. 나머지 사이질액은 혈액으로 되돌아가기 전에 림프계통으로 들어간다.

이 시점에서부터 림프(lymph)라고 불리는 체액은 조직공간 안에 분포된 가는 관들로 이루어진 망으로 들어간다. 이 작은 혈관을 림프모세관(lymphatic capillaries)이라고 하며, 이를 통해 과도한 체액이 용해된 단백질과 같은 다른 물질들과 함께 조직공간에서 떠나는 것을 허용한다. 그림 15-2는 우

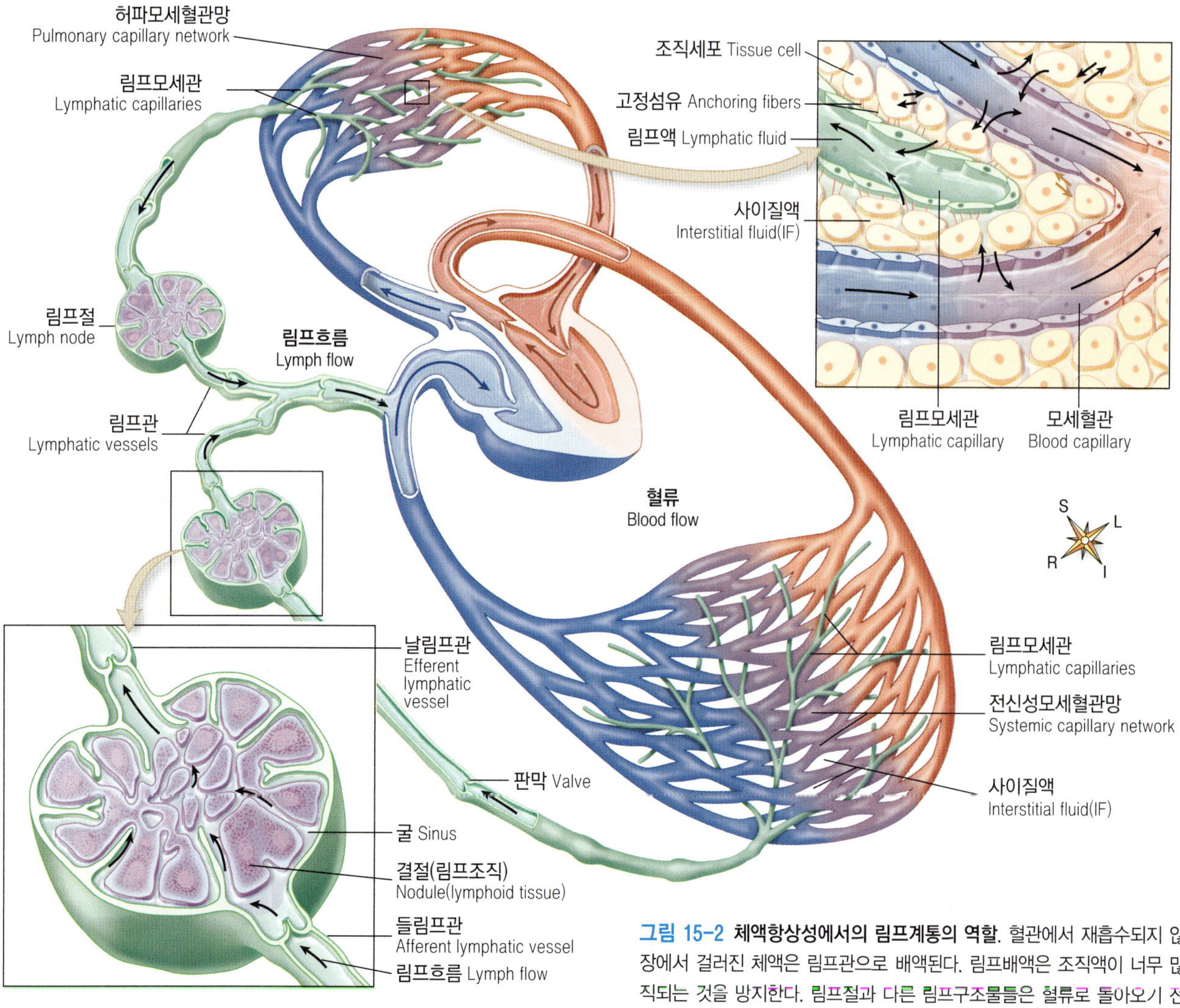

그림 15-2 체액항상성에서의 림프계통의 역할. 혈관에서 재흡수되지 않은 혈장에서 걸러진 체액은 림프관으로 배액된다. 림프배액은 조직액이 너무 많이 축적되는 것을 방지한다. 림프절과 다른 림프구조물들은 혈류로 돌아오기 전 림프액을 여과한다.

리몸의 조직에서 체액항상성을 유지하는 림프계통의 역할을 보여준다.

림프관

림프관과 모세혈관은 여러 면에서 유사하다. 두 종류 모두 현미경적 구조로 되어 있고 내피(endothelium)라는 불리는 단층편평상피세포로 구성되어 있다. 모세혈관을 형성하는 편평한 내피세포는 서로 밀착되어 큰 분자가 쉽게 모세혈관으로 들어오거나 나가지 못하게 한다. 림프모세관을 형성하는 내피세포 사이의 '고정'은 단단하지 않다. 따라서 림프모세관은 더 구멍이 많아 체액뿐 아니라 단백질과 다른 물질을 포함한 큰 분자를 통과시키며 큰 분자들은 결국 온몸순환으로 되돌아간다.

림프관에서 림프의 이동은 한 방향이다. 혈액과 달리 림프는 순환경로를 형성하는 관을 통해 반복적으로 순환하지 않는다. 림프관은 종종 림프의 일방 통행을 유지하는 데 도움이 되는 판막의 존재로 인해 '구슬' 형태를 가지고 있다. 이러한 판막은 정맥의 판막과 유사하여 때로는 림프를 막아 구슬과 같은 형태의 팽창을 일으킬 수 있다.

림프는 림프모세혈관을 지나 순차적으로 더 큰 관인 림프소정맥(lymphatic venules), 림프정맥을 거쳐 오른림프관(right lymphatic duct)과 가슴림프관(thoracic duct)이라는 2개의 종말림프관에 모여 최종적으로 목 부위의 정맥으로 들어간다.

우리몸의 3/4에서 오는 림프는 우리몸에서 가장 큰 림프관인 가슴림프관으로 들어간다. 머리와 목, 몸통의 오른쪽과 오른팔에서 오는 림프는 오른림프관으로 흐른다(그림 15-1).

그림 15-1을 보면 배에 있는 가슴림프관이 주머니처럼 커진 구조물인 가슴림프관팽대(cisterna chyli)을 관찰할 수 있으며 이것은 정맥으로 돌아가는 림프를 일시적으로 보관하는 역할을 한다.

작은창자의 벽에 있는 림프모세관은 유미림프관(lacteals)이라는 특수한 이름을 갖는다. 유미림프관은 음식물로부터 얻은 지방을 혈액으로 수송한다. 이는 17장에서 설명한다.

15

림프기관

림프절, 가슴샘, 편도, 그리고 지라는 림프조직을 포함하고 있기 때문에 림프기관에 포함된다. 림프조직은 그물망섬유의 미세한 그물에서 지지되는 관련된 세포들과 림프구를 형성하는 덩어리로 구성되어 있다(그림 4-11).

림프기관은 면역방어와 면역세포 생산에 관여하기 때문에 면역계통의 중요한 구성요인이다.

림프절

위치

림프는 림프관의 경로를 따라 무리지어 배열하는 림프절(lymph nodes)을 지나면서 여과된다. 림프절은 핀머리처럼 작은 것도 있고 강낭콩처럼 큰 것도 있다.

소수의 단일 림프절을 제외하면 대부분의 림프절은 특정 부위에서 집단으로 나타난다. 그림 15-1은 임상적으로 중요한 림프절 무리의 위치를 보여준다.

그림 15-2는 전형적인 림프절의 구조를 보여준다. 그물섬유에 의해 지지되는 림프조직의 결절을 가진 속이 빈 주머니 구조형태는 모든 림프기관에서 반복된다.

생물학적 여과

그림 15-3에서는 감염된 털주머니옆에 있는 작은 결절이 림프에서 박테리아를 걸러내고 있는 것을 볼 수 있다. 림프절은 생물학적 여과를 수행하는 데 세포(이 경우는 포식세포)가 여

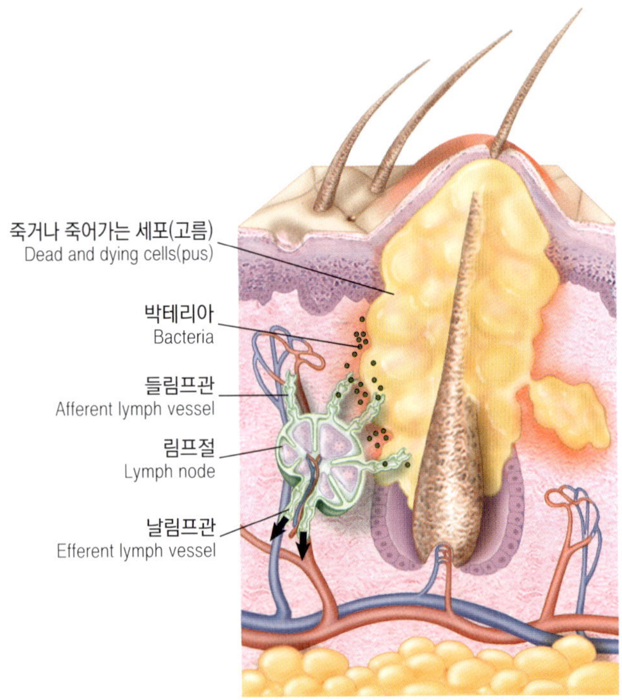

그림 15-3 림프절의 기능. 털주머니 주위에 감염이 있는 피부 부분. 털 주위의 노란색 부분은 죽어가는 세포(고름)를 나타낸다. 노란색으로 표시된 영역 주위의 검은 점들은 박테리아를 나타낸다. 박테리아는 들림프관을 통해 림프절에 들어가며 여과된다.

과된 액체의 내용물을 변형시키는 과정이다. 포식세포의 도움으로 박테리아와 다른 비정상적인 세포들을 생물학적으로 여과하여 부분 감염이 퍼지는 것을 방지하는 것을 돕는다.

그림 15-2에서 림프가 하나 혹은 그 이상의 들림프관(afferent lymphatic vessels)을 통해 림프절로 들어가는 것을 볼 수 있다. 이 림프관들은 림프를 림프절로 운반한다.

림프절로 들어간 림프는 천천히 굴(sinuses)이라는 공간에 스며든다. 굴은 림프절의 안쪽 부분(속질)과 바깥 부분(겉질)에서 발견되는 결절(nodules)을 둘러싸고 있다(그림 15-2). 각 결절 중심에는 새로운 면역세포를 생산하는 종자중심(germinal center)이 있다.

림프절에서 하나 혹은 그 이상의 날림프관(efferent lymphatic vessels)을 통해서 림프가 나간다.

림프절을 통과하면서 림프는 여과 과정을 통해 세균, 암세포, 손상된 조직세포를 제거함으로써 이들이 혈액으로 들어가 온몸으로 순환하는 것을 방지한다(그림 15-3). 림프절은 두 개의 단계를 거쳐 이를 수행한다. 첫째, 조직파편은 림프결절을 지지하는 그물세포의 망에 의해 갇히게 되고 그 다음으로 면역세포들이 포식세포와 다른 생물학적 과정을 통해 조직파편을 파괴하고 분해한다.

림프절의 집단은 특정 신체부위에서 흐르는 림프의 매우 효과적인 생물학적 여과를 허용한다. 그림 15-4는 림프관조영상(lymphangiogram)으로 방사선 촬영한 것을 보여준다. 림프관 연결망으로 배출되는 물렁조직에 특수 염료를 주사하여 영상으로 확인한다. 샅고랑부위와 골반 영역의 림프관과 림프절에서 염색된 림프를 볼 수 있다.

림프절 위치와 기능에 대한 지식은 임상에서 매우 중요하다. 예를 들면, 학교에서 손가락에 염증이 생긴 학생을 관찰할 때 팔꿈치와 겨드랑이 부위 림프절의 부기(swelling)나 압통(tenderness)이 있는지 확인해야 한다. 이러한 상태를 림프절염(lymphadenitis)이라고 한다. 이러한 림프절들은 손에서 오는 림프를 여과하고 그로 인해 걸러진 박테리아에 의해 감염될 수 있다.

QUICK CHECK

1. 림프계통에서 체액이 어떻게 혈액으로 되돌아가는가?
2. 우리몸에서 림프절의 역할은 무엇인가?
3. 들림프관과 날림프관의 차이를 설명하시오.

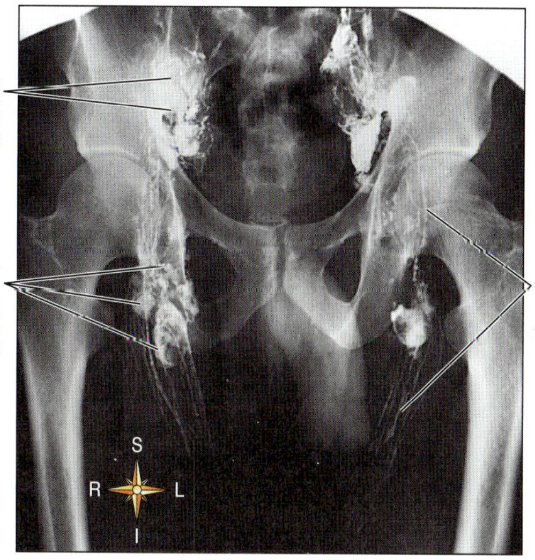

그림 15-4 림프관조영상. 방사선에 의해 인지되는 특수한 염료를 조직액에 주사하여 샅부위와 골반부위에서의 림프배액을 확인할 수 있는 사진. 림프관과 림프절은 선으로 확인할 수 있다.

가슴샘

그림 15-1에서 보면 가슴샘(thymus)은 가슴세로칸(mediastinum)에 위치한 작은 림프조직으로 정중선을 따라 목의 위쪽으로 뻗는다. 가슴샘은 그물섬유의 그물 같은 틀안에서 림프구로 구성되어 있다. 가슴샘은 사춘기에 가장 크지만 무게는 약 35~40g이다.

비록 크기는 작지만 가슴샘은 우리몸의 면역기전에서 중심적이고 중요한 역할을 담당한다. 첫째, 가슴샘은 출생 전에는 림프구의 원천이며, 이후 가슴샘을 떠나 지라, 편도, 림프절과 다른 림프조직으로 순환하기 전 일부 림프구의 성장과 "성숙"에 중요하다.

이러한 T 림프구(T lymphocytes) 혹은 T 세포는 추후에 설명되는 면역계통의 기능에 매우 중요하다. 이들의 발달은 가슴샘에서 분비된 티모신(thymosin)이라는 호르몬의 영향을 받는다.

가슴샘은 사춘기에 크기가 가장 커지며 이것은 아동기 초기에 대부분 다 커진 것처럼 보인다. 나이가 들면서 가슴샘 조직은 점차적으로 지방과 결합조직으로 대체되며 60세가 되면 최대 크기의 반 정도가 되며 80세가 되면 사실상 거의 없어진다고 할 수 있다.

편도

편도(tonsil)라는 림프조직 덩어리는 입안과 목구멍 뒤쪽 점막 아래에서 고리 모양의 편도집단을 만든다(그림 15-6). 이들

그림 15-5 **젖의 림프배액.** 젖에서부터 림프를 받는 광범위한 망을 주목하라. 이러한 모든 구조물을 배울 필요는 없으나 체액, 감염, 암세포가 우리몸의 다른 부위로 이동할 수 있는 많은 경로가 있음을 강조하고 있다.

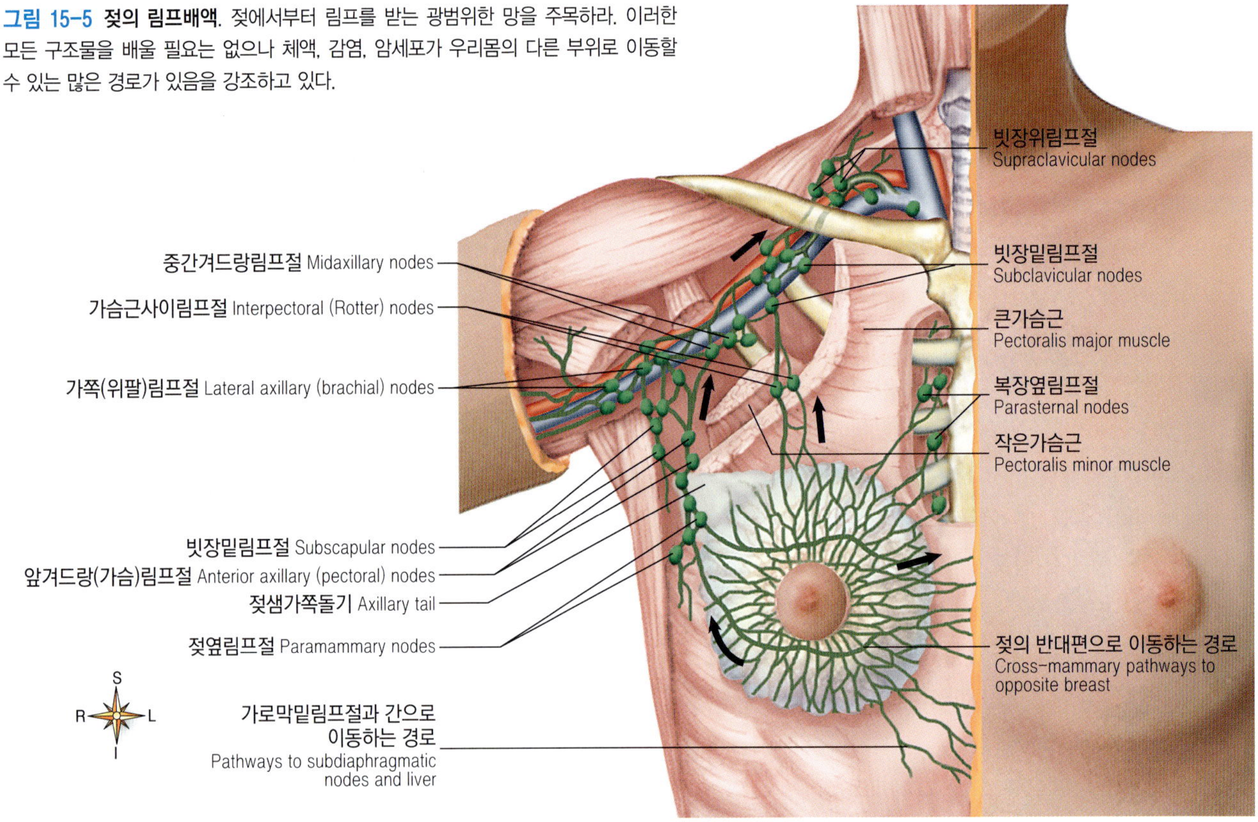

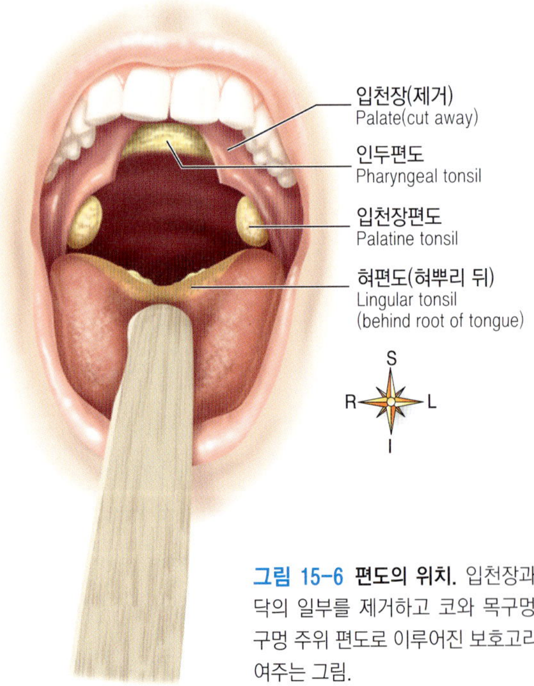

그림 15-6 **편도의 위치.** 입천장과 입바닥의 일부를 제거하고 코와 목구멍의 속구멍 주위 편도로 이루어진 보호고리를 보여주는 그림.

은 코안과 입안 사이 주변 조직에 침범하는 세균으로부터 우리를 보호한다.

목구멍편도(palatine tonsils)는 목구멍 양옆에 위치한다. 아데노이드(adenoids)라고 알려진 인두편도(pharyngeal tonsils)는 부종이 있을 때는 코안의 뒤콧구멍 가까이에 있다. 편도의 세 번째 종류인 혀편도(lingual tonsils)는 혀의 바닥 가까이에 있다.

편도는 외부로부터 침입하는 것에 대한 첫 방어선 역할을 하므로 만성 감염, 즉 편도선염(tonsillitis)에 잘 걸린다. 지속적인 감염으로 항생제 요법에 반응하지 않거나 부종으로 인해 호흡장애나 연하장애가 있다면 수술로 편도를 제거한다.

지라

지라(spleen)는 우리몸에서 가장 큰 림프기관이다. 그림 15-1과 그림 1-6에서 보면 지라는 위의 가쪽, 사분역에서 배의 왼위영역(LUQ) 높게 위치하고 있다. 지라가 아래쪽 갈비뼈에 의해 보호되지만 배 부위 외상으로 손상을 입을 수도 있다.

지라는 매우 큰 정맥 저장소망을 가지고 있으며 500mL 이상(약 1pint)의 혈액을 보유하고 있다. 지라는 필요할 때 혈액을 심장혈관계통으로 되돌려보낼 수 있도록 저장하는 역할을 한다. 만일 지라가 손상되어 출혈이 발생하면 혈액의 손실을 막기 위해 수술로 지라를 적출하는 지라절제술(splenectomy)을 시행해야 하는 경우도 있다.

지라로 들어간 혈액은 림프조직이 쌓여 걸쭉한 형태를 띠고 있는 흰색부분을 지나는데, 이 부분을 지나는 동안 지라는 여과와 포식작용으로 많은 세균과 이물질을 제거한다. 또한 지라는 수명을 다한 적혈구를 파괴하고 나중에 사용하기 위해 헤모글로빈에서 유래한 철분을 회수한다.

지라의 속질은 단핵구의 저장소로 기능하는데, 다른 조직이 손상되어 치료가 필요하면 단핵구는 지라를 나와 필요한 부위로 이동한다. 또한 지라는 혈액을 저장하고 있다가 필요할 때 순환계통으로 돌려보낸다.

지라비대(splenomegaly)는 여러 질환에서 관찰된다. 예를 들어 성홍열, 매독, 장티푸스 등의 감염질환에서는 특징적으로 지라비대가 나타난다. 지라비대에서 종종 고혈압이 동반되기도 하며 일부 용혈빈혈이 동반되기도 하는데, 적혈구가 비정상적으로 빠르게 파괴되어 나타난다. 상황에 따라서 외과적으로 지라를 절제하여 치료하기도 한다.

비록 지라가 우리몸의 건강균형을 유지하는 기능을 하지만, 우리 생명을 구하기 위해 불가피하게 외과적인 절제가 필요하면 지라없이도 생존할 수 있다.

림프종

림프종은 림프의 종양으로 대부분 악성이지만, 양성인 경우도 있다. 림프종의 주요한 두 종류는 호지킨병(Hodgkin disease)과 비호지킨림프종(non-Hodgkin lymphoma)이다.

모든 종류의 림프종은 특징적으로 목이나 다른 부위 림프절을 통증 없이 크게 만드는 원인이다. 첫 증상으로 빈혈, 체중 감소, 쇠약, 고열이 있고 다른 림프조직으로 퍼진다. 말기에는 림프종이 우리몸의 다른 많은 부위로 퍼진다.

초기에 발견되면 집중적인 방사선치료나 화학적 항암치료로 성공적인 치료를 할 수도 있다. 림프종은 여자보다 남자에게서 더 많이 발생한다.

QUICK CHECK

1. 면역에서 가슴샘이 왜 중요한가?
2. 편도는 무엇이며 이것의 기능은 무엇인가?
3. 지라의 역할은 무엇인가?
4. 림프종의 주요한 2가지 종류를 말하시오.

면역계통

면역계통의 기능

우리몸의 방어기전은 우리몸에 침입하는 병원균, 이식된 다른 개체의 조직세포, 악성종양이나 암으로 변화된 자신의 세포로부터 우리몸을 보호한다. 이러한 우리몸 전체의 방어체계를 면역계통이라고 한다. 면역계통은 우리의 건강을 위협하는 물질에 저항하거나 그 물질들로부터 우리 자신을 자유롭게 할 수 있는 면역을 제공한다.

지금까지 우리는 림프계통에서 면역을 제공하는 림프절, 편도, 가슴샘, 지라 등을 확인하였다. 면역계통은 단순히 함께 작용하는 기관의 집단이 아니다. 대신에 면역계통은 여러 기관 무리와 우리몸의 많은 다른 부위에서 자유롭게 이동하는 엄청난 수의 세포와 분자들이 서로 반응하는 망을 형성하고 있다.

계속 진행하기 전에, 백혈구가 면역계통에서 많은 작용을 한다는 것을 기억하여 그림 12-1의 백혈구 세포 유형을 확인하는 것이 좋다.

선천면역

개요

선천면역(innate immunity)은 내부환경을 위협하는 자극이나 비정상적인 물질을 공격하는 기전에 의해 유지된다. 면역의 이러한 형태는 유해물질이나 위협적인 유기체에 대한 사전 노출로 인해 생성되는 것이 아니라 우리가 태어날 때 자연적으로 얻어지기 때문에 '선천면역'이라 한다. 선천면역은 특정 종류의 세포나 화학물질의 위협으로부터 우리몸을 보호하는 것이 아니라 일반적인 보호이기 때문에 종종 비특이면역이라고 한다.

표 15-1을 보면 선천 또는 비특이면역은 적응 혹은 특이면역보다 반응이 빨라 우리몸에 위협이 발생되었을 때 가장 먼저 반응한다. 많은 선천면역은 특이면역기전을 자극하는 기전을 가지고 있다. 특이면역의 기전은 속도는 느리지만 위협을 제거하는 데 도움이 되는 추가되고 복잡한 전략이 있다.

우리몸의 비특이면역은 많은 종류가 있으며 표 15-2에서 볼 수 있다. 예를 들어, 피부와 점막은 세균 또는 독소나 유해 화학물질 같은 많은 물질이 우리몸으로 침범하는 것을 막는 물리적인 방어벽이다. 눈물과 점액 역시 비특이면역에 기여한다. 눈물은 눈에서 나쁜 물질을 씻어주고 점액은 호흡계통을 통해 들어오는 이물질을 제거한다. 백혈구에 의한 세균의 포식작용도 비특이면역의 한 형태이다.

표 15-1 선천면역과 적응면역

	선천면역	적응면역
같은 단어	비특이면역, 자연면역, 유전면역	특이면역, 후천면역
특이점	비특이-다양한 다른 개체 혹은 비정상적인 세포와 입자 인식	특이-오직 특정 세포 혹은 입자의 항원만 인식
반응속도	빠름-즉각적에서 최대 몇 시간	느림-몇 시간에서 최대 몇 일
기억	기억하지 않음-같은 항원에 대한 반복적인 노출에 같은 반응	기억함-같은 항원에 대한 반복적인 노출에 향상된 반응
화학물질	보체단백질, 인터페론, 그 외	항체, 각종 신호 화학물질
세포	포식세포(호중성백혈구, 큰포식세포, 가지세포)	림프구(B 세포, T 세포)

표 15-2 선천면역의 기전

기전	설명
기계, 화학장벽	이물질 침입에 대한 물리적 장애물
피부와 점막	바깥환경으로부터 속환경을 분리하는 연속된 벽을 형성, 병원체의 침입으로부터 보호
분비물	피지, 점액, 산, 효소와 같은 분비물은 병원체 활동을 화학적으로 억제
염증	염증반응은 병원체를 분리하고 많은 면역세포가 빠르게 도착하도록 자극
열	열은 면역작용을 강화시키고 병원체를 억제할 수 있음
포식작용	포식세포에 의한 병원체의 소화와 파괴
중성구	과립백혈구는 염증반응이 일어나는 곳에 가장 먼저 도착하는 포식세포
큰포식세포	많은 병원체를 섭취할 수 있는 큰 포식세포로 확대된 단핵구; 우리몸의 특정 조직에서 발견되는 경우 더 구체적인 이름으로 불리게 됨
자연살해(NK) 세포	정상적인 자기항원이 결핍된 세포를 죽이는 림프구의 한 종류
보체	궁극적으로 이물질의 용해(파열)를 유발하는 화학반응의 계단식을 만드는 혈장단백질; 적응 또는 선천면역기전에 의해 촉발
인터페론(IF)	바이러스에 의해 감염된 후 만들어진 단백질; 바이러스 감염의 추후 발생이나 퍼지는 것을 억제

염증반응

염증반응(inflammatory response)은 우리몸에서 흔히 나타나는 비특이적 반응이다. 그림 15-7에서 세균이 조직손상을 일으키고 이는 다양한 면역세포에서 매개물질을 방출하게 만든다. 이러한 신호를 세포에 보내는 분자를 시토카인(cytokine)이라 한다. 시토카인 중 일부는 화학쏠림성과정에서 백혈구를 유인한다. 이러한 요소가 함께 특징적인 염증징후인 열감, 발적, 통증과 부종을 나타낸다.

이와 같은 징후는 손상된 부위에 증가된 혈류(열감과 발적)와 증가된 혈관투과(조직부종과 그로 인한 통증)로 인해 나타난다. 또한 그러한 변화는 포식작용이 있는 백혈구와 필요한 단백질이 손상된 조직으로 가는 것을 돕는다.

국소염증 이외에도 전신성염증은 염증매개체인 시토카인 및 기타 화학적 신호가 우리몸 전반에 걸쳐 발생하는 반응을 유발할 때 발생할 수 있다. 전신성염증은 열(비정상적으로 높은 체온)에 의해 나타날 수 있다. 체온이 상승하면 일부 면역반응을 촉진시키고 일부 박테리아의 번식을 억제할 수 있다. 그러나 일부 면역학자들은 우리의 몸을 보호하는 데 있어 열의 역할을 논하고 있다.

혈장내 효소들 중 보체(complement)는 비정상적인 세포에 구멍을 뚫고 다른 면역기전을 조절하는 화학반응을 유발할 수 있다. 보체는 손상되거나 감염된 조직에서 선천적이고 비특이적인 기전과 적응, 특이적 면역기전 모두에서 유발될 수 있으며 이것에 대해 이 장의 뒤에서 다루도록 하겠다.

적응면역

개요

적응면역(adaptive immunity)은 새로운 '적'에 대해 적응할 수 있다. 위협적인 미생물 또는 기타 독성물질의 특정한 유형에 대해 매우 특별한 보호를 하는 방어기전을 포함하고 있어 이것을 특이면역(specific immunity)이라고 한다. 적응면역에는 면역기억이라고 하는 장기보호기능을 포함하고 있다. 이것은 같은 특정 병원체가 우리몸에 다시 침입했을 때 면역

15

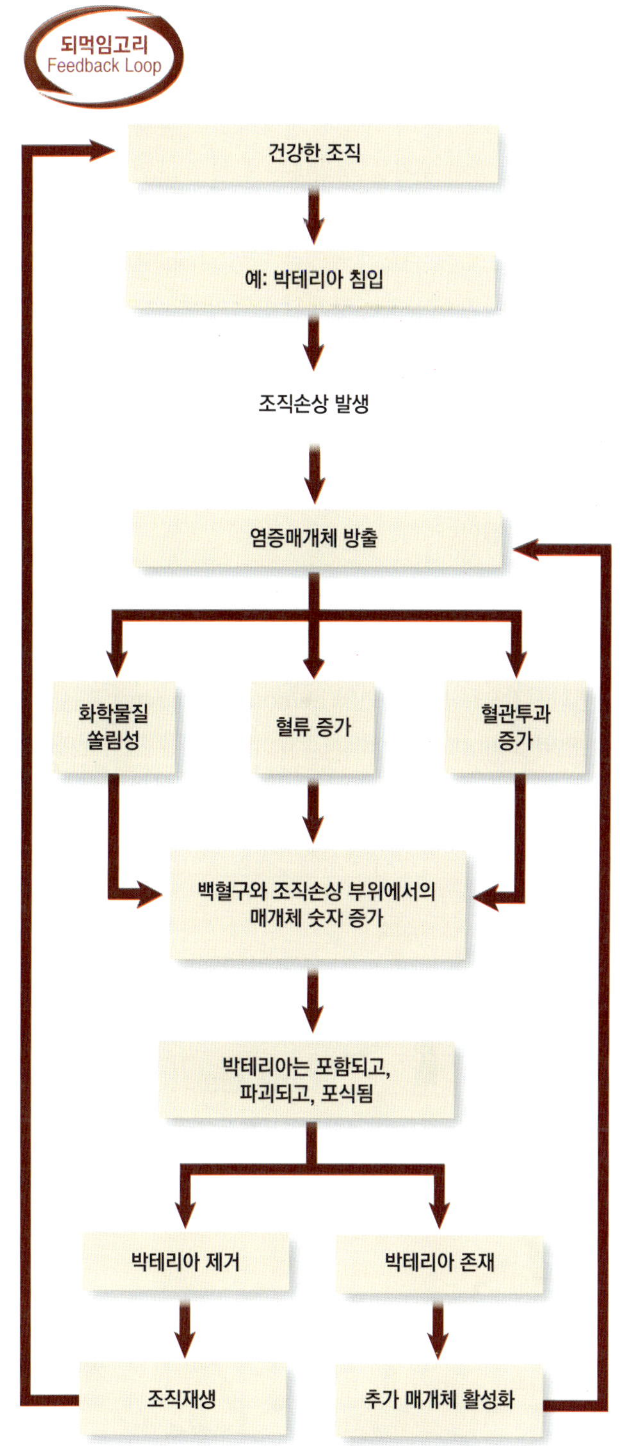

그림 15-7 면역반응. 이 예에서 박테리아감염은 박테리아를 억제하거나 파괴하는 경향이 있는 일련의 반응을 유발한다.

계통이 효과적으로 막을 수 있도록 한다.

적응면역에서 박테리아나 바이러스가 우리몸에 첫 번째 침입했을 때 이 위협적인 유기체를 파괴하기 위해 우리몸이 싸울 때 질병의 증상이 나타날 수 있다. 하지만 우리몸이 같은 위협적인 유기체에 두 번째로 노출된다면 우리몸에서 이 유기체를 재빨리 파괴하기 때문에 이때는 심각한 증상이 발생하지 않는다. 이러한 면역은 질환을 유발하는 박테리아 혹은 바이러스의 한 종류에 대해서만 보호하고 다른 것에 대해서는 보호하지 않기 때문에 특이면역이라고 한다.

표 15-1에서 보면 적응면역 반응은 선천면역 반응에 비해 느리게 나타난다. 하지만 적응면역 반응은 면역기억을 가지고 있어 같은 항원에 노출되었을 때 좀 더 강하고 빠른 반응을 할 수 있는 능력이 있다. 면역의 두 가지 종류에 대한 중요한 내용을 요약하여 표 15-1에 정리하였으며, 이 부분은 이 장의 뒤에서 다루기로 한다.

적응면역의 종류

특정면역은 해로운 물질에 노출된 우리몸이 어떻게 반응하느냐에 따라 '자연' 또는 '인공'으로 분류할 수 있다(표 15-3). 자연노출은 의도적인 것이 아니며 일상생활에서 발생한다. 우리는 정기적으로 많은 질병유발인자에 자연적으로 노출된다. 인공노출은 예방접종이라고 하며 우리몸을 잠재적으로 유해한 물질에 의도적으로 노출시킨다.

자연면역과 인공면역은 '능동' 혹은 '수동' 면역이라고도 한다.

- 능동면역은 대상자의 면역체계가 자연적으로 또는 인위적으로 발생했는지 여부에 관계없이 면역반응을 일으키는 물질에 반응할 때 발생한다.
- 수동면역은 다른 대상자나 동물에서 발병한 질병에 대해 사전 면역이 형성되지 않은 대상자에게로 옮겨 발생

표 15-3 적응면역의 종류

종류	설명
자연면역	의도하지 않은 병원체에 대한 노출
능동면역	아이가 홍역을 앓고 난 후 다음의 감염으로 면역력을 얻음
수동면역	태아가 탯줄을 통해 엄마로부터 면역력을 얻거나 신생아가 모유로부터 면역력을 얻음
인공면역	의도적으로 병원체에 노출
능동면역	소아마비 백신 접종과 같이 원인 물질에 대한 의도적인 노출은 면역계통을 활성화시켜 면역력을 얻음
수동면역	다른 대상자의 면역계통에서 만들어진 항체로 만들어진 항체를 주사하여 면역력을 얻음

된 질환에 반응할 때 발생한다.

- 능동면역은 수동면역보다 더 오래 남아 있는다. 수동면역은 일시적이지만 즉각적인 보호를 제공한다.

표 15-3은 적응면역의 여러 가지 종류와 그 예이다.

QUICK CHECK

1. 적응면역과 자연면역이 차이점은 무엇인가?
2. 염증반응으로 우리몸에서 일어나는 변화를 요약하시오.
3. 능동면역과 수동면역의 차이점을 설명하시오.

면역계통 분자

시토카인

이 장의 앞부분에서 언급했듯이, 시토카인은 세포에서 분비되는 화학물질로 선천 혹은 비특이면역의 직접적인 물질 역할을 한다. 이것은 많은 선척면역 반응 혹은 적용면역 반응을 일으키거나 조절할 수 있다. 종종 시토카인은 면역반응 중에 촉발된 선천면역 반응과 적용면역 반응을 조정하는 데 필요한 세포간 연결에서 중요한 역할을 한다.

항체

정의

항체(antibodies)는 우리몸에 정상적으로 존재하는 단백질 복합체이다. 항체 분자를 정의하는 특징은 표면에 존재하는 독특한 모양의 오목한 부분으로 결합부위(combining sites)라고 한다. 또 다른 중요한 특징은 항원(antigen)이라고 하는 특수한 화합물과 결합하는 항체의 능력이다.

모든 항원은 열쇠가 자물쇠통에 맞듯이 표면에 특수 항체 분자의 결합부위에 맞는 독특한 모양을 하는 작은 영역을 가진 분자 화합물이다. 항원은 대개는 미생물이나 암세포같이 위협적이거나 질환을 유발하는 세포의 세포막 표면에 있는 단백질 분자들이다.

기능

일반적으로 항체는 우리몸에 더 이상 해가 되지 않도록 항원을 변화시킴으로써 체액면역(humoral immunity) 혹은 항체매개면역(antibody-mediated immunity)을 나타낸다(그림 15-8). 항체가 작용하려면 우선 자신의 특이항원과 결합해야

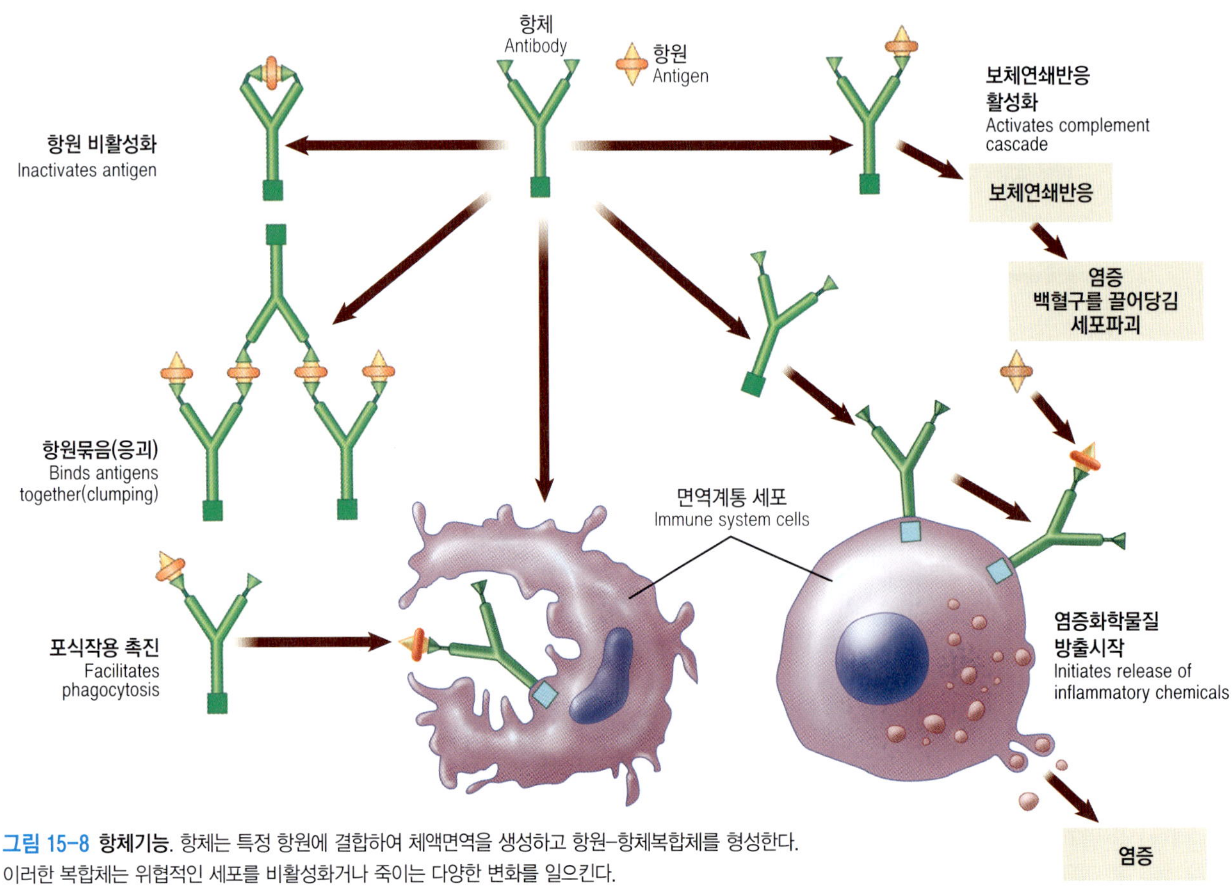

그림 15-8 항체기능. 항체는 특정 항원에 결합하여 체액면역을 생성하고 항원-항체복합체를 형성한다. 이러한 복합체는 위협적인 세포를 비활성화거나 죽이는 다양한 변화를 일으킨다.

한다. 이러한 형태를 항원-항체복합체(antigen-antibody complex)라고 한다. 항원-항체복합체는 여러 가지 방법으로 항원 또는 항원이 존재하는 세포를 무해하게 만든다.

예를 들어, 항원이 체세포에 독성을 지닌 독소(toxin)라면 항원-항체복합체를 형성하면서 독소는 중화되거나 비독성으로 전환된다. 혹은 항원이 위협세포의 표면막에 있는 분자인 경우, 항체가 그들과 결합되면 그 결과로 항원-항체복합체가 적이 되는 세포를 응집(agglutination)시킨다. 그러면 큰포식세포와 다른 포식세포가 한 번에 많은 수를 섭취하고 소화하여 이들을 빠르게 파괴한다.

항체의 또 다른 중요한 기능은 포식작용의 증진과 강화이다. 특정 항체 분획은 포획하려는 대상에 포식세포가 잘 부착하도록 돕는다. 그 결과 포식세포와 그 대상 사이의 접촉은 증가하고 대상은 더 쉽게 섭취된다. 이러한 과정은 면역계통에서 포식세포의 효율성에 기여한다.

아마 항체가 작용하는 가장 중요한 방법은 보체연쇄반응(complement cascade)이라고 불리는 과정일 것이다. 흔히 항원성을 지닌 세포 또는 이물질세포의 표면에 위치한 항원이 항체 분자와 결합하면, 이들은 항체 분자의 모양을 약간 변화시키는데, 이를 통해 분자 속에 숨어 있던 두 부위가 표면으로 노출된다. 이를 보체결합부위(complement-binding sites)라고 한다. 이 부위들이 노출되면 결국에는 세포를 죽이게 되는 일련의 반응이 시작된다. 다음은 이 과정에 대한 자세한 설명이다.

보체단백질

보체(complement)는 일반적으로 혈액에 비활성 상태로 존재하는 단백효소집단을 설명할 때 사용하는 이름이다. 이러한 단백질은 항체가 항원에 부착될 때 보체 결합부위가 노출되는 것을 포함한 여러 원인에 의해 활성화될 것이다. 그 결과 표적이 되는 이물질세포를 파괴하는 고도로 특수한 단백질 분자가 형성된다.

이 과정은 빠르게 폭포수처럼 또는 연속적인 반응으로 나타나며 이것을 보체연쇄반응이라고 한다. 이러한 과정의 결과로 도넛 모양의 단백질 고리가 형성되고 이물질세포에 구멍이 생기게 된다.

처음 이 작은 구멍을 통해 세포 속으로 나트륨(Na)이 빠르게 확산된다. 그러면 삼투과정을 통해 수분이 나트륨을 따라간다. 세포는 내부의 삼투압이 증가함에 따라 문자 그대로 터지게 된다(그림 15-9).

또한 보체단백질은 면역세포를 감염된 부위에 부착시키거나, 면역세포를 활성화시키고, 이물질세포를 파괴시켜, 혈관의 삼투성을 증가시키는 것과 같은 면역계통의 다른 역할을 한다. 보체단백질은 염증반응을 일으키는데 중요한 역할도 한다.

QUICK CHECK

1. 항체가 무엇이며 어떤 역할을 하는가?
2. 보체단백질은 무엇이며 어떤 역할을 하는가?
3. 보체단백질은 면역계통에서 어떤 역할을 하는가?
4. 시토카인은 무엇인가?

면역계통 세포

면역세포에 포함되는 주요 세포는 다음과 같다.

1. 포식세포
   a. 호중성백혈구(neutrophil)

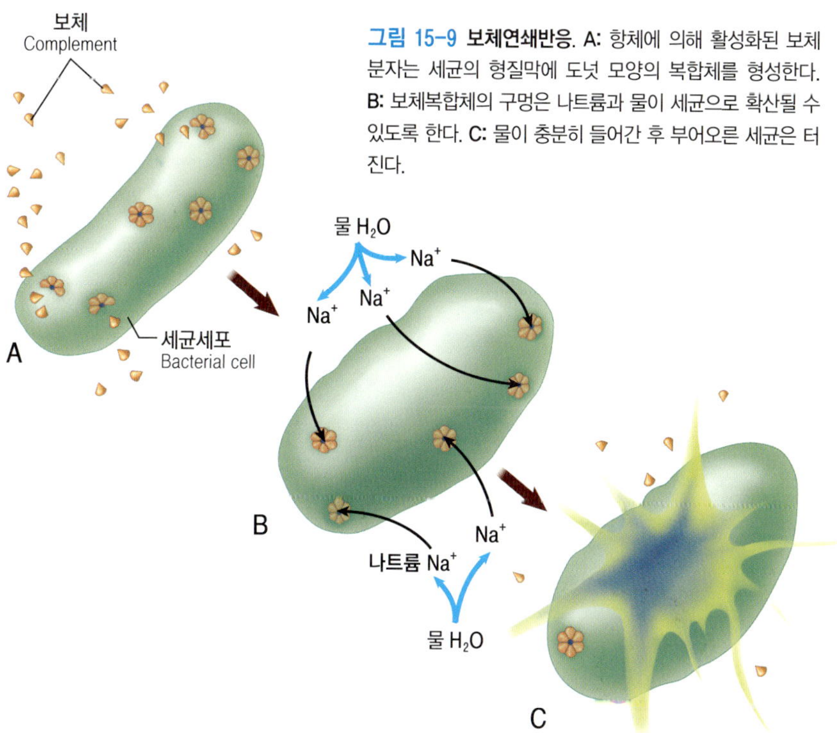

그림 15-9 보체연쇄반응. A: 항체에 의해 활성화된 보체 분자는 세균의 형질막에 도넛 모양의 복합체를 형성한다. B: 보체복합체의 구멍은 나트륨과 물이 세균으로 확산될 수 있도록 한다. C: 물이 충분히 들어간 후 부어오른 세균은 터진다.

15

b. 단핵구(monocyte)
c. 큰포식세포(macrophage)
d. 가지세포(dendritic cells, DCs)

2. 림프구
a. 자연살해세포(NK cell)
b. T 림프구(T lymphocyte)
c. B 림프구(B lymphocyte)

포식세포

포식작용이 있는 백혈구는 면역계통에서 중요한 역할을 한다. 12장에서 포식세포(phagocytes)는 뼈속질(bone marrow)에서 유래되는 세포로 이물질세포나 파편들을 섭취하고 소화하는 포식작용을 한다는 것을 다루었다(그림 15-10).

특정 이물질과 결합하고 덮는 항체분자는 포식세포가 효과적으로 기능하도록 돕는다. 그들은 이물질, 감염성 세균 혹은 세포파편의 존재를 포식세포에게 알리는 '깃발'의 역할을 하며 이물질에 포식세포를 결합시켜 보다 효과적으로 삼킬 수 있도록 도와준다.

두 가지 중요한 포식세포로는 호중성백혈구(neutrophils)와 단핵구(monocytes)가 있다(그림 12-8). 이러한 혈액의 포

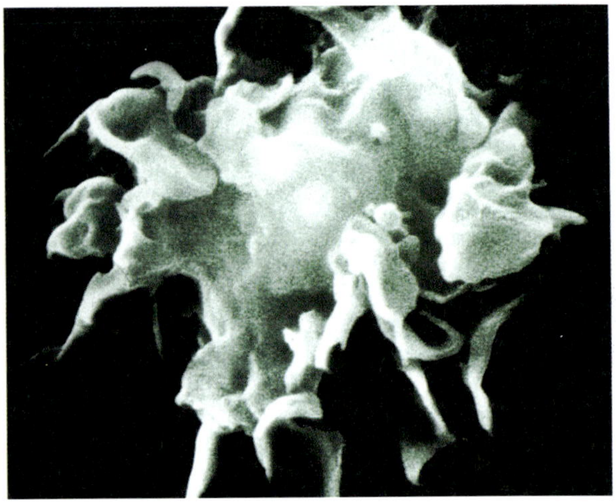

그림 15-11 가지세포. 형질막 투영의 자세한 형태를 보여주는 스캐닝전자현미경사진. 가지세포는 우리몸 여러 부위에서 발견되는 항체제시세포이다.

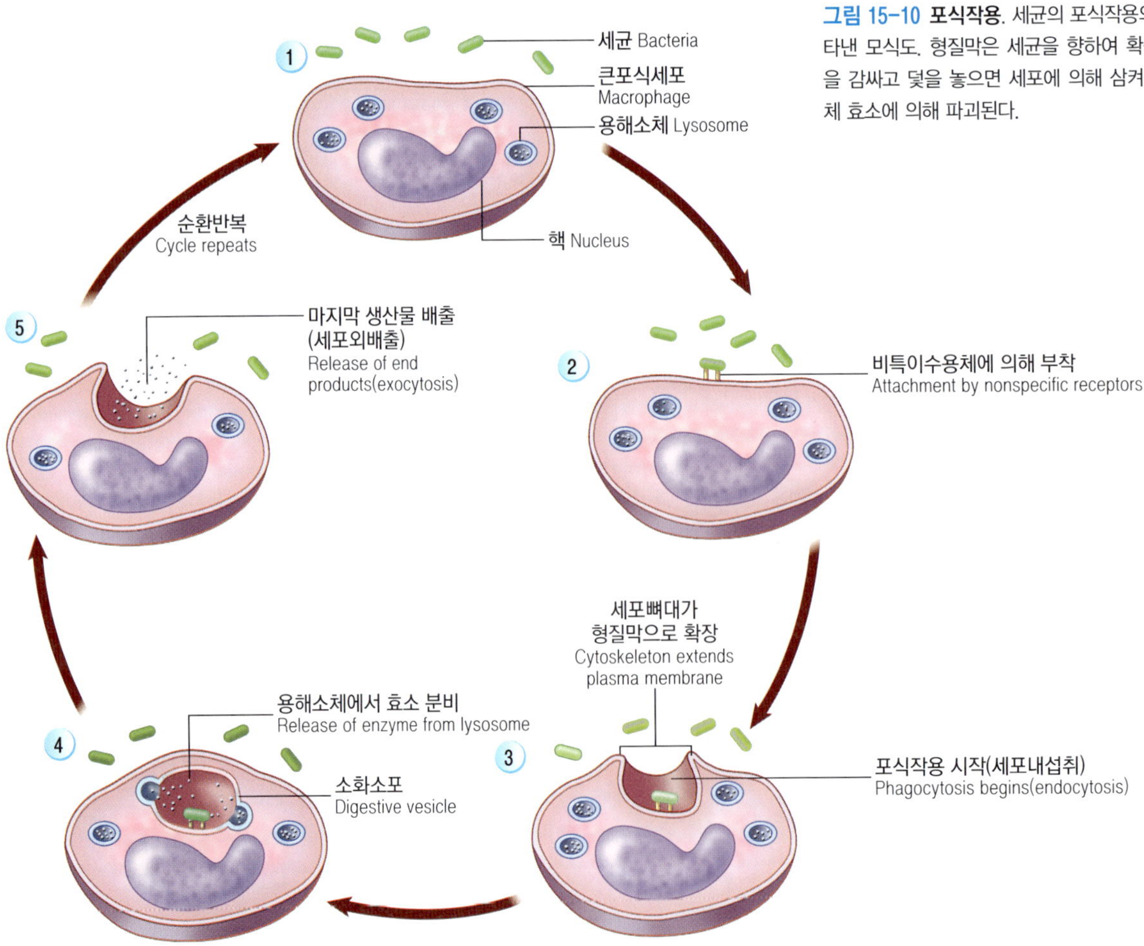

그림 15-10 포식작용. 세균의 포식작용의 단계를 나타낸 모식도. 형질막은 세균을 향하여 확장되어 세균을 감싸고 덫을 놓으면 세포에 의해 삼켜지고 용해소체 효소에 의해 파괴된다.

식세포는 감염에 반응하여 혈액에서 조직으로 이동한다.

호중성백혈구는 우리몸 안에 가장 풍부한 면역세포이다. 호중성백혈구는 단지 일시적으로 포식세포의 역할을 할 뿐이므로 조직 안에서 짧은 생을 살게 된다. 감염이 있는 부위에 고름(pus)은 대부분이 죽은 호중성백혈구이다.

일단 소식에 들어가면, 단핵구는 큰포식세포(macrophages)라는 포식세포로 발달한다. 대부분의 큰포식세포는 세균을 잡아먹기 위해 '방황'한다.

포식세포의 다른 종류는 가지세포(dendritic cell, DC)라고 부른다. 이 가지가 많은 세포는 뼈속질에서 생성되어 혈류로 분비된다(그림 15-11). 혈액에도 약간 남아 있지만 대부분은 외부 환경(피부, 호흡기 점막, 소화기 점막 등)과 접하는 조직으로 이동한다. 이 영역에 남아 있는 가지세포는 위협적인 입자와 세포로부터 우리를 보호하는 데 도움을 준다.

큰포식세포와 가지세포는 위협이 되는 세포나 이물질을 파괴하는 작용 이외에도, 항원제시세포(antigen-presenting cells, APCs)로 작용한다. 큰포식세포나 가지세포는 세포나 이물질을 포식하고 항원성을 제거한 다음 세포표면에 일부를 표시한다. 그러면 표시된 항원을 다른 면역세포를 활성화시켜 추가적인 적응면역반응을 유발할 수 있다.

림프구

면역계통에서 림프구는 호중성백혈구 다음으로 가장 많은 세포이다(그림 15-12).

림프구는 항체생산 및 기타 면역기전을 담당하며 체액에서 순환한다. 많은 수의 림프구는 조직의 구석구석까지 계속 순찰을 돈다. 수백만의 강력한 림프구가 계속 바이러스감염세포와 암세포와 같이 위협적인 세포들을 찾아 돌아다닌다.

림프구는 우리몸에 널리 퍼져 있는 림프절과 특히 가슴의 가슴샘과 배안의 지라와 간 같은 다른 림프조직에 집중적으로 분포한다.

여기에서 세 가지 주요 형태의 림프구에 대해 설명하면, 하나는 자연면역에 관여하는 자연살해세포이다. 다른 두 가지는 B 림프구와 T 림프구이다. 흔히 B 세포(B cells)와 T 세포(T cells)라고도 하는데 이것은 적응면역이다. 각 림프구는 같은 모양을 가지고 있지만 면역기능에서는 서로 다른 역할을 수행한다.

자연살해세포

자연살해세포(nature killer cell, NK cell)는 여러 형태의 암세포와 다른 종류의 바이러스에 감염된 세포를 죽이는 림프구 중 하나이다. 자연살해세포는 광범위하게 작용하고 항원에 대한 사전 노출을 필요로 하지 않기 때문에 항원에 대한 선천면역이고 비특이면역이다.

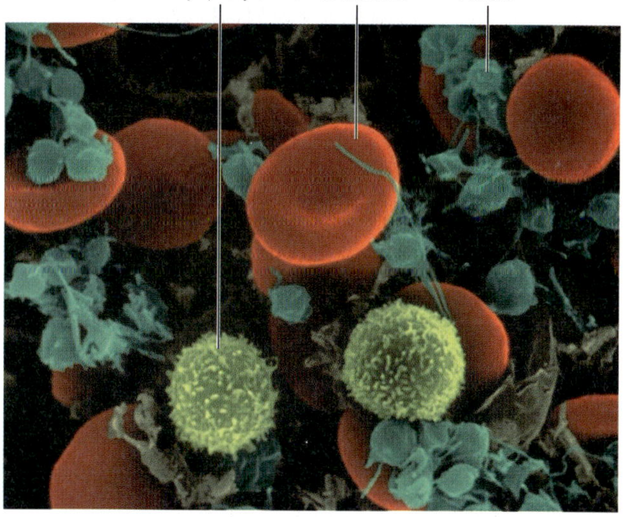

그림 15-12 림프구. 색을 강화시켜 촬영한 전자현미경사진. 노란색은 림프구, 빨간색은 적혈구, 초록색은 혈소판이다.

자연살해세포는 두 가지 다른 인지수용체를 사용하여 비정상세포를 인식한다. 한 수용체는 '살해활성화' 수용체의 역할을 하며 세포에서 발견되는 여러 공통 표면분자들 중 하나에 결합한다. 따라서 이것은 잠재적으로 우리몸에 있는 어떤 세포도 죽일 수 있다. 하지만, 다른 수용체인 '살해억제' 수용체는 정상적이고 건강한 세포에서 '자체' 항원에 결합하면 살해행위는 '꺼짐'이 된다. 이로 인해 자가항원이 결핍된 비정상세포만 죽게 된다.

자연살해세포는 여러 가지 다른 방법을 사용하여 목표가 된 세포를 죽이는데 대부분 화학적 세포자멸사를 유발한다.

B 세포

B 세포의 발달

조직을 순환하는 모든 림프구는 줄기세포(stem cells)에서 발생하여 두 단계의 발달과정을 거친다. B 세포 발달의 첫 단계는 줄기세포가 미성숙 B 세포로 전환되는 과정으로, 출생 전에는 간과 뼈속질에서 일어나지만 어른의 경우에는 뼈속질에서만 일어난다. 이 과정이 윤활주머니(bursa)라고 하는 새의 장기에서 처음 발견되어 이 세포를 B 세포라고 명명하였다.

미성숙 B 세포는 작은림프구로 이들은 각각 합성되어 하나의 특정 종류의 항체분자를 세포질막에 삽입한다(그림 15-13).

미성숙 B 세포는 성숙한 후 결국 그들이 형성된 조직을 떠난다. 성숙하지만 여전히 비활성적인 B 세포는 각기 다른 종류의 항체를 운반한다. 다양한 B 세포는 혈액으로 가서 새로운 거주 장소, 주로 림프절로 이동한다.

미성숙 B 세포는 유사분열을 반복하여 미성숙 B 세포의 무리를 형성한다. 무리(clone)는 한 세포에서 기원하는 모든 세포의 가족이다.미성숙 B 세포의 무리에 있는 모든 세포는 미성숙 B 세포로부터 기원한다. 이들 모두는 최초 하나의 조상세포와 같은 종류의 표면항체분자를 지닌다.

B 세포 발달의 두 번째 단계는 비활성 B 세포를 활성 B 세포로 변화시키지만 모든 B 세포가 이러한 변화를 하지 않는다. 비활성 B 세포가 그 표면항체분자의 모양에 맞는 특정 단백질 분자–항원과 접촉한 경우에만 그렇게 된다. 항원이 항체에 결합하면 항원이 고정되고 비활성 B 세포는 활성 B 세포로 변화된다. B 세포의 활성화는 다른 면역세포인 T 세포의 한 종류로부터 화학적 신호인 시토카인도 필요로 한다.

그런 다음 활성 B 세포는 빠르고 반복적으로 나누어져 모두 동일한 종류의 항체를 가지고 있는 많은 동일한 세포집단 또는 무리를 형성한다. 무리(clone)는 하나의 세포에서 유래된 많은 수의 동일한 세포의 가족이다.

B 세포 각각의 무리는 그림 15-13에서와 같이 형질세포와 기억세포, 두가지 종류의 세포로 형성되어 있다. 형질세포는 혈액 내로 엄청난 양의 항체를 분비한다. 각각의 형질세포는 살아 있는 며칠 동안 1초당 2,000개 항체를 분비한다. 혈액에서 순환하는 항체는 계속 근무 중인 군인과 같이 거대하고 이동하기 쉽다.

면역기억세포는 항체를 분비할 수 있으나 즉시 작용하지는 않는다. 면역기억세포 형성을 유도한 같은 항원과 다시 접촉될 때까지 림프절에서 저장된 상태로 남아 있다. 그 후 면역기억세포는 아주 빠르게 분열하여 형질세포의 무리와 더 많은 면역기억세포를 생산한다. 형질세포는 많은 양의 항체를 분비한다. 사실상 면역기억세포는 그들의 조상인 활성 B 세포가 적합한 항원과 만났던 상황을 기억하는 것으로 보인다. 면역기억세포는 필요할 때는 언제라도 그 항원과 결합할 수 있는 항체를 생산하기 위해 준비되어 있다.

B 세포의 기능

B 세포는 체액면역 생산에 간접적으로 기능한다. 체액면역은 체액을 순환하는 특이항원에 항체가 결합하게 하며 질병을 유발하는 유기체에 대한 내성이다. 활성 B 세포는 혈장세포로 발달한다. 혈장세포는 항체를 혈액으로 분비하는 우리몸의 '항체공장'으로 작용한다. 이러한 항체는 세포밖으로 분비되기 위해 조립되는 다른 단백질처럼 세포질그물(endoplasmic reticulum)에서 형성된다.

T 세포

T 세포의 발달

T 세포는 가슴샘에서 발달의 첫단계를 거친 림프구이다. 출생 직전과 직후 뼈속질에서 기원한 줄기세포는 가슴샘에서 자리 잡고 T 세포로 발달한다. 가슴샘에서 나온 새롭게 형성된 T 세포는 혈액으로 들어가 주로 거주할 림프절로 이동하고 거기에서 거주한다.

각 T 세포의 세포질막에는 오직 한 종류의 특이항원분자와 맞는 모양의 단백질 분자가 들어 있다.

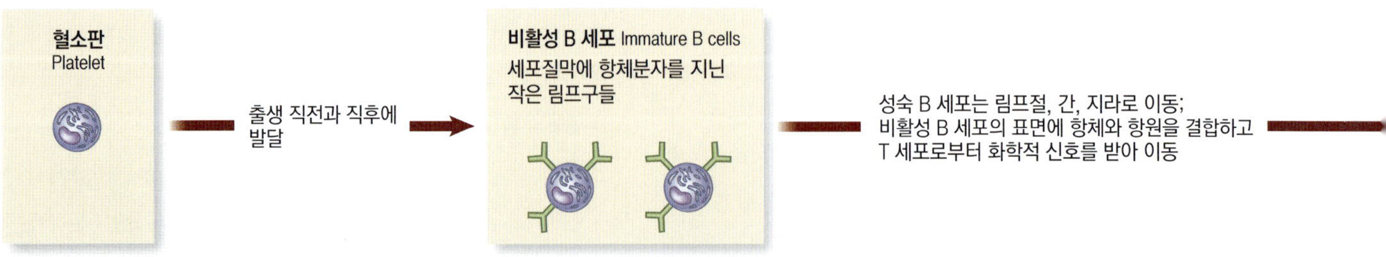

그림 15-13 B세포 발달과정. B 세포의 발달은 두 단계로 진행된다. 첫째 단계: 출생 직전과 직후, 줄기세포는 미성숙 B 세포로 발달하고 림프장기로 이동하는 비활성 B 세포로 성숙된다. 둘째 단계 (오직 특정항원과 접촉한 비활성 B 세포에게서만 발생): 비활성 B 세포는 활성 B 세포로 발달하고 빠르고 반복적으로 나누어져 형질세포 무리와 면역기억세포 무리를 형성함. 형질세포는 특정 항원과 결합할 수 있는 항체를 분비하고 줄기세포는 새로 분화하는 비활성 B 세포의 일정한 개체군을 유지함.

T 세포 발달의 두 번째 단계는 특이항원과 접촉했을 때 일어난다. 항원이 T 세포의 표면에 있는 단백질과 결합하면 활성 T 세포로 변화된다(그림 15-14).

B 세포와 마찬가지로 T 세포도 활성화되기 위해서는 다른 T 세포로부터 화학신호(시토카인)를 받아야 한다. 또한 같은 항원에 반응하는 동일세포의 무리를 형성하고 이들은 모두 동일한 항원과 반응할 수 있다.

또한 B 세포와 마찬가지로 T 세포는 면역기억세포와 함께 작동세포의 집단을 만든다. 작동 T 세포는 즉시 면역반응에 관여하지만 면역기억 T 세포는 그렇지 않다. 나중에 더 많은 작동 T 세포가 필요해지면 면역기억 T 세포는 더 빠르게 분열하여 더 많은 작동 T 세포를 포함한 추가적인 무리를 만든다.

T 세포의 기능

활성 T 세포는 세포매개면역을 생성한다. 이름에서 알 수 있듯이 세포매개면역은 세포, 주로 활성 T 세포의 작용으로 질병을 유발하는 유기체에 대한 내성이다. 어떤 활성 T 세포는 침입한 감염세포와 종양세포를 직접 죽인다. 비정상세포 표면의 항원에 결합하면 세포독성 T 세포는 비정상적인 세포에 대해 특이적이고 치명적인 독성물질을 분비한다.

도움 T 세포라고 불리는 활성 T 세포는 화학신호를 통해 적 세포 주변 부위로 화합물을 방출함으로써 간접적으로 치명적인 효과를 만든다. 이러한 물질 중에는 적세포 주변으로 큰포식세포를 끌어들이는 물질도 있다. 결집된 큰포식세포는 포식작용(섭취와 소화)을 통해 세포를 파괴한다(그림 15-15). 도움 T 세포는 또한 B 세포의 활성화를 유도하는 물질을 방출하기도 한다.

조절 T 세포(regulatory T cells)라 불리는 T세포의 세 번째 집단은 항원이 파괴된 후에 면역반응을 차단하는 데 도움이 되며 부적절한 면역반응을 예방하는 데 도움이 된다.

QUICK CHECK

1. 포식세포는 무엇이며 하는 역할은 무엇인가?
2. 자연살해세포는 무엇인가?
3. 면역에서 B 세포의 역할은 무엇인가?
4. 면역에서 T 세포의 역할은 무엇인가?
5. 면역기억세포는 무엇이며 이것의 기능은 무엇인가?

면역계통의 과민

과민(hypersensitivity)은 부적절하거나 과도한 면역계통의 반응이다. 여기에는 알레르기, 자가면역, 동종면역의 세 종류가 있다.

알레르기

알레르기(allergy)라는 용어는 상대적으로 해가 없는 환경항원에 대한 면역계통의 과민반응을 말한다. 알레르기를 일으키는 항원을 알레르기항원(allergen)이라 하고 미국인 여섯 명 중 한 명은 알레르기의 유전적 소인을 가지고 있다.

즉시알레르기반응은 항원-항체반응이다. 이러한 반응이 일어나기 전, 감수성이 있는 사람은 알레르기항원에 반복적으로 노출되어 항체 생성을 유발해야 한다. 사람이 이와 같이 민감해진 후 알레르기항원에 노출되면 항원-항체반응을 일으켜 히스타민(histamine), 키닌(kinin), 기타 염증물질을 방출한다. 이러한 반응은 대부분 콧물, 결막염, 두드러기 등의 전형적인 알레르기 증상을 유발한다.

하지만, 어떤 경우에는 기도 수축이나 혈

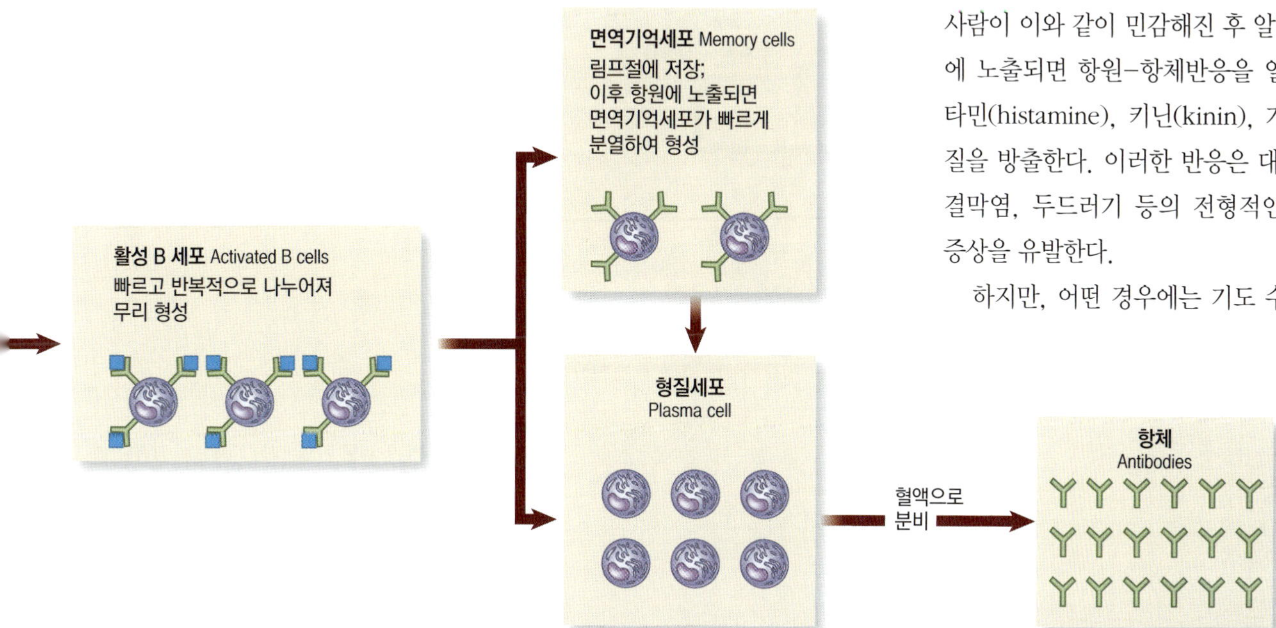

15

그림 15-14 T 세포 발달과정. 첫째 단계는 가슴샘에서 출생 직전과 직후에 이루어진다. 줄기세포는 필요에 따라 새로 나누어지는 세포를 일정하게 유지한다. 둘째단계는 T 세포 표면의 특정 단백질과 결합하는 항원과 T 세포가 접촉할 때 발생한다.

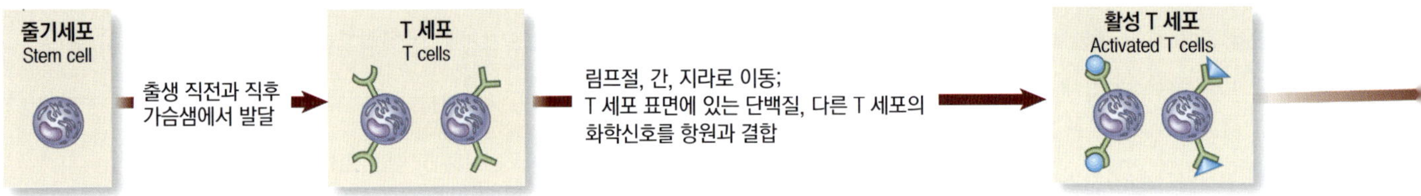

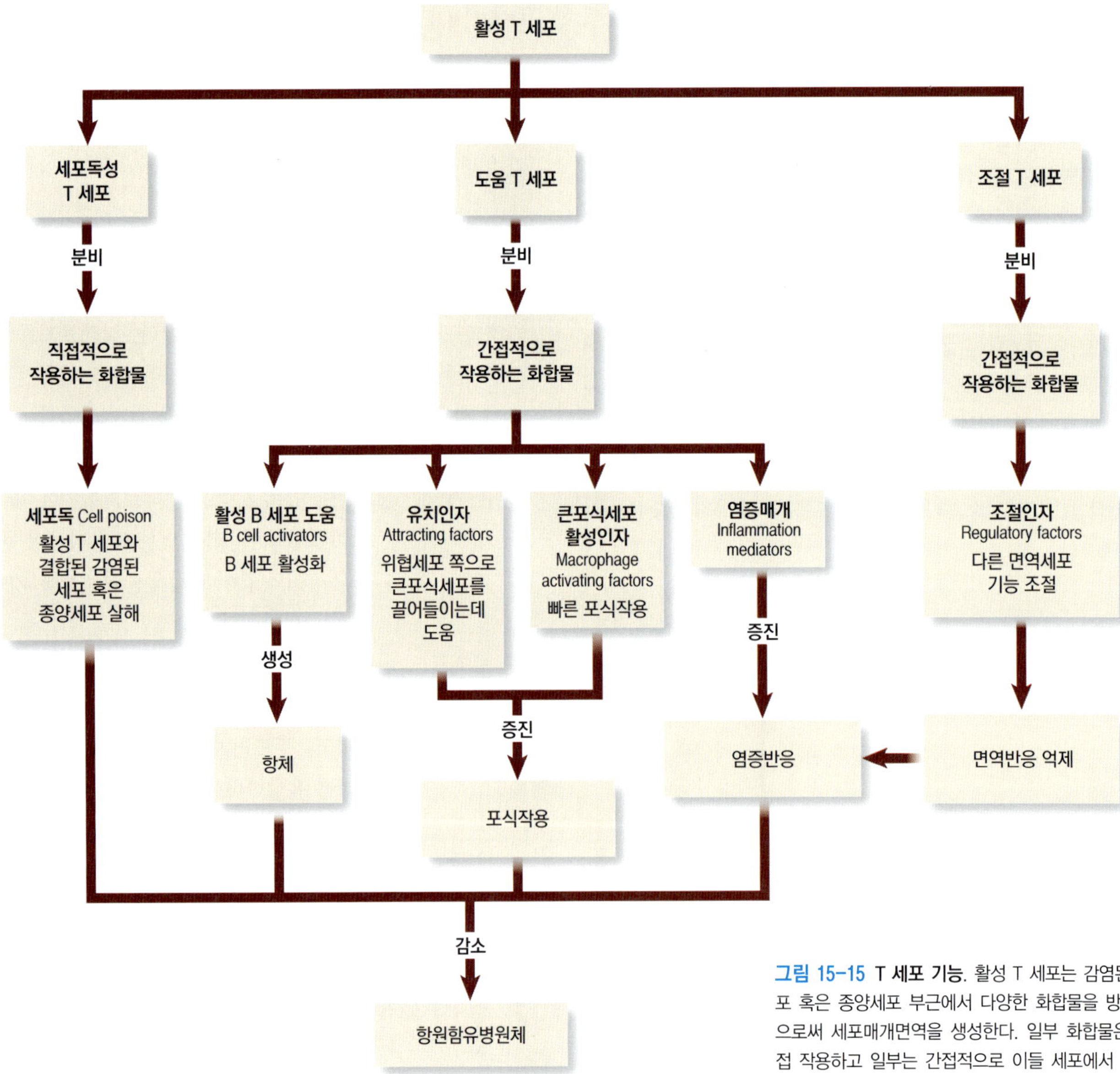

그림 15-15 T 세포 기능. 활성 T 세포는 감염된 세포 혹은 종양세포 부근에서 다양한 화합물을 방출함으로써 세포매개면역을 생성한다. 일부 화합물은 직접 작용하고 일부는 간접적으로 이들 세포에서 작용한다.

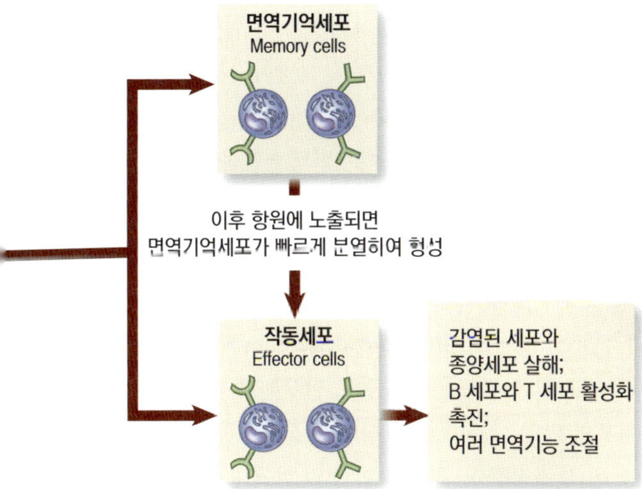

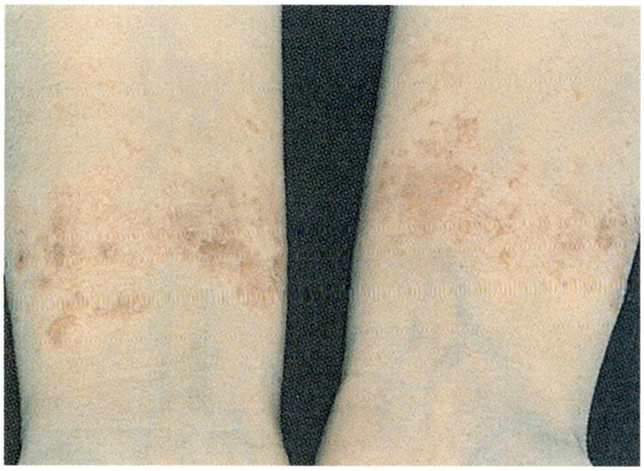

그림 15-16 **접촉피부염.** 피부염은 과민반응을 하는 사람에게 알레르기 반응을 유발시키는 항원과의 접촉으로 발생한다.

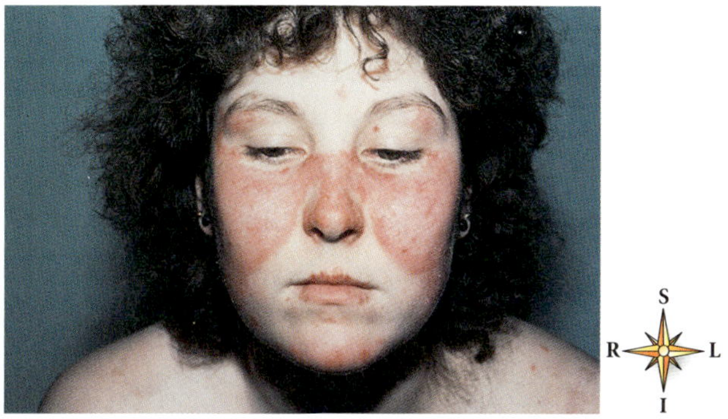

그림 15-17 **홍반루푸스.** 전신홍반루푸스(SLE)의 경우 얼굴에 적색"나비"모양의 발진이 때때로 나타난다.

관 확장, 부정맥 등을 일으켜 생명을 위협할 수 있는 아나필락시스쇼크(anaphylactic shock)가 발생할 수도 있다(14장 참고). 항히스타민제가 이러한 알레르기 증상을 완화시키는 데 사용된다. 알레르기항원에 민감한 사람이 에피네프린을 가지고 다니기 쉬운 펜 형태의 주사기를 이용하면 심각한 알레르기반응을 줄일 수 있다.

반면에 지연알레르기반응은 세포매개면역을 통해 나타난다. 예를 들어, 접촉피부염(contact dermatitis)에서는 항원에 노출되고 나서 몇 시간이나 며칠 후에 T 세포에 의한 국소 피부의 염증이 발생한다. 덩굴옻나무나 비누, 특정 화장품에 노출되어 발생하는 접촉성 피부염은 이러한 기전을 통해 나타나게 된다(그림 15-16). 과민성인 사람은 알레르기반응을 피하기 위해 저자극성 물질(흔한 알레르기항원이 없는 물질)을 사용할 수 있다.

자가면역

자기항원에 대한 부적절하고 과도한 반응이 자가면역(autoimmunity)이다. 자가면역반응에 의해 나타나는 질환을 자가면역병(autoimmune disease)이라 한다.

자가항원은 자기 몸에서는 자연적인 물질로 면역계통이 '자신'으로 인식하는 물질이다. 이것은 유전물질(DNA 또는 RNA)이나 특정 단백질, 또는 몸에서 만들어진 화학물질의 일부일 수 있다. 자가면역에서는 면역계통이 이러한 항원을 부적절하게 공격한다.

자가면역병의 흔한 예는 전신홍반루푸스(SLE), 간단히 루푸스(lupus)이다. 루푸스는 관절, 혈관, 콩팥, 신경계통 그리고 피부와 같은 우리몸의 많은 조직에 영향을 미치는 만성염증병이다. 홍반루푸스란 이름은 이 병에 걸린 사람의 얼굴에 나타나는 적색발진을 의미한다(그림 15-17).

전신이란 이름은 병이 우리몸의 여러 계통에 영향을 미친다는 사실에서 비롯된 것이다. 전신홍반루푸스의 전신적 성질은 많은 다른 자기항원에 대한 항체생산으로 발생한다.

동종면역

동종면역(alloimmunity)이란 같은 종의 다른 개체에서 온 항원에 대한 면역계통의 과도한 반응을 말한다. 이 현상은 임신이나 조직이식에서 중요하다.

임신 중에 태아의 항원이 엄마의 혈액으로 들어가서 엄마의 면역계통을 민감하게 만든다. 그 결과로 만들어진 항체가 태아의 혈액으로 들어가서 부적절한 면역반응을 일으키게 된다. 이에 대한 예는 12장의 태아적혈모구증에서 설명하였다.

15

엄마의 면역계통에 의한 공격으로 발달 중인 태아조직에 손상을 입혀 발생하는 다른 병리학적 상태는 선천심장결손, 그레이브스병(Graves disease), 중증근무력증(myasthenia gravis)이 있다.

조직이나 장기이식은 주는이의 조직을 외과적으로 다른 사람에게로 이식(graft)하는 의료행위이다. 예를 들어 화상으로 인한 손상을 치료하기 위해 피부이식을 하고, 다량의 출혈이 있는 사람에게 기증된 혈액을 주사하며, 콩팥기능상실로 고통 받고 있는 사람에게 살아 있는 사람의 콩팥을 이식하기도 한다. 불행하게도 면역계통이 때때로 이식된 조직의 이종항원에 대해 반응하여 거부증후군(rejection syndrome)을 유발한다.

이식거부반응에 가장 일반적으로 관련된 항원을 사람백혈구항원(human leukocyte antigen, HLA)이라고 부른다.

이식된 조직에 대한 거부반응은 두 가지 방법으로 발생할 수 있다. 하나는 숙주대이식편거부반응(host-versus-graft rejection, HLA)으로 이식받는이의 면역계통이 이식된 조직을 이종HLA로 인식하여 공격하여 파괴하는 것이고, 다른 하나는 이식편대숙주거부반응(graft-versus-host rejection)으로 이식된 조직(예: 뼈속질)이 이식받는이의 HLA를 이종으로 인식하여 몸 전체에서 조직을 파괴하는 것이다. 이식편대숙주거부반응은 사망을 초래할 수도 있다.

이식거부를 방지할 수 있는 방법은 두 가지가 있다. 하나는 조직형검사(tissue typing)로 주는이와 받는이의 HLA와 다른 항원들을 검사하는 방법이다. 만일 적합하다면 조직거부는 발생하지 않는다. 다른 방법은 받는이에게 면역억제제(immunosuppressant)를 사용하는 것이다. 시클로스포린(cyclosporine)이나 프레드니손(prednisone) 등의 면역억제제는 이식된 조직에 있는 이종항원에 대한 면역계통의 반응을 억제한다.

QUICK CHECK

1. 알레르기항원은 무엇이며 면역계통에 어떤 영향을 주는가?
2. 루푸스를 왜 "자가면역장애"라고 하는가?
3. 왜 장기이식 대상자에게 면역억제제를 주는가?

15

면역결핍

면역결핍(immune deficiencey or immunodeficiency)은 병원체에 대한 방어에서 면역계통기전의 실패이다. 면역계통의 실패는 주로 B 세포나 T 세포 기능장애로 발생된다.

면역결핍의 주된 특징은 비정상적이거나 심한 감염이나 종양의 재발이다. 면역결핍 그 자체로 사망하지는 않지만 감염이나 종양을 유발한다.

림프구기능장애기전에 기반을 둔 면역결핍의 두 가지 범주는 선천과 후천이다.

선천면역결핍

선천면역결핍(congenital immune deficiency)은 거의 드물며 출생 전 부적절한 림프구의 발달로 발생된다. 결함이 생기는 줄기세포의 발달 단계에 따라 다양한 질병이 발생한다.

예를 들어 부적절한 B 세포의 발달은 혈액내 항체가 부족하거나 없을 수 있다. 만일 줄기세포가 파괴되면 중증복합면역결핍(severe combined immunodeficiency, SCID)이 발생하게 된다. 대부분의 중증복합면역결핍에서는 체액면역과 세포매개면역이 결여되어 있다.

중증복합면역결핍을 앓고 있는 어린이에게 항체(감마글로불린)를 주사하여 일시면역을 부여할 수 있다. 결함이 있는 줄기세포를 건강한 주는이 세포로 대체하는 골수이식은 중증복합면역결핍의 일부 사례에서는 효과가 있음이 입증되었다. 유전자치료의 발달로 중증복합면역결핍증의 치료가 가능해졌다(24장 유전자 요법 참고).

후천면역결핍

후천면역결핍(acquired immune deficiency)은 유전과는 관계없이 출생 후에 발생한다. 요인으로는 영양결핍, 면역억제제나 다른 의학적 치료약물, 외상, 스트레스, 바이러스 감염 등 여러 가지가 있다.

후천면역결핍의 가장 잘 알려진 예는 후천면역결핍증후군(acquired immunodeficiency syndrome, AIDS)이다. 이 증후군은 사람면역결핍바이러스(human immunodeficiency virus, HIV)에 의해 발생한다.

사람면역결핍바이러스는 레트로바이러스(retrovirus)로서 감염된 세포 안에서 역전사를 일으켜 자체 DNA를 형성하는 RNA가 포함되어 있다. 바이러스성 DNA는 종종 세포 DNA의 일부가 된다. 바이러스의 DNA가 활성화되면, 자체 RNA와 단백질막의 합성을 지시하여 세포에서 원료를 '훔친다'. 이러한 현상이 특정 T 세포에서 일어나면, 세포가 파괴되고 면역이 약화된다. T 세포가 죽으면 HIV 감염을 확산시킬 수 있는 새로운 레트로바이러스가 방출된다.

HIV가 여러 세포를 감염시킬 수 있지만, CD4+ T 세포로 불리는 특정 유형의 T 세포에 가장 큰 영향을 미친다. T 세포 기능이 떨어지면 감염원이나 종양세포가 쉽게 발생하고 전파된다. 폐포자충증(pneumocystosis)이나 카포시육종(Kaposi sarcoma; 헤르페스바이러스에 의한 피부암)과 같은 비정상적인 상태가 나타날 수도 있다. 면역계통에 문제가 있기 때문에 후천면역결핍증후군 환자는 결국 감염이나 암으로 사망할 수 있다.

사람면역결핍바이러스에 감염된 이후 치료받지 않은 사람은 몇 개월에서 수년간 치료하지 않아도 후천면역결핍증후군의 징후가 나타나지 않을 수 있는데, 이는 면역계통이 감염에 굴복하기 전까지 오랫동안 억제하고 있기 때문이다.

사람면역결핍바이러스 감염은 많은 국가에서 유행(epidemic)하며 전염병으로 분류된다. 후천면역결핍증후군의 발생을 막는 몇 가지 전략이 있다. 많은 기관들이 사람면역결핍바이러스와의 접촉을 피하는 방법에 대해 교육함으로써 후천면역결핍증후군의 전파를 늦추려고 노력한다. 사람면역결핍바이러스는 체액과의 직접 접촉으로 전파되므로, 이러한 접촉을 방지하면 사람면역결핍바이러스의 전파를 줄일 수 있다. 성관계, 오염된 혈액의 수혈, 오염된 바늘을 사용한 정맥주사는 흔한 후천면역결핍증후군의 감염경로이다. 사람면역결핍바이러스는 출생전후기감염(perinatal infection), 즉 출생 시 엄마에게서 신생아에게 감염이 전달되기도 한다.

많은 연구자가 사람면역결핍바이러스 백신을 만들기 위해 노력하고 있지만, 감기를 일으키는 바이러스처럼 사람면역결핍바이러스도 빠르게 변종을 만들어 백신개발이 어렵다.

사람면역결핍바이러스 전염을 막는 다른 방법은 아지도티이미딘(azidothymidine; AZT)이나 리토나비르(ritonavir; Norvir)와 같은 화학물질을 사용하여 감염된 세포 안에서 사람면역결핍바이러스의 복제를 차단하는 것이다. 항바이러스제를 여러 가지 혼합하여 사용하면 환자 혈액 안의 사람면역결핍바이러스의 숫자를 상당히 감소시켜 사람면역결핍바이러스 감염의 영향을 줄인다. 수백 가지 이상의 약제를 여러 조합으로 혼합하여 사람면역결핍바이러스의 감염을 막기 위한 실험이 진행되고 있다.

QUICK CHECK

1. 선천면역결핍과 후천면역결핍의 차이는 무엇인가?
2. 후천면역결핍증후군의 원인은 무엇인가?
3. 사람면역결핍바이러스 감염의 진행을 어떻게 억제할 수 있는가?

용어 terminology

가슴림프관팽대 cisterna chyli
날- efferent
들- afferent
림프 lymph
면역기억세포 memory cells
무리, 클론 clone
보체 complement
보체결합부위 complement-binding sites
보체연쇄증폭반응 complement cascade
선천면역 inherited(inborn) immunity
세포매개면역 cell-mediated(humoral) immunity
체액면역 humoral immunity
큰포식세포 macrophage
항원 antigen
항체 antibody
항체매개면역 antibody-mediated(humoral) immunity
형질세포 plasma cells
후천면역 acquired immunity

요약summary

림프계통

A. 림프계통 조직: 림프액, 림프관, 많은 림프기관(그림 15-1)

B. 림프: 모세혈관교환에서 남은 과도한 액체가 림프관을 이용하여 조직공간에서 다시 혈류로 이동

C. 림프관: 한 방향으로만 림프가 이동
1. 림프모세관 조직공간 안에 퍼져 있는 아주 작고 막힌 관(그림 15-2)
   a. 현미경적인 크기
   b. 단층의 단순편평상피로 이루어진 판(sheets)
   c. 인접한 세포 사이의 좋지 않은 '고정'으로 구멍이 많은 벽을 초래
   d. 작은창자벽 안의 유미림프관(lacteal)(지방을 혈류로 운반)
2. 오른림프관
   a. 오른팔과 머리, 목, 몸통의 오른쪽 림프 배출
3. 가슴림프관
   a. 가장 큰 림프관
   b. 가슴림프관팽대라고 하는 확장된 주머니
   c. 우리몸 약 3/4 부위의 림프가 배출

D. 림프기관: 림프조직인 백혈구를 발달시키는 덩어리를 가지고 있고 방어와 백혈구 형성 기능
1. 림프절
   a. 림프의 여과(그림 15-3)
   b. 림프관의 경로를 따라 무리 안에 위치(그림 15-4, 그림 15-5).
   c. 림프조직: 림프기관 내 림프구와 관련된 세포의 집단; 면역과 면역세포의 발달에 관여
   d. 림프의 흐름: 여러 들림프관을 통해 림프절로 들어가고 림프절에서 하나의 날림프관으로 배출
   e. 림프절염: 림프절의 부종과 압통
   f. 암세포는 전이라는 과정에서 림프관을 통해 우리몸의 다른 부위로 쉽게 이동할 수 있음
2. 가슴샘
   a. 가슴세로칸에 위치한 림프조직 기관
   b. 총 무게 35~40g
   c. 면역에서 중요하고 중심적인 역할 담당
   d. T 림프구 또는 T 세포 생산
   e. 티모신(thymosin)이라는 호르몬을 분비하여 T 세포의 성장을 조절
   f. 림프양조직은 대부분 퇴화과정을 통해 지방으로 대체
3. 편도(그림 15-6)
   a. 입과 목의 입구 주위에 3개의 림프조직 덩어리로 구성
      (1) 입천장편도
      (2) 인두편도(아데노이드)
      (3) 혀편도
   b. 만성감염의 위험
   c. 인두편도의 부종은 호흡을 힘들게 할 수 있음
4. 지라
   a. 구조
      (1) 우리몸에서 가장 큰 림프기관
      (2) 배의 왼위사분역에 위치
      (3) 종종 배 부위 외상에 의해 손상
      (4) 지라절제술이라는 외과적 제거
   b. 기능
      (1) 세균과 수명이 다 된 적혈구의 포식작용
      (2) 단핵구의 저장소, 우리몸의 다른 부위에서 치료가 필요하면 방출
      (3) 혈액 저장소로서의 역할
   c. 지라비대-지라의 확대
5. 림프종: 림프절의 악성종양
   a. 종류: 호지킨병과 비호지킨림프종
   b. 모든 종류의 림프종은 통증없이 림프절의 비대유발
   c. 우리몸의 더 많은 부위로 퍼질 수 있음

면역계통

A. 병원성 세균, 이물조직세포, 암세포로부터 우리몸을 보호

B. 방어세포와 분자로 구성

C. 주요 종류: 선천(비특이)면역과 적응(특이)면역(표 15-1)

D. 선천면역
1. 항원에 대한 노출이 필요하지 않고 가지고 태어나기 때문에 선천면역이라 함

15

2. 비특이면역이라고도 하며 어떤 형태의 손상이나 위협하는 물질에 대해 일반적으로 작용하는 기전을 포함하고 있음
3. 선천면역의 많은 형태가 우리몸 안에서 발생(표 15-2)
   a. 비특이면역은 빠르게 나타나는 첫 번째 반응이고 느린 특이반응을 유발
   b. 시토카인이라 불리는 다양한 화학신호물질이 관련
4. 피부: 세균과 다른 해로운 물질을 막는 물리적인 방어벽
5. 눈물과 점액: 눈을 닦고 세균을 살해
6. 염증
   a. 염증반응: 면역세포를 손상부위로 이끌어 국소혈류를 증가시키고 혈관투과성을 증가; 손상 또는 감염부위로 백혈구 이동 촉진(그림 15-7)
   b. 열: 체온상승의 전신효과; 면역효율을 증가시키거나 감염물질 억제
7. 보체: 혈장 안에 있는 효소의 한 종류로 다양한 면역반응을 촉진; 적응(특이)면역기전에 관여

E. 적응면역
1. 적응면역은 해로운 물질이나 세균을 인식, 반응하고 기억하는 면역
2. 노출된 특정 항원에 반응하는 특이면역
3. 적응면역의 종류(표 15-3)
   a. 자연면역: 원인물질에 자연적으로 노출
      (1) 능동: 활성화된 질환은 면역 생성
      (2) 수동: 면역이 탯줄을 통해 엄마에게서 태아로 혹은 모유를 통해 엄마에서 아기에게 전달
   b. 인공면역: 원인물질에 고의적으로 노출
      (1) 능동: 예방접종으로 면역계통이 활성화되고 장기간 보호
      (2) 수동: 다른 개인의 면역계통에서 만들어진 보호물질이고 면역물질을 가지고 있지 않은 개인에게 제공하여 단기간 보호를 제공

면역계통 분자

A. 시토카인
1. 시토카인은 세포들 간 소통하고 면역반응을 조정하는 단백질 분자
2. 인터루킨은 시토카인의 한 예

B. 항체(그림 15-8)
1. 특이한 결합부위를 가진 단백질 화합물
2. 항체의 결합부위에 특이항원(외부 단백질)이 붙어 항원-항체복합체를 형성, 체액면역을 제공
3. 항원-항체 복합체는
   a. 독소 중화
   b. 세포와 응십 또는 응괴
   c. 포식작용 촉신

C. 보체단백질
1. 비활성 상태로 혈액 내 정상적으로 존재하는 단백질 집단
2. 보체연쇄반응
   a. 항체에 대한 작용의 중요한 기전
      (1) 항체에 있는 보체결합부위가 항원과 부착된 후 노출
      (2) 보체연쇄증폭반응은 외부 세포의 표면에 구멍을 형성하는 아주 작은 단백질 고리 형성
   b. 외부 세포의 원형질막에 생성된 결함을 통해 물이 들어가 세포용해 유발(그림 15-9)
3. 다음과 같은 다른 기능을 수행하는 것을 도움: 감염부위로 면역세포 유도, 면역세포 활성화, 이물세포 파괴를 위해 표시, 혈관벽투과성 증가, 염증반응

면역계통 세포

A. 등쪽몸안(dorsal cavity)
1. 종류
   a. 호중성백혈구: 생애주기가 짧은 포식세포; 면역세포 중 가장 많은 종류
   b. 단핵구: 포식작용을 하는 큰포식세포를 형성하고 조직으로 이동
   c. 가지세포: 외부 표면이나 근처에서 발견(그림 15-11)
2. 포식작용을 통해 외부세포나 해로운 물질을 섭취하고 파괴(그림 15-10)
3. 큰포식세포와 가지세포는 포식한 항원을 세포막에 노출시켜 특이면역세포를 촉진시켜 항원제시세포로 작용

B. 림프구
1. 호중구 다음 두 번째로 많은 면역계통세포; 자연살해세포, B 세포, T 세포 포함(그림 15-12)

2. 자연살해세포: 선천면역의 물질
   a. 어떤 세포에도 부착할 수 있으나 오직 정상자기항원이 결합된 세포만 살해
   b. 보통 세포사멸촉진으로 살해
3. B 세포: 적응면역의 물질
   a. B 세포의 발달: 원시줄기세포가 뼈속질에서 이동하여 두 단계의 발달 단계를 거침(그림 15-13)
      (1) 첫 번째 단계: 줄기세포는 미성숙 B 세포로 발달
         (a) 출생 전에는 뼈속질과 간, 어른은 오직 뼈속질에서만 일어남
         (b) B 세포는 원형질막에 항체분자를 가지고 있는 작은 림프구
         (c) 성숙한 후 비활성 B 세포는 주로 림프절로 이동
      (2) 두 번째 단계: 비활성 B 세포가 활성 B 세포로 발달
         (a) 비활성 B 세포가 표면에 있는 항체와 결합하는 항원과 접촉하고 T 세포로부터 화학신호인 시토카인에 의해 시작
         (b) 활성 B 세포는 반복적으로 분열되어 두 개의 무리를 형성: 형질세포와 기억세포
         (c) 형질세포는 혈액으로 항체를 분비하고, 기억세포는 림프절에 저장
         (d) B 세포를 활성화시킨 특정항원에 다시 노출되면 기억세포가 형질세포가 되고 많은 양의 항체를 분비
   b. B 세포의 기능: 간접적으로 B 세포는 체액면역 생성
      (1) 활성 B 세포는 형질세포로 발달
      (2) 형질세포는 혈액으로 항체를 분비
      (3) 순환하는 항체는 체액면역을 생성(그림 15-13)
4. T 세포(T 림프구): 적응면역의 물질
   a. T 세포의 발달: 뼈속질의 줄기세포에서 가슴샘으로 이동(그림 15-14)
      (1) 첫 번째 단계: 줄기세포가 T 세포로 발달
         (a) 출생 전후 짧은 기간 동안 가슴샘에서 발생
         (b) T 세포는 주로 림프절로 이동
      (2) 두 번째 단계: T 세포가 활성 T 세포로 발달
         (a) T 세포의 표면단백질에 항원이 결합하고 다른 T 세포로부터 화학적 신호인 시토카인를 받았을 때 발생
         (b) B 세포와 마찬가지로 기능세포와 기억세포를 형성
   b. T 세포의 기능: 세포매개면역 생성을 일으킴(그림 15-15)
      (1) 세포독성 T 세포: 감염된 세포나 암세포에 대한 독성물질을 분비하여 살해
      (2) 도움 T 세포: 큰포식세포를 자극하고 유인하는 물질인 시토카인을 분비하여 포식작용을 유도하고 활성 B 세포를 돕는 시토카인 생산
      (3) 조절 T 세포: 면역반응을 억제하는 물질을 분비

면역계통의 과민

A. 과민반응: 부적절하거나 과도한 면역반응(그림 15-16)

B. 알레르기: 해가 없는 환경항원(알레르기항원)에 대한 과민반응
   1. 즉시알레르기반응은 주로 체액
   2. 지연알레르기반응은 주로 세포매개면역

C. 자가면역: 자기항원에 대한 과도하고 부적절한 반응
   1. 자가면역질환의 원인
   2. 전신홍반루푸스: 다양한 조직에 대한 많은 항체에 의해 발생하는 만성염증질환(그림 15-17)

D. 동종면역: 다른 사람의 항원에 대한 과도한 반응
   1. 임신 중 태아와 산모 사이에서 발생할 수 있음
   2. 조직이식에서 발생할 수 있음(거부반응)

면역결핍

A. 선천면역결핍(드물다)
   1. 출생 전 부적절한 림프구의 발달의 결과
   2. 중증복합면역결핍: 줄기세포의 발달장애로 발생

B. 후천면역결핍증
   1. 출생 후에 발생
   2. 후천면역결핍증후군: T 세포가 사람면역결핍바이러스에 감염되어 발생

학습활동 active learning

복습문제

1. 림프를 정의하고, 그 기능을 설명하시오.
2. 두 개의 주요 림프관은 무엇이며 각각 우리몸의 어느 부위에서부터 배출되는지 설명하시오.
3. 림프절의 구조에 대해 설명하시오.
4. 림프절의 방어기능을 설명하시오.
5. 가슴샘의 위치와 기능을 설명하시오.
6. 세 쌍 편도의 이름과 위치를 설명하시오.
7. 지라의 기능과 위치를 설명하시오.
8. 선천면역의 종류를 설명하시오.
9. 적응면역의 네 종류를 말하고 구별하시오.
10. 항체와 항원을 설명하시오.
11. 면역계통에서 보체의 역할을 설명하시오.
12. 면역계통에서 큰포식세포의 역할을 설명하시오.
13. B 세포의 발달과 기능을 설명하시오.
14. T 세포의 발달과 기능을 설명하시오.
15. 알레르기에 대해 설명하시오.
16. 자가면역에 대해 설명하고 그 예를 드시오.
17. 동종면역에 대해 설명하고 그 예를 드시오.
18. 사람백혈구항원에 대해 설명하고 이것이 어떻게 조직형 검사와 관계가 있는지 설명하시오.
19. 중증복합면역결핍과 그 원인에 대해 설명하시오.
20. 후천면역결핍증후군의 세 가지 원인을 적으시오.

문제

1. ________는 모세혈관을 떠난 액체로 직접적으로 혈액으로 돌아가지 않는다.
2. 우리몸 3/4의 림프가 ________로 배출된다.
3. 오른팔과 머리의 오른쪽 림프는 ________로 배출된다.
4. 배안의 크고 주머니모양의 구조물인 ________은 림프의 보관장소 역할을 한다.
5. ________의 기능은 림프의 여과와 세척이다.
6. 림프절로 들어가는 여러 개의 림프관을 ________림프관이라고 부르며, 림프절로부터 나오는 하나의 림프관을 ________림프관이라고 한다.
7. ________는 가슴샘에서 성숙되는 백혈구이다. 가슴샘에서 분비하는 호르몬을 ________라고 부른다.
8. 세 쌍의 편도는 ________, ________, ________이다.
9. 가장 큰 림프장기는 ________이다.
10. ________의 증상에는 열감, 발적, 통증과 부종이 있다.
11. ________은 목표세포의 원형질막에 구멍을 만들어 나트륨과 수분의 균형을 깨트려 침입한 세포를 죽인다.
12. ________가 조직으로 이동하여 큰포식세포가 된다.
13. 해롭지 않은 환경항원에 대한 면역계통의 과민을 ______라 부른다.
14. 생명을 위협할 정도의 심한 알레르기반응을 ________라 부른다.
15. 자가항원에 대한 과도하고 부적절한 반응을 ________이라 부른다.
16. 태아적혈모구증은 ________에 대한 과도한 면역반응이다.

17. 장기 이식에서 주는이와 받는이 사이의 사람백혈구항원을 교차검사하는 것을 ________이라 부른다.

18. 적응면역을 ________이라고도 한다.

19. 지라의 ________은 응급 시 우리몸의 어느 곳이든 손상된 조직을 복구하는 데 도움이 되는 단핵구를 저장하는 역할을 한다.

20. ________은 세포에서 방출되며 선천, 비특이면역의 직접 적용물질로 작용한다.

21. ________은 종종 알레르기반응을 줄이기 위해 주사된다.

22. ________ 세포는 두 가지 다른 수용체를 사용하여 비정상적인 세포를 감지하며 그 수용체는 살해활성수용체와 살해억제수용체이다.

23. 폴리오(소아마비) 예방접종 후 폴리오에 대해 저항력이 생기는 면역은?
    a. 자연능동면역 b. 자연수동면역
    c. 인공능동면역 d. 인공수동면역

24. 태아나 신생아가 엄마에게서 받게 되는 면역은?
    a. 자연능동면역 b. 자연수동면역
    c. 인공능동면역 d. 인공수동면역

25. 다른 사람의 면역계통에 의해 만들어진 항체를 주사하여 생긴 면역은?
    a. 자연능동면역 b. 자연수동면역
    c. 인공능동면역 d. 인공수동면역

26. 질병을 앓은 후 얻게 된 면역은?
    a. 자연능동면역 b. 자연수동면역
    c. 인공능동면역 d. 인공수동면역

다음에 설명된 내용이 B 세포의 발달과 기능에 관한 것이면 'B', T 세포의 발달과 기능에 관한 것이면 'T'를 쓰시오.

27. ____________ 항체를 생산한다.

28. ____________ 일부는 형질세포로 전환된다.

29. ____________ 세포매개면역에 관여하는 주요 세포이다.

30. ____________ 체액면역에 관여하는 주요 세포이다.

31. ____________ 가슴샘에서 발달한다.

32. ____________ 항원이 있는 곳으로 움직인 후 독소를 방출한다.

33. ____________ 세포가 활성화되면 빠르게 무리를 형성한다.

34. ____________ 큰포식세포를 유인하는 물질을 방출한다.

35. ____________ 일부는 기억세포로 분화된다.

36. ____________ 접촉피부염의 알레르기반응을 매개한다.

CHAPTER 16

호흡계통

Respiratory System

1. 호흡계통의 주요 장기를 열거하고 호흡계통의 주요 기능과 관련된 각 기관의 기능을 설명한다.
2. 상기도에 포함된 구조물에 대해 논의하고 상기도의 주요 질환을 확인하고 설명한다.
3. 하기도에 포함된 구조물에 대해 논의하고 하기도의 주요 질환을 확인하고 설명한다.
4. 호흡의 기전과 허파 용적을 포함한 허파환기와 호흡에 대해 토론한다.
5. 환기의 조절을 설명하고 호흡 양상을 식별한다.
6. 외적, 내적 호흡 중 가스교환을 담당하는 기전에 대해 비교, 대비하고 설명한다.
7. 혈액에 의한 가스운반을 설명한다.

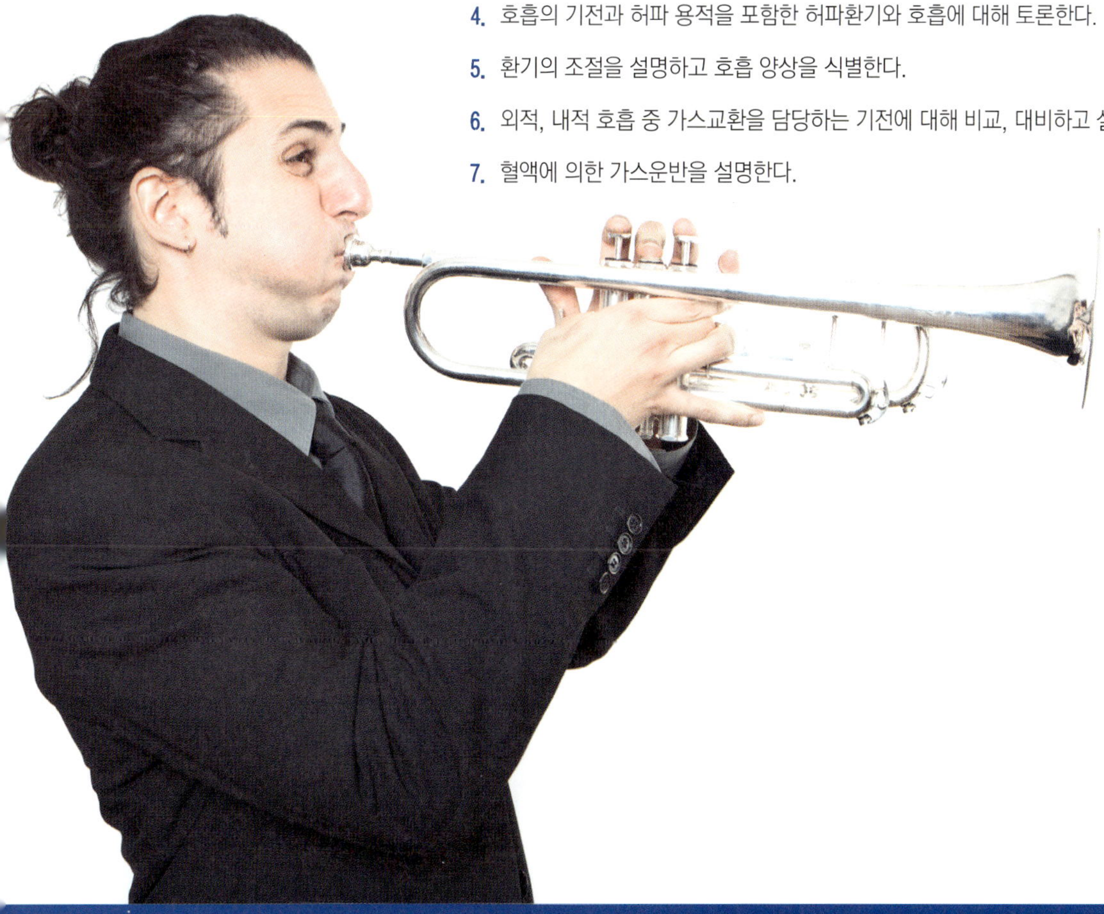

16

호흡계통(respiratory system)의 중요성을 모르는 사람은 없을 것이다. 우리몸에서 호흡계통은 마치 잠수부에게 있어 산소탱크에 연결된 생명줄과 같다. 당신의 생명줄이 갑자기 막히면 얼마나 당황스러울지 상상해보자. 몇 초간만이라도 숨을 쉴 수 없다면!

세포와 우리몸 전체가 살아가기 위해 필요한 모든 물질 가운데 산소는 가장 중요하다. 사람은 음식 없이는 몇 주 동안, 물 없이는 며칠 동안 살 수 있으나 산소 없이는 단 몇 분간만 살 수 있다. 우리몸에서 지속적으로 이산화탄소를 제거하는 것도 산소 공급을 일정하게 하는 것만큼 생존하는 데 있어 매우 중요하다.

호흡계통은 세포에 산소를 공급하고 이산화탄소(노폐물) 제거를 담당한다. 그러므로 호흡과정은 중요한 항상성기전(homeostatic mechanism)이다. 호흡계통은 일정하게 적절한 양의 산소를 제공하고, 생성된 이산화탄소를 제거함으로써 우리몸의 세포가 효과적으로 기능할 수 있도록 일정한 환경을 유지하는 것을 돕는다.

그 기능을 수행하기 위해 호흡계통은 우리가 호흡하는 공기를 효과적으로 여과하고 데우고 가습한다. 성대(vocal cords), 코곁굴(sinuses), 특수상피(specialized epithelium)와 같은 호흡기관은 발성과 냄새를 맡는 것이 가능하게 한다. 가스교환의 주요 기능까지도 우리몸에서 여분의 산을 제거하는 이차적 효과가 있다. 이런 호흡계통의 수소이온농도지수(pH) 균형조절 기능에 대해서는 21장에서 더 논의할 것이다.

상기도와 하기도의 장애와 관련된 더 자세한 논의는 호흡계통 항상성의 혼란이 어떻게 해부학적 · 생리학적 질병 발현

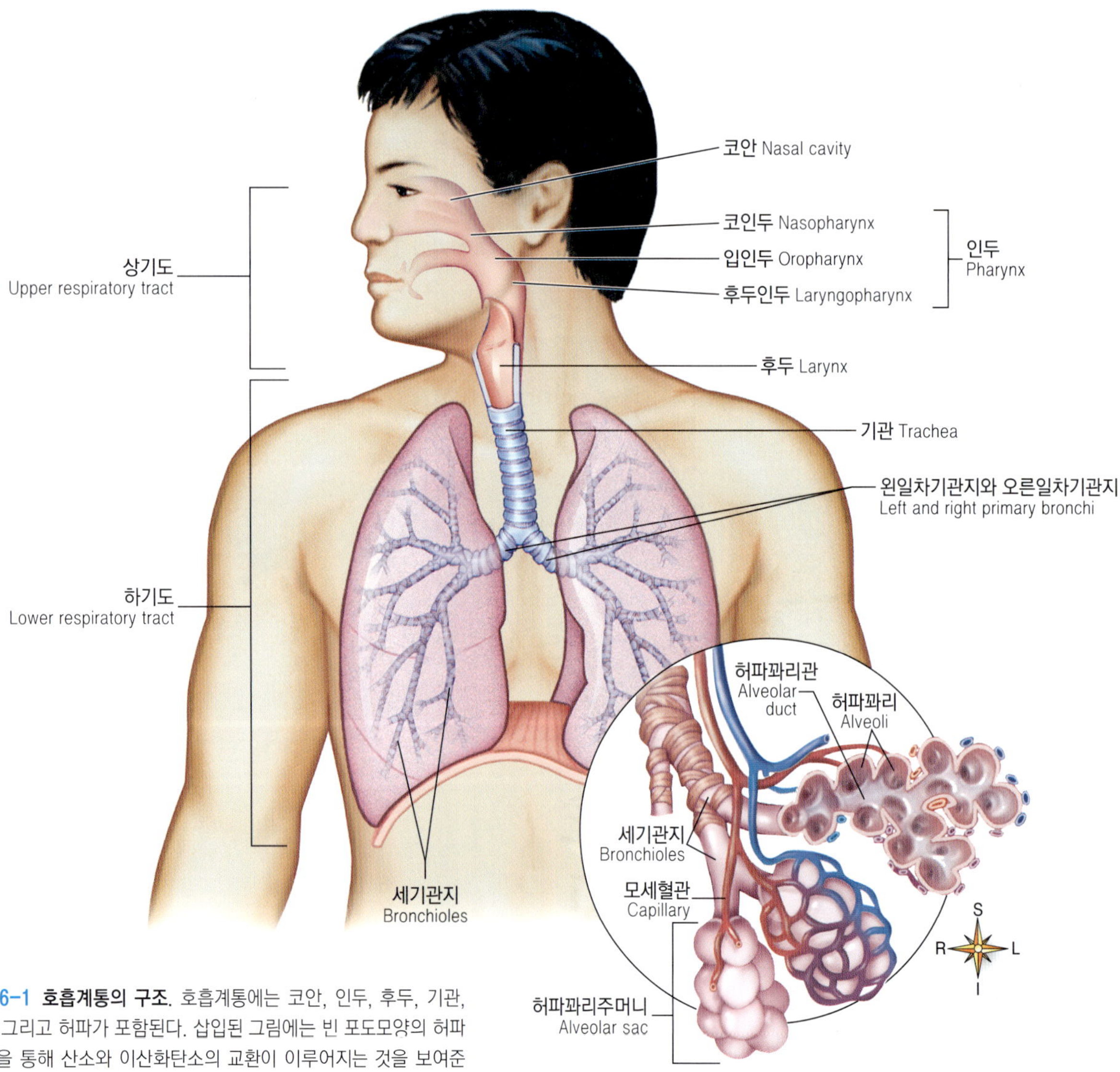

그림 16-1 호흡계통의 구조. 호흡계통에는 코안, 인두, 후두, 기관, 기관지 그리고 허파가 포함된다. 삽입된 그림에는 빈 포도모양의 허파꽈리벽을 통해 산소와 이산화탄소의 교환이 이루어지는 것을 보여준다. 모세혈관이 허파꽈리를 둘러싸고 있다.

으로 이어지는지에 대해 강조하여 설명한다.

구조

개요

호흡기관에는 코(nose), 인두(pharynx), 후두(larynx), 기관(trachea), 기관지(bronchi), 허파(lungs)가 포함된다. 호흡계통의 기본 구조는 관에서 많은 가지가 분지하여 그 끝에는 허파꽈리(alveoli)라고 불리는 수백만 개의 매우 얇은 벽으로 된 아주 작은 주머니가 있는 구조이다. 그림 16-1은 양쪽 허파에 있는 기관지가 얼마나 많이 갈라지는지 보여준다. 이 공기 분포체계는 거꾸로 서 있는 나무처럼 생겼다.

기관은 나무의 줄기이며 기관지는 가지라고 할 수 있다. 이 개념은 기관지 종류와 허파꽈리에 대해 설명할 때 이 장 뒤에서 자세히 설명한다.

모세혈관망은 마치 머리에 쓰는 망처럼 미세한 각각의 허파꽈리 주변에 딱 들어맞게 되어 있다. 이미 여러 차례 언급했듯이 구조와 기능은 아주 밀접하게 관련되어 있다. 허파꽈리의 기능(사실상 전체 호흡계통의 기능)은 공기와 혈액 사이에서 가스교환이 일어날 수 있도록 혈액에 충분한 공기를 제공하는 것이다. 3장에서 설명한 확산(diffusion)의 수동적 이동과정은 호흡계통에서 발생하는 가스교환 방식이다. 허파와 세포에서 일어나는 가스교환 기전에 대해 배우기 전에 3장의 확산에 대한 내용을 복습하면 도움이 될 것이다.

기도

기도는 종종 상기도(upper respiratory tract)와 하기도(lower respiratory tract)로 나뉘는데, 이는 감기처럼 흔한 호흡계통의 증상을 기술할 때 유용하다. 상기도는 가슴(thorax) 또는 가슴안(chest cauty)의 바깥에 위치하는 반면, 하기도는 가슴 또는 가슴안의 거의 전체를 차지하고 있다.

상기도는 코, 인두, 후두로 구성되어 있고 하기도는 기관과 기관지의 모든 구역, 그리고 허파로 구성된다.

상기도감염(upper respiratory infection, URI)은 의료전문가가 종종 '두통 감기'라고 부르는 것을 설명하기 위해 사용된다. 전형적으로 상기도감염의 증상은 코곁굴과 코안, 인두와 후두에 연관 있고 '기침감기(chest cold)'라 불리는 증상은 폐렴과 유사하며 하기도와 관련 있다.

호흡점막

구조

호흡계통의 각종 기관을 공부하기에 앞서 호흡기 점막의 미세해부학, 즉 조직학을 살펴보는 것이 중요하다. 호흡점막(respiratory mucosa)은 공기가 통하는 거의 모든 관에 자리 잡고 있다.

호흡점막은 그림 16-2에서 보는 것처럼 거짓중층섬모상피(pseudostratified ciliated epithelium)이다. 이름에서 알 수 있듯이 이 조직은 섬모로 덮여 있다. 그림 3-4, 3-5에서 이 작은 돌기의 구조를 볼 수 있고, 어떻게 세포 표면의 액체를 움직이는지 알 수 있다. 또한 그림 16-2에서 볼 수 있는 술잔세포(goblet cell)는 많은 양의 점액을 생산한다. 점액은 점막의 위치에 따라 물 같거나 또는 매우 탁하고 끈적한 성분까지 다양하다.

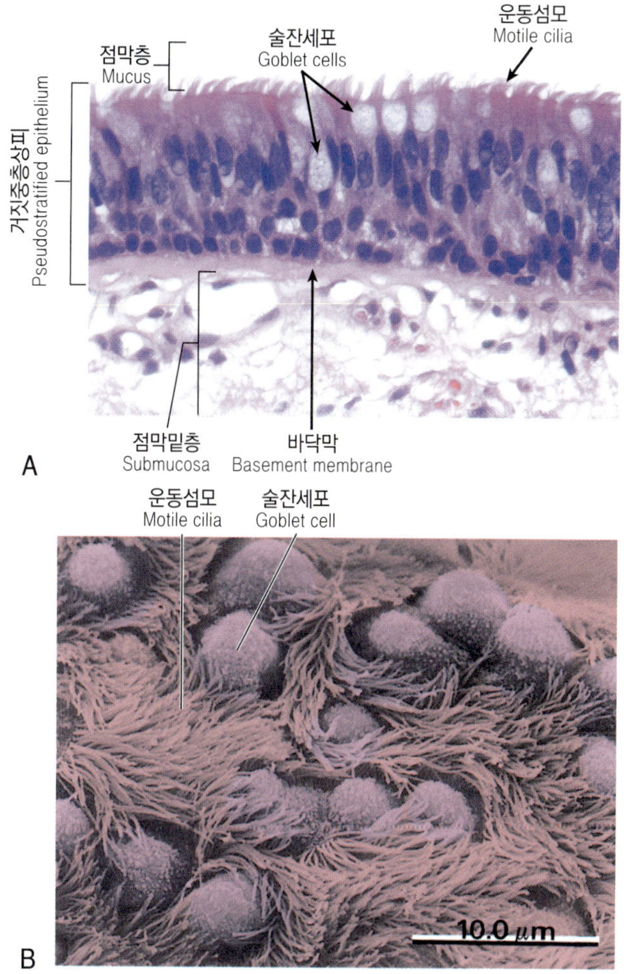

그림 16-2 **호흡점막.** 호흡계통을 덮고 있는 섬모거짓중층상피의 광학현미경(200배율) 사진(A)과 전자현미경(2000배율) 사진(B). 수많은 운동성 섬모와 점액생성 술잔세포를 확인할 수 있다.

대부분의 기도는 거짓중층섬모상피로 덮여 있지만 콧구멍, 성대, 인두처럼 중층편평상피(stratified squamous epithelium)로 덮인 부분도 있다. 그림 4-4를 보면 이 종류가 많이 모여 형성된 두꺼운 상피를 볼 수 있다.

매우 얇은 조직인 단순평편상피는 가스교환이 일어나는 허파꽈리에 위치한다. 그림 4-3을 보면 이 종류의 얇은 상피를 볼 수 있다.

기능

공기분배의 통로나 가스교환 장소역할을 하는 것 외에도 들이마신 공기를 여과하고 데우고 가습하는 역할을 한다. 코로 들어간 공기는 일반적으로 화학적 공기오염물질, 먼지, 꽃가루, 박테리아나 심지어 곤충 등 여러 자극물질로 오염되어 있다. 들이마신 공기가 허파 내 종착지인 허파꽈리에 도착하기 전에 놀랄 정도로 효과적인 공기정화 기전에 의해 거의 모든 오염물질이 제거된다. 보호점막층은 섬모거짓중층상피로 된 공기가 지나가는 관을 덮는다(그림 16-2). 호흡점액 125mL 이상이 매일 만들어지고 가장 중요한 공기 정화기전으로 작용한다. 공기는 먼지, 꽃가루, 연기 분자 등 이물질들이 점막에 붙어 갇혀지면서 정화된다.

일반적으로 점액의 여과층은 오로지 한 방향으로 움직이는 수많은 섬모에 의해 들이마신 오염물질을 기관지의 아랫부분에서 인두를 향하여 이동시킨다. 이 기전을 섬모에스컬레이터(ciliary escalator)이라고 부른다.

담배연기와 다른 자극물질들은 섬모에 의해 감지되며 섬모가 신속하게 대응하여 오염물질들을 보다 효율적으로 제거한다. 담배연기에 장시간 노출되면 점액의 분비를 증가시키고 섬모를 마비시켜 오랜 기간 동안 호흡통로에 오염된 점액이 축적되게 한다. 그 결과 전형적인 흡연자의 기침은 바로 분비물을 청소하려는 우리몸의 노력인 것이다.

QUICK CHECK

1. 호흡계통의 주 기능은 무엇인가?
2. 가스교환 기능을 가능하게 하는 허파꽈리의 특징을 설명하시오.
3. 상기도와 하기도를 구별하는 것은 무엇인가?
4. 호흡점막의 역할은 무엇인가?

상기도

코

공기는 바깥콧구멍을 통해 호흡관으로 들어간다. 그 다음 호흡점막으로 덮여 있는 코안(nasal cavities)으로 들어간다. 코사이막(nasal septum)이라 불리는 칸막이가 코안을 2개로 나눈다.

코안의 표면은 점액으로 촉촉하고 상피 바로 밑에 흐르는 혈액으로 따뜻하다. 후각을 담당하는 신경말단인 후각수용체가 코점막안에 위치하고 있다.

코의 용종(polyps)은 통증이 없고 양성인 조직 비대로 흔히 만성건초열과 관련이 있다. 시간이 지날수록 용종이 자라서 코안을 부분적으로 막아 호흡이 곤란해질 수 있다. 심한 경우에는 수술적인 치료가 필요하기도 하다.

4개의 코곁굴(paranasal sinuses)[이마굴(frontal), 위턱굴(maxillary), 나비굴(sphenoidal), 벌집굴(ethmoidal)]은 코안으로 연결된다(그림 16-3). 코곁굴은 기도에 점액을 생산하는 점막으로 덮여 있다. 또한 머리뼈를 가볍게 해 주며 소

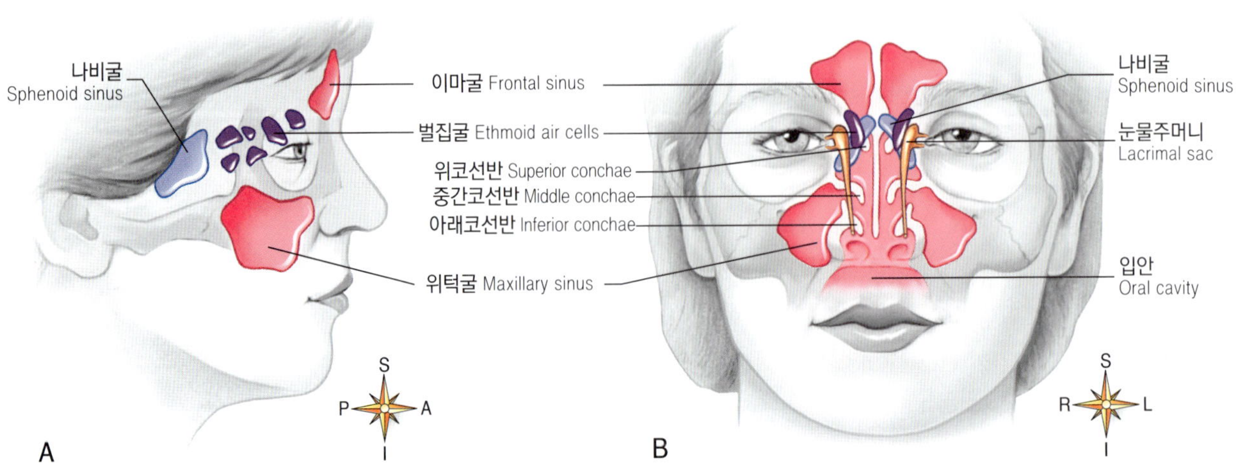

그림 16-3 **코곁굴.** A: 어른의 코곁굴을 가쪽에서 본 모습. B: 코곁굴 사이, 코안과의 해부학적 관계를 앞에서 본 모습.

리를 낼 때 향상시키는 공명공간으로 작용한다.

코곁굴의 점막은 코안의 점막과 연결되어 있어 코곁굴염(sinusitis)은 코점막에 염증을 발생시키는 감기에 의해 흔히 발생된다. 코곁굴염의 증상은 압박감, 통증, 두통, 압통, 부기, 발적 등이 있으며, 만성인 경우에는 감염이 인접한 뼈나 머리안으로 확산되어 뇌수막이나 뇌조직에 염증을 일으킨다. 치료는 충혈제거제(decongestants), 진통제(analgesics), 항생제(antibiotics) 투여가 포함되며 드물게는 배액을 돕는 수술을 하기도 한다.

그림 16-3과 같이 눈물주머니(lacrimal sacs)에서부터 두 개의 관이 코안으로 이어진다. 눈물주머니는 각각의 눈꺼풀 모서리에서 눈물을 모아 코안으로 배출시킨다. 이러한 구조로 울거나 알레르기, 눈 자극에 의해 과도한 눈물을 흘리면 콧물도 나오는 것이다.

그림 16-3에서 코선반(conchae)이라 불리는 3개의 선반 모양의 구조가 코안의 양 측면에서 돌출된 것을 볼 수 있다. 점막으로 덮인 선반은 공기가 코안을 지나갈 때 반드시 거치게 되는 표면적을 아주 많이 증가시킨다. 공기가 선반을 거쳐 코안을 통과하기 때문에 공기가 따뜻해지고 가습된다. 이것은 코를 통한 호흡이 입을 통한 호흡보다 가습에 더 효과적이라는 것을 설명하는 데 도움이 된다.

환자에게 산소공급이 필요하면 산소투여로 인해 기도를 덮고 있는 수분이 감소되는 것을 줄이기 위해 산소를 물에 통과시켜 거품을 발생시킨다. '건조한' 산소를 공급하면 산소가 점막을 건조하게 하여 호흡곤란을 유발하거나 기도를 자극할 수 있다.

인두

인두(pharynx)는 우리가 흔히 목구멍(throat)이라 부르는 구조이다. 길이가 약 12.5cm이며 세 부분으로 나눌 수 있다(그림 16-4). 코안의 바로 뒤에 있는 인두의 가장 윗부분은 코인두(nasopharynx), 입 뒤에 있는 부분은 입인두(oropharynx), 그리고 세 번째 또는 가장 아래에 있는 부분은 후두인두(laryngopharynx)라고 한다.

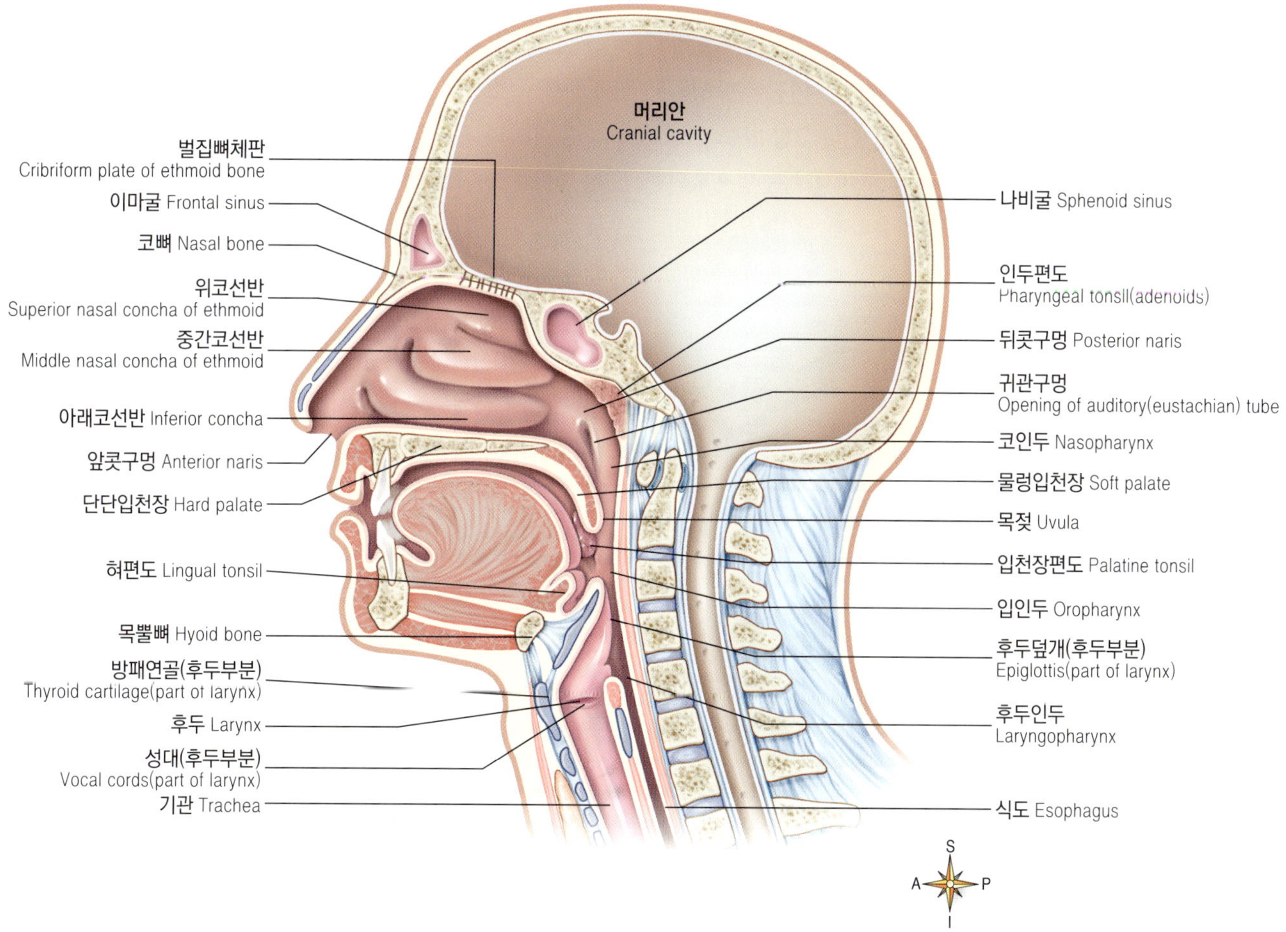

그림 16-4 머리와 목. 시상면. 코중격은 제거된 상태로 코안의 오른쪽 벽이 노출되어 코선반을 확인할 수 있으며 인두의 각 부분과 편도의 위치를 확인할 수 있다.

전체적으로 인두는 집에서 복도에 해당하는 역할로 기도와 소화관으로 기능한다. 공기와 음식은 인두를 지나 각각 허파와 위로 들어간다. 공기는 두 개의 코안 혹은 입안을 통해 인두를 거쳐 후두로 간다. 음식은 입을 통해 인두를 거쳐 식도로 간다.

오른쪽과 왼쪽의 귀관(auditory tubes) 또는 유스타키오관이 코인두로 열려 있어 가운데귀(middle ear)와 코인두가 연결된다(그림 16-4). 이를 통해 가운데귀와 바깥귀(external ear) 사이의 기압이 균등하게 유지된다. 귀관의 점막은 코인두 및 가운데귀의 점막과 연결되어 있다. 따라서 코안 점막에 염증이 생기는 감기로 인해 코곁굴 감염이 발생할 수 있는 것처럼 코인두의 염증으로 인해 가운데귀에 염증이 발생할 수 있다.

편도(tonsils)라 불리는 림프조직 덩어리가 인두의 점막에 묻혀 있다. 앞의 장에서 편도의 위치를 언급하였다. 목구멍편도(palatine tonsils)와 혀편도(lingual tonsils)는 입인두에 있고, 부기가 있을 때 아데노이드라고도 하는 인두편도(pharyngeal tonsils)는 코인두에 위치하고 있다.

15장에서 언급했듯이 편도는 목구멍 안에서 림프조직의 고리를 만들어 외부 환경과 접촉하는 부위를 면역적으로 보호한다. 비록 편도가 우리를 보호하지만, 감염되어 염증이 발생하기도 하는데, 이를 편도염(tonsillitis)이라 한다(그림 16-5).

감염에 의해 인두편도가 붓게 되면 코에서 목구멍으로의 공기 이동이 어렵게 되거나 또는 불가능하게 될 수 있다. 이럴 경우 사람들은 어쩔 수 없이 입으로 숨 쉬게 된다.

편도절제에서는 일반적으로 양쪽 편도 모두를 제거한다. 편도절제(tonsillectomy)는 매우 흔한 외과적 수술이지만 과도한 출혈 등 잠재적으로 심각한 합병증이 있어 현재는 다른 중재를 모두 시도해 본 후 선택한다. 최근에는 의사들이 신체의 방어기전에 있어 림프조직의 중요성을 인식하고 있기 때문에 심지어 편도염(tonsillitis)과 같은 염증의 경우에도 편도의 제거를 가급적 피하고 있다.

감염 또는 부기가 반복되거나 집중적인 항생제 치료와 같은 비외과적 중재가 효과가 없을 경우 외과적 절제가 결국 필요하지만, 편도절제의 횟수는 매년 감소하는 추세이다.

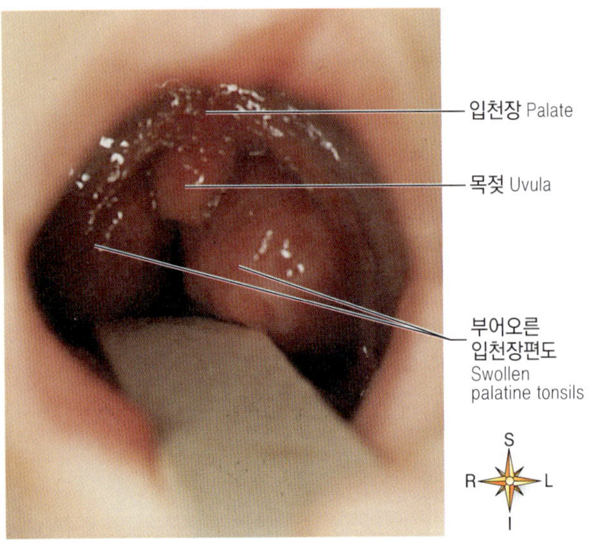

그림 16-5 **편도염.** 커진 입천장편도가 인두의 정중선에서 서로 만나는 것을 볼 수 있다.

후두

소리상자인 후두(larynx)는 인두 바로 아래 있으며 9개의 연골조각으로 구성되어 있다. 가장 큰 연골은 방패연골(thyroid cartilage)로 아담의 사과(Adam's apple)라는 구조물을 확인할 수 있다(그림 16-6).

두 개의 짧은 섬유성 끈인 성대(vocal cords)는 후두 안을 가로질러 뻗어 있다. 후두연골에 붙어 있는 근육은 긴장하거나 느슨해지는 방식으로 성대를 잡아당길 수 있다. 근육이 긴장하면 목소리는 고음이 되고, 근육이 이완하면 저음이 된다. 성대 사이의 공간을 성문(glottis)이라고 한다.

또다른 연골조각인 후두덮개(epiglottis)는 후두의 입구를 부분적으로 덮고 있다(그림 16-6). 후두덮개는 뚜껑과 같은 역할을 하는데, 음식을 삼키는 동안에는 후두를 닫아서 음식물과 액체가 기도로 들어가지 못하게 한다.

후두암(laryngeal cancer)의 위험성은 흡연과 알코올 섭취에 의해 현저하게 증가한다. 대개 50세 이상의 남자에게서 가장 흔하게 발생하며 쉰목소리와 연하곤란으로 종종 진단된다. 수술, 방사선치료, 항암치료 등의 치료요법으로 치료가 가능하지만 약 1/3은 이 질환으로 사망한다. 후두를 외과적으로 절제하였다면, 환자는 식도발성(esophageal speech)이나 전자식 인공후두를 사용해야 한다.

하기도

기관

기관(trachea)은 목 안에 있는 후두로부터 가슴안에 있는 기관지까지 연결된 관으로 길이는 약 11cm, 너비는 2.5cm이다(그림 16-1과 그림 16-7).

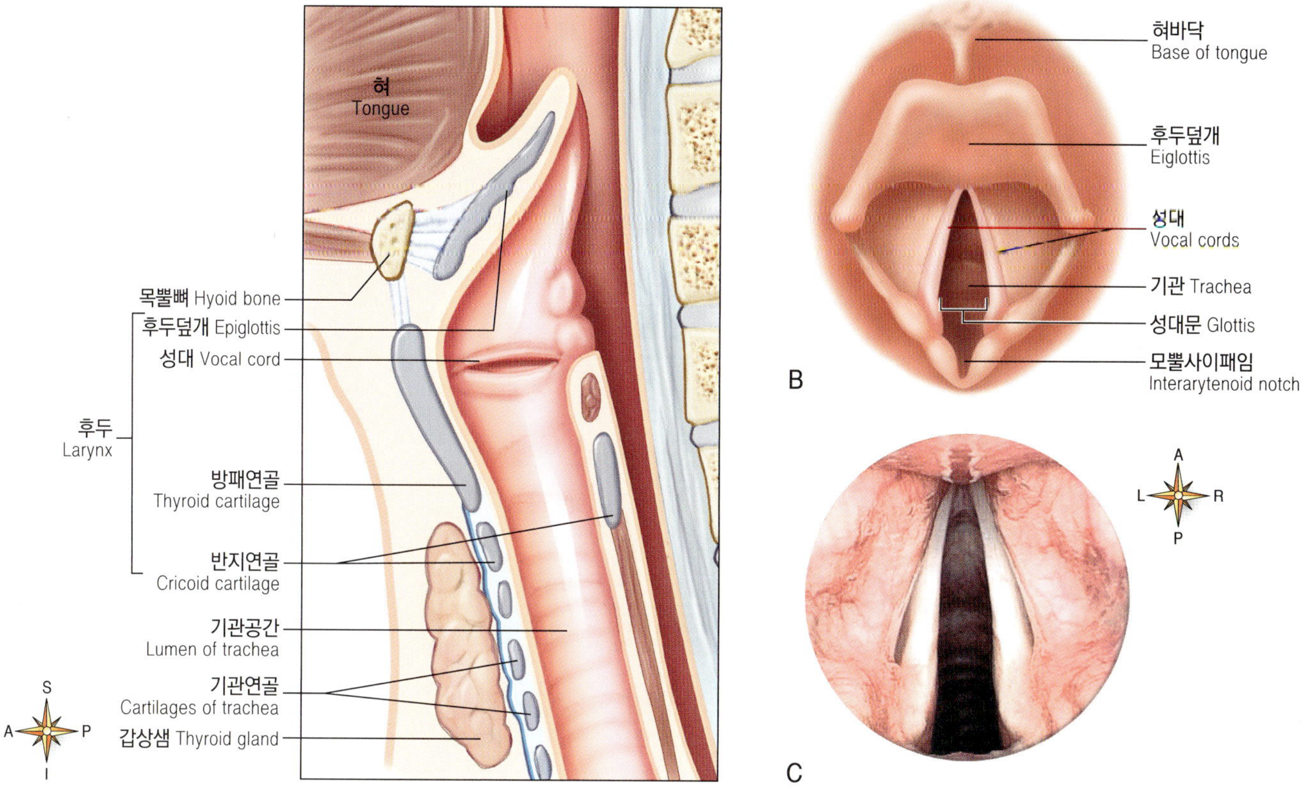

그림 16-6 후두. A: 후두의 시상면. B: 위에서 본 후두. C: 입을 통해 내시경을 넣어 인두와 후두덮개를 포함해서 찍은 후두사진.

기관은 단순하지만 바깥의 공기가 허파로 이동할 수 있도록 열린 통로의 일부를 제공하는 중요한 기능을 한다.

기관은 전형적인 호흡점막으로 덮여 있다. 많은 술잔세포가 들어 있는 점액샘들은 인두를 향해 계속 위로 움직이는 점액층 생산을 돕는나.

복장뼈에서 위로 약 2.5cm 가량 목구멍쪽으로 손가락을 대고 밀어보면 기관의 형태를 느낄 수 있다. 이 생명선을 개방상태로 유지하기 위한 예방책이 있다. 기관의 틀은 15개 혹은 20개의 C자 모양의 연골들과 그 사이 적은 양의 물렁조직이 있는 형태로 그 모양이 그대로 유지된다.

그림 16-7, B에서 목의 기관과 척추뼈 사이 좁은 공간안에 있는 C자 모양의 기관연골이 식도를 통해 음식물이 어떻게 쉽게 지나갈 수 있게 해 주는지 보여준다.

기관연골의 구조적 안전장치에도 불구하고 때때로 기관막힘이 발생한다. 종양이나 감염에 의해 목에 있는 림프절이 커지면 기관을 압박해 닫히게 하거나, 음식물이나 기타물질을 흡입해 기관을 막히게 할 수 있다. 공기가 허파로 갈 수 있는 다른 길이 없기 때문에 완전한 기관막힘은 몇 분 내 사망을 초래할 수 있다.

기관내 음식이나 다른 물질에 의한 질식으로 인해 매해 4천 명 이상이 사망하고 있으며 미국 내 사고로 인한 사망원인 중 다섯 번째이다.

QUICK CHECK

1. 코곁굴 4개의 이름을 말하시오.
2. 인두의 세 부분을 나열하시오.
3. 기관의 형태를 유지하는 것은 무엇인가?

기관지나무

허파를 구성하는 수천 개의 공기통로를 그리는 방법 중 하나는 거꾸로 서 있는 나무를 생각하는 것이다. 기관은 나무의 주요 줄기이며, 오른기관지(오른허파로 통하는 관)와 왼기관지(왼허파로 통하는 관)는 기관의 첫 번째 가지, 즉 주기관지(primary bronchi)이다.

오른주기관지는 왼주기관지보다 좀더 수직적이며 종말기관과 좀더 일직선을 이루고 있다. 그 결과 기관으로 들어간 흡입물질은 왼쪽보다는 오른주기관지나 오른허파로 들어가 머무는 경향이 있다.

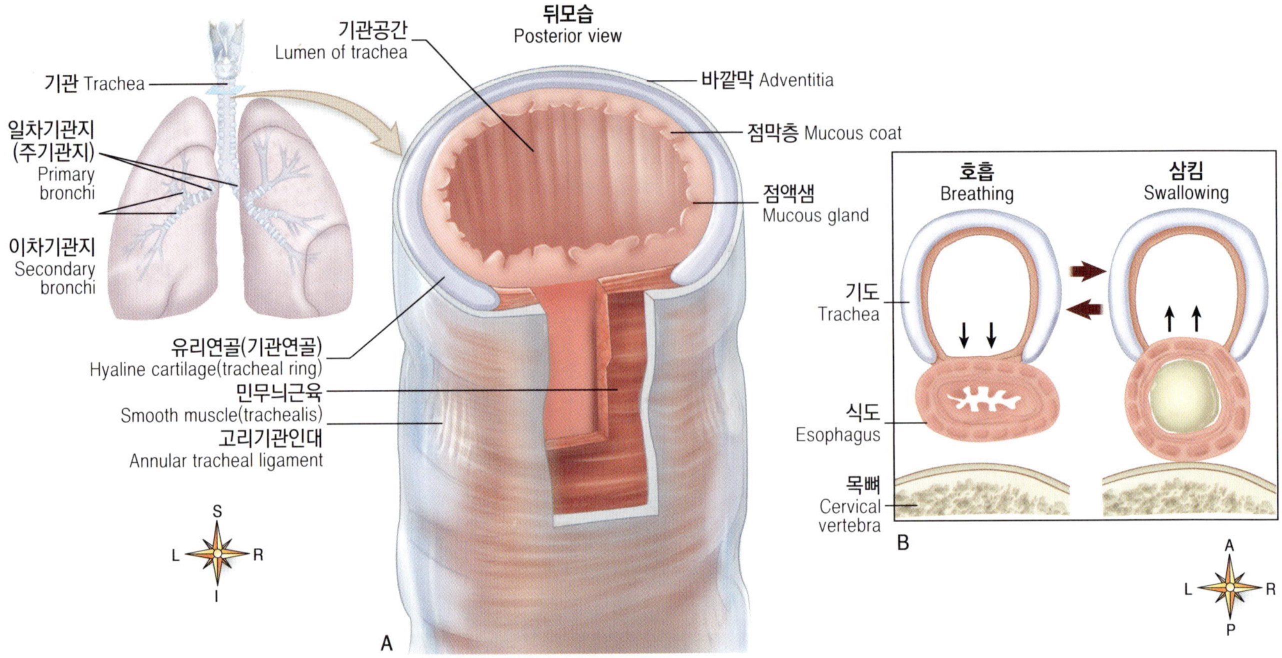

그림 16-7 기관. **A:** 기관의 구조를 뒤에서 본 모습. 삽입된 그림은 잘린 부분을 위에서 본 그림. **B:** 음식물을 삼킬 때 식도가 확장될 수 있는 것은 기관의 연골고리가 불완전하고 뒤벽이 탄력성을 가지고 있기 때문이다.

각각의 허파에서 주기관지는 좀더 작은 이차기관지(secondary bronchus)로 갈라지는데, 이차기관지의 벽 역시 기관이나 기관지의 벽과 마찬가지로 기관연골에 의해 공기의 통로가 유지된다. 이러한 이차기관지는 더 작은 관으로 나뉘어 결국에는 아주 작은 관으로 연결되는데, 이 관의 벽에는 기관연골이 없고 부드러운 근육으로만 되어 있다. 이렇게 매우 작은 통로를 세기관지(bronchioles)라고 한다.

세기관지는 허파꽈리관(alveolar ducts)이라 불리는 미세한 관으로 다시 나뉘는데, 허파꽈리관은 포도송이의 주요 줄기와 닮았다(그림 16-8). 각각의 허파꽈리관은 여러 개의 허파꽈리주머니(alveolar sacs)로 연결된다. 허파꽈리주머니는 포도송이와 닮았으며, 그 벽은 수많은 허파꽈리(alveoli)로 되어 있다. 허파꽈리는 바로 하나의 포도알갱이라고 할 수 있다. 그림 16-8을 보면 어떤 허파꽈리들은 서로 연결돼 있음을 알 수 있다. 이 해부학적 특징은 모든 허파꽈리가 동등하게 환기되는 과정을 더 효율적으로 할 수 있게 하며 구조가 기능을 따른다는 개념과 같다.

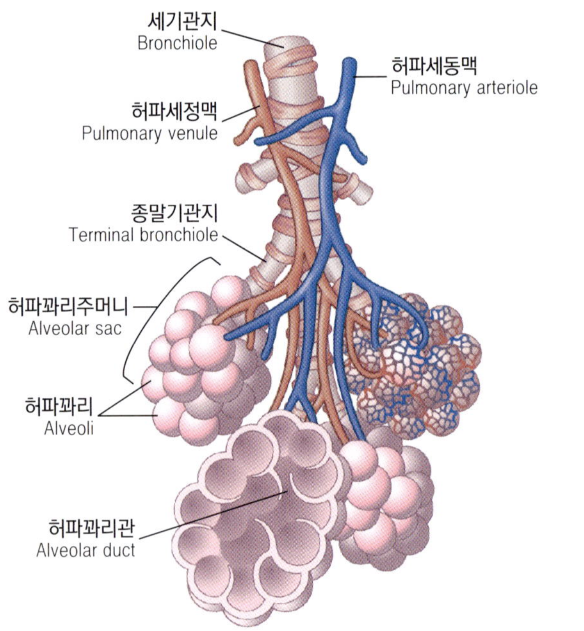

그림 16-8 세기관지와 허파꽈리. 세기관지는 허파꽈리관이라는 작은 관들을 형성하고 이 관의 끝에는 허파꽈리주머니라는 구조물이 있다.

허파꽈리

허파꽈리(alveoli)는 허파모세관을 순환하는 혈액과 허파꽈리에 있는 공기간의 산소와 이산화탄소를 신속하고 효과적으로 교환하도록 한다.

다시 말하지만 구조와 기능은 아주 밀접한 관계가 있다. 허파꽈리 구조의 두 가지 측면은 확산을 돕고 이 기능을 훌륭하게 해 낼 수 있게 한다.

첫째, 허파꽈리의 벽은 주로 단순편평상피세포의 단층으로 구성되어 있고 이것을 1형세포라고 한다. 이를 둘러싸고 있는 모세혈관의 벽은 얇고 편평한 내피세포로 구성되어있다. 이것은 각 허파꽈리에서 모세혈관의 혈액과 공기 사이 두께가 1 마이크론 미만을 의미한다. 이 극히 얇은 장벽의 이름은 호흡막(respiratory membrane)이다(그림 16-9).

둘째, 허파에는 수백만 개의 허파꽈리가 있다. 이것은 함께 가스교환을 위한 거대한 표면을 형성한다는 것을 의미한다. 모든 허파꽈리의 총 표면적은 약 84제곱미터로 작은 집의 바닥 면적과 비슷하다. 이 거대한 면적은 많은 양의 산소와 이산화탄소가 신속하게 교환되는 것을 가능하게 한다.

각 허파꽈리 안 호흡막의 표면은 표면활성제(surfactant)라는 물질로 덮여 있다. 표면활성제는 허파꽈리를 덮고 있는 물같은 점액의 표면장력 또는 '끈적임 정도'를 감소시켜 호흡 시 공기의 출입에 의해 허파꽈리가 찌그러지지 않게 한다. 그림 16-9에서 표면활성제를 생산하는 2형세포와 평평한 1형세포의 형태에 차이가 있는 것을 확인할 수 있다.

허파꽈리 내 공기와 주변 허파모세관의 혈액을 분리하는 호흡막과 호흡관을 따라 있는 호흡점막(그림 16-2)을 혼동하지 않도록 한다.

허파

허파(lungs)는 매우 큰 장기이다. 허파는 가슴안 대부분을 채우고 중간에 조금 공간을 비워 세로칸을 형성하여 심장, 혈관, 가슴샘 그리고 식도가 위치하게 한다. 그림 16-10을 보면 허파는 '틈새'라는 깊은 고랑에 의해 엽(lobe)으로 나눠지는 것을 볼 수 있다. 오른허파는 3개의 엽으로, 왼허파는 2개의 엽으로 되어 있다.

그림 16-10은 정상적인 날숨이 끝날 무렵의 허파와 가슴우리의 관계를 보여주고 있다. 빗장뼈 밑 각 허파의 좁은 윗부분을 허파꼭대기(apex)라 하고, 가로막과 맞닿은 넓은 아랫

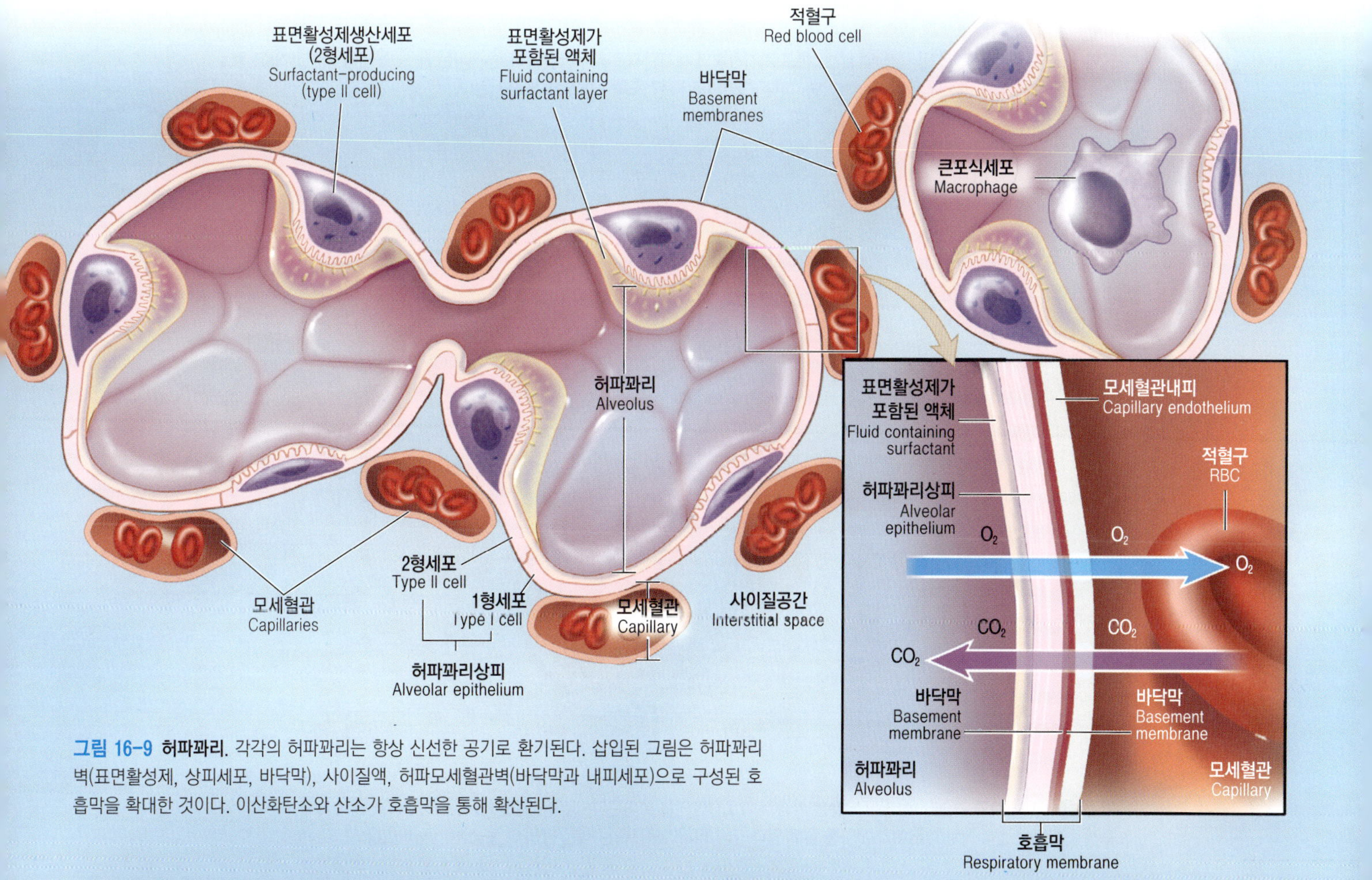

그림 16-9 허파꽈리. 각각의 허파꽈리는 항상 신선한 공기로 환기된다. 삽입된 그림은 허파꽈리벽(표면활성제, 상피세포, 바닥막), 사이질액, 허파모세혈관벽(바닥막과 내피세포)으로 구성된 호흡막을 확대한 것이다. 이산화탄소와 산소가 호흡막을 통해 확산된다.

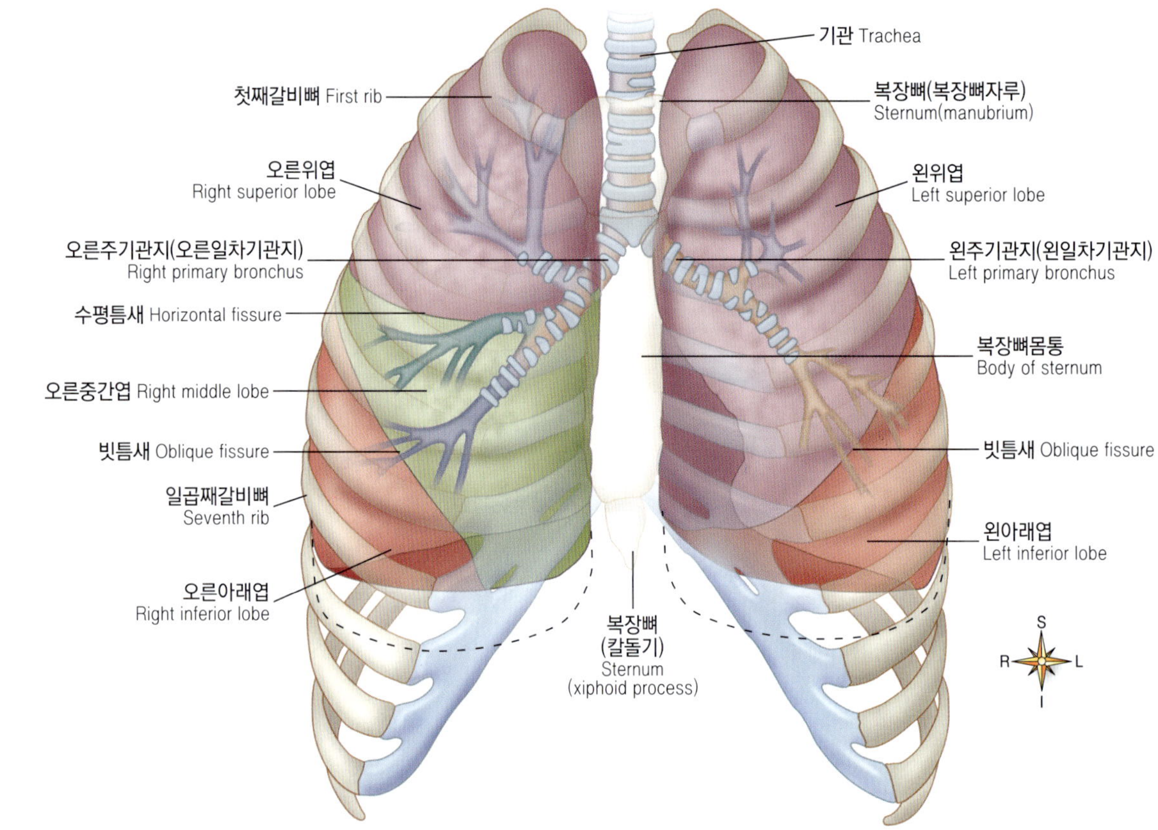

그림 16-10 허파. 기관은 공기가 지나가는 통로로 기관지와 세기관지로 나누어진다. 오른허파는 세 개의 엽을 가지고 있고 왼허파는 두 개의 엽을 가지고 있다. 가슴우리는 허파구조물이 잘 보이도록 반투명하게 표시된다.

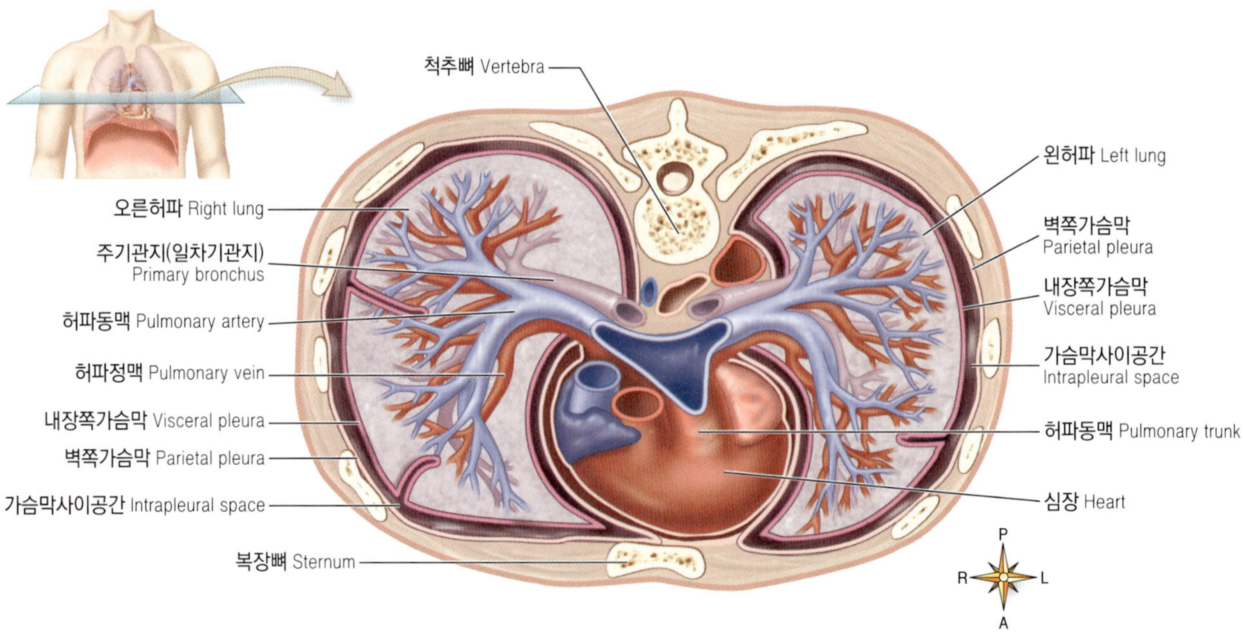

그림 16-11 허파와 가슴막. 삽입된 부분은 가슴의 가로절단면을 보여준다. 장막이 가슴벽(벽쪽가슴막)을 덮고 있고 이 막은 기관지 근처에서 접혀 허파(내장쪽가슴막)를 덮고 있다. 가슴막사이공간에는 적은 양의 가슴막액이 들어 있다.

부분을 허파바닥(base)이라고 한다.

각각의 허파는 기관지나무, 허파꽈리, 허파혈관들로 구성되어 있고 여기에 결합조직, 림프관과 신경이 포함된다. 그러므로 각각의 허파는 몇 가지의 구조들이 모여 호흡을 위한 단위를 형성한다.

가슴막

가슴막(pleura)은 허파의 바깥 표면을 덮고 있으며 또한 가슴우리의 내부 표면도 덮고 있는 장막이다. 가슴막은 구조나 기능면에서 다른 장막과 유사하다. 배막이나 심장막과 같이 가슴막은 넓고, 얇고, 촉촉하고, 미끄러운 막이다. 가슴막은 몸의 크고 폐쇄된 공간과 그 안에 있는 기관들을 덮는다.

벽쪽가슴막(parietal pleura)은 가슴우리의 벽을 덮으며, 내장쪽가슴막(visceral pleura)은 허파를 싸고 있고, 두 가슴막 사이에는 가슴막공간(pleural cavity)이 있다(그림 16-11).

일반적으로 가슴막공간에는 가슴막액이 충분히 있어 가슴막 양쪽을 촉촉하고 미끄럽게 만들어 각 호흡 시 쉽게 서로 미끄러질 수 있다.

가슴막염(pleurisy)은 호흡곤란과 찌르는 것 같은 통증을 특징으로 하는 벽쪽가슴막의 염증이다. 가슴막염의 호흡제한과 불편함은 숨을 쉴 때 벽쪽가슴막과 내장쪽가슴막이 지속적으로 마찰을 일으켜 일어난다. 가슴막염은 종양, 폐렴이나 결핵과 같은 감염 등으로 발생할 수 있다.

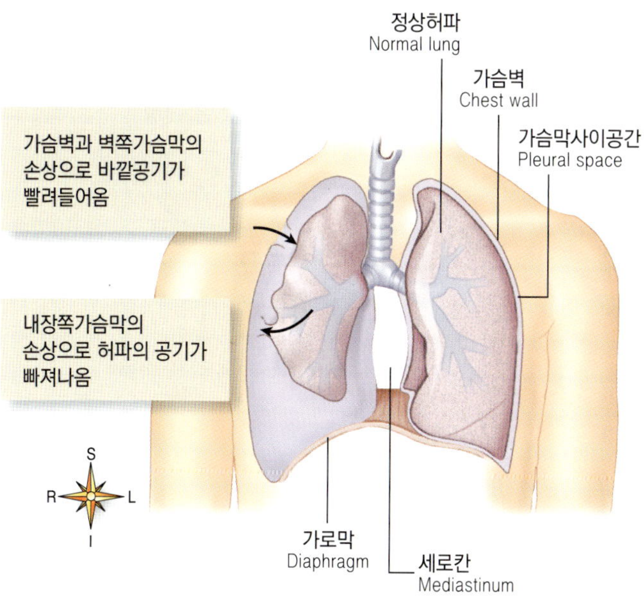

그림 16-12 공기가슴증. 내장쪽가슴막이 파열되고 가슴벽과 벽쪽가슴막의 상처를 통해 대기 중 공기가 빨려 들어가면 가슴막사이공간에 공기가 축적된다. 이 두 경우 모두 허파허탈을 유발하고 정상적인 호흡이 손상된다. 가슴막공간에 혈액이 축적되는 것을 혈액가슴(혈흉)이라 한다.

하지만 가슴막공간(pleural space)에는 다른 물질들도 포함되어 있어 바깥쪽에서 허파를 누르면 허파를 허탈시킨다. 원인에 관계없이 허파의 확장이 불완전하거나 허탈되는 것을 무기폐(atelectasis)라고 부른다. 허파가 허탈되면 허파가 쉽게 환기를 할 수 없게 만들어 영향 받은 허파는 호흡에서 실질적으로 쓸모없게 만든다.

예를 들어 가슴벽에 구멍이 나거나, 내장쪽가슴막이 파열되면 공기가슴증(기흉, pneumothorax)이 발생한다(그림 16-12). 공기가슴증은 가슴 한쪽의 가슴막공간에 공기가 모여 있는 질환이다. 또한 가슴막공간의 손상이나 질병으로 혈액이 고여 있는 질환을 혈액가슴(혈흉, hemothorax)이라고 한다. 치료하지 않으면 두 가지 질환 모두 생명을 위협할 수 있다.

QUICK CHECK

1. 허파의 어떤 구조가 공기 분포를 담당하고 어떤 구조가 가스교환을 담당하는가?
2. 표면활성제의 역할을 설명하시오.
3. 호흡막은 무엇인가?
4. 가슴막염의 원인은 무엇인가?
5. 공기가슴증과 혈액가슴의 차이는 무엇인가?

호흡

호흡(respiration)이란 살아 있는 유기체와 환경 간의 가스(산소와 이산화탄소)교환을 의미한다. 만약 유기체가 단세포로 구성되어 있다면 가스는 유기체와 환경 사이를 직접 이동할 수 있을 것이다. 그러나 우리몸처럼 유기체가 무수히 많은 세포로 구성되어 있다면, 대부분의 세포가 직접 가스교환을 하기에는 공기로부터 너무 멀리 떨어져 있다. 이러한 어려움을 극복하기 위해서 한 쌍의 기관인 허파가 공기와 순환하는 혈액이 밀접하게 만날 수 있는 장소를 제공하여 공기 중에 있는 산소는 혈액으로, 혈액 내 있는 이산화탄소는 공기 중으로 이동하게 한다.

호흡(breathing) 또는 허파환기(pulmonary ventilation)는 공기를 허파 안팎으로 이동시키는 과정이다. 이를 통해 허파와 혈액 내 있는 공기 사이에 가스교환이 발생할 수 있게 한다. 이러한 교환을 바깥호흡(외호흡, external respiration)이라고도 한다.

또한 혈액과 우리몸 안에 있는 체계적인 조직들의 세포 사이에서도 가스교환이 일어나고 이 과정은 영양소 분자에서 아데노신삼인산(ATP)으로 에너지를 전달하는 생화학적 경로에서 산소를 사용한다. 이러한 과정을 속호흡(internal respiration)이라고 한다. 세포호흡(cellular respiration)이란 대사과정을 통해 세포가 실제로 산소를 사용하는 것을 의미하며 18장에서 다룰 것이다.

이러한 모든 호흡 과정들은 혈액에 의한 가스운반(산소 및 이산화탄소)을 필요로 한다. 그리고 생존을 위해서는 혈액 가스가 상대적으로 일정한 농도로 필요하기 때문에 이를 조절하는 복잡한 조절 기전이 있다.

그림 16-13은 호흡 생리학의 주요 개념을 요약하고 이 장의 나머지 부분에서 논할 내용의 기초로 사용된다. 각 절을 읽은 후 이 그림을 참조하여 새로운 학습에 유용한 "큰 그림"으로 정리하여 이해를 깊게 하면 된다.

허파환기

호흡기전

허파환기, 즉 호흡은 두 단계로 구성된다. 허파로 공기가 유입되는 들숨(inspiration 또는 inhalation)과 허파 밖으로 공기가 배출되는 날숨(expiration 또는 exhalation)의 두 단계이다.

허파는 가슴막공간 안에 들어 있다. 따라서 가슴막공간(thoracic cavity)의 모양과 크기가 변할 경우 가슴막공간 및 허파 안의 압력이 변하게 된다. 이러한 공기압의 차이는 허파 안팎으로의 공기 이동을 초래한다. 공기는 압력이 높은 곳에서 낮은 곳으로 이동한다. 혈액, 림프 또는 공기와 같이 흐르는 것은 압력이 낮은 곳으로 이동한다는 이 기본 원칙을

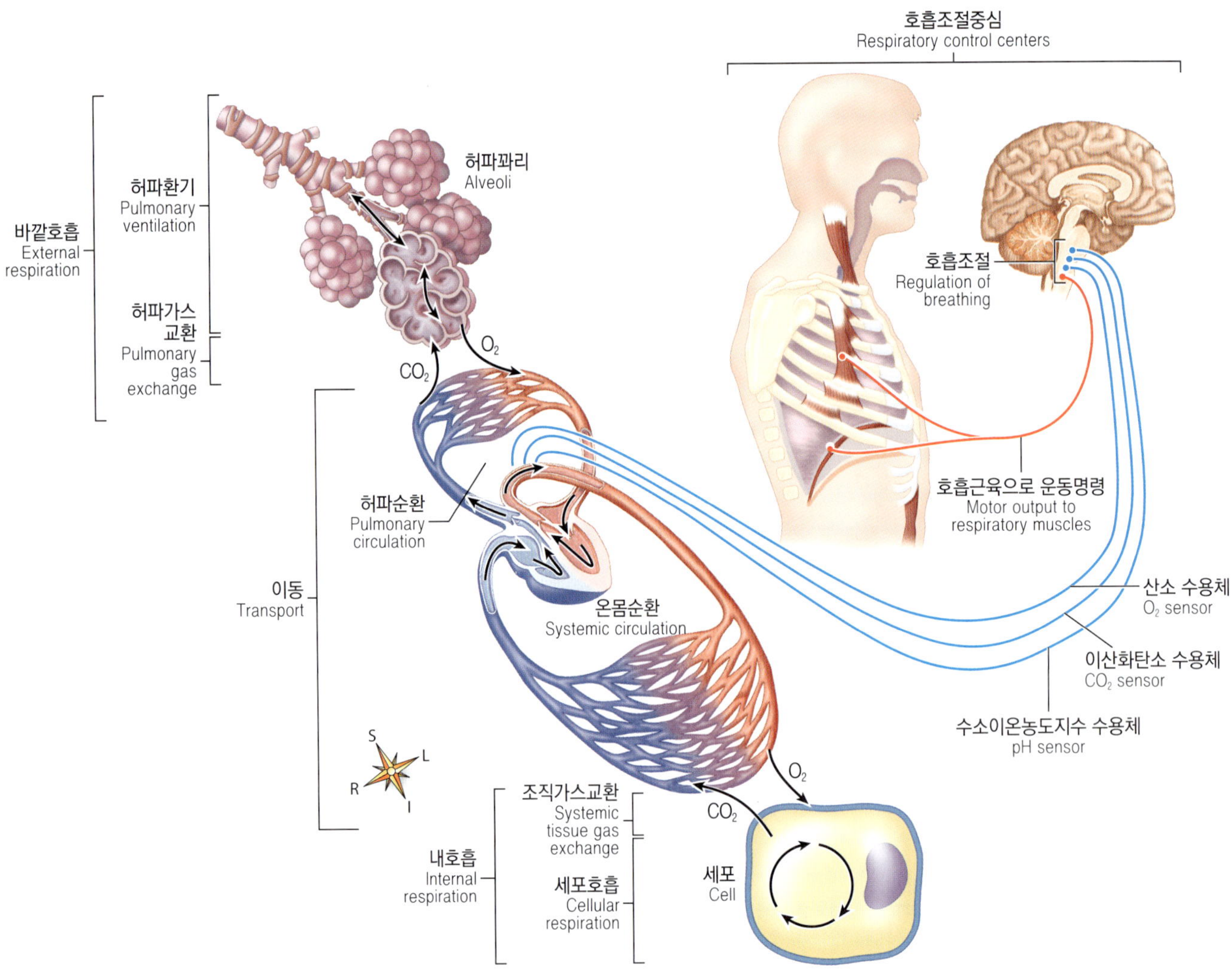

그림 16-13 **호흡의 개요.** 이 장은 바깥호흡(환기와 허파에서의 가스교환), 혈액에 의한 가스이동, 그리고 속호흡(조직가스교환과 세포호흡)을 포함한 호흡의 기능을 중심으로 구성되어 있다. 세포호흡은 별도로 논의한다(18장 참고). 뇌줄기의 중심에 있는 조절기전이 혈액가스수용체를 통해 호흡을 조절한다.

16

따른다.

환기가 일어나기 위해서는 가슴과 허파 조직의 순응성(늘어나는 능력)과 신축성(늘어난 후 돌아오는 능력)을 유지해야 한다. 호흡근육은 호흡과 관련해서 내부 공기 압력을 변화시키는 가슴공간의 모양 변화를 초래한다.

들숨

들숨(inspiration)은 가슴막공간(pleural cavity)이 커질 때 발생한다. 가슴우리(thorax)가 커지면 이에 따라 허파도 확장해 공기가 허파로 몰려들어 허파꽈리까지 이른다. 이 현상은 가스의 압력과 부피는 반비례한다는 매우 중요한 물리법칙에 따라 일어난다. 그것은 가스의 부피가 증가하는 경우 우리가 가슴을 확장할 때와 같이 압력은 감소한다는 것을 의미한다. 그러므로 들숨 시 허파의 공기압력은 감소한다. 허파의 공기 압력이 대기압보다 낮아지면 공기가 허파 안으로 들어온다.

가슴의 부피를 증가시키는 근육은 들숨근육(inspiratory muscle)이라고 분류한다. 여기에는 가로막(diaphragm)과 바깥갈비사이근(external intercostales)이 포함된다.

가로막은 가슴안과 배안을 나누는 둥근 천장 모양의 근육이다. 가로막은 들숨 동안 수축하여 편평해진다. 들숨 동안 가로막은 수축함으로써 가슴안쪽으로 솟아오르는 대신 배안쪽으로 내려간다. 이처럼 가로막이 수축 또는 편평해짐으로써 가슴안의 위아래길이가 길어진다. 가로막은 가장 중요한 들숨근육이다. 가로막신경(phrenic nerve)을 통한 신경자극이 가로막이 수축하도록 자극한다.

바깥갈비사이근은 갈비뼈 사이에 있으며 이 근육이 수축할 때 갈비뼈를 위가쪽으로 당긴다. 이것은 가슴의 앞뒤크기와 양쪽크기를 증가시켜 가슴을 확대한다.

들숨근육의 수축은 가슴안의 부피를 증가시키고 허파 안의 압력을 대기압 보다 감소시켜 허파 안으로 공기가 들어가게 한다(그림 16-14).

날숨

일반적으로 날숨은 들숨근육이 이완할 때 시작되는 조용하고 수동적인 과정이다. 이때 가슴안은 본래의 작은 크기로 돌아간다. 가슴과 허파조직의 탄력성 또한 이와 같은 반동(recoil)으로 크기가 줄어든다. 부피와 압력이 반비례한다는 법칙에 따라 허파부피가 감소하면 허파의 공기 압력이 증가한다. 허파의 공기 압력이 대기압보다 높아지면 압력기울기에 따라 기도를 통해 공기가 밖으로 흘러간다.

말하거나 노래하거나 힘든 일을 할 때 환기의 횟수와 깊이를 증가시키기 위해 보다 강력한 날숨이 필요하다. 보다 강력한 날숨 동안 날숨근육(expiratory muscle)인 속갈비사이근(internal intercostals)과 배근육이 수축한다.

수축시 속갈비사이근은 가슴우리를 누르고 가슴의 앞뒤크기를 감소시킨다. 배근육의 수축은 배안 장기를 가로막 밑으로 밀어 올려 가로막을 상승시키고 좀더 둥근 천장 모양으로 만든다. 그 결과 가슴안 크기는 작아지고 가슴안 내 공기압이 대기압보다 높아져 공기가 허파 밖으로 배출된다(그림 16-14).

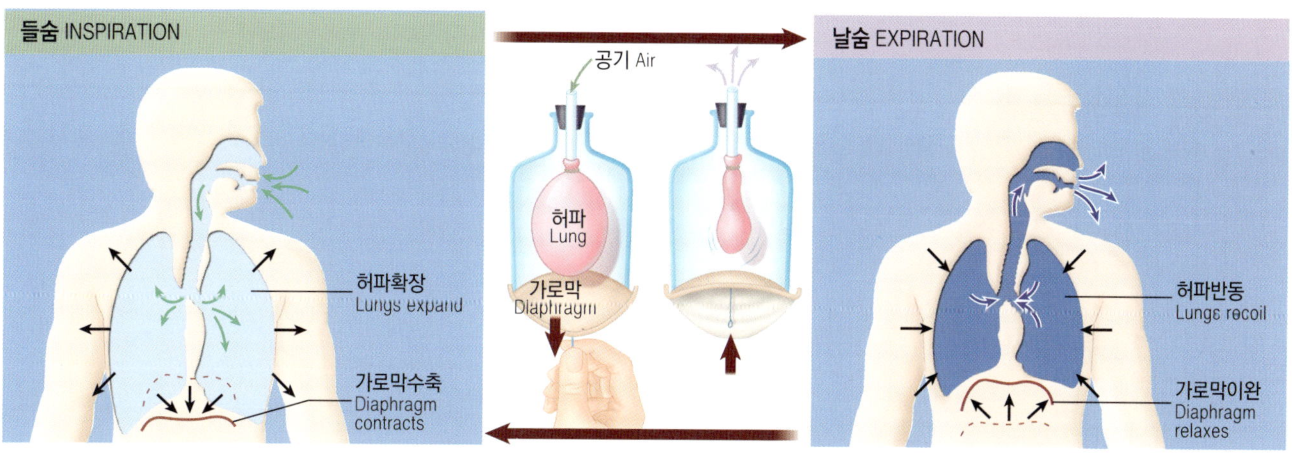

그림 16-14 호흡기전. 들숨 동안 가로막은 수축하고 가슴안의 부피는 증가된다. 부피가 증가하면 압력은 감소하여 공기가 허파로 빨려들어간다. 날숨 동안 가로막이 원래 위치로 돌아오고 가슴안 부피가 감소된다. 공기압이 증가되어 허파에서 공기를 밀어낸다. 삽입된 그림에서 가슴우리는 항아리로, 고무판은 가로막으로 나타내고 허파는 풍선으로 나타낸다.

16

허파 용량

호흡에서 교환되는 가스의 양을 측정하기 위해서는 폐활량계(spirometer)라는 특수한 장치를 사용한다. 그림 16-15는 피실험자가 폐활량계로 숨을 쉴 때 측정할 수 있는 다양한 폐용적을 보여준다.

우리는 보통 정상적으로 들숨마다 500mL의 공기를 들이마시며 날숨마다 그만큼을 내보낸다. 들이쉬고 내쉬는 이 양은 바다의 조수처럼 규칙적이기 때문에 이를 일회호흡량(tidal volume, TV)이라고 한다.

한 번 숨을 내쉴 때 사람이 내쉴 수 있는 최대량을 폐활량(vital capacity, VC)이라고 한다. 정상의 젊은 어른의 경우 폐활량은 약 4,800mL이다. 폐활량의 정상범위는 나이, 성별, 몸의 크기, 체력 등 요인들에 의해 좌우된다.

그림 16-15에서 날숨예비량(expiratory reserve volume, ERV)이라고 표시된 부분을 살펴보자. 이는 일회호흡량을 한 번 내쉰 후에 최대로 내쉴 수 있는 공기의 양을 가리킨다. 이를 그림 16-15에서 들숨예비량(inspiratory reserve volume, IRV)라고 표시된 부분과 비교해 본다. 들숨예비량은 정상적인 일회 들숨 후 최대로 들이마실 수 있는 공기의 양이다. 일회호흡량이 증가하면 날숨예비량과 들숨예비량은 감소한다.

잔기량(residual volume)은 최대로 숨을 내쉰 후에도 허파에 남아 있는 공기의 양을 뜻한다.

그림 16-15을 보면 폐활량이란 일회호흡량과 들숨예비량 그리고 날숨예비량을 모두 합친 것임을 알 수 있다. 즉 VC=TV+IRV+ERV이다. 호흡관련 용어에서 '활량'(capacity)이란 두 가지 이상의 '량'(volume)의 합이다.

표 16-1에 임상적으로 유용한 폐활량들이 설명되어 있다.

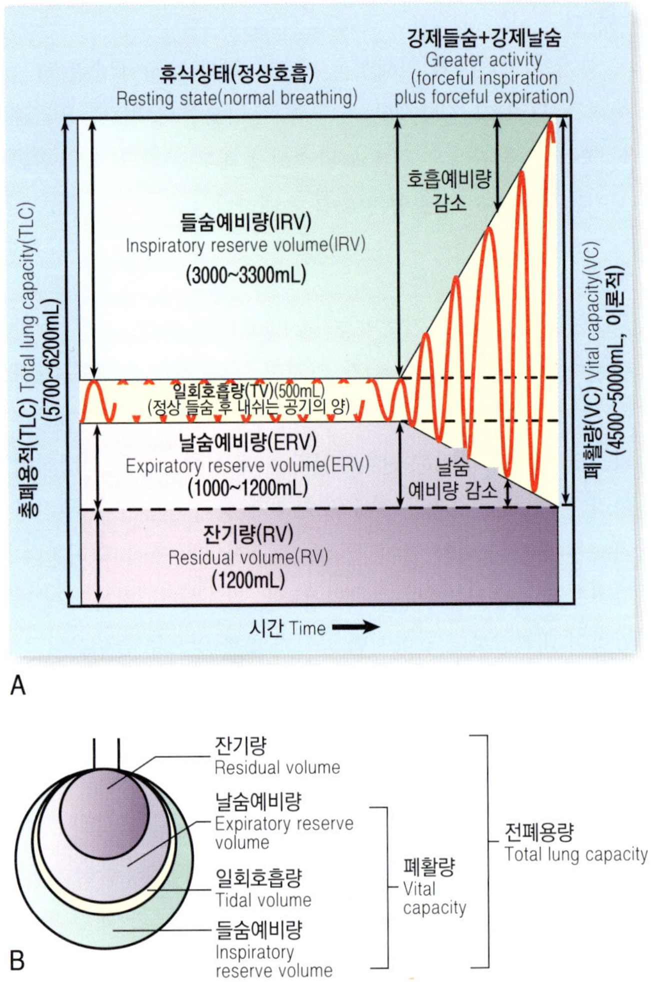

그림 16-15 **허파환기부피.** A: 도표는 폐활량계로 생성한 것과 같은 결과를 나타낸다. B: 그림은 팽창된 풍선의 상대적 비율로 폐용적을 나타낸다(그림 16-14 참고). 정상적이고 조용한 호흡 동안에는 약 500mL의 공기가 호흡계통 안팎으로 이동하며 이 호흡량은 일회호흡량이라 한다. 강제호흡 동안(심한 운동 중 혹은 그 이후) 추가로 3,300mL(들숨예비량)을 들이 마실 수 있고, 추가로 1,000mL(날숨예비량)를 내보낼 수 있다. 환기 중 이동할 수 있는 최대 공기양을 폐활량이라 한다(표 16-1 참고).

표 16-1 폐용량과 폐용적

용량	설명	대표값	용적	공식	대표값
일회호흡량(TV)	정상호흡 동안 호흡계통 안팎으로 이동하는 용량	500mL	폐활량(VC)	TV + RV + ERV	4500 ~ 5000mL
들숨예비량(IRV)	정상들숨 후 호흡계통으로 들어오는 최대용량	3000 ~ 3300mL	들숨용적(IC)	TV + IRV	3500 ~ 3800mL
날숨예비량(ERV)	정상들숨 후 호흡계통에서 나가는 최대용량	1000 ~ 1200mL	기능적잔기용량(FRC)	ERV + RV	2200 ~ 2400mL
잔기량(RV)	최대날숨 후 호흡계통에 남아 있는 용량	1200mL	전폐용량(TLC)	TV + IRV + ERV + RV	5700 ~ 6200mL

QUICK CHECK

1. 속호흡(interanl respiration)이란 무엇인가?
2. 들숨 중에 가로막이 어떻게 작동하는가? 날숨 중에는?
3. 무슨 신경이 가로막을 자극하여 수축하게 하는가?
4. 폐활량(vital capacity, VC)은 무엇이고 어떻게 측정되는가?

환기 조절

혈액 내 가스의 항상성

움직이지 않는 상태에서는 1분당 호흡수가 12~18회이지만, 운동할 때의 호흡수는 이보다 훨씬 더 많다. 호흡수뿐만 아니라 일회호흡량 또한 증가한다.

호흡 변화의 이유는 우리몸에서 혈액 내 산소 최대 기준과 이산화탄소 최소 기준이 있기 때문이다. 세포가 운동을 통해 산소를 더 빨리 소모하면 혈액에서 산소를 더 많이 뽑아간다. 그러면 혈액 내 산소 농도가 기준보다 낮아진다. 비슷하게 세포는 운동 시 노폐물인 이산화탄소도 혈액으로 더 많이 배출한다. 그러면 혈액 내 이산화탄소 농도가 기준보다 높아진다.

다양한 조절기전들이 이런 변화에 음성 되먹임기전으로 반응하여 혈액 내 가스 농도를 다시 기준점으로 돌려놓는다. 이는 호흡의 수와 깊이를 증가시킴으로써 이루어진다.

뇌줄기에 의한 호흡 조절

정상적인 호흡은 호흡근의 적절한 기능에 의존한다. 이러한 근육들은 뇌의 숨뇌(medulla)와 다리뇌(pons)에 있는 호흡조절중추(respiratory control centers)에서 기원하는 신경자극에 의해 자극 받는다.

이러한 중추들은 우리몸 여러 부위에 위치하고 있는 수용기가 보내는 수많은 메시지에 의해 영향을 받는다. 수용기는 항상성을 유지하기 위해 호흡의 수와 깊이를 바꿔야 할 때 그 필요를 감지할 수 있다. 어떤 수용기는 이산화탄소와 산소 수치를 감지하며, 또 다른 수용체는 혈중 산(acid) 수치나 허파조직의 팽창 정도를 파악한다.

숨뇌에 있는 조절중추[숨뇌리듬부위(medullary rhythmicity area)]가 호흡의 기본리듬을 만드는 것으로 여겨지며, 정상적으로 분당 호흡수는 12~18회이다. 숨뇌의 호흡조절중추 중에서 호흡을 조절하는 중요한 두 중추는 배쪽호흡중추(ventral respiratory group, VRG)와 등쪽호흡중추(dorsal respiratory group, DRG)라고 부른다. 배쪽호흡중추가 기본적인 리듬을 만들고, 등쪽호흡중추는 심한 운동을 할 때처럼 혈액의 산도나 이산화탄소치가 변화했을 때 호흡리듬을 조절한다.

다리뇌에도 몇 개의 조절중추가 존재하는데[다리뇌호흡중추(pontine respiratory group, PRG)] 체내환경이 변화하여 기본리듬의 조절이 필요하면 등쪽호흡중추에 자극을 전달하여 호흡을 조절한다.

뇌의 다른 부분이나 중추신경계 밖에 위치하고 있는 특별한 수용기에서 호흡조절중추에 전달되는 많은 메시지에 의해 호흡의 깊이와 횟수는 영향을 받는다(그림 16-16).

대뇌피질

대뇌피질(cerebral cortex)은 숨뇌에 있는 호흡중추에 신호를 보내 호흡수를 수정함으로써 호흡에 영향을 미친다. 즉 인간은 임의로 호흡을 빨리 하거나 천천히 하거나 활동 중 호흡유형을 크게 변화시킬 수 있다. 이러한 능력이 있기 때문에 말하기, 먹기, 수영 같은 활동에 적응할 때 호흡 유형을 바꾸거나 심지어 짧은 시간 동안 숨을 멈출 수도 있다.

그러나 자의적인 호흡 통제는 한계가 있다. 다음에 언급하겠지만, 혈중 이산화탄소 수치 같은 다른 요인이 의식적 조절보다 더 강하게 호흡을 통제할 수 있다. 대뇌의 의도가 반대일지라도, 우리몸이 산소 부족을 인식하거나 이산화탄소가 특정 수치까지 증가했다면 인간은 다시 호흡하게 된다.

호흡 반사

화학 반사

화학수용체(chemoreceptor)는 목동맥토리(carotid bodies)과 대동맥토리(aortic bodies)에 있는데, 혈중 이산화탄소의 증가나 산소 수치의 감소에 민감하게 반응하는 특별한 수용체이다. 이 둘 다 세포가 일을 더 잘할 때 발생한다.

또한 이런 화학수용체(chemical receptor)들은 혈중 산(acid) 농도의 증가도 감지하며 이에 반응한다. 혈장 내 이산화탄소는 산을 생산하기 때문에 사람이 일을 하면 혈액 산성은 낮아진다. 혈액 내 CO_2 농도는 올라간다.

목동맥에 있는 수용체의 정확한 위치는 온목동맥(common carotid arteries)이 나뉘는 지점이며, 대동맥토리의 경우 심장 근처 대동맥활(aortic arch) 인접 부위에 화학적으로 민감한 세포가 작은 무리를 지어 위치하고 있다(그림 16-16).

혈중 이산화탄소의 증가, 산소의 감소 또는 산성도의 증가로 자극 받은 화학수용체는 호흡조절중추에 신경자극을 보내 호흡수를 조절한다. 이 신호는 이 생리학적 기준점에서 멀어지는 것으로 간주되어 조절중추에서 (통합자) 호흡률을 바꿔

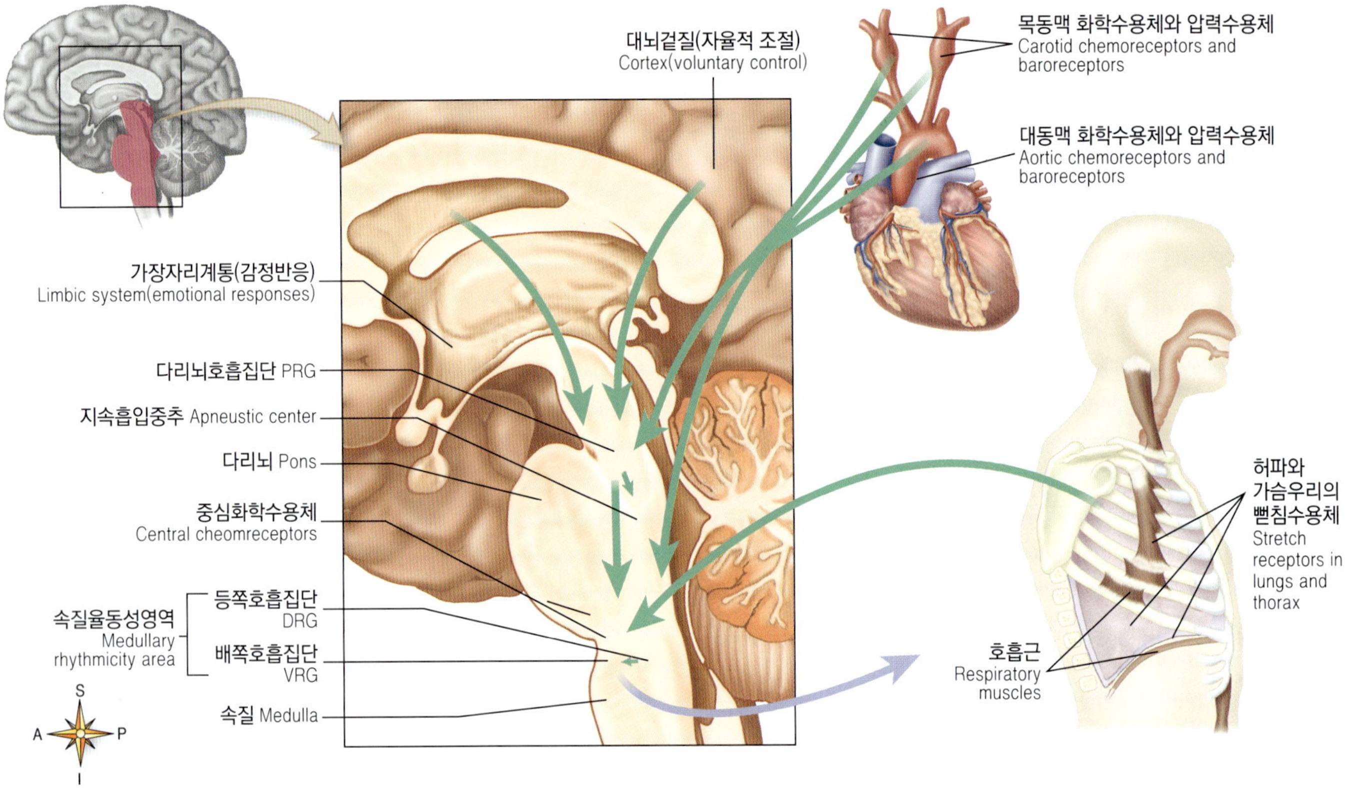

그림 16-16 호흡조절. 뇌줄기의 호흡조절중심에서 호흡의 기본 속도와 깊이를 조절. 뇌줄기는 우리몸 다른 부분의 화학수용체와 뻗침수용체로부터 오는 정보를 받아들여 기본 호흡 양상을 조절할 수 있다. 이러한 통제에도 불구하고 대뇌겉질은 노래를 부르거나 풍선을 부는 것과 같은 활동을 수행하기 위해 호흡의 '자동' 제어를 무시할 수 있다. 녹색화살표는 호흡조절중심으로 들어가는 조절정보의 흐름을 나타낸다. 보라색화살표는 조절중심에서 호흡에 필요한 힘을 제공하는 호흡근육에 대한 조절정보의 흐름을 나타낸다.

기준점으로 돌려놓는다.

혈중 이산화탄소의 분압 증가가 호흡중추의 가장 강력한 자극이다. 호흡 조절 기전들은 아주 미세한 혈장 내 CO_2 변화에도 신속하게 반응한다.

허파뻗침수용체

특별한 뻗침수용체는 허파의 기도와 허파꽈리에 걸쳐 위치하고 있다(그림 16-16). 뻗침수용체에서 생성된 전기신호는 정상적인 호흡 유형에 영향을 미치고 해로운 과도 팽창을 유발하는 과도한 뻗침을 막아 호흡계통을 보호한다.

일회호흡량을 들이마신 허파는 확장해 뻗침수용체를 자극하게 되며 이로 인해 들숨중추에 팽창 억제 충격을 보낸다. 이로 인해 들숨이 이완하면 자연스럽게 숨을 내쉬게 된다. 내쉰 후 허파는 충분히 위축되어 뻗침수용체를 억제하게 되며 다시 들숨이 시작된다.

호흡양상

호흡 유형을 설명하기 위해 많은 임상용어를 사용한다. 예를 들어 정상호흡(eupnea)은 정상적인 호흡수를 말한다. 정상호흡 동안에는 산소와 이산화탄소 교환의 필요성이 충족되고 개인은 보통 본인의 호흡을 인식하지 못한다.

과다환기(hyperventilation)는 상대적으로 빠르고 깊은 호흡을, 저환기(hypoventilation)는 상대적으로 느리고 얕은 호흡을 말한다. 과다환기는 본인이 스스로 노력하여 발생할 수도 있으며 심리적 요인에 의해 초래될 수도 있는데, 이를 신경성과다호흡(hysterical hyperventilation)이라 한다.

호흡곤란(dyspnea)은 호흡하기가 힘들거나 어려운 상태를 말하며 저환기와 관련이 있을 수 있다. 똑바로 서거나 앉을 때 완화되는 호흡곤란을 좌위호흡(orthopnea)이라고 한다. 원인에 상관없이 잠시 호흡이 완전히 정지된 상태를 무호흡(apnea)이라고 한다.

표 16-2 호흡양상과 호흡곡선

호흡양상 이름		설명
정상호흡	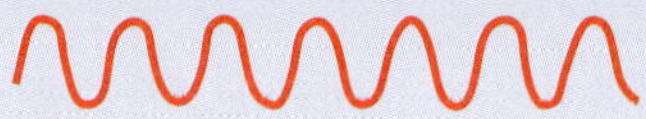	정상적인 숨쉬기
과다호흡	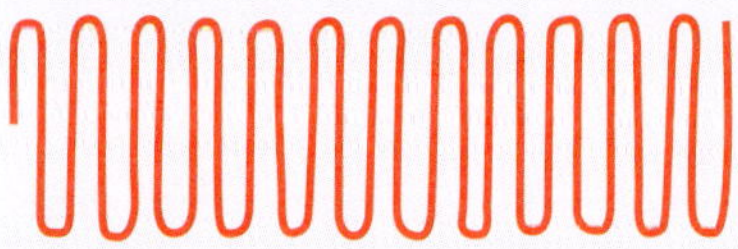	빠르고 깊은 숨쉬기
호흡저하	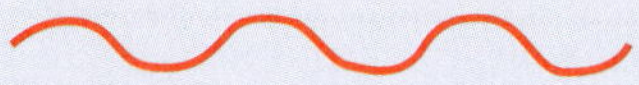	느리고 얕은 숨쉬기
무호흡		숨쉬기 중단
체인-스토크스 호흡	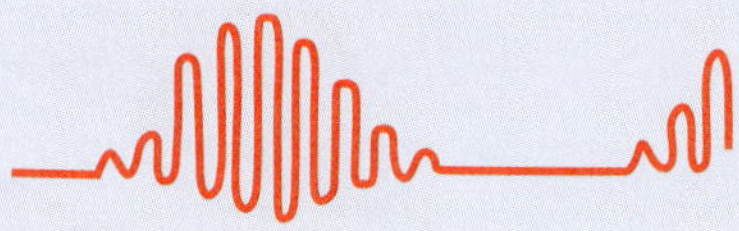	무호흡과 과다호흡의 반복

무호흡과 과다호흡이 반복되는 것은 체인-스토크 호흡(Cheyne-Stokes respiration)이다. 이 호흡은 울혈심부전, 뇌손상 또는 뇌종양처럼 치명적인 질환에서 발생하며 또한 약물 과용 시에도 나타난다.

무호흡 뒤 호흡이 다시 시작되지 않는 상태를 호흡정지(respiratory arrest)라고 한다.

표 16-2에 호흡 유형의 예들이 요약되어 있다.

가스교환과 운반

허파 가스교환

심장의 오른심실에서 배출된 혈액은 허파동맥으로 들어가 결국 허파로 유입된다. 그 뒤 공기로 가득 찬 허파꽈리와 매우 밀접해 있는 수천 개의 작은 허파모세혈관으로 들어간다(그림 16-17).

바깥호흡 또는 혈액과 허파꽈리 사이의 가스교환은 확산(diffusion)에 의해 발생한다. 확산이란 농도의 경사도를 따라 낮은 농도로 이동하는 수동적 과정이다(표 3-2). 즉, 물질은 농도가 높은 곳에서 낮은 곳으로 이동한다.

혈액성분의 양이나 농도는 무게단위를 사용하여 측정하는데, 예를 들어 특정 성분이 혈액 100mL에 몇 밀리그램 존재하는가는 mg/dL로 나타낸다. 그러나 공기 중이나 혈액의 가스는 그 가스가 나타내는 압력으로 표현하고 mmHg로 쓴다. 14장에서 혈압이 mmHg로 쓰인 것을 기억해 본다.

몇 종류의 가스가 공기와 혈액에 존재하는데, 전체 압력은 각 가스에 의해 나타나는 압력의 합이다. 소위 호흡가스(산소와 이산화탄소)는 공기 중이나 혈액의 전체 압력 중 일부분만을 차지하므로 그들의 농도는 분압(partial pressure, P)으로 쓴다. 분압을 나타내는 기호는 대문자 P 뒤에 가스의 화학기호를 쓴다. 호흡가스의 기호는 Po_2와 Pco_2로 사용된다.

호흡생리학자들은 직접적으로 '농도'라고 부르지 않고 혈액의 가스는 높은 분압에서 낮은 분압으로 이동한다고 기술한다. 정상적인 혈액 가스교환에서 분압의 기능을 이해하는 것은 많은 질환의 진단과 치료에 중요하다.

산소는 혈액에서 나와 세포에서 사용된다. 허파모세혈관에서 산소 분압은 약 40mmHg이며, 허파꽈리는 산소 분압이 높아(Po_2 100mmHg) 산소 분압이 높은 곳에서 산소분압이 낮은 지역으로 산소가 이동하게 된다. 다른 말로 하면 분압차에 따라서 산소가 확산하게 된다.

이산화탄소의 확산도 허파모세혈관과 허파꽈리 사이에서 일어난다. 허파 모세혈관을 흐르는 혈액은 이산화탄소 분압이 높고(Pco_2 46mmHg), 허파꽈리의 이산화탄소 분압은 약 40mmHg이다. 그러므로 이산화탄소는 분압이 높은 허파 모세혈관에서 분압이 낮은 허파꽈리로 확산되어 나간 후 날숨을 통해 몸 밖으로 배출된다(그림 16-17).

온몸 가스교환

속호흡(internal respiration)이란 조직의 모세혈관 내 혈액과 세포 사이에 발생하는 가스교환을 말한다.

짐작했듯이 속호흡에서 산소와 이산화탄소의 이동 방향은 허파 모세혈관 내 혈액과 허파꽈리 공기 사이의 가스교환인 바깥호흡의 교환 방향과 반대이다.

속호흡 중 혈액 내 산소 분자는 재빨리 조직의 모세혈관막을 통해 간질액과 조직을 구성하고 있는 세포 안으로 이동한다. 동시에 이산화탄소 분자는 세포를 떠나 간질액을 통해 확산되어 조직 모세혈관으로 들어가 결국 허파로 운반되어 우리몸에서 제거된다. 세포는 이렇게 유입된 산소를 대사활동을 통해 사용한다. 그림 16-17을 보며 혈액 내 가스의 움직임을 직접 따라갈 수 있다.

확산을 통해 산소는 고농도(Po_2 100mmHg)지역에서 산소가 필요한 저농도(Po_2 40mmHg) 지역인 세포로 이동한다. 다시 한 번 확산이 일어나 이산화탄소가 고농도(Pco_2 46mm Hg)인 세포에서 저농도(Pco_2 43mmHg)인 모세혈관 혈액으로 이동한다.

즉 산화된 피가 조직의 모세혈관을 거치면서 산소와 결합

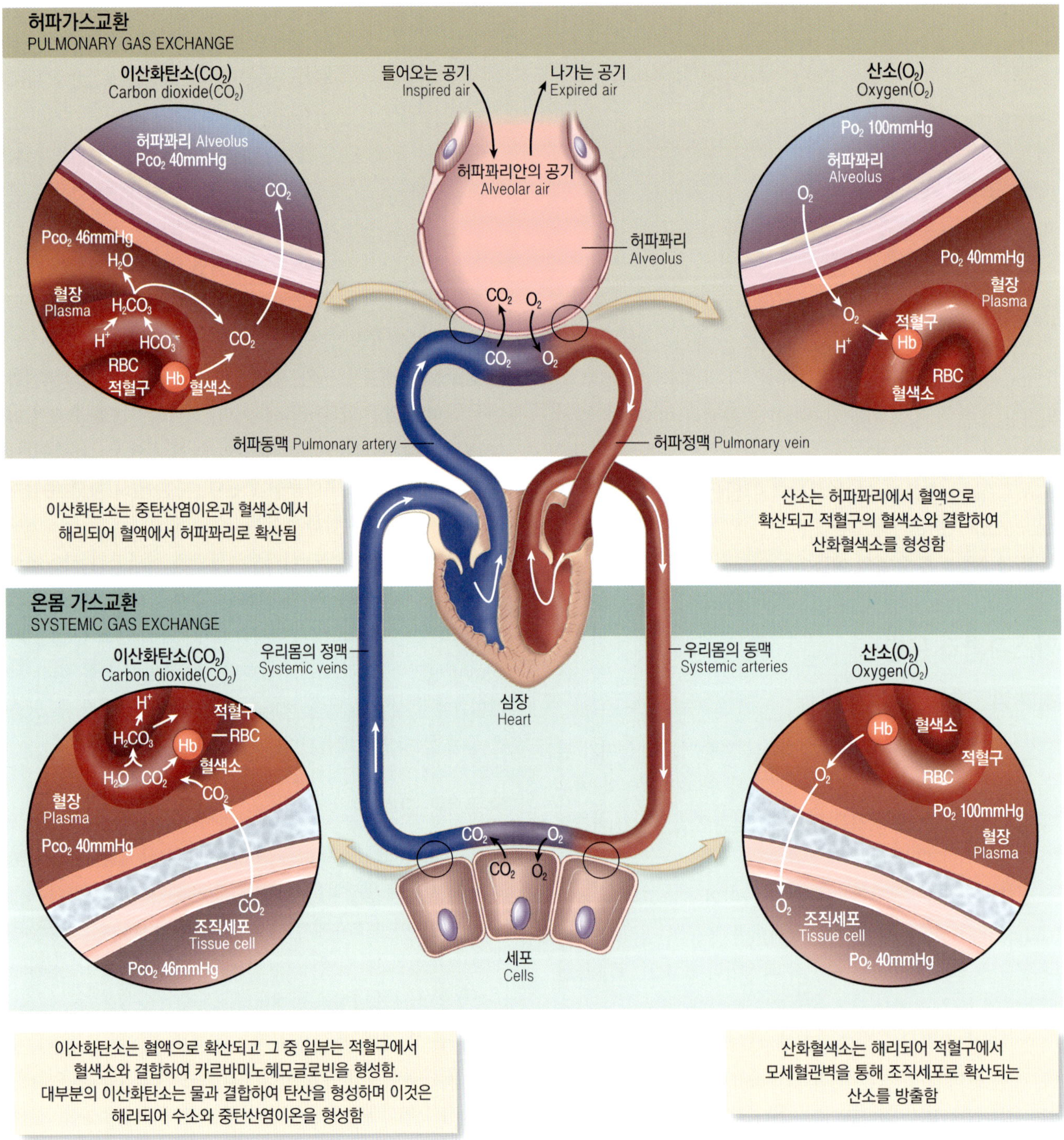

그림 16-17 가스교환과 가스이동. 그림의 윗부분은 허파에서의 가스교환을 나타내며 아래 부분은 우리몸에서의 가스교환을 나타낸다. 왼쪽에 삽입된 그림은 이산화탄소의 이동을 나타내고 오른쪽에 삽입된 그림은 산소의 이동을 나타낸다.

하지 않은 혈액으로 바뀌게 되는 것이다. 이처럼 산소를 잃는 과정에서 노폐물인 이산화탄소가 모여 허파로 수송되고 결국 우리몸에서 제거된다.

혈액에 의한 가스 운반

혈액은 호흡가스인 산소와 이산화탄소를 용해되지 않은 상태의 단독물질(single substance)이거나 화학적으로 다른 것과 결합한 상태로 옮겨준다.

혈액 내로 들어간 직후 산소와 이산화탄소는 혈장에서 용해된다. 하지만 액체에는 적은 양의 가스만 녹기 때문에 대부분의 산소와 이산화탄소는 혈색소나 다른 혈액에 있는 혈장 단백질과 화학연합물질(chemical union)을 형성한다. 가스 분자가 다른 분자와 결합하면 가스 분자의 혈장 농도는 감소하고 더 많은 가스가 혈장으로 확산될 수 있다. 이러한 방법으로 비교적 큰 부피의 가스도 운반할 수 있다.

산소의 운반

산소는 혈액 내에 매우 적은 양만이 용해(dissolution)되어 있다. 혈액이 운반할 수 있는 총 산소의 양은 혈액 100mL당 20.4mL지만 대략 이 중 0.3mL만 용해되어 있다. 조직으로 산소를 공급하기 위해 100mL 혈액에는 산소가 약 21.1mL 정도 혈색소와 결합하여 산화혈색소(oxyhemoglobin) 상태가 된다.

혈색소와 결합하여 산화혈색소가 되기 위해 산소는 반드시 적혈구 안으로 확산되어야 한다. 혈색소 분자는 철을 가진 4개의 헴(heme)을 포함한 매우 큰 단백질이다. 각각의 분자는 산소 분자와 결합하는 것이 가능하다.

많은 면에서 혈색소 분자는 '산소의 스펀지' 역할을 한다. 혈색소와 산소의 결합은 매우 빠르게 일어나며, 실제로 허파모세혈관에서 심장으로 돌아갈 때 혈색소의 97%가 산소와 결합하여 동맥혈이 된다.

정상적으로 동맥혈은 97%가 산소로 포화되어 있고, 온몸정맥이나 허파동맥에 있는 정맥혈은 약 75%가 산소와 결합되어 있다. 이러한 산소포화도의 차이는 체세포로 산소를 공급하기 위해 혈색소에서 산소가 떨어져 나와 발생하며, 이것으로 미루어서 산소와 혈색소의 결합은 반응을 일으키는 산소 분압의 차이에 의해 산화혈색소를 형성하거나 산소를 방출하는 가역적인 반응이라 할 수 있다.

요약하자면 산소는 두 가지의 형태로 이동하는데, 한 가지는 단순하게 혈장에서 산소가 용해되는 것이고, 나머지는 혈색소와 결합한 산화혈색소 형태로 이동하는 것이다. 대부분의 혈액에서는 대다수가 산화혈색소 형태로 이동한다.

이산화탄소의 운반

이산화탄소는 세포대사에 의해 생성되며 체액의 pH 균형을 잡기 위해 중요한 역할을 한다. 그러나 만약 몸 안에 이산화탄소가 정상 범위(정맥혈에서 40~50mmHg) 이상 쌓이면 독성을 나타낸다. 몸에서 여분의 이산화탄소를 배출하는 방법은 이산화탄소가 허파꽈리로 들어간 후 날숨으로 나가도록 하는 것이다. 이렇게 하기 위해 혈액에 있는 이산화탄소는 다음 세 가지 중 한 가지 방법으로 허파로 운반된다.

용해된 이산화탄소

혈액 내 전체 이산화탄소의 10%가 용해된 형태로 이동된다. 이 용해된 이산화탄소는 혈장 내 이산화탄소(CO_2)의 분압(P_{CO_2})을 생성한다. 그러나 모든 혈중 CO_2는 다음 부분에 나오는 형태가 되기 전에 이 용해된 형태를 지나야 한다.

카르바미노헤모글로빈

혈액 내 전체 이산화탄소의 20% 정도가 이러한 형태로 운반된다. 카르바미노헤모글로빈(carbaminohemoglobin, $HbCO_2$)은 이산화탄소가 혈색소나 다른 혈장단백질과 결합된 형태이다.

이 물질의 생산은 P_{CO_2}의 증가에 의해 촉진되고 용해된 CO_2 여분이 혈색소에 결합한다. 이와 같이 $HbCO_2$는 P_{CO_2}가 감소하면 느려지거나 심지어 거꾸로 될 수도 있다.

중탄산염

혈액 내 전체 이산화탄소의 70%가 중탄산 이온(bicarbonate ions, HCO^-_3)의 형태로 운반된다.

이산화탄소가 혈장에 용해될 때 약간의 이산화탄소 분자는 물과 결합하여 탄산(carbonic acid, H_2CO_3)을 형성하기도 한다. 생성된 후에 탄산은 수소이온(H^+)과 중탄산이온(HCO^-_3)으로 분리되기도 한다. 이 반응이 혈장에서 일어나면 매우 느리지만 적혈구에서는 탄산탈수효소억제제(CA)라는 효소에 의해서 매우 빨라진다. 이 반응을 다음의 하학반응식으로 요약할 수 있다.

$$\underset{\text{이산화탄소}}{CO_2} + \underset{\text{물}}{H_2O} \rightleftarrows \underset{\text{탄산 수소}}{H_2CO_3} \rightleftarrows \underset{\text{이온}}{H^+} + \underset{\text{중탄산 이온}}{HCO_3^-}$$

이 과정의 화살표가 양방향인 것에 주목해야 한다. 이는 이 반응이 가역적인 것을 의미한다. 중탄산염이 만들어지면

16

혈액으로 들어온 이산화탄소 분자는 지속적으로 혈액에서 제거되어 허파로 갈 수 있다. 그리고 허파에서 반대의 반응이 일어나면 이산화탄소는 허파꽈리로 들어가 날숨으로 제거된다.

QUICK CHECK

1. 호흡가스에 대해 얘기할 때 분압(partial pressure, P)의 사용을 설명하시오.
2. 속호흡 과정을 설명하시오.
3. 혈액 내 산소는 어떤 형태로 이동하는가? 이산화탄소는 혈액 내에 어떤 형태로 이동하는가?

용어 terminology

가슴막 pleura

기관 trachea

기관지 bronchi

날숨 expiration(exhalation)

날숨예비량 expiratory reserve volume, ERV

날숨중추 expiratory center

남은공기량, 잔기량 residual volume, RV

대동맥토리 aortic body

들숨 inspiration(inhalation)

들숨예비량 inspiratory reserve volume, IRV

들숨중추 inspiratory center

목동맥토리 carotid body

바깥콧길 external nares

바깥호흡 external respiration

산화혈색소 oxyhemoglobin

성대 vocal cords

성대문 glottis

세기관지 bronchiole

속호흡 internal respiration

인두 pharynx

인두편도 adenoid pharyngeal tonsil

일회호흡량 tidal volume, TV

카르바미노헤모글로빈 carbaminohemoglobin

코곁굴 paranasal sinuses

코사이막 nasal septum

코선반 conchae

코안 nasal cavity

코인두 nasopharynx

폐활량 vital capacity, VC

폐활량계 spirometer

표면활성제 surfactant

항상성기전 homeostatic mechanism

허파꽈리 alveoli(sing, alveolus)

허파꽈리관 alveolar duct

허파꽈리주머니 alveolar sac

허파환기 pulmonary ventilation

호흡막 respiratory membrane

호흡점막 respiratory mucosa

호흡조절중추 respiratory control center

후각 olfaction

후두 larynx

후두덮개 epiglottis

후두인두 laryngopharynx

요약summary

구조

A. 개요

1. 호흡계통의 기본적 도면은 속이 빈 상태로 거꾸로 서 있는 나무와 유사하나. 나뭇잎들은 허파꽈리에 해당하며 있으며 모세혈관에 둘러싸여 있다(그림 16-1).
2. 호흡계통에서 가스교환이 일어나는 기전은 확산이다.

B. 호흡계통에서 공기통로의 위치를 쉽게 설명하기 위해 상기도와 하기도로 나눈다.

1. 상기도: 코, 인두, 후두
2. 하기도: 기관, 기관지나무, 허파

C. 호흡점막

1. 구조
   a. 호흡계통 내 공기분포 관에 정렬해 있는 점막(그림 16-2).
   b. 거짓중층섬모상피(pseudostratified ciliated epithelium)는 기도 대부분을 따라 있고 점액을 생산
   c. 중층편평상피(stratified squamous epithelium)는 코안, 성대주름, 인두를 따라 있으며 보호기능을 수행
   d. 단순평편상피: 허파꽈리를 따라 있으며 가스교환을 도움
2. 기능
   a. 매일 125mL 이상의 점액이 생산되어 호흡기 점막을 덮고 있는데, 이를 점막담요(mucus blanket)라 함
   b. 점액은 흡입된 먼지나 꽃가루 같은 오염물질을 붙잡아 공기를 정화시키는 기전임
   c. 섬모에스컬레이터(ciliary escalator): 점막세포에 있는 섬모는 오직 한 방향으로만 움직여 점액을 인두 쪽으로 밀어 올려 제거

상기도

A. 코

1. 구조
   a. 코사이막이 코 내부를 두 개의 공간으로 나눔
   b. 코 내부는 점막으로 덮여 있음
   c. 코용종: 코점막에서 자라는 비암성신생물이며 만성적건초열과 관련이 있음
   d. 이마굴, 위턱굴, 나비굴, 벌집굴이 코안으로 연결되어 있음(그림 16-3)
2. 기능
   a. 흡입된 공기의 가온 · 가습
   b. 후각기관을 포함

B. 인두

1. 구조(그림 16-4)
   a. 인두(목)의 길이는 약 12.5cm
   b. 코인두, 입인두, 후두인두로 나누어짐
   c. 두 개의 코안, 입, 식도, 후두 그리고 귀관이 모두 인두 쪽으로 열려 있음
   d. 편도: 림프구 조직으로 목 주변 고리를 형성
      (1) 인두편도와 귀관의 입구가 코인두와 연결되어 있음
      (2) 편도와 혀편도가 구강 입인두에 있음
      (3) 편도선염(tonsillitis): 편도에 염증이 생긴 상태; 편도절제술(tonsillectomy, 편도의 외과적 절제)
   e. 인두 점막층으로 덮여 있음
2. 기능
   a. 음식과 액체의 통로
   b. 공기의 통로
   c. 편도: 인두 점막에 파묻혀 있는 보호용 림프조직덩어리

C. 후두

1. 구조(그림 16-6)
   a. 인두 바로 아래에 위치. 목소리 상자라고도 불림
   b. 9개의 연골조각이 뼈대를 형성
      (1) 방배연골이 가장 큰 연골임
      (2) 후두덮개가 후두의 입구를 부분적으로 덮고 있음
   c. 점막으로 덮여 있음
   d. 성대가 후두 안을 가로질러 뻗혀 있음

2. 기능
   a. 허파에 출입하는 공기의 통로로 공기를 배분
   b. 발성기관

하기도

A. 기관
1. 구조(그림 16-7)
   a. 후두부터 가슴안까지 연결된 약 11cm 길이의 관
   b. 점막으로 덮여 있음
   c. C자 모양의 원형연골들이 기관을 지지하고 있음
2. 기능: 허파를 출입하는 공기의 통로
3. 폐쇄
   a. 기관이 막히면 기도가 폐색되고 완전히 막힐 경우 수 분 내 사망
   b. 미국에서는 연간 4,000명 이상이 기도폐색으로 사망

B. 기관지나무
1. 구조
   a. 기관은 오른기관지, 왼기관지로 나누어짐
      (1) 오른기관지는 왼기관지보다 좀 더 수직적임
      (2) 흡입물질은 오른 주기관지나 허파로 들어가 머무는 경향이 있음
   b. 각각의 기관지는 더 작고 작은 관으로 나뉘어 결국 세기관지가 됨
   c. 세기관지는 여러 개의 꽈리주머니(alveolar sacs)로 연결되는데, 그 벽은 수많은 허파꽈리(alveoli)로 되어 있음(그림 16-8)
2. 기능: 허파꽈리를 출입하는 공기의 통로

C. 허파꽈리(그림 16-9)
1. 호흡막(respiratory membrane): 허파꽈리를 허파꽈리의 공기로부터 분리시켜 가스확산을 허용하는 얇은 벽; 편평한 단층의 1형세포로 구성되어 있음
2. 기능: 혈액과 공기의 가스 교환을 가능하게 함
3. 표면활성제(surfactant) – 2형세포에 의해 허파꽈리로 배출되는 물질로 표면장력을 감소시키고 허파꽈리가 무너지는 것을 방지

D. 허파
1. 구조(그림 16-10)
   a. 크기: 중간에 심장과 큰 혈관이 차지하고 있는 자리
   b. 허파꼭대기: 각 허파의 좁은 윗부분이며 빗장뼈 밑에 있음
   c. 허파바닥: 가로막과 맞닿은 각 허파의 넓은 아랫부분
2. 기능: 호흡(허파환기)

E. 가슴막
1. 얇은 막으로 가슴안을 따라 분포하고 있으며 허파의 외부 표면을 덮고 있음
2. 습하고, 부드럽고, 미끄러운 장액막으로 호흡 시 허파와 심장벽간 마찰을 감소시킴(그림 16-11)
3. 가슴막염(pleurisy): 가슴막의 염증
4. 무기폐: 허파(허파꽈리)의 허탈이나 불완전 팽창(그림 16-12); 발생원인:
   a. 공기가슴증: 가슴막공간의 공기
   b. 혈액가슴: 가슴막공간의 혈액

호흡

A. 호흡은 몇가지 과정과 기전이 포함됨
1. 바깥호흡(external respiration): 허파환기(pulmonary ventilation)와 허파 가스교환
2. 혈액에 의한 가스 운반과 혈액 내 가스 기준점 조절
3. 속호흡(interanl respiration): 체계적 가스교환과 세포호흡(cellular respiration)

B. 그림 16-13에서 모든 과정들을 요약하여 호흡의 '큰그림'으로 정리할 수 있음

허파환기

A. 호흡기전(그림 16-14)
1. 기본 개념
   a. 허파환기는 허파로 공기가 유입되는 들숨과 허파 밖으로 공기가 배출되는 날숨의 두 단계임
   b. 가슴우리의 크기와 모양의 변화는 가슴안과 허파 내부 기압의 반비례 변화를 초래
   c. 압력차로 인해 공기는 허파를 출입하게 됨; 높은 곳에서 낮은 곳으로
   d. 가슴과 허파는 항상 다음이 유지 되어야 함
      (1) 순응도: 늘어나는 능력
      (2) 신축성: 늘어난 후 돌아오는 능력

2. 들숨
   a. 공기가 허파로 들어가는 능동적 과정
   b. 들숨근육(inspiratory muscle)에는 가로막과 바깥갈비사이근이 있음
      (1) 들숨 동안 가로막이 편평해짐으로써 가슴안의 상하 길이가 증가함
      (2) 바깥갈비사이근이 수축하면 갈비뼈를 상승시켜 가슴안을 앞뒤 좌우로 증가시킴
   c. 가슴안 용량 증가는 내부 압력을 감소시킴: 공기가 압력 차이에 의해 들어감
3. 날숨
   a. 편안한 날숨은 보통 수동적 과정임
   b. 날숨 동안 가슴우리는 본래의 크기와 모양으로 되돌아 옴
   c. 허파조직의 탄력 반동이 날숨을 도움
   d. 좀 더 강한 날숨에는 날숨근육인 속갈비사이근과 배근육근이 사용됨
      (1) 속갈비사이근: 수축을 하면 가슴안을 누르고 가슴우리의 앞뒤 크기를 감소시킴
      (2) 배근의 수축은 가로막을 상승시켜 가슴안의 위아래 길이를 단축시킴
   e. 가슴안의 크기 감소는 용적을 줄여 압력을 올림 공기는 압력 차이에 의해 밖으로 배출됨

B. 허파 용량(그림 16-15과 표 16-1)
1. 몸으로 출입하는 공기양은 폐활량계(spirometer)로 측정할 수 있음
2. 일회호흡량(tidal volume, TV): 정상적으로 한 숨에 들이마시며 내보내는 양
3. 폐활량(vital capacity, VC): 한 번 숨을 내쉴 때 사람이 내쉴 수 있는 최대량
4. 날숨예비량(expiratory reserve volume, ERV): 일회호흡량을 한 번 내쉰 후에 최대로 내쉴 수 있는 공기의 양
5. 들숨예비량(inspiratory reserve volume, IRV): 정상적인 일회 들숨 후 최대로 들이마실 수 있는 공기의 양
6. 잔기량(residual volume): 최대로 숨을 내쉰 후에도 허파에 남아 있는 공기

C. 환기 조절
1. 호흡의 조절이 가능하기 때문에 산소 공급이나 이산화탄소의 제거와 같은 다양한 요구에 우리몸이 적응할 수 있음
2. 뇌줄기에 의한 호흡 조절(그림 16-16)
   a. 뇌줄기에 있는 가장 중요한 조절중추는 호흡조절중추(들숨 및 날숨 중추)임
   b. 숨뇌중추: 안정상태에서 숨뇌리듬부위는 정상적인 횟수와 깊이를 조절(분당 12~18회)
   c. 다리뇌중추: 우리몸의 상태에 따라 다리뇌중추는 숨뇌리듬부위의 활성도를 조절하여 호흡리듬을 변화시킴
   d. 숨뇌에 있는 호흡조절중추는 우리몸 다른 부위의 수용체가 전달하는 정보에 의해 영향 받음
3. 대뇌피질: 자의적으로 호흡활동을 조절하지만 제한적임
4. 호흡에 영향을 주는 수용체
   a. 화학수용체: 혈중 이산화탄소와 산소, 산성도 수치의 변화에 반응하며 목동맥과 대동맥에 위치함
   b. 허파뻗침수용체: 허파의 팽창 정도에 반응하며 과도 팽창을 막아 호흡기관을 보호

D. 호흡양상(표 16-2)
1. 정상 호흡: 정상적인 호흡
2. 과다호흡: 빠르고 깊은 호흡
3. 호흡저하: 느리고 얕은 호흡
4. 호흡곤란: 힘들고 어려운 호흡
5. 좌위호흡: 똑바로 서거나 앉을 경우 완화되는 호흡곤란
6. 무호흡: 멈춘 호흡
7. 체인-스토크스 호흡: 무호흡과 과다호흡이 반복되는 경우이며 치명적 질환과 관련이 있음
8. 호흡정지: 무호흡 뒤 호흡이 재시작되지 않는 상태

가스교환과 운반

A. 허파 가스교환: 허파에서 이루어지는 가스교환(그림 16-17)
1. 카르바미노헤모글로빈은 이산화탄소와 혈색소로 분리
2. 이산화탄소는 허파모세혈관에서 허파꽈리 공기로 이동해 날숨을 통해 밖으로 배출
3. 산소는 허파꽈리에서 허파모세혈관으로 이동
4. 혈색소는 산소와 결합하여 산화혈색소가 됨

16

B. 온몸 가스교환(그림 16-17)
1. 산화혈색소는 산소와 혈색소로 분리
2. 산소는 조직의 모세혈관 혈액에서 조직세포로 이동
3. 이산화탄소는 조직의 세포에서 모세혈관 혈액으로 이동
4. 혈색소는 이산화탄소와 결합해 카르바미노헤모글로빈으로 됨

C. 혈액에 의한 가스운반
1. 산소의 운반
   a. 매우 적은 산소만이 혈액에 용해됨
   b. 대부분의 산소는 혈색소와 결합하여 산화혈색소로 운반됨
2. 이산화탄소의 운반
   a. 용해된 이산화탄소: 10%
   b. 카르바미노헤모글로빈: 20%
   c. 중탄산이온: 70%

학습활동 active learning

복습문제

1. 호흡막과 호흡기점막의 차이를 설명하라.
2. 섬모에스컬레이터(ciliary csclator)를 설명하라.
3. 코곁굴의 기능을 열거하시오.
4. 귀인두관의 기능은?
5. 후두덮개의 기능은?
6. 크기가 작아지는 순서대로 허파의 공기 통로를 설명하시오.
7. 가슴막에 대해 설명하라. 가슴막액의 기능은?
8. 허파순응도를 설명하시오.
9. 폐활량을 구성하는 호흡량을 설명하시오.
10. 바깥호흡, 속호흡, 세포호흡의 차이는?
11. 들숨기전을 설명하시오.
12. 날숨기전을 설명하시오.
13. 호흡 조절 시 화학수용체의 기능은?
14. 호흡 조절 시 뻗침수용체의 기능은?
15. 호흡리듬을 조절하는 숨뇌의 두 가지 중요한 조절중추를 기술하시오.
16. 허파와 혈액 간, 혈액과 조직 간 가스교환에 대한 산소와 이산화탄소 분압의 역할을 설명하시오.
17. 폐활량계(spirometer)는 무엇인가?
18. 체인-스토크스 호흡에 대해 설명하시오.
19. 흡연이 허파점막에 포착된 물질제거에 미치는 영향을 설명하시오.
20. 심한 운동 후에 경험이 적은 운동선수는 구부리거나 주저앉아 정상적인 호흡으로 회복하려고 시도한다. 호흡기전에 입각하여 이 선수의 회복자세를 어떻게 바꾸면 좋겠는가?
21. 당신의 호흡량이 다음과 같을 때 폐활량과 전폐용량을 계산하시오; 일회호흡량-500mL, 들숨예비량-3,200mL, 날숨예비량-1,100mL, 잔기량-1,150mL

문제

1. 호흡계통 기관은 ________과 ________의 두 가지 기본적 기능을 수행하도록 설계되었다.
2. 상기도는 ________와 ________, 그리고 ________로 이루어져 있다.
3. 허파꽈리와 주변 모세혈관에 있는 혈액을 구분하는 막을 ________이라 부른다.
4. 호흡계통 내 공기분배 통로의 대부분을 덮고 있는 막을 ________라고 한다.
5. ________의 감각을 담당하는 신경말단은 코점막에 위치한다.
6. 이마굴, 위턱굴, 나비굴, 벌집굴은 ________을 구성하고 있다.
7. ________주머니는 코안으로 눈물을 흘려 보낸다.
8. ________는 코안 쪽으로 돌출되어 있으며 공기를 가온·가습하는 기능을 한다.
9. ________는 목구멍이라고 불리기도 한다.
10. ________는 소리상자라고 불리기도 한다.
11. ________는 목에서 큰 공기통로이다.
12. 점점 작아지면서 기관과 허파꽈리를 잇는 4개의 공기 통로는 ________, ________, ________, 그리고 ________이다.
13. ________세포를 많이 포함하는 외분비샘이 점액을 생산한다.
14. ________는 허파꽈리 내 물의 표면장력을 감소시키기 위해 허파가 생산하는 물질이다.
15. 왼허파는 ______개의 엽으로 구성된 반면, 오른허파는 ______개의 엽으로 구성되어 있다.
16. 원인에 관계없이 허파의 허탈을 ________이라 부른다.
17. 가슴막공간의 공기를 ________이라 부른다.

16

18. 무호흡과 과다호흡이 계속해서 반복되는 것을 ________ 호흡이라고 한다.

19. 혈액과 조직 사이의 가스교환을 ________라고 한다.

20. ________는 호흡 시 가장 중요한 근육이다.

21. 확산에 의한 가스교환은 ______ ______의 기울기에 따라 이루어진다.

22. 산소는 혈중에서 ________의 형태로 운반된다.

23. 이산화탄소는 혈중에서 이온의 형태로 운반되거나 혈색소와 결합해 ________가 된다.

24. 기본 호흡 리듬 중추는 뇌의 ________에 위치하고 있다.

25. ________는 들숨중추를 억제해 허파의 과도 팽창을 막는 수용체이다.

26. ________는 혈중 이산화탄소, 산소, 산성도 수치에 따라 호흡수를 조절하는 수용체이다.

27. 안정 시 정상적인 호흡 동안 허파를 출입하는 공기의 양을 ________이라고 한다.

28. 폐활량을 결정짓는 세 가지 용적은________, ________ 그리고 ________이다.

29. 전폐용량에는 포함되지만 폐활량에는 포함되지 않는 용적은 ________이다.

CHAPTER 17

소화계통

Digestive System

1. 소화기관의 주요기관과 부속기관을 나열하고 소화기관의 주요기전을 논의한다.
2. 소화관 벽의 4개 층을 나열하고 소화기관 각 층의 중요성에 대해 논의한다.
3. 입의 구조인 입안, 치아, 침샘과 입에 대해 논의한다.
4. 인두, 식도, 위의 구조와 기능에 대해 논의한다.
5. 작은창자의 구조, 기능에 대해 논의한다.
6. 간, 쓸개, 이자의 구조, 기능에 대해 논의한다.
7. 큰창자, 막창자꼬리, 배막의 구조, 기능에 대해 논의한다.
8. 기계적 소화와 화학적 소화를 정의하고 비교한다.

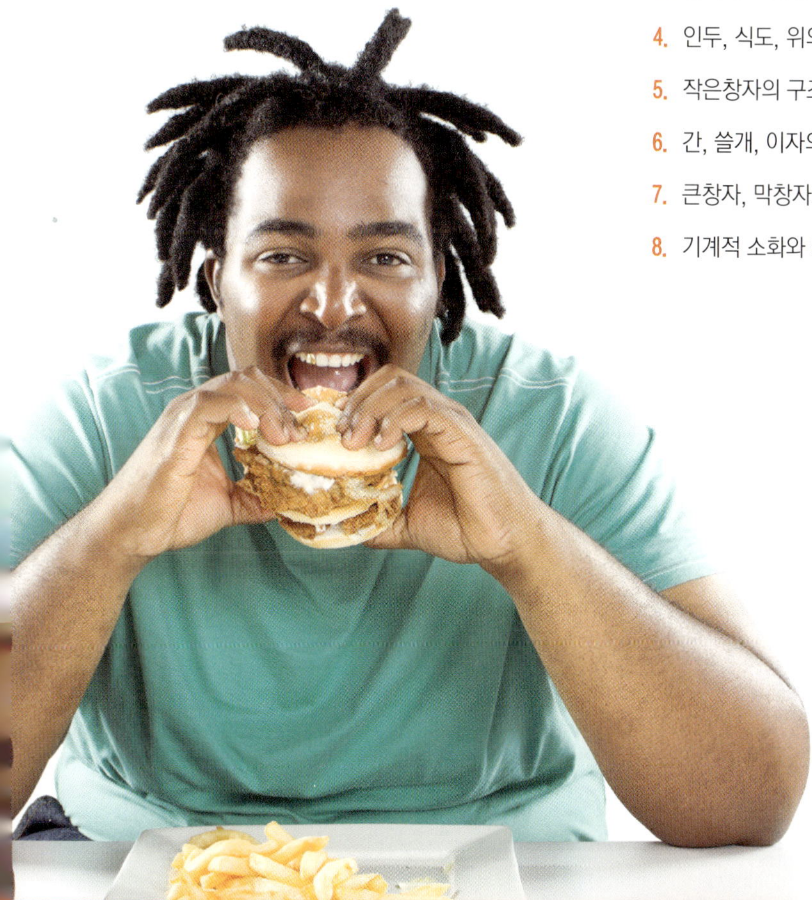

17

맛있는 한 끼의 식사를 싫어하는 사람은 없다! 음식 취향은 문화와 개인마다 다르지만 섭취하는 음식의 모양, 냄새, 촉감, 특히 영양적 함유량은 삶의 질에 다양한 영향을 미치는 것이 확실하다. 사람은 '먹기 위해 살지 않지만' 확실히 '살기 위해 먹어야' 한다.

음식의 섭취는 식사를 하면 시작되는 중요하고 복잡한 생물학적 과정의 첫 단계이다. 영양소는 우리몸에서 소화, 흡수 및 대사와 같은 3가지 가공 형태를 거친다. 소화와 흡수는 소화계통의 장기들에 의해 일어난다. 반면 대사는 모든 체세포에 의해 일어난다. 이 장에서는 소화계통 기관들과 소화와 흡수과정에 대해 설명한다. 흡수된 후 영양소의 대사는 18장에서 논의한다.

소화의 개요

그림 17-1에서 볼 수 있듯이 소화계통(digestive system)의 주요 기관은 양쪽 끝이 열려 있는 다양한 너비의 연속적인 근육관이다. 이 길고 양쪽이 열려 있는 관을 소화관(alimentary canal)이라 한다. 위장관(gastrointestinal tract, GI tract)은 기술적으로는 위와 장만을 뜻하지만, 종종 전체 소화관을 얘기할 때 사용한다.

어른의 경우, 비어있는 관 구조인 소화관은 길이가 약 9m이다. 이 소화관은 건물을 가로지르는 복도와 같이 우리몸 내부를 가로지르는 통로라고 생각하면 이해하기 쉽다. 따라서 소화관에 들어간 음식이나 물질은 외부로 열린 관만을 통과할 뿐 위장관의 벽을 통해 소화되어 우리몸의 내부 환경에 들어가기 전까지는 실제적인 '몸의 일부'가 아니다.

표 17-1은 소화계통의 기관 목록이다. 소화의 주요 기관들은 소화관을 구성하는 장기들이다. 소화의 부속기관들은 관의 분절은 아니지만 관에 포함되거나 관을 감싸고 있다. 예를 들면 치아와 혀는 입안에 있고 각종 소화샘들이 관을 둘러싸고 관을 통해 분비물을 소화관 안으로 분비한다.

우리몸의 각 세포에게 영양분을 공급하는 기능을 수행하기 위해 소화계통은 다양한 기전들을 사용한다(표 17-2).

첫째, 복합 음식은 섭취(ingestion)라는 과정을 통해 위장관 내부로 들어가야 한다.

그런 다음, 섭취한 음식물은 이 계통에 이름을 부여하는 '소화(digestion)'라는 과정을 통해 더 단순한 영양소로 분해된다. 음식물의 분해 또는 소화는 사실상 기계적이며, 화학적인 과정이다.

치아는 음식물을 삼키기 전에 물리적으로 큰 덩어리를 작

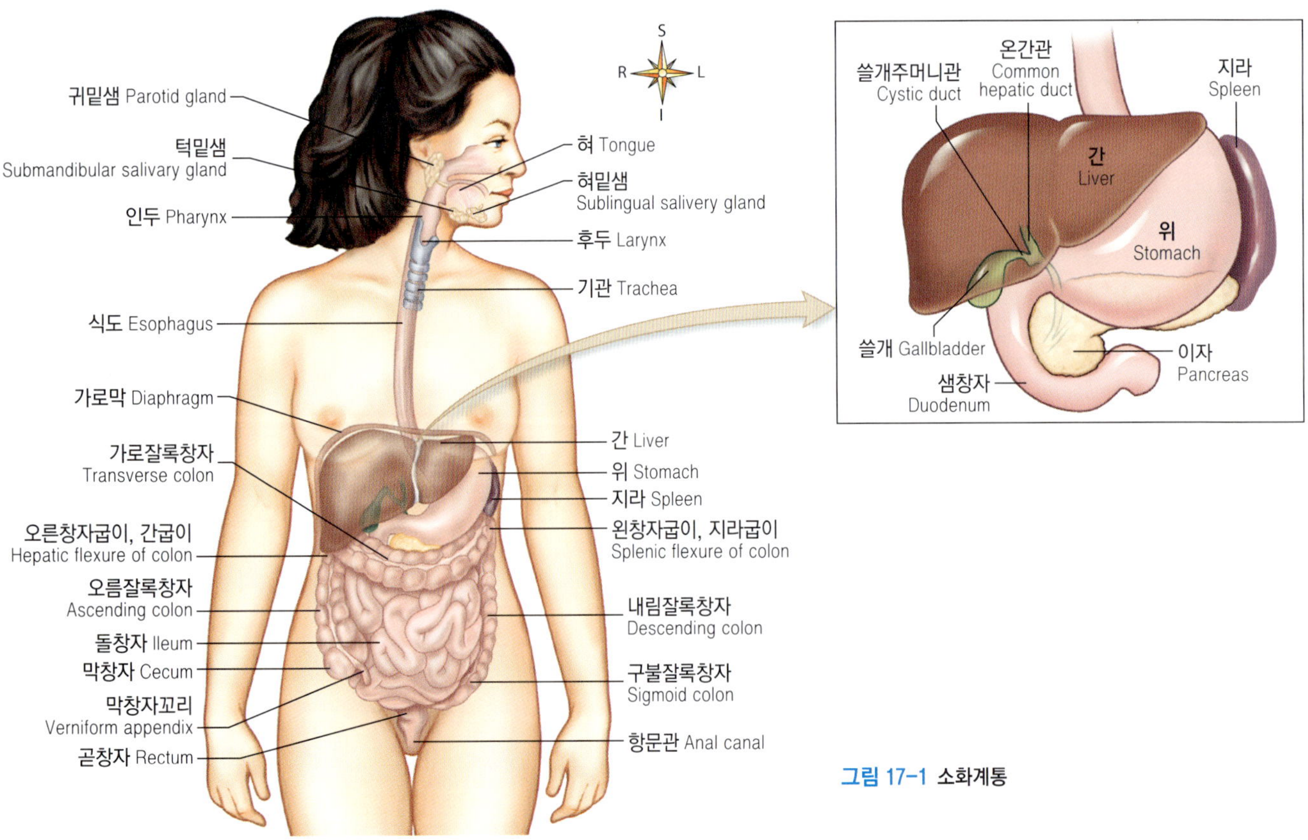

그림 17-1 소화계통

표 17-1 소화계통의 기관

주요 기관	부속기관
입	이, 혀 침샘 귀밑샘 턱밑샘 혀밑샘
인두	편도
식도	
위	
작은창자 샘창자 빈창자 돌창자	간 쓸개 이자
큰창자 막창자 잘록창자 오름잘록창자 가로잘록창자 내림잘록창자 구불잘록창자 곧창자 항문관	막창자꼬리

은 조각으로 분해하는 데 사용된다. 위에서 물질을 휘젓는 것은 기계적 소화과정의 연속이다. 큰 음식물을 물리적으로 더 작게 분해하고 관을 따라 운반하기 위해서는 위장관벽의 움직임 또는 운동성(motility)이 필요하다.

화학적 소화에서는 큰 영양소 분자들이 작은 분자들로 분해된다. 이 과정은 소화효소와 다른 생산물의 위장관 안으로 분비(secretion)되어야 한다. 소화과정이 섭취한 음식물의 물리적 및 화학적 조성을 변화시킨 후 생성된 영양소는 위장관 점막을 통해 내부환경으로 흡수되거나 이동하는 과정을 준비한다.

소화계통의 일부인 큰창자는 소화 과정에서 비롯된 잔어물을 대변의 형태로 만들어 몸 밖으로 배설한다.

소화관의 벽

앞에서 소화관은 입안에서 항문까지 이어지는 근육관이라 설명하였다. 소화관의 벽은 4종류의 조직층으로 구성되어 있다(그림 17-2). 관 내부의 속이 빈 공간을 속공간(lumen)이라 한다. 속에서부터 바깥으로 4개 층의 이름은 다음과 같다.

1. 점막층
2. 점막밑
3. 점막내근육
4. 장막

4종류의 같은 층이 소화관의 기관을 덮고 있지만, 구조는 기관에 따라 다르다. 예를 들어, 식도의 점막층(mucosa)은 마찰에 저항력이 있는 중층상피세포로 구성되어 있다. 소화관 나머지 부분의 점막층은 흡수와 분비에 적합한 단순원주상피세포로 되어 있다. 두 종류의 상피세포에서 형성되는 점액은 소화관의 내부를 덮고 있다.

점막밑층(submucosa)은 이름에서 알 수 있듯이 점막층 바로 아래에 위치한 결합조직층이다. 점막밑층에는 많은 혈관, 림프관 및 신경이 포함되어 있다.

점막내근육(muscularis mucosae)은 근육 2~3층으로 구성되어 있다(그림 17-2). 이 근육층들은 소화과정에서 위장관의 운동성 또는 움직임을 만드는데 중요한 기능을 한다.

꿈틀운동(peristalsis)은 점막내근육 안의 돌림근육층을 따라 고리모양의 반복적인 움직임에 의해 소화관벽에 발생하는 물결모양의 규칙적인 수축을 말한다. 이 수축은 치약을 짜는 것과 비슷하게 소화관의 내부경로를 통해 섭취한 음식물을 앞으로 밀어낸

표 17-2 소화계통의 주 기전

기전	설명
섭취	음식이 입을 시작으로 소화관을 지나가는 과정
소화	복잡한 구조의 영양을 더 단순한 구조로 분해하여 흡수를 촉진하는 과정; 기계적 소화는 큰 덩어리를 작은 덩어리로 사르는 역할; 화학적 소화는 분자 단위로 분리하는 역할
운동	소화관의 근육에 의한 움직임으로 기계적 소화가 포함됨; 꿈틀운동과 분할
분비	소화액의 분비(효소, 산, 염기, 점액, 쓸개즙, 소화를 촉진하는 기타 다른 물질); 몇몇 소화기관은 내분비호르몬을 분비하여 영양의 소화나 대사를 조절
흡수	위창자점막을 통해 소화된 영양분이 내부환경으로 이동
배설	소화과정의 잔류물이 곧창자로부터 항문을 통해 배출; 배변
조절	소화활동의 조절(운동성, 분비, 다른 소화과정)

17

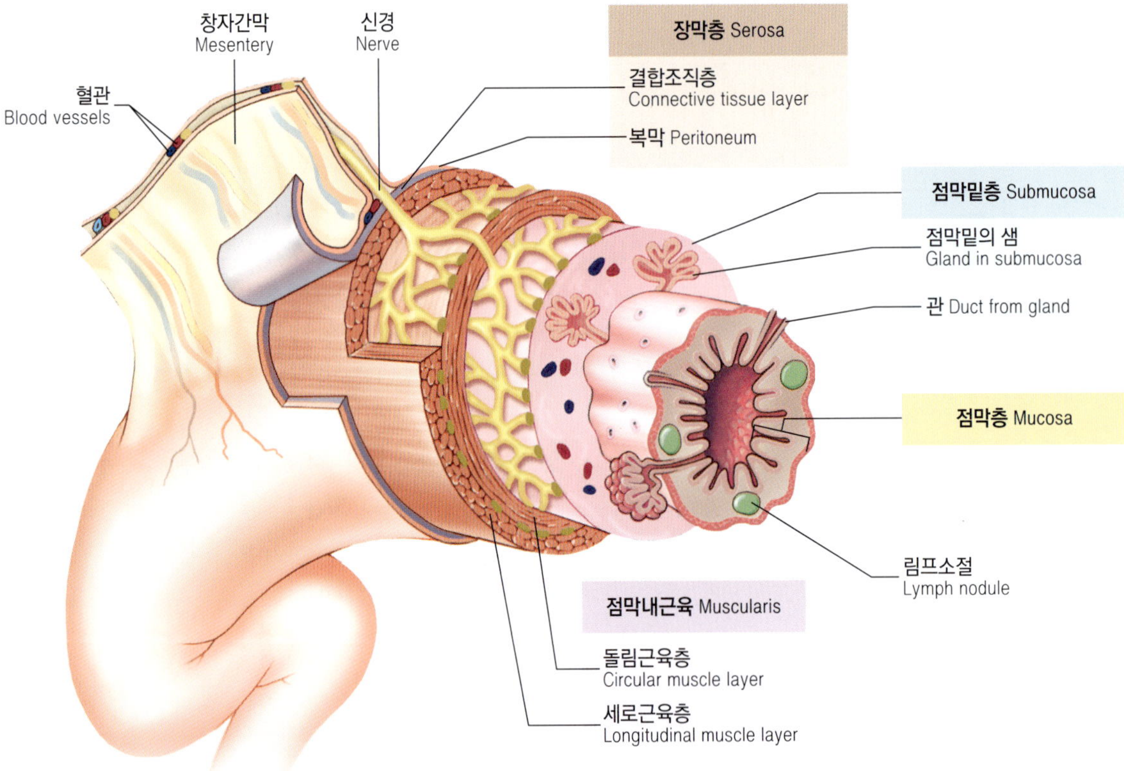

그림 17-2 소화관의 벽. 작은창자의 구역은 위창자벽의 일반적인 구조를 나타낸다. 점막층, 점막밑층, 근육층, 장막층으로 구성된다.

다(그림 17-3).

물질을 앞으로 가게 하는 꿈틀운동 외에도 소화관의 단일 구역 또는 분절(segmentation) 내에서 점막내근육섬유가 수축을 번갈아 하는 것은 '앞뒤로 움직이는' 형태의 장운동인 분절을 만든다(그림 17-4). 꿈틀운동이 물질을 소화관 아래로 밀어내고 분절은 영양소를 소화액과 섞고, 큰 물질들의 기계적 분해를 계속하는 데 도움이 된다.

꿈틀운동과 분절은 번갈아가며 일어날 수 있다. 이것이 발생하면 물질은 장의 점막과 밀접한 접촉을 통해 위장관을 따라 서서히 지나가면서 영양소 흡수를 촉진한다.

장막층(serosa)은 소화관의 바깥을 덮고 있다. 배안에서 이 장막층을 덮고 있는 것을 내장쪽배막이라 한다. 소화관의 고리는 큰 두 겹의 배막조직인 창자간막(mesentery)에 의해 배안의 뒷벽에 고정되어 있다.

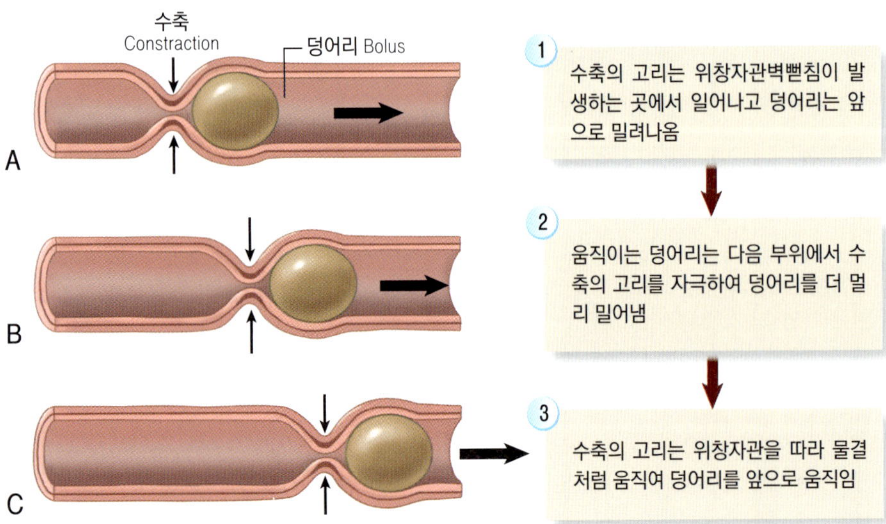

그림 17-3 꿈틀운동. 꿈틀운동은 물질이 위창자관을 따라 한곳에서 다른 곳으로 이동시키는 점진적 운동의 한 유형. 물질의 "덩어리"는 꿈틀운동을 일으키는 민무늬근육 수축의 고리모양의 물결에 의해 추진된다.

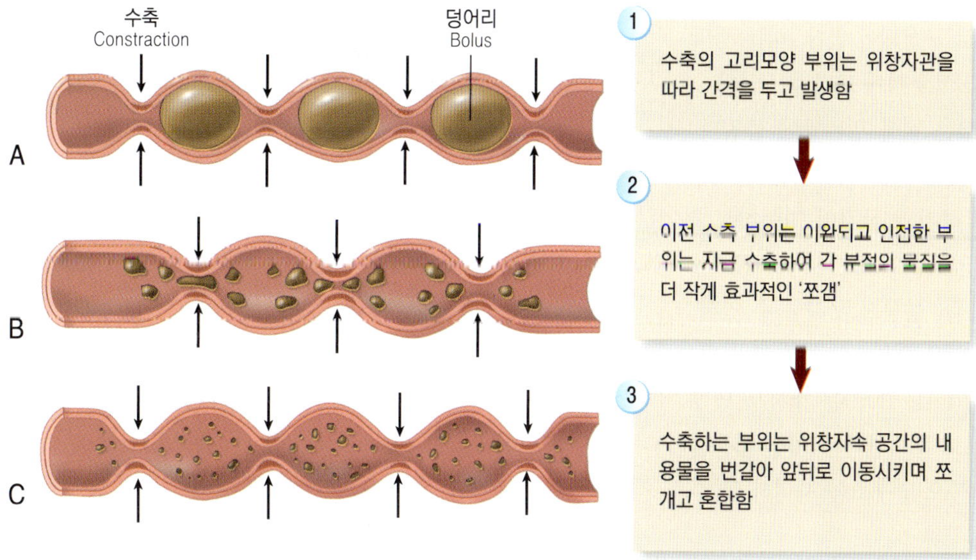

그림 17-4 분절. 분절은 음식물 덩어리를 분해하고 소화액과 음식물을 혼합하게 앞뒤로 움직이는 것을 말한다.

입

입안 구조

입(mouth) 또는 입안(oral cavity)은 천장, 바닥, 벽으로 이루어진 속이 빈 공간이다. 음식을 섭취하면 입을 통해 소화관으로 들어가자마자 바로 소화가 시작된다. 입안은 나머지 소화관과 같이 점막으로 덮여 있다.

입천장은 단단입천장(hard palates)과 물렁입천장(soft palates)으로 이루어진다(그림 17-5). 단단입천장은 입천장뼈와 위턱의 앞부분으로 형성된 뼈구조물이다. 물렁입천장은 입 뒷부분의 위에 위치하며, 주로 근육으로 되어 있기 때문에 부드럽다.

물렁입천장의 중심에 매달려 길쭉하게 내려오는 원뿔 모양의 목젖(uvula)이 있다. 목젖과 물렁입천장은 음식이나 액체가 입안 위쪽의 코안으로 들어가는 것을 막고 발성과 삼킴을 돕는다.

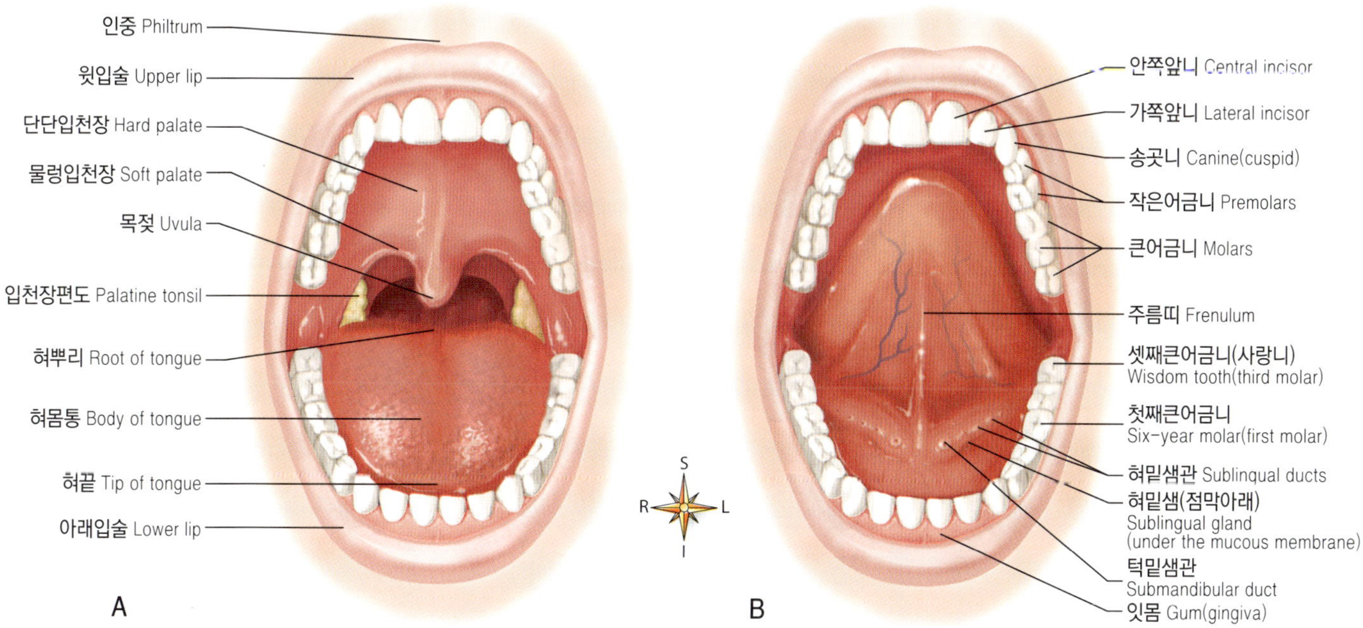

그림 17-5 입. A: 입안의 단단입천장과 물렁입천장, 혀, 목젖. **B:** 혀 아래부분의 혀밑샘, 혀밑샘관구멍.

입의 바닥은 혀와 혀의 근육으로 구성되어 있다. 혀는 점막으로 덮인 뼈대근육이며, 머리뼈와 목뿔뼈에 고정되어 있다.

얇은 점막인 주름대(frenulum)는 혀를 입바닥에 붙인다. 경우에 따라서 주름대가 너무 짧으면 혀의 자유로운 움직임이 제한되기 때문에 정상적인 말하기와 삼킴이 가능하도록 잘라내거나 외과적 처치를 해야 한다.

그림 17-5 A를 보면 혀는 뿌리, 끝, 몸통으로 나눌 수 있다. 혀의 표면에 있는 작은 돌기들을 혀유두(papillae)라고 한다. 감각수용체를 갖고 있는 맛봉오리(taste bud)는 혀유두 옆에 위치하고 삼키는 음식을 화학적으로 분석한다는 10장 내용을 기억할 것이다. 그림 10-13에서 맛봉오리 구조를 자세히 볼 수 있다.

치아

이의 종류

이(치아, teeth)의 형태와 위치는 기능에 영향을 미친다. 이의 4종류는 다음과 같다.

1. 앞니
2. 송곳니
3. 작은어금니
4. 큰어금니

날카로운 끌과 같은 모양의 앞니(incisors)는 음식을 다루기 쉬운 크기로 잘라내거나 씹기(mastication) 과정을 시작한다(그림 17-6).

송곳니(cuspid)는 견치(canine teeth)라고도 하며, 먹는 음식을 더 작은 크기로 찌르거나 뚫기에 적합하다. 이러한 이의 형태는 개나 고양이와 같은 육류를 섭취하는 포유류에서 더 명확히 관찰할 수 있다.

두 개의 작은어금니(bicuspid)와 세 개의 큰어금니(tricuspid)는 송곳니 바로 뒤에 위치한다. 어금니는 끝이라 불리는 두 개의 점이 있고 그것이 거친 섬유질 음식을 잘게 부술 수 있다. 특히 반대쪽 턱의 작은어금니에 대해 앞뒤로 움직일 때 음식을 잘게 부술 수 있다.

작은어금니 뒤에는 큰어금니가 있으며 큰어금니는 비교적 큰 표면적을 가지고 3개의 뾰족한 끝을 가지고 있다.

씹는 것은 치아에 의해 가능하며 이것은 소화를 위한 음식의 기계적 분쇄의 시작이다. 이러한 음식을 씹은 뒤 작고 동그란 덩어리(bolus)로 만들어 삼킬 수 있게 된다.

아기가 2세가 되면 20개의 탈락치아(젖니, deciduous teeth)가 난다. 탈락치아(젖니)는 17~24세 초기성인에 이르러 32개의 영구치(간니)로 대치된다.

평균적으로 첫 치아가 잇몸을 뚫고 나오는 시기인 "이돋

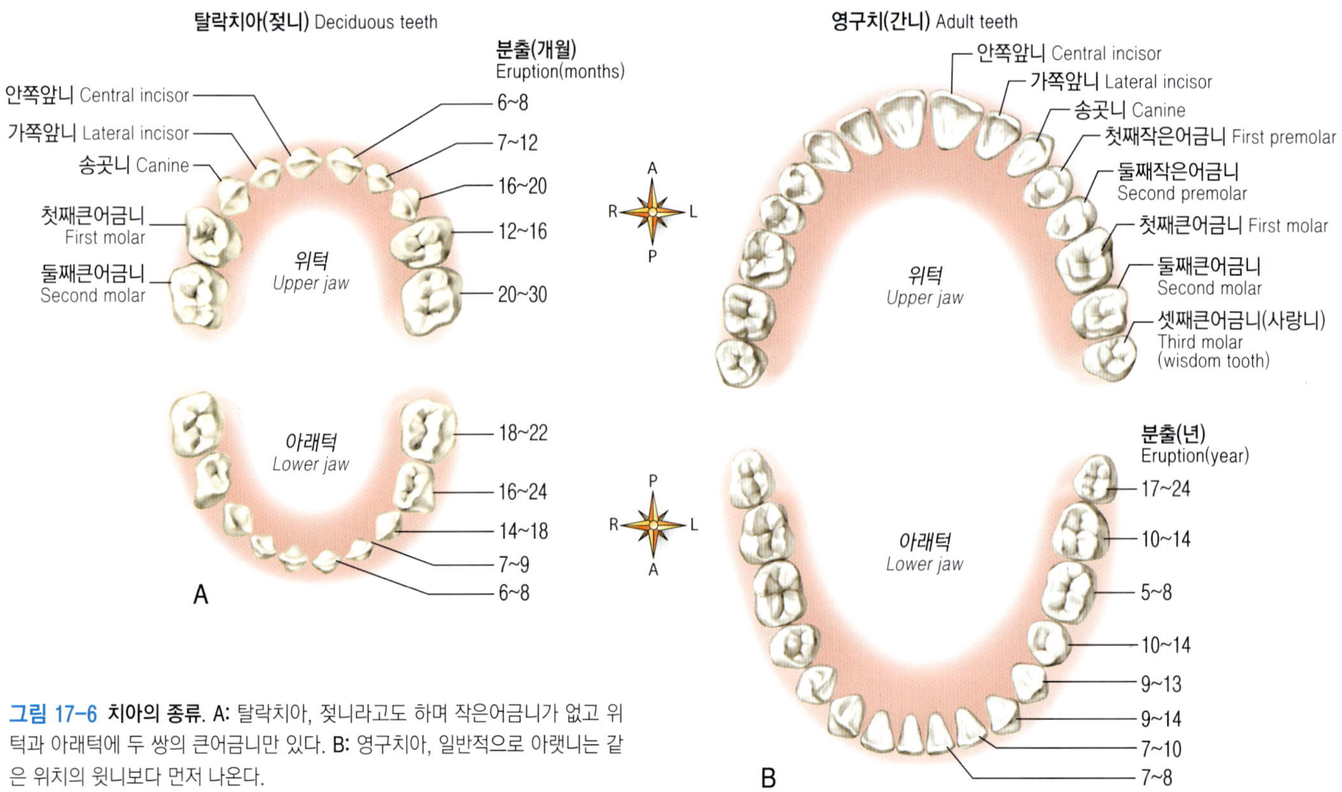

그림 17-6 **치아의 종류.** **A:** 탈락치아, 젖니라고도 하며 작은어금니가 없고 위턱과 아래턱에 두 쌍의 큰어금니만 있다. **B:** 영구치아, 일반적으로 아랫니는 같은 위치의 윗니보다 먼저 나온다.

이"는 생후 6개월이고 첫 젖니가 빠지고 간니가 나오는 시기는 평균적으로 6세이다. 그림 17-6은 치아 명칭들과 어느 치아들이 젖니에서는 없는지를 보여준다.

셋째큰어금니(사랑니)가 나오지 않으면, 어른 치아의 개수는 28개가 된다. 이는 일반적인 변형이며 동양인(30%)에게 가장 흔하고, 백인과 아메리카원주민(약 12%)은 다소 적다. 아프리카계 미국인에게는 거의 없다(1~2%).

QUICK CHECK

1. 소화관을 정의하고 소화관을 형성하는 4개층의 이름을 말하시오.
2. 몸에서 영양분을 처리하는 세 종류의 과정은 무엇인가?
3. 단단입천장, 물렁입천장, 목젖, 주름띠, 혀 그리고 맛봉오리를 포함한 입안의 구조물을 기술하시오.
4. 4가지 주요 유형의 치아를 나열하시오.

전형적인 치아

전형적인 치아는 치아머리(crown), 치아목(neck), 치아뿌리(root)의 세 부분으로 나누어진다(그림 17-7).

치아머리는 입안에서 눈으로 보이는 부분이며, 뼈같이 단단한 물질로 된 상아질(dentin)로 만들어지고 사기질(enamel)로 덮여 있다. 사기질은 몸에서 만들어지는 가장 단단한 물질이며 단단한 음식물을 씹어서 잘게 부술 때 이를 견디기에 적합하다. 치아뿌리와 치아목은 시멘트질(cementum)로 덮여 있다.

이의 중앙에는 결합조직, 혈관, 림프관, 감각신경 등으로 이루어진 치수공간(pulp cavity)이 있다.

치아목은 분홍색의 잇몸이 덮고 있는 좁은 부분이다. 치아머리와 치아뿌리는 치아목에 의해 서로 연결된다.

치아뿌리는 위턱과 아래턱의 소켓(socket)에 고정되어 있다(그림 7-10). 섬유성의 치아주위막(periodontal membrane)은 각 치아틀에 줄이어 치아를 뼈에 고정시킨다.

침샘

성인의 경우 귀밑샘, 턱밑샘, 혀밑샘 3쌍의 침샘(salivary glands)에서 하루에 침을 약 1L를 분비한다.

침샘(그림 17-8)은 소화계통의 전형적인 부속샘이며, 소화관의 외부에 있어 분비액은 소화관으로 관을 통해서만 운반되기 때문에 외분비샘(exocrine gland)로 간주된다.

귀밑샘(parotid glands)은 침샘 중 가장 크며, 바깥귀 바로 밑, 아래턱뼈각 앞에 위치한다. 귀밑샘은 중탄산염나트륨($NaHCO_3$)을 분비하여 세균의 산성을 중화시키는 데 도움을 준다. 귀밑샘관의 구멍은 거울을 통해 뺨 안쪽, 양쪽 위턱의 둘째큰어금니 옆에서 볼 수 있다.

턱밑샘관은 주름대 양쪽의 입안에(그림 17-5, B), 혀밑샘관은 입안바닥으로 열린다.

침은 점액과 복합탄수화물 분해과정을 시작하는 아밀라아제(amylase)라는 소화효소를 지니고 있다. 물과 점액은 음식

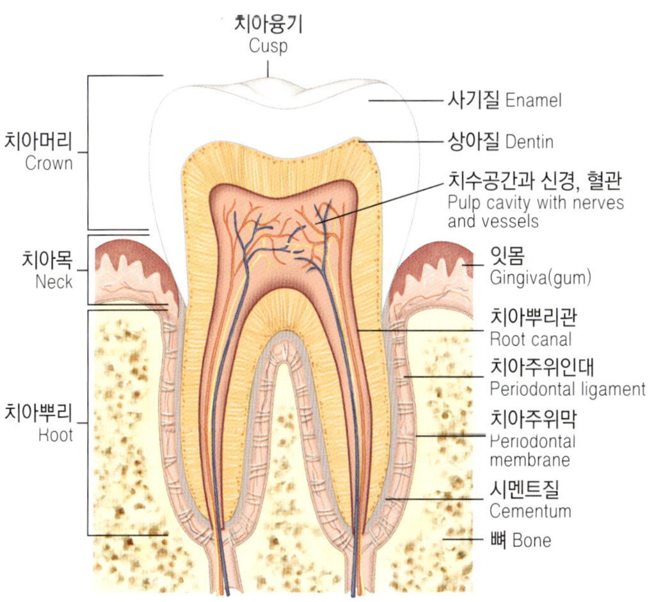

그림 17-7 전형적인 치아 턱뼈 안에 들어가 있는 모습과 세 개의 주요 부분인 치아머리, 치아목, 치아뿌리를 자세히 보여주는 단면

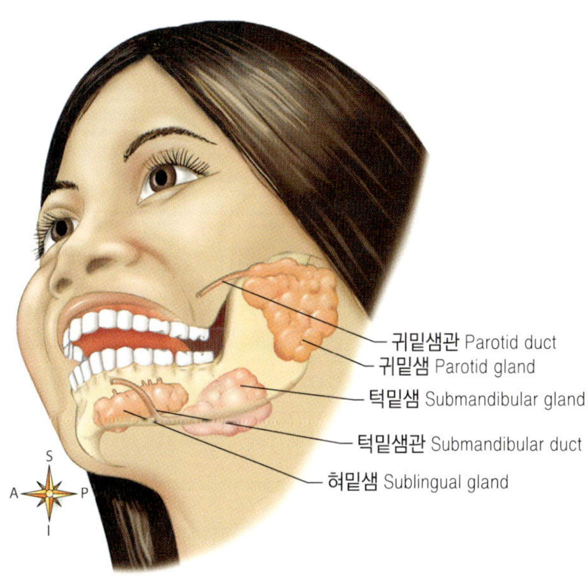

그림 17-8 침샘. 침샘과 부속관

물 덩어리를 촉촉하게 만들며, 식도를 통해 위까지 통과하는 데 마찰을 줄여준다.

QUICK CHECK

1. 전형적인 치아의 세 가지 주요 부분은 무엇인가?
2. 3쌍의 침샘은 무엇인가?

인두

구조

인두(pharynx)는 점막으로 덮인 근육성 관이다. 그림 17-9에 위치가 나와 있다. 코안과 입안 뒤에 위치하기 때문에 호흡계통과 소화계통의 일부로 기능한다. 공기는 반드시 인두를 지나 허파에 도달하며, 음식은 반드시 인두를 지나 위로 들어간다.

인두는 전체적으로 세 개의 해부학 구성 요소, 즉 코인두, 입인두 및 후두인두로 나뉜다. 또한 인두에 있는 3개의 주요 편도에 의해 형성되는 보호 림프고리가 호흡기 및 소화관의 감염을 예방한다.

기능

세 가지 해부학 분류 중 입인두(oropharynx)는 소화과정에서 삼키는 것과 관련되어 소화관 움직임에 전문적이고 조정된 유형의 중요한 역할을 하기 때문에 적극적이고 가장 직접적으로 관여한다. 씹은 음식을 삼키는 것을 '삼키기(deglutition)'라고 한다.

먼저, 씹기는 자발적인 운동으로 입안에서 음식의 덩어리를 만들고 입인두를 통해 식도로, 그리고 결국 위로 이동하게 한다.

삼키기는 인두 근육과 다른 근육들, 그리고 머리와 목의 구조물을 조정해야 하는 복잡한 과정이다. 자발적인 삼키기의 조절은 대뇌의 운동겉질에서 비롯된 신경 자극에 달려 있다. 불수의운동은 뇌줄기의 숨뇌와 다리뇌 안에 있는 '삼키기 중심'에서 비롯된 자극에 의해 조절된다.

식도

구조와 기능

식도(esophagus)는 인두에서부터 위까지 연결되는 점막으

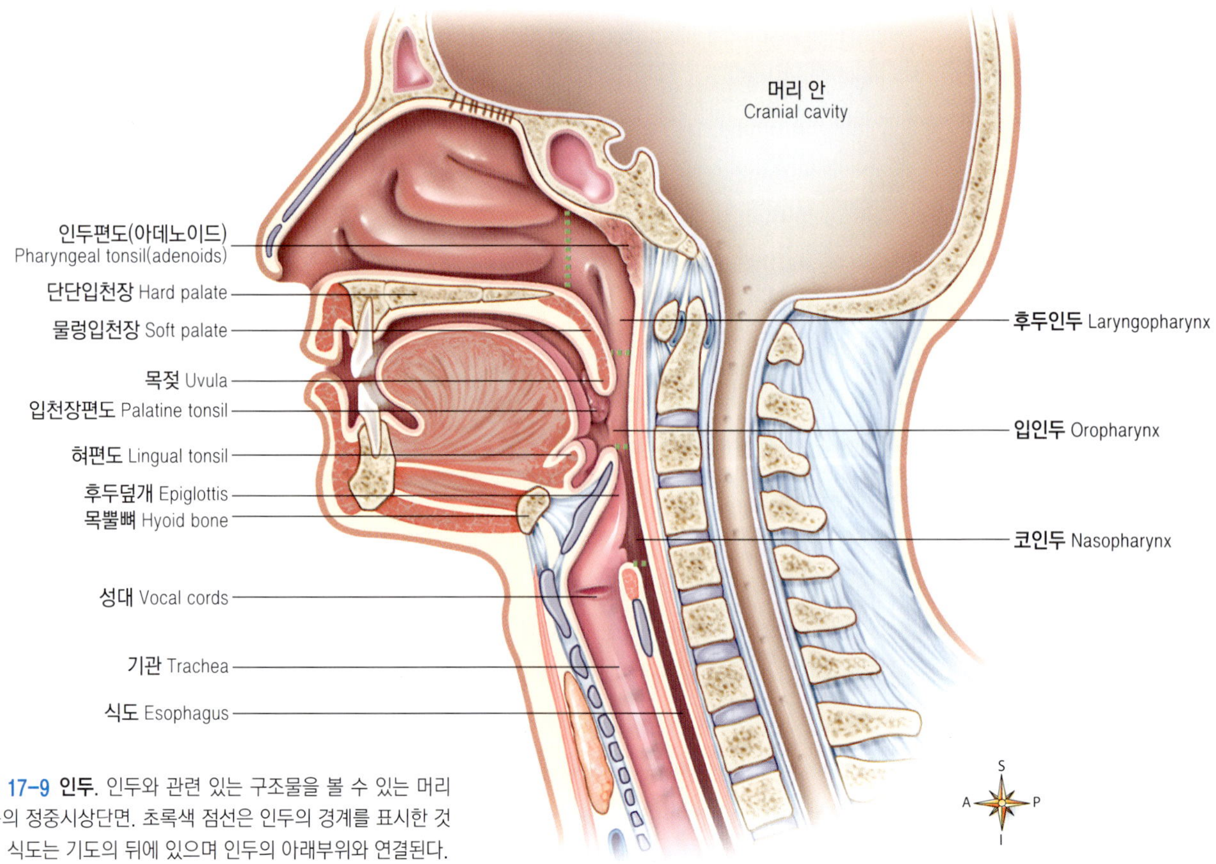

그림 17-9 인두. 인두와 관련 있는 구조물을 볼 수 있는 머리와 목의 정중시상단면. 초록색 점선은 인두의 경계를 표시한 것이다. 식도는 기도의 뒤에 있으며 인두의 아래부위와 연결된다.

로 덮힌 약 25cm의 납작한 근육관이다. 식도는 고유위장관의 첫 번째 부분이며, 위장관 벽을 형성하는 4종류의 층을 모두 볼 수 있다. 벽은 음식을 위로 내려가게 하는 역동적인 통로이다.

식도의 양 끝부분은 조임근(sphincter)으로 보호된다. 조임근은 관모양의 구조물이나 몸의 구멍을 둘러싸고 있는 근육조직의 판막모양의 고리이다. 위장관에서 조임근은 섭취한 음식이 한 방향으로 내려가도록 한다. 위식도조임근(upper esophageal sphincter)은 호흡 시 공기가 위장관으로 들어오는 것을 막으며, 아래식도조임근(lower esophageal sphincter)은 산성의 위 내용물이 역류하는 것을 막는다.

위

위(stomach)(그림 17-10)는 가로막(diaphragm) 바로 아래 배안 윗부분에 위치한다. 위는 섭취한 음식을 씹고, 삼키고, 식도를 통해 이동해 들어가는 주머니와 같은 역할을 한다.

구조

그림 17-10에 표시된 위의 세부분은 바닥(fundus), 몸통(body), 날문(pylorus)이다. 바닥은 위에서 식도의 입구가 있는 윗부분과 왼쪽에 위치한 확대된 부분이다. 몸통은 위의 가운데 큰 부분이며, 날문은 그 아래에 있고 작은창자의 첫 번째 부분과 만나는 좁은 부분이다. 위의 오른위쪽은 작은굽이(lesser curvature)라 하며, 아래왼쪽은 큰굽이(greater curvature)라 한다.

위는 비어있을 때는 큰 소시지보다 크지 않아 보이지만 음식을 많이 먹으면 크게 늘어날 수 있다. 음식을 지나치게 많이 먹은 후에 일시적으로 깊은 숨을 쉬지 못할 정도로 불편한 느낌을 경험한 적이 있는가? 그렇다면 위가 너무 꽉 차서 평소보다 많은 공간을 차지하고 확장된 위는 가로막 쪽으로 올라가고, 숨을 들이쉴 때 아래로 향하는 가로막의 수축을 방해하여 필요한 만큼 아래로 움직이기 어렵기 때문이다.

소화관의 다른 부위와는 달리 위벽에는 민무늬근육이 세 층으로 되어 있다(그림 17-10). 근육섬유가 길게, 둥글게, 그리고 비스듬하게 주행하여 위를 가장 강한 속기관 중 하나로 만든다. 음식을 작은 분자로 분해하고 위액과 완전히 섞어서 미즙이라고 하는 반고체 혼합물을 형성할 수 있다. 위근육의 수축은 음식물을 소화관 아래로 이동하게 하는 꿈틀운동을 일으킨다.

위점막에는 위에 염산과 위액을 분비하는 수천 개의 위샘(gastric glands)이 있다. 또한 위의 세포는 내인자(intrinsic factor)를 분비하여 비타민 B_{12}를 작은창자먼쪽에서 흡수될 때까지 보호한다. 위수술을 받은 사람 중에는 비타민 B_{12} 주

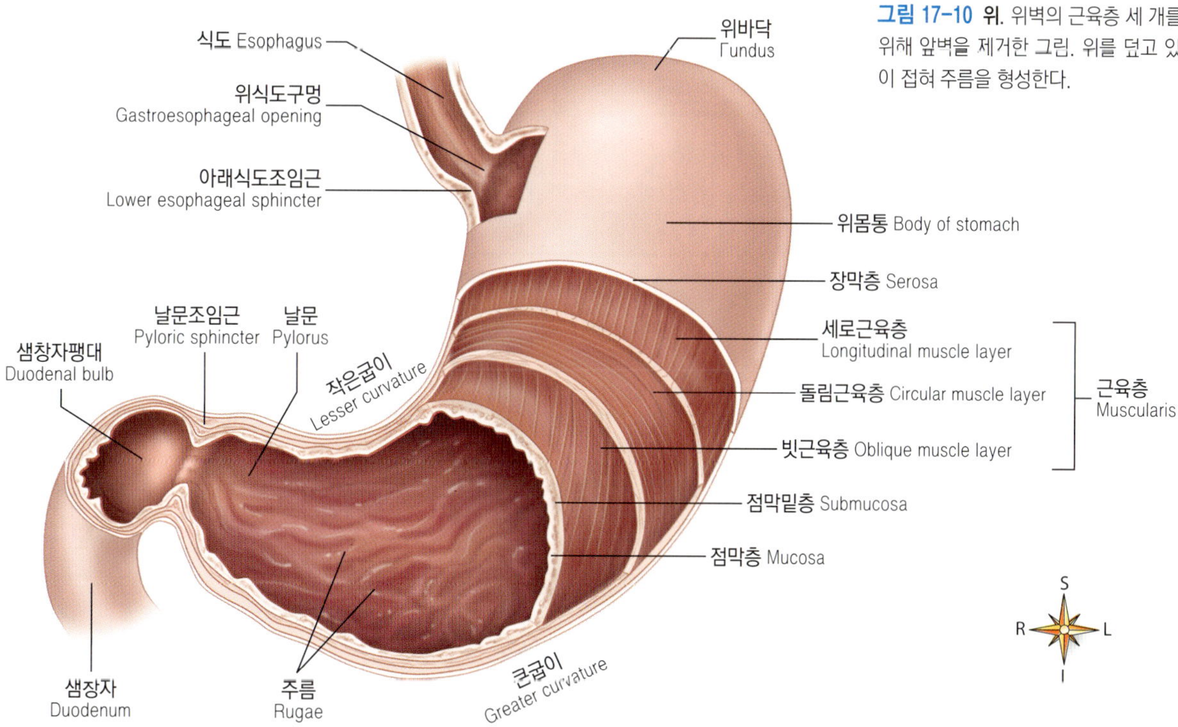

그림 17-10 위. 위벽의 근육층 세 개를 보여주기 위해 앞벽을 제거한 그림. 위를 덮고 있는 접막층이 접혀 주름을 형성한다.

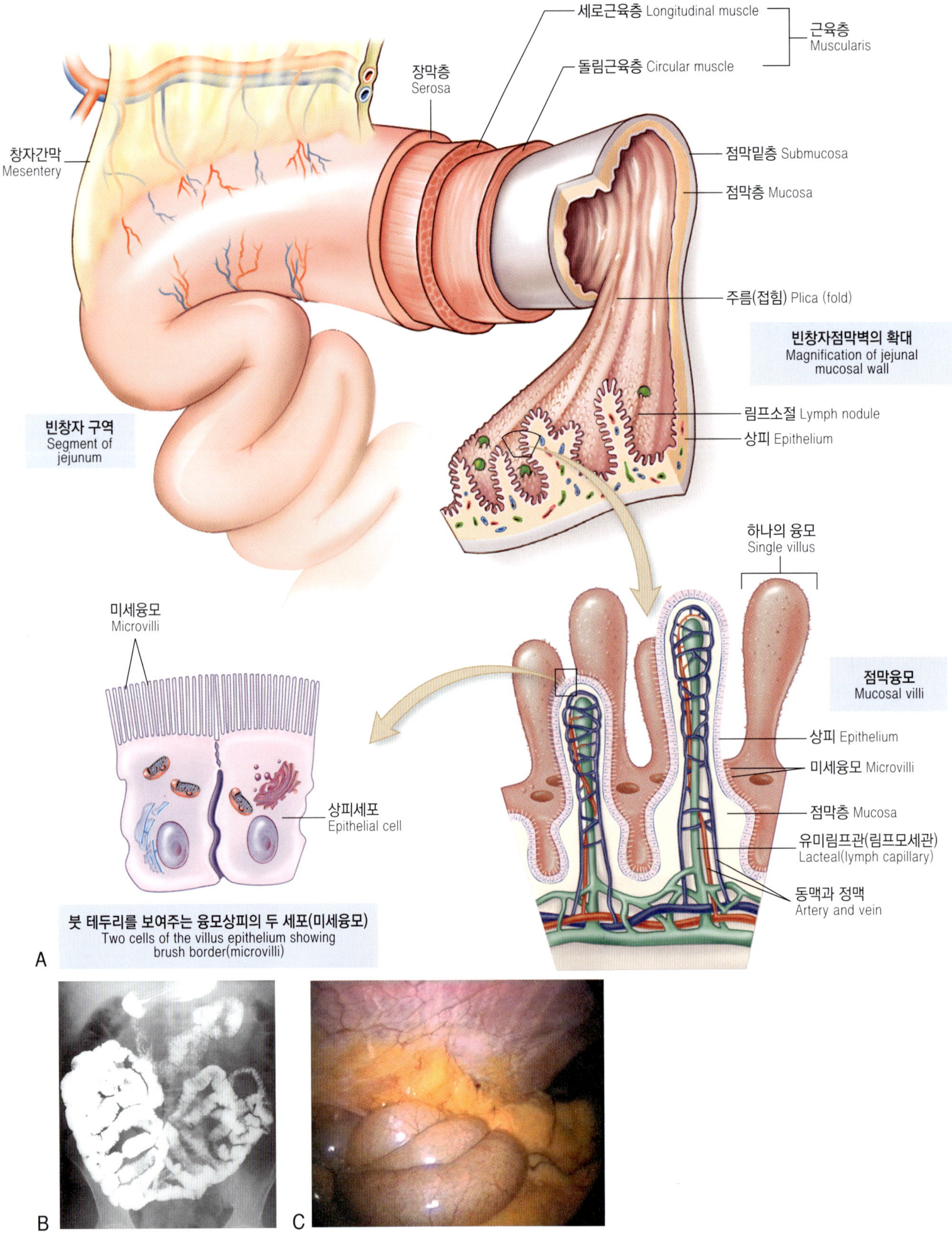

그림 17-11 **작은창자.** **A:** 네 개 조직층과 융모 및 미세융모는 흡수 가능한 영역을 확장시킨다. **B:** 조영제로 채워진 방사선 사진은 작은창자의 윤곽을 명확히 확인가능하다. **C:** 배골반안에 내시경을 넣어 작은창자의 고리를 확인한다.

사가 필요한 경우도 있다.

위가 비었을 때 그 안은 접혀 주름(rugae)을 형성한다.

기능

음식이 식도의 먼쪽끝에서 아래식도조임근을 통해 위로 들어간 뒤, 소화과정은 계속된다.

위 근육벽의 수축은 삼켜진 물질을 위액과 완전히 섞어서 결국에는 너 밝이 액체화되는 미즙로 분해한다. 이 액화과정은 입에서 시작되는 기계적 소화의 연속이다.

대부분 물과 위액은 수소결합을 끊어 단백질을 펼치는 염산(HCl)을 함유하고 있다. 그러면 위액에 존재하는 효소들도 단백질 분자 내의 일부 펩타이드 결합을 분해하는데 이것은 모두 화학적 소화의 일부이다.

미즙은 날문조임근(pyloric sphincter)에 의해서 위에 머물며 부분 소화가 일어난다. 조임근의 민무늬근육섬유는 대부분의 시간동안 수축하여 날문을 조여 작은창자로 들어가는 것을 막는다. 미즙이 위에서 섞인 후 단백질분해가 진행되면, 미즙은 날문조임근을 통과하여 작은창자의 첫 번째 부분으로 이동한다.

QUICK CHECK

1. 인두의 3가지 해부학 구성요소는 무엇인가?
2. 위 세 부분의 이름을 말하시오.

작은창자

구조

작은창자(small intestine)의 길이는 약 7m이다. 그러나 큰창자보다 지름이 작기 때문에 이러한 점에서는 그 이름이 적절하다(그림 17-11). 작은창자는 샘창자(duodenum), 빈창자(jejunum), 돌창자(ileum)로 이루어져 있다.

상대적으로 짧은 배안에 이러한 긴 관을 수용하기 위해서는 많은 고리가 형성되도록 감아야 한다. 이러한 방식으로 작은 몸안에 큰 표면적을 갖는 매우 긴 관을 포함할 수 있다.

대부분의 화학적 소화는 작은창자의 첫 번째 부위인 샘창자에서 발생한다. 샘창자는 C-자 모양이며 이자의 머리 주위에서 구부러져 있다(그림 17-12). 산성의 미즙은 위에서 샘창자의 망울에 들어간다. 이 부위는 궤양(샘창자궤양)이 빈번하게 발생하는 곳이다.

샘창자의 중간 1/3에는 이자액과 간에서 만들어진 쓸개즙이 작은창자로 비워지는 관의 구멍이 있다. 그림 17-12에서 볼 수 있듯이, 이 두 개의 구멍은 작은샘창자유두와 큰샘창자유두라고 불린다. 간혹 쓸개돌이 큰샘창자유두를 통해 배출되는 관을 막아 심한 통증, 황달 및 소화장애와 같은 증상을 유발한다.

작은창자의 벽에 있는 부드러운 근육은 꿈틀운동을 일으키는 데, 이 수축은 소화관을 통해 결국 미즙을 큰창자로 이동시킨다.

기능

작은창자의 주요 기능은 소화 흡수이다. 거의 모든 소화기관의 화학적 소화 및 흡수가 작은창자에서 일어난다.

위(stomach)와 같이 작은창자의 점막에는 미세한 수천 개의 분비샘이 있다. 이러한 창자샘(intestinal glands)은 효소가 풍부한 소화액과 물, 전해질을 분비한다. 이자는 중탄산염을 샘창자로 분비하여 위산을 중화시키고, 지방과 단백질, 탄수화물을 소화시키는 효소를 분비하여 작은창자에서 흡수되게 만든다.

작은창자의 속은 몇 가지 구조적 특징을 가지고 있어 음식물과 수분의 흡수에 적합하다. 가장 뚜렷한 특징은 여러개의 주름(plica)이라 불리는 돌림주름(그림 17-11)이 있으며 이 주름은 융모(villi)라 불리는 수천 개의 작은 "손가락"으로 덮여 있다. 현미경으로 보면 융모는 창자 안의 빈 공간으로 돌출되어 있다. 각 융모 안에는 풍부한 모세혈관망이 형성되어 있어 탄수화물과 단백질 소화산물인 당분과 아미노산을 흡수한다. 융모는 지방을 흡수하는 유미림프관(lacteal)이라 불리는 림프모세관을 포함하고 있다.

셀 수 없이 많은 융모가 점막층에서 그 안으로 돌출되어 있다. 이 큰 흡수성의 표면적은 창자에서 혈액과 림프로 영양분을 빠르게 흡수할 수 있게 한다.

작은창자의 표면적을 증가시키는 수백만 개의 융모 이외에도 각 융모 자체는 상피세포로 덮여 있으며, 각 상피세포는 미세융모로 구성된 붓 같은 경계선을 가지고 있다. 미세융모는 영양소의 흡수를 위해 각 융모의 표면적을 더욱 증가시킨다.

작은창자의 벽에 있는 민무늬근육은 꿈틀운동을 일으키고, 미즙을 소화관과 큰창자를 통해 이동시킨다(그림 17-3). 분절운동은 미즙과 소화효소를 혼합하는 데 도움을 주며 좀 더 효과적으로 흡수가 이루어지도록 돕는다(그림 17-4).

17

간과 쓸개

구조

간(liver)은 매우 커서 배안의 오른위영역 전체를 차지하며, 일부분은 왼쪽으로도 확장된다(그림 17-1, 그림 1-6).

간의 세포가 쓸개즙(bile)이라 하는 물질을 관을 통해 분비하기 때문에 외분비샘으로 분류되며, 우리몸에서 가장 큰 샘이다. 쓸개즙은 물질의 혼합물을 포함하며, 그 중 일부는 다음 절에서 설명하는 직접적인 소화기능을 가지고 있다.

간은 또한 배설 역할을 한다. 오래된 적혈구에서 혈색소를 분해해서 형성된 노란색의 쓸개즙 색소를 제거하고 우리 몸에서 쓸개즙을 제거하기 위해 이동시킨다. 간은 그 외 다양한 대사기능을 가지고 있으며 이것은 18장에서 설명한다.

그림 17-12를 다시 보면서 첫째로 간관을 찾아본다. 간관은 간에서 쓸개즙을 배출하는데 '간(hepatic)'라는 단어는 '간(hepar)'이라는 그리스어에서 유래되었다. 다음으로 작은창자(샘창자)로 쓸개즙을 배출하는 관인 온쓸개관(common bile duct)에 주목하자.

간은 지속적으로 쓸개즙을 분비한다. 만일 샘창자에 미즙이 없다면 샘창자유두에 있는 돌림조임근이 닫히고 쓸개즙은 온쓸개관을 통해 쓸개주머니관과 연결된 쓸개(gallbladder)로 다시 들어가게 한다. 쓸개의 접힌 부분은 쓸개의 확장을 허용하여 쓸개즙의 저장장소의 역할을 한다. 쓸개는 쓸개즙에서 물을 재흡수하여 혈액으로 돌려보내 쓸개즙을 농축한다.

기능

화학적으로 쓸개즙은 상당한 양의 콜레스테롤과 쓸개즙염을 함유하고 있어 기계적으로 지방을 분해하거나 유화시키는 세제역할을 한다. 지방은 큰 덩어리를 형성하기 때문에 소화를 돕기 위해서는 표면적을 증가시켜야 하며 그러기 위해서 지방은 모두 작은 입자로 분해되거나 유화되어야 한다.

지방의 유화작용 외에도 체내에서 제거되는 쓸개즙은 대변을 통해 체내에서 콜레스테롤을 배출하는 기전으로 작용한다. 지방의 유화와 콜레스테롤의 제거는 쓸개즙의 주요 기능이다.

지질 혹은 지방이 포함되어 있는 미즙이 샘창자로 들어갈 때 쓸개를 수축시키고 쓸개즙을 작은창자로 밀어내는 기전을 시작한다. 미즙 내 지방은 샘창자점막에서 콜레시스토키닌(cholecystokinin, CCK)의 분비를 촉진한다. 이 호르몬

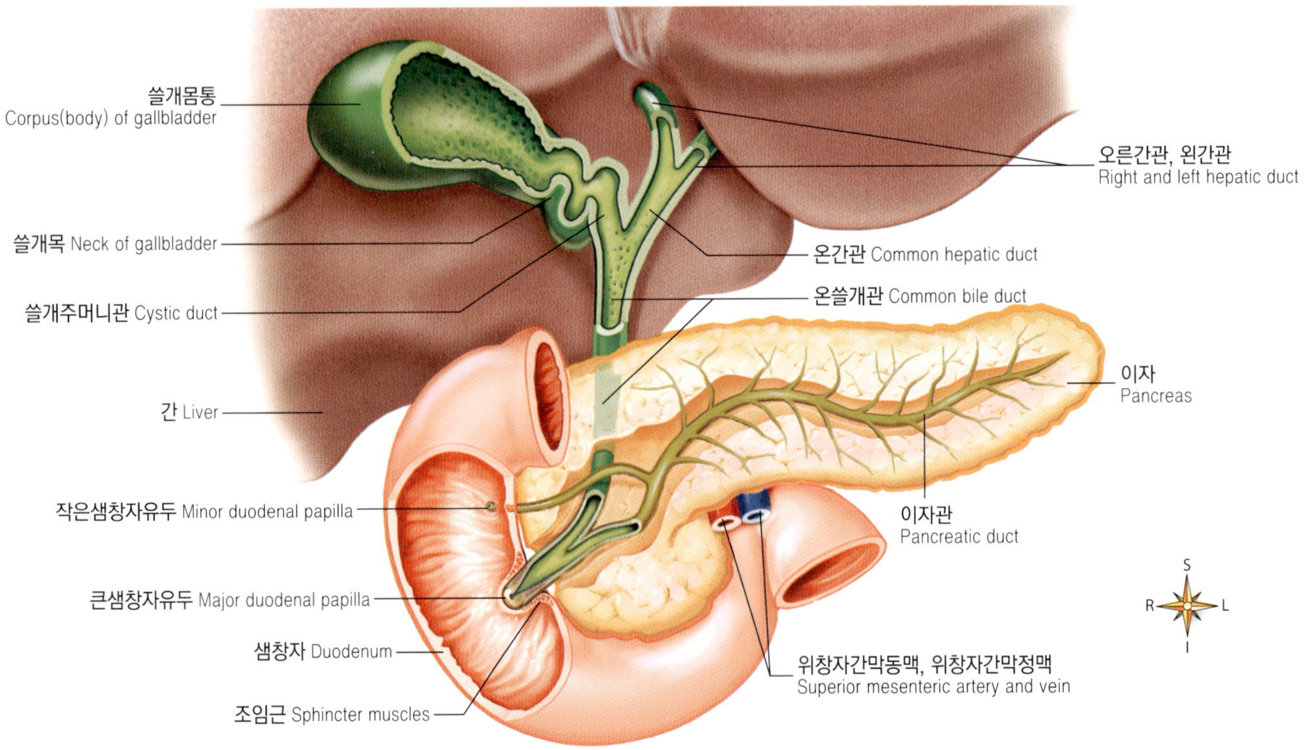

그림 17-12 쓸개와 쓸개관. 쓸개와 쓸개관, 이자와 이자관의 위치 및 관계를 보여주는 그림. 온쓸개관과 이자관이 만나 샘창자로 들어가며 큰샘창자유두를 형성한다.

은 혈류를 통해 이동하여 쓸개의 수축을 촉진하여 결과적으로 쓸개즙이 샘창자(duodenum)로 흘러들어간다. 콜레시스토키닌의 분비는 위장관의 움직임을 조절하는 호르몬의 좋은 예이다.

QUICK CHECK

1. 미즙이 작은창자를 통과하는 순서대로 작은창자의 다른 부위를 말하시오.
2. 쓸개는 무엇인가? 쓸개즙은 어디서 형성되고 기능은 무엇인가?

이자

구조와 기능

이자(pancreas)는 위의 뒤쪽, 샘창자의 C자 모양의 오목한 면에 위치한다(그림 17-12). 이자는 이자액을 분비하는 외분비샘인 동시에 혈액에 호르몬을 분비하는 내분비샘이다. 그림 17-13은 우리몸의 가로단면으로, 이자와 주위의 구조물을 보여준다.

샘창자로 분비된 이자액에는 탄수화물, 단백질, 지질 등 세 가지 주요 영양소가 모두 소화되는 효소가 포함되어 있다. 또한 위에서 창자로 들어가는 산성 미즙에 포함된 염산을 중화하는 알칼리성 물질인 중탄산나트륨(sodium bicarbonate)이 포함되어 있다.

이자액은 쓸개즙이 들어가는 곳과 같은 장소인 샘창자로 들어간다. 온쓸개관과 이자관 모두 샘창자 안에 있는 큰샘창자유두로 들어간다(그림 17-12).

이자액을 분비하는 세포 사이에 어느 관에도 연결되어 있지 않고 일정한 배열 없이 뭉쳐 있는 세포들이 있다. 이들은 11장에서 언급한 이자섬(pancreatic islet)이며, 이자의 주요 호르몬인 인슐린과 글루카곤을 분비한다.

큰창자

구조

큰창자(large intestine)의 길이는 약 1.5m에 불과하다. 이름에서 보듯이 큰창자는 작은창자보다 지름이 크며, 소화관의 끝부분 또는 아랫부분을 형성한다.

소화·흡수되지 않은 물질을 포함한 미즙은 돌막창자판막(ileocecal valve)이라 불리는 조임근을 지나 큰창자로 들어

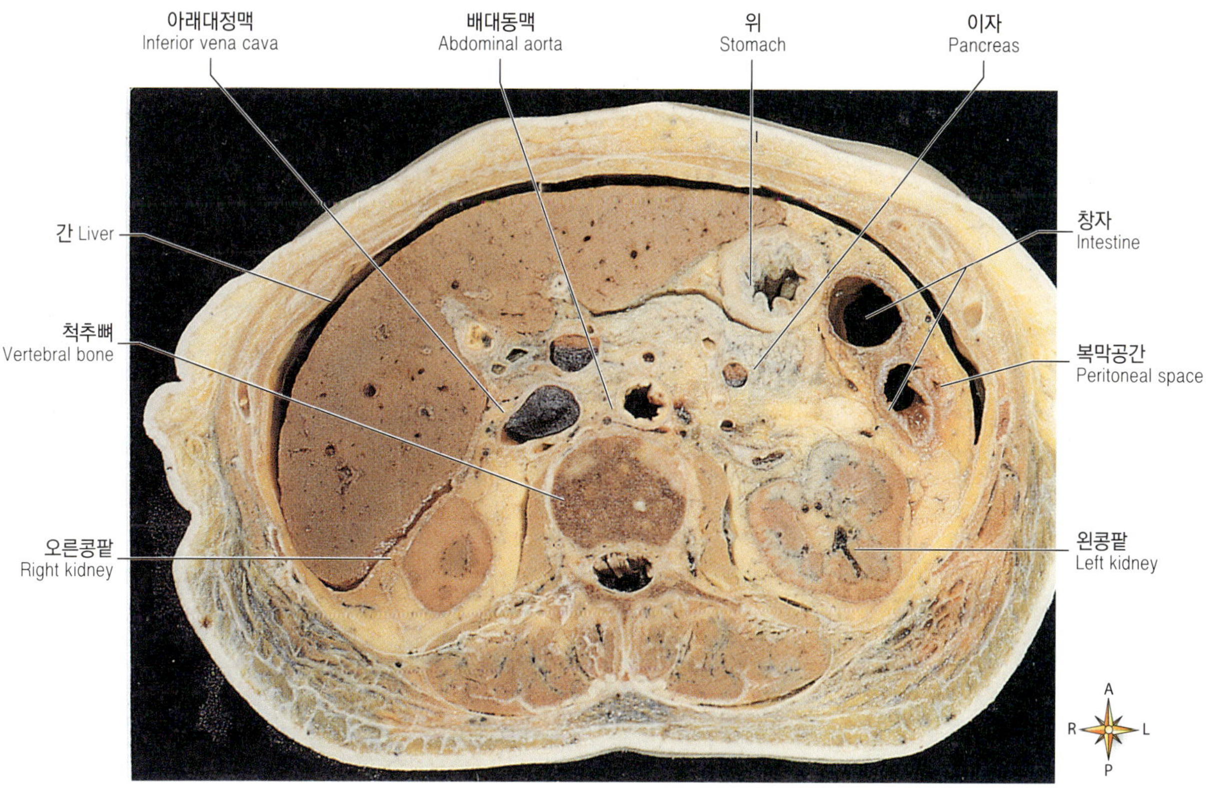

그림 17-13 배안의 기관. 배안의 주요 소화계통 기관과 관련된 구조물을 보여주는 시신의 가로절단면 사진. 주로 컴퓨터단층촬영영상(CT)이나 자기공명영상(MRI)으로 보여줌

간다(그림 17-14). 수프 같은 미즙은 작은창자를 통과해 큰창자를 지나는 동안 수분과 소금이 재흡수되기 때문에 대변은 서서히 좀 더 고체로 변한다. 이 반죽 같은 물질은 판막을 지나 큰창자로 들어간다.

미즙 또는 대변이 통과하는 순서에 따라 큰창자를 다음과 같이 세분화하였다.

1. 막창자(cecum)
2. 오름잘록창자(ascending colon)
3. 가로잘록창자(transverse colon)
4. 내림잘록창자(descending colon)
5. 구불잘록창자(sigmoid colon)
6. 곧창자(rectum)
7. 항문관(anal canal)

그림 17-14는 돌막창자판막이 막창자(cecum)라 불리는 주머니 모양의 영역에 연결되어 있는 것을 나타낸다. 구멍 자체는 큰창자 시작 부위에서 위로 약 5~6cm 높다. 막창자에 있

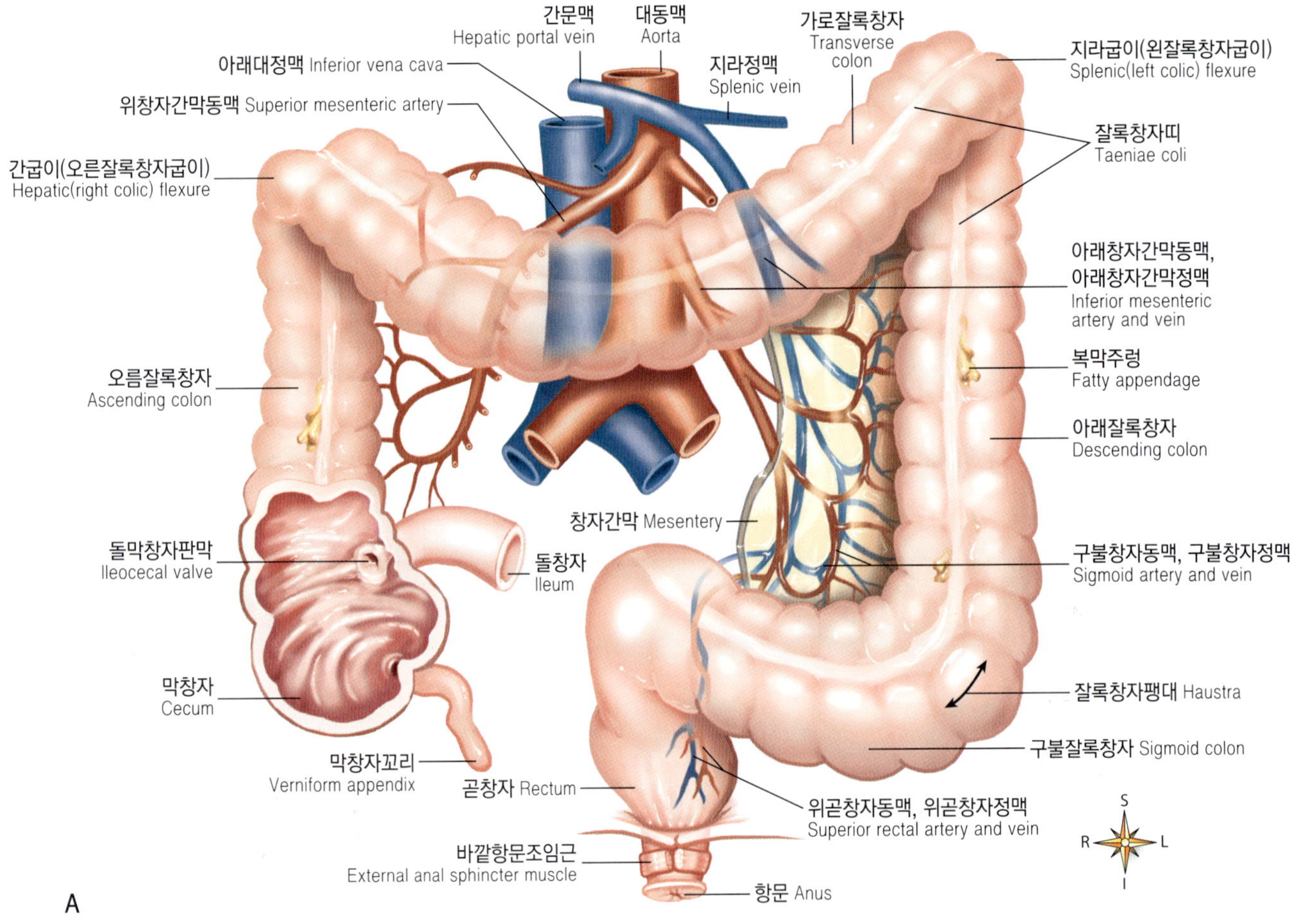

A

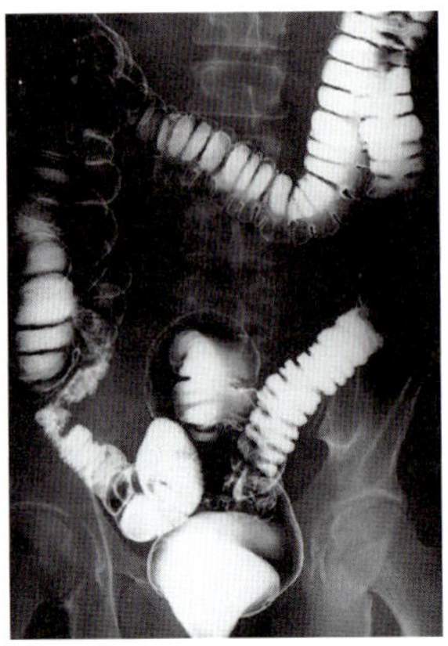

B

정상 Normal

그림 17-14 **큰창자.** A: 큰창자 그림. B: 조영제로 찬 큰창자와 돌창자의 끝부분.

는 음식 잔여물은 잘록창자(colon)라 불리는 큰창자의 영역으로 올라간다. 기술적으로 잘록창자는 전체 큰창자를 포함하지는 않지만 잘록창자와 큰창자라는 용어는 흔히 같은 의미로 사용된다. 잘록창자는 오름, 가로, 그리고 내림잘록창자의 세 부분으로 나누어진다.

낟질은 몸의 오른쪽에 위치한 잘록창자인 오름잘록창자로 이동한다. 간굽이(hepatic flexure) 또는 오른잘록창자굽이(right colic flexure)는 오름잘록창자와 가로잘록창자 사이의 굽이이며 가로잘록창자는 배를 오른쪽에서 왼쪽으로 가로질러간다. 지라굽이(splenic flexure) 또는 왼잘록창자굽이(left colic flexure)는 배의 왼쪽에서 굽어져 내림잘록창자가 아래로 향하는 지점을 표시한다. 구불잘록창자(sigmoid colon)는 곧창자(rectum)에서 끝나는 S자 모양의 부분이다. 곧창자의 끝부분은 항문관(anal canal)이라고 하며, 바깥구멍인 항문(anus)에서 끝난다.

기능

큰창자를 통해 물질이 이동하는 동안 작은창자에서 흡수된 후 남은 음식물이 유익한 창자균무리(internal flora)에 의해 분해된다. 세균의 작용으로 인해 추가적인 영양소가 셀룰로오스와 다른 섬유소에서 배출되어 흡수된다.

큰창자의 세균은 소화 역할뿐 아니라 또 다른 중요한 기능을 하는데, 혈액응고에 필요한 비타민 K의 합성과 비타민 B 복합체의 형성에 관여한다. 이 비타민이 형성되면 큰창자로부터 흡수되어 혈액으로 들어간다. 창자균무리는 또한 생명에 위협을 끼칠 수 있는 많은 장 질환으로부터 보호하는 면역 기능을 지원하는 역할을 한다.

일부 세균은 잘록창자에서 항문을 통해 빠져나가는 가스를 생산하며 이것을 위창자내공기참(flatulence) 또는 위창자가스(flatus)라고 한다.

물, 염류, 비타민의 추가 흡수가 큰창자에서 일어나도, 소화관의 이 부분은 작은창자와 마찬가지로 흡수에 적합하지 않다. 큰창자의 점막에는 융모가 없다. 결과적으로 훨씬 적은 표면적으로 흡수하게 된다. 염분, 특히 나트륨(sodium)은 능동수송으로 흡수되며, 물은 삼투에 의해 혈액으로 이동한다.

큰창자의 벽을 통한 물질의 흡수 효율 및 속도는 작은창자보다 낮다. 큰창자 통한 물질의 이동은 약 3~5일이 걸린다.

두 조임근은 배변(defecation)할 때를 제외하고는 수축하여 항문을 닫힌 상태로 유지한다. 속항문조임근은 민무늬근 또는 제대로근이지만, 바깥항문조임근은 뼈대근, 맘대로근이다. 이러한 해부학적 사실은 때로 임상에서 매우 중요하다. 예를 들어 어떤 사람이 뇌졸중을 일으켰을 때, 대개 수의적인 바깥항문조임근이 마비되며, 배변을 조절할 수 없게 된다.

막창자꼬리

구조와 기능

막창자꼬리(vermiform appendix)는 이름에서 알 수 있듯이 벌레모양의 관구조이다. 그림 17-15에 보면 막창자꼬리가 막창자의 뒤에 직접 부착되어 있다. 막창자꼬리는 큰창자와 막창자가 서로 연결되는 돌막창자판막의 구멍 아래 3cm에 위치한다.

막창자꼬리는 잘록창자에 정상적으로 존재하는 비병원성 창자세균에 대한 일종의 인큐베이터 또는 '번식지' 역할을 한다. 정상적인 창자균무리를 유지하는 것은 병원성세균이 확립되는 것을 방지한다. 예를 들어, 감염이나 항생제에 의해 장의 정상세균무리가 파괴되면 막창자꼬리에 숨어 있는 유익한 세균이 쉽게 잘록창자로 이동하여 정상적인 생태균형을 회복할 수 있다.

배막

위치

배막(peritoneum)은 크고, 축축하며, 장막의 미끄러운 얇은 판으로 대부분의 소화기관을 포함하여 배안(abdominal cavity)의 기관을 덮고 있다. 벽쪽배막(parietal layer of the peritoneum)은 배벽의 안쪽을 싸고 있으며, 내장쪽배막(visceral layer of peritoneum)은 배안장기의 바깥층을 덮고 있다.

벽쪽배막과 내장쪽배막 사이의 좁은 공간을 배막안이라 한다. 배막안(peritoneal cavity)에는 충분한 배막액(peritoneal fluid)이 있어서 배막의 두 층을 촉촉하게 하고, 호흡과 소화운동, 몸통을 비틀거나 굽힐 때 장기들이 마찰을 일으키지 않고 편안하게 움직일 수 있는 것이다(그림 17-15 A).

배막에 싸이지 않고 뒤쪽 배벽에 밀착되어 위치하고 있는 장기를 배막뒤기관(retroperitoneal organ)이라고 한다.

연장

배막의 연장에는 창자간막(mesentery)과 큰그물막(greater

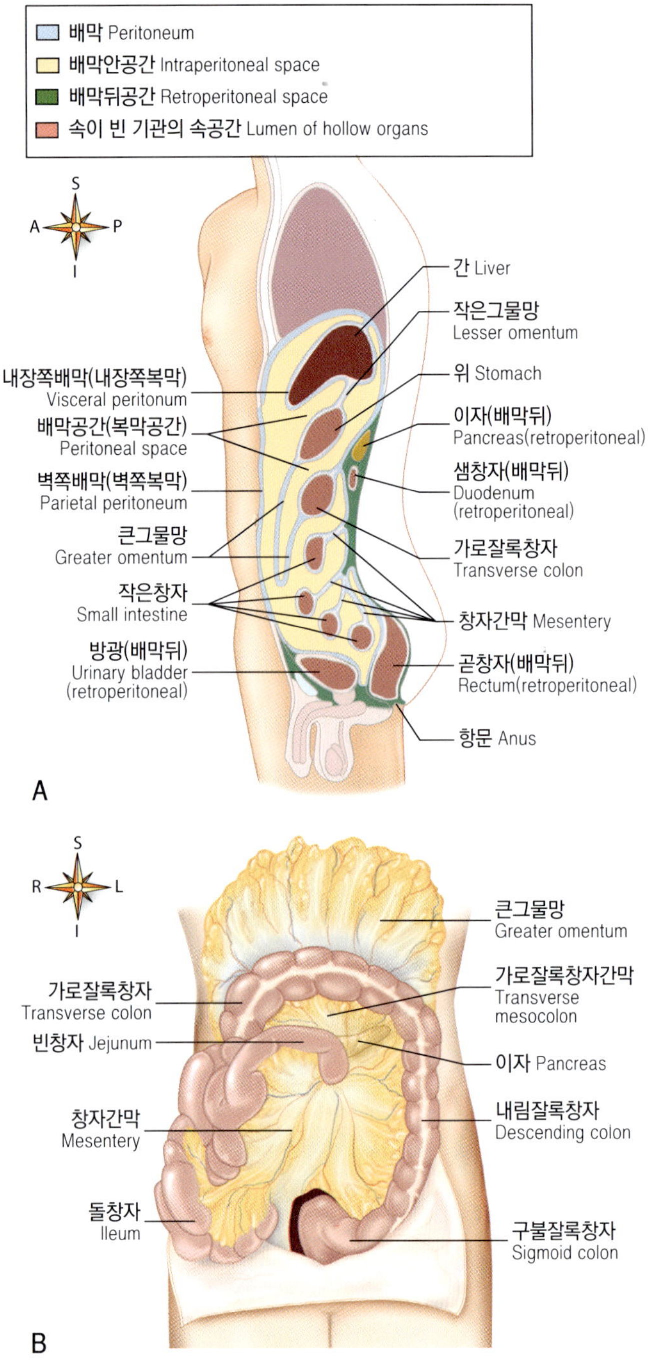

그림 17-15 배막. A: 배막의 벽쪽층이 배골반안을 덮고 있고 창자간막쪽으로 확장되어 배의 기관을 덮는 내장쪽층을 형성. B: 창자간막을 보여주기 위해 가로잘록창자와 큰그물막을 위로 올리고 작은창자를 옆으로 밀어 젖힌다.

omentum)이 있다.

내장쪽배막과 벽쪽배막 사이의 확장인 창자간막은 주름이 있는 거대한 부채꼴 모양이다(그림 17-15 B). 더 작은 가장자리는 배막뒤의 허리뼈 부위에 붙어 있고, 길고 느슨한 바깥쪽 가장자리는 작은창자의 대부분을 둘러싸고 뒤배벽에 고정된다.

큰그물망은 위의 아래가장자리, 샘창자의 일부분, 가로잘록창자로부터 연장된 주머니모양의 내장쪽배막확장이다. 커다란 앞치마 모양을 하고 창자 위에 매달려 있으며 지방이 퍼져 레이스 모양으로 보이기 때문에 레이스 앞치마라고 불린다. 이는 배안 기관의 나머지 부분에서 막창자꼬리를 벽으로 둘러싸고 감염된 막창자꼬리에 유착하여 염증 부위를 막아준다.

소화

개요

소화(digestion)는 소화관에서 일어나는 복잡한 과정으로, 흡수를 위한 물리적 · 화학적 변화로 이루어져 있다.

기계적 소화는 섭취한 음식물을 작은 분자로 잘게 부수어 소화액과 섞고, 소화관을 따라 이동시키고, 결국 소화되지 않은 물질은 우리몸 밖으로 배출한다. 씹기(mastication), 삼키기(deglutition), 꿈틀운동과 배변은 기계적 소화과정으로 간주된다(그림 17-3, 그림 17-4).

화학적 소화는 비흡수성의 영양소 분자를 작고 흡수 가능한 분자, 즉 창자의 점막을 통해 혈액이나 림프를 쉽게 통과할 수 있는 분자로 분해한다. 화학적 소화는 침, 위액, 이자액, 장액의 효소를 촉매로 하는 수많은 화학적 반응으로 이루어져 있다.

QUICK CHECK

1. 큰창자의 7가지 구획은 무엇인가?
2. 배막의 가장 중요한 연장부분을 말하시오.
3. 기계적 소화와 화학적 소화의 차이는 무엇인가?

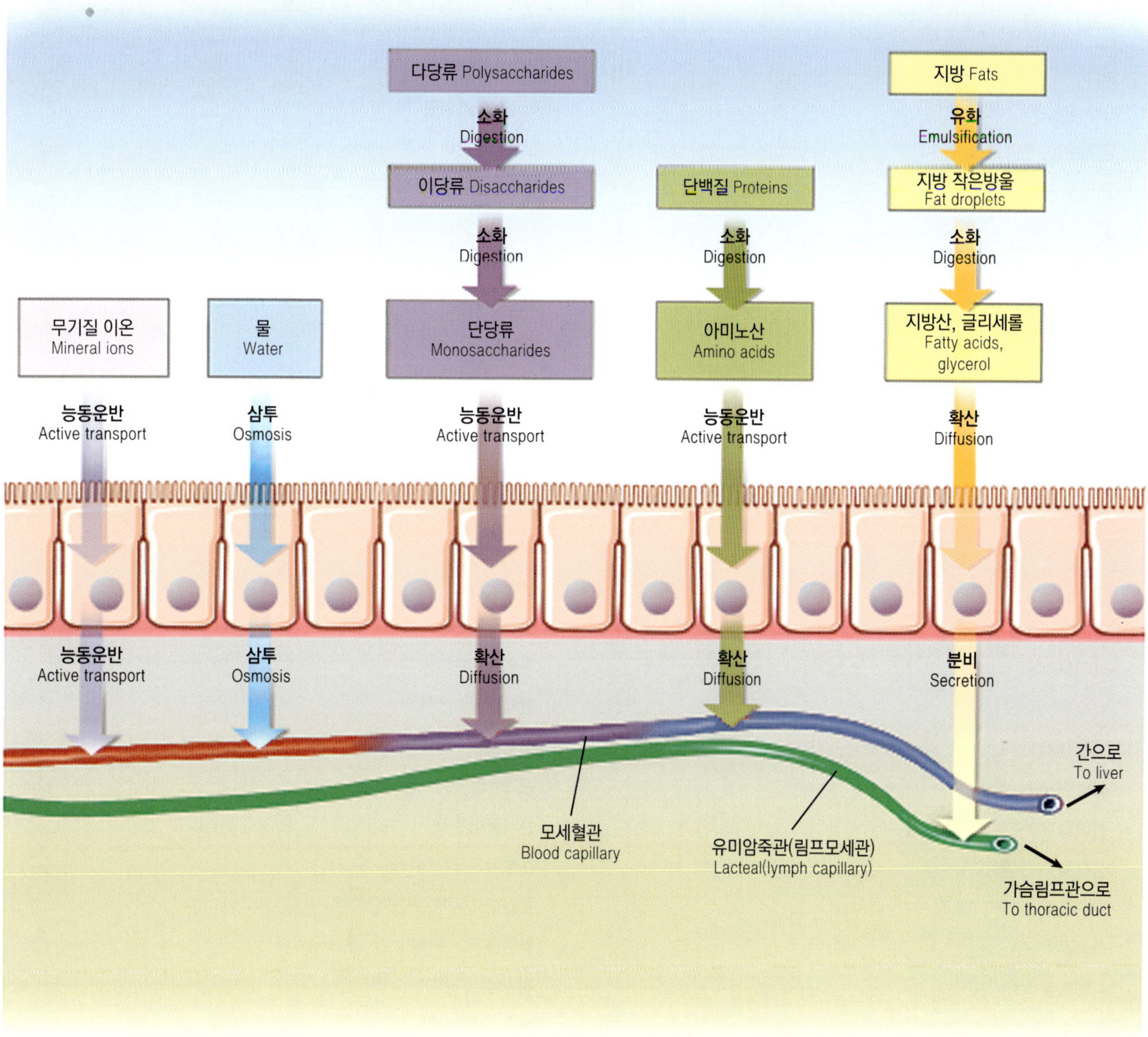

그림 17-16 소화와 흡수. 소화계통에서 주요 영양소를 분해하여 내부환경으로 이동시켜 대사기능을 수행하는 방법을 요약한 개념지도.

용어 terminology

곧창자 rectum
구불창자 sigmoid colon
꿈틀운동, 연동운동 peristalsis
귀밑샘 parotid gland
날문 pylorus
단백분해효소 protease
대변 feces
덩어리 bolus
돌막창자판막 ileocecal valve
돌림주름 plica plural, plicae
돌창자 ileum
막창자 cecum
막창자꼬리 vermiform appendix
목젖 uvula
미즙 chyme
바닥 fundus
배막 peritoneum
빈창자 jejunum
삼킴 deglutition
상아질 dentin
샘창자 duodenum
소화관 alimentary canal
속공간 lumen
시멘트질 cementum
쓸개즙 bile
씹기 mastication
아래식도조임근 lower esophageal sphincter(LES)
오른창자굽이 hepatic colic(right) flexure
왼창자굽이 splenic colic(left) flexure
위날문조임근 pyloric sphincter
위샘 gastric gland
위식도조임근 upper esophageal sphincter(UES)
위장관 gastrointestinal(GI) tract
유두 papilla(plural, papillae)
유미림프관 lacteal
융모 villus(plural, villi)
입안 oral cavity
입천장 palate
장막 serosa
점막주름 rugae
주름대 frenulum
창자간막 mesentery
창자샘 intestinal gland
큰그물망 greater omentum
큰어금니 molar
큰창자 large intestine
턱밑샘 submandibular gland
항문관 anal canal
혀밑샘 sublingual gland
흡수 absorption

요약 summary

소화의 개요

A. 소화관 또는 위창자관(그림 17-1)
   1. 입에서 항문까지 이어지는 9m 길이의 관
   2. 영양소의 소화, 흡수에 관여
   3. 소화관은 주요 기관, 소화관의 내부 또는 주변에 있는 부속기관으로 분류(표 17-1)

B. 소화계통의 주요 기전
   1. 소화계통은 많은 기전을 사용(표 17-2)
   2. 섭취: 복잡한 음식이 소화관으로 들어옴
   3. 소화: 복잡한 영양소들을 단순하게 분해하는 과정들
      a. 기계적 소화: 큰 음식물을 작은 덩어리로 분해
      b. 화학적 소화: 큰 분자를 작은 분자로 분해
   4. 운동: 근육 수축으로 일어나는 위창자관 움직임의 횟수
   5. 분비: 소화를 촉진시키는 소화즙과 호르몬 방출
   6. 흡수: 소화된 영양소가 우리몸 속 환경으로 들어오는 것
   7. 제거: 소화의 잔여물이 소화관 밖으로 나가는 움직임
   8. 조절: 소화 활동을 조절하는 신경, 호르몬 및 다른 기전

소화관의 벽

A. 소화관은 입에서 항문까지 이어지는 근육관으로 비어 있는 내부 공간을 속공간이라 함

B. 4개의 층이 소화관벽을 형성(그림 17-2)
   1. 점막층: 위창자관의 위치에 따라 다양한 형태(질기고 중층 또는 섬세하고 단층): 점액 생산
   2. 점막밑층: 결합조직층
   3. 근육층: 위에서부터 민무늬근육의 돌림층, 세로층, 빗층은 위창자관 운동에 중요
      a. 꿈틀운동: '파도 같은' 움직임으로 음식물을 관을 따라 밀기(그림 17-3)
      b. 분절운동: '앞-뒤'로 섞는 운동(그림 17-4)
   4. 장막층: 배안기관의 외부를 덮고 있음 창자간막이라는 주름을 형성, 배골반안에 소화관을 부착

입

A. 입안 구조
   1. 천장: 단단입천장(위턱뼈 일부와 입천장뼈)과 물렁입천장(아치형의 근육)에 의해 입과 인두가 나누어짐. 목젖은 물렁입천장 뒤쪽 아래로 돌출된 구조로 발성과 삼킴을 도움
   2. 바닥: 혀와 그 근육들, 혀주름띠(점막의 주름이 혀 지지에 도움)(그림 17-5)

B. 치아
   1. 이(치아)의 종류: 앞니, 송곳니, 작은어금니, 큰어금니
      a. 20개의 탈락치아, 첫째 치아가 나는 평균적인 시기 6개월. 약 30개월 때 탈락치아가 모두 완성
      b. 32개의 탈락치아, 첫째 영구치가 나는 평균적인 시기는 6세 때, 17~24세 때 영구치가 모두 완성(그림 17-6)
   2. 전형적인 치아 구조(그림 17-7)
      a. 3개 주요 부분: 치아머리, 치아목, 치아뿌리
      b. 치아머리를 덮는 사기질은 단단한 조직

C. 침샘(그림 17-8)
   1. 침
      a. 외분비샘 분비물이 침샘관을 통해 입으로 분비
      b. 물 같은 혼합물은 효소(아밀라아제), 중탄산염나트륨, 점액을 포함
         (1) 탄소화물 소화 시작
         (2) 씹는 동안 음식물 윤활제 역할
         (3) 입안 세균 산성의 중성화
   2. 귀밑샘
      a. 가장 큰 침샘
      b. 중탄산염나트륨을 내포한 침 생산
   3. 턱밑샘: 혀주름띠 양쪽에 구멍이 위치
   4. 혀밑샘: 입안바닥에 구멍이 위치

인두

A. 구조
   1. 코인두, 입인두 및 후두인두(그림 17-9)
   2. 편도는 림프관을 형성해 소화관 감염을 예방

B. 기능: 삼킴
   1. 삼킴에 가장 많이 관여하는 인두 부분
   2. 삼킴은 대뇌의 운동겉질(수의적)과 뇌줄기(불수의적)의 '삼킴중심'에 의해 조절

17

식도

A. 길이 25cm, 점액으로 덮인 근육관

B. 인두와 식도를 연결

C. 근육벽은 음식물이 위로 이동하는 것을 도움

D. 식도 양쪽 끝의 조임근은 섭취한 음식물이 한 방향으로 이동하는 것을 도움
   1. 위식도조임근
   2. 아래식도조임근

위

A. 구조
   1. 구역: 바닥(둥근 아래 부분), 몸통(주요 부위), 날문(꼭대기)
   2. 크기: 비어 있을 때에는 큰 소시지 크기이나 많은 양을 섭취하면 팽창(그림 17-10)
   3. 근육: 세 층에 수많은 민무늬근육 섬유가 존재; 수축으로 섞는 운동 수행(꿈틀운동)
   4. 점막
      a. 수많은 미세 분비샘이 염산, 효소, 내인인자가 있는 위액을 위로 분비
      b. 위가 비어 있을 때는 점막주름을 형성
   5. 날문조임근은 날문과 샘창자 사이 구멍을 닫음

B. 기능
   1. 음식이 아래식도조임근을 통해 위로 들어가 소화과정이 계속됨
   2. 단백질의 부분적 소화는 미즙이 위에 어느 정도 머무른 후 발생

작은창자

A. 구조
   1. 크기: 길이 약 7m, 지름 2cm(그림 17-11)
   2. 구역
      a. 샘창자
      b. 빈창자
      c. 돌창자
   3. 수많은 꼬인 고리는 짧은 배안에 긴 관이 들어갈 수 있게 함
   4. 대부분의 화학적 소화는 샘창자에서 일어남
      a. 이자관과 간관이 샘창자로 들어옴
      b. 큰샘창자유두와 작은샘창자유두를 통해 분비물이 들어옴

B. 기능
   1. 주요 기능: 소화와 흡수; 작은창자가 소화계통 대부분의 기능을 수행
   2. 창자샘분비와 소화
      a. 창자샘: 많은 미세샘이 창자액(물, 효소, 이온) 분비
      b. 이자액과 간 분비물
      c. 샘창자에서 화학적 소화 대부분이 일어남
   3. 흡수
      a. 넓은 흡수 표면 부위
         (1) 둥근 주름
         (2) 융모(점막의 표면에 손가락과 같은 형태)로 덮인 주름
         (3) 모세혈관에서 탄소화물과 단백질 생산물 흡수(당; 아미노산)
         (4) 유미림프관(림프 모세관)에서 지질 흡수
   4. 운동: 민무늬근육 섬유가 수축하여 움직임 발생
      a. 꿈틀운동이 미즙을 밀어 큰창자쪽 이동
      b. 분절운동은 소화즙과 미즙을 섞어 흡수를 도움

간과 쓸개

A. 구조(그림 17-12)
   1. 간
      a. 가장 큰 외분비샘
      b. 배안 오른위영역 전체를 차지하고 일부분은 왼위영역까지 확장
      c. 쓸개즙을 분비, 물에 있는 화학물질의 혼합물
      d. 혈액(오래된 적혈구 파괴)에서 나오는 노란 쓸개즙 색소 배출경로
      e. 많은 대사기능(18장에서 논함)
   2. 쓸개
      a. 위치: 간의 아래면, 안으로 접힌 주머니
      b. 기능: 간에서 생산되는 쓸개즙을 농축하고 저장
   3. 관(그림 17-12)
      a. 간관: 위에서 쓸개즙 배출
      b. 쓸개주머니관: 쓸개즙이 쓸개로 들어오고 나가는 관

c. 온쓸개관: 간관과 쓸개주머니관이 합쳐져 형성; 두 관에서 쓸개즙을 샘창자로 배출

B. 기능

1. 쓸개즙은 미즙의 지질을 유화시키는 쓸개즙염 포함
2. 쓸개즙은 우리몸에서 제거될 수 있는 콜레스테롤 함유
3. 콜레시스토키닌(CCK)은 미즙 내 지방에 의해 자극되는 호르몬; 콜레시스토키닌은 쓸개를 수축하여 저장된 쓸개즙을 샘창자로 방출

이자

A. 위의 뒤에 위치하는 내분비샘 및 외분비샘(그림 17-12)

B. 이자 외분비샘 세포가 이자즙 생산

1. 가장 중요한 소화액으로 탄소화물, 단백질, 지질을 소화시키는 효소 포함; 미즙 내 위산을 중성화시키는 중탄산염나트륨 포함
2. 이자관으로 배출; 주요 관은 샘창자와 연결

C. 이자섬: 이자관과 연결되지 않은 내분비세포; 글루카곤과 인슐린을 혈액에 분비

큰창자

A. 구조(그림 17-14)

1. 막창자: 큰창자 시작부위에 위치하는 주머니; 돌막창자 판막를 통해 미즙이 들어옴
2. 잘록창자: 오름 · 가로 · 내림 · 구불로 구역지어짐
3. 곧창자: 대변을 항문관으로 보내고 항문이라는 구멍으로 배출

B. 기능

1. 균무리: 영양소 소화, 비타민 생산, 면역보호 지지; 가스 생산(위창자내공기참 또는 위창자가스)
2. 물, 염분, 비타민 흡수
3. 운동 증가는 설사, 감소는 변비 유발할 수 있음
4. 배변: 대변의 배설; 수의적 및 불수의적 항문조임근으로 조절

막창자꼬리

A. 막창자에서 나오는 벌레모양 관(그림 17-14)

B. 창자균무리의 세균을 배양하는 기능

배막

A. 위치 및 설명: 넓은 장막(그림 17-15)

1. 벽쪽배막은 배안을 덮음
2. 내장쪽배막은 배안장기를 덮음
3. 배막공간은 벽쪽배막과 내장쪽배막 사이의 공간; 장액성 윤활액 생산
4. 배막뒤: 콩팥같은 벽쪽배막 밖 구조물 설명

B. 배막의 확장: 창자간막과 큰그물망이 가장 큼(그림 17-15, B)

1. 창자간막: 벽쪽배막의 연장으로, 대부분의 작은창자를 배벽 뒤에 고정
2. 큰그물망: 위의 아랫면과 가로잘록창자에 매달려 장을 덮음

소화

A. 정의: 음식이 흡수되고, 세포에 의해 이용될 수 있도록 형태가 변화하는 것(표 17-2, 그림 17-16)

1. 기계적 소화: 씹기, 삼키기, 꿈틀운동 등이 음식물을 작게 부수고, 소화액과 혼합하고, 소화관을 통해 이동
2. 화학적 소화: 큰 영양소를 소화효소에 의해 작게 분해

17

학습활동 summary

복습문제

1. 위창자관벽을 구성하는 4종류의 층에 관하여 서술하시오.
2. 목젖과 물렁입천장의 기능은?
3. 이(teeth)의 종류와 각 기능에 관하여 서술하시오.
4. 이(teeth)를 구성하는 주요 3부분에 관하여 서술하시오.
5. 3쌍의 침샘과 관이 입으로 들어가는 위치에 관하여 서술하시오.
6. 탄소화물 소화가 어디서 시작하는지 서술하시오.
7. 삼킴의 정의는 무엇인가?
8. 위식도조임근과 아래식도조임근의 기능은?
9. 꿈틀운동에 관하여 서술하시오.
10. 간과 쓸개에서 쓸개즙이 작은창자로 어떻게 이동하는지 설명하시오. 콜레시스토키닌의 기능은 무엇인가?
11. 이자액의 성분은 무엇인가?
12. 큰창자에 있는 세균의 역할은 무엇인가?
13. 큰창자를 7부분으로 구분하시오.
14. 창자간막과 큰그물망에 대해 서술하시오.
15. 기계적 소화와 화학적 소화에 관하여 서술하시오.
16. 작은창자에 주름이나 융모, 미세융모가 없다면 무슨 일이 일어나는가?
17. 쓸개즙은 화학적 변화를 일으키지 않는다. 쓸개즙이 지방에 미치는 영향은 무엇이며 왜 이것이 지방분해를 보다 효율적으로 만드는지 설명하시오.

문제

1. 영양소는 세 종류의 가공과정을 거친다. 모든 세포는 대사를 수행하나 ________와 ________는 소화계통에 의해 이루어진다.
2. ________이라는 얇은 막이 혀를 입바닥에 연결한다.
3. ________과 ________은 음식물을 삼킬 때 음식물이나 액체가 코안으로 들어가지 못하게 한다.
4. 이(teeth)의 주요 세 부분은 ________과 ________과 ________이다.
5. 세 가지 침샘은 ________과 ________과 ________이 있다.
6. 위창자관벽의 ________층에는 혈관과 신경이 있다.
7. 위창자관의 가장 안쪽의 층은 ________이다.
8. 입과 위를 연결하는 관은 ________이다.
9. 위를 세 부분으로 나누면 ________, ________, ________이다.
10. 위액은 ________과 ________으로 구성되어 있다.
11. 위에서 음식물이 위액과 완전히 섞인 후 반고형 상태로 변하게 되면 ________이라고 부른다.
12. 작은창자를 세 부분으로 나누면 ________, ________, ________이다.
13. 작은창자의 주름을 덮고 있는 손가락과 같은 모양의 구조물을 ________이라 한다.
14. 융모에 있는 림프관을 ________이라 한다.
15. 온쓸개관은 간의 ________와 쓸개의 ________이 합쳐져 형성된다.
16. 이자는 ________과 ________을 분비하여 작은창자에서 위산을 중화시킨다.
17. 큰창자에서 오름잘록창자와 내림잘록창자의 사이의 부분을 ________이라 한다.
18. 배막의 가장 뚜렷한 확장은 ________과 ________이다.

A항에 알맞은 설명을 B항에서 찾아 연결하시오.

A항

19. ____________ 유화
20. ____________ 아밀라아제
21. ____________ 펩신
22. ____________ 콜레시스토키닌
23. ____________ 펩티다아제
24. ____________ 쓸개관
25. ____________ 트립신
26. ____________ 단당류
27. ____________ 아미노산
28. ____________ 간
29. ____________ 리파아제
30. ____________ 글리세롤

B항

a. 이자에서 만들어져, 지방을 소화시키는 효소
b. 장에서 만들어져, 단백질을 소화시키는 효소
c. 쓸개즙을 만드는 샘
d. 단백질 소화의 최종산물
e. 쓸개즙의 지방에 대한 기능
f. 이자에서 만들어져, 단백질을 소화시키는 효소
g. 탄수화물 소화의 최종산물
h. 지방 소화의 최종산물 중 하나
i. 침샘과 이자에서 만들어지고, 녹말을 소화시키는 효소
j. 위에서 만들어지는 단백질 소화효소
k. 쓸개를 수축시키는 호르몬
l. 온쓸개관과 쓸개를 연결하는 관

CHAPTER 18

영양과 신진대사

Nutrition and Metabolism

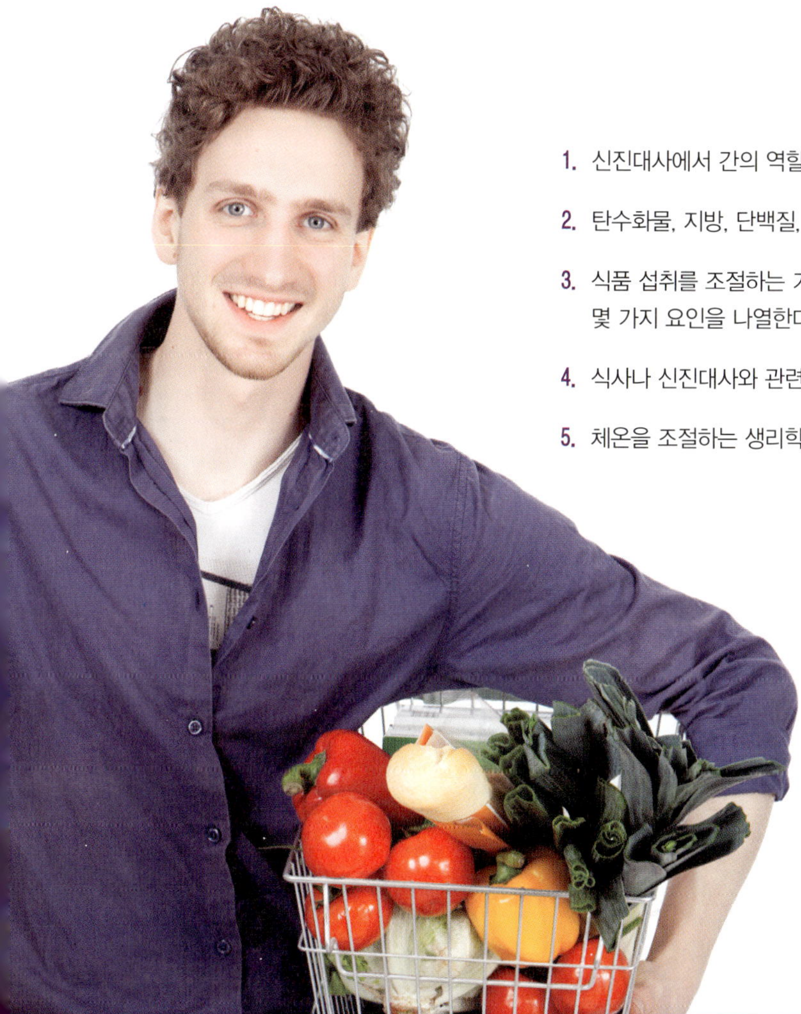

1. 신진대사에서 간의 역할을 설명한다.
2. 탄수화물, 지방, 단백질, 비타민 및 무기질의 대사와 관련된 역할을 설명한다.
3. 식품 섭취를 조절하는 기전을 설명한다. 기초대사율을 정의하고 그것에 영향을 미치는 몇 가지 요인을 나열한다.
4. 식사나 신진대사와 관련된 장애를 3가지 설명한다.
5. 체온을 조절하는 생리학적 기전을 설명한다.

영양(nutrition)과 신진대사(metabolism)는 종종 함께 사용되는 용어이다. 영양은 우리가 먹는 식품(food)에 사용되는 용어이고, 식품이 함유하고 있는 성분이 영양소(nutrients)이다. 적당한 영양을 위해서는 3가지 기본적인 에너지를 생산하는 영양소인 탄수화물(carbohydrates), 지방(fats) 및 단백질(proteins)과 더불어 비타민(vitamins)과 무기질(minerals)도 균형을 이루어야 한다. 영양실조(malnutrition)는 영양소 소비가 부족하거나 불균형을 이루는 상태이다.

캐나다와 미국을 비롯한 여러 나라의 정부나 조직에서는 국민의 건강증진을 위해 국민들에게 영양분의 적절한 양과 균형을 결정할 수 있도록 온라인 식단가이드를 제공한다(그림 18-1).

신진대사라는 용어와 관련하여 '영양분의 이용(use of nutrients)'이라는 문구는 기억할 만하다. 왜냐하면, 기본적으로 우리 몸이 섭취한 영양분을 소화해서 흡수한 다음에 세포로 순환시키는 것이 바로 신진대사이기 때문이다. 영양소는 두 가지 방법으로 이용되는데, 하나는 에너지원으로, 또 하나는 복합 화합물을 만들기 위한 기본 요소로서 이용된다.

영양소는 두 가지 방법으로 이용되기 전에 먼저 동화되어야 한다. 동화(assimilation)는 영양소 분자가 세포 안으로 들어가서 많은 화학적 변화를 겪는 과정이다. 이화(catabolism)는 영양소 분자로 에너지를 생산하는 모든 화학적 반응 과정이다. 이화는 인체가 어떤 일을 하기 위한 에너지를 공급하는 유일한 방법이기 때문에 생명 유지에 필수적인 과정이다. 이화는 영양소 분자를 더 작은 분자로 분해시키는 과정이며, 에너지를 발생시킨다. 이화에 의해 분해된 작은 영양소 분자를 더 복잡한 화합물로 만드는 화학반응이 동화(anabolism)이다.

동화와 이화는 신진대사의 주요한 과정이다. 따라서 신진대사는 끊임없이 리모델링하고 보수하는, 즉 부수고 짓는 것을 반복하는 과정인데, 이것은 모든 생명체의 특징이다.

이 장에서는 생존에 특정 영양소가 왜 필수적인지, 영양소가 사람 몸에서 어떻게 이용되는지, 신진대사나 식품섭취에 무슨 문제가 생길 수 있는지 설명한다.

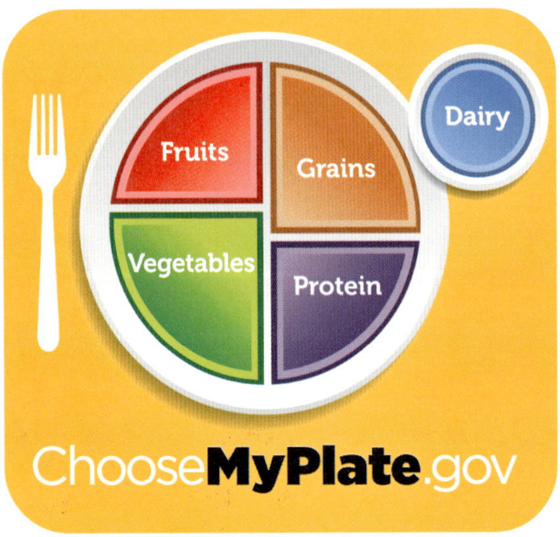

그림 18-1 식단 가이드. 캐나다와 미국 등 세계 여러 나라에서는 국민이 음식의 양을 조절하고 영양소를 균형있게 섭취하도록 개별적인 온라인 식단 가이드를 제공한다. 미국 농무부(USDA)는 ChooseMyPlate.gov 사이트를 운영한다.

간의 대사기능

17장에서 살펴보았듯이, 간(liver)은 담즙(bile)을 분비하기 때문에 지방의 기계적 소화에 중요한 역할을 한다. 담즙은 큰 지방덩어리가 리파아제(lipase)라는 효소에 의해 쉽게 분해될 수 있도록 작은 지방조각으로 나눈다.

더불어 간세포는 건강한 삶을 위해 필수적인 다른 기능도 수행한다. 간은 3가지 중요한 영양분 모두의 대사과정에서 중요한 역할을 한다.

예를 들면, 영양분이 과잉일 때는 간에 포도당을 저장하고, 영양분이 필요할 때는 간에서 혈액으로 포도당을 방출하여 식후에 몇 시간 동안 평균 혈당(blood glucose)의 농도를 유지한다. 많은 복잡한 화학반응은 다양한 호르몬에 의해 조절되며, 영양분의 저장과 방출과정을 돕는다.

또한 간세포는 단백질과 지방 대사과정의 첫 번째 단계를 수행하고, 몇 가지 단백질 화합물을 합성한다. 이러한 단백질들이 혈액에 들어갔을 때 이를 혈장단백질(blood protein or plasma proteins)이라고 한다. 프로트롬빈(prothrombin)과 피브리노겐(fibrinogen)과 같은 혈장단백질은 간세포가 만드는데, 이들은 혈액응고에 필수적인 역할을 한다. 간세포가 만드는 또 다른 단백질은 알부민(albumin)으로, 정상 혈액의 양을 유지하도록 돕는다.

간세포는 인체 내의 세균성 물질이나 어떤 약물 같은 독성물질의 독성을 제거한다. 독성물질이 한번 해독되면, 동일 화합물은 인체에서 쉽게 방출된다. 간은 특히 철이나 비타민 A, 비타민 D와 같은 물질을 저장한다.

간은 혈관(blood vessels)의 흥미롭고 독특한 구조물에 의해 지지된다. 14장에서 살펴보았듯이, 간문맥(hepatic portal vein)은 위창자길(소화관, gastrointestinal tract)에서 온 혈액을 직접 간에 전달한다(그림 14-8). 간문맥(portal vein)을 통해 영양분과 다양한 물질을 흡수한 혈액이 온몸에 퍼지기 전에 간이 흡수하고 저장할 수 있다. 따라서 과잉상태인 영양소와 비타민을 간에 저장할 수 있고, 독소(toxins)가 혈액을 통해 인체의 다른 부분에 퍼지기 전에 효과적으로 제거할 수 있는 것이다.

QUICK CHECK

1. 3가지 기본 영양소는?
2. 신진대사란?
3. 간의 기능을 최소한 3가지 이상 기술하시오.

다량영양소

영양의 섭취원

간단히 말해서, 우리몸이 소화시키고 흡수하는 식품의 화합물을 영양소(nutirient)라고 부른다. 우리 식단에서 중요한 세 가지 영양소는 탄수화물, 지방 그리고 단백질이다. 이 영양소들이 우리 식단에서 큰 부분을 차지하기 때문에 다량영양소(macronutrient)라고 부르기도 한다. 반면, 비타민과 무기질은 우리 식단에서 아주 적은 양만 필요하므로 미량영양소라고 부른다.

표 18-1은 세 가지 다량영양소의 식품 섭취원과 우리몸에서의 중요 기능에 대해 요약해 놓았다. 다음 절에서 이런 기능들을 더 깊이 다루도록 하겠다.

탄수화물 대사

탄수화물(carbohydrate)은 인체의 에너지원이라고 이야기한다. 거대 탄수화물 분자는 보통 포도당(glucose)이라고 부르는 더 작은 '조각들'로 구성되어 있다(2장 참고). 인체 세포는 포도당(glucose)이 충분한 에너지원으로 공급되는 한 다른 물질보다는 포도당을 먼저 이화(분해)한다.

포도당 이화작용

포도당 이화작용(glucose catabolism)은 대사회로(metabolic pathway)라고 부르는 3가지 중요한 화학반응으로 구성되는데 다음의 과정을 거친다.

1. 해당작용(glycolysis)
2. 시트르산회로 또는 크렙스회로(citric acid cycle, Krebs cycle)
3. 전자전달계(전자운반계, eletron transport system, ETS)

해당작용(glycolysis)은 포도당 이화과정의 첫 단계로서 각 세포의 세포질 안에서 일어난다. 그림 18-2와 같이, 해당작용은 포도당(6-탄소 분자)을 2개의 피루브산(pyruvic acid;

18

표 18-1 중요한 다량영양소

영양소	섭취원	기능
탄수화물		
단당류(포도당, 갈락토스, 과당)	과일, 꿀, 콘시럽	에너지원으로 쓰임; 다른 탄수화물을 만드는 데 쓰임
이당류(설탕, 젖당, 맥아당)	설탕, 과일, 유제품, 맥아를 첨가한 곡물 제품	(에너지를 위한) 단당류의 공급원
다당류(전분, 식이섬유)	곡물, 채소, 견과류, 과일	(에너지를 위한) 단당류의 공급원; 식이섬유는 효과적인 소화작용을 촉진함
지방(지질)		
트리글리세리드 (지방산으로 흡수됨, 글리세롤)	육류, 식물성 기름	에너지 공급 구조적 완충재
콜레스테롤	육류, 난류, 유제품	지질 운반; 세포막 안정화; 스테로이드 호르몬의 기초
단백질		
다양한 종류 (낱개의 아미노산으로 흡수됨)	육류, 난류, 유제품, 채소, 견과류	몸의 구조를 형성(케라틴과 콜라겐 같은 섬유) 화학반응 촉진(효소) 신호를 보내고 기능을 조절(신경전달물질, 비스테로이드 호르몬) 움직임 생성(근잔섬유) 에너지를 내기도 함

3-탄소분자)으로 분해한다. 해당과정에서 적은 양의 에너지를 방출하는데, 이것은 ATP 2분자를 생성하기에 충분한 양이다. 이 과정에는 산소가 필요 없다. 그래서 이러한 과정을 혐기성(anaerobic) 과정이라고 부른다.

각각의 피루브산 분자는 사립체(mitochondria)로 들어간다. 사립체는 세포 내의 미세한 '충전기'의 하나로서 영양소 에너지를 ATP로 전환한다. 피루브산이 2-탄소 아세틸 분자(2-carbon acetyl molecule)로 분해된 다음에, 보조효소 A(coenzyme A, Co A)는 2-탄소 아세틸 분자를 시트르산회로(citric acid cycle) 또는 크렙스 회로(Krebs cycle)로 보낸다. 시트르산회로에서는 사립체 안에 있는 효소를 사용하여 아세틸조효소(acetyl CoA; 2-탄소)를 이산화탄소(carbon dioxide; 1-탄소)로 분해하면서 고에너지 전자(high-energy electrons)를 방출한다.

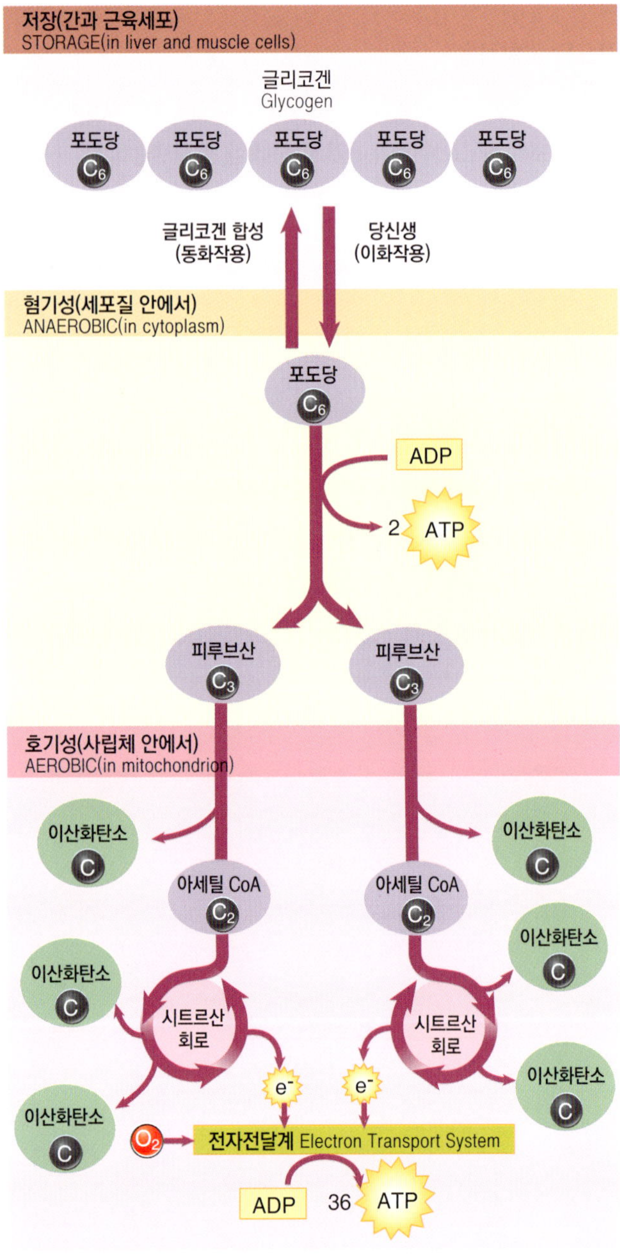

그림 18-2 **포도당의 대사.** 포도당은 몸에 저장된 글리코겐에서 분해되어 나오고 피루브산으로 바뀐다. 해당과정 중에 생성된 피루브산으로 아세틸 CoA가 형성되고, 고에너지 전자가 방출되는 시트르산회로에 들어간다. 이 고에너지 전자는 전자전달계에 들어가 ATP 분자로 바뀐다.

해당과정과 시트르산회로의 화학반응에서는 포도당 분자 안에 저장된 에너지가 방출된다. 방출된 에너지의 반 이상은 고에너지 전자 형태이다. 사립체의 내부 주름 안에서 작동하는 전자전달계는 이러한 전자에서 받은 에너지를 ATP 분자에 전달한다.

ATP 분자 36개까지는 사립체에서 생성되는데, 이는 해당과정과 시트르산회로의 화학반응에 들어가는 모든 초기의 포도당 분자를 분해하기 위한 것이다. 원래부터 포도당에 저장된 나머지 에너지는 열로 방출되어 인체의 체온을 유지해 준다.

사립체 안에서의 대사과정은 해당과정과는 반대이다. 즉, 산소를 사용하는 호기성(aerobic) 과정이다. 세포는 포도당 에너지의 대부분을 방출하는 시트르산회로나 전자전달계를 산소 없이는 작동할 수 없다.

ATP

단세포생물부터 사람을 포함한 다세포생물에 이르기까지 모든 생명체가 세포활동을 하는데 ATP를 에너지원으로 사용할 수 있다. 따라서 생물학적(biological) 화합물 중에서 ATP가 가장 중요하다.

ATP 분자에 전달된 에너지는 두 가지 점에 있어서 영양소 분자에 저장된 에너지와 다르다. (1) ATP 분자의 에너지는 저장되지 않고 거의 동시에 분리되어 나온다. (2) 세포 활동에 즉시 사용할 수 있다.

영양소의 이화가 먼저 일어나야하기 때문에 영양소 분자에 저장된 에너지를 분리하는 것은 훨씬 더 늦게 일어난다. 영양소 분자에서 분리된 에너지는 세포활동에 즉시 사용될 수 없다. 먼저 ATP 분자로 바뀌어야 하고, 그런 다음 에너지가 갑자기 분리되어 나온다.

그림 18-3에서 보듯이, ATP는 아데노신(adenosin) 부분과 삼인산염(three phosphate) 부분으로 이루어져 있다. ATP에 많은 에너지가 저장될 수 있는 이유는 그림에서 구불구불한 선으로 표시된 부분, 즉 인산염을 함께 묶어주는 고에너지

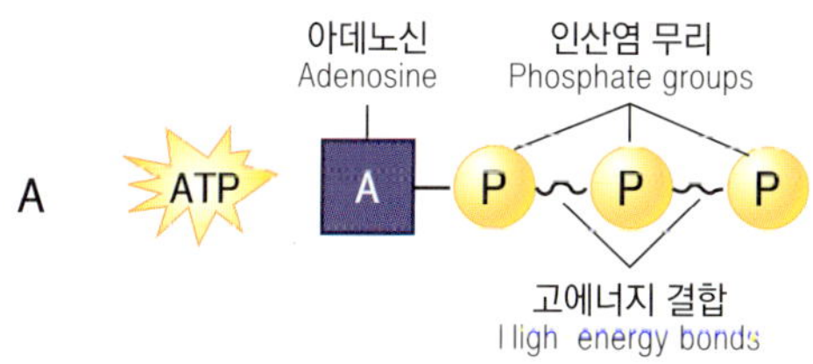

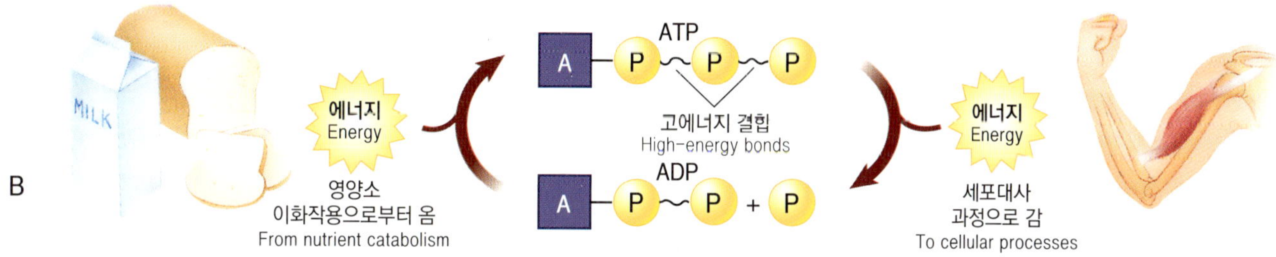

그림 18-3 ATP(adenosine triphosphate). A: 하나의 아데노신 무리(A)는 결합된 3개의 인산염(P) 무리를 가진다. 인산염 무리 간의 고에너지 결합은 세포의 활동을 위한 화학적 에너지를 방출할 수 있다. B: ATP 에너지 회로. ATP는 에너지를 고에너시 인산염 결합 안에 저장한다. 그 결합이 깨지면 세포활동을 위해 에너지가 방출된다. ADP와 인산염 무리는 영양분 이화작용에서 추가적인 에너지를 얻음으로써 ATP로 재합성될 수 있다.

결합 때문이다. 인산염 하나가 ATP 분자에서 떨어져 나오면 ADP(adenosine diphosphate)와 유리 인산염 그룹이 생성된다. 인산염 결합을 유지하던 에너지는 근섬유수축(muscle fiber contractions)과 같이 세포작용을 할 때 유리된다.

그림 18-3에서 보듯이, ADP와 인산염은 탄수화물 이화과정에서 생산된 에너지에 의해 재결합하여 재사용할 수 있는 에너지 저장 분자인 ATP를 만든다. 세포에게 필요한 양의 ATP만큼만 만들어진다. 새로운 ATP는 세포의 요구에 부응하기 위해 지속적으로 만들어진다. 필요 없는 포도당은 동화과정을 통해 더 큰 분자 형태로 생성되며 나중에 사용하기 위해 저장된다.

동화

포도당 동화를 글리코겐 합성(glycogenesis)이라고 부른다. 글리코겐 합성은 주로 간과 근육세포에서 이루어지며 마치 목걸이에 달린 구슬처럼 포도당 분자를 서로 결합시키는 연속적인 반응인데, 동물성 전분(animal starch)이라고 부르는 화합물(compound)인 글리코겐(glycogen)을 만든다.

나중에 포도당이 글리코겐으로 저장될 때, ATP를 생성할 필요가 있다. 이 과정을 당신생(glycogenolysis)이라고 하는데, 간이나 근육세포에서 글리코겐 사슬을 끊어서 포도당 분자를 한 개씩 분해하는 것이다. 당신생은 이화의 한 가지 예이다.

탄수화물 대사의 조절

우리가 여러 시간 동안 음식물을 섭취하지 않거나 운동을 할 때 에너지를 내기 위해 많은 음식물을 섭취하거나 잠자는 동안 음식물을 거의 섭취하지 않더라도 혈액에 있는 영양소의 양은 크게 변하지 않는다. 혈액에 있는 포도당의 양은 식사시간 사이인 '공복(fasting)' 시에 혈액 100mL당 약 80~110mg을 항상 유지한다.

몇 가지 호르몬(hormones)이 혈당(blood glucose)을 정상 수준으로 유지하기 위해 탄수화물 대사의 조절을 돕는다. 이 중에서 인슐린(insulin)이 가장 중요하다. 인슐린의 작용기전(mechanism)은 여전히 연구 중이지만, 인슐린은 세포막을 통한 포도당 수송을 촉진하는 것으로 알려져 있다. 인슐린 분비가 증가하면, 포도당은 혈액을 떠나 세포(특히, 간세포)로 들어간다. 혈액 내 포도당의 양은 세포 내 포도당 대사가 증가하는 비율에 맞춰 감소한다(그림 11-4, 그림 18-4).

당뇨병(diabetes mellitus) 환자는 인슐린 분비가 너무 적어서 혈액을 떠나 세포로 들어가는 포도당의 양이 줄어든다. 따라서 포도당이 혈액 안에 많이 남고, 세포에서 물질대사를

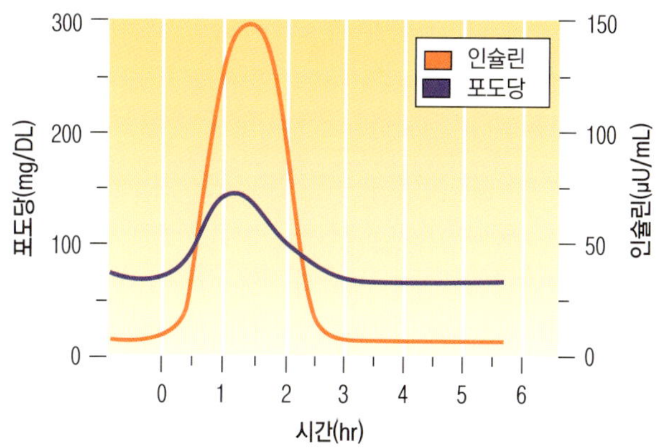

그림 18-4 인슐린의 역할. 인슐린은 음성되먹임기전에 작용하여, 혈당이 정상 상태보다 높아지는 것을 방지한다. 식후, 창자의 흡수가 증가하면, 간문맥의 혈당농도가 증가한다(파란색). 이에 반응하여 이자섬에서 인슐린의 생성은 증가한다(오렌지색). 인슐린은 혈당을 혈류에서 간세포로 보낸다. 혈당이 정상수준까지 떨어지면, 이자섬에서 인슐린의 분비는 감소하여 정상혈당을 유지한다. 탄수화물이 풍한 음식을 섭취한 후에 일시적으로 혈당은 높아진다.

18

일으키는 포도당은 줄어든다. 다시 말해, 고혈당(hyperglycemia)과 낮은 포도당 대사율은 인슐린 부족이나 인슐린 저항 때문이다.

인슐린은 혈당을 확실하게 낮추는 유일한 호르몬이다. 반면에 다른 호르몬들은 혈당을 높인다. 뇌하수체 앞엽(anterior pituitary gland) 분비되는 성장호르몬(growth hormone), 부신겉질(adrenal cortex, 부신피질)에서 분비되는 코르티손(cortisone), 부신속질(부신수질, adrenal medulla)에서 분비되는 에피네프린(epinephrine), 이자섬(췌장소도, pancreatic islets)에서 분비되는 글루카곤(glucagon)은 혈당을 높이는 가장 중요한 4가지 호르몬이다. 이러한 호르몬에 대해서는 11장을 참고하도록 한다.

지방 대사

탄수화물과 마찬가지로 지방은 중요한 에너지 영양소이다. 만약 이화에 필요한 포도당의 양이 충분하지 않다면, 세포는 에너지를 내기 위해 중성지방(triglycerides)을 즉시 이화시킨다.

지방은 지방조직에서 지방산(fatty acid)과 글리세롤(glycerol)로 분해되어 혈류로 들어간다. 지방산은 세포에서 acetyl CoA가 되어 시트르산회로로 들어간다(그림 18-2). 글리세롤은 화합물로 전환되어 포도당신합성(글루코오스신합성, gluconeogenesis) 경로로 들어간다.

포도당신합성은 주로 간세포에서 이루어진다. 이는 11장에 설명되어 있다. 지방 구성성분이 분자로 전환되어 글루코스 분해(glucose catabolism) 기전으로 들어간다. 이 과정에서 영양분에서 나온 에너지가 ATP로 전환된다. ATP는 세포에 직접 작용한다.

사람이 몇 시간 동안 중성지방이 없는 상태가 되면, 지방의 이화작용은 정상적으로 일어난다. 이러한 작용은 당뇨병(diabetic)을 치료하지 않을 경우에 비정상적으로 일어난다. 당뇨병 환자는 인슐린이 부족하기 때문에 에너지 공급을 위한 포도당이 세포에 너무 적게 들어간다. 그 결과, 세포는 그 차이를 메우기 위해 지방을 이화시킨다(그림 18-5).

모든 사람의 경우에 이화에 필요하지 않은 지방은 동화되어 트리글리세리드(중성지방, triglycerides)로 전환되어 지방조직(adipose tissue)으로 저장되고, 이는 체중이 느는 것에 기여한다.

단백질 대사

건강한 사람의 경우에 에너지를 내기 위해 단백질이 이화되는 경우는 극히 드물다. 신경성 식욕부진(anorexia nervosa) 같은 어떤 식사장애(eating disorders)를 동반하는 기아(starvation) 상태라서 지방의 저장량이 적은 경우, 인체는 단백질 분자를 에너지원으로 사용하기 시작한다. 식품에 있는 과잉의 단백질은 에너지를 위하여 사용될 수 있다.

특히, 단백질을 구성하는 아미노산(amino acids)은 분해되어서 아민족(amine group)이 되고, 아민족은 포도당 형태로 전환되어 시트르산회로에 들어간다. 이러한 과정을 포도당신합성(글루코오스신합성, gluconeogenesis)이라고 하는데, 주로 간세포에서 이루어진다(그림 18-5).

주로 단백질을 이화시켜 에너지를 얻는다면, 죽음이 가까이 온 것이다. 왜냐하면, 생존에 꼭 필요한 근육과 신경을 이루는 단백질이 분해되기 때문이다.

정상적인 인체에서는 단백질 동화가 일어난다. 이는 인체가 아미노산을 세포를 구성하는 효소와 단백질 같은 복합 단백질 화합물로 만드는 과정이다. 단백질은 적어도 20종류의

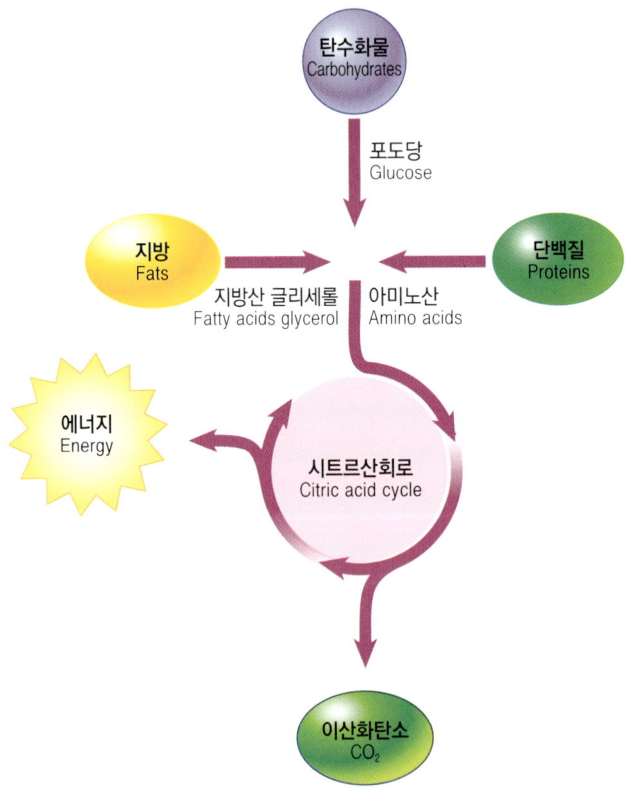

그림 18-5 영양소 이화 작용. 지방, 탄수화물 및 단백질은 에너지를 생산하기 위해 시트르산회로로 들어가는 산물(product)로 바뀐다. 그 산물은 ATP로 전환된다.

아미노산으로 조합된다. 만약에 어떤 한 종류의 아미노산이라도 없다면, 생존에 꼭 필요한 단백질이 합성되지 않을 뿐만 아니라 건강에 심각한 위협이 될 수 있다.

이러한 경우에 인체가 아미노산의 공급을 일정하게 유지하려면, 이미 몸 안에 가지고 있는 다른 화합물을 이용하여 아미노산을 만들어야 한다. 필요한 20가지 아미노산 중에서 절반 정도만 인체에서 만들 수 있다.

나머지 아미노산은 반드시 식사를 통해 섭취해야 한다. 특히, 필수아미노산(essential amino acids)은 반드시 섭취해야 한다. 비필수아미노산(nonessential amino acids)은 인체 내에서 합성이 가능하므로 식사를 통해 꼭 섭취하지 않아도 된다(표 18-2).

표 18-2 아미노산

필수아미노산	비필수아미노산
히스티딘*(histidine)	알라닌(alanine)
이소류신(isoleucine)	아르기닌(arginine)
류신(leucine)	아스파라긴(asparagine)
리신(lysine)	아스파르트산(aspartic acid)
메티오닌(methionine)	시스테인(cysteine)
페닐알라닌(phenylalanine)	글루탐산(glutamic acid)
트레오닌(threonine)	글루타민(glutamine)
트립토판(tryptophan)	글리신(glycine)
발린(valine)	프롤린(proline)
	세린(serine)
	티로신†(tyrosine)

* 영아에게는 필수, 아마도 성인에게도 필수일 것이다.
† 페닐알라닌으로부터 합성될 수 있다. 따라서 식사를 통해 페닐알라닌을 섭취할 수 있으면 비필수이다.

QUICK CHECK

1. 3가지 다량영양소와 2가지 미량영양소는 무엇인가?
2. 포도당 대사 과정을 구성하는 일련의 화학반응을 설명하라.
3. 어떻게 에너지가 포도당에서 ATP로 전환되는가?
4. 인체에 흡수된 단백질은 어떻게 사용되는가?
5. 필수아미노산이란?

미량영양소

비타민

비타민의 개요

식료품 포장지의 겉면을 잠깐 훑어보면, 우리가 비타민과 무기질을 중요시한다는 것을 알 수 있다. 인체가 중요한 분자를 만들고 에너지를 공급하기 위해 탄수화물, 지방 및 단백질을 사용한다는 것을 알고 있다. 그러면 비타민과 무기질은 왜 필요할까?

우선 비타민의 중요성에 대해 알아보자. 비타민은 몸 전체의 정상적인 신진대사를 위해 적은 양이 필요한 유기 분자이다.

대부분의 비타민은 효소나 보조효소(coenzymes; 효소를 도와주는 분자)에 붙어서 효소나 보조효소가 효과적 작용을 하도록 돕는다. 비타민이 작용을 도와주지 않는다면 많은 효소는 무용지물이다.

어떤 비타민은 몸 안에서 다른 중요한 일을 한다. 예를 들어 비타민 A는 망막(retina)의 감각세포(sensory cells)에서 빛을 감지하는 중요한 역할을 한다. 비타민 D는 우리 몸의 칼슘(calcium) 항상성(homeostasis)을 조절하는 호르몬으로 전환된다. 비타민 E는 세포막에 있는 손상된 DNA와 분자에서 방출된 자유라디칼(자유기, free radicals)이라고 하는 분자의 작용을 억제하는 항산화제(antioxidant)로 작용한다.

대부분의 비타민은 체내에서 합성되지 않기 때문에 식품을 통해서 섭취해야 한다. 인체는 비타민 A, D, E 및 K와 같은 지용성(fat-soluble) 비타민을 간에 저장했다가 나중에 사용하고, 비타민 B나 비타민 C와 같은 수용성(water-soluble) 비타민은 저장할 수 없기 때문에 식품을 통해 지속적으로 섭취해야 한다. 비타민 결핍은 신진대사에 심각한 문제를 일으킬 수 있다. 표 18-3에는 잘 알려진 비타민이 들어 있는 식품, 기능 및 결핍증에 대해 제시하였다.

비타민의 불균형

비타민 결핍증(avitaminosis)은 심각한 신진대사 문제를 일으킨다. 예를 들어, 비타민 C 결핍은 괴혈병(scurvy)을 일으킬 수 있다(그림 18-6). 괴혈병은 우리몸이 콜라겐(아교질, collagen) 섬유를 생산 · 유지하지 못하면 생긴다. 콜라겐 섬유는 우리몸의 부분을 서로 잡아주는 결합조직을 구성한다. 괴혈병이 걸리면 마치 잘 관리하지 않은 집이 결국에는 무너져버리는 것처럼 건강이 무너져 버린다.

비타민 과잉증(hypervitaminosis)도 비타민 결핍증만큼이나 심각하다. 예를 들어, 만성(chronic) 비타민 A 과잉증은 3개월 또는 그 이상의 기간 동안 아주 많은 양의 비타민 A를 섭취하면 발생한다. 처음에는 피부가 건조해지고, 머리카락이 빠지며, 식욕부진(anorexia) 및 구토(vomiting)와 같은 증상이 나타난다. 좀 더 진행되면 심각한 두통과 정신장애가 생기고 간이 부으며, 때로는 간경화증(liver cirrhosis)을 일

표 18-3 중요한 비타민

비타민	영양원	기능	결핍증상
비타민 A	녹황색채소, 유제품, 간	상피조직 유지, 시각색소 생산	야맹증, 피부가 벗겨짐
B-복합비타민			
B_1(티아민)	곡류, 육류, 콩류	시트르산회로에서 효소를 도움	신경성 질환(각기병), 심장근 약화, 부종
B_2(리보플라빈)	녹색채소, 내장, 난류, 유제품	시트르산회로에서 효소를 보조함	피부와 눈의 염증
B_3(니아신)	육류와 곡류	시트르산회로에서 효소를 도움	펠라그라(비늘피부염과 정신적 장애), 신경성 질환
B_5(판토텐산)	내장, 난류, 간	지방, 탄수화물 대사와 관련된 효소를 보조함	조정력 상실; 드물게 창자의 연동운동 악화
B_6(피리독신)	채소, 곡류, 육류	아미노산을 이화시키는 효소를 도움	경련, 과민, 빈혈
B_9(엽산)	채소	아미노산을 이화와 혈액에서 효소를 도움	소화 장애와 빈혈; 수정난 또는 태아의 신경 결손
B_{12}(시아노코발라민)	육류, 유제품	혈액 생성과 다른 과정에도 관여함	악성 빈혈
비오틴(비타민 H)	채소, 육류, 난류	아미노산 이화와 지방, 글리코겐 합성 시 효소를 도움	드물게 정신과 근육에 문제를 일으킴
비타민 C(아스코르빈산)	과일, 녹색채소	아교섬유 생성을 도움	피부, 뼈 및 혈관의 괴혈병과 변성
비타민 D(칼시페롤)	유제품, 어류의 간유(liver oil)	칼슘 흡수를 도움	구루병과 골격의 변형
비타민 E(토코페롤)	녹색채소, 씨앗	세포막이 산화로 인한 피해를 입지 않도록 보호함	드물게 근육과 생식장애
비타민 K (그룹)	대부분 내장 박테리아에서 얻음. 또한 시금치나 다른 채소, 육류나 유제품	몇 가지 응고 인자를 생산하는 데 필요함	대부분 유아에게서 발생하는 응고 장애

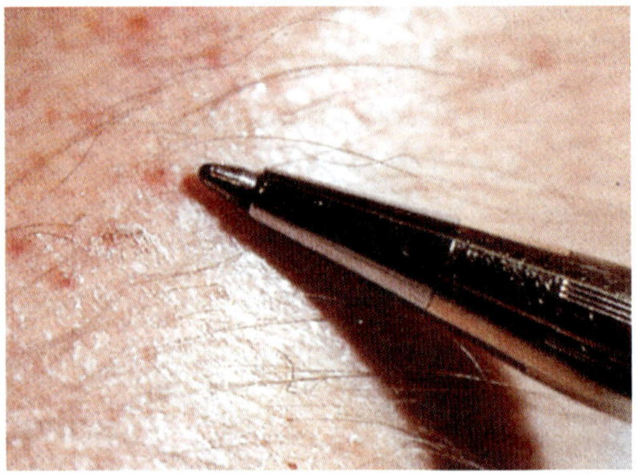

그림 18-6 괴혈병. 괴혈병에서 비타민 C 부족은 아교가 함유된 결합조직을 정상적으로 유지하지 못하고 피부와 잇몸 및 다른 조직에 출혈과 궤양을 일으킨다. 피부 사진에 이러한 병변이 보인다.

으킨다. 급성(acute) 비타민 A 과잉증은 아주 많은 양의 비타민 A를 섭취하면 일어날 수 있으며 구토와 복통(abdominal pain), 두통이 발생한다. 지용성 비타민(A, D, E 및 K)을 과도하게 섭취하는 것은 수용성 비타민(B복합체와 C)을 과도하게 섭취하는 것보다 더 심각하다. 왜냐하면, 지용성 비타민은 저장되는 반면 수용성 비타민은 배설되기 때문이다.

무기질

무기질은 비타민만큼이나 중요하다. 무기질은 지구상에서 천연적으로 발견되는 무기원소(inorganic elements)나 무기염(inorganic salts)이다. 비타민과 마찬가지로 무기 이온(mineral ions)도 효소에 붙어서 효소의 활동을 돕는다.

또한 무기질은 생명에 꼭 필요한 다양한 화학작용을 한다. 예를 들어, 나트륨과 칼슘 그리고 다른 무기물은 신경전도(nerve conduction)와 근섬유 수축에 필요하다. 이러한 무기물이 없다면, 뇌, 심장 및 호흡근육은 기능을 멈출 것이다. 표 18-4에는 몇 가지 중요한 무기물에 대한 내용이 요약되어 있다.

무기질도 비타민처럼 적당한 양을 섭취했을 때에만 몸에 유익하다. 표 18-4에 제시한 많은 종류의 무기질은 단지 극소량이 필요하다. 이러한 무기질을 필요 이상으로 섭취하면 생명을 위협할 정도의 독약으로 작용한다.

음식섭취의 조절

음식섭취를 조절하는 기전은 아직까지 밝혀지지 않았다. 뇌의 사이뇌(간뇌, diencephalon)에 있는 시상하부(hypothal-

표 18-4 중요한 무기질

무기질	영양원	기능	결핍증상
칼슘(Ca)	유제품, 콩류, 채소	혈액 응고, 뼈 형성, 신경과 근육의 기능을 도움	뼈의 변성, 신경과 근육의 기능불량
염소(Cl)	소금이 든 식품	위액 생산과 산염기 균형을 보조	산염기 불균형
코발트(Co)	육류	혈액세포 생산 시 비타민 B_{12} 도움	악성 빈혈
구리(Cu)	해산물, 내장, 콩류	혈액생성과 시트르산회로에서 에너지를 추출하는 데 관여함	피로와 빈혈
요오드(I)	해산물, 요오드소금(iodized salt)	갑상샘호르몬의 생성을 도움	갑상샘종(갑상선비대), 대사율 감소
철(Fe)	육류, 달걀, 채소, 콩류	혈액 생성과 시트르산회로에서 에너지를 추출하는 데 관여함	피로와 빈혈
마그네슘(Mg)	채소와 곡류	여러 가지 효소를 도움	신경장애, 혈관 확장, 심박동 문제 발생
망간(Mn)	채소, 콩류, 곡류	여러 가지 효소를 도움	근육과 신경장애
인(P)	유제품과 육류	뼈 형성을 보조하고 ATP, DNA, RNA 및 인지질을 만드는 데 사용됨	뼈의 변성, 신진대사에 문제 발생
칼륨(K)	해산물, 우유, 과일, 육류	근육과 신경기능을 도움	근육 약화, 심장과 신경에 문제 발생
나트륨(Na)	소금이 든 식품	근육과 신장기능, 체액균형 유지를 도움	허약, 소화불량
아연(Zn)	여러 가지 식품	여러 가지 효소를 도움	신진대사에 문제 발생

amus)는 이 기전에 중요한 기능을 한다. 시상하부에는 배고픔(공복)을 느끼는 식욕중추(appetite center)와 포만감을 느끼는 포만중추(satiety center)가 있다. 두 중추 사이의 균형이 음식섭취의 중요 기전이다.

많은 인자가 시상하부의 중추에 영향을 미침으로써 음식섭취를 조절한다. 식욕중추에영향을 미치는 인자는 호르몬(hormones), 신경전달물질(neurotransmitters), 감정(emotions), 환경적 자극(environmental cues), 식감(food sensation), 습관 등이 있다. 이러한 인자는 표 18-5에 정리되었다. 모든 인자를 기억하는 것은 중요하지 않지만, 전체를 읽어보는 것은 음식섭취의 복잡성을 이해하는 데 도움이 될 것이다.

대사율

기초대사율(basal metabolic rate, BMR)은 기초조건(basal condition; 몸이 휴식 중이거나 깨어 있고, 음식물을 소화시키는 중이 아니고 추운 환경에 적응하는 중이 아닌 상태)에서 식품을 이화시키는 비율이다. 다르게 표현하면, BMR은 우리 몸이 살아 있고, 깨어 있고, 적당하게 체온을 유지하기 위해 이화작용에 의해 시간당 생산되는 열량(number of calories of heat)이다.

근육운동과 음식물의 소화 흡수를 위한 에너지를 공급하기 위해서는 식품이 추가적으로 이화되어야 한다. 추가적인 식품의 양은 한 개체가 얼마나 많은 일을 하느냐에 달려있다. 활동적인 사람일수록 더 많은 음식물이 이화되고 총대사율도 높아질 것이다. 총대사율(total metabolic rate, TMR)은 인체가 하루에 사용하는 전체 에너지의 양이다(그림 18-7).

섭취한 식품의 열량이 TMR과 같다면 체중은 그대로 유지된다. 체내에 물을 얼마만큼 저장하고 있는가의 변수를 제외하면 말이다. TMR보다 많은 열량을 식품을 통해 섭취한다면 체중이 늘어날 것이다. 또한 TMR보다 적은 열량으로 식품을 섭취하면 체중이 줄 것이다. 자연의 법칙은 열량을 계산하는 것을 잊어버리지 않는다. 살을 빼려면 이러한 지식을 활용해야 한다. 자신의 TMR보다 적은 열량을 섭취한다.

체온

체온조절

이화 과정에서 식품으로부터 발생되는 에너지의 60% 이상은 ATP로 전환되는 것이 아니라 열(heat)로 바뀐다. 지속적으로 체온을 유지하는 일은 간단한 일이 아니다. 체온의 항상성을 유지하는 일 또는 체온조절(thermoregulation)은 시상하부(hypothalamus)에서 담당한다. 시상하부는 정상 체온(36.2~37.6℃ 또는 97~100℉)을 유지하기 위해 다양한 음성 되먹임 기전(negative-feedback mechanisms)을 작동시킨다.

피부는 체온을 유지시키는 음성 되먹임 기전에 가끔 관여

표 18-5 식욕에 영향을 미치는 요인들

식욕을 촉진하는 인자	식욕을 억제하는 인자	분비기관
내재성 오피오이드 펩티드(endogenous opioid peptides) 감마-아미노부티르산(GABA) 신경펩티드(neuropeptide Y) 노르에피네프린(norepinephrine) 오렉신(orexins)	알파-멜라닌세포자극호르몬(α-MSH) 코카인 및 암페타민 조절전사체(CART) 코르티코트로핀 방출호르몬(CRH)	시상하부
감정 환경적인 자극 식감(예: 냄새, 맛, 씹히는 느낌) 체내의 자극(예: 혈압, 혈당) 생활방식과 습관	감정 환경적인 자극 식감(예, 냄새, 맛, 씹히는 느낌) 체내의 자극(예, 혈압, 혈당) 생활방식과 습관	신경계(시상하부 바깥)
코르티졸(cortisol)		부신피질
Ghrelin	콜레시스토키닌(cholecystokinin, CCK) 글루카곤유사펩티드-1(glucagon-like peptide-1, GLP-1)	소화관
	렙틴(leptin) 인터루킨18(IL-18)	지방조직
	포도당	간
	인슐린 이자의 폴리펩티드	이자

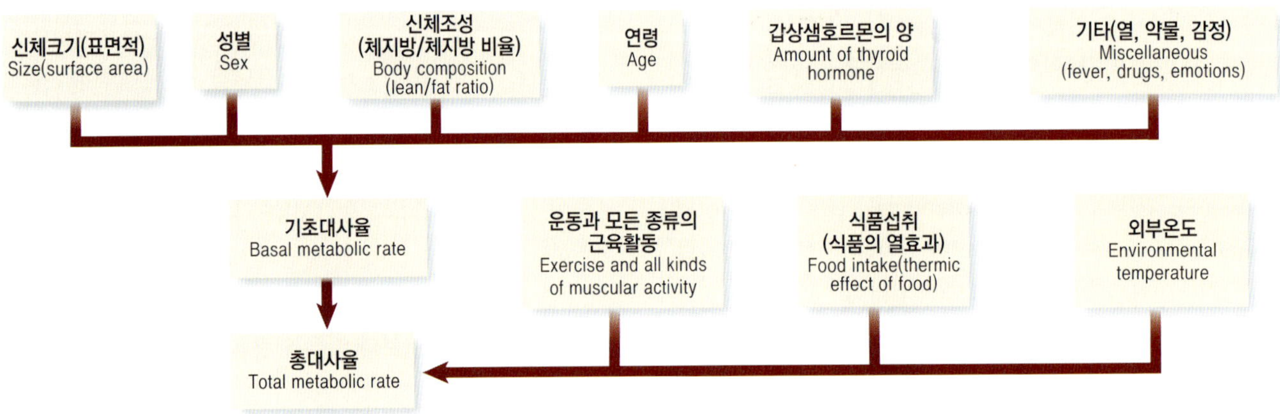

그림 18-7 기초대사율과 총대사율을 결정하는 요인들

한다. 몸에 열이 날 경우 피부로의 혈액 흐름이 증가한다. 몸의 중심에서 온 따뜻한 혈액은 방열기(radiator, 냉각장치) 역할을 하는 피부에 의해 식는다. 피부는 다음의 네 가지 기전을 통해 혈액을 식힌다(그림 18-8).

1. 복사(radiation): 혈액으로부터 열기가 흘러나가는 것
2. 전도(conduction): 피부에 열에너지가 전달되고 그런 다음 외부 환경에 전해짐
3. 대류(convection): 공기 중에 열에너지가 전달되고, 그것이 지속적으로 피부에서 빠져나감
4. 증발(evaporation): 물(땀)의 기화(vaporization)에 의한 열의 흡수(absorption)

6장에서 설명했듯이 필요하면 피부에서 혈액 흐름을 줄여서 열을 보존할 수도 있다.

몇 가지 다른 기전도 체온의 항상성 유지를 돕는다. 떨림(shivering)과 같이 열을 발생시키는 근육운동과 대사조절호르몬(metabolism-regulating hormones)의 분비는 인체가 체온을 적정하게 유지하기 위한 2가지 중요한 방법이다. 항상성 기전에서 되먹임 조절고리(feedback control loops)

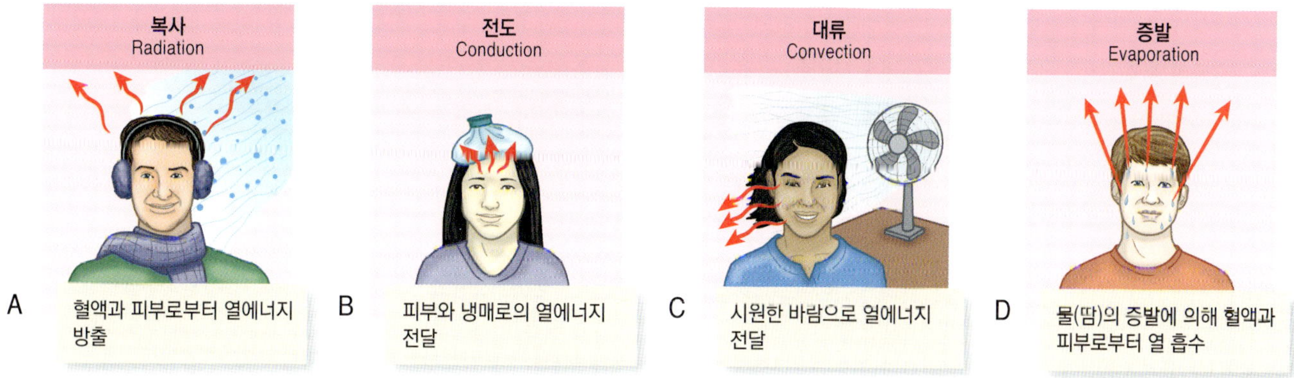

그림 18-8 열손실의 기전. 열은 복사, 전도, 대류 및 증발에 의해서 혈액과 피부로부터 소실될 수 있다. 열은 피부에서 변화된 혈류와 따뜻한 옷에 의해서 앞에서 언급한 기전이 차단됨으로써 보존될 수 있다.

사용에 관한 개념은 1장에 있다.

체온 이상

체온을 일정한 범위 안에서 유지하는 것은 우리 몸의 정상 기능을 유지하기 위해 필수이다. 그림 18-9에서 보듯이 정상 체온 범위를 벗어나는 것은 신체적으로 아주 심각한 결과를 초래한다. 체온과 관계된 몇 가지 중요한 상태를 다음에 나열한다.

열

열(fever) 또는 발열(febrile) 상태는 전신성 염증(systemic inflammation) 반응과 관련하여 비정상적으로 체온이 높은 상태이다. 감염(infection)의 경우에는 발열원(pyrogens, fire-makers)이 시상하부(hypothalamus)의 온도조절중추(thermostatic control centers)를 자극하여 열을 생산하도록 한다. 왜냐하면, 인체의 '온도조절기(항온기, thermostat)'는 더 높게 맞추어져 있기 때문에 인간은 새로운 온도에 맞추고자 몸을 따뜻하게 하려고 하고, 때로는 발열상태가 시작되는 '오한(chills)'을 경험한다.

감염성 열과 관련된 높은 체온은 병원체(pathogen)를 제거하는 기능을 하는 인체의 면역반응(immune responses)을 높인다고 생각된다. 열이 있는(febrile) 사람의 체온을 내리는 것에만 초점을 맞추는 치료전략은 인체의 열발생 기전(heat-generating mechanism)에는 반대되는 것이고, 감염된(infected) 사람의 몸이 더 약해지도록 한다. 정상적인 상황에서는 병원체가 소멸한 후에 열이 저절로 내리도록 하는 것이 최선의 방법이다.

악성 고열

악성 고열(malignant hyperthermia, MH)은 어떤 마취제(anesthetics)에 노출되었을 때 비정상적으로 체온이 올라가

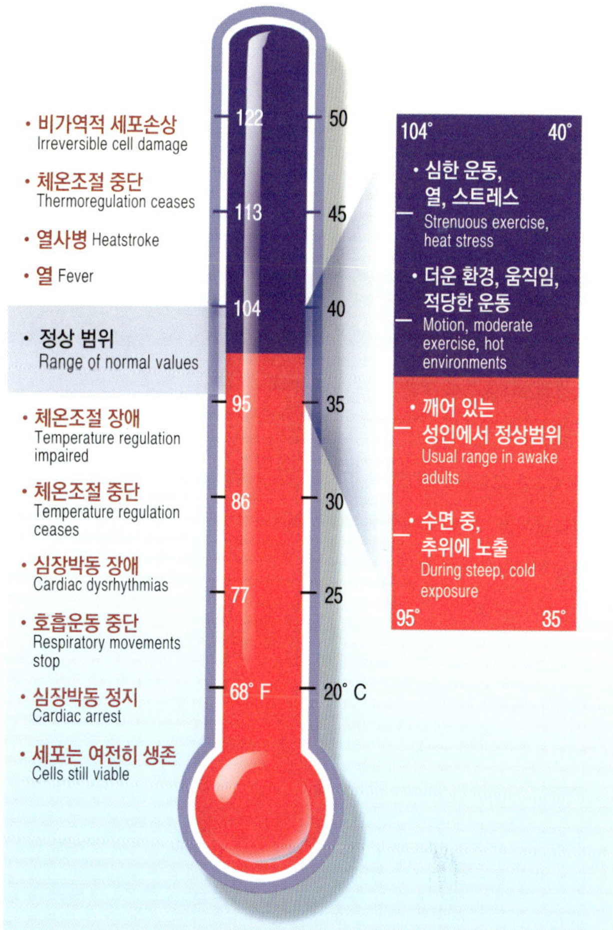

그림 18-9 체온 범위. 체온계 그림은 비정상적인 체온의 생리학적 결과를 보여준다. 다양한 조건하에 정상 체온의 범위는 삽입된 곳에 표시하였다.

고 근육이 경축(경직, rigidity)되는 유전적(inherited) 증상이다. 근육이완제(dantrolene)는 열을 발생시키는 근육수축(muscle contraction)을 억제하므로 이러한 악성 고열을 가라앉히고 예방하기 위해 사용한다.

열탈진

열탈진(heat exhaustion)은 기전의 결과로 많은 양의 체액(fluid)을 잃었을 때 발생한다. 이것은 일반적으로 외부 온도가 높을 때 발생한다. 정상 체온이 유지되더라도 수분과 전해질(electrolytes)이 손실되면 쇠약(weakness), 현기증(vertigo) 및 욕지기(구역, nausea)가 생기고, 의식(consciousness)을 잃기도 한다.

열사병

열사병(heatstroke)과 일사병(sunstroke)은 극도로 더운 환경에서 몸이 정상 체온을 유지하는 능력을 상실함으로써 발생하며, 심각하고 때로는 생명에 아주 치명적인 상태이다. 이러한 체온조절(thermoregulatory)의 실패 요인에는 노령, 질병, 체온조절을 방해하는 약물 및 단순한 외부 온도의 급상승 등이 있다.

열사병의 증상은 체온이 41℃(105°F) 이상, 빠른맥(빈맥, tachycardia), 두통, 뜨겁고 건조한 피부 등이다. 혼동(착란, confusion), 경련(발작, convulsion) 또는 의식불명이 일어날 수 있다. 몸을 차게 하고 체액을 즉시 보충해주지 않으면 사망에 이를 수 있다.

저체온증

저체온증(hyporthermia)은 극도로 추운 환경에서 정상 체온을 유지할 수 없는 상태이다. 저체온증은 체온이 35℃(95°F) 이하이고, 얕고 느린 호흡(shallow and slow respirations), 실신(기절, faint), 느린 맥박(slow pulse)이 나타난다. 저체온증일 경우에는 몸을 서서히 따뜻하게 해 준다.

동상

동상(frostbite)은 극도로 낮은 온도에 의한 부분적인 조직손상이다. 국소적인 혈류(blood flow) 감소에 의한 얼음결정 형성으로 조직이 손상된다. 동상으로 인해 괴사(necrosis; 조직사멸)와 괴저(gangrene; 죽은 조직의 부패)가 생길 수 있다.

QUICK CHECK

1. 몸에서 열이 발산되는 4가지 방법을 설명하시오.
2. 열은 상처나 감염에 대한 정상적 또는 비정상적 반응인가?
3. 인체가 열에 과도하게 노출될 경우 어떤 일이 생기는가?

용어 terminology

- 고콜레스테롤혈증 hypercholesterolemia
- 괴혈병 scurvy
- 글리코겐 합성 glycogenesis
- 기초대사율 basal metabolic rate, BRM
- 동상 frostbite
- 동화 anabolism
- 비만 obesity
- 비타민 vitamins
- 시트르산(크랩스)회로 citric acid(Krebs) cycle
- 신경성 식욕부진 anorexia nervosa
- 열 fever
- 열탈진 heat exhastion
- 악성고열 malignant hyperthermia
- 열사병 heatstroke
- 영양소 nutrition
- 이화 catabolism
- 자유라디칼 free radicals
- 저체온증 hypothermia
- 전자전달계 eletron transport system
- 체온조절 thermoregulation
- 총대사율 total metabolic rate, TMR
- 칼로리 calorie
- 킬로칼로리 Kcal; Calorie
- 탄수화물(글리코겐) 부하 carbohydrate(glycogen) loading
- 폭식증 bulimia
- 항산화제 antioxidant
- 해당작용 glycolysis
- 혐기성 anaerobic
- 호기성 aerobic

요약 summary

정의

A. 영양: 몸 안에서 소화되고 흡수된 식품의 구성성분으로 비타민, 무기질 등(그림 18-1)

B. 신진대사: 에너지원으로서, 인체를 구성하는 성분으로서 식품 분자를 사용하는 과정

C. 이화: 식품 분자를 잘게 부수는 과정, 저장된 에너지를 방출, 산소가 이화에 사용

D. 동화: 식품 분자를 복합 화합물로 만드는 과정

간의 대사기능

A. 지방의 기계적 소화를 돕기 위해 쓸개즙을 분비

B. 혈액이 위창자길(위장관, gastrointestinal tract)을 떠난 후 즉시 혈액을 처리
  1. 정상 혈당 농도 유지를 도움
  2. 단백질, 탄수화물 및 지방 대사의 장소
  3. 혈액으로부터 독소를 제거
  4. 알부민, 피브리노겐, 응고인자 등 몇 가지 종류의 단백질을 합성
  5. 일부분의 비타민을 저장

다량영양소

A. 탄수화물 대사
  1. 탄수화물은 인체의 우수한 에너지 식품
  2. 포도당 대사과정을 이루는 일련의 세 가지 화학반응(그림 18-2)
    a. 해당작용: 세포의 세포질에서 발생
      (1) 산소가 필요 없는 혐기성 과정
      (2) 포도당이 피루브산으로 바뀜, 피루브산은 아세틸조효소로 바뀜
      (3) ATP로 전환된 소량의 에너지를 얻음
    b. 시트르산회로(크렙스회로): 미토콘드리아에서 발생
      (1) 산소가 필요한 호기성 과정
      (2) 아세틸조효소가 이산화탄소로 바뀜
      (3) 소량의 에너지를 얻음
    c. 전자전달계: 미토콘드리아에서 발생
      (1) 시트르산회로의 고에너지 전자로부터 나온 에너지를 ATP 분자로 전달
      (2) ATP는 세포의 직접적인 에너지원으로 작용(그림 18-3)
  3. 에너지는 영양소 분자 속의 에너지와는 달리 ATP로 전달된다.
    a. 저장되지 않으며 거의 즉시 방출
    b. 즉시 세포 활동에 쓰일 수 있음
  4. 포도당의 저장
    a. ATP를 생성하는 데에 당장 필요하지 않는 포도당은 간이나 근육세포에 글리코겐(포도당의 기다란 사슬) 형태로 저장됨
    b. 글리코겐 합성: 글리코겐을 만들기 위한 사슬에 포도당 분자가 서로 결합하는 동화과정(나중에 사용하기 위해 포도당을 저장)
    c. 당신생: 글리코겐 사슬을 끊는 이화과정, ATP를 만드는 데 사용하기 위해 포도당 분자를 낱개로 분리시킴
  5. 혈당: 혈액 안의 포도당의 양
    a. 보통 혈액이 흐르는 동안 100mL당 약 80~110mg 사이
    b. 인슐린은 혈액으로부터 세포로 포도당의 이동을 촉진시켜서 혈당을 줄이고 포도당 이화를 증가(그림 18-4)

B. 지방 대사
  1. 지방은 일차적으로 에너지 식품이다.
  2. 이화에 의해 포도당으로 바뀐다(그림 18-5).
  3. 지방이 과다하면 동화되어 지방조직을 형성한다.

C. 단백질 대사
  1. 단백질은 탄수화물과 저장되어 있는 지방이 소모된 후에난 에너지를 내기 위해 이화된다.
  2. 포도당신합성은 아미노산을 분해하여 포도당을 형성한다(그림 18-5).

18

미량영양소

A. 비타민: 정상적인 신진대사를 위해 적은 양이 필요한 유기 분자(표 18-3)
   1. 비타민결핍증
      a. 심각한 신진대사장애를 일으킬 수 있음
      b. 비타민 C 결핍은 괴혈병을 일으킴(그림 18-6)
   2. 비타민과잉증
      a. 비타민 결핍증만큼이나 위험
      b. 만성 또는 급성으로 나타남

B. 무기질: 지구상에서 자연적으로 발견되는 무기 분자
   1. 신경전도를 포함하여 신체의 정상적인 기능을 위해 필요(표 18-4)
   2. 효소의 활동을 촉진하기 위해 효소에 붙을 수 있다.

대사율

A. 기초대사율(BMR): 주변 환경이 적당히 따뜻하고 사람이 소화 활동 없이 누워서 깨어 있는 상태일 때의 대사율

B. 총대사율(TMR): 칼로리로 표현되는데, 사람이 하루에 사용하는 총 에너지양(그림 18-6)

체온

A. 시상하부: 다양한 방법을 통해 체온의 항상성을 조절
   1. 몸이 너무 뜨거워지면 피부에 혈액 흐름이 증가
   2. 열은 복사, 전도, 대류 및 증발의 방법으로 피부에서 방출(그림 18-8)

B. 비정상적인 체온은 인체에 심각한 결과를 초래
   1. 열: 전신성 염증반응과 관련된 비정상적으로 높은 체온
   2. 악성고열: 어떤 마취제에 노출되었을 때, 비정상적으로 체온이 올라가고 근육이 경축되는 유전적 증상
   3. 열탈진: 몸이 스스로 열을 식히기 위한 과정으로 체액을 잃었을 때 발생; 열경련을 동반
   4. 열사병: 더운 환경에서 체온조절 기전의 조절에 실패한 결과 몸이 과열된 상태
   5. 저체온증: 추운 환경에서 체온조절 실패로 인해 체온이 낮아짐
   6. 동상: 극도로 낮은 온도에 의해 조직이 부분적으로 손상을 입으며 조직괴사와 죽은 조직의 부패가 일어남

학습활동 summary

복습문제

1. 동화와 이화를 정의하시오.
2. 간의 기능을 설명하시오.
3. 해당작용을 간략하게 설명하시오.
4. 시트르산회로를 간략하게 설명하시오.
5. 전자전달계의 기능은?
6. ATP에 저장된 에너지는 식품 분자에 저장된 에너지와 어떻게 다른지 설명하시오.
7. 혈액 내 포도당의 양을 증가시키는 호르몬을 열거하시오.
8. 지방의 이화는 보통 언제 일어나는가?
9. 단백질 이화는 보통 언제 일어나는가?
10. 비필수아미노산은 무엇을 의미하는지를 설명하시오.
11. 수용성 비타민 3가지와 지용성 비타민 3가지의 이름을 말하시오.
12. 비타민 결핍증이란? 비타민 결핍증에 의해 생기는 장애를 말하시오. 어떤 비타민 결핍이 어떠한 장애를 일으키는가?
13. 비타민 A 과잉증의 증상은?
14. 우리 몸에 필요한 무기질 3가지를 말하시오.
15. 우리 몸에서 비타민과 무기질의 기능은?
16. 기본대사율과 총대사율을 구별하시오.
17. 열이 피부로부터 방출되는 3가지 방법을 설명하시오.
18. 악성 고열은 왜 생기는가?
19. 체온의 관점에서 열탈진과 열사병을 구별하시오.

문제

1. 식품 분자가 세포에 들어가 화학적 변화를 겪을 때 ________과정이 일어난다.

2. ________는 에너지가 식품으로부터 방출되는 모든 화학적 과정을 설명하는 용어이다.

3. ________는 식품 분자를 더 큰 화합물로 만드는 모든 화학적 과정을 설명하는 용어이다.

4. 혈장단백질(plasma proteins) ________과 ________는 간에서 만들어지고 핏덩어리(blood clot) 형성에 매우 중요하다.

5. 비타민 ________과 ________는 간에 저장될 수 있다.

6. 비타민 B는 ________비타민이고, 비타민 K와 E는 ________비타민이다.

7. ________는 우리 몸이 하루에 사용하는 에너지의 총량이다.

8. ________는 우리 몸이 적당히 따뜻한 곳에서 깨어서 생존을 유지할 정도에 필요한 에너지의 양이다.

9. 살을 빼려면, 자신의 총열량섭취량이 자신의 ________보다 적어야 한다.

10. 피부에서 열이 방출되는 한 가지 방법은 ________이다. 이는 열이 피부로부터 공기로 이동하는 것이다.

11. 피부에서 열이 방출되는 한 가지 방법은 ________이다. 이는 물(땀)의 증발에 의해 열이 흡수되는 것이다.

12. ________는 에너지 대사의 두 번째 과정이다.

13. 건강한 신체에서, ________는 거의 대부분 이화작용보다는 동화작용에서 사용된다.

14. ________는 인체에 필요한 아미노산이지만 식품 섭취로 직접 공급되지 못하면 다른 아미노산으로부터 만들어진다.

A항목에 알맞은 설명을 B항에서 찾아 연결하시오.

A항

15. ________ 해당작용
16. ________ 시트르산회로
17. ________ 전자전달계
18. ________ 미토콘드리아
19. ________ 세포질
20. ________ ATP
21. ________ 글리코겐 합성
22. ________ ADP

B항

a. 해당작용이 일어나는 세포 내의 영역
b. 산소가 필요 없는 탄수화물 대사의 일부분
c. 시트르산회로에서 고에너지 분자를 ATP로 바꾸는 과정
d. 산소가 필요한 탄수화물 대사의 일부분
e. 인체의 직접적 에너지원
f. ATP가 인산기를 하나 잃어버린 분자
g. 시트르산회로가 일어나는 세포 내의 장소
h. 포도당 합성 대사

CHAPTER 19

비뇨기계통

Urinary System

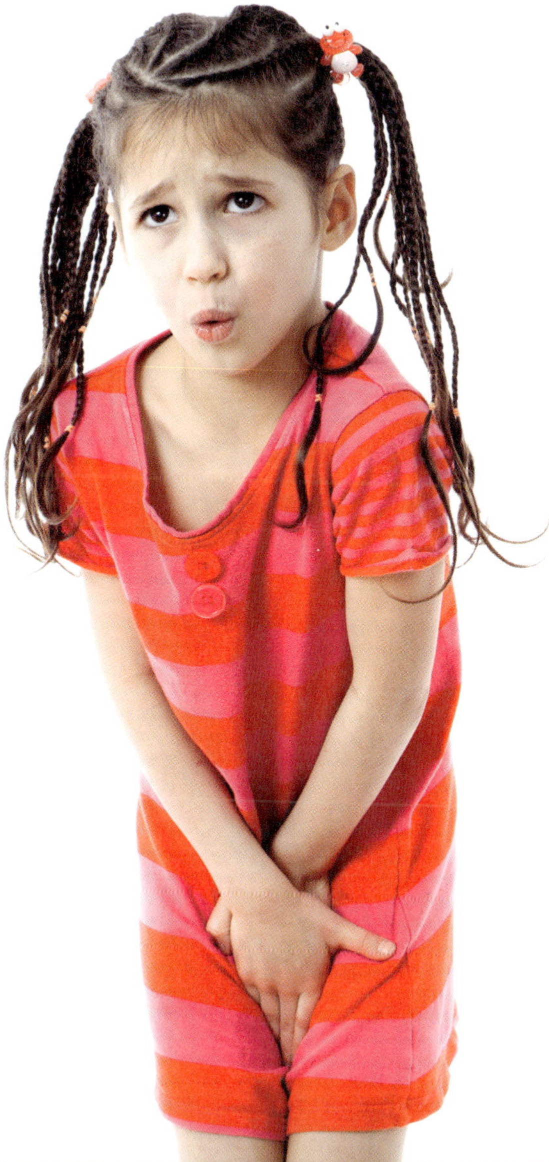

1. 콩팥에 관련된 다음 사항을 알아야 한다.
   - 콩팥의 위치와 구조를 공부하고, 콩팥이 항상성 유지에 관여하는 주요장기를 알아야 한다.
   - 콩팥단위의 각 부분의 명칭과 콩팥단위가 혈액조절과 소변 형성과정에서의 역할을 알아야 한다.
2. 소변 형성 과정의 여과, 재흡수 및 분비기능을 알아야 한다.
3. 소변의 양을 조절하는 기전을 알아야 한다.
4. 요관, 방광 그리고 요도의 구조와 기능을 알아야 한다.
5. 배뇨과정을 알아야 한다.
6. 요분석의 목적과 중요성을 알아야 한다.

비뇨기계통은 소변을 생산하고 배설하는 기능을 한다. 비뇨기계통의 이러한 기능이 생존을 위해 체내 항상성을 어떻게 유지하는지 쉽게 예측하기는 어렵다. 비뇨기계통의 작용이 정상이면 체액의 양과 전해질의 농도를 일정하게 유지할 수 있다. 만약 비뇨기계통이 정상적으로 작용하지 않는다면, 혈액 성분의 구성에 문제가 발생하며, 나아가 심각한 결과를 초래할 수 있다.

비뇨기계통은 콩팥 2개, 요관 2개, 방광 1개 및 요도 1개로 구성되어 있다(그림 19-1).

콩팥은 세포에서의 물질대사를 통해 노폐물을 지속적으로 생산함으로써 혈액을 맑게 한다. 영양소는 에너지 생성을 위해 사용되며, 그 과정에서 만들어진 노폐물은 혈액에 의해서 제거되거나 독성 수준으로 쉽게 축적되는데, 이러한 상태를 요독증(uremia) 혹은 요중독(uremic poisoning)이라 부른다.

콩팥은 또한 전해질, 수분 및 산-염기 균형을 유지한다. 이 장에서는 비뇨기계통을 이루는 각각의 기관의 구조와 기능에 대해 학습한다.

콩팥

콩팥의 위치

콩팥(신장, kidney)의 위치는 똑바로 선 상태에서 둔부에 손을 올려놓았을 때 척추에서 엄지손가락이 만나는 지점이다. 이 자세에서 콩팥은 척추에서 엄지손가락이 만나는 위치보다 위쪽에 있다. 그림 19-1에서 오른쪽 콩팥은 간에 접해 있으며,

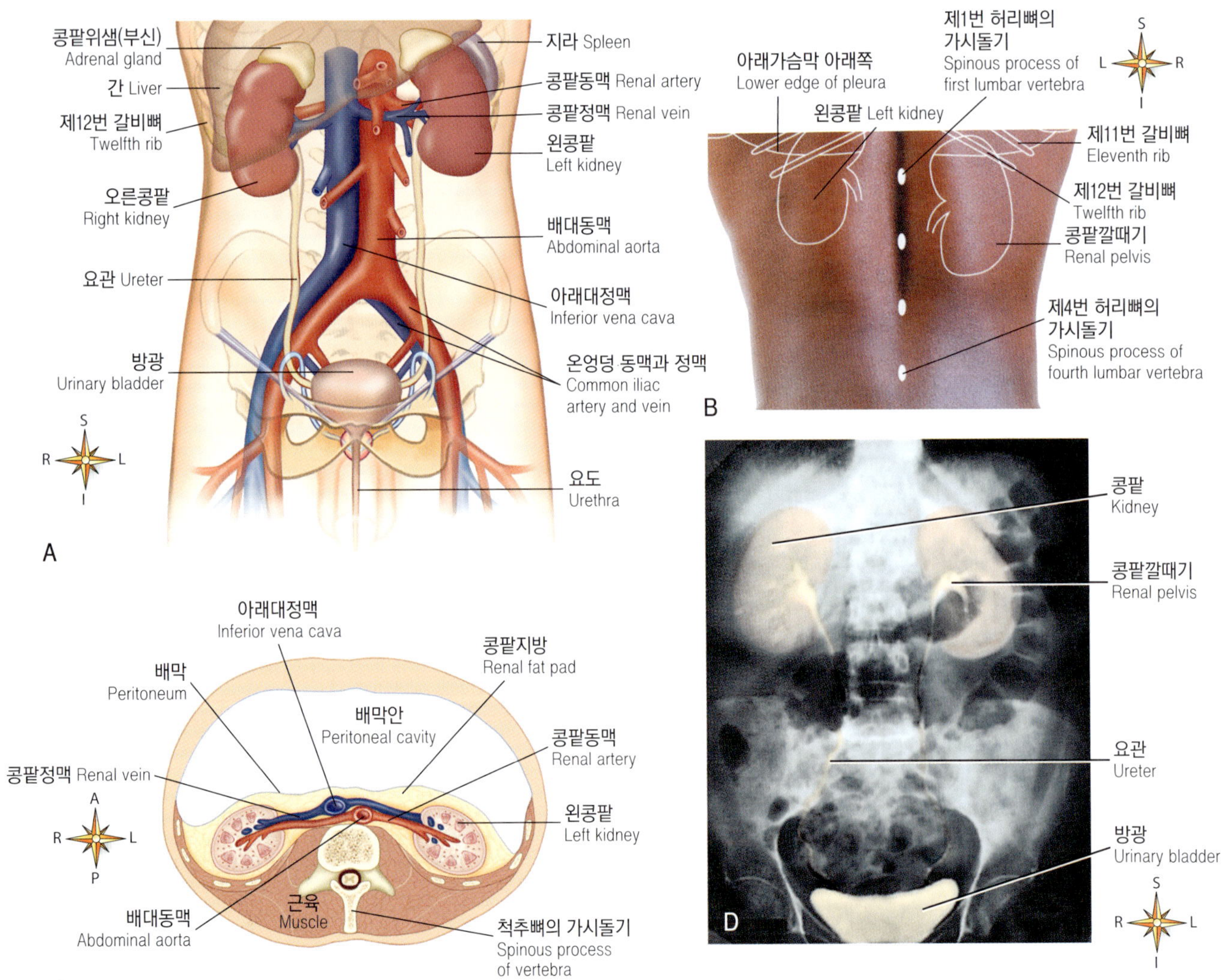

그림 19-1 **비뇨기계통.** A: 비뇨기계통의 전면. B: 콩팥의 표면, 7번과 12번 갈비뼈, 허리뼈 1번에서 허리뼈 4번까지의 가시돌기, 후면에서 나타나는 가슴막 아래쪽 끝부위. C: 콩팥이 복막뒤장기(retroperitoneal organ)를 나타내는 수평(가로단면). D: 비뇨기관의 X-ray

왼쪽 콩팥에 비해 낮게 위치하고 있다.

양쪽 콩팥은 하부 갈비뼈(늑골, rib)에 의해서 보호되고, 등근육의 아래쪽에 위치하고 있으며, 벽쪽배막(배안을 싸는 막)의 뒤쪽에 위치하고 있다. 콩팥은 배막뒤(복막뒤, retroperitoneal)에 위치하기 때문에, 콩팥수술 시 배막을 통하지 않고 절개할 수 있다(그림 19-1, C). 만약 배막을 통해 절개한 경우 배막안을 통한 감염 가능성이 증가할 것이다.

콩팥 주위의 단단한 지방층은 콩팥의 위치 유지에 중요한 역할을 한다.

그림 19-1, A에서는 콩팥동맥의 직경을 나타내고 있다. 1분 동안 심장 총방출량의 20% 이상이 콩팥으로 유입된다. 콩팥을 통한 혈류 속도는 인체에서 가장 빠르다. 그 이유는 인체에서 만들어진 노폐물을 제거하는 것이 콩팥의 주 기능이기 때문이다. 빠른 혈류 속도와 콩팥의 정상 혈압 유지는 소변의 형성에 필수적이다.

콩팥의 육안적 구조

콩팥의 외형

콩팥은 리마콩(lima bean)과 비슷한 모양이며, 전반적으로 계란모양이며, 안쪽은 들어가있다(medial indentation)(그림 19-1, A). 안쪽으로 들어간 부분을 콩팥문(hilum)이라고 하며, 이곳을 통하여 혈관, 신경, 요관이 콩팥과 연결된다. 평균 콩팥크기는 11×7×3cm이다.

콩팥의 바깥쪽은 섬유성피막(capsule)이 둘러싸고 있다.

콩팥의 내부구조

콩팥의 단면을 관상단면(coronal section)으로 자르면, 책의 페이지를 펼쳐보는 것처럼 볼 수 있다. 내부 구조를 그림 19-2에 나타냈다. 다음과 같이 세분화하여 구분한다.

1. **콩팥겉질(renal cortex):** 콩팥의 외층(cortex는 라틴어로 껍질이라는 단어에서 유래하였으며, 각 기관의 겉질은 외층을 의미한다.)
2. **콩팥속질(renal medulla):** 콩팥의 내층
3. **콩팥피라미드(renal pyramids):** 삼각형 모양의 콩팥속질을 의미한다. 이 속으로 확장되어 콩팥피라미드(renal pyramid) 사이까지 연장된 콩팥겉질을 콩팥기둥(renal column)이라고 한다.
4. **콩팥유두(renal papilla):** 피라미드의 좁고 가장 깊숙한 곳
5. **콩팥깔때기(신우, renal pelvis):** 요관 위쪽 끝의 확장부위(방광으로부터 소변이 배출되는 관)
6. **콩팥술잔(신배, calyx):** 콩팥깔때기로부터 갈라진 것(피라미드 유두는 각각의 콩팥술잔으로 열린다.)

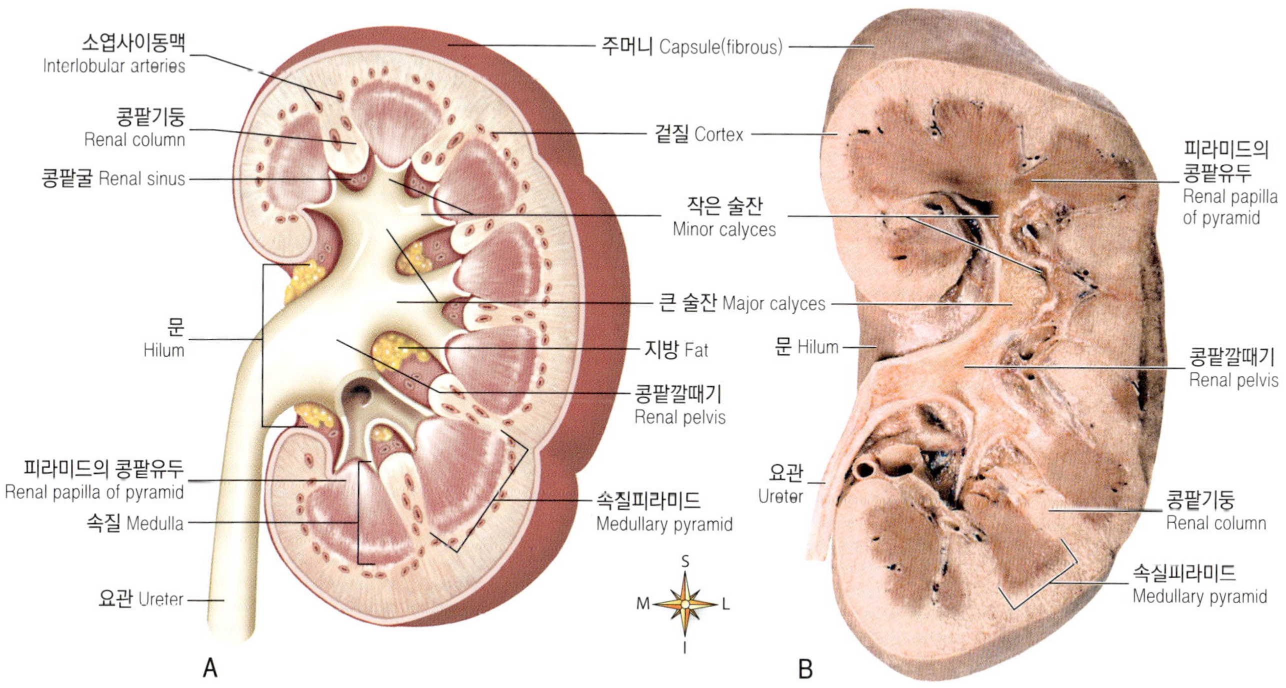

그림 19-2 **콩팥의 육안적 구조.** A: 콩팥의 관상면 그림. B: 인간 콩팥의 관상면 사진

콩팥의 현미경적 구조

1백만 개 이상의 미세단위로 이루어진 콩팥단위(신단위, nephrons)가 각 콩팥의 내부를 이루고 있다(그림 19-3). 콩팥단위의 모양은 독특하고, 기능을 하기에 적당한 모양으로 잘 만들어져 있으며, 소변을 만들기에 아주 적합하다. 매우 긴 통로와 깔때기 모양의 작은 통로 형태이나, 매우 복잡한 모양의 긴 통로는 이상한 것이 아니다(긴 통로는 많이 구부러져 있다).

콩팥단위는 2개의 기본적인 구성 요소로 이루어져 있다. 콩팥소체(신소체, renal corpuscle)와 콩팥세관(renal tubule)이다. 콩팥소체는 다시 2개의 하위 구성 요소로 나뉘며, 콩팥세관은 4개의 부위 혹은 구획으로 나뉜다. 콩팥소체과 콩팥세관의 각 부분에 대한 설명은 그림 19-4과 그림 19-5에 나타나 있다.

A. **콩팥소체**(renal corpuscle)

1. **토리주머니(사구체낭, glomerular capsule)**: 콩팥단위의 위쪽에 있는 컵 모양의 구조로, 주머니 모양의 토리주머니는 사구체를 둘러싸고 있다.
2. **토리(사구체, glomerulus)**: 토리주머니 내에서 모세혈관의 그물로 이루어져 있다. 그림 19-4, B는 소동맥이 토리로 혈액을 전달하는 것을 나타내고 있으며, 들세동맥(afferent arteriole)은 날세동맥(efferent arteriole)보다 혈관의 직경은 더 큰데, 길이는 상대적으로 짧다. 토리를 이루고 있는 모세혈관은 높은 압을 유지하고 있다. 이와 같은 높은 압은 혈액 내 노폐물 여과를 위해서는 필수적이다.

B. **콩팥세관**(renal tubule)

1. **토리쪽곱슬세관(근위세뇨관, proximal convoluted tubule, PCT)**: 콩팥세관(renal tubule)의 첫 번째 구역이다(proximal이라고 불리는 이유는 토리주머니로부터 기원이 되는 관과 바로 접해 있기 때문이며, convoluted라고 불리는 것은 여러 번의 구부러짐이 있기 때문이다).
2. **콩팥세관고리**(Nephron loop; Henle loop): 토리쪽 세관에서 연장된 부위이다(콩팥세관고리는 직선 모양의 하행 세관가지, U자 모양의 굽은 세관가지와 직선 모양의 상행 세관가지로 구성되어 있다).
3. **먼쪽곱슬세관(원위세뇨관, distal convoluted tubule)**: 콩팥세관고리의 오름먼쪽가지 부위에 있다(오름가지에서 연장된 부위이다).

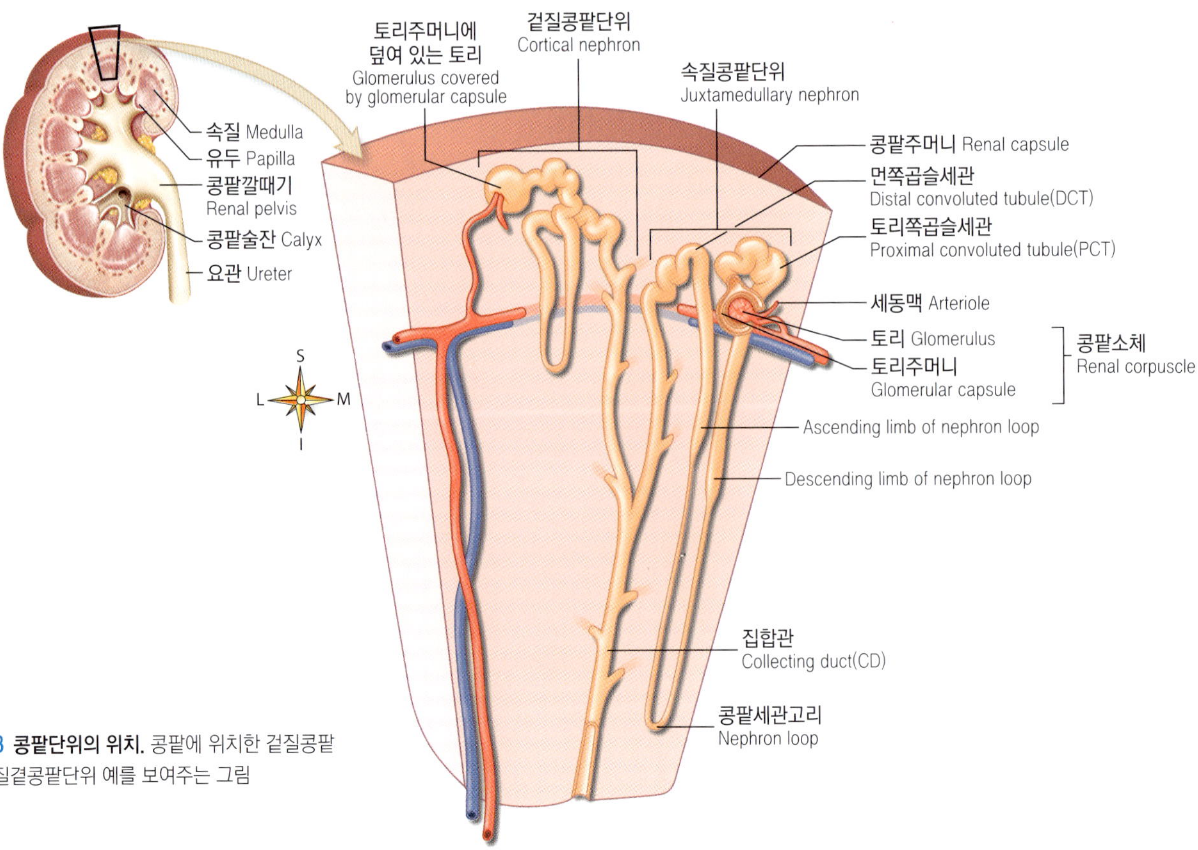

그림 19-3 콩팥단위의 위치. 콩팥에 위치한 겉질콩팥단위와 속질곁콩팥단위 예를 보여주는 그림

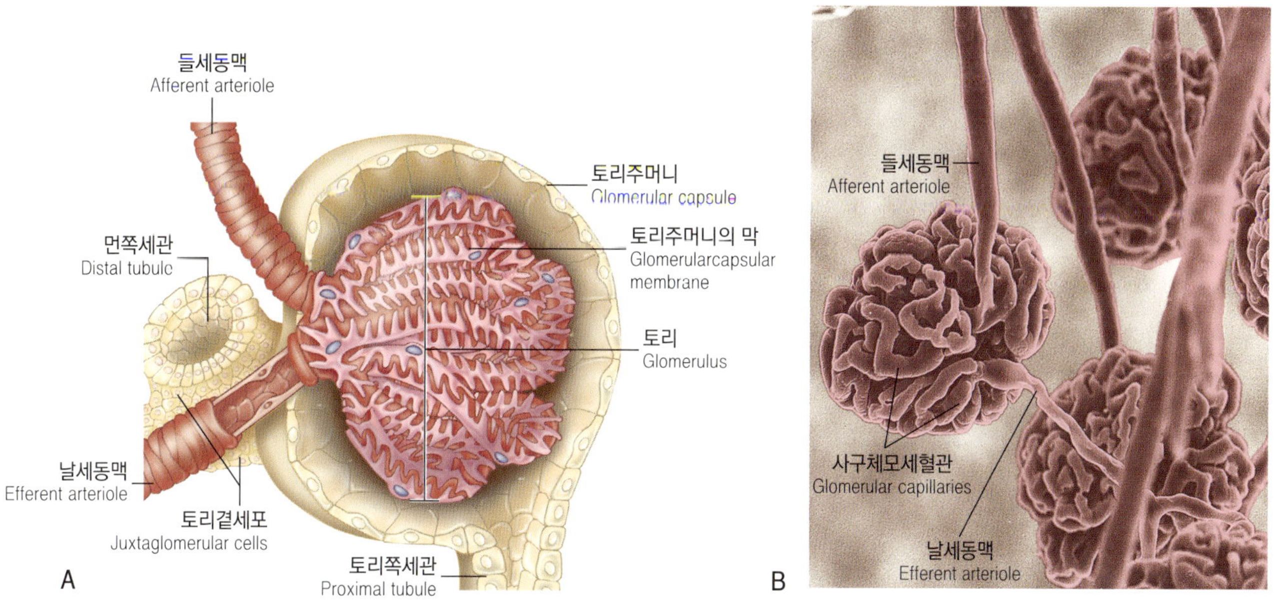

그림 19-4 **콩팥소체.** A: 토리주머니 내의 토리와 인접 조직의 관계모식도. B: 토리와 인접 혈관의 주사전자현미경 사진

4. **집합세관**(collecting duct, CD): 콩팥세관에서 직선 부위이다(구부러져 있지 않으며, 여러 개의 콩팥단위 먼쪽세관이 하나의 집합세관에 결합된다). 콩팥유두를 통하여 피라미드에서 나온 소변은 집합관에서 모아진 후 콩팥술잔과 콩팥깔때기를 거쳐서 요관으로 이동된다.

그림 19-3을 다시 보면 그림에서 2개의 콩팥단위는 각각 위치하고 있는 부위가 다르다. 하나의 콩팥단위는 겉질 위쪽에 위치하고 있는데, 모든 콩팥단위의 85% 정도가 해당한다. 이에 속하는 콩팥단위는 콩팥겉실에 대부분의 부위가 위치하고, 이를 겉질 콩팥단위(cortical nephrone)라 한다. 또 다른 콩팥단위를 속질곁콩팥단위(juxtamedullay nephrone)라 하는데, 이들의 콩팥소체는 속질과 겉질의 경계 부위에 위치한다. 또한 이들의 콩팥세관고리는 속질 안에 깊게 위치한다.

속질곁콩팥단위는 소변 농축의 특수 기능이 있다.

콩팥기능의 개요

콩팥은 생명 유지에 필수기관이다. 소변을 만드는 콩팥의 기능은 항상성과 삶의 유지에 필수적이다. 소변의 형성, 수분, 전해질 및 물질대사에 의해 만들어진 노폐물은 혈액과 콩팥단위에 의해서 여과된다. 또한 노폐물은 콩팥단위에 의해 분비되고, 인체에 필요한 물질은 혈액으로 재흡수된다.

일반적으로 콩팥은 혈액을 통해서 필요한 물질을 흡수하거나 배출함으로써 균형을 유지하여 정상적인 농축상태를 유지한다. 요약하면 콩팥기능은 신체의 흡입량과 배출량을 조정한다. 노폐물 제거와 수분량 조절은 항상성 유지를 위한 콩팥의 기본적인 기능이다.

만약 콩팥의 기능부전이 있다면 항상성은 유지되지 못할 것이며, 정상 상태로의 회복도 어려울 것이다. 단백질을 에너지로 사용하면 질소노폐물이 축적되어, 배설에 문제가 생기면 독성 수준의 농도에 쉽게 도달한다. 만약 질병이나 손상에 의해 콩팥의 기능부전이 초래되면, 인공콩팥을 사용하여 혈액의 노폐물을 제거해야 삶을 유지할 수 있다.

독성물질 및 요소(urea)나 암모니아(ammonia)와 같은 질소(nitrogen) 노폐물의 배설은 콩팥의 기능 중 가장 중요한 것이다. 또한 콩팥의 중요한 기능은 염화물(chloride), 나트륨(sodium) 및 중탄산염(bicarbonate)과 같은 화학물질의 농도를 조절하는 것이다. 또한 인체 수분 및 염분 양을 조절하기 위해 선택적으로 체내에 유지하거나 배설함으로써 두 물질의 균형을 유지한다.

추가적으로 그림 19-4, A와 그림 19-5의 토리곁복합체(사구체방복합체, juxtaglomerular complex) 또한 혈압을 조절하는 기능이 있다. 혈압이 낮아지면 이 세포는 혈관 수축작용이 있는 호르몬을 분비시킴으로써 혈압을 상승시킨다.

또한 콩팥의 주요한 기능 중의 하나는 에리스로포이에틴(erythropoietin, EPO)을 분비하는 것이다. 산소가 부족한 상황에서 에리스로포이에틴이 분비되어 적색뼈속질에서 적

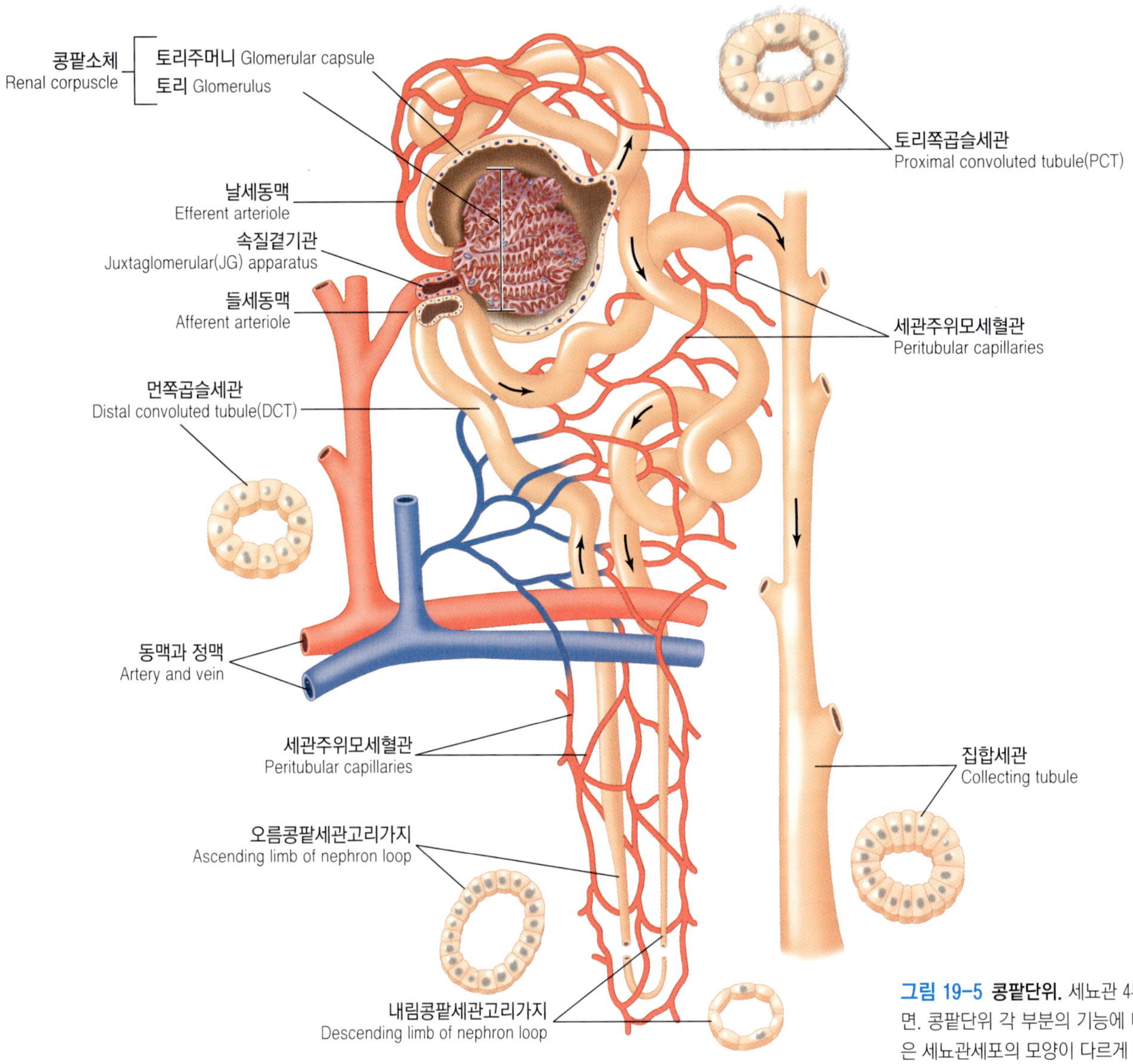

그림 19-5 콩팥단위. 세뇨관 4부분의 횡단면. 콩팥단위 각 부분의 기능에 따라 횡단면은 세뇨관세포의 모양이 다르게 나타난다.

혈구 생성을 자극하고, 추가적으로 생성된 적혈구가 산소이동을 도와주게 된다.

QUICK CHECK

1. 콩팥에서 육안적으로 보이는 6가지 구조는?
2. 콩팥단위의 주된 구조는?
3. 세관에서 언급된 토리쪽 혹은 먼쪽 토리주머니와의 관계는?
4. 에리스로포이에틴(erythropoietin)의 기능은?

소변의 형성

콩팥에는 2백만 개 혹은 그 이상의 콩팥단위가 있으며, 혈장조성의 균형을 이루어서 인체의 항상성을 유지한다. 이러한 중요한 기능을 수행하기 위하여 콩팥의 콩팥단위(nephrons)는 과량 혹은 쓸모없는 물질을 소변을 통하여 배출해야 한다.

다음의 3가지 과정에 의해 소변을 형성한다(그림 19-6).

1. 여과(filtration)
2. 재흡수(reabsorption)
3. 분비(secretion)

여과

소변의 형성은 여과(filtration)에 의해 시작되며, 콩팥소체까지 이루어진다(토리주머니와 토리). 토리의 압(pressure)은 혈액의 흐름에 영향을 미치는데, 토리의 혈압은 수분을 밀어내고, 토리 내의 노폐물을 분해하여 토리주머니로 밀어내기에 충분히 높다. 간략히 설명하면, 토리 내의 혈압은 토리주

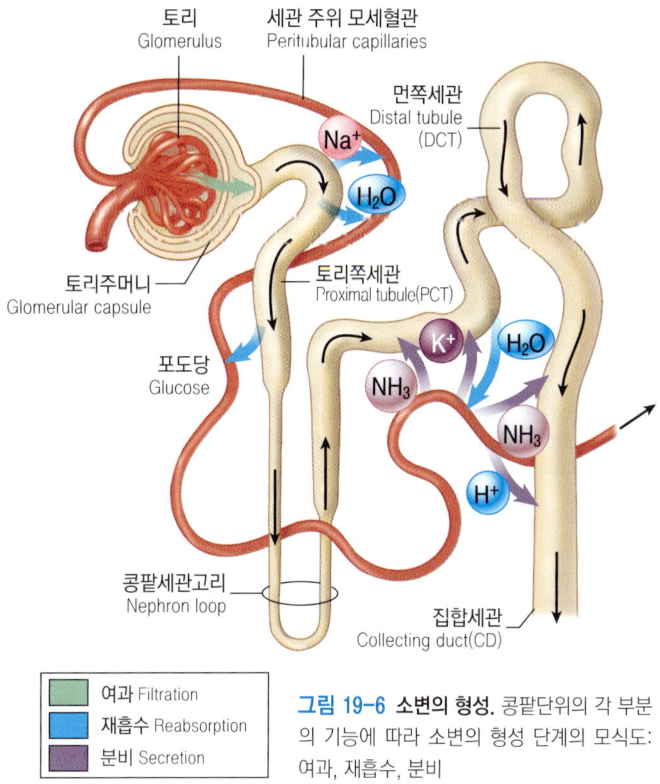

그림 19-6 소변의 형성. 콩팥단위의 각 부분의 기능에 따라 소변의 형성 단계의 모식도: 여과, 재흡수, 분비

머니의 막(glomerular-capsular membrane)에서 여과를 일으킬 수 있다. 만약 토리의 혈압이 일정 수준 이하이면 여과작용 및 소변 형성이 중단된다. 예를 들어, 출혈에 의해 혈압이 심각하게 저하되면 콩팥기능상실(신부전, kidney failure)로 이어질 수 있다.

토리에서는 정상적으로 1분당 125mL 정도의 여과가 이루어진다. 그 결과 토리 여과(glomerular filtrate)는 대략 180L(거의 50갤런)가 콩팥을 통해 매일 이루어진다.

그러나 소변을 매일 180L 배설하는 경우는 없다. 왜냐하면 토리 여과는 혈액에서 대부분의 수분이 빠져나가기 때문이며, 첫 번째 과정에서 소변이 형성되지만 두 번째 과정에서 재흡수되기 때문이다.

재흡수

재흡수(reabsorption)는 콩팥세관의 물질이 주변에 있는 모세혈관(peritubular capillaries)으로 이동하는 것이다. 수분, 당질 및 기타 영양소, 염분 및 다른 이온 등의 물질이 재흡수된다. 재흡수는 토리쪽곱슬세관에서 시작하여 콩팥세관고리, 먼쪽곱슬세관 및 집합세관에서 이루어진다.

많은 양의 수분(대략 하루에 178L)이 토리쪽곱슬세관의 삼투압에 의해서 재흡수된다. 달리 표현하면 매일 혈액에서 빠져나온 수분 180L에서 99%는 토리쪽곱슬세관에서 재흡수된다. 좀 더 적은 양의 수분은 콩팥세관고리, 먼쪽곱슬세관 및 집합세관에서 재흡수된다.

음식물에 들어있는 식염(common table salt)이나 정맥주사로 주입된 생리식염수(0.9% NaCl) 혹은 음료에 포함된 소금 성분은 체내에서 나트륨 이온(Na^+)과 염소 이온(Cl^-)으로 해리된다. 대부분 나트륨 이온은 집합세관을 제외한 콩팥세관에서 능동적으로 이동된다.

나트륨 이온의 재흡수가 콩팥세관고리에서 일어나는 과정은 특별한 경우이다. 콩팥세관고리와 고리를 둘러싼 모세혈관(peritubular capillaries)은 콩팥속질까지 깊게 뻗어 있다가 다시 반회(back up)한다. 이를 역류흐름(countercurrent flow)이라고 한다. 이러한 역류흐름에 의해 나트륨 이온과 염소 이온이 과량으로 콩팥속질로 이동한다. 그래서 콩팥속질은 염분을 좀 더 많이 함유한다.

또한 주위의 모세혈관(peritubular capillaries)도 과량의 나트륨 이온을 제거하지 못한다. 이러한 과정을 통해 콩팥속질은 점점 고장(hypertonic) 상태가 유지되며, 콩팥은 좀더 많은 수분을 재흡수하면서 소변을 농축시킬 수 있다.

재흡수되는 나트륨 이온의 양은 상황에 따라 다른데, 염분의 섭취량에 의해 좌우된다. 일반적으로 염분을 적게 섭취한 경우 염분의 재흡수가 증가하여 소변으로 염분이 적게 배출된다.

콩팥세관에서 능동적으로 재흡수되는 것은 나트륨 이온(Na^+)이고, 염소 이온(Cl^-)은 수동적으로 혈액으로 재흡수되는데, 그 이유는 음전하를 띠기 때문이다. 재흡수되어 혈액으로 들어가는 양전하를 띠는 나트륨 이온은 음전하를 띠는 염소 이온을 붙잡는다(attract).

그림 19-7는 나트륨 이온과 염소 이온 그리고 수분이 재흡수되어 세관주위모세혈관(peritubular capillaries)으로 들어가는 과정을 보여준다.

모든 여과된 포도당은 토리쪽세관 주변의 모세혈관으로 재흡수된다. 이와 같은 중요한 영양성분은 소변으로 빠져나가면 안 된다. 그림 19-8은 나트륨 이온-포도당 운반체(sodium glucose carriers)가 나트륨 이온이 능동적으로 재흡수될 때 포도당이 수동적으로 따라 운반되는(tag along) 과정을 보여준다.

이동최고치(transport maximum: T_{max}- 한번에 재흡수되는 물질의 최대용량)는 운반체(transporters)의 수에 의존

19

한다. 어떤 물질의 이동최고치는 콩팥문턱값(신역치, renal threshold; 어떠한 물질이 한계값에 도달하면 소변으로 나오는데 이때 물질의 혈중치)을 결정한다.

그러나 모든 포도당이 재흡수되는 것은 아니다. 예를 들면 당뇨병(diabetes mellitus, DM)에서는 혈중 포도당 농도가 정상치보다 높으면, 이를 콩팥문턱값(renal threshold)이라고 하며, 콩팥세관 내 여과액에는 재흡수되는 양보다 포도당이 많이 존재하게 된다. 그와 같은 상황에서는 나트륨 포도당 운반자(sodium glucose transporters)가 제대로 작동을 하지 못한다. 그래서 일부 포도당이 소변에 나타난다. 당질이 포함된 소변을 당뇨(glycosuria)라고 한다.

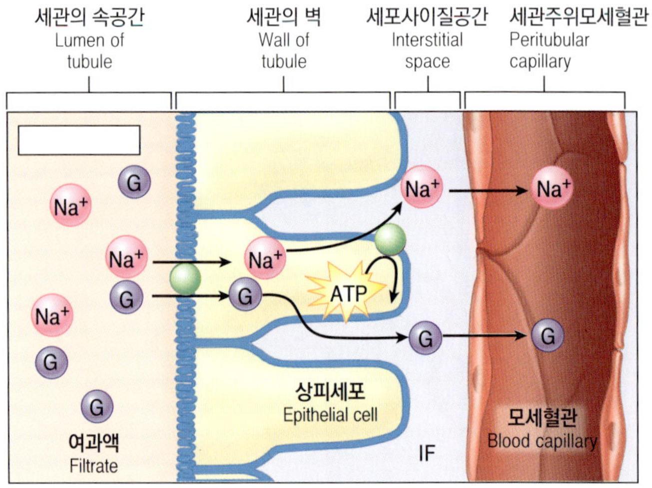

그림 19-8 포도당의 재흡수. 나트륨-포도당 운반체(sodium-glucose transporters)는 나트륨 이온을 능동수송시키면서 포도당은 여과액에서 혈액으로 수동수송시킨다. 이러한 운반체의 능력은 한 번에 포도당이 재흡수되는 정도를 결정한다.

분비

분비(secretion)는 혈액에서 먼쪽세관이나 집합세관으로 물질이 이동하여 소변으로 배출되는 것이다. 분비는 재흡수와 반대작용이다. 재흡수는 소변에서 혈액으로 물질이 이동하는 것이고, 반면에 분비는 혈액에서 소변으로 물질이 이동하는 것이다.

세관을 통한 분비는 혈액 내 과량의 수소(hydrogen) 이온, 칼륨(potassium) 이온, 기타 약물(penicillin, phenobarbital) 등이다. 그리고 요소(urea), 요산(uric acid) 그리고 크레아티닌(creatinine)도 배출된다.

세관주위혈액(peritubular blood)은 주로 토리쪽세관에서 여과되고, 일부는 먼쪽세관과 집합관에서 여과된다.

이러한 경험법칙(rule of thumb)에 예외적인 것이 칼륨(potassium, K^+) 이온이다. 칼륨 이온은 주로 집합관에서 나트륨이온과 교환되면서 분비된다. 칼륨 이온의 소변내 용적은 음식과 관련 있다. 일부 이뇨제(diuretic drugs)는 칼륨의 세관으로의 배출을 증가시켜서 소변으로의 배출을 증가시킨다(potassium wasting).

먼쪽세관과 집합관에서, 나트륨 분비는 소변량을 제어하

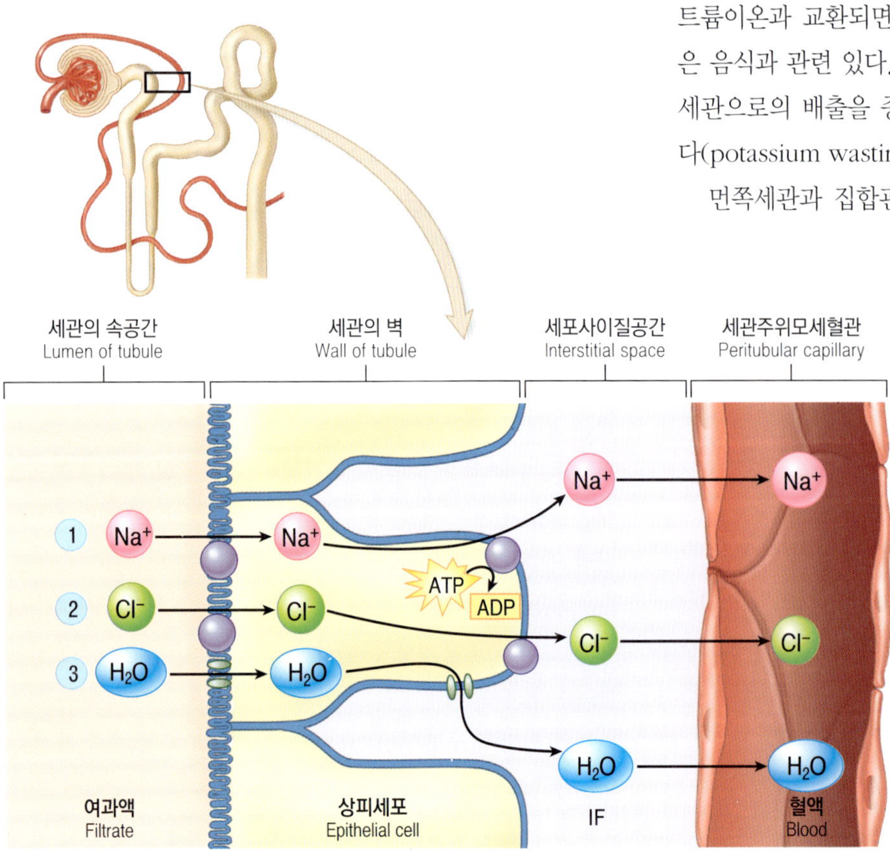

그림 19-7 이온과 수분의 재흡수. **1.** 나트륨 이온(Na^+)은 세관세포에서 세포사이질액(IF)으로 펌프된다. 그래서 세포사이질액의 나트륨 이온은 혈액으로 확산된다. 나트륨 이온이 세관세포에세 펌프될 때 좀 더 많은 나트륨 이온은 수동적으로 확산되어 농도균형을 유지한다. 충분한 나트륨 이온이 세관세포에서 혈액으로 이동되면서 전기적 기울기가 정립된다(혈액은 여과액에 비해 양전하를 나타낸다). **2.** 전기적 당김은 염소 이온(Cl^-)과 같은 음이온을 여과액에서 혈액으로 이동시킨다. **3.** 혈액 내에 이온 농도가 증가하여 수분을 여과액에서 혈액으로 삼투작용이 일어난다. 그러므로 나트륨 이온의 능동적 운반은 음이온과 수분의 수동운반을 가능하게 해 준다.

는 호르몬의 영향을 받는다. 암모니아는 확산에 의해 분비된다.

콩팥에서의 분비기능은 신체의 산-염기의 균형 유지에 필요한 기본적인 기능이다.

소변형성의 요약

요약하면, 소변 형성을 위한 콩팥단위의 기능은 다음의 과정이 적절하게 이루어져야 한다(표 19-1).

1. **여과:** 토리 내 혈액 속에 있는 수분과 분해된 물질이 토리주머니로 유입
2. **재흡수:** 수분과 분해된 물질이 혈액으로 다시 유입(소변을 통해 소실된 물질 중에서 인체에 필요한 물질을 재흡수, 일반적으로 토리 혈액에서 여과된 97~99%의 수분을 세관으로부터 재흡수-포도당과 다른 유기분자의 100%)
3. **분비:** 수소 이온, 칼륨 이온 및 기타 약물

표 19-1 식욕에 영향을 미치는 요인들

신장단위의 부위	소변 형성 과정	물질의 이동
토리	여과	수분과 용질(예: 나트륨, 다른 이온, 포도당, 다른 영양물질들이 사구체에서 여과되어 토리주머니로 유입)
토리쪽세관	재흡수, 분비	수분과 용질
콩팥세관고리	재흡수	나트륨과 염화화합물
먼쪽세관 및 집합세관	재흡수, 분비	수분, 나트륨 및 염화화합물 암모니아, 칼륨 이온, 수소 이온 및 약물

QUICK CHECK

1. 콩팥단위에서 이루어지는 3가지 기본 과정은?
2. 콩팥단위에서 여과가 이루어지는 부분은?
3. 콩팥단위에서 재흡수가 이루어지는 부분은?

소변양의 조절

인체는 소변의 양과 구성 성분의 조절기능이 있으며, 이는 소변 배설을 통해 이루어진다. 수분과 분해된 물질은 곱슬세관에서 재흡수된다.

항이뇨호르몬

예를 들어 뇌하수체 뒤엽에서 분비된 호르몬, 즉 항이뇨호르몬(antidiuretic hormone, ADH)은 집합관의 수분 투과성을 증가시켜 소변량을 감소시킨다.

만약 항이뇨호르몬이 분비되지 않는다면 세관에서 수분에 대한 침투성이 없어지면서 수분의 재흡수가 거의 이루어지지 않을 것이다. 항이뇨호르몬이 혈액 내에 분비되어 있을 때 집합세관은 수분에 대한 침투성이 있고, 집합세관에서 재흡수가 이루어질 것이다. 그 결과 소변의 형태로 인체에서 수분이 적게 빠져나가든지 혹은 좀 더 많은 수분이 세관에 유지된다. 어떤 방법이든지 간에 인체는 그러한 방법을 시행해야 한다. 어쨌든 항이뇨호르몬은 '수분유지호르몬(water-retaining hormone)'이라는 표현이 적합할 것이다. 또한 '소변감소호르몬(urine-decreasing hormone)'이라는 표현 또한 가능하다.

콩팥세관고리와 주위 모세혈관의 역류기전(counter-current mechanisms)에 의해 콩팥속질은 고장(hypertonic) 상태가 된다. 여과액이 집합세관으로 이동할 때 콩팥속질의 고장 상태 세포사이질액과 평형을 맞추기 위해 수분의 삼투현상이 일어나서, 여과액에서 수분을 빼어내는 것이다. 그러므로 콩팥속질을 고장 상태로 유지하는 것은 소변을 농축하는 데 중요하다.

알도스테론

알도스테론(aldosterone)호르몬은 부신겉질(adrenal cortex)에서 분비되며, 콩팥에서 염분의 재흡수를 조절하는 중요한 기능을 한다. 첫 번째로 빠른 속도로 염분을 재흡수하도록 세관을 자극한다. 두 번째로 알도스테론은 세관에서 수분의 재흡수를 증가시킨다. 왜냐하면 수분은 나트륨 이온을 따라서 이동하기(water always follows sodium) 때문이다. 따라서 알도스테론은 염분-수분유지호르몬(salt and water-retaining hormone)이라고 하기도 한다.

또한, 콩팥 자체는 알도스테론 분비에 관여하여 체액과 혈압 유지를 조절한다. 혈액량과 혈압이 감소하면, 토리곁복합체(juxtaglomerular apparatus, JG)의 세포가 활성화되고 레닌(renin)을 분비하여 레닌-앤지오텐신-알도스테론 시스템(RAAS)을 작동시킨다. RAAS는 혈관을 수축시켜 혈압을 올려주고 또한 알도스테론 분비를 증가시켜 혈액량을 상승시킨다(혈액량의 증가는 어느 정도 혈압의 상승을 초래한다). 그

림 19-9은 RAAS가 어떻게 혈액량과 혈압을 정상적으로 유지하는지에 대한 기전을 설명한다.

심방성 염뇨호르몬

다른 호르몬으로 심방성 염뇨호르몬(atrial natriuretic hormone, ANH)은 심장의 심방벽에서 분비되며, 알도스테론과 반대작용을 나타낸다. ANH은 콩팥을 자극하여 염분 배출을 증가시키고, 수분의 배출도 증가시킨다. 그래서 ANH은 염분-수분 배출호르몬(salt-and water-losing hormone)이라고도 한다.

인체에서는 항이뇨호르몬, 알도스테론 및 ANH는 각각 분비되는 양이 다르지만, 항상 체액의 항상성을 유지하고자 한다.

소변양의 이상

때때로 콩팥질환, 심혈관질환 혹은 스트레스에 의해 정상적인 양의 소변을 배설하지 못하는 경우가 있다. 다음은 소변배설량이 비정상적일 때 사용하는 용어이다.

1. **무뇨**(anuria): 소변이 전혀 나오지 않음
2. **핍뇨**(oliguria): 소변의 양이 적음
3. **다뇨**(polyuria): 일반적으로 소변의 양이 많음

소변양의 변화는 질병과 체액변화의 여러 조건에서 중요한 지표가 된다. 정상성인의 소변배출은 하루에 1500~1600cc이다.

19

QUICK CHECK

1. ANH의 기능은?
2. ADH와 알도스테론이 소변배출에 영향을 주는 방법은?
3. 무뇨와 다뇨의 차이점은?

소변의 배출

콩팥에서 형성된 소변은 몸에서 배출되어야 한다. 소변배출에 필요한 해부학적 구조를 배관(plumbing)으로 이해하면 쉽다.

요관

소변은 양쪽 콩팥의 집합관에서 배출되어 콩팥깔때기와 요관(ureter)을 지나 방광으로 유입된다(그림 19-1). 콩팥깔때기(renal pelvis)는 콩팥 안쪽으로 요관의 위쪽 끝부분

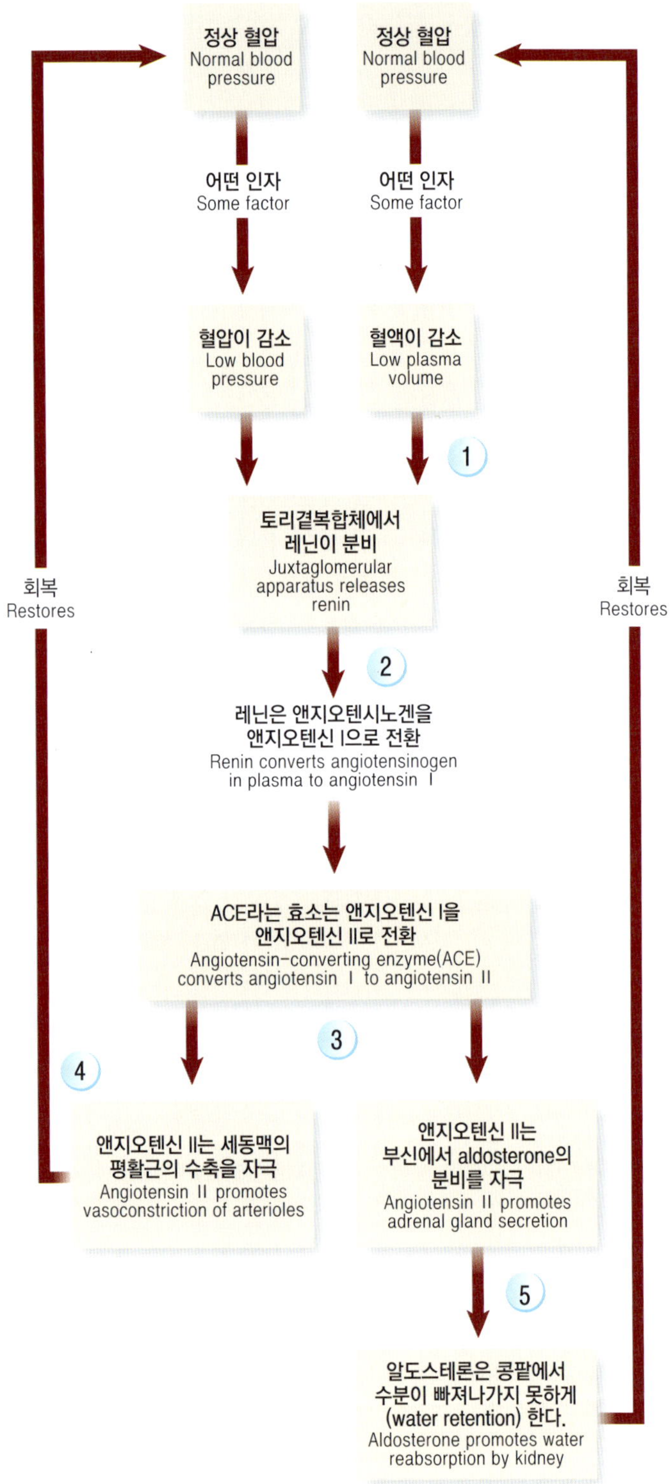

그림 19-9 레닌-앤지오텐신-알도스테론 시스템. 혈장 부피의 감소는 혈압 감소를 일으키며, 이는 콩팥의 토리곁복합체세포를 자극하여 레닌이 분비되며, 레닌은 앤지오텐신노겐을 알지오텐신 I으로 전환시키고, ACE라는 효소는 알지오텐신 I을 앤지오텐신 II로 전환시킨다. 알지오텐신 II는 세동맥의 평활근의 수축을 자극하여 혈압을 높여준다. 또한 앤지오텐신 II는 부신에서 알도스테론의 분비를 자극하고, 알도스테론은 콩팥에서 수분이 빠져나가지 못하게(water retention) 하여 혈액량과 혈압을 정상적으로 만들어준다.

에 위치하고 있다. 요관은 직경 6mm(1/4inch) 이하, 길이 25~30cm(10~12inch)의 좁고 긴 관이다.

양쪽의 요관과 각각의 콩팥깔때기에는 점막이 있다. 점막에는 신축성 있는 이행상피(stretchable transitional epithelium)가 존재한다. 그림 19-10은 요관이 두꺼운 근육벽으로 이루어져 있음을 나타내고 있다. 근육막이 수축됨으로써 소변을 요관에서 방광으로 이동시킨다(연동운동, peristaltic-type movements). 요관을 둘러싸고 있는 막에는 감각신경이 풍부하게 있다.

콩팥통증(renal colic)은 콩팥 통로의 돌(결석)에 의해서 발생하며, 오래전부터 의학적으로 설명되고 있다. 만약 콩팥깔때기, 요관, 방광, 요도의 뾰족한 끝 부위, 외벽의 팽창 부위, 혹은 인접 부위에 콩팥돌(신장결석)이 있다면 심각한 통증을 유발하며, 심각한 통증은 콩팥에서부터 인체 전체로 뻗어나갈 것이다.

방광

속이 빈 방광(bladder)은 두덩결합(치골결합, pubic symphysis) 부위 바로 뒤쪽의 골반에 위치하고 있다. 소변으로 가득 차면 배안의 아래쪽 부위로 올라간다. 여성에서는 방광은 자궁앞에 위치하고, 남성에서는 전립샘에 얹어 있다.

방광벽에 있는 탄력성 섬유와 불수의적 근섬유는 소변을 배출하거나 유지하기에 적합한 기능을 하며, 수축성으로 방광을 비우기도 한다. 방광의 내면의 점막은 이행상피로 이루어져 있다. 내면은 깊은 근육층이 느슨하게 연결되어 있어 방광 내부는 주름져 있으며, 방광이 비어 있는 경우 'rugae'라고 불리는 점막주름이 위치한다. 방광이 차 있는 경우 내부 표면의 주름이 펴진 상태로 매끈하다.

그림 19-11에서 삼각형 부위의 뒷부분 혹은 방광의 후면은 주름져 있지 않다. 방광삼각(trigone)이라 불리는 이 부위는 항상 매끈한 부위이다. 막의 내부는 근육의 깊은 층으로 단단하게 고정되어 있다. 방광삼각부위는 2개의 요관 개구부와 요도 아래쪽의 출구지점 사이까지 펼쳐져 있다.

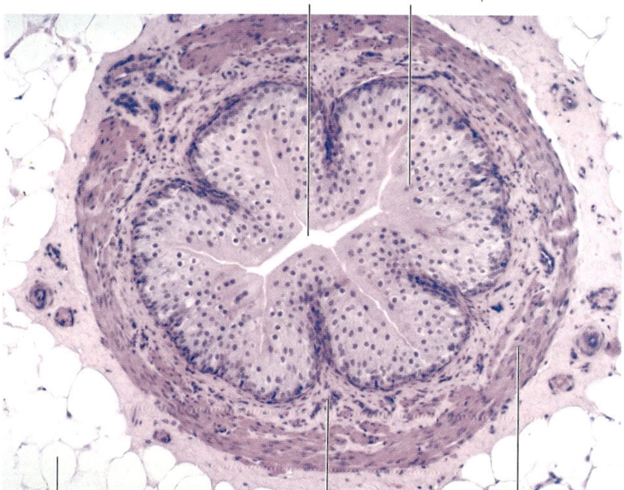

그림 19-10 요관 횡단면. 점막을 감싸는 이행상피(transitional epithelium)가 튀어나와(folding) 있다. 이러한 folding은 소변이 관을 통과할 때 펼쳐지게 된다. 요관 주변의 두꺼운 근육층은 소변을 방광으로 펌프질하는 데 도움을 준다.

요도

소변이 방광에서 체외로 배출되는 통로이며, 요관 하부에 위치한다. 요도(urethra)의 바깥 끝을 요도구멍(urinary meatus)이라고 한다. 달리 표현하면 요도는 비뇨기계통의 하부에 위치하고 있다.

콩팥깔때기(renal pelvis) 및 요관(ureter)과 같은 점막층을 이루고 있으며, 방광에서 요도로 연결되어 있다. 또한 요도 모양의 특징으로 인해 요도에 감염이 생긴 경우 비뇨기계통의 위쪽으로 전파시켜서 방광염(cystitis)을 일으킨다.

요도는 좁은 관으로 여성은 대략 4cm(1과 1/2in)이며, 남성은 대략 20cm(8in) 정도의 길이이다. 남성에서 요도는 2가지 기능이 있다. (1) 비뇨기계통의 마지막 부위이며, (2) 정액이 배출되는 통로이다. 여성은 단지 비뇨기계통의 마지막 부위이다.

배뇨

배뇨(micturition), 싸기(urination), 비우다(voiding)라는 용어는 몸에서 소변 배출 혹은 방광을 비우는 것을 의미한다.

방광 부위에 있는 두 개의 조임(sphincters) 혹은 근육조직의 고리에 의해 소변 배출은 제어된다. 속요도조임근(internal urethral sphincters)은 방광의 출구에 위치하며, 바깥요도조임근(external urethral sphincters)은 방광목 바로 아래쪽의 요도 주변에 있다(그림 19-11). 수축할 때 두 개의 조임근은 방광을 막아서 외부로 소변이 세는 것이 없이 모으게 한다. 속요도조임근은 불수의적이며, 바깥요도조임근은 뼈대근육(가로무늬근, striated muscle)으로 이루어져 수의적으로 조절된다.

민무늬근인 방광의 근육층은 확장될 수 있기 때문에 증가

19

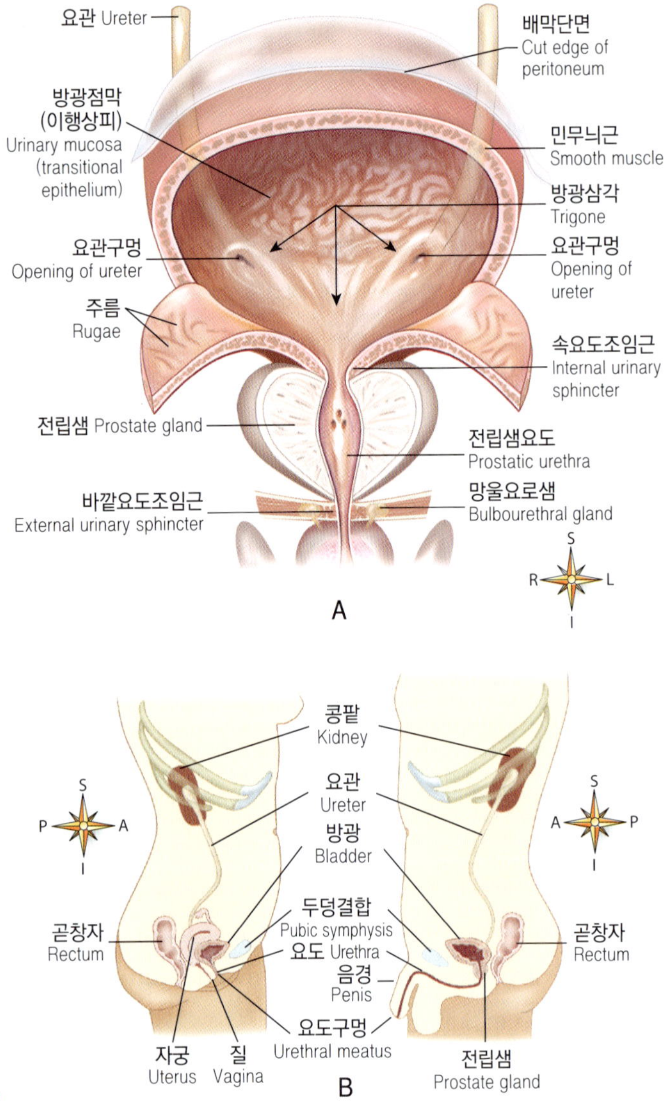

그림 19-11 **방광(urinary bladder). A:** 완전히 펼쳐진 정면도남성 방광은 내부를 보여주도록 해부된 남성방광의 이마면(frontal view). 전립선은 요도가 방광을 빠져 나올 때 그것을 둘러싸고 있는 전립샘을 확인하세요습니다. **B:** 방광과 주위의 해부학적구조와의 관계를 나타내는 여성 비뇨계와 남성의 비뇨계의 시상단면

된 소변의 양에 따라 방광은 확장될 수 있으며, 300~400mL 정도의 소변이 방광에 찰 때까지 서서히 방광속 압력이 증가한다.

소변의 양이 증가하여 방광에 150mL 정도의 소변이 차게 되면 요의를 느끼기 시작한다. 그러나 성인의 경우 일반적으로 350mL 이하인 경우에는 배뇨하지 않는다.

방광벽이 확장되면서 신경을 자극하여 척수의 2번, 3번, 4번의 엉치분절(천수, sacral segment)에 전달되어 배뇨반사가 시작된다. 배뇨반사는 방광벽의 수축을 일으키고 속조임근을 이완시킨다. 소변이 요도로 내려가고 수의적 조절을 받는 바깥조임근이 이완되면 배뇨가 이루어질 것이다. 바깥조임근의 수의적 수축은 소변이 방광에 가득 차서 비워야 할 때까지는 억압될 것이다. 조임근의 수축력은 소변을 수의적으로 배출할 수 있을 정도이다.

뇌의 고위중추는 방광수축과 바깥조임근의 이완을 융합하여 배뇨 조절기능을 수행한다. 이러한 과정은 골반과 배벽의 근육의 협동작용에 의해 이루어진다.

소변배출의 장애

요정체(urinary retention)는 배뇨를 하지 못하는 상태로, 이때 콩팥은 소변을 생산하지만, 방광은 한 가지 이유 혹은 또 다른 이유로 방광을 비울 수는 없는 상태를 의미한다. 배뇨억제(urinary suppression)는 정반대로 배뇨를 억압하는 상태이다. 이때 콩팥은 얼마간의 소변을 생산할 수 없지만, 방광은 소변을 비울 수 있는 기능을 갖고 있는 상태를 의미한다.

배뇨는 인체의 복합적인 기능에 의해서 이루어진다. 즉, 자율신경계의 교감신경과 부교감신경의 통합작용과 조절작용에 의해서 이루어진다. 유감스럽게도 항상성 조절의 문제는 이 복합체계 내에서 꽤 자주 발생한다. 야뇨증을 경험하는 어린이의 15~20%에서, 배뇨장애가 있는 미국 성인의 거의

표 19-2 소변의 특성

정상적인 특성	비정상적인 특성
색깔	
노란색, 호박색 혹은 담황색	비정상적인 색깔 혹은 흐린색, 혈액이나 담즙, 세균, 약물, 음식색소 혹은 용질의 고농축
성분	
무기물 이온(예: Na^+, Cl^-, K^+) 질소성 노폐물: 암모니아, 크레아티닌, 요소, 요산 소변의 색소	아세톤 알부민 담즙(고형물) 포도당
냄새	
약간의 냄새	아세톤 냄새, 당뇨 환자에서 주로 나타남
ph	
4.6~8.0	알카리증; 산증
비중	
1.001~1.035	비중이 높은 경우 용질이 침전되어 신결석을 형성

1,500만 명에게 영향을 미친다. 60세 이상인 경우는 특히 위험성이 높으며, 노인 여성은 남성보다 거의 2배 이상 영향을 받는다.

요실금(incontinence)은 불수의적 배뇨를 의미하거나 혹은 나이 든 성인이나 어린이에서 소변 조절기능의 상실을 의미한다. 긴박실금(urge incontinence)은 배뇨근(detrusor) 과다작용(overactivity) 혹은 불수의적 배뇨근 수축 때문이다. 스트레스성 요실금(stress incontinence)은 웃거나, 기침 혹은 무거운 물건을 들어 올릴 때 소변이 누출되는 것이다. 임신한 여성의 경우 약해진 골반벽으로 인해 흔히 발생한다. 과도일출 요실금(overflow incontinence)은 간헐적으로 소변을 보는 특징이 있다. 이는 요정체와 방광의 과다 정체의 결과로, 전립선 비대를 가진 남성에서 흔히 발생하는 문제이다.

실금 반사작용(reflex incontinence)은 감각장애에 의해 발생하며, 뇌졸중이나 척수신경 손상과 관련하여 흔하게 발생한다. 만약 척수의 통합기능이 완전히 절단된 경우, 방광의 근육조직은 자동성으로 간헐적이나 비주기적으로 배뇨가 이루어진다. 이러한 상태를 신경성 방광(neurogenic bladder)이라 한다.

배뇨는 유아나 소아에서는 반사작용이다. 비록 개인에 따라 차이가 있지만, 대부분 2~3살 사이의 어린이는 자발적으로 소변을 볼 수 있으며, 급박한 상황에서도 소변을 참을 수 있다. 유뇨증(enuresis)은 조절이 안 되는 소변배출을 의미하며, 일반적으로 밤에 침대를 적시고(야뇨증: nocturnal enuresis), 자발적으로 방광 조절을 할 수 있는 나이를 넘어선 어린이에게서 나타난다. 여자아이보다 남자아이에서 발생의 빈도가 높으며, 가끔 성숙이 지연되기도 한다.

QUICK CHECK

1. 콩팥을 떠나는 소변은 어떠한 관을 통해 이동되나?
2. 소변을 저장하기 위해 방광은 팽창할수 있다. 이러한 이유는?
3. 방광을 떠나는 소변은 어떠한 관을 통해 외부로 이동되나?

요분석

소변을 물리적 · 화학적 그리고 미세 분석하는 것을 요분석(urinalysis)이라 한다. 혈액과 같이 소변은 체액으로서 인체의 기능에 대해 많은 것을 표현한다. 소변의 정상적인 특성에서 변화가 있거나 혹은 비정상적인 소변의 특징이 나타나는 경우는 질병을 의미하는 것이다.

임상이나 실험실 상황에서 표준이 되는 요분석은 통상적인(R; routine) 검사와 현미경적(M; microscopic) 검사로 나뉘는데, 통상적인 요분석은 물리적 · 화학적 분석을 의미하는 반면에 현미경적 요분석은 현미경에서 소변의 침전물을 분석하는 것이다. 이러한 일련의 검사는 임상진단에 필요한 정보를 제공해준다.

용어 terminology

- 겉질콩팥단위 cortical nephrone
- 먼쪽곱슬세관 distal convoluted tubule
- 배뇨 micturition, urination, voiding
- 배뇨반사 emptying reflex
- 배막뒤 retroperitoneal
- 분비 secretion
- 삼각 trigone
- 속질 medulla
- 속질곁기관 juxtamedulla apparatus
- 속질곁콩팥단위 juxtamedulla nephrone
- 유두 papilla
- 조임근 sphincters
- 집합세관 collecting tubule
- 콩팥관 calyx
- 콩팥기둥 renal columns
- 콩팥깔대기 renal pelvis
- 콩팥단위 nephron unit
- 콩팥세관 renal tubule
- 콩팥세관고리 loop of Henle
- 콩팥소체 renal corpuscle
- 토리 glomerulus
- 토리 여과 glomerular filtration
- 토리주머니 glomerular capsule
- 토리쪽곱슬세관 proximal convoluted tubule

요약 summary

콩팥

A. **위치:** 콩팥은 근육 뒤, 옆 배막 뒤쪽에 위치, 허리 위치에서 바로 위쪽에 있다. 오른쪽 콩팥은 일반적으로 왼쪽 콩팥보다 약간 아래쪽에 위치하고 있다(그림 19-1).

B. **육안구조**

1. 콩팥의 외형
   a. 콩팥은 리마콩과 비슷한 모양이고, 평균 크기는 11×7×3cm이다
   b. 콩팥문-안쪽으로 들어간 부분
   c. 콩팥의 바깥쪽은 섬유성 피막(capsule)이 둘러싸고 있다.
2. 내부 구조
   a. 콩팥겉질: 콩팥의 외층
   b. 콩팥속질: 콩팥의 내층
   c. 신추체: 콩팥의 피질은 삼각형으로 나뉜다.
   d. 콩팥유두: 피라미드의 좁고 가장 깊숙한 곳
   e. 콩팥깔대기: 요관 위쪽 끝의 확장 부위, 콩팥의 안쪽 면
   f. 콩팥술잔(신배): 콩팥깔때기로부터 갈라진 것(피라미드 유두는 각각의 콩팥술잔으로 열린다)

C. 미세 구조

1. 콩팥 안에는 1백만 개 정도의 콩팥단위가 위치한다(그림 19-3, 그림 19-4).
   a. 독특한 모양의 콩팥소체는 특수한 기능에 맞게 존재
   b. 주된 구성성분은 콩팥소체와 콩팥세관
2. 콩팥소체(그림 19-4)
   a. 토리주머니: 컵 모양의 주머니
   b. 토리: 토리주머니 내에서 모세혈관의 그물로 둘러싸여 있음
3. 콩팥세관(그림 19-5)
   a. 토리쪽곱슬세관: 콩팥세관의 첫 번째 구역
   b. 콩팥세관고리: 토리쪽세관에서 연장된 부위로, 내림세관가지, 고리 모양, 오름세관가지로 구성
   c. 먼쪽곱슬세관: 콩팥세관고리의 오름가지에서 연장된 부위
   d. 집합세관: 먼쪽세관에서 직선으로 연장된 부위
4. 콩팥단위의 위치
   a. 겉질콩팥단위: 전체의 85%에 해당하며, 콩팥겉질에 위치
   b. 속질곁콩팥단위: 소변 농축의 기능을 수행하며, 겉질과 속질 사이에 위치

D. 콩팥의 기능

1. 독성 물질과 질소성 노폐물 배출
2. 혈액 내 여러 가지 화학물질의 농도 조절
3. 수분의 양 조절
4. 혈압 조절
5. 에리스로포이에틴(EPO)을 분비하여, 적혈구 생성을 조절

소변의 형성

A. 콩팥에는 백만 개 혹은 그 이상의 콩팥단위가 있으며, 다음의 3가지 과정에 의해 소변을 형성한다(그림 19-8, 표 19-1); (1)여과 (2)재흡수 (3)분비이다.

B. 여과

1. 콩팥소체로 계속 진행
2. 토리의 혈압은 수분과 노폐물을 분해하고 여과시켜 토리에서 토리주머니로 밀어낸다.
3. 정상적 토리 여과속도는 1분당 125mL이다.

C. 재흡수

1. 콩팥세관의 물질이 주변에 있는 모세혈관으로 이동하는 것이다.
2. 수분, 영양물질 및 다른 이온은 재흡수된다(그림 19-7).
3. 수분은 삼투압에 의해 토리쪽곱슬세관에서 재흡수된다.
4. 콩팥세관고리와 주위의 모세혈관에서의 역류기전은 나트륨 이온과 염소 이온을 농축시켜 콩팥속질을 고장 상태로 만들어서 소변을 농축하는 데 도움을 준다.
5. 최대운반(T_{max})은 한 번에 재흡수할 수 있는 양을 말한다.
   a. 최대 운반은 물질의 운반체의 숫자에 결정된다.
   b. 어떤 물질의 최대 운반을 콩팥역치라고 한다.
6. 모든 포도당이 나트륨 이온과 같이 재흡수된다는 것은

나트륨이온-포도당 운반체가 모든 포도당을 잘 조절한다는 것을 의미한다(그림 19-8).

D. 분비

1. 먼쪽세관이나 집합세관의 주변에 있는 모세혈관에서 물질이 이동하여 소변으로 배출되는 것이다.
2. 수소 이온, 칼륨 이온 및 기타 약물은 능동수송에 의해 분비된다.
3. 암모니아는 확산에 의해 분비된다.

소변양의 조절

A. ADH: 주로 뇌하수체 뒤엽에서 분비된 항이뇨호르몬에 의해 소변의 양이 감소한다.

B. 콩팥속질을 고장 상태로 유지하는 것은 소변을 농축하는 데 중요하다.

C. 알도스테론: 부신에서 분비되며, RAAS에 의해 분비가 증가되고 수분과 염분의 재흡수를 증가시켜 소변의 양을 감소시킨다(그림 19-9).

D. ANH: 심장의 심방에서 분비된 펩티드호르몬이며 콩팥세관으로 염분과 수분의 배출을 증가시켜 소변의 양을 증가시킨다.

E. 소변양의 이상

1. 무뇨: 소변이 전혀 나오지 않음
2. 핍뇨: 소변의 양이 적음
3. 다뇨: 일반적으로 소변의 양이 많음

소변의 배출

A. 요관(그림 19-10)

1. 구조
   a. 콩팥 안쪽에서 위쪽 끝부위(콩팥깔때기)에서 연장되어 나온 좁고 긴 관이다.
   b. 점막과 점막층으로 이루어져 있다.
   c. 콩팥깔때기(renal pelvis)는 콩팥 안쪽으로 요관의 위쪽 끝부분에 위치하고 있다.
2. 기능: 콩팥깔대기에서 방광으로 소변을 전달하는 통로

B. 방광

1. 구조(그림 19-11)
   a. 탄력성이 있는 근육기관, 거대하게 팽창이 가능하다.
   b. 위점막처럼, 점막층들이 주름진 층으로 배열되어 있다.
2. 기능
   a. 배뇨 전 소변 저장
   b. 배뇨기능
3. 방광염

C. 요도

1. 구조(그림 19-11)
   1. 방광으로부터 연장되어 나온 좁은 관
   2. 점막층으로 이루어짐
   3. 요도구멍: 비뇨기관의 외부와 연결되는 통로
2. 기능
   a. 방광으로부터 신체 외부로 소변 배출
   b. 남성은 신체로부터 정액 배출

D. 배뇨

1. 신체로부터 소변의 배출('배뇨' 혹은 '소변을 보다'로 불린다.)
2. 조임근 조절
   a. 속요도조임근(불수의적)
   b. 바깥요도조임근(수의적)
3. 방광벽은 소변을 저장할 수 있도록 하며 약간 압력이 증가한다.
4. 배뇨반사
   a. 방광벽에서부터 배뇨반사가 시작
   b. 방광벽 수축
   c. 속조임근 이완
   d. 바깥조임근 이완 및 배뇨 발생
   e. 유뇨증: 어린이에게서 불수의적으로 배뇨가 나타난다. 야뇨증은 밤에 불수의적으로 배뇨가 나타나 침상을 적신다.
5. 요정체: 소변이 생산되기는 하지만 소변의 배출이 이루어지지 않는 것이다.
6. 배뇨억제: 소변은 생산되지 않지만 방광의 기능은 정상이다.
7. 실금: 소변이 불수의적으로 배뇨된다.
   a. 긴박성 실금
   b. 스트레스성 요실금
   b. 척수손상 혹은 뇌졸중
   c. 과다 흐름으로 인한 요실금은 비뇨기의 정체나 방광의 과다 팽창의 결과이다.

d. 반사요실금(Reflex incontinence): 척수손상 혹은 뇌졸중에서 감각징후나 감각인지의 부재로 실금이 발생

e. 야뇨증

f. 방광의 마비나 비정상적인 기능으로 방광의 근육조직에 서 자동성이 작용(automated action)하여 간헐적이나 비주기적으로 배뇨가 이루어지는데, 이를 신경성 방광이라 한다.

요분석

A. 소변을 물리적 · 화학적 · 미세 분석하는 것을 요분석이라 한다(표 19-2).

B. 병적 상태나 특성을 확인하는 데 도움이 된다.

학습활동 summary

복습문제

1. 콩팥의 위치에 대해 기술하시오.
2. 콩팥의 내부 구조 명칭에 대해 기술하시오.
3. 콩팥소체(신소체, renal corpuscle)와 콩팥세관(renal tubule)의 기본구성에 대해 기술하시오.
4. 콩팥의 기능인 여과, 재흡수, 분비에 대해 설명하시오.
5. 소변 형성 과정에 대해 간략히 설명하시오.
6. 콩팥에서 제거되는 물질 혹은 조절되는 것은?
7. 속질곁기관의 기능에 대해 설명하시오.
8. 소변량을 조절하는 3가지 호르몬을 기술하시오.
9. 요관 구조에 대해 기술하시오.
10. 콩팥통증(renal colic)에 대해 기술하시오.
11. 방광 구조에 대해 기술하시오. 방광삼각이란?
12. 요도의 구조에 대해 설명하시오.
13. 배뇨 과정에 대해 간략히 설명하시오.
14. 소변의 정체(retention)와 억제(suppression)에 대해 설명하시오.
15. 실금이란? 실금을 유발하는 원인은?
16. 소변 내 어떤 물질이 화학적으로 요분석되어 정보를 제공하는가?
17. 소변 샘플에서 이물질(cast)이 발견되었다. 이물질에는 어떤 것이 있는가?

19

문제

1. 콩팥에는 1분 동안 심장에서 나온 총 혈액의 ________% 가 유입된다.
2. 콩팥소체는 2개의 구조로 구성되어 있는데, ________와 ________이다.
3. 콩팥의 속질에서 연장된 콩팥세관의 두 부위는 ________와 ________이다.
4. 콩팥의 겉질에 있는 콩팥세관의 두 부위는 ________와 ________이다.
5. 소변의 물리적, 화학적 그리고 현미경적 검사를 ________이라 한다.
6. 방광의 출구에 위치하는 불수의근은 ________이다.
7. 콩팥단위는 3가지 혈액균형과정(blood-balancing processes)을 거쳐 소변을 형성한다. ________, ________, ________
8. ________ 과정은 콩팥 속질에서 고삼투압조건을 유지하는 기전이다.
9. 일부 약제인 ________은 소변형성을 증가시키며, 이때 칼륨분비를 증가시키므로 'potassium wasting'약제라고 한다.
10. 호르몬 ________은 뇌하수체뒤엽에서 분비되어 소변에서 수분소실을 감소시킨다
11. 호르몬 ________은 부신겉질에서 분비되어 나트륨의 재흡수에 중요한 역할을 수행한다

12. 토리결복합체세포는 ________ 계통을 시작시키는 호르몬을 분비한다.

13. 개개의 콩팥을 싸는 완충제는 무엇인가?

14 콩팥의 안쪽에 들어간 부분으로서, 혈관, 신경 요관이 콩팥과 연결되는 곳은?

15. 콩팥단위의 85% 정도가 ________콩팥겉질에 위치한다. 나머지 콩팥단위의 명칭은?

16. ________ 과정은 콩팥세관에서 모세혈관으로 물실을 이동시키는 것이다.

A항에 알맞은 설명을 B항에서 찾아 연결하시오.

A항	B항
17. ____________ 겉질	a. 콩팥의 내층
18. ____________ 속질	b. 콩팥에서 요관으로 연장되는 부위
19. ____________ 피라미드	c. 콩팥단위에서 컵 모양의 부위로, 여과액이 유입되는 부위
20. ____________ 콩팥깔때기	d. 방광에서 인체의 바깥 부위로 연결되는 관
21. ____________ 요도	e. 토리주머니에서 모세혈관의 그물로 이루어짐
22. ____________ 방광	f. 소변을 보기 전까지 유지되는 주머니 모양의 구조
23. ____________ 요관	g. 콩팥의 외층
24. ____________ 방광삼각	h. 방광에 있는 부위로, 2개의 요관과 1개의 요도의 개구부
25. ____________ 토리주머니	i. 콩팥세관의 한 부위로 토리쪽 및 먼쪽곱슬세관 사이에 위치
26. ____________ 토리	j. 콩팥과 방광을 연결하는 관
27. ____________ 콩팥세관고리	k. 콩팥속질을 세 개의 부위로 나눔

CHAPTER 20

체액 및 전해질 균형

Fluid and Electrolyte Balance

1. 연령과 성별 그리고 몸무게에 따른 체액의 변화를 설명한다.
2. 체액의 구분을 설명한다.
3. 수분이 몸으로 들어오고 나가는 경로를 설명하고, 체액균형을 설명한다.
4. 체액 내 전해질의 중요성을 설명한다.

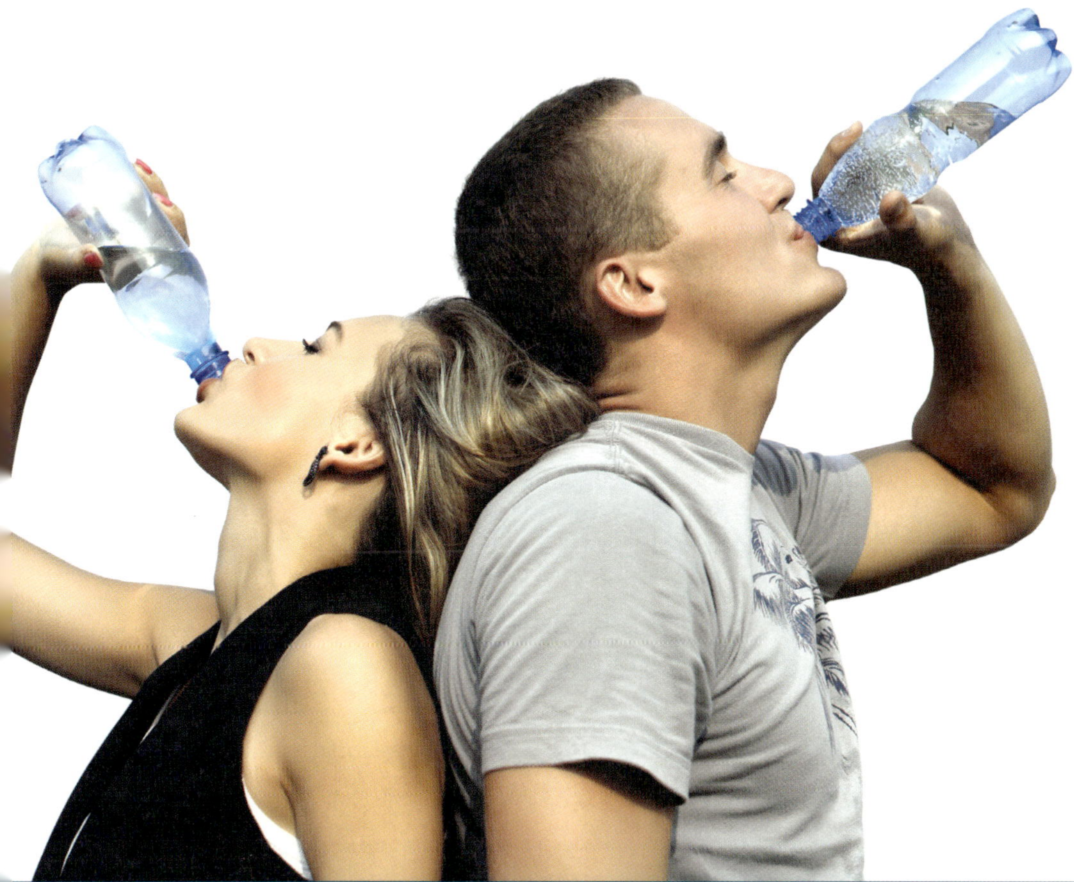

왜 과량의 소변이 배출되거나 혹은 전혀 배출이 안 되는지 궁금한 적이 있는가? 왜 충분한 수분을 섭취하지 못하면 갈증이 나는가? 이러한 것은 몸의 중요한 기능인 체액 및 전해질 균형에 관련된 사항이다.

체액균형 상태는 항상성과 건강한 몸 상태를 의미한다. 또한 그것은 전체 체액량 그리고 체액의 분포가 비교적 정상적인 것을 의미한다. 수분 섭취는 수분 배출과 균형을 이루어야 한다. 만약 과량의 수분이 체내로 들어오면 반드시 배출되어야 하며, 과량의 수분을 손실했을 때는 즉각적인 수분공급이 이루어져야 한다. 체액균형은 정상 항상성과 관련 있기 때문에, 체액불균형은 체내에 수분량이 정상보다 적거나 많음을 의미한다.

전해질(electrolytes)은 소금처럼 물에 녹였을 때 해리되어 이온(ions) 상태로 존재하는 것을 의미한다. 전해질 균형은 항상성(homeostasis)을 위해 필요하며, 체액 내의 전해질은 전해질 균형을 통해 일정하게 유지된다.

체액의 여러 형태는 다른 기능을 수행하며, 우리몸의 여러 부분에 위치한다. 우리몸의 여러 부분에 위치하는 체액은 전해질의 종류와 농도가 각각 다르며, 전해질은 좁은 정상 범위 내에서 조절된다. 예를 들면, 혈액, 림프액, 세포내액, 세포사이질액, 뇌척수액, 관절액, 안액 등에는 각 체액이 원활한 기능을 수행하기 위해 적절한 전해질 균형이 필요하다. 이러한 전해질 균형이 무너지면, 질병이 발생할 수 있다. 20장에서는 체액과 전해질을 학습하고 각각의 정상치를 공부하며, 정상적인 균형에 관한 기전을 학습할 것이다.

체액의 용적

인체를 구성하는 수백 가지 화합물 중에서 가장 많은 것은 물이다. 일반적으로 체중이 70kg인 건강한 남성의 60%가 수분이며(40L), 여성에서는 50% 정도가 수분이다(그림 20-1).

지방조직은 다른 조직보다 수분함량이 적다. 이러한 이유로 비만할수록 체중 kg당 수분함량은 감소한다. 여성은 남성보다 지방조직이 많기 때문에 수분함량이 적다.

그림 20-2는 연령과 성별에 따른 체중에서의 수분함량에 대한 그림이다. 체액은 신체에서 단일적인 연속된 공간에만 존재하는 것이 아니고, 여러 부위에서 작용한다는 것을 기억하라.

유아는 성인보다 수분함량이 많다. 신생아는 수분이 체중의 80%까지이며, 특히 미숙아에서는 좀 더 높다. 그러한 이유로 유아 시기의 설사 같은 체액 불균형 상태는 심각한 영향을 미칠 수 있다.

체중 내 수분함량비는 출생 후 10년 동안 급격히 감소하여 성인에 이르며, 성인에서는 대략 10% 차이를 나타낸다.

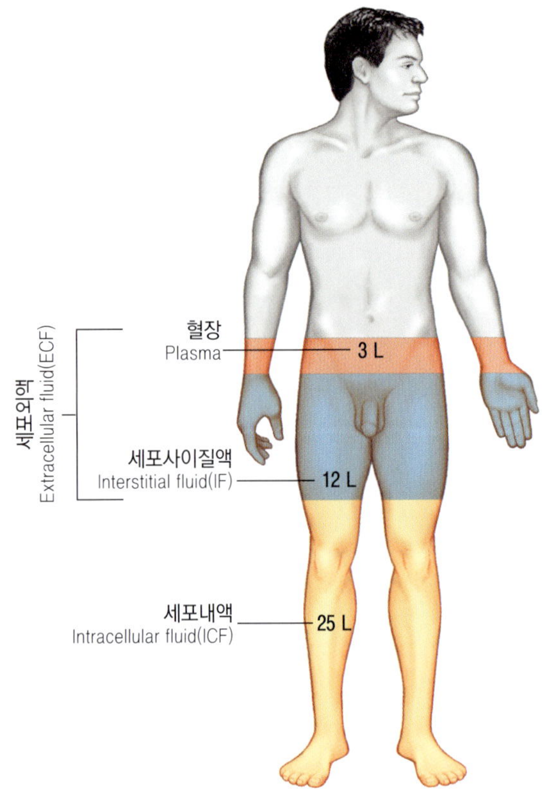

그림 20-1 체액의 상대적인 부피(정상 성인 남성 기준).

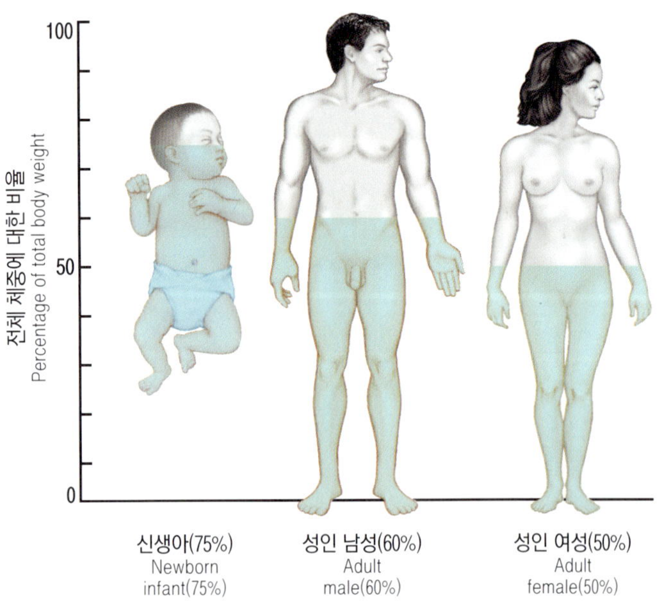

그림 20-2 전체 체중에서 수분의 비율

노인은 체중 내 수분함량비가 감소하기 시작하는데, 어떤 약과 독성물질은 노인에게 치명적이다. 왜냐하면 노인에게는 근육양이 감소되고(65% 수분), 지방(20% 수분)은 증가하기 때문이다. 어떠한 약과 독성물질은 수분량이 감소된 노인에게는 좀 더 농축될 수가 있다. 물론 어떠한 약과 독성물질은 젊은 사람처럼 수분함량이 많은 사람에게는 효과가 희석될 수 있다. 이러한 모든 경우에서 중요한 점은 수분으로 표시된 몸무게의 비율이다.

체액의 구획

체액을 쉽게 이해하기 위해 이론적인 구획으로 나누어보자. 각 체액구획(body fluid compartments)은 독립된 공간에서 기능을 수행한다. 체액은 크게 세포외액과 세포내액으로 나눌 수 있다.

세포외액

세포외액(extracellular fluid, ECF)에는 혈액의 혈장(plasma), 세포 주위를 둘러싼 세포사이질액(interstitial fluid)이 있다.

추가적으로 세포외액에는 림프액(lymph)과 세포횡단액(transcellular fluids)이 있다. 세포횡단액에는 뇌척수액(cerebrospinal fluid), 안액(humors of the eye), 관절액(synovial fluid) 등이 속한다.

표 20-1은 세포외액에 대한 체중비율을 나타낸 것이다. 그림 20-3은 신체 수분함량에 대한 세포외액의 비율을 나타낸 것이다.

표 20-1 체액구획의 부피*

체액	유아	성인 남성	성인 여성
세포외액			
혈장	4	4	4
세포사이질액과 세포분비액	26	16	11
세포내액	45	40	35
합	75	60	50

*그림 20-1에 표시된 몸무게에 대한 체액부피를 리터(L)로 표시

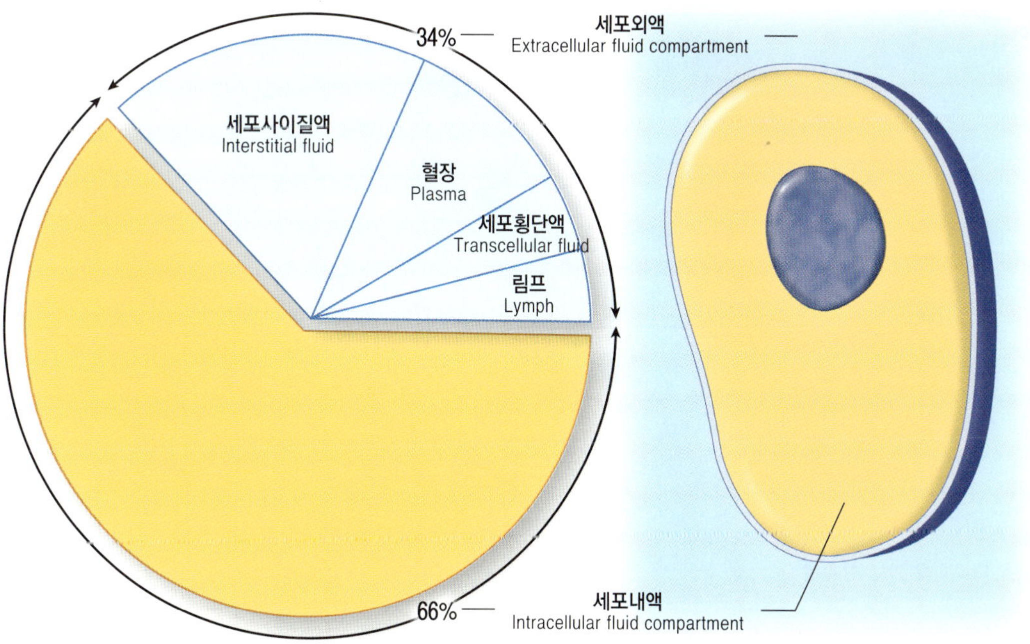

그림 20-3 전체 체액의 분포. 신체의 체액은 막에 의해 분리되어 신체는 기능적인 '구획'으로 구분된다. 세포내액(ICF) 구획은 몸의 모든 세포 안의 체액을 의미한다. 세포외액(ECF) 구획은 대부분 조직세포 사이에 세포사이질액(interstitial fluid, IF) 그리고 혈액 조직의 혈장을 포함한다. ECF에는 또한 림프액과 세포횡단액도 포함된다.

세포내액

세포내액(intracellular fluid, ICF)은 체액의 가장 큰 부분이며, 모든 세포 내에 위치한다. 세포 내에 위치한 수분은 많은 다양한 기능을 수행하며, 특히 세포 내 화학반응에 관계하는 용매(solvent)역할을 수행한다.

QUICK CHECK

1. 전해질이란? 전해질균형이란?
2. 인체의 2종류의 체액구획은 무엇인가?
3. 체액균형의 의미는 무엇인가?
4. 체액 중 가장 부피가 큰 것은 무엇인가?

체액균형을 유지하는 기전

체액균형의 개요

정상 상태에서, 인체의 수분에 대한 항상성은 주로 수분 배출(소변량)을 조절하며 유지되고, 이차적으로 수분 섭취를 조절하여 유지된다. 그러므로 수분 균형에는 수분 배출과 수분 섭취 모두 중요하다.

그림 20-4는 섭취된 수분의 3가지 종류를 보여준다.

1. 마시는 물
2. 음식의 물
3. 영양소의 이화작용(catabolism; cellular respiration)에 의해 물

또한 그림 20-4는 배출된 수분을 보여준다.

1. 호흡하는 동안 증기로 배출
2. 피부에서 땀으로 배출
3. 콩팥에 의해 소변으로 배출
4. 대변으로 배출

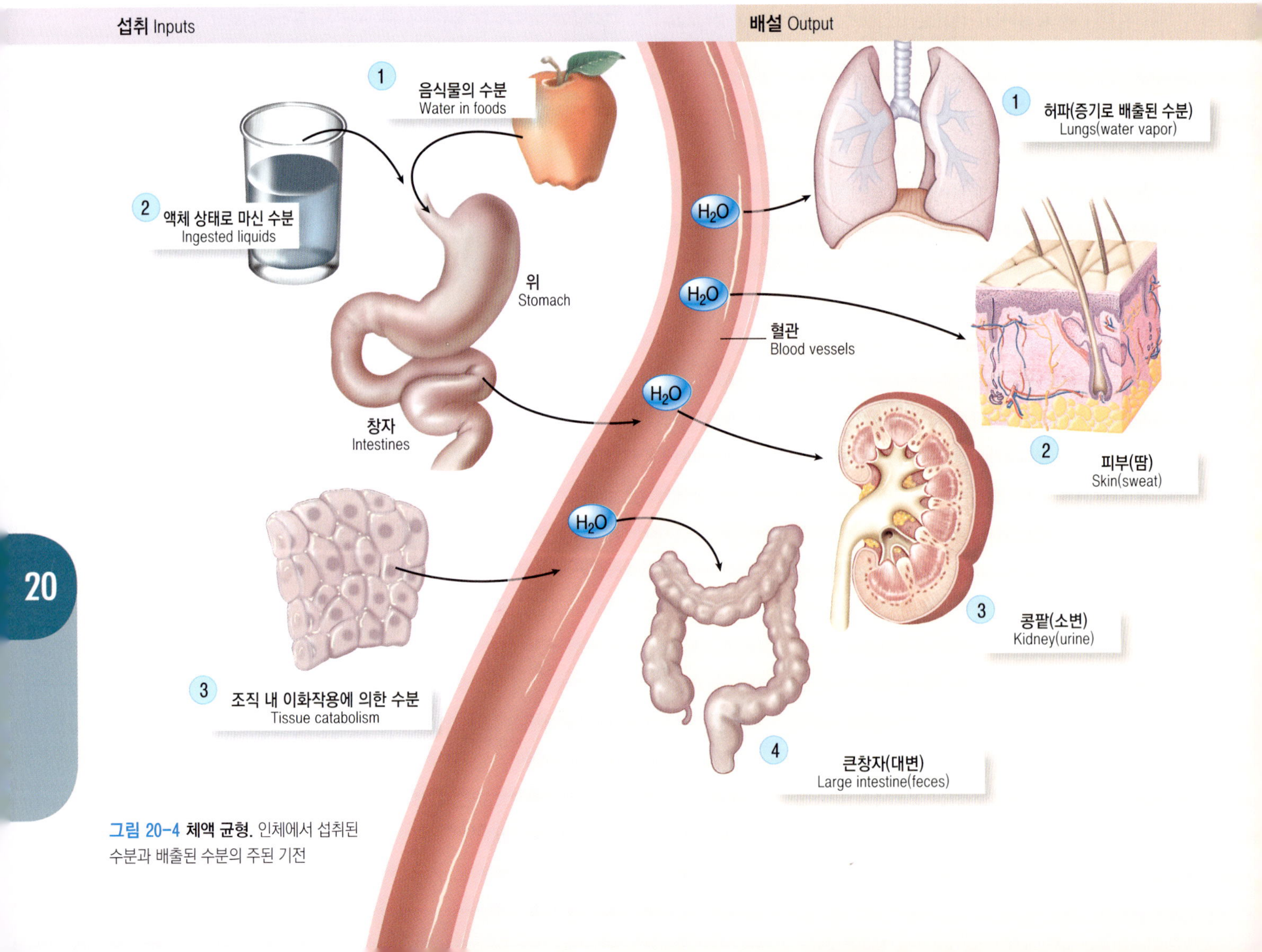

그림 20-4 체액 균형. 인체에서 섭취된 수분과 배출된 수분의 주된 기전

20

표 20-2 24시간 동안 수분의 섭취와 배설경로

섭취		배설	
음식물로 들어온 수분	700mL	허파(증기로 배출된 수분)	350mL
액체 상태로 마신 수분	1500mL	피부	
이화작용으로 생성된 수분	200mL	확산에 의한 것	350mL
		땀에 의한 것	100mL
		콩팥에서 소변으로 배출	1400mL
		큰창자에서 대변으로 배출	200mL
합계	2400mL		2400mL

표 20-2는 수분 섭취와 배출의 정상치를 보여준다. 혈장, 세포내액, 세포사이질액의 부피를 조절하는 인자는 여러 가지가 있다. 다음 3가지가 중요하다.

1. 수분 배출을 조절하는 기전
2. 수분 섭취를 조절하는 기전
3. 각 체액구획 사이의 체액 교환

수분 배출의 조절

수분 배출의 경로

표 20-2는 4개의 중요한 기관인 콩팥, 허파, 피부 그리고 창자를 통한 수분 배출을 나타낸다.

배출된 수분 중에서 콩팥을 통한 수분 배출의 변동이 가장 크다. 그래서 인체는 섭취된 수분과 균형을 맞추기 위해 콩팥을 통한 수분 배출로 수분 균형을 유지한다. 그래서 물을 많이 마시면 소변 배출이 증가하게 된다. 반대로 수분 섭취가 감소하면 소변은 줄어든다.

비뇨기계통에서는 세뇨관에서 수분과 염분 재흡수 과정의 속도에 의해 소변량이 결정된다. 소변량은 세뇨관에 작용하는 호르몬에 의해 주로 조절된다.

항이뇨호르몬에 의한 기전

항이뇨호르몬(antidiuretic hormone, ADH)은 뇌하수체뒤엽에서 분비되어 수분 배출을 감소시켜준다. 항이뇨호르몬은 콩팥세관에서 수분의 재흡수를 증가시킨다. 항이뇨호르몬은 소변배출을 감소시키며, 결론적으로 수분배출을 감소시키게 한다.

알도스테론에 의한 기전

알도스테론(aldosterone)은 부신겉질에서 생성되어 수분 배출을 감소시켜준다. 알로스테론은 콩팥세관에서 나트륨 이온의 재흡수를 증가시킨다. 수분은 나트륨 이온과 동반하여 이동하기 때문에 동시에 수분도 재흡수가 증가된다. 그래서 ADH와 알도스테론은 수분을 보존하는 호르몬(water-conserving hormones)이다.

그림 20-5는 알도스테론의 작용에 대해 상세히 기술되어 있다. 그림의 오른쪽 위에서 시작되어 아래로 연속적으로 따라가면 알도스테론이 작용을 알 수 있다.

심방성 나트륨이뇨호르몬에 의한 기전

반면에 심장의 심방에서 나오는 심방성 나트륨이뇨호르몬(atrial natriuretic hormone, ANH)은 소변량을 증가시킨다. 혈액량이 정상보다 증가하면 심방을 확장시켜 심방에서 ANH가 분비된다. ANH는 콩팥세관에서 나트륨 이온의 배설을 촉진하여 소변량이 증가하게 된다. 그러므로 ANH는 수분을 소실하는 호르몬(water-losing hormone)이다.

수분 섭취의 조절

일반적으로 수분 섭취의 기전은 다음과 같다. 탈수가 일어나면 세포외액이 감소하고 용질은 농축(삼투압)은 증가된다.

이러한 변화는 뇌와 인체 여러 부위에 위치하는 감각수용기를 작동시켜 체액의 수분과 농도의 변화를 감지시키고, 이러한 것은 시상하부의 갈증센터(thirst center)에 정보를 주며, 이곳에 서 나온 지극이 침 분비를 감소시켜 입안이 마르게 되어 갈증을 유발한다. 그래서 수분을 섭취하게 된다(그림 20-6).

만약 며칠 동안 수분 섭취를 전혀 하지 않으면, 수분 배출은 제로가 될 것인가? 정답은 표 20-2를 보면 알겠지만 '아니오'이다. 수분 섭취가 제로가 되면 보상작용이 일어나더라도, 기본적으로 우리 몸은 꾸준하게 수분을 배출한다. 수분 섭취와 배설보다 더 중요한 것은 전해질균형이다.

QUICK CHECK

1. 인체에서 수분 섭취와 수분 배설 중 주로 조정하는 것은?
2. 인체를 떠나는 수분의 주된 배출경로는?
3. 인체가 수분균형을 유지하는 방법은?
4. 소변양을 조절하는 호르몬은?
5. 수분섭취를 조절하는 기전은?

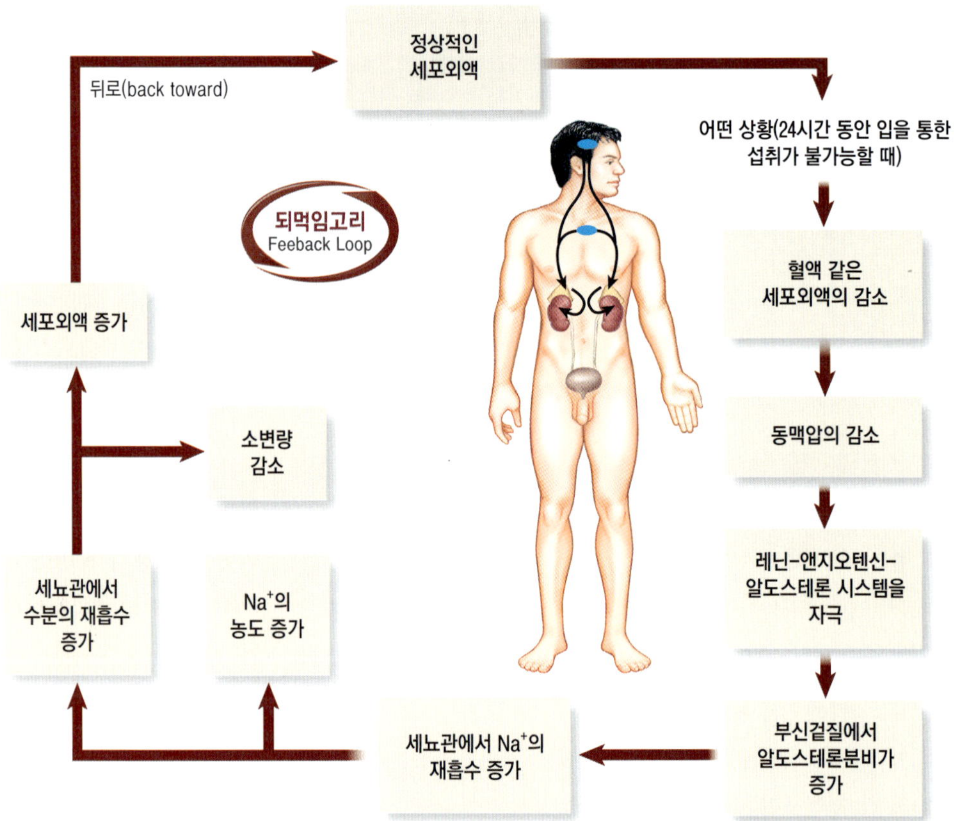

그림 20-5 알도스테론의 작용기전. 알도스테론은 세포외액이 정상보다 낮을 때 정상으로 회복시킨다. 그러나 과량의 알도스테론은 세포외액을 지나치게 높게 하여 혈액과다증(hypervolemia)이나 부종(edma)을 일으키고 체액 내 Na^+ 농도를 증가시킨다.

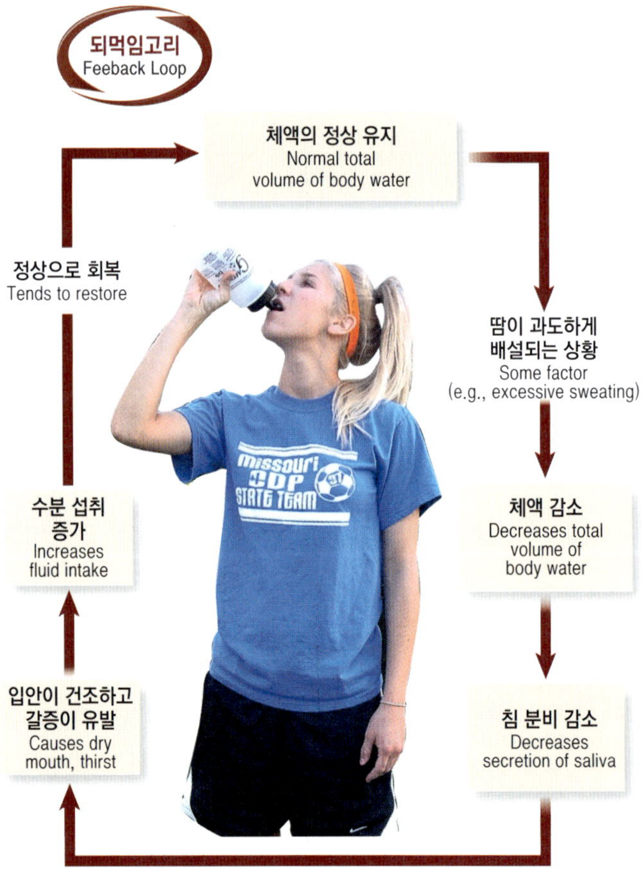
되먹임고리 Feeback Loop
체액의 정상 유지 Normal total volume of body water
땀이 과도하게 배설되는 상황 Some factor (e.g., excessive sweating)
체액 감소 Decreases total volume of body water
침 분비 감소 Decreases secretion of saliva
입안이 건조하고 갈증이 유발 Causes dry mouth, thirst
수분 섭취 증가 Increases fluid intake
정상으로 회복 Tends to restore

그림 20-6 갈증 기전. 과량의 체액이 배설될 때 보상하는 기전

혈액에 의한 체액의 교환

수분 섭취와 배출에 대한 조절기전 이외에도, 인체에는 체액 구획 사이의 교환 과정을 통해 항상성을 유지한다. 혈장은 인체에서 국소적 체액 불균형이 일어나면 재빨리 보상하는 중요한 매개체이다.

모세혈관압(capillary blood pressure)은 수분을 내보내는 힘을 의미한다. 모세혈관의 수분은 세포사이질로 이동한다. 모세혈관압이 클수록 혈액의 체액량은 감소하고 세포사이질액의 체액량은 증가한다. 수분은 모세혈관벽을 통해 양방향으로 이동할 수 있다. 모세혈관 밖으로의 수분이동(fluid shift)은 모세혈관압에 의존하고, 모세혈관 안으로의 수분 이동은 혈장의 단백질 농도에 의존한다.

혈장 단백질은 삼투압(osmotic pressure)을 유발하며, 세포사이질액에서 혈액으로 수분이 들어오게 한다. 만약에 영양결핍처럼 혈액 내 단백질이 감소하면 혈액 내 수분은 세포사이질액으로 이동하게 된다.

그러한 결과로 혈액량은 감소하고 세포사이질액량은 증가한다. 인체 내 체액 중에서 세포사이질액량은 변화가 심하다. 혈장량은 항상 매우 작은 범위에서 변화한다. 만약 혈장량의 변화가 심화되면 순환유지가 불가능해진다.

체액에서의 전해질의 중요성

전해질과 비전해질

포도당이나 설탕 등을 물에 넣으면 분자가 흩어져 물속에 고루 퍼지며 녹지만 전기가 통하지 않는다. 이러한 물질을 비전해질(nonelectrolytes)이라고 한다. 반면에 소금이 물에 녹으면 전하를 띄는 두 종류의 이온(Na^+와 Cl^-)으로 분리되어서 전류가 흐른다. 이를 전해질(electrolytes)이라고 한다.

이온

한 전해질의 분해된 입자(dissociated particles)를 이온(ions)이라고 한다. 이온은 양전하 혹은 음전하를 띤다. Na^+은 양전하를 나타내어서 양이온(cations)이라 하고, Cl^-은 음전하를 나타내어서 음이온(anions)이라고 한다. 체액의 여러 구획에는 많은 중요한 이온의 다른 농도가 존재한다. 가끔, 분해된 이온을 전해질이라고도 한다.

중요한 양전하를 띤 이온으로는 Na^+, Ca^{++}, K^+, Mg^{++}이 있으며, 중요한 음전하를 띤 이온으로는 Cl^-, HCO_3^-, $H_2PO_4^-$, HPO_4^- 등이 있다. 그리고 단백질은 음이온으로 분류된다. 왜냐하면 아미노산이 음전하를 띠기 때문이다.

그림 20-7을 보면 세포외액에서는 양전하를 띤 이온 중에는 Na^+이 가장 많고, 음전하를 띤 이온 중에는 Cl^-이 가장 많다. 그러나 세포내액에서는 칼륨 이온(K^+)이 양전하를 띤 이온 중에는 가장 많고, 음전하를 띤 것 중에는 단백질이 가장 많다.

전해질 기능

전해질은 몸 안에서 여러 중요한 영양인자 혹은 조절인자로 작용한다. 특히, 철분은 헤모글로빈 형성에 중요하고, 요오드는 갑상샘호르몬 합성에 중요하다. 또한 전해질은 신경자극 전달과 근육수축에도 중요하다.

또한 전해질은 수분 이동에도 관여한다. Na^+이 이동하면 수분도 따라서 이동한다. 예를 들면, 세포사이질액 내에 Na^+ 농도가 높으면 세포사이질액의 부피는 증가한다. 이를 부종(edema)이라고 한다. 부종은 허파, 뇌 그리고 중력이 영향을 받는 다리 혹은 아래 등 부위에 발생하기 쉬우며, 특히 가장 많이 보이는 곳은 발목과 발의 피하조직에서 부종이 잘 관찰된다.

일반적으로 우리는 매일 100mEq의 Na^+을 섭취한다. mEq는 이온 활성도에 관한 측정단위이다.

건강한 사람에서 콩팥을 통한 Na^+ 배출은 나트륨섭취량과 같다. 콩팥은 체액에서의 Na^+ 조절의 중요한 장소로 작용한다. 보다 중요한 것은 Na^+과 같은 이온은 섭취되고 배출되기도 하지만, 체액의 여러 구획으로 이동된다는 것이다.

그림 20-8은 하루에 배설되는 Na^+의 양을 나타낸 것이다. 24시간 동안 8L 정도의 체액이 소화관(침, 위액, 담즙, 이자액 그리고 세포사이질액)을 통하여 배설되며 배설되는 체액에는 1000에서 1300mEq Na^+이 포함된다. 이들 중에서 창자를 통한 Na^+의 배설은 대부분 큰창자에서 재흡수된다. 그래서 대변을 통하여 배출되는 Na^+량은 미미하다. Na^+의 정확한 조절은 생존을 위해 필요하다.

QUICK CHECK

1. 전해질과 비전해질의 차이는?
2. 인체에서 이온 중에서 다수를 차지하는 것은?
3. 인체에서 전해질의 기능은?

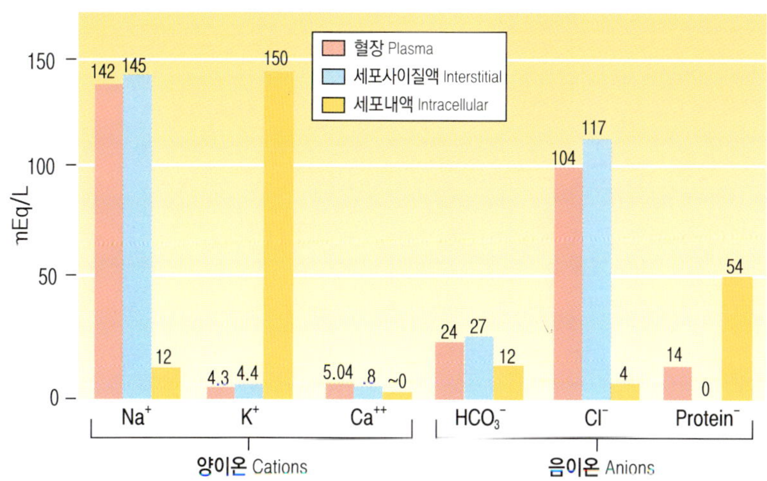

그림 20-7 체액 내의 전해질. 혈장과 세포사이질액을 모두 포함하는 세포외액에서는 양전하를 띤 이온 중에는 Na^+이 가장 많고, 음전하를 띤 이온 중에는 Cl^-이 가장 많다. 그러나 세포내액에서는 칼륨 이온(K^+)이 양전하를 띤 이온 중에는 가장 많고, 음전하를 띤 것 중에는 단백질이 가장 많다.

20

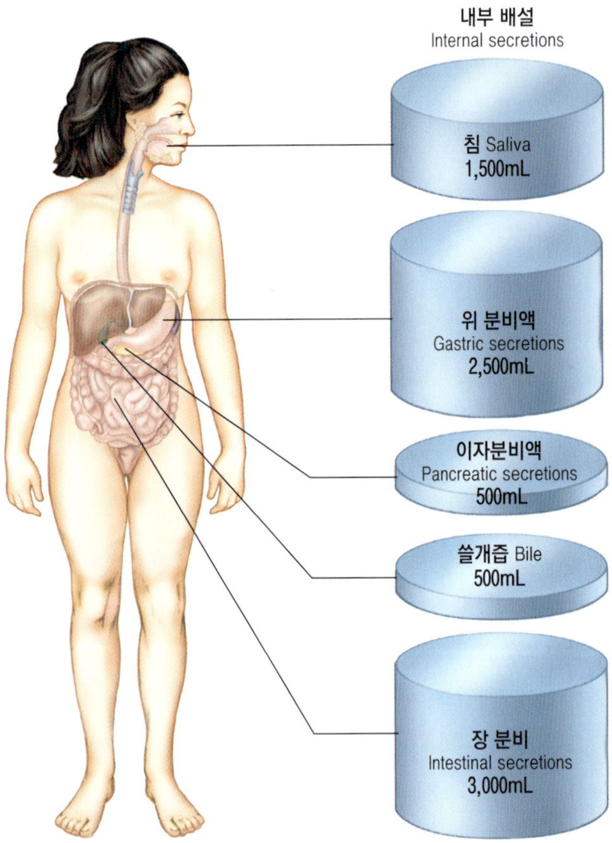

그림 20-8 나트륨 이온을 포함한 내부 배설. 24시간 동안 대략 8,000mL가 배설된다.

용어 terminology

비전해질 nonelectrolyte
세포내액 intracellular fluid
세포사이질액 interstitial fluid
세포외액 extracellular fluid
이온 ion
전해질 electrolyte
전해질균형 electolyte balance
체액구획 fluid compartment
체액균형 fluid balance
해리 dissociate

요약 summary

체액의 용적

A. 인체를 구성하는 것 중에서 가장 많은 것은 물이다.
1. 체액량의 기준은 비만하지 않는 70kg 남성을 기준으로 한다.
2. 70kg 남성의 평균 수분량은 40L이다(그림 20-1).
   a. 혈장(3L)
   b. 세포사이질액(12L)
   c. 세포내액(25L)
3. 신생아에서 수분은 체중의 75%까지이며, 성인남성은 60%, 성인여성에서는 50% 정도가 수분이다(그림 20-2).
4. 전체 수분량은 상황에 따라 변한다.
   a. 개인의 전체 체중
   b. 몸 안의 지방조직량: 비만할수록 체중 kg당 수분함량은 적음(지방조직은 다른 조직보다 수분함량이 적음).
   c. 성별: 여성은 남성보다 지방조직이 많기 때문에 수분함량이 10% 적음(그림 20-2)
   d. 연령: 유아는 성인보다 수분함량이 많음. 신생아에서는 수분은 체중의 80%까지임. 노인에서는 체중 내 수분함량비가 감소하기 시작함(이러한 이유는 근육이 감소하고 지방이 증가하기 때문)

체액의 구획

A. 각 체액구획은 독립된 공간에서 기능을 수행한다(그림 20-3, 표 20-1).

B. 세포외액(ECF): 몸의 내부 환경이라고 불린다. 세포외액은 세포를 둘러싸고 세포 사이의 물질이동에 관여한다.
1. 혈장: 전체 혈액의 액체 부분
2. 세포사이질액: 세포 주위를 둘러쌈
3. 기타 체액: 림프액, 뇌척수액, 안액, 관절액

C. 세포내액(ICF): 체액의 가장 큰 부분이다.
1. 모든 세포 내에 위치
2. 세포 내 화학반응에 관계하는 용매 역할을 수행

체액균형을 유지하는 기전

A. 섭취된 수분의 종류(그림 20-4, 표 20-2)
1. 마시는 물
2. 음식의 물
3. 음식물 소화에 의해 형성된 물

B. 배출된 수분(그림 20-4, 표 20-2)
1. 수증기(호흡 시)
2. 땀(피부로)
3. 소변(콩팥에서)
4. 대변

C. 3가지 주요한 인자가 혈장, 세포사이질액, 세포내액량을 조절한다.
1. 순분배출의 조절
2. 수분 섭취의 조절
3. 체액구역사이의 체액교환

D. 수분 배출을 조절하는 기전
1. 콩팥, 허파, 피부 그리고 창자를 통하여 대부분 수분이 배출
2. 수분섭취에 맞게 주로 콩팥을 통한 수분 배출
3. 항이뇨호르몬(ADH)
   a. 세포바깥액(ECF)이 감소할 때, 뇌하수체뒤엽에서 분비되어 수분 배출을 감소시켜준다
   b. 항이뇨호르몬은 콩팥세관에서 수분의 재흡수를 증가시킨다
   c. 항이뇨호르몬은 소변배출을 감소시키며, 결론적으로 수분배출을 감소시키게 한다.
4. 알도스테론(그림 20-5)
   a. 부신겉질에서 생성
   b. 알로스테론은 콩팥세관에서 나트륨 이온의 재흡수를 증가시킨다.
   c. 수분은 나트륨 이온과 동반하여 이동
   d. 소변양을 감소시키고 수분도 재흡수가 증가된다.
5. 심방성 나트륨이뇨호르몬(ANH)
   a. 혈액량이 정상보다 증가하면 심방을 확장시켜 심방에서 ANH가 분비된다.

b. ANH는 콩팥세관에서 나트륨 이온의 배설을 촉진하여 소변량이 증가하게 된다.
c. ANH는 수분을 소실하는 호르몬이다.

E. 수분 섭취의 조절(그림 20-6)
1. 탈수가 일어나서 체액의 변화가 일어나면 감각수용기를 통하여 시상하부로 정보가 전달된다.
2. 시상하부의 갈증센터(thirst center)에 정보를 주며 수분을 섭취하게 된다.

F. 혈액에 의한 체액의 교환
1. 인체에는 체액구획 사이의 교환 과정을 통해 항상성을 유지한다.
2. 모세혈관압이 클수록 혈액의 체액량은 감소하고 세포사이질액의 체액량은 증가한다.
3. 혈장 단백질은 삼투압을 유발하며, 세포사이질액에서 혈액으로 수분이 들어오게 한다.

체액에서의 전해질의 중요성

A. 전해질과 비전해질
1. 비전해질: 포도당이나 설탕 등을 물에 넣으면 분자가 흩어져 물 속에 고루 퍼지며 녹지만 전기가 통하지 않는다.
2. 전해질: 소금이 물에 녹으면 전하를 갖는 두 종류의 이온(Na^+와 Cl^-)으로 만들어져 전류가 흐른다.

B. 이온: 전하를 띠는 전해질
1. 양전하를 띤 이온(Na^+, K^+)
2. 음전하를 띤 이온(Cl^-, HCO_3^-)

C. 혈장 내 전해질 구성(그림 20-7)
1. 세포외액에서는 양전하를 띤 이온 중에는 Na^+이 가장 많고, 음전하를 띤 이온 중에는 Cl^-이 가장 많다.
2. 세포내액에서는 칼륨 이온(K^+)이 양전하를 띤 이온 중에는 가장 많고, 음전하를 띤 것 중에는 단백질이 가장 많다.

학습활동 active learning

복습문제

1. 3가지 중요한 체액구획의 이름과 명칭을 설명하시오.
2. 신체에서 수분의 비율에 영향을 미치는 인자를 설명하고 그러한 인자의 효과를 설명하시오.
3. 신체에서 수분이 유입되는 경로를 설명하시오.
4. 체액이 나가는 4가지 경로를 설명하시오.
5. 전해질과 비전해질을 설명하시오.
6. 3가지 중요한 음이온을 설명하시오.
7. 3가지 중요한 양이온을 설명하시오.
8. 탈수에 있어서 체액배출이 제로까지 감소할 수 없는 이유를 설명하시오.
9. 알도스테론이 콩팥세관과 혈액 사이의 수분 이동에 미치는 영향을 설명하시오.
10. 혈장과 세포사이질액 사이의 물 이동에 있어서 모세혈관 압력을 설명하시오.
11. 혈장과 세포사이질액 사이의 물 이동에 있어서 모세혈관 내 단백질을 설명하시오.
12. 소변량의 조절에 관여하는 3가지 호르몬을 설명하시오.
13. ANH(atrial natriuretic hormone)는 알도스테론과 반대작용을 나타낸다. 콩팥세관에 미치는 기전을 설명하시오.

문제

1. 세포외액(ECF)에는 ________과 ________이 속한다.
2. 체액의 가장 큰 부분은?
3. 우리몸의 수분에 대한 항상성을 유지시키는 중요한 기전은?
4. 섭취된 수분의 3가지 종류는 다음과 같다: 마시는 물, 음식의 물, ________
5. 수분을 배출하는 4가지 기관은?

20

6. 소변양은 세뇨관에 작용하는 호르몬에 의해 주로 조절된다. 이러한 호르몬에는 뇌하수체뒤엽에서 분비되는 항이뇨호르몬, 부신피질에서 생성되는 알도스테론 그리고 심장의 심방에서 유래된 ________가 있다.
7. 전해질이 물에서 해리될 때, 전하를 띠는 입자는?
8. 가장 풍부한 음전하를 띤 이온은?
9. 가장 풍부한 양전하를 띤 이온은?

(10~12) 서술한 문장의 참, 거짓을 구별하라.

10. 일반적으로, 비만할수록 체중 kg당 수분함량은 마른 사람보다 크다.
11. 일반적으로, 남자가 체중 kg당 수분함량은 여자보다 적다.
12. 일반적으로, 유아가 체중 kg당 수분함량은 성인보다 적다.
13. 혈중 알도스테론이 증가할 때는?
    a. 나트륨은 혈액에서 콩팥세관으로 이동한다.
    b. 나트륨은 콩팥세관에서 혈액으로 이동한다.
    c. 소변량은 증가한다.
    d. ANH가 분비된다.
14. 알도스테론은?
    a. 세포내액을 증가시킨다.
    b. 세포내액을 감소시킨다.
    c. 세포외액을 증가시킨다.
    d. 세포외액을 감소시킨다.
15. 모세혈관압력이 증가하면?
    a. 체액은 세포내액에서 세포외액으로 이동한다.
    b. 체액은 혈장에서 세포간질액으로 이동한다.
    c. 체액은 세포간질액에서 혈장으로 이동한다.
    d. 체액이동에 영향을 미치지 않는다.
16. 혈장단백질은?
    a. 세포사이질액을 혈장으로 이동한다.
    b. 혈장을 세포사이질액으로 이동한다.
    c. 세포외액을 세포내액으로 이동한다.
    d. 세포사이질액을 세포외액으로 이동한다.

CHAPTER 21

산염기평형

Acid-Base Balance

1. 다음과 같은 것을 포함하여 pH의 개념을 알아야 한다.
   - pH scale의 사용법, pH 단위, 염기(base)와 산(acid)
2. 우리몸에서 pH를 조절하는 기전을 알아야 한다.
   - 체액의 pH를 조절하는 3가지 기전
   - 보상기전에 작용된 완충제
   - pH 조절에서 호흡기계와 비뇨기계의 작용
3. pH 조절에서 호흡기계와 비뇨기계의 작용을 알아야 한다.

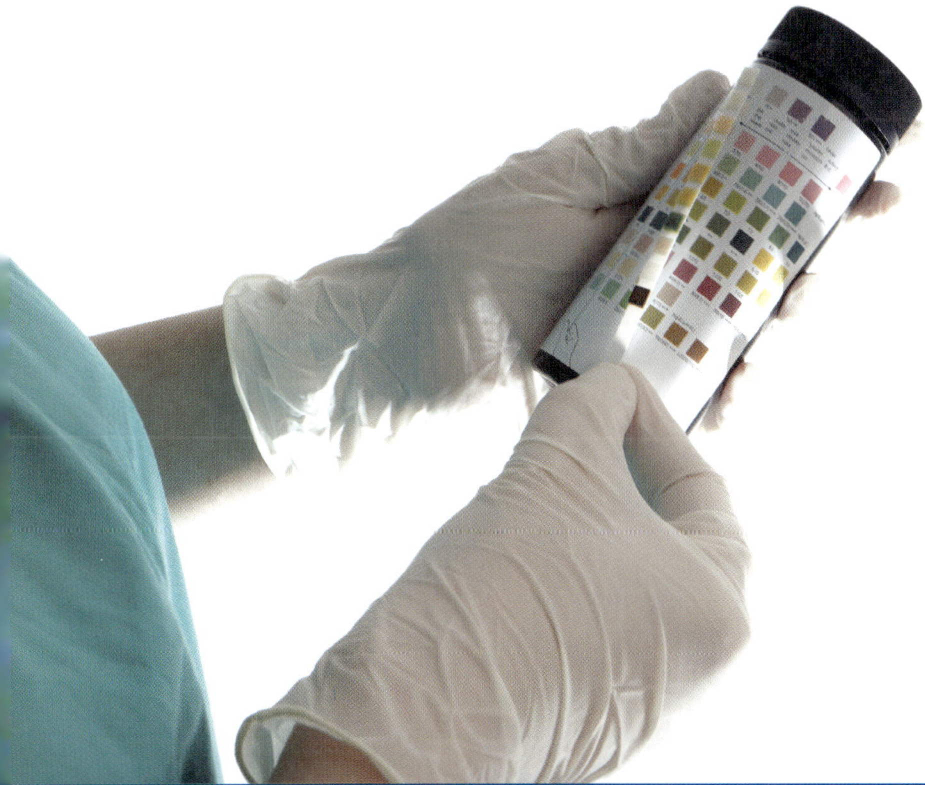

21

산염기평형(acid-base balance)은 인체의 항상성에 중요한 기전이다. 산염기평형은 체액에서 수소 이온 농도를 일정하게 하는 것이다. 많은 중요한 단백질 특히, 세포 내 효소 그리고 헤모글로빈은 수소 이온 농도를 일정하게 유지시켜 준다. 이것은 생명유지에 중요하다. 만약 수소 이온 농도가 정상보다 조금이라도 변동이 되면 심각한 상황이 발생하며, 심지어 사망할 수도 있다. 건강한 사람은 그러한 균형이 깨어졌을 때 재빨리 복구하여 원상태로 회복할 수 있다.

산염기평형은 혈액 그리고 다른 체액, 허파, 콩팥에서 협동적으로 조절된다. 기본적으로 위와 같은 상황은 화학적 과정이다. 2장의 화학적인 과정을 다시 한 번 복습한다. 그러면 생화학적 원리가 산염기평형에 관여하는 것을 이해할 수 있을 것이다.

체액의 pH

2장을 참조하면, 물과 모든 수용액에는 수소 이온(hydrogen ions, H^+)과 수산화이온(hydroxide ions, OH^-)이 존재한다. pH라는 용어는 'power of H^+'라는 용어의 두문자어(acronym)이다. pH의 의미는 수용액에서 수산화이온에 대한 수소 이온의 농도를 나타낸 것이다.

pH척도의 사용

pH 7에서 수소 이온의 농도와 수산화 이온의 농도는 같다. 그러므로 pH 7은 산성 혹은 알칼리성이 아닌 중성을 의미한다(그림 21-1). 그러므로 순수한 물의 pH는 7이다.

pH가 7 이상을 알칼리성(alkaline)이라 한다(즉, 수산화 이온보다 수소 이온이 낮은 농도의 수용액). 알칼리성이 높을수록 pH는 높다. 알칼리성은 염기성이라고도 한다.

pH가 7 이하를 산성(acidic)이라고 한다(즉, 수소 이온이 수산화 이온보다 높은 농도의 수용액). 수소 이온이 높을수록 pH는 낮고 좀더 산성을 나타낸다.

위산의 pH는 1.6이며, 체액 중에서 가장 산성이 높다. 침의 pH는 7.7이고 알칼리성이다. 정상 동맥피의 pH는 7이고 (정상치의 위경계는 7.45), 정맥피는 7.37 정도이지만 정상적으로 7.35보다 낮지는 않다. 실제 임상에서 동맥혈 혹은 정맥혈은 몸순환의 지표를 의미하고 허파순환의 지표는 아니다.

위의 문단내용을 이용하여 동맥혈액 혹은 정맥혈액의 산성 혹은 염기성 여부를 알 수 있다.

동맥혈액과 정맥혈액은 모두 약간 알칼리성이다. 모두 pH가 7 이상이다. 그러나 정맥혈액은 동맥혈액보다 덜 알칼리성이다. 동맥혈액은 pH가 7.4이고 정맥혈액은 pH가 7.37이기 때문이다.

pH 단위

그림 21-1을 보면, pH 단위는 10지수로 변한다. pH 척도에서 한 눈금과 다른 눈금의 차이는 수소 이온 농도의 10배이다. 예를 들면 pH 7과 pH 6 사이에 H^+의 농도 차는 10배이다. pH 7과 pH 5에서 수소 이온 농도의 차이는 100배이다.

pH 단위에서 10배 차이의 개념은 매우 중요하다. 단순한

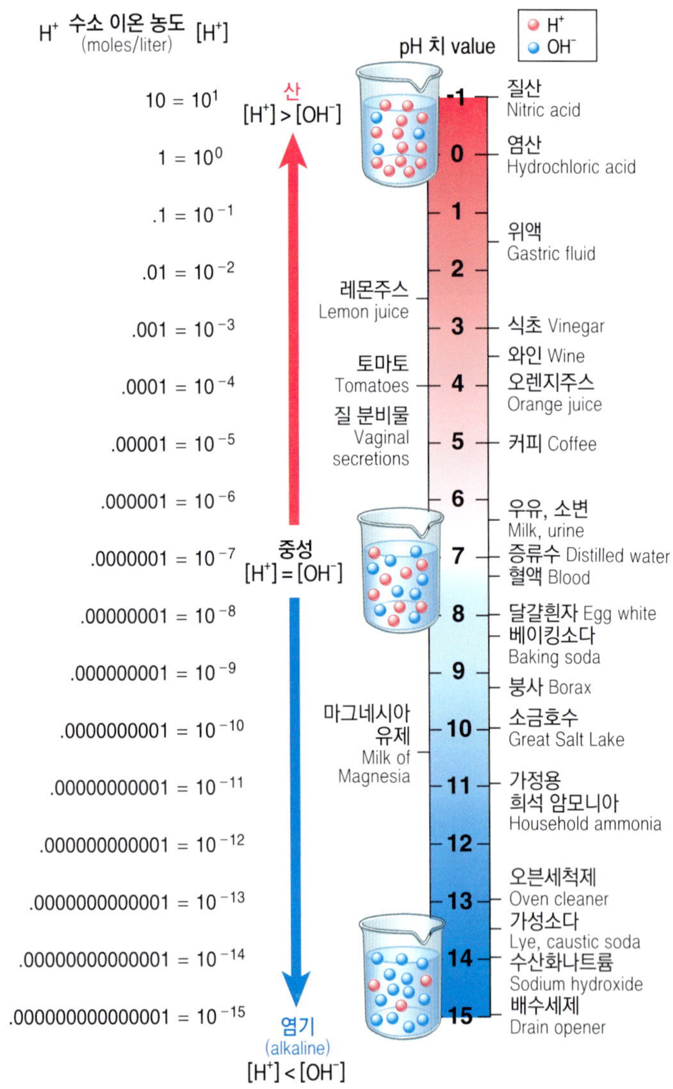

그림 21-1 pH 범위. pH는 1~14까지 대수적(logarithmic)으로 표현된다. pH 1의 변화는 수소 이온 농도가 10배로 변한다는 것을 의미한다. 수소 이온 농도가 증가하면 산성이 되고 pH 수치는 감소한다. 수산화 이온 농도가 증가하면 염기성이 된다. pH가 7이면 중성이고, pH가 2이면 강산이고, pH가 13이면 강염기성이다.

pH의 작은 차이는 실제로는 어마어마한 차이를 나타내기 때문이다.

pH 7.4보다 낮은 영역에서의 pH 두 지점의 차이는 pH 7.4보다 높은 영역에서의 pH 두 지점 사이가 더 큰 것이라는 것을 잘 이해해야 한다.

체액에서의 pH 조절기전

pH 조절의 개요

체액의 pH를 조절하는 기전에는 세 종류가 있다.

1. 완충 기전
2. 호흡 기전
3. 신장 기전

이들 3가지 기전을 통해 혈액 내 pH를 7.35에서 7.45의 좁은 정상 범위를 유지시키게 된다.

정맥 혈액의 pH가 동맥보다 낮은 이유는 대사에 의한 노폐물 속에 이산화탄소의 농도가 높기 때문이다. 이산화탄소는 혈액에서 적혈구 속에 존재하는 탄산무수화효소(carbonic anhydrase, CA)에 의해 탄산(carbonic acid)으로 변하게 된다. 다음과 같은 화학식이 이루어지며 2장을 참조한다.

$$CO_2 + H_2O \xrightarrow[\text{(carbonic anhydrase)}]{\text{탄산무수화 효소}} H_2CO_3$$

허파는 매일 30L 정도의 탄산(carbonic acid)을 배설하여 산염기평형에 관여한다. 이러한 완충 기전으로 인해 정맥 1L는 동맥 1L보다 수소 이온이 1/백만g 정도 더 존재하게 된다.

pH 조절의 융합

그림 21-2에서 3가지 산염기평형 기전을 알 수 있다. 산염기평형은 혈액과 적혈구 내 완충기전을 통해 즉각 교정되며(화학적 pH 조절기전; chemical pH control mechanism), 만약 교정되지 않으면 허파와 콩팥을 통해 산염기평형이 교정된다(생리적 pH 조절기전; physiological pH control mechanism). 허파는 1~2분 내에 반응하여 뇌줄기(brainstem)의 호흡조절중추를 자극하고 호흡속도를 조절하여 CO_2 배출에 관여한다.

만약 허파에 의한 산염기조절이 실패하면 24시간 내에 콩팥에서 조절한다.

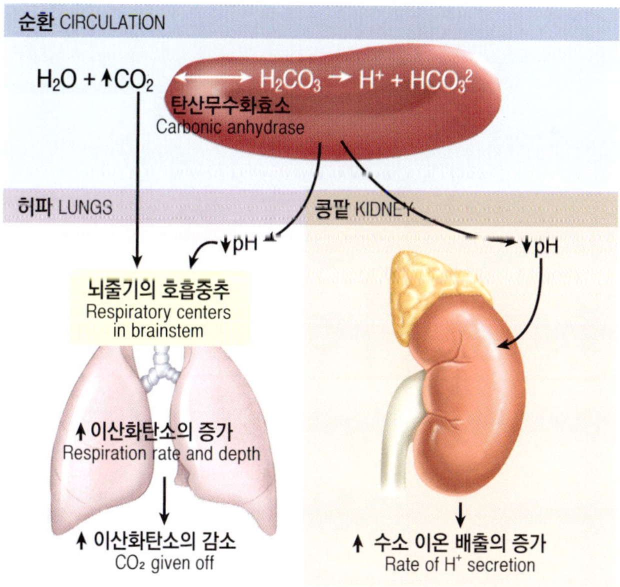

그림 21-2 체액의 pH를 조절하는 기전. 이산화탄소 농도가 증가하면 적혈구에서 탄산이 증가한다. 그 결과로 수소 이온이 증가하고 이것을 보상하기 위해 호흡빈도가 증가하며 콩팥에서는 수소 이온의 배출을 증가시킨다.

완충제

완충제(buffers)는 수용액에 산과 염기가 첨가되었을 때, 급격한 pH의 변동을 방지하기 위해 투입된 화학물질이다. 만약 혈액에 강산과 강염기를 투입하면 수소 이온(H^+)과 수산화이온(OH^-)이 급격히 방출되어, 그 결과로 혈중 pH에 급격한 변화가 발생한다. 이러한 상황에서는 pH의 급격한 변화를 피하는 것이 생존에 필수적이다.

체액에는 염기보다 많은 양의 산이 추가될 수 있는데, 이러한 이유는 이화작용(catabolism)에 의한 것이다. 이러한 이화작용의 결과로 세포에서 계속적으로 산이 생성되어 모세혈관을 통해 순환하게 된다. 혈액 내에는 완충제(일종의 염)가 존재하여 이화작용에 의해 형성된 비교적 강산을 중화시켜 좀 더 약한 산으로 변화시키며, 이러한 약한 산은 혈중 pH의 값을 비교적 적게 감소시킨다.

완충제는 두 종류가 있어서 완충제쌍(buffer pair)이라고 부른다. 그 중 대표적인 것이 중탄산염나트륨(sodium bicarbonate, $NaHCO_3$)과 탄산(carbonic acid, H_2CO_3)이다.

이 장에서는 중탄산염나트륨과 탄산이 강산 혹은 강염기에 어떻게 완충제로 작용하는지를 알아볼 것이다.

그림 21-3에서는 수산화나트륨(sodium hydroxide, NaOH)과 같은 강염기에 그와 같은 완충제가 첨가되었을 때의 반응을 나타낸 것이다. 탄산의 H^+ 이온(완충제쌍의 약산)이 강염기의 OH^-와 결합하여 H_2O를 형성한다. 이에 의해

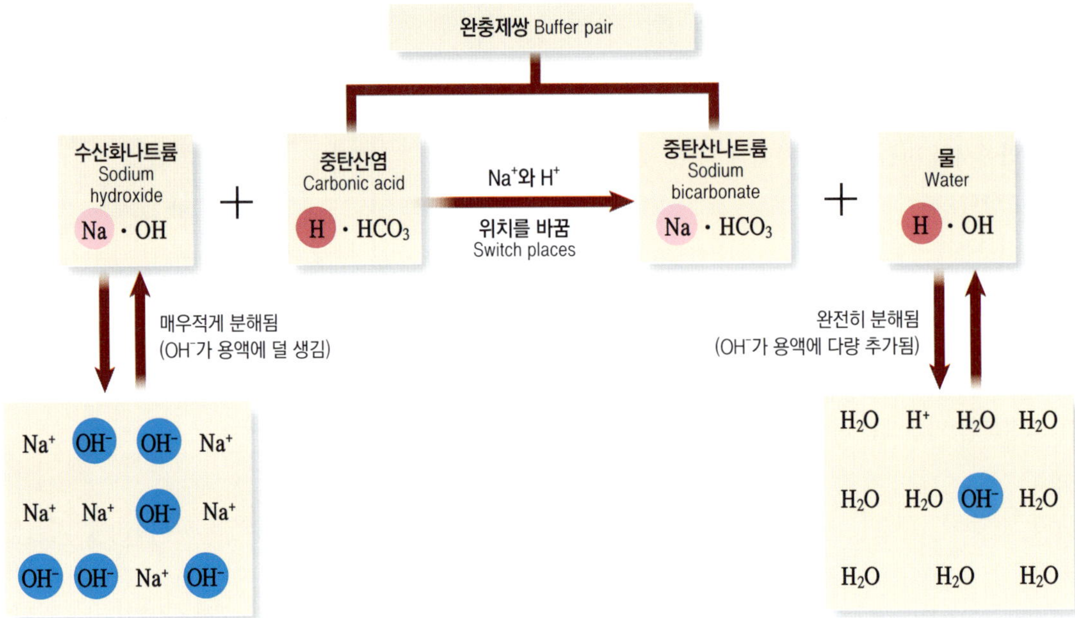

그림 21-3 탄산의 완충작용. 탄산(H_2CO_3)에 의한 수산화나트륨(NaOH)의 완충. 완충작용의 결과로 강염기성인 NaOH는 중탄산염나트륨($NaHCO_3$)과 물로 변하게 된다. NaOH는 완전하게 분해되어 다량의 OH^-를 생성한다. 물의 분해는 미량이다. 완충작용은 OH^-의 수를 감소시킨다.

pH의 급격한 상승을 방지해 준다.

그림 21-4에서는 강산과 반응하는 완충시스템을 보여준다. 이러한 그림이 보여준 것처럼 염산(HCl) 같은 강산은 정상 상황에서는 인체에 투입되지는 않는다. 대신에 인체에서는 통상적인 대사과정에 의해 약산이 생성되는데, 이때 중탄산염나트륨(sodium bicarbonate, $NaHCO_3$)이 완충제로 작용한다. 젖산(lactic acid)은 좋은 예이다. 젖산은 염산처럼 완전하게 해리되지 않는다. 젖산의 불완전한 해리에 의해 H^+이

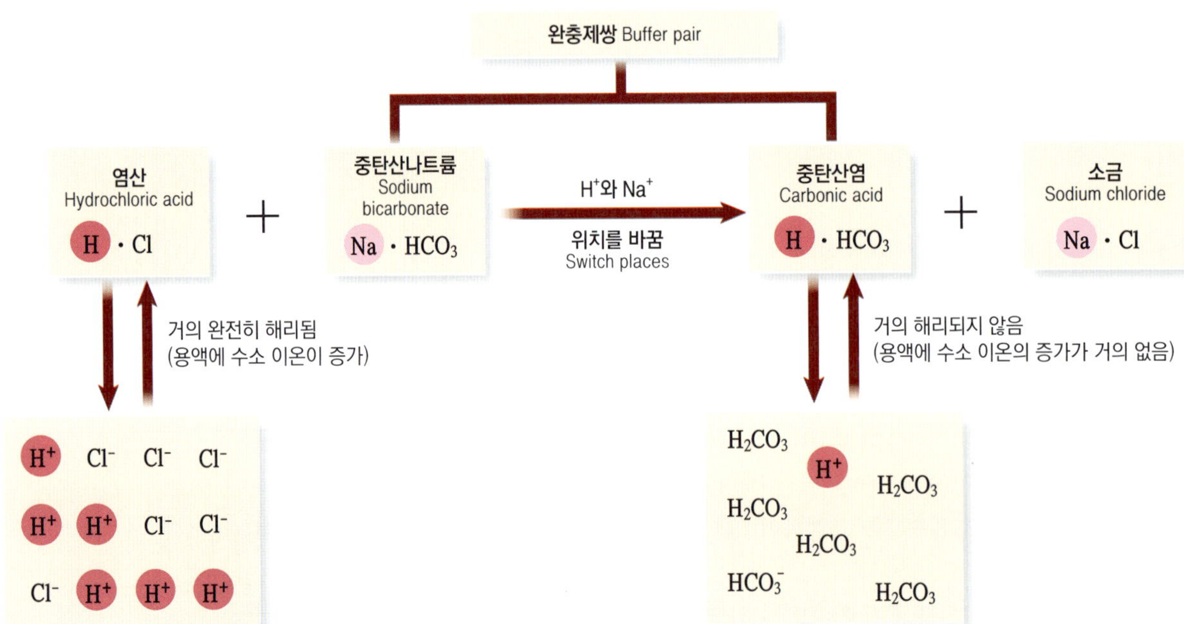

그림 21-4 중탄산염나트륨의 완충작용. 중탄산염나트륨에 의한 염산의 완충작용. 완충제에 의해 염산은 좀 더 약한 산(수소 이온 · 탄산염)으로 대치된다. 염산(HCl)은 강산이며, 완전하게 분해되어 H_2CO_3 보다는 H^+을 배출한다. 완충작용으로 인해 H^+은 감소된다.

온은 혈액 내에 비교적 적게 나타난다. 그래서 젖산은 같은 양의 염산보다도 pH의 변화가 심하지 않다. 그러나 젖산에 대한 완충작용이 오랫동안 진행되지 않으면 pH의 감소가 초래되어 산증(acidosis)이 발생한다. 그러한 경우에 중탄산염나트륨은 고정산(fixed acid, 분해되어 기체로 되지 않는 산)에 대한 완충제로 중요하다. 젖산은 고정산 중에 가장 많은 부분을 차지한다.

그림 21-5는 젖산의 완충 결과 생성된 화합물을 보여준다. 다음과 같은 변화가 조직모세혈관 내에서 고정산의 완충작용에 대해 나타난다.

1. 혈액 내 탄산은 산(특히, 젖산)이 탄산으로 전환 시 증가한다.
2. 혈액 내 중탄산염(bicarbonate)의 양은 중탄산염이 탄산으로 전환되면 감소한다. 정상 동맥혈액 내에서(pH 7.45) 중탄산염은 탄산보다 20배 정도 많다. 만약 이러한 비율이 감소되면 pH는 감소한다.
3. 혈액 내 H^+ 이온 농도는 약간 증가한다. 탄산은 혈액 내 수소 이온을 추가시키지만, 젖산보다는 그러한 작용이 미약하다. 왜냐하면 탄산은 젖산보다 약산이기 때문이다. 즉, 완충기전은 혈중 수소 이온 농도가 증가되는 것을 완벽하게 막지 못하고 단지 증가를 최소화할 뿐이다.
4. 혈중 pH가 혈액 내 H^+ 농도 증가에 의해 약간 감소한다.

탄산은 체액 내 가장 풍부한 산이며, 이러한 이유는 고정산의 완충에 의해 형성되고 또한 이산화탄소가 물과 결합하여 탄산을 만들기 때문이다. 이화작용의 결과로 과량의 이산화탄소가 생성되며, 이산화탄소는 세포에서 조직모세혈관으로 이동한다. 혈액 내 생성된 탄산은 적혈구로 확산되며, 적혈구 내에서 헤모글로빈의 칼륨염(potassium salts)에 의해 완충된다. 완충 결과 탄산은 이산화탄소 가스와 물로 분해되며, 이산화탄소 가스는 허파로 이동된다.

QUICK CHECK

1. 체액의 pH를 조절하는 3가지 기전은 무엇인가?
2. 정맥혈액에서 pH가 약간 낮게 나오는 이유는 무엇인가?
3. 완충제란 무엇인가?

pH 조절의 호흡기계 기전

호흡은 pH 조절에 중요한 기능을 수행한다. 숨을 내쉴 때 이산화탄소와 물은 배출된다. 이산화탄소는 허파의 모세혈관을 거치면서 빠져나오게 되는 것이다. 동맥혈액에는 이산화탄소가 적게 존재하며, 이산화탄소가 물과 합쳐져 탄산이 되는 경우에 감소한다. 그러한 이유로 숨을 내쉴 때, 동맥혈액에서는 약간의 탄산과 극소수의 수소 이온이 존재하여 정맥혈액(pH

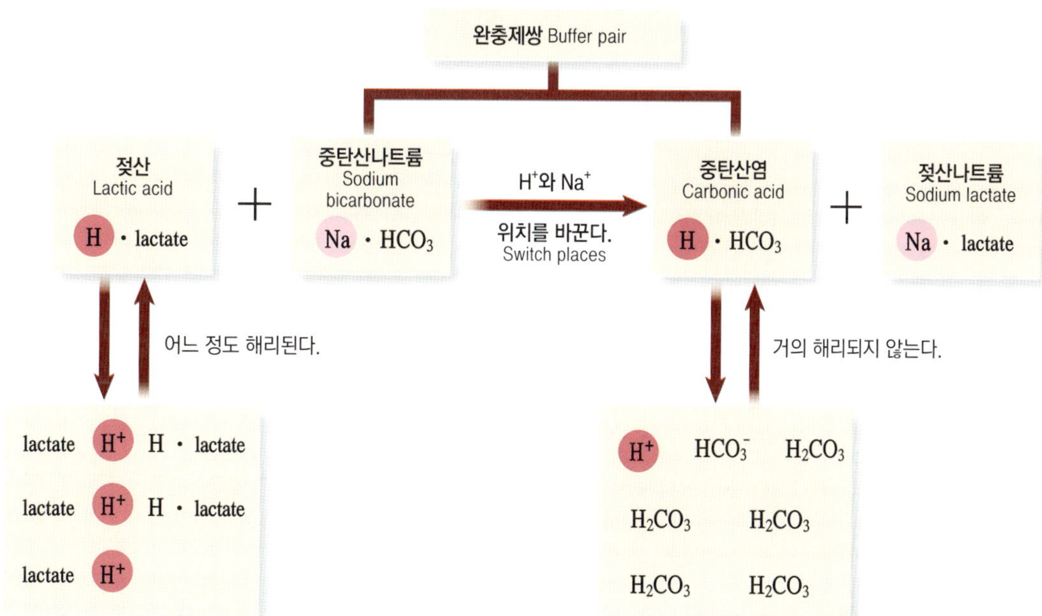

그림 21-5 중탄산염나트륨에 의한 젖산의 완충작용. 혈액 내에서 젖산(H · lactate)과 다른 고정산은 중탄산염나트륨에 의해 완충된다. 탄산(젖산보다 약산성이다)은 젖산을 대치하게 된다. 그 결과로 혈액 내에는 완충 전보다 수소 이온 농도의 증가가 감소된다.

7.35)보다 pH가 높다(pH 7.45).

지금 호흡하면서 pH가 어떻게 변하는지 생각해 보자. 코를 막고 잠시 동안 숨을 참아보자. 그러면 이산화탄소가 몸을 빠져나가지 못하여 혈액 속에 이산화탄소의 양이 증가한다. 이러한 이유로 탄산이 증가하면 수소 이온 농도가 증가하여 pH가 낮아진다.

그러나 이러한 상황은 오래 지속되지 못한다. 뇌줄기(뇌간, brainstem)에서 pH의 감소와 이산화탄소의 증가를 감지하여 숨을 들이마시게 시킨다(16장 참조). 이러한 생존 기전은 어떤 사람도 숨을 무한대로 참지 못하는 이유가 되는 것이다. 또한 이러한 점은 운동 시 근육활동으로 이산화탄소가 증가하여 pH가 감소되며, 이는 호흡을 증가시킨다.

중요한 2가지 점을 기억해야 한다. 호흡이 감소되면 산증(acidosis)에 이르고, 호흡이 과도하게 진행되면 알칼리증(alkalosis)에 이르게 된다.

pH 조절의 비뇨기계통의 기전

대부분 사람은 콩팥이 중요한 기관이라고 알고 있다. 또한 콩팥은 pH 조절에 중요한 역할을 수행한다. 콩팥은 산(acid) 제거에 있어서 호흡보다 많은 양을 제거한다. 그리고 콩팥은 과량의 염기를 배출한다. 그래서 콩팥은 pH 조절의 최후의 방어수단인 것이다.

염기보다 산이 좀 더 혈액으로 유입되기 때문에 콩팥을 통해 염기보다 산이 좀 더 많이 배출된다. 그래서 콩팥은 소변을 산성화시켜 소변이 산성이 되는 것이다(보통 pH는 4.8 이하).

QUICK CHECK

1. 호흡운동이 혈중 pH에 미치는 영향은?
2. 어떠한 기전을 통하여 콩팥은 pH를 조절하는가?

용어 terminology

산염기평형 acid-base balance
수산화 이온 hydroxide ion
수소 이온 hydrogen ion
수소 이온 농도 pH
완충제쌍 buffer pair
정상 식염수 normal saline
중탄산염 추가 bicarbonate loading
케톤체 ketone bodies

요약 summary

체액의 pH

A. pH는 수용액에서 수산화 이온에 대한 수소 이온의 상대적 농도를 의미한다.
  1. pH 7은 산성 혹은 알칼리성이 아닌 중성을 의미한다.
  2. pH가 7 이상이면 알칼리성 혹은 염기성이다.
  3. pH가 7 이하를 산성이라고 한다.

B. 정상 혈액에서의 pH는 7.35에서 7.45까지이다.
  1. 정상 동맥혈액의 pH는 7.45이다.
  2. 정상 정맥혈액의 pH는 7.35이다.

C. pH 단위는 10의 배수로 계산된다.
  1. 수소 이온 농도는 pH 단위가 변하면서 10배로 변한다.
  2. 큰 pH 변화는 없다.

체액에서의 pH 조절기전

A. 체액의 pH를 조절하는 기전에는 3가지 종류가 있다. 첫째가 완충 기전이며, 둘째는 호흡 기전이고, 셋째는 콩팥 기전이다.
  1. 화학적 pH 조절기전–혈액/적혈구/체액의 완충작용을 통해 즉각적으로 일어난다.
  2. 생리적 pH 조절기전
    a. 호흡조절을 통한 조절기전으로 수분 내에 일어남
    b. 콩팥활성을 통한 조절기전으로 수시간 내에 일어남

B. 완충제
  1. 정의: 수용액에 산과 염기가 첨가되었을 때, 급격한 pH의 변동을 방지하기 위해 투입된 화학물질이다(그림 21-3, 그림 21-4).
  2. 완충제는 2가지 종류가 있어서 완충제쌍이라고 불린다
  3. 고정산은 중탄산염나트륨에 의해 완충된다.
  4. 조직모세혈관 내에서 고정산의 완충작용에 대한 변화
    a. 혈액 내 탄산이 증가
    b. 혈액 내 중탄산염나트륨은 감소하고, 중탄산염나트륨은 탄산보다 20배 정도 많음
    c. 혈액 내 H^+ 이온 농도는 약간 증가
    d. 혈중 pH가 약간 감소
  5. 인체는 다른 완충시스템을 갖고 있다.
    a. 인
    b. 단백질(혈장단백질과 헤모글로빈)

C. pH 조절의 호흡기계 기전
  1. 호흡은 이산화탄소와 물을 배출한다.
  2. 탄산이 감소하면 수소 이온 농도가 감소하여 pH가 증가한다.
  3. 뇌줄기의 호흡조절중추는 떨어진 pH에 반응하여 호흡을 증가시킨다. pH가 증가되면 호흡은 감소한다.

D. pH 조절의 비뇨기계통의 기전
  1. 콩팥은 pH 조절에 중요한 역할을 수행한다.
  2. 소변은 먼쪽세관에서 산성화되며, 이때 수소 이온과 암모니아(NH_3)가 혈액에서 소변으로 배출된다.

21

학습활동 active learning

복습문제

1. 수용액에서 pH와 수소 이온과 수산화 이온 사이의 관계를 설명하시오.
2. 이산화탄소와 물이 탄산으로 변하는 과정을 설명하고 관련된 효소를 설명하시오.
3. 완충제란?
4. 혈액 내에 수소 이온이 증가할 때 완충제쌍의 반응을 설명하시오.
5. 혈액 내에 수산화 이온이 증가할 때 완충제쌍의 반응을 설명하시오.
6. 고정산에 대한 완충제쌍의 반응을 설명하시오.
7. pH 조절에 있어서 호흡의 작용을 설명하시오.
8. 혈액 pH 조절에 있어서 호흡률의 변화를 설명하시오.
9. 콩팥세관에서 중탄산나트륨이 수소 이온을 제거하는 과정을 설명하시오.
10. 산증과 알칼리증을 설명하시오.

문제

1. 이산화탄소와 물을 탄산으로 변환시키는 효소는 ________이다.
2. ________는 수용액에 산과 염기가 첨가되었을 때, 급격한 pH의 변동을 방지하기 위해 투입된 화학물질이다.
3. 염산(HCl) 같은 강산이 완충제쌍인 중탄산염나트륨과 탄산에 반응했을 때, 중탄산염나트륨은 ________이 된다.
4. 수산화나트륨(NaOH) 같은 강염기가 완충제쌍인 중탄산염나트륨과 탄산에 반응했을 때, 중탄산염나트륨은 ________이 된다.
5. 콩팥단위에서 pH 조절에 중요한 부위는 ________이다.
6. Na_2HPO_4가 콩팥에서 수소 이온을 제거할 때 형성된 마지막 산물은 ________이다.
7. 암모니아가 콩팥에서 수소 이온을 제거할 때 형성된 마지막 산물은 ________이다.
8. 콩팥은 pH 조절에 있어서 허파보다 효과적이다. 이러한 이유는 허파에서는 제거하지 못하지만 콩팥에서는 ________을 제거할 수 있다.
9. 혈중 pH가 높아지는 상태를 ________이라고 한다.
10. 혈중 pH가 낮아지는 상태를 ________이라고 한다.
11. 완충제쌍이 올바로 작용하기 위해 중탄산염은 탄산보다 ________배 정도 많다.

CHAPTER 22

생식기계통

Reproductive Systems

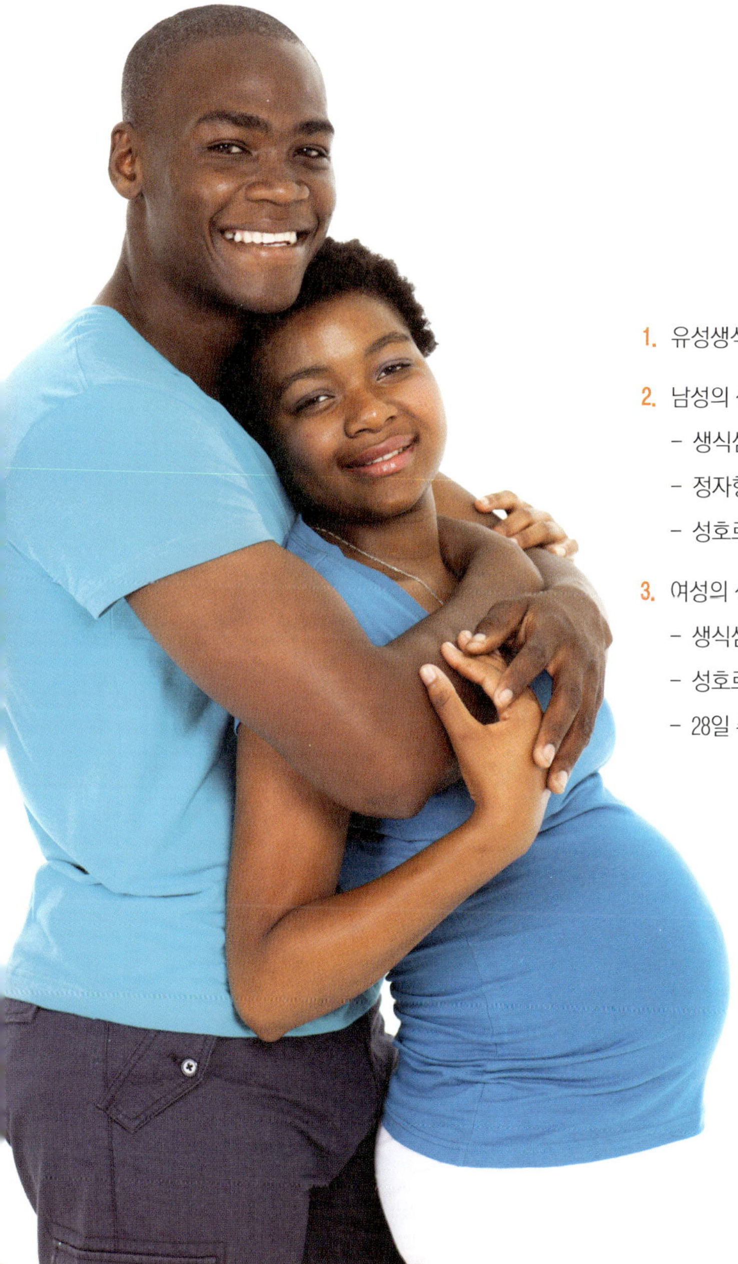

1. 유성생식 과정을 정의하고 성별에 따른 구조적 · 기능적 특징을 알아야 한다.
2. 남성의 생식기계통의 부속기관을 열거하고, 각각의 일반적인 기능을 알아야 한다.
   - 생식샘의 육안구조 및 미세구조
   - 정자형성과정의 단계
   - 성호르몬의 일차작용
3. 여성의 생식기계통의 부속기관을 열거하고, 각각의 일반적인 기능을 알아야 한다.
   - 생식샘의 육안구조 및 미세구조
   - 성호르몬의 일차작용
   - 28일 주기의 자궁 내막주기와 월경주기

생식기계통의 중요성은 다른 기관계통과 특별하게 다른 의미가 있다. 일반적인 기관계통은 한 개체가 생존하고 안정을 유지하는 기능을 수행한다. 반면에 생식기계통은 개체의 생존을 보장할 뿐만 아니라 인간의 특징적인 유전자를 보호하는 역할을 수행한다. 남녀 모두에게 있어서 생식기계통은 유전자를 다음 세대로 전달하도록 적응되어 있다.

유성생식

자손생성

유성생식(sexual reproduction)은 암수 부모가 필요하며, 각각의 암수 부모는 새롭게 형성된 접합체 핵염색질의 절반을 형성한다. 무성생식(asexual reproduction)은 부모 한쪽만 필요하며, 태어난 자손은 부모와 유전적으로 동일하다.

유성생식의 장점은 태어난 자손에 있어서 유전적인 성질의 혼합이 잘 되는 점이다. 이러한 유전적 성질의 다양성은 질병, 자연재해 혹은 기후 변화 같은 환경의 변화에서 인류가 생존하게 된 이유가 된다.

각각의 암수 부모는 생식자(gamates)라는 생식세포를 생산할 수 있다. 이들을 난자(ova)와 정자(sperm)라고 하며, 수정 시 융합된다. 이렇게 해서 형성된 것을 접합자(zygote)라고 하며, 접합자는 복잡하고 놀라운 과정을 거쳐 한 개체로 발달한다.

각 생식계는 2차성징에 관여하는 호르몬을 생성할 수 있으며, 이러한 2차성징의 발현으로 생식과정은 성공한다. 예를 들어 이러한 호르몬들은 각각의 암수에게 성기관의 구조적·행동적인 차이를 나타나게 하고, 다른 성에게 성적인 매력을 보이게 한다. 성적인 성숙은 사춘기에 일어난다. 생식계통의 호르몬과 다른 조절기전에 의해 성행위를 할 수 있게 충동되며, 동반되어 성적인 만족을 일으키므로 성욕(sex drive)은 자손생성(producing offspring)에 중요한 역할을 수행한다.

성적인 성숙은 사춘기(puberty) 말에 이루어지며, 남성 생식계통은 성숙된 정자를 생성·운반하여 여성 생식계통에서 염색체 교환에 의해 자손이 형성되고 된다.

남성과 여성의 생식기계통

남성과 여성의 생식기계통 기관과 특별한 기능에 대해 논의할 것이지만, 두 성의 생식기계통의 일반적 구조와 기능이 공통적으로 정의된다는 것과 두 성이 생식에 기여하는 독특하고 중요한 방식을 이해하는 것은 중요하다.

남성과 여성에 있어서 생식기계통 기관은 정자와 난자가 성공적으로 수정하게 하며, 아기의 탄생까지 정상적으로 발달하게 하는 일련의 특별한 기능을 수행한다. 또한 여성의 유방 발달과 남성의 턱수염 성장과 같은 2차성징의 발달을 일으키는 호르몬 생산은 정상적인 생식기계통의 활동결과이다.

생식기계통의 특성을 학습할 때 남성은 성숙한 정자를 생산하고 저장하며 여성의 생식기통로에 들어가게 하는 역할을 한다고 배운다. 여성의 생식기계통은 난자를 생산하고 정자를 받아들여 수정하도록 하는 역할을 한다는 것을 명심해야 할 것이다. 수정란이 여성의 생식기계통에서 발달하고 성숙해 출산까지 이르는 것 또한 주목해야 한다. 남성과 여성의 생식기계통 기능의 복잡하고 주기적인 조절은 인간의 생식에서 중요하다. 성호르몬의 생산은 2차성징뿐만 아니라 두 성의 정상적인 생식적 기능에도 필요하다.

QUICK CHECK

1. 접합자란 무엇인가?
2. 성적인 성숙과 생식능력은 언제 생기는가?
3. 생식기계통의 궁극적 기능은 무엇인가?

남성 생식기계통

구조적 윤곽

생식로

19장을 참조하면, 남성요도는 두 가지 기능을 수행하는데 소변과 정액의 통로역할이다. 이러한 관점에서 비뇨생식로(urogenital tract)라는 명칭은 간혹 생식로(reproductive tract) 대신에 사용된다.

남성 생식기계통(male reproductive system)은 많은 기관으로 구성되어 있으므로 전체적인 윤곽을 볼 필요가 있다. 생식기관은 필수기관(essential organs)과 부속기관(accessory organs)으로 분류할 수 있다.

필수기관

남성과 여성 생식기의 필수기관은 생식샘(gonad)이라고 한다. 남성의 생식샘은 고환(testes)이라고 불리는 한 쌍의 주요 생식샘(sex gland)으로 구성되어 있다. 고환은 남성호르몬인 테스토스테론(testosterone)을 생성하며, 그 외에도 고환은 남성 성세포 또는 정자(spermatozoa)를 생성한다.

부속기관

남성의 부속 생식기관은 다음 구조로 구성된다.

1. 고환에서 밖으로 정자를 운송하는 일련의 통로 또는 관
2. 정자를 보호하고 기르는 분비물을 제공하는 부속 생식샘
3. 외부 생식기관은 외부 생식기(external genitals)라고 한다.

표 22-1은 남성의 필수 생식기관과 부속 생식기관의 명칭을 목록화하였고, 그림 22-1은 이들의 위치를 보여준다. 표와 그림은 기초적이지만 중요한 개관을 제공하기 위해 이 장의 초기에 소개한다. 다음에서 각각의 기관에 대해 학습할 때 이 표와 그림이 필요할 것이다.

표 22-1 남성 생식기관

필수기관	부속기관
생식샘: 고환 (오른쪽과 왼쪽 고환)	• 관: 부고환(2), 정관(2), 사정관(2), 요도 • 부속 생식샘: 정낭(2), 망울요도샘 또는 쿠퍼샘(2), 전립샘 • 외부 생식기: 음낭, 음경

고환

구조와 위치

남성의 생식샘(gonad)은 한 쌍의 고환(testes)이다. 고환은 그림 22-1에서 볼 수 있는 것처럼 음경 뒤 신체 밖의 공간에 매달려 있는 주머니 모양의 음낭(scrotum) 속에 있다. 이는 정자의 정상적인 생산과 생존에 중요한 것인 정상적인 심부 체온보다 약 1~3℃ 더 낮은 환경을 만들도록 노출되어 있다.

각각의 고환은 작고, 길이는 약 3.8cm(1.5inch), 너비는 약 2.5cm(1inch)인 타원형의 분비샘이다. 고환의 모양은 약간 편평한 달걀 같은 모양이다. 그림 22-2를 보면 고환은 백색막(tunica albuginea)이라고 하는 질기고 백색의 막으로 둘러싸여 있음을 알 수 있다. 이 막은 고환을 덮고 있으며, 다시 고환을 몇 개의 엽으로 나누는 많은 격막을 형성한다.

그림 22-2를 보면, 고환의 각각의 엽에는 좁지만 길고 꼬여 있는 정세관(seminiferous tubule)이 위치한다. 이 꼬인 구조는 고환조직을 형성한다. 엽을 나누는 격막 근처에 놓여 있는 작고 특별한 세포는 그림 22-3에서 볼 수 있으며, 이곳에 남성 성호르몬, 테스토스테론(testosterone)을 분비하는 고환의 사이질세포(간질세포, interstitial cell)가 있다.

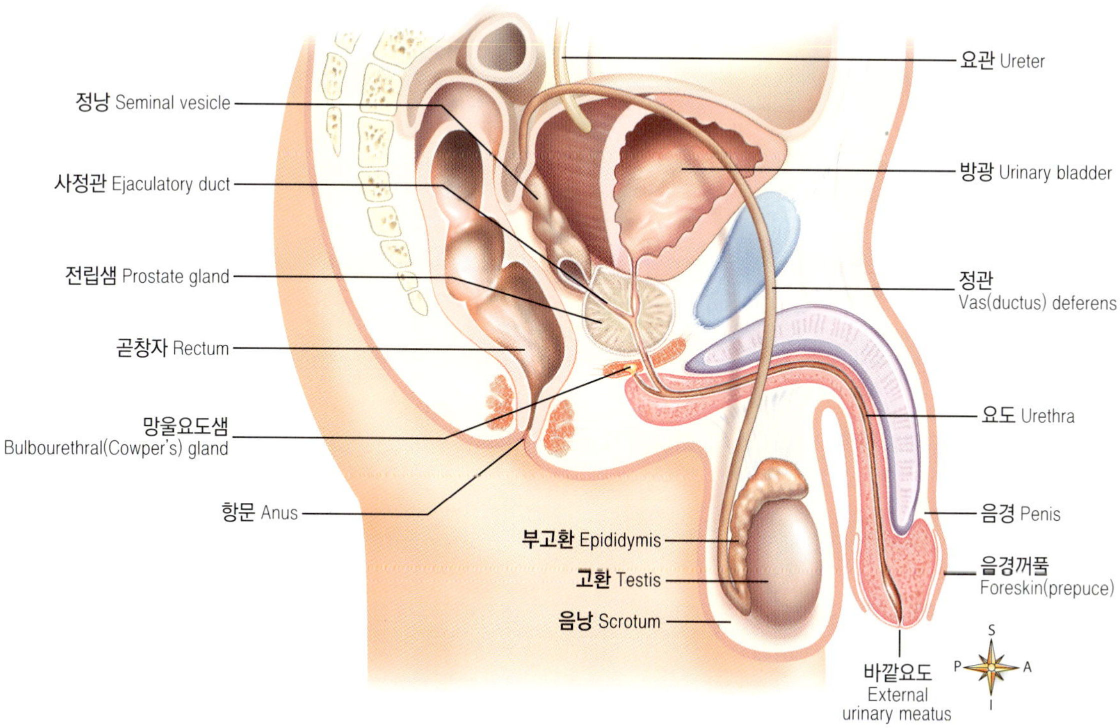

그림 22-1 남성 생식기관의 구조. 남성 생식기관의 위치를 보여주는 골반의 시상절단면

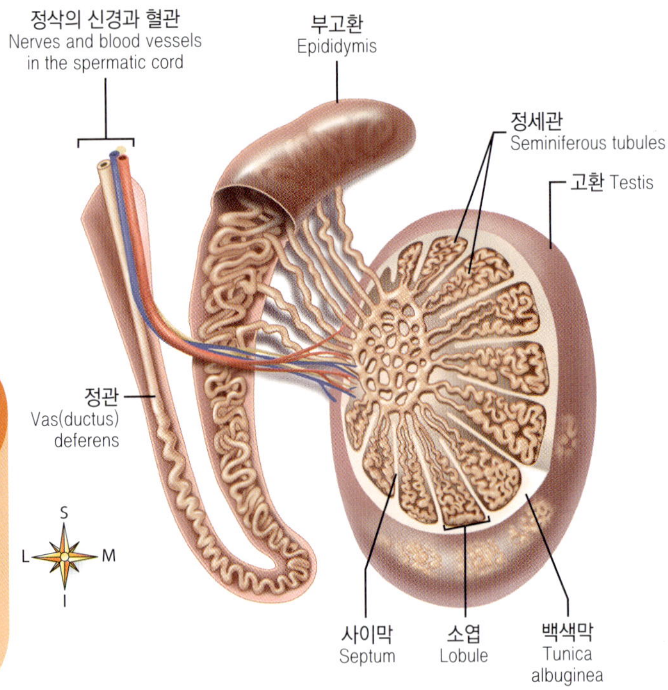

그림 22-2 고환과 부고환의 관. 관은 크기가 확대되었다. 사진 속에서 정관은 중심부가 어두운 구면; 왼쪽에 보이는 쉼표 모양의 부고환이 정관으로 계속된다.

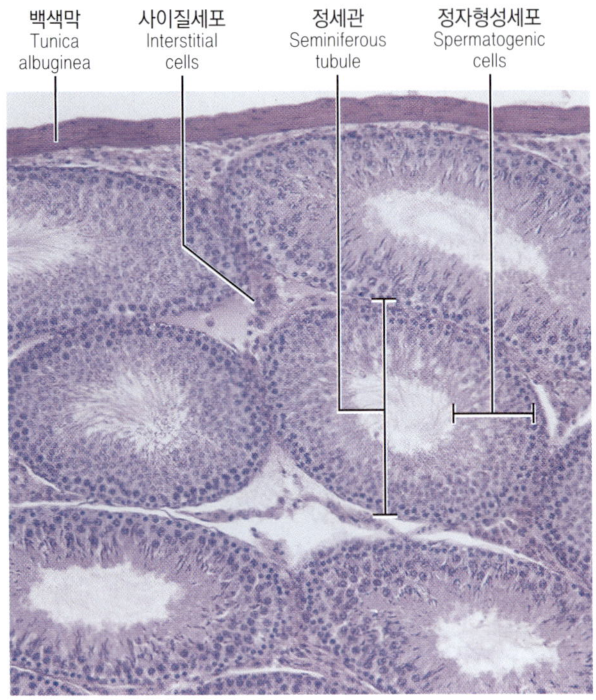

그림 22-3 고환조직. 몇 개의 정세관이 사이질세포를 포함하는 격막으로 둘러싸여 있다.

각각의 정세관은 중심부위에 통로가 있는 긴 관이다(그림 22-3). 정자는 정세관 벽에서 발달하고 관 속으로 방출되어, 신체 외부로 나가게 된다.

고환의 기능

정자형성

정자 생산은 정자형성(spermatogenesis)이라고 도 부른다. 사춘기부터 정세관은 계속 정자를 형성한다. 매일 생성된 정자의 수는 나이가 증가함에 따라 감소하지만, 대부분의 남성은 살아 있는 동안 상당한 수를 계속 생산한다.

사춘기 전에 고환에서는 정조세포(spermatogonia)라 불리는 정자의 전구세포의 수를 증가시킴으로써 정자 생성을 준비한다. 이들 세포는 각 정세관의 외부 끝 근처에 위치해 있다(그림 22-4, A). 사춘기 전에 정조세포는 3장에서 기술된 유사세포 분열과정을 통해 수가 증가한다. 유사분열 과정을 통해 한 개의 부모세포(parent cell)는 부모세포와 동일하고 정상적인 46개의 염색체를 나타내는 유전물질의 완벽한 복사본을 포함하고 있는 두 개의 딸세포가 됨을 기억해야 한다.

뇌바닥 근처에 위치한 시상하부는 크기는 작지만 기능적으로 중요하다. 남녀 모두에서 시상하부는 성선자극호르몬유리호르몬(gonadotropin releasing hormone, GnRH)이 분비된다. 이 호르몬은 뇌하수체앞엽에서 난포자극호르몬(follicle-stimulating hormone, FSH)과 황체형성호르몬(luteinizing hormone, LH)의 분비를 증가시킨다. 생식샘자극호르몬(gonadotropin)이라는 의미는 생식샘(gonad)인 고환과 난소를 자극한다는 것이다.

9장에서 뇌하수체와 시상하부의 기능에 대해 복습을 해야 할 것이다. 그림 9-11을 보면 뇌하수체와 시상하부를 확인할 수 있다.

남자가 사춘기에 들어서면 정조세포는 난포자극호르몬(FSH)의 혈중 농도가 증가하면서 독특한 세포분열을 한다. 난포자극호르몬의 영향하에 정조세포가 세포분열과 유사분열과정을 거치며, 두 개의 딸세포를 생산한다. 이 세포 중 하나는 정조세포로 남아 있고, 다른 하나는 1차 정모세포(primary spermatocyte)라고 하는 보다 특별한 세포를 형성한다. 이 1차 정모세포는 감수분열(meiosis) 과정을 거쳐 정자가 된다.

그림 22-4, B에서처럼 감수분열 동안 2번의 세포분열이 일어나고 정세포(spermatids)라고 하는 4개의 딸세포를 형성한다. 유사분열로 만들어진 두 개의 딸세포와는 달리, 정자로 발달하게 될 네 개의 정세포는 오직 반의 유전물질과 다른 체

세포의 염색체의 반(23개)을 가진다. 여성에게 있어서 감수분열은 23개의 염색체를 가진 하나의 난자를 만든다.

그림 22-4, B에서 감수분열의 도식을 다시 보면 각각의 일차 정모세포는 결국 4개의 정자세포가 된다. 정조세포는 정세관의 외부 표면에서 발견되고, 일차와 이차 정소세포는 정세관에 깊이 위치하며 성숙되었지만 운동성이 없는 정자는 정세관의 속공간(내강, lumen)에 들어와 생식기관을 통해 신체 외부로의 여행을 시작한다.

정자

정자(sperm)는 인체에서 가장 작고 가장 특별한 세포 중 하나이다(그림 22-5, A). sperm이라는 용어는 라틴어 '씨앗 동물(seed animal)'을 의미하는 'spermatozoan'이라는 용어에서 유래되었다. 생식과정에서 정자세포는 마치 씨앗처럼 행동하기 때문이다. 그리고 정자세포는 꼬리가 있어서 미세동물처럼 독립적으로 움직일 수 있기 때문이다.

각 정자 머리에 함유되어 응집된 핵 유전물질이 아기가 아버지의 특성을 유전받도록 한다. 그러나 아버지로부터 온 이 유전 정보는 오직 성공적인 수정이 될 때만 어머니의 난자 속 유전적 물질과 융화할 수 있다.

성교 중 여성의 질로 정자를 사정(ejaculation)하는 것은 단지 긴 여행의 한 단계일 뿐이며, 정자가 난자를 만나고 수정하기 전에 이들 성세포가 만들어져야 한다. 이 작업을 성취하기 위해 이 유전적 정보의 특별한 꾸러미는 운동성을 위해 꼬리를 준비하고, 난자와 접촉할 때 난자의 외부 막을 뚫기 위해 만들어진다.

성숙한 정자의 구조는 그림 22-5, B에서 도식화하였다. 정

22

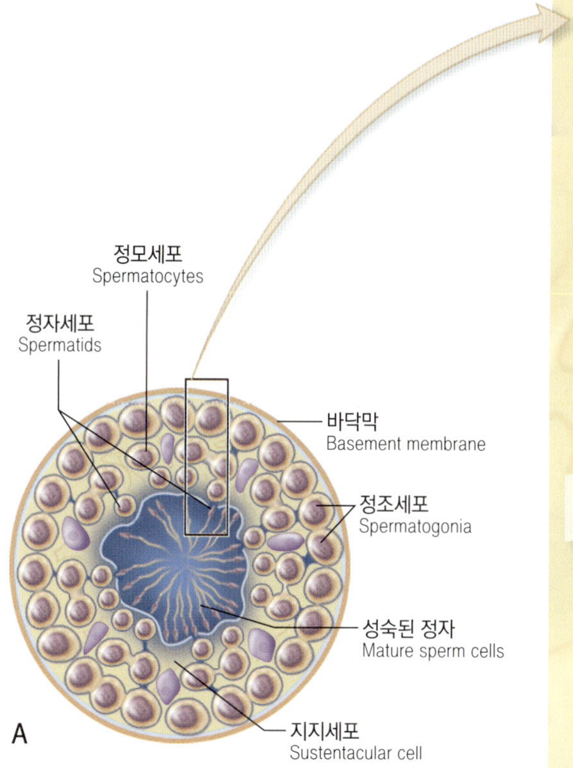

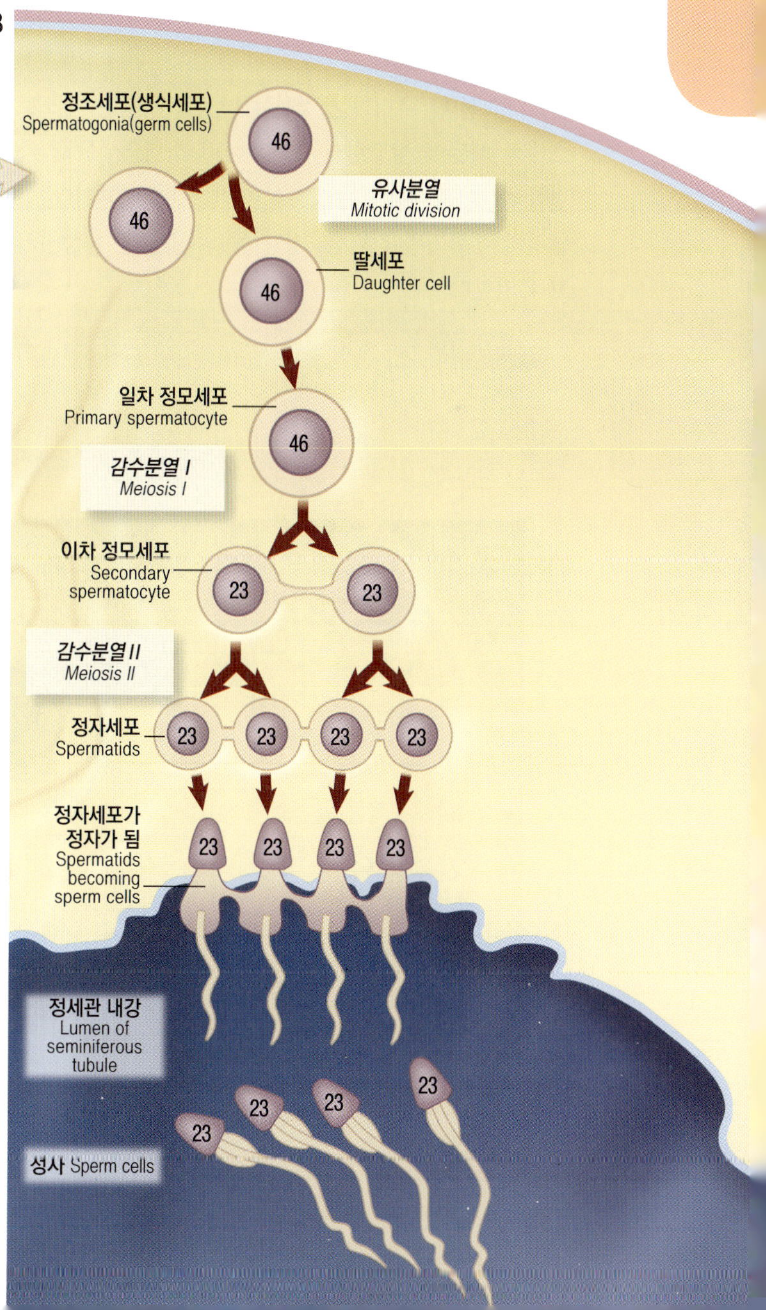

그림 22-4 정자형성. A: 관의 가로단면은 정세관의 벽에서 감수분열 세포 형태를 진행하고 있음을 보여준다. B: 감수분열과 정자형성의 세포 형태의 도식

자의 머리에는 아버지로부터 받은 유전적 물질을 가진 핵이 있다. 핵은 첨단체(acrosome, 난자와 접촉이 일어날 때 정자가 난자의 덮개를 깨고 들어갈 수 있도록 하는 효소가 포함된 특별한 구조)로 덮여 있다.

또한 각 정자는 중간부와 긴 꼬리가 있다. 중간부 속에 있는 미토콘드리아는 아데노신삼인산(adenosine triphosphate, ATP)을 에너지로 이용하여 여성 생식관을 통한 장거리를 전진하고 헤엄쳐가도록 하는 꼬리운동을 위한 에너지를 공급한다. 꼬리에는 편모(flagellum)가 있다.

테스토스테론의 생산

정자형성뿐만 아니라 고환의 다른 기능은 남성 호르몬인 테스토스테론을 분비하는 것이다. 이 기능은 고환의 정세관이 아니라 사이질세포에 의해 일어난다. 테스토스테론은 다음의 기능을 수행한다.

1. 남자다워진다. 우리가 생각하는 남성적 특징은 테스토스테론 때문에 발달한다. 가령 어린 소년의 목소리가 변할 때, 이를 유발하는 호르몬이 테스토스테론이다.
2. 남성의 부속기관(전립샘, 정낭 등)의 발달을 향상시키고 유지한다.
3. 단백질 동화(protein anabolism)를 자극하는 효과를 가진다. 그러므로 테스토스테론은 더 큰 근육발달과 남성의 힘의 향상을 담당한다.

QUICK CHECK

1. 남성의 부속생식샘을 열거하시오.
2. 정자형성이 일어나는 고환의 구조는?
3. 고나도트로핀이란?
4. 테스토스테론의 일반적 기능은?

생식관

개요

생식관(reproductive ducts)은 정자가 고환에서 방출 후에 신체 밖으로 나올 때까지 통과해야 하는 관이며, 부속 생식구조의 중요한 구성물이다. 남성의 부속 생식기관(부속 성샘과 외 생식기)의 목록에 포함된 다른 두 개의 구성물은 여기에서 따로 논의한다.

정자는 고환의 정세관의 벽에서 형성된다. 고환 내의 관에서 나올 때 정자는 연속적으로 부고환, 정관, 사정관, 요도에 들어가고 통과하여 신체 외부로 배출된다.

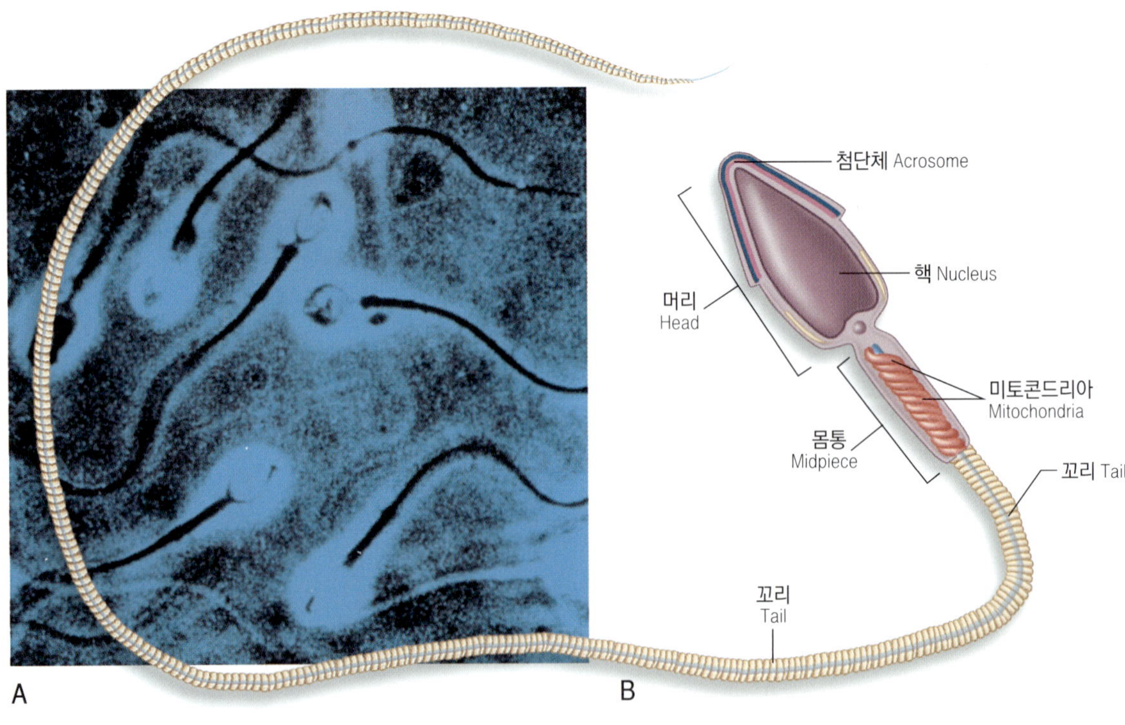

그림 22-5 **인간의 정자.** A: 현미경은 정자의 머리, 길고 날씬한 꼬리를 보여준다. B: 그림은 성숙 정자세포와 정자의 머리와 중간부를 확대하여 보여준다.

부고환

각 부고환(epididymis)은 단일하고 매우 빽빽하게 꼬인 길이 6m 정도의 관으로 구성된다. 부고환은 음낭 내 고환 위쪽 뒤를 따라 놓여 있는 쉼표 모양의 구조이다(그림 22-2). 정자는 부고환을 통과할 때 성숙하고 움직이거나 헤엄칠 수 있는 능력을 발달시킨다.

부고환의 세포는 정자가 부고환을 지날 때 정자성숙에 필요한 영양물질을 분비하고 과량의 고환액(testicular fluid)을 제거한다.

정관

정관(ductus deferens or vas deferens)은 정자가 부고환에서 나가고 음낭을 통과하여 배안 속으로 상행하도록 하는 관이다. 각각의 정관은 두껍고, 부드럽고, 강한 근육과 운동성을 가진 관이며, 이것은 음낭벽의 얇은 피부를 통해 느껴지거나 촉진될 수 있다. 서혜부 도관을 통해 혈관과 신경이 포함된 결합조직의 덮개인 정삭(spermatic cord)으로서 배안을 통과한다.

사정관과 요도

일단 배안 속에서는 정관이 정낭으로부터 사정관(ejaculatory duct)을 형성하기 위해 결합하는 곳인 방광의 뒷면에 위아래로 뻗어 있다(그림 22-6).

그림 22-1과 22-6을 보면, 사정관은 전립샘을 통과하여 정자가 요도로 이동되게 한다. 결국에는 정자는 음경을 지나서 바깥요도구멍(external urinary meatus)으로 배출된다.

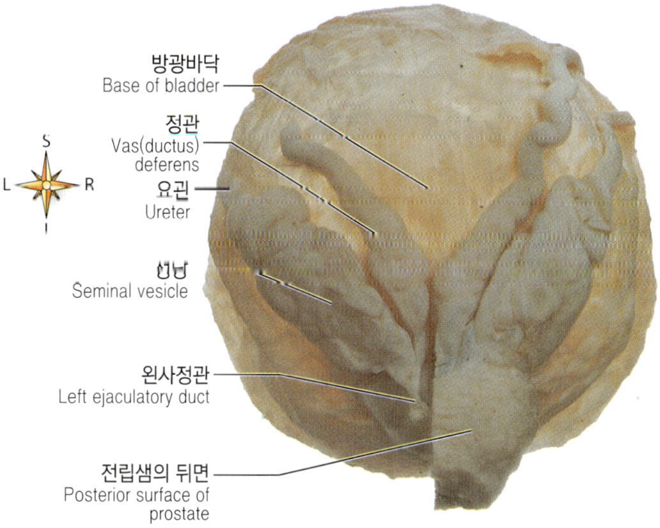

그림 22-6 남성의 부속샘. 방광, 정관, 왼쪽, 사정관, 정낭을 뒤에서 보여주는 해부

부속 생식샘

정액(semen or seminal fluid)이란 용어는 고환에서 생성된 성세포 또는 정자와 부속 성샘의 분비물의 혼합을 기술하기 위해 사용된다. 정액의 젤라틴액 95% 이상의 분비물을 분비하는 이 부속샘에는 두 개의 정낭, 하나의 전립샘, 두 개의 망울요도샘(bulbourethral or Cowper glands)이 포함된다. 정세관은 정자의 생산뿐만 아니라 일부 정액(정액량의 5% 이하) 생성을 담당한다.

보통 한 번에 3~5mL의 정액이 사정되고, 각 1mL당 정상적으로 약 2천만~1억 개의 정자가 들어 있다. 이러한 정자수는 건강한 남성에서도 일정하지 않다. 정액은 알칼리성이고 여성 생식기 통로의 산성 환경으로부터 정자를 보호한다.

정낭

정낭(seminal vesicles)은 한 쌍이며(그림 22-1), 정액량의 약 60%를 생성하는 주머니 모양의 선이다. 이 분비물은 노랗고 두껍고 과당이 풍부하다. 이러한 과당(fructose)은 고도의 운동성을 가진 정자를 위한 에너지원을 공급하는 데 기여한다.

전립샘

전립샘(전립선, prostate gland)은 방광 바로 아래에 위치하고 도넛 모양과 같다. 요도는 음경을 가로질러 바깥요도구멍의 끝까지 가기 전에 전립샘의 중앙을 통과한다.

이 전립샘은 얇고, 우유빛의 액체를 분비하며 총 정액량의 약 30%를 담당한다. 사정관이 통과하는 전립샘 부분은 정자를 활성화하고 운동성을 유지하도록 한다.

망울요도샘

두 개의 망울요도샘(요도구선, bulbourethral glands or Cowper gland) 각각은 크기와 모양에 있어서 완두콩과 닮았다. 이것은 전립샘 바로 아래에 위치하며, 이 분비물은 요도의 음경 부분으로 방출된다. 망울요도샘의 분비물은 사정 직전에 배출되어서 'pre-ejaculate'라고도 한다.

이 분비샘의 점박과 같은 분비물은 여러 기능을 수행한다. 요도에 잔존되어있는 산성소변에서 정자를 보호하고, 사정 시 마찰로 인한 정자의 손상을 감소시키기 위해 요도의 끝부분에서 윤활작용을 하며, 정액량의 5% 이하를 담당한다.

외부 생식기

음경(penis)과 음낭(scortum)은 남성의 외음부(genitalia) 또는 외부 생식기관을 구성한다.

음경(그림 22-7)은 성적 욕구 동안 딱딱해지고 해면질 또는 발기성 조직구성으로, 가득 참에 의해 일어서면 성교 중에 정자는 질에 들어갈 수 있다. 음경의 몸통에는 세 개의 분리된 발기성 조직의 기둥이 위치한다. 즉 요도를 둘러싸는 한 개의 요도해면체(corpus spongiosum), 그리고 요도해면체 위에 위치한 두 개의 음경해면체(corpora cavernosa)이다. 발기조직의 해면특징(spongy nature)은 그림 22-7에서 볼 수 있다.

음경의 몸통에서 먼 끝에는 확대된 형태의 귀두(glans)가 위치하며, 귀두의 중앙에는 바깥요도구멍이 위치한다.

이 귀두의 피부는 음경꺼풀(포피, foreskin or prepuce)이라고 하는 느슨하고 고정되고 뒤로 당겨지는 덮개를 형성하기 위해 겹쳐져 접혀 있다. 표피의 외과적 제거를 포경수술(circumcision)이라고 한다.

음낭은 피부로 덮인 주머니로 서혜부에 매달려 있다. 내부는 격막에 의해 두 개의 주머니로 분리된다. 즉 각각의 주머니에는 고환, 부고환, 정관의 아랫부분, 그리고 정삭의 시작 부위가 있다.

QUICK CHECK

1. 부고환에서 시작된 관은?
2. 정액에서 액체성분을 형성하는 기관은?
3. 발기조직의 기능은?

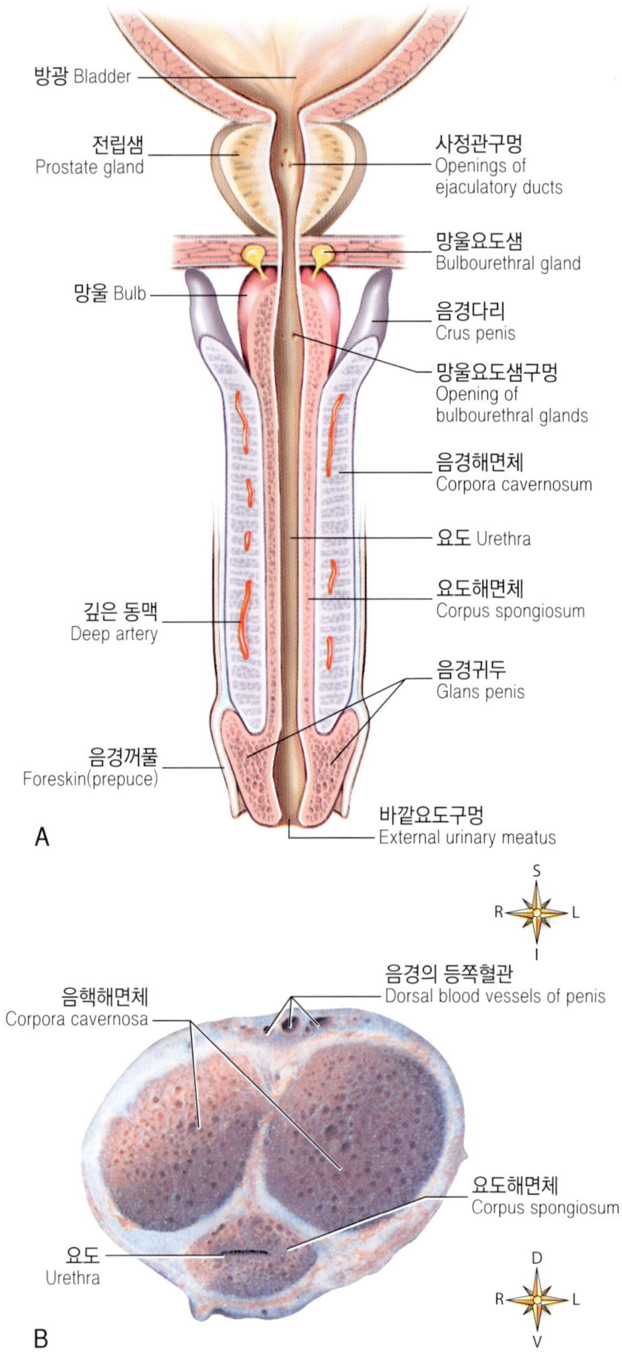

그림 22-7 음경. A: 위에서 바라 본 음경의 시상면에서, 요도가 노출되어 있고 방광에서 전립샘을 통과하여 음경의 끝에서 요도구로 통과한다. B: 음경 몸통의 가로단면은 발기성 또는 해면성 조직의 3개의 기둥을 보여준다. 요도해면체 내에 요도가 있다.

여성 생식기계통

구조적 윤곽

생식기계통의 구조적 윤곽은 남성과 여성에서 유사하며, 필수기관과 부속기관으로 나뉠 수 있다.

필수기관

생식샘(성선, gonads)은 한 쌍의 난소이며, 여성 생식기의 필수기관(essential organs)이다. 여성 성세포 또는 난자는 난소에서 생성된다. 난소는 에스트로겐과 프로게스테론을 생성한다.

부속기관

여성 생식기의 부속기관은 다음 구조로 구성된다.

1. 난소 근처에서 외부로 뻗어 있는 일련의 관 또는 변경된 관 구조
2. 부속 생식샘은 젖샘(유선, breast)을 포함하며, 여성에서 중요한 생식기능을 한다.

3. 외부 생식기관 혹은 외부 생식기

표 22-2는 필수와 부속기관의 명칭을 목록화하였고, 그림 22-8은 이들의 위치를 보여준다. 이 표와 그림을 다음의 각 구조에 대해 읽을 때 떠올려 보자.

표 22-2 여성 생식기관

필수기관	부속기관
생식샘: 난소 (오른쪽과 왼쪽 난소)	• 관: 자궁관(2), 자궁, 질 • 부속 생식샘: 큰어귀샘(2), 유방(2) • 외부 생식기: 외음부

난소

구조와 위치

한 쌍의 난소(ovary)는 여성의 생식샘이다. 각각의 무게가 약 3g이며, 주름져 있고, 표면이 균일하지 않다. 난소는 크기와 모양에 있어서 큰 아몬드를 닮았고 자궁의 양쪽 모서리에서 골반 안에 인대로 고정되어 있다.

여자 신생아의 난소 바깥층 바로 아래에는 결합조직 속에 파묻힌 약 1백만 개의 난포(ovarian follicles)가 위치한다. 즉, 각각의 난포에는 여성 성세포의 미성숙 단계인 난세포(oocyte)가 포함되어 있다.

그러나 소녀가 사춘기가 되면서 난포는 더 발달하여 약 40만 개의 1차난포(primary follicles)로 수적 감소가 일어난다. 각 1차난포에는 난세포 주위에 과립세포(granulosa cells)층이 있다.

1차난포에서 배란으로의 발달 과정은 그림 22-9에서 보여준다. 난세포 주위의 과립세포층이 두께가 증가함에 따라 난포주머니(antrum)라 불리는 속이 빈 공간이 나타나고, 2차난포(second follicle)가 형성된다.

여성은 가임시기 동안 일차난포 중에 단 약 350~500개만이 완전한 성숙난포(mature follicles)로 발달한다. 이 성숙난포는 배란되어 난자를 방출한다. 그러나 성숙하지 않은 난포는 퇴화되고 난소조직 속으로 재흡수된다.

난소 속의 성숙난자는 300년 전에 그라프난포를 발견한 유태인 해부학자를 기리기 위해 그라프난포(graafian follicle)라고도 한다.

발달이 계속되고 배란 후 파괴된 난포는 황체(corpus luteum)라고 하는 호르몬 분비성 분비선 구조로 전환된다. 이 황체는 이 장의 후반에 기술할 것이다. 황체라는 용어는 노란 형태의 분비샘 구조의 라틴어에서 유래되었다.

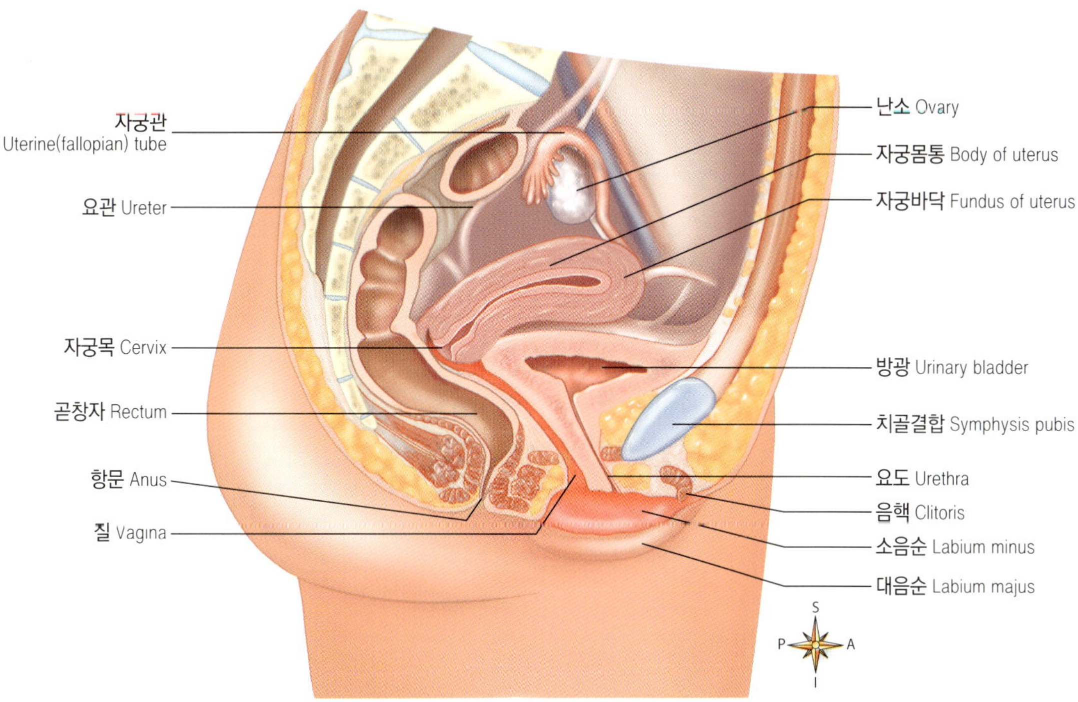

그림 22-8 여성 생식기관의 구조. 여성 생식기관의 위치를 보여주는 시상단면

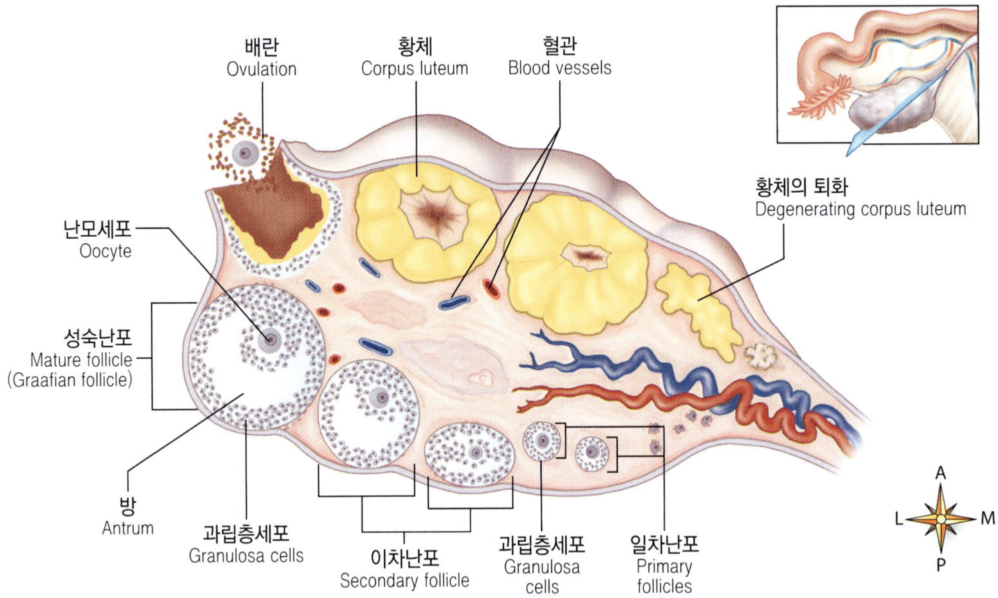

그림 22-9 난소. 난포와 난자 발달을 보여주는 가로단면. 첫 번째 단계(일차난포)의 시작과 시계방향으로 계속되는 마지막 단계(황체의 퇴화)

난소의 기능

난자형성

여성의 생식자(gametes) 또는 성세포의 생산은 난자형성(oogenesis)이라고 한다.

정자형성 과정에서 나타났던 감수분열이 난자형성 과정에서도 관찰된다. 난자의 발달 과정에서는 초기 단계부터 수정 직후까지 두 번의 감수분열이 일어난다. 두 번의 여성 성세포 감수분열 결과로서 각 딸세포에서는 다른 세포(46개)에서 발견되는 수의 반수(23개)로 염색체의 수가 동등하게 감소한다.

그러나 그림 22-10을 보면, 세포질의 양은 동등하지 않게 나눠진다. 이 결과 한 개의 큰 난자와 퇴화되는 극체(polar body)라고 하는 작은 딸세포를 형성한다. 풍부한 세포질을 함유한 난자는 신체에서 가장 큰 세포 중 하나이며, 자궁에 착상이 될 때까지 배아의 빠른 발달을 위한 영양을 공급하도록 독특하게 만들어져 있다.

수정 시에 두 부모에게서 전달된 성세포는 융화되고 정상적인 염색체 수(46개)가 된다.

에스트로겐과 프로게스테론의 생성

난자형성에 이어 난소의 두 번째 주요 기능은 에스트로겐(estrogen)과 프로게스테론(progesterone)인 성호르몬의 분비이다. 난소에서의 호르몬 생산은 사춘기에 주기적인 난자의 발달·성숙과 함께 시작된다. 성장하고 성숙하는 난포에서 난세포 주위의 과립세포는 에스트로겐을 분비한다. 배란 후 형성된 황체는 에스트로겐뿐만 아니라 주로 프로게스테론을 분비한다.

에스트로겐은 여성의 2차성징(secondary sex characteristics)을 발달시키고 유지하며, 자궁 내 상피세포의 성장을 자극한다. 에스트로겐의 작용은 다음과 같다.

1. 외부 생식기를 포함하여 여성 생식기관의 발달과 성숙
2. 음부 털의 출현과 유방 발달
3. 피부 표면 밑과 유방 내, 엉덩이 부위의 지방의 재분배를 통한 여성 신체 외형의 발달
4. 첫 월경주기의 시작

프로게스테론은 난자가 빠져나간 난포에서 형성된 샘 구조인 황체에 의해 생산된다. 뇌하수체앞엽에 의해 자극되면, 황체는 배란 후 약 11일 동안 프로게스테론을 생산한다. 프로게스테론은 자궁 내 상피세포의 증식과 혈관 형성을 자극하고 에스트로겐과 함께 사춘기로 들어가는 월경주기의 시작에 작용한다.

난소절제술(oophorectomy)이란 외과적 용어로 난소의 제거를 기술하는 데 사용한다. 양쪽 난소가 제거되면 불임이 되고 폐경이 된다.

QUICK CHECK

1. 여성의 주요 생식기관은?
2. 여성생식샘이 위치하는 곳은?
3. 난자형성이란?
4. 여성의 2차성징을 일으키고 유지하는 호르몬은?

그림 22-10 난자형성과정. 성숙된 난자의 형성 그리고 수정 후 일어나는 일련의 세포분열과정. 감수분열은 출생전에 1차 감수분열이 중단된다. 일부 일차난모세포는 시춘기에 감수분열이 재개된다. 2차 감수분열은 수정이 될 때까지 완성되지 않는다.

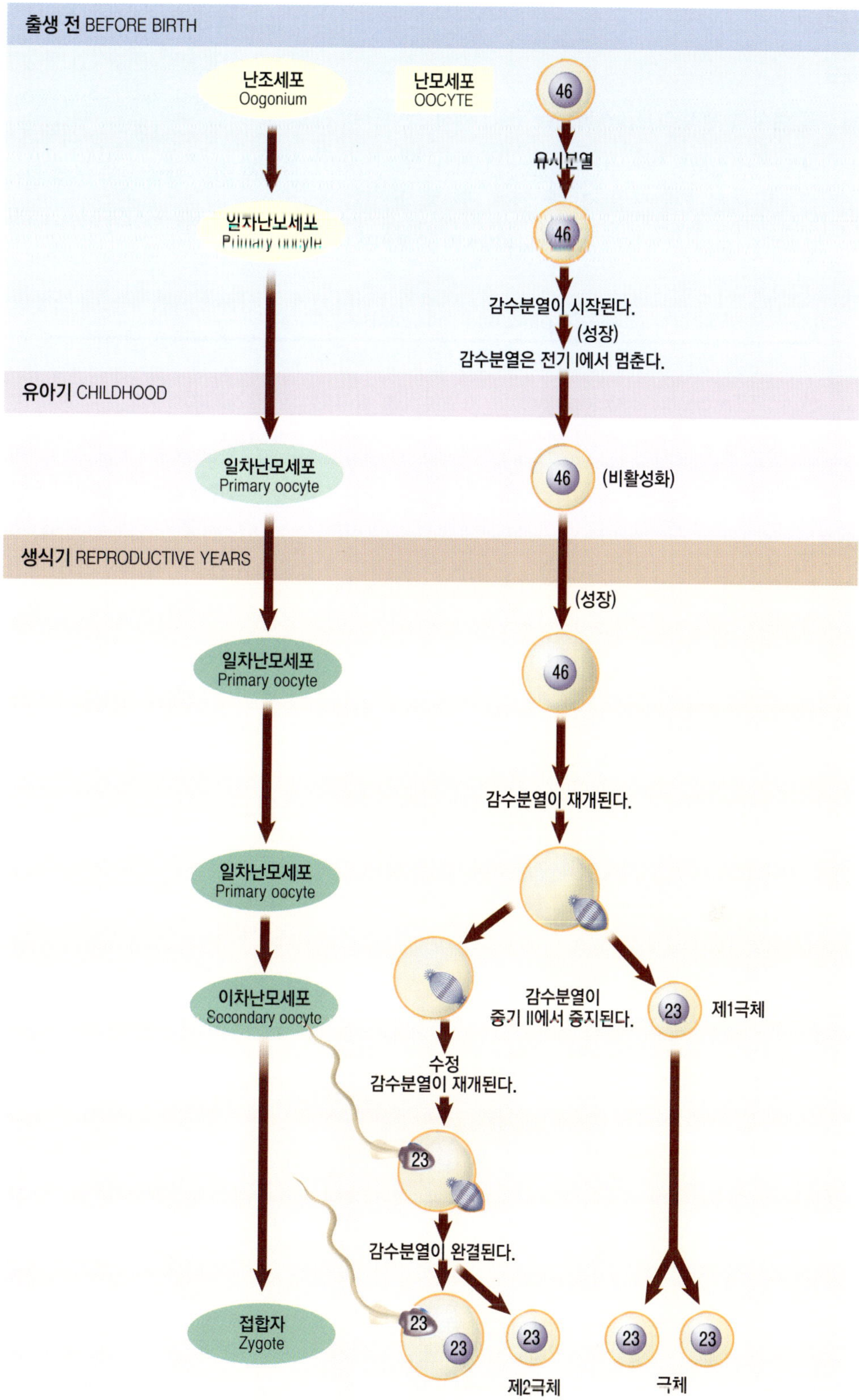

22

생식관

개요

남성과 여성의 생식로(reproductive tract)에서 생식관은 기본적으로 비슷하다. 첫째, 남성과 여성의 생식관은 한 쌍의 생식샘에서 나온 후에 단일 경로를 거쳐 외부로 열린다. 둘째, 남성과 여성의 생식관은 생식자(gametes)를 생식샘으로부터 운반한다.

인간은 자궁을 갖는 포유동물(placental mammals)이기 때문에 여성의 생식관은 남성으로부터 정자를 받아 수정하고, 산전성장(prenatal development)이 이루어지는 중요한 부위이지만, 남성에서는 그러한 기능을 없다. 이것이 남성과 여성의 차이이다.

자궁관

두 개의 자궁관(uterine tubes)은 나팔관(fallopian tubes) 또는 난관(oviduct)이라고 부르며, 이것은 난소에 실제로 닿아 있지 않지만 난소를 위한 관으로서 작용한다. 난관의 바깥 끝은 확장되어 깔때기(누두, infudibulum) 모양의 구조로 끝나며, 이를 자궁관술(난관채, fimbriae)이라고 한다. 이 부분은 각 난소의 위로 구부러져 있고(그림 22-11), 관 속의 공간은 배 안에 열려 있다. 자궁관의 안쪽 끝은 자궁에 부착되어 있고, 자궁관의 공간은 자궁안과 연결되어 있다. 각 관의 길이는 약 10cm(4inch)이다.

배란 후에 나온 난자는 먼저 배 안으로 나오고 그런 후에 자궁관술의 율동적인 운동과 난자 표면의 섬모 움직임의 도움을 받아 자궁관으로 들어온다. 자궁관 속에 일단 들어오면 난자는 자궁으로의 여행을 시작한다. 어떤 난자는 난관으로의 길을 찾지 못하고 배 안에 남아 거기서 흡수된다.

자궁관 점막의 한쪽 끝은 직접적으로 배안의 내부와 이어지며 다른 한쪽은 자궁의 내부와 질로 연결된다. 이 때문에 임균과 같은 질이나 자궁의 감염이 배안으로 전파될 수 있으므로 생명을 위협할 수도 있으며, 이것은 임상적으로 큰 의미가 있다.

자궁

자궁(uterus)은 서양배 크기의 작은 기관이지만 굉장히 강하다. 자궁은 대부분 근육, 즉 자궁근육층(myometrium)으로 구성되며, 내부에 작은 공간이 존재한다. 임신기간 동안 자궁은 몇 배로 자라서 아기와 상당한 양의 양수를 담기에 충분한 크기가 된다.

자궁은 두 부분으로 구성되어 있다. 즉, 윗부분은 몸통(body)이고 아래의 좁은 부분은 목(경부, cervix)이다. 자궁관이 자궁몸통에 닿아 있는 부분의 바로 위는 두드러진 돌출부를 형성하며, 이를 자궁바닥(fundus)이라고 한다(그림 22-11). 아래의 좁은 부위를 목(경부, cervix)이라고 한다.

임신 동안을 제외하고 자궁은 방광 바로 뒤 골반안에 놓여 있다. 임신 말기에는 배안의 윗부분까지 크게 확대된다. 이러

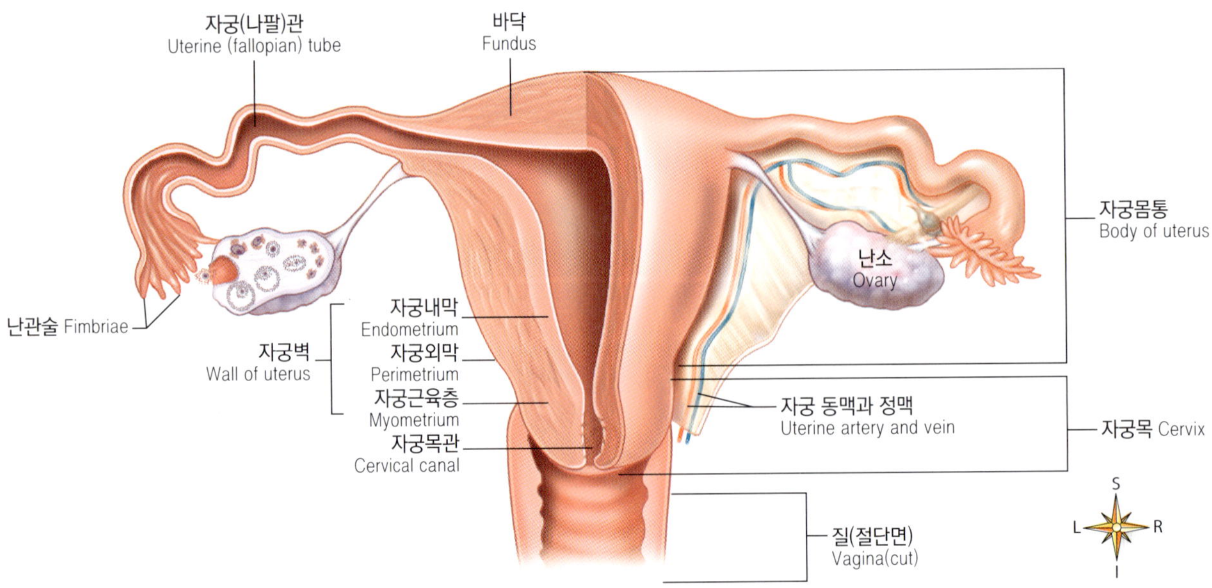

그림 22-11 자궁. 단면은 자궁의 근육층과 난소와 질과의 관계를 보여준다.

한 이유로 임신 말기의 자궁은 가로막(횡격막, diaphragm) 아래에 있는 간을 밀어낸다(임신 후기의 여성이 깊은 호흡을 하기 힘들어 한다).

자궁절제술(hysterectomy)은 자궁의 외과적 제거를 말한다. 복부 절개를 통한 제거(복식 자궁절제술, abdominal hysterectomy), 질을 통한 제거(질식 자궁절제술, vaginal hysterectomy), 복강경을 통한 제거(복강경식 자궁절제술, laparoscopic hysterectomy) 방법이 있다. 자궁몸통과 자궁목을 제거하는 전체 자궁절제술(total hysterectomy), 자궁은 제거하고 자궁목을 남겨두는 부분자궁절제술(subtotal hysterectomy)이 있다.

자궁은 세 가지 과정(월경, 임신, 분만)에서 중요한 역할을 수행한다. 황체에서는 배란 후 약 11일쯤에 프로게스테론 분비가 정지되고 에스트로겐의 분비가 감소된다. 그 후 약 3일 후에 혈액 내 프로게스테론과 에스트로겐이 최하치에 달하면 월경이 시작된다. 자궁 내 점막의 작은 부분들, 즉 자궁내막(endometrium)은 밑에 위치한 혈관이 붕괴되면서 엉성해진다. 혈액과 자궁내막의 작은 조각들은 자궁에서 떨어져 질을 통해 몸 밖으로 나오게 된다.

월경 즉시 자궁내막은 스스로 재복구한다. 다시 두껍게 자라고 임신을 준비하기 위해 혈액을 풍부하게 공급받는다.

수정이 일어나지 않으면 자궁은 임신을 위해 만들어진 내부를 붕괴시킨다. 이러한 자궁 내 변화는 계속되기 때문에 월경주기(menstrual cycle)라 불린다.

수정이 되면 임신이 시작되고 자궁내막은 그대로 남아 있다. 임신의 경우는 23장에서 논의한다.

먼저 월경은 주로 사춘기인 12~13세에 발생하고 때로는 보다 일찍 발생한다. 약 50세가 되는 폐경(menopause)기에 월경이 멈출 때까지 30~40대에는 정상적으로 약 매 28일 또는 1년에 13번 반복한다.

질

질(vagina)은 주로 평활근 내부에 점막으로 만들어진 약 10cm(4inch) 길이의 신축성이 있는 관이다. 그림 22-8에서 볼 수 있는 것처럼 질은 방광과 곧창자 사이 골반안에 놓여 있다. 밖으로 열려 있는 여성 생식기 통로의 일부로 질은 성교 중에 정자가 들어와 난자를 만나기 위해 음경을 받아들이는 기관이다.

또한 질은 아기가 새로운 세상으로 나오기 위한 통로, 소위 산도(birth canal)라고 불린다.

부속 생식샘

질어귀샘

두 개의 질어귀샘 중의 하나는 질 입구의 오른쪽에 있고 다른 하나는 왼쪽에 있다. 이들은 점액을 질전정(vestibule of the vulva)에 분비한다(그림 22-13).

이 중 하나는 큰질어귀샘[대전정선, 바르톨린샘(bartholin's glands), greater vestibular glands]이라 하고, 다른 하나를 작은질어귀샘(소전정선, lesser vestibular glands or Skene glands or female prostate)이라고 한다. 점액은 성교 시에 윤활제로서 작용한다.

유방

젖샘(유선, breasts)은 가슴근육의 표면에 위치하고, 섬유성 젖샘걸이인대(suspensory ligaments of Cooper)에 의해 가슴근육에 부착되어 있다. 유방의 크기는 샘조직의 양보다는 샘조직을 둘러싼 지방의 양에 의해 결정된다. 그러므로 유방의 크기는 출산 후 적절한 젖량을 분비하는 능력과는 거의 연관이 없다.

젖샘은 방사선 구조로 뻗어 있는 15~20개의 엽으로 구성되어 있다(그림 22-12). 각각의 엽은 몇 개의 소엽으로 구성되어 있고, 각 소엽은 젖을 분비하는 샘세포로 구성되어 있다. 젖을 분비하는 세포가 포도 모양의 덩어리처럼 위치하는 것을 젖샘주머니(alveoli)라고 한다. 뇌하수체뒤엽에서 분비된 옥시토신(oxytocin, OT)에 의해 젖샘주머니의 수축성 세포는 자극을 받아서 젖을 관으로 밀어낸다(milk let-down)

작은 젖샘관(lactiferous ducts)은 선방에서 흘러나와 바퀴의 살 모양처럼 유두로 향한다. 각 소엽에서 나온 젖샘관이 유두(nipple)에 있는 구멍에 열린다. 유두에 도착하기 전에 젖샘관이 커져 있는 부위를 젖샘관팽대(lactiferous sinus)라 한다. 젖샘관팽대는 점안기(eyedropper)의 커져 있는 부위처럼 작동하여, 유아가 젖을 먹을 때 젖을 펌프질해 준다.

유두 위의 착색된 부위는 젖꽃판(유륜, areola)이다. 젖꽃판에는 젖꽃판선(유륜선, areolar gland)이 위치하는데, 젖꽃판선은 좀 더 큰 기름샘이며, 이곳에서 기름이 나와 수유 시 도움을 준다. 젖꽃판에는 민무늬근이 위치하여 근육이 수축되면 젖꼭지가 발기하고, 이러한 것은 유아가 엄마 젖을 찾을 때도 도움을 준다.

유방종양의 암세포는 몸의 다른 부위로 뻗어 림프계로 전이된다. 젖의 림프액은 15장에서 논의한 바 있다(그림 15-5 참조).

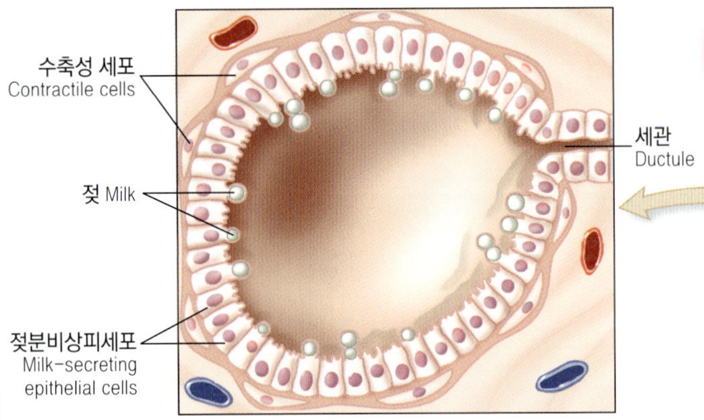

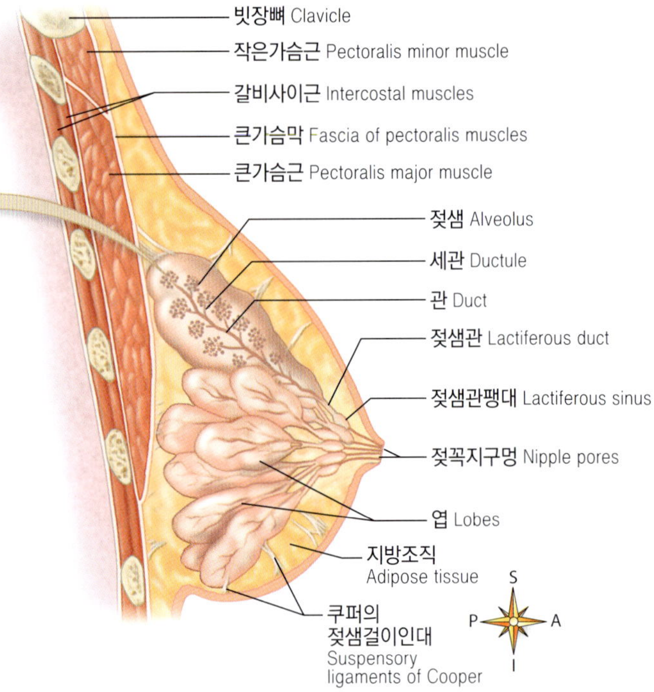

그림 22-12 여성의 젖샘. 시상면은 피부 위와 쿠퍼의 걸이인대에 의한 가슴근에 고정되어 있는 분비샘을 보여준다. 각각의 분비 조직의 엽은 유두로 열려 있는 젖샘관에 의해 배수된다.

QUICK CHECK

1. 자궁관의 다른 이름은 무엇인가?
2. 자궁이 수행하는 3가지 주요한 기능은 무엇인가?
3. 젖샘관을 통해 전달되는 물질은?
4. 젖꽃판선의 기능은 무엇인가?

외부 생식기

여성의 외부 생식기(external genitalia) 또는 음부(vulva)는 다음으로 구성되어 있다.

1. 불두덩
2. 음핵
3. 요도구멍
4. 소음순
5. 처녀막
6. 큰어귀샘의 관, 입구
7. 질입구
8. 대음순

불두덩(치구, mons pubis)은 치골결합 위에 피부로 덮인 지방 덩어리이다. 털은 사춘기에 나타나고 일생을 통해 지속된다.

융기된 불두덩의 아래쪽으로 뻗은 것은 대음순(labia majora)이라 하며, 이곳은 주로 지방과 수많은 샘으로 구성된다. 연장된 접힌 부위는 착색된 피부로 덮여 있고, 바깥 표면은 털이 있으며 내부는 부드럽고 털이 없다. 소음순(labia minora)은 대음순 내에 있고 변형된 피부로 덮여 있다. 소음순 앞은 중앙선에서 결합한다.

소음순 사이의 부분을 질어귀(전정, vestibule)라 한다(그림 22-13). 몇 개의 생식기 구조는 질어귀 안에 놓여 있다. 발기성 조직으로 구성된 음핵(clitoris)은 소음순 앞쪽 결합부위 바로 뒤에 있다. 요도구멍은 음핵 아래와 질입구 위 사이에 있다. 때로 질입구는 막성 처녀막(hymen)으로 부분적으로 닫혀 있다. 질어귀샘은 소음순 내 질입구 내부 양쪽으로 열려 있다.

회음부(perineum)는 질 입구와 항문 사이 부분이다. 이 부위는 때로 출산 동안 조직의 파열을 막기 위해 회음절개술(episiotomy)이라고 하는 외과적 절차에서 잘린다.

월경주기

개요

월경주기는 자궁과 난소, 질, 젖샘에서, 그리고 뇌하수체앞엽의 호르몬 분비에서 많은 변화를 동반한다(그림 22-14). 대부분의 여성은 가임기 동안 거의 규칙적으로 이러한 변화가 발생한다. 변화의 첫 번째 현상은 첫 월경주기에서 나타난다. 첫 월경(menses) 혹은 월경배출을 초경(menarche)이라고 한다.

전형적인 월경주기는 28일이다. 이 주기의 길이는 여성에 따라 다양하다. 예를 들어, 어떤 여성은 약 24일이 규칙적인 주기이다. 또한 주기의 길이는 한 여성 내에서도 다양하다.

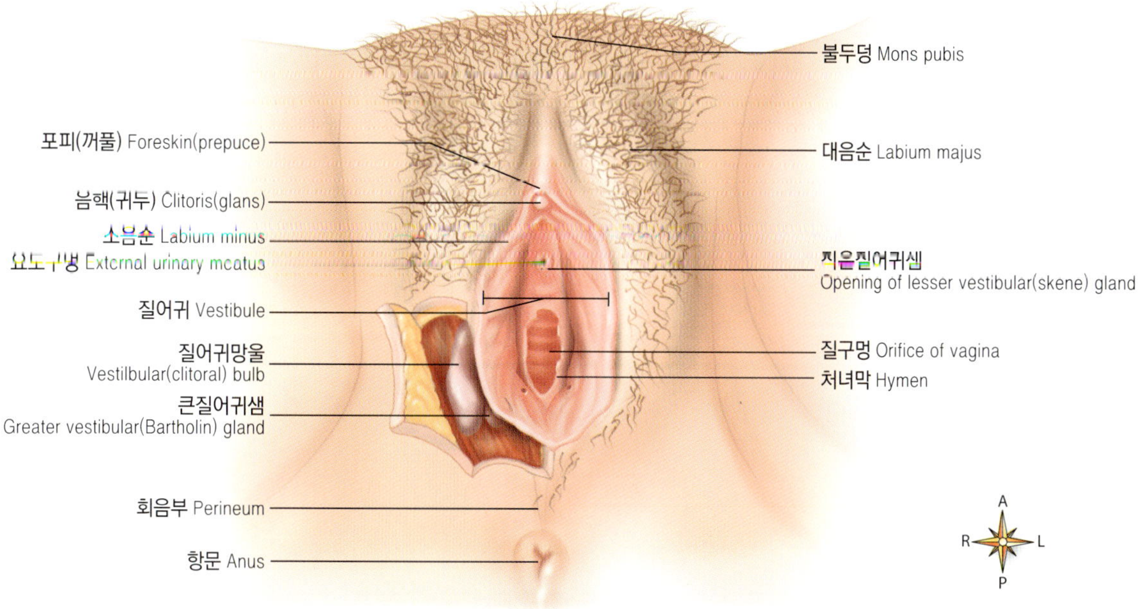

그림 22-13 음부. 여성 생식기관의 구성

예를 들어 어떤 여성은 21~28일 범위의 불규칙한 주기를 갖지만 다른 여성은 2~3개월의 주기를 갖는다.

기(phases)

각 주기는 3기로 구성된다. 각 주기를 월경기(menses), 증식기(proliferative phase), 분비기(secretory phase)라고 한다. 뇌하수체, 난소, 자궁의 각 주기 동안 발생하는 변화에 대해 읽을 때 그림 22-15를 떠올려 28일 주기의 14일에 발생하는 변화를 간과하지 말아야 할 것이다.

월경기는 월경혈이 특징인 4~5일의 기간이다. 월경 첫날은 월경주기의 1일이다.

증식기는 월경기가 끝난 후에 시작하고 배란될 때까지이다. 증식기에 난포가 성숙하고 자궁 내부는 두꺼워(증식)지며 에스트로겐 분비는 최고조로 증가한다.

월경주기의 분비기는 배란 시에 시작되고 다음 월경이 시작할 때까지 지속된다. 월경주기의 이 기간 동안에 자궁 내부는 가장 두꺼워지고 난소는 최고 수준의 프로게스테론을 분비하다.

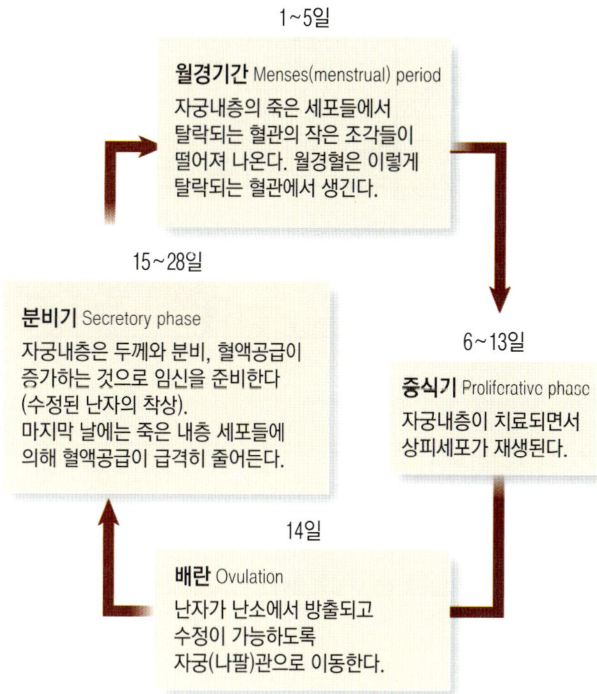

그림 22-14 28일 월경주기.

배란

일반적인 규칙에 따라 30~40대 동안 한 개의 난자가 매월 성숙한다. 그러나 이 규칙에도 예외는 있다. 어떤 달은 한 개 이상의 난자가 성숙하고 어떤 달은 난자가 성숙하지 않는다.

배란은 다음 월경 시작 전 14일에 발생한다. 28일 주기에서 배란은 그림 22-15에서 보여주듯이 주기의 14일에 일어난다(월경 첫날이 주기의 첫날임을 기억한다). 그러나 30일 주기에서는 배란은 14일째에 일어나지 않을 것이고 대신에 16일에 일어날 것이다. 25일 주기에서 배란은 11일째에 일어날

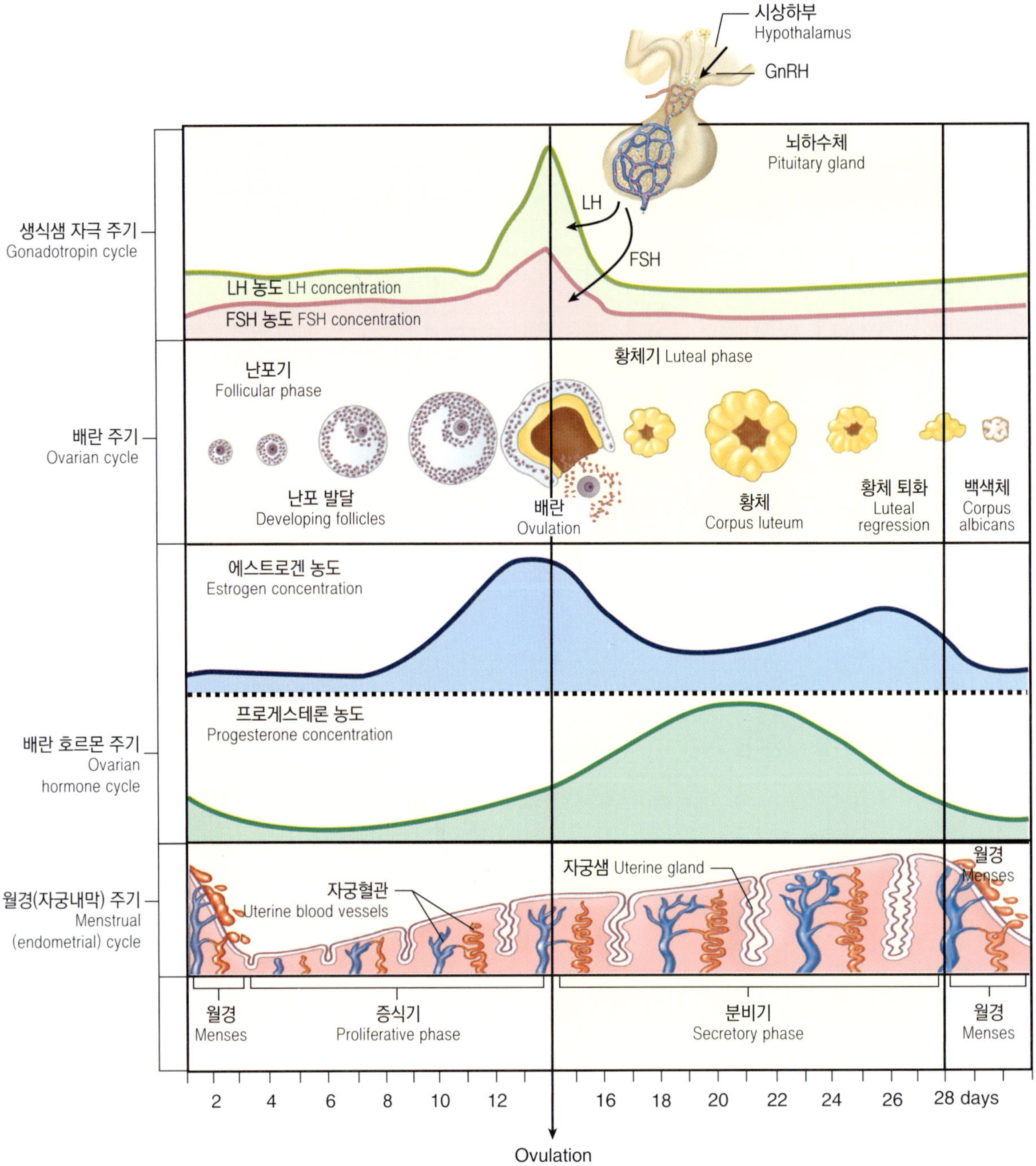

그림 22-15 여성의 생식주기. 도식은 28일 주기 동안 뇌하수체, 난소, 자궁의 기능과의 관계를 보여준다. 황체형성호르몬(LH)의 갑작스러운 증가는 배란을 일으키지만 월경(내막의 탈피)은 낮은 프로게스테론 수준에 의해 시작된다.

것이다.

배란의 시기는 실제로 중요하다. 난자는 난포로부터 나온 후 짧은 기간 동안만 살고, 정자도 여성의 몸 속으로 들어온 후 짧은 기간 동안만 산다. 그러므로 정자에 의한 난자의 수정은 오직 배란 시기 주위에 일어날 수 있다. 다시 말해 여성의 수정기간은 매달 며칠만 지속된다.

월경주기 변화의 조절

뇌하수체앞엽은 여성 생식기의 기능을 특징짓는 주기 변화 조절에서 중요한 역할을 한다. 앞장을 참조하면, 시상하부에서의 GnRH의 분비는 뇌하수체 앞엽에서 FSH와 LH의 분비를 자극한다. 월경주기의 1일에서 약 7일까지 뇌하수체앞엽은 FSH의 양을 증가하여 분비한다. 난포자극호르몬의 높은 혈중 농도는 몇 개의 미성숙한 난소 난포를 자극하여 성장을 시작하게 하고 에스트로겐 분비를 시작한다(그림 22-15).

에스트로겐과 GnRH의 혈중 내 증가에 따라 뇌하수체앞엽이 자극되어 황체형성호르몬이 분비된다. 황체형성호르몬은 난포와 난사를 성숙시키고 배란(난자의 사정과 함께 성숙한 난포의 파열), 그리고 황체화(파열된 난포에서 노란체, 황체의 형성)를 일으킨다.

난포자극호르몬과 황체자극호르몬 중 어떤 호르몬을 배란 호르몬이라고 생각하는가? 월경주기 동안 난포자극호르몬이 혈중 낮은 농도로 남아 있다면 배란이 일어날 수 있다고 생각하는가? 만약 첫 번째 질문에서 황체형성호르몬이라고 대답하고 두 번째 질문에는 아니라고 한다면 두 질문에 정확하게 답한 것이다. 난소의 난포를 자극하는 데 고농도의 난포자극호르몬이 필요하기 때문에 난포자극호르몬의 혈중 농도가 낮다면 배란은 일어날 수 없다. 난포자극호르몬의 낮은 혈중 수준 때문에 어떤 것도 배란하기에 충분히 성숙하지 못하게 된다.

배란은 난포자극호르몬과 황체형성호르몬의 공동 작업으로 발생한다. 에스트로겐 물질이 함유된 피임약은 난포자극호르몬의 분비를 억압한다. 이는 직접적으로 배란을 막는다.

뇌하수체앞엽, 난포자극호르몬, 황체형성호르몬의 공동 작업으로 배란이 일어난다. 분비기의 끝에 갑작스럽고 급석한 에스트로겐과 프로게스테론의 감소는 자궁 내부를 파괴시키고 월경을 시작하게 한다.

QUICK CHECK

1. 발기조직으로 구성된 여성의 기관은?
2. 월경의 다른 이름은 무엇인가?
3. 배란 전에 최고치를 나타내는 호르몬은 무엇인가?

22

용어 terminology

감수분열 meiosis
고환 testes
과립층세포 granulosa cell
귀두 glans
극체 polar body
난관술 fimbriae
난모세포 oocyte
난자발생 oogenesis
대음순 labia majora
망울요도샘, 쿠퍼샘 bulbourethral(Cowper gland)
배란 ovulation
백색막 tunica albuginea
부고환 epididymis
불두덩, 치구 mons pubis
사이질세포, 간질세포 interstitial cells
사정 ejaculation
사정관 ejaculatory duct
샅, 회음 peroneum
생식샘 gonads
생식자, 생식세포 gametes
성기 genitals
성숙난포, 삼차난포 Graafian follicle
소음순 labia minora
에스트로겐 estrogen
외음, 음문 vulva
요도해면체 corpus spongiosum
월경 menses
월경주기 menstrual cycle
음경꺼풀, 포피 prepuce(foreskin)
음경해면체 corpora cavernosa
음핵 clitoris
일차 정모세포 primary spermatocyte
자궁근육층 myometrium
자궁내막 endometrium
자궁바닥 fundus of uterus
접합체 zygote
정관 ductus(vas) deferens
정낭 seminal vesicle
정세관 seminiferous tubule
정액 semen(seminal fluid)
정자 spermatozoa
정자발생 spermatogenesis
정자세포 spermatid
정조세포 spermatogonia
젖꽃판, 유륜 areola
젖샘관 lactiferous duct
증식기 proliferative phase
처녀막 hymen
첨단체 acrosome
초경 menarche
큰어귀샘, 바르톨린샘 Bartholin's(great vestibular) gland
폐경 menopause

요약 summary

유성생식

A. 자손생성
  1. 유성생식은 암수 부모가 필요하며, 태어난 자손에 있어 시 유전적인 성질의 혼합이 길 된다.
  2. 생식자: 수정할 수 있는 생식세포이며, 자손의 첫 번째 세포인 접합체를 형성한다.
    a. 정자: 아버지에서 온 배우자
    b. 난자: 어머니에서 온 배우자
  3. 생식호르몬은 성징을 조절하고 성징은 성공적인 생식에 관여한다.
  4. 생식능력은 사춘기에 시작한다.

B. 남성과 여성의 생식기계통
  1. 공통적인 일반적 구조와 기능은 두 성의 생식기계 사이에서 정의될 수 있다.
  2. 생식기계는 성공적인 수정, 발달, 출산에 따른 정자 또는 난자의 발달에 적응한다.
  3. 두 성의 성호르몬은 2차성징의 발달과 정상적인 생식기계 활동에 중요하다.

남성 생식기계통

A. 구조적 윤곽
  1. 필수와 부속기관으로 분류한다(그림 22-1, 표 22-1).
  2. 생식기계의 필수기관은 성세포(정자)를 만드는 생식샘(고환)이다.
  3. 부속기관
    a. 관: 정자를 고환에서 밖으로 운반하는 통로
    b. 생식샘: 정자를 보호하고 영양액을 생산
    c. 외부 생식기

B. 고환: 남성의 생식샘
  1. 구조와 위치(그림 22-1, 그림 22-2)
    a. 음낭 속에 고환: 신체 내부보다 낮은 온도
    b. 고환을 정세관을 포함하는 엽으로 나누는 백색막으로 덮여 있음
    c. 사이질세포는 테스토스테론을 생산(그림 22-3)
  2. 고환의 기능
    a. 정자형성은 정자의 생산과정(그림 22-4)
      (1) FSH와 뇌하수체는 정자형성을 증진시킴
      (2) 정자의 전구세포는 정조세포
      (3) 감수분열은 4개의 정자세포를 형성하는 1차 정모세포를 만듦
      (4) 정자: 고도로 특별화된 세포(그림 22-5)
        (a) 사정-음경으로부터 정자를 포함한 액체가 강제로 배출
        (b) 머리 부분에는 유전물질이 함유되어 있음
        (c) 첨단체에는 정자가 난자를 관통하는 데 돕는 효소가 포함되어 있음
        (d) 사립체는 정자의 움직임에 에너지 제공
    b. 사이질세포에서의 테스토스테론 생산
      (1) 뇌하수체의 LH는 사이질세포를 자극하여 테스토스테론을 형성하게 함
      (2) 테스토스테론의 기능
        (a) 남성 부속기관의 성장을 증진
        (b) 단백질 동화와 근육 힘의 발달을 자극

C. 생식관: 정자가 고환을 나와 신체 밖으로 나갈 때까지 이 관을 통과한다.
  1. 부고환: 6m 길이의 하나의 꼬인 관; 음낭 위쪽 뒤를 따라 위치
    a. 정자는 부고환을 통과할 때 성숙하고 운동능력이 발달
    b. 부고환: 아픈 염증
  2. 정관: 부고환에서 정자를 받고 음낭에서 배 안으로 이송하는 관
    a. 서혜부를 통해 통과
    b. 정낭의 관을 결합하여 사정관을 형성(그림 22-6)

D. 부속 생식샘: 정액을 형성
  1. 정액
    a. 정자와 부속 성샘의 분비물의 혼합
    b. 1회 사정당 평균 3~5mL, 각 1mL에 약 2천만~1억 개의 정자가 있다.
  2. 정낭
    a. 정액의 약 60%를 생산하는 주머니 모양의 선
    b. 노란색의 두껍고 정자의 운동에 필요한 과당이 풍부한 분비물

3. 전립샘
   a. 도넛 모양이고 방광 아래에 위치
   b. 요도는 이 샘을 통과
   c. 분비물은 정액량의 30%를 차지하고 우윳빛임
   d. 정자를 활성화하고 계속적인 정자운동에 필요
4. 망울요도샘(쿠퍼샘)
   a. 크기와 모양이 콩을 닮음
   b. 정액량의 5% 미만을 구성하는 점액 같은 액체를 분비

22

E. 외부 생식기(그림 22-7)
1. 음경과 음낭은 외음부라고 한다.
2. 음경은 3개의 발기성 조직의 기둥이 있다:
   a. 음경해면체라고 하는 두 개의 윗면의 기둥
   b. 요도해면체라고 하는 요도를 둘러싼 한 개의 아랫기둥
3. 귀두는 음경의 끝
   a. 음경꺼풀로 둘러싸여 있다.
   b. 음경꺼풀의 외과적 제거를 포경수술이라고 한다.

여성 생식기계통

A. 구조적 윤곽: 필수와 부속기관으로 분류한다(그림 22-8, 표 22-2).
1. 필수기관은 성세포(난자)를 생산하는 성샘(난소)이다.
2. 생식기 부속기관
   a. 관 혹은 수정된 관: 나팔관, 자궁, 질을 포함함
   b. 생식샘: 생식샘에는 유방도 포함됨
   c. 외부 생식기

B. 난소
1. 구조와 위치
   a. 각각 약 3g의 한 쌍의 샘
   b. 큰 아몬드를 닮음
   c. 자궁의 양측에 골반안 속 인대에 의해 고정되어 있음
   d. 미세 구조(그림 22-9)
      (1) 난소난포: 미성숙한 성세포(출생 시 약 1백만개)인 난세포를 포함
      (2) 일차난포: 사춘기에 과립세포로 덮여 있으며, 약 400,000개
      (3) 출산기 동안 약 350~500개의 성숙난포가 배란, 때로는 그라프난포라고 함
      (4) 이차난포에는 난포주머니라고 하는 빈 공간 존재
      (5) 황체는 배란 후에 형성됨
2. 난소의 기능
   a. 난자형성(그림 22-10)
      (1) 세포 감수분열은 균등한 염색체 수(23개)와 비균등한 세포질을 가진 딸세포를 생산함
      (2) 난자는 크고, 극체는 작고 퇴화됨
   b. 에스트로겐과 프로게스테론의 생산
      (1) 성숙하고 성장한 난포에서 난세포를 둘러싼 과립세포는 에스트로겐을 생산
      (2) 황체는 프로게스테론을 생산
      (3) 에스트로겐은 2차성징을 발달시키고 유지시킴
      (4) 프로게스테론은 자궁상피의 분비활동을 자극하고 첫 월경 때 에스트로겐을 도움

C. 생식관
1. 남성과 여성의 생식관은 한 쌍의 생식샘에서 나온 후에 단일 경로를 거쳐 외부로 열린다.
2. 여성의 생식관은 남성으로부터 정자를 받아 수정하고, 산전 성장이 이루어지는 중요한 부위
3. 자궁관
   a. 자궁에서 배안까지 약 10cm 길이로 뻗어 있음
   b. 뻗어 있는 바깥 끝은 자궁관술로 둘러싸여 있음
   c. 관 내부의 점막은 직접적으로 배안의 내부에 계속되어 있음
   d. 외과적 제거를 난소절제술이라고 함
4. 자궁: 몸통, 바닥, 목으로 구성(그림 22-11)
   a. 방광 바로 뒤 골반안에 있음
   b. 근육층은 근육의 층
   c. 내막층은 월경 시에 상실됨
   d. 폐경: 생식적 월경주기의 끝(약 45~50세)
   e. 외과적 절개를 자궁절제술이라고 함
      (1) 제거는 복식, 질식, 복강경이 있음
      (2) 전체자궁절제술: 자궁몸통과 목 둘 다 제거
      (3) 부분자궁절제술: 오직 자궁몸통만 제거(목은 남겨 둠)
5. 질
   a. 약 10cm 길이로 늘어나는 관
   b. 골반 내 방광과 직장 사이에 위치
   c. 성교 중 음경을 받아들이고 임신 종결 때에 정상 분만의 산도

D. 부속 생식샘

1. 큰질어귀샘(바르톨린샘)
   a. 점액과 같은 윤활액을 분비
   b. 소음순과 질입구(전정)에 관이 열려 있음
2. 젖샘(그림 22-12)
   a. 가슴근육 위에 위치
   b. 샘조직(유즙 분비)의 양보다는 지방의 양에 의해 크기가 결정됨
   c. 젖샘관은 착색된 젖무리로 둘러싸인 유두로 흐르게 되어 있음
   d. 림프액의 흐름은 암세포가 다른 신체 부위로 전파되는 데 중요함

E. 외부 생식기(그림 22-13)

1. 불두덩, 음핵, 요도구, 큰어귀샘(바르톨린샘), 질, 소음순과 대음순, 처녀막이 포함된다.
2. 회음부: 질입구와 항문 사이의 부위이다.
   a. 출산 동안 하는 외과적 절개를 회음절개술이라고 함

F. 월경주기: 자궁, 난소, 질, 유방의 많은 변화가 나타난다(그림 22-14, 그림 22-15).

1. 주기: 약 28일, 개인에 따라 그리고 한 개인 내에서도 매달 다양함
2. 기간
   a. 월경기: 주기의 약 4~5일
      (1) 다소 다양하며 혈액과 자궁내막 조각의 탈피가 특징임
      (2) 월경 첫째일은 월경주기의 첫째날임
   b. 증식기: 월경 끝과 배란 사이의 기간
      (1) 기간은 다양하며 짧은 주기일수록 증식기가 짧다. 긴 주기일수록 증식기가 김
      (2) 자궁내막의 복구가 특징임
   c. 분비기: 배란과 다음 월경 사이의 기간은 다음 월경 전 약 14일
      (1) 자궁내막이 더 두꺼워지는 것
      (2) 수정된 난자의 착상을 위해 준비하는 샘의 분비가 특징임
3. 배란: 월경주기마다 한 개의 난자가 배란되고, 보통 다음 월경기 14일 전; 배란 시 성교는 임신 가능성을 높임
4. 조절: 뇌하수체앞엽의 난포자극호르몬과 황체형성호르몬의 혼합작용은 배란을 일으킴. 임신이 되지 않았을 때 갑작스럽고 급격한 에스트로겐과 프로게스테론의 감소는 월경을 일으킴

남성과 여성 생식기계의 요약

A. 남성과 여성에서 생식기계의 기관들은 정자와 난자를 형성하고 성공적인 수정을 이루고 자손을 생산하도록 적응되어 왔다.

B. 남성 생식기계는 정자를 형성, 저장하여 여성생식기계에 도달하도록 한다.

C. 여성 생식기계는 난자를 형성하고 정자를 받아들이고 수정에 관여하여 출산과 수유에 관여한다.

D. 남성과 여성의 상동기관

E. 성호르몬의 생성은 이차성징과 정상적인 생식과정에 필요하다.

학습활동 active learning

복습문제

1. 고환의 구조와 위치를 기술하시오.
2. 정자의 구조를 기술하시오.
3. 테스토스테론의 기능을 열거하시오.
4. 남성 생식기계를 열거하고 간단하게 기술하시오.
5. 남성 생식기계 분비샘을 열거하고 간단히 기술하시오. 각 분비샘은 정액에 어떤 역할을 하는가?
6. 난소의 구조와 위치를 기술하시오.
7. 1차난포에서 황체까지 난소난포의 발달을 설명하시오.
8. 에스트로겐의 기능을 열거하시오.
9. 프로게스테론의 기능을 열거하시오.
10. 자궁관(나팔관)의 구조를 기술하시오.
11. 자궁의 구조를 기술하시오.
12. 질의 구조를 기술하시오.
13. 유방의 구조를 기술하시오.
14. 생식주기의 증식기 동안 일어나는 것을 설명하시오.
15. 생식주기의 분비기 동안 일어나는 것을 설명하시오.
16. 생식주기의 조절에 관여하는 4개의 호르몬의 명칭을 열거하고 어디에서 만들어지고 각각의 기능을 기술하시오.

문제

1. 남성 생식기계의 필수기관은 ________이다.
2. 남성 생식샘이 위치한 주머니 모양의 기관은 ________이라고 한다.
3. 고환을 덮고 있으며 또한 내부를 엽으로 나누는 막을 ________라고 한다.
4. ________(은)는 정자가 발달하는 곳인 고환 내 긴 관이다.
5. ________(은)는 테스토스테론을 분비하는 고환 내 세포이다.
6. 1차 정모세포는 ________라고 하는 세포로부터 발달한다.
7. 1차 정모세포는 ________라고 하는 특별한 형태의 세포 분열에 의해 정자세포를 형성한다.
8. 정자세포는 난자를 둘러싼 막을 소화하는 효소를 함유한 ________을 포함한다.
9. ________(은)는 고환의 위와 뒤를 따라 놓여 있는 단단히 꼬인 관을 구성하는 생식관이다.
10. ________(은)는 정자가 음낭 밖으로 움직여 배안으로 들어가게 하는 생식관이다.
11. ________(은)는 정액의 약 30%를 구성하는 우윳빛의 액체를 분비하는 생식관이다.
12. ________(은)는 정액의 약 60%를 구성하며 두껍고 노란색의 과당이 풍부한 액체를 생산하는 한 쌍의 분비샘이다.
13. 음경은 발기성 조직의 3개의 기둥으로 구성된다. 하나는 음경해면체이고 다른 2개는 ________라고 한다.
14. 여성 생식기계의 필수기관은 ________이다.
15. 성숙난포의 다른 명칭은 ________이다.
16. 여성 성세포를 생산하는 과정은 ________이라고 한다.
17. 여성에 있어서 감수분열은 하나의 큰 난자와 3개의 ________라고 하며 퇴화되는 작은 딸세포를 생산한다.
18. ________(은)는 난소와 자궁을 연결하는 생식관이다.
19. 자궁의 근육층은 ________이라고 한다.
20. 자궁은 몸통이라고 하는 윗부분과 ________라고 하는 아래부분으로 구성된다.
21. 월경 중 탈락되는 자궁의 가장 내층은 ________라고 한다.
22. ________(은)는 외부로 열려 있는 여성 생식기계의 일부이다.
23. ________샘은 점막 같은 액체를 전정으로 분비하는 분비샘이다.
24. 유방의 젖분비샘세포는 ________라고 하는 포도 모양의 구조로 되어 있다. 이것은 유두를 향해 모이는 관으로 흐른다.

A항의 세포 구조물에 대한 알맞은 설명을 B항에서 찾아 연결하시오.

A항		B항
25. ______	난포자극호르몬	a. 배란 후 난포가 이것이 된다.
26. ______	월경	b. 이 난소호르몬은 증식기에 최고 농도에 달한다.
27. ______	황체	c. 이것은 에스트로겐과 프로게스테론의 혈중 농도의 급격한 하강으로 일어난다.
28. ______	에스트로겐	d. 생식주기의 이 기간은 배란 후에 시작한다.
29. ______	분비기	e. 이 난소호르몬은 분비기에 최고의 농도에 달한다.
30. ______	프로게스테론	f. 이 용어는 난소에서 나온 난자를 기술하기 위해 사용된다.
31. ______	황체형성호르몬	g. 생식주기의 이 기간 동안 자궁벽은 두꺼워지기 시작한다.
32. ______	증식기	h. 이 뇌하수체호르몬은 난포의 형성을 자극한다.
33. ______	배란	i. 이 뇌하수체호르몬은 배란호르몬이라고 부를 수 있다.

22

CHAPTER 23

성장, 발달, 나이듦
Growth, Development, and Aging

1. 지속적인 생물학적 변화로 특징되는 개념으로서 발달을 설명한다.
2. 수정에서 출생까지 특징적인 발생의 변화에 대해 설명한다.
3. 세 개의 배엽층과 그것에서 기원하는 조직에 관하여 논의한다.
4. 정상적인 질 출산의 3단계와 다태아분만의 발생에 관하여 설명한다.
5. 일란성쌍둥이와 이란성쌍둥이를 구분하고 다태아분만의 가능성을 증가시키는 치료를 논의한다.
6. 임신과 관련된 주요 질환들을 논의한다.
7. 출생 후 5단계의 주된 발달적 변화의 특징을 말하고 설명한다.
8. 우리몸의 주요 기관이 나이가 들면서 나타나는 변화에 대해 설명한다.

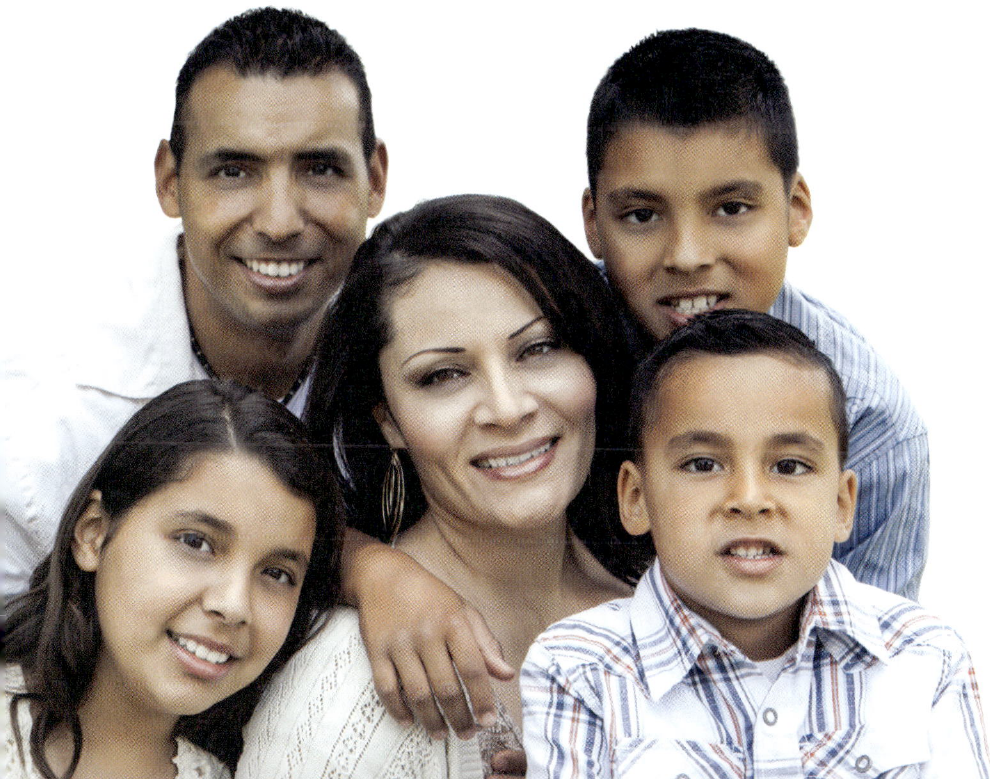

많은 사람에게 생일과 관련된 추억은 생생하게 기억될 것이다. 태어난 날은 인생의 중요한 전환점이다. 대부분의 사람은 매년 특별한 방법으로 그들의 생일을 기억하고 있다. 생일은 우리 삶의 전환기 또는 변화의 시기를 나타내는 즐겁고 편리한 기준점이다. 실제로 출생한 날은 출생전기(prenatal period)라는 인생 한 단계의 끝을 의미하며 출생후기(postnatal period)라 불리는 두 번째 단계의 시작을 의미한다. 출생전기는 수정에서 시작하여 출생으로 끝나며 출생후기는 출생에서 시작해서 죽음으로 끝나게 된다.

우리 삶에서 소아기와 청소년기 등을 독립적이고 분리된 사건으로 기억하기 쉽지만, 이것들은 사실 연속되는 진행과정의 한 부분이다. 임신에서 죽음까지의 삶의 과정에서 일어나는 많은 변화를 살펴볼 때, 연구를 위해서 영아기 혹은 성인기 등의 단계를 구분하는 것이 편리하다. 그러나 삶을 단편적이고 독립적인 사건이나 시간이 아닌, 지속적인 변화가 일어나는 생물학적 과정으로 이해하는 것이 중요하다. 삶은 지속적인 수정과 변화가 특징인 생물학적 과정이다.

이 장은 인간의 임신에서 죽음까지의 발달과정에서 발생하는 사건과 변화에 대해 논의할 것이다. 출생전기동안의 발달에 대한 연구 다음으로 출생과정과 영아기와 성인기의 변화에 대한 검토를 논의할 것이다. 마지막으로 우리몸 각 계통의 기관들이 나이듦에 따라 발생하는 몇 가지 중요한 변화에 대해 논의할 것이다.

23

출생전기

출생전 발달의 시작은 난자와 정자의 핵이 합쳐지는 시기(그림 23-1), 즉 수정이 완성되는 시점에서 시작하여 약 39주 후 출생이 이루어질 때까지 진행된다. 수정에서 출생에 이르는 시기의 발달과정을 연구하는 학문영역을 발생학(embryology)이라 하며, 하나의 미세한 세포에서 시작해서 완전한 개체로서 옮겨가는 단계와 이에 따른 경이로운 변화를 기술한다.

수정과 착상

배란 후 배출된 난자는 먼저 골반안으로 들어가 곧 자궁관으로 들어가는 경로는 찾는다. 사정된 정자(sperm)는 난자를 향해 자궁관을 수영하여 이동한다. 그림 23-2는 난소(ovary), 두 개의 자궁관(uterine tube), 자궁(uterus)의 관계를 보여준다. 22장에서 양쪽의 자궁관이 자궁에서부터 약 10cm 정도 밖으로 뻗어있고 그 끝은 손가락처럼 생긴 돌기들인 자궁관술(fimbriae tubae)로 둘러싸인 입구가 골반 안 난소 근처에서 끝난다고 설명하였다(그림 23-2).

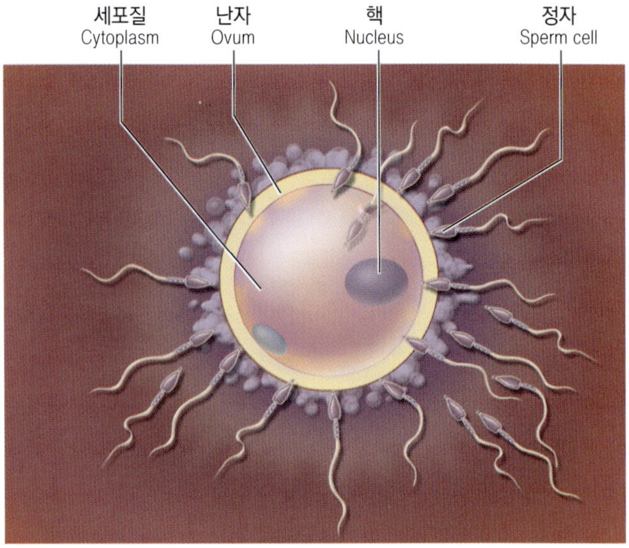

그림 23-1 **수정.** 수정은 특별한 생물학적 사건으로 남자와 여자의 생식세포가 융합할 때 발생한다. 정자와 난자가 결합한 후 생명주기가 시작된다. 난자의 표면에 붙어 있는 정자 중 오직 하나만 난자의 표면을 뚫고 들어가 수정된다.

여성의 질 안에 사정된 정자는 '수영'으로 자궁과 자궁관을 지나 난자를 만나며 이러한 수정은 그림 23-2와 같이 보통 자궁관의 바깥쪽 1/3 지점에서 가장 자주 발생한다.

수정된 난자, 즉 접합자(zygote)는 유전학적으로 하나의 개체로 발달할 수 있는 준비가 완료되었으며 새로운 단일세포자손이다. 시간과 영양은 수정 시 결정된 성별, 몸의 형태, 피부색 등과 같은 개체의 특징에 모두 필요하다. 그림에서 알 수 있듯이 접합자는 곧 세포분열을 시작하여 약 3일이 지나면 오디배(morula)라는 단단한 세포덩어리가 만들어진다(그림 23-3). 오디배의 세포는 세포분열을 거듭하여, 수정란이 자궁에 이를 때면 세포덩어리 안에 공간이 생기는데, 이를 주머니배(blastocyst)라고 부른다.

수정 후 자궁내막에 주머니배가 완전히 착상할 때까지의 약 10일 동안에는 엄마로부터 공급받을 수 있는 영양은 거의 없다. 주머니배단계까지 빠른 세포분열이 발생되지만 접합자와 비교하였을 때 총 질량의 증가는 유의한 차이가 없다(그림 23-3). 난자의 특별함 중 하나는 착상이 될 때까지, 배아 발달을 지원하는 영양을 놀라울 정도로 자체적으로 저장하고 있다는 것이다.

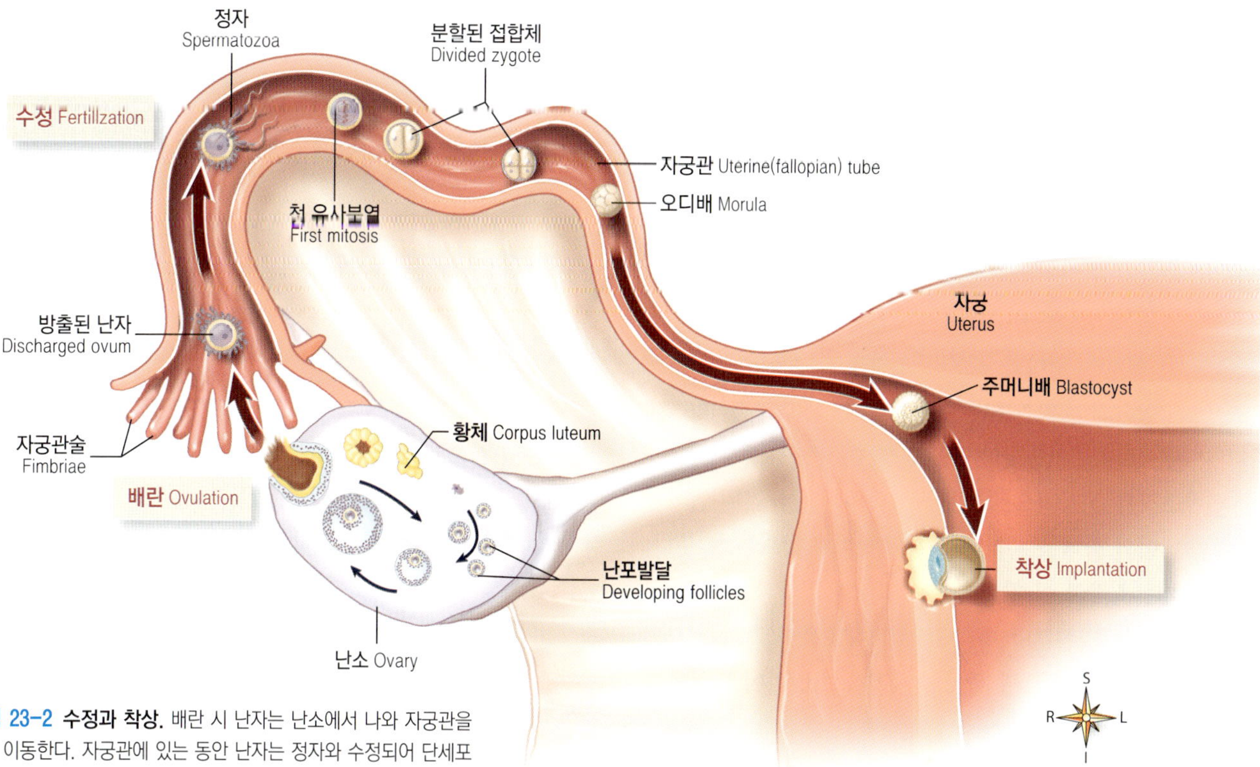

그림 23-2 수정과 착상. 배란 시 난자는 난소에서 나와 자궁관을 따라 이동한다. 자궁관에 있는 동안 난자는 정자와 수정되어 단세포 접합체를 형성하고 그 후 며칠 동안 빠른 유사분열 후 오디배가 만들어진다. 오디배는 주머니배라 불리는 속이 빈 공의 형태로 발달되면 착상된다.

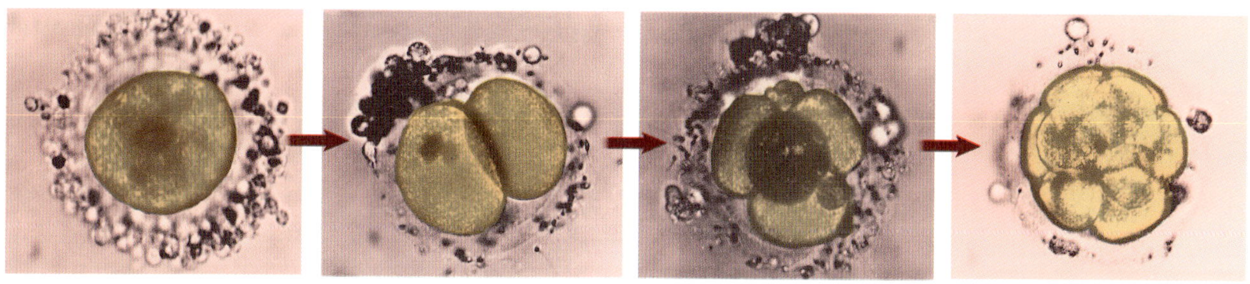

그림 23-3 발달의 초기단계. A: 수정된 난자 혹은 접합체. B~D: 조기세포분열로 점점 더 많은 세포 생산. D에 표시된 세포의 고체덩어리는 배아발달 초기단계인 오디배를 형성한다.

양막공간 및 태반

그림 23-4에서는 주머니배가 세포의 바깥층과 안쪽에 세포덩어리로 이루어져 있음을 보여준다. 주머니배가 발달하면서 난황주머니(yolk sac)와 양막공간(amniotic cavity)이라는 두 개의 공간이 생긴다.

새와 같은 동물에서는 발달 중인 배아의 유일한 영양공급원인 난황이 들어 있는 난황주머니가 가장 중요하다. 이러한 동물들에서 난황주머니는 난황을 소화하고 그 결과로 배아에 영양을 공급한다. 사람에서는 태반이 만들어지기까지 자궁내 분비물이 발달중인 배아에게 영양분을 제공하기 때문에 난황주머니는 영양과 관련된 기능을 가지고 있지 않다. 그 대신 혈액세포와 나중에 생식샘에서 생식자가 될 줄기세포 생산을 포함한 다른 기능을 갖는다.

양막공간은 액체로 채워진 충격흡수주머니 또는 물주머니로 발달 중인 배아가 그 안에 떠 있다. 그림 23-4와 그림 23-5에서 보이는 융모막(chorion)은 태반에서 중요한 태아막으로 발달한다. 그림 23-5에서 보이는 융모막융모는 융모의 혈관과 태반(placenta)의 나머지 부분을 연결한다. 태반은 발달중인 태아를 자궁에 연결하고 엄마와 아기 사이에 영양과 노폐물을 교환하는 '다리'를 제공한다.

태반은 임신 중 일시적이지만 매우 중요한 일련의 기능을 가진 독특한 구조물이다. 태반은 엄마와 태아의 조직으로 구성되며 구조적 연결과 영양다리의 역할뿐만 아니라 분비작용, 호흡작용, 내분비기관으로서도 기능한다(그림 23-5).

태반조직은 정상적으로 태반의 공간에 들어 있는 엄마의 혈액과 태아의 혈액을 분리해서 서로 섞이지 않도록 해 준다. 이러한 태반조직의 아주 얇은층은 엄마의 혈액과 태아의 혈액을 분리하는 역할뿐만 아니라 많은 해로운 물질이 엄마의 혈액을 통해 태아 쪽으로 들어가는 것을 차단하여 발달중인 태아를 보호하는 '장벽'의 역할을 한다.

불행히도 알코올과 일부 감염성 미생물과 같은 유해물질은 이 보호용 태반 장벽을 뚫고 들어가 발달 중인 태아를 손상시킬 수 있다. 거대세포바이러스(cytomegalovirus, CMV), 지카바이러스(Zika virus, ZV) 또는 매독은 태반을 쉽게 통과하여 태아의 비극적 발달결함을 유발할 수 있다.

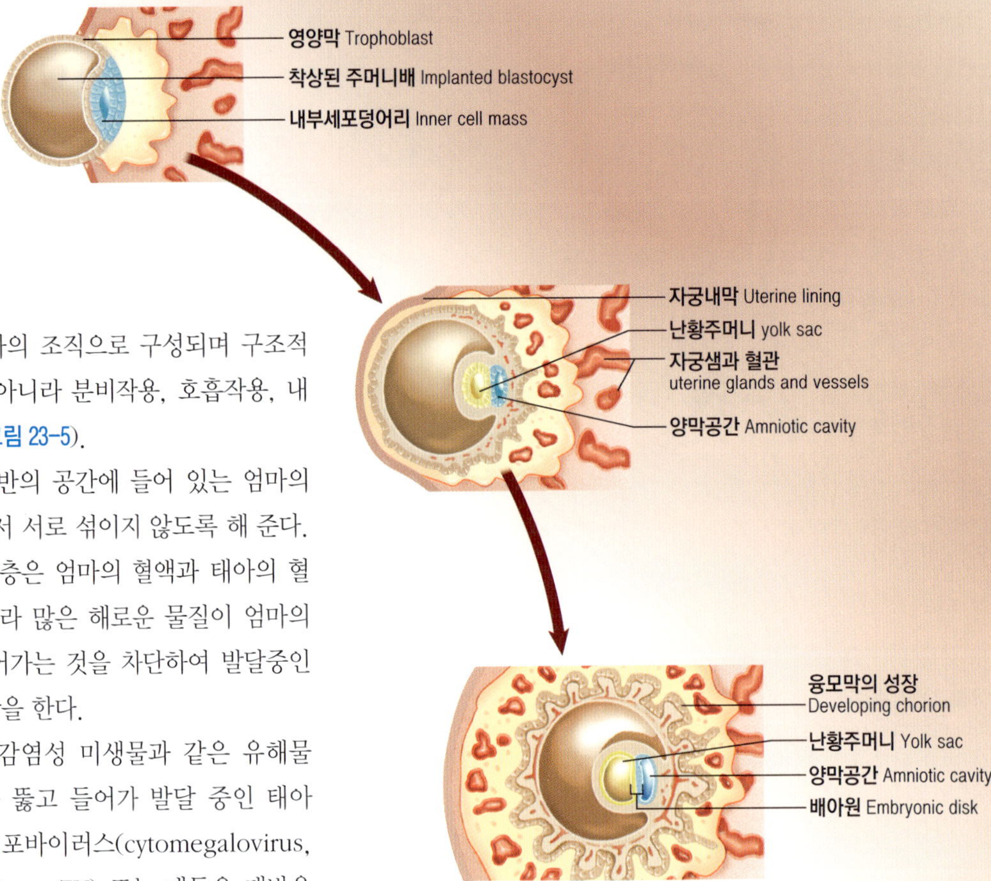

그림 23-4 착상과 발달. 속이 빈 주머니배는 배란 후 약 10일 내에 자궁내막에 착상한다. 태반이 제 기능을 할 때까지 영양은 자궁의 액체로부터 확산을 통해 얻어진다. 융모막의 발달과 주머니배가 결국 난황주머니와 양막공간을 어떻게 형성하는지 알아보자.

발달시기의 구분

약 39주의 임신기간을 3개월씩 나누어 석달(trimester)로 구분하여 사용한다. 임신의 제1석달, 제2석달, 제3석달로 알려진 이 기간 동안의 발달을 설명하기 위해 다음과 같은 용어를 사용한다.

임신 제1석달 동안 많은 용어가 사용된다. 접합자(zygote)는 정자세포에 의해 수정된 후의 난자를 말한다. 지속적인 세포분열이 약 3일 경과된 후 세포의 수가 많아지면서

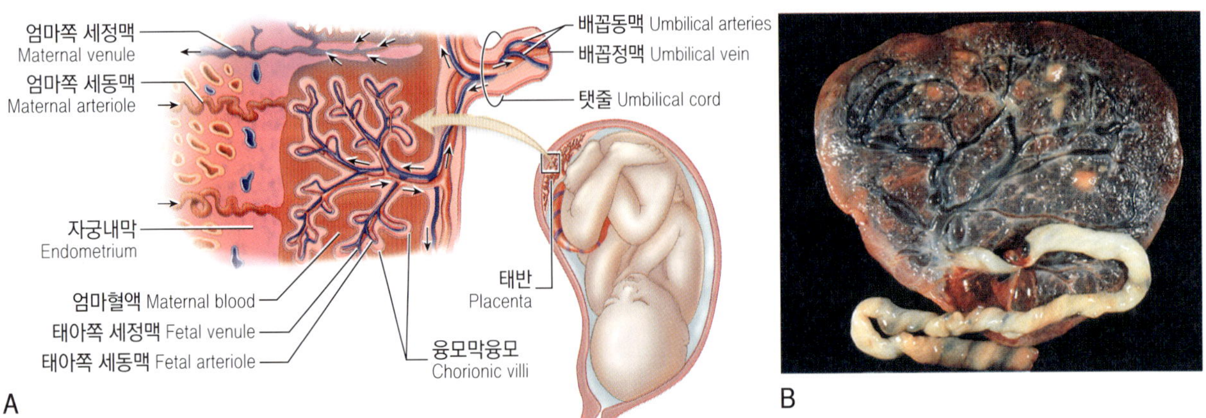

그림 23-5 태반. 태반에서 태아혈액공급과 엄마혈액의 밀접한 배치는 영양과 다른 물질의 확산을 가능하게 하며 또한 얇은 방어벽을 형성하여 유해한 물질들의 확산을 예방한다. 태아와 엄마의 혈액이 섞이지 않는다. **A:** 태반구조의 단면을 보여주는 그림. **B:** 정상 만삭 태아의 태반혈관의 가지를 태아쪽에서 보여주는 사진.

오디배(morula)가 형성되고 이 상태로 자궁으로 들어가게 된다. 오디배는 계속되는 세포분열과 분화를 통해 주머니배(blastocyst)로 발달하는데, 이 상태에서 착상(implantation)이 이루어진다.

발달에서 배아기(embryonic period)는 수정 후 3주에서 발생 8주 까지의 기간을 말하며, 이 기간에 발달 중인 개체를 배아(embryo)라고 부른다. 임신 35일이 되면 배아의 길이가 8mm에 불과하지만 심장의 박동이 시작되고 눈과 궁극적으로 팔과 다리를 형성하는 '팔다리싹'이 분명하게 보인다.

9주에서 39주까지 발달단계는 태아기라하며 이 기간 동안 배아라는 용어는 태아로 대체된다. 임신 제1석달 말 태아의 발달단계를 보여주는데, 몸의 길이가 약 7~8cm이다. 태아의 얼굴 특징이 분명하고 팔다리가 완벽하며, 성별을 구별할 수 있다. 4개월이 되면 모든 기관이 완전하고 제 위치에 자리한다.

일차배엽층의 형성

배아단계의 맨 처음, 모든 세포가 줄기세포이다. 줄기세포는 특정 세포의 특정선을 형성할 수 있는 비특정 세포를 말한다. 이 단계에서 줄기세포는 가장 높은 효능을 가지고 있어 우리 몸에 있는 많은 종류의 세포를 생성할 수 있다.

어른의 줄기세포는 초기 발달 후에도 남아 있으나 특정 조직에서 특정 종류의 세포만 생산할 수 있다. 우리는 이미 혈액생성에 대해 논의할 때 나온 골수에 있는 적혈구, 백혈구, 혈소판을 만들어내는 줄기세포에 대해 설명하였다. 다른 줄기세포는 피부, 많은 샘, 근육, 신경조직, 뼈, 그리고 위창자관에서 발견된다. 어른의 줄기세포는 생존에 필요한 특정 세포를 대체하는 능력을 갖고 있어 생존에 필요한 안정적인 세포군을 유지할 수 있도록 만든다.

임신 제1석달 초기에는 줄기세포들이 3개의 층으로 발달하며 이것을 발생학자들은 일차배엽층(primary germ layers)이라고 부른다(표 23-1). 각 층은 피부, 신경조직, 근육, 또는 소화기관과 같은 명확한 구조를 만든다. 표 23-1에는 3개의 일차배엽층 각각에서 파생된 여러 구조가 나열되었다.

1. 내배엽–속층
2. 중배엽–중간층
3. 외배엽–바깥층

표 23-1 일차배엽층 유도체

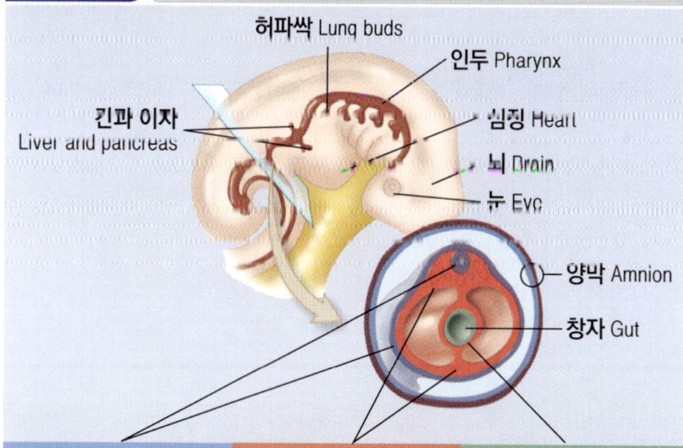

외배엽	중배엽	내배엽
피부(표피)	피부(진피)	위창자관 내막
치아(상아질)	순환계통	허파 내막
눈(수정체, 각막)	많은 샘	간관과 이자관 내막
바깥귀	콩팥위샘겉질	콩팥의 관들과 방광
코안	콩팥	뇌하수체앞엽(샘뇌하수체)
얼굴뼈	생식샘	가슴샘
머리의 뼈대근육	근육	갑상샘
뇌와 척수	뼈(얼굴뼈 제외)	부갑상샘
감각신경		편도
콩팥위샘속질		

조직발생과 기관발생

일차배엽층으로부터 다양한 조직이 만들어지는 과정을 조직발생(histogenesis)이라 하고, 이러한 과정을 통해 기관이 형성되는 과정을 기관발생(organogenesis)이라 한다.

인간발달에서 조직발생과 기관발생은 매우 길고도 복잡한 과정이며, 발생학에서 중요한 내용이 된다. 그러나 해부학과 생리학을 배우기 시작하는 학생에게는 두 생식세포의 결합으로 단세포의 접합자를 만드는 것이 발달의 시작이라는 것을 인식하는 것으로 충분할 것으로 보인다. 또한 자손의 몸이 세포분화, 증식, 성장 및 재배열로 구성된 일련의 과정에 의해 진화된다는 것을 이해하는 것이 필요하며, 이 모든 과정은 명확하고 일정한 순서로 이루어진다(그림 23-6).

구조와 기능의 발달은 관련되어 있고, 임신 4개월부터 모든 기관계통이 완전해지고 제자리에 위치하며 그 이후 (약 280일) 태아발달은 주로 성장의 문제이다. 그림 23-7의 1단계는 만삭으로 태어나기 직전 자궁 내 태아의 정상 위치를 보여준다.

23

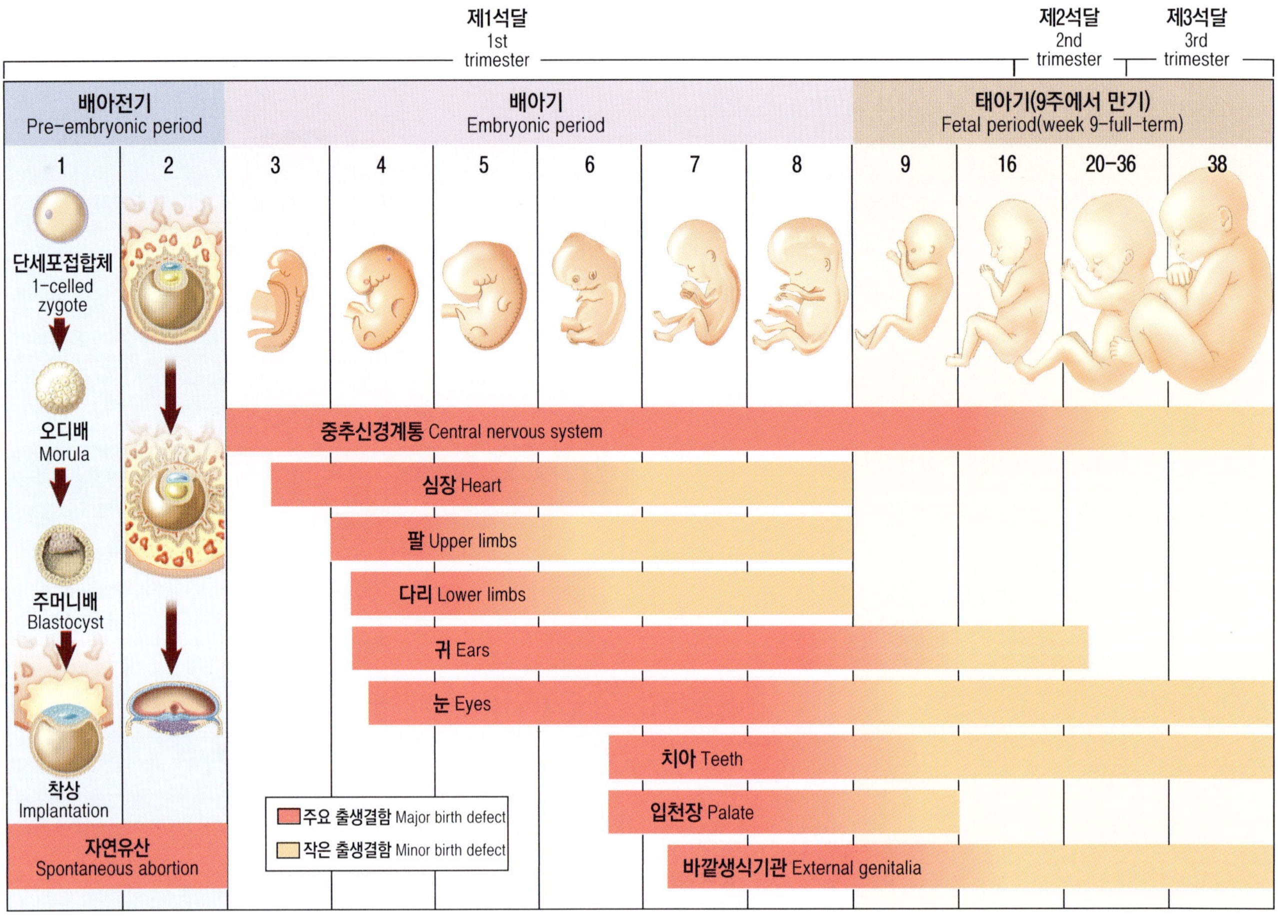

그림 23-6 **신생아 발달의 중요한 시기.** 빨간색 영역은 기형유발물질이 주요 출생결함을 가장 많이 일으킬 수 있는 시기이고, 노란색 영역은 작은 출생결함이 발생할 가능성이 높은 시기이다. 숫자는 임신주수를 나타낸다.

QUICK CHECK

1. 출생후기와 출생전기는 무엇인가?
2. 접합자는 무엇인가? 오디배나 주머니배와 어떻게 다른가?
3. 세 가지 일차배엽층을 나열하고 설명하시오.
4. 줄기세포란 무엇인가?
5. 기관발생이란 무엇을 의미하는가?

출생

분만

출생(birth) 또는 출산분만(parturition)의 과정은 출생전기(prenatal period)와 출생후기(postnatal period)의 전환점이다.

임신기간이 끝나면 자궁이 '과민'해지고 근육의 수축으로 자궁목(cervix)이 확장되고 열려 태아가 자궁에서부터 '출생길'이라 하는 질(vagina)을 통과해서 외부 세계로 나오게 된다. 수축이 진행되면 물주머니인 양막(amnion)이 터지고, 통증이 시작된다.

출산은 정상적으로 태아의 머리가 자궁목의 반대쪽인 아래를 향하는 자세를 취하는 것에서부터 시작된다(그림 23-8 ①). 볼기분만(breech birth)은 태아가 머리를 아래로 돌리지 못하고 발이 먼저 나오는 것이다. 이 경우는 제왕절개(cesarean section)가 필요한데, 흔히 간단하게 C-section이라 부른다. 이 수술은 신생아가 엄마의 배와 자궁벽 절개를 통해 출산되는 방법이다. 이 과정은 엄마나 태아 혹은 양쪽 모두 비정상적인 상태로 정상적인 질분만이 위험하거나 불가능한 경우에 시행한다.

분만의 단계

분만은 영아가 탄생하는 과정으로 3단계로 나뉜다(그림 23-8, 2~5단계).

- 제1단계: 자궁수축이 시작되어 자궁목이 완전히 열리는 시기
- 제2단계: 자궁목이 최대한 확장되어 아기가 자궁목과

질을 통해 빠져나오는 시기

• 제3단계: 질을 통해 태반이 떨어져 나오는 과정

정상 분만에 걸리는 시간은 여자의 출산 경험 여부를 포함하여 많은 변수에 의해 영향을 받을 수 있다. 대부분의 경우 분만의 1단계는 6~24시간까지 지속되며 2단계는 몇 분에서 1시간 정도 지속된다. 태반이 나오는 3단계는 일반적으로 영아가 태어난 후 15분 이내에 발생한다.

1장의 그림 1-12에서는 옥시토신(oxytocin)에 의한 분만 과정의 촉진을 보여주고 있다. 분만이 위험하게 느껴지면 치

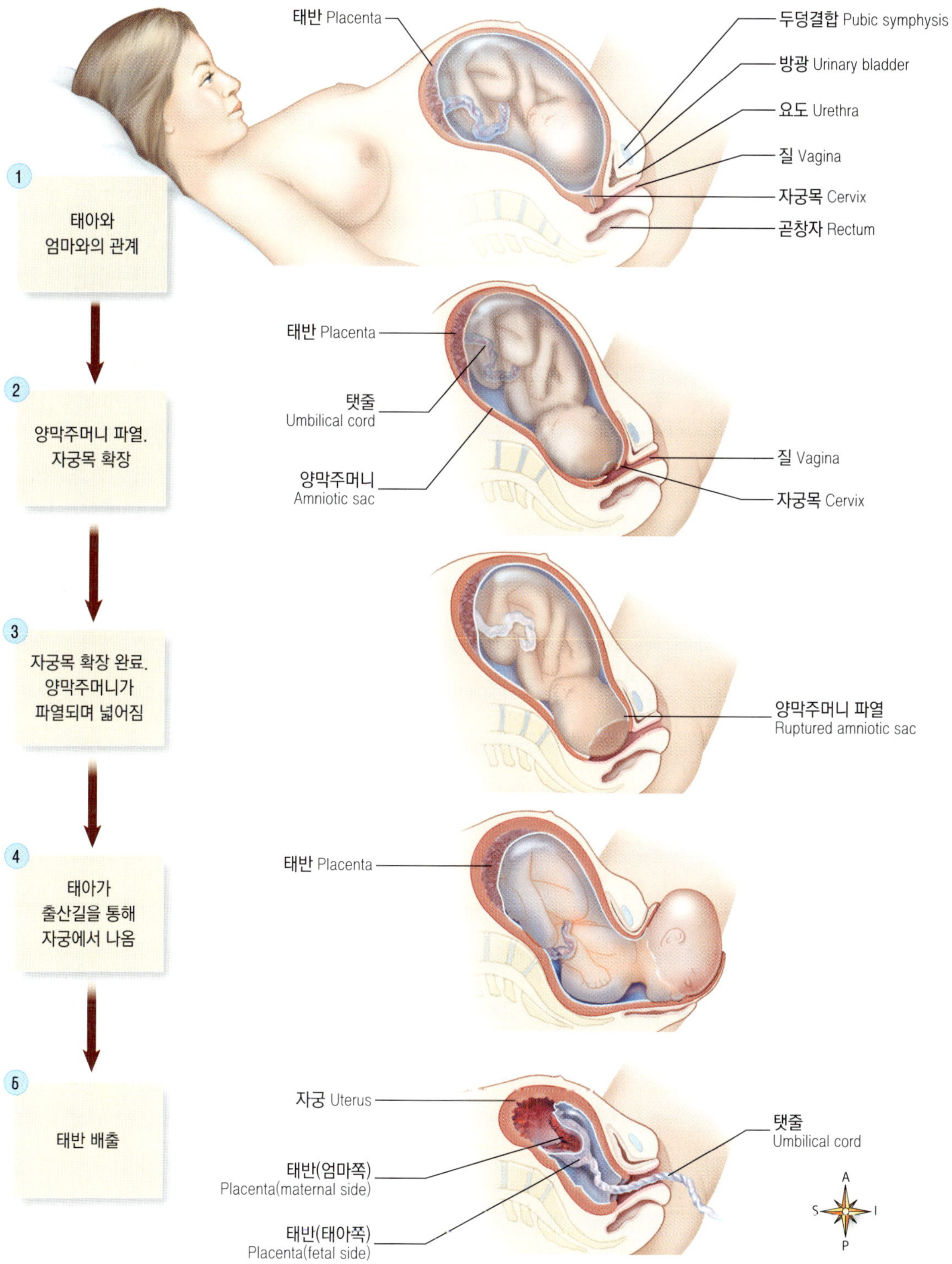

그림 23-7 분만

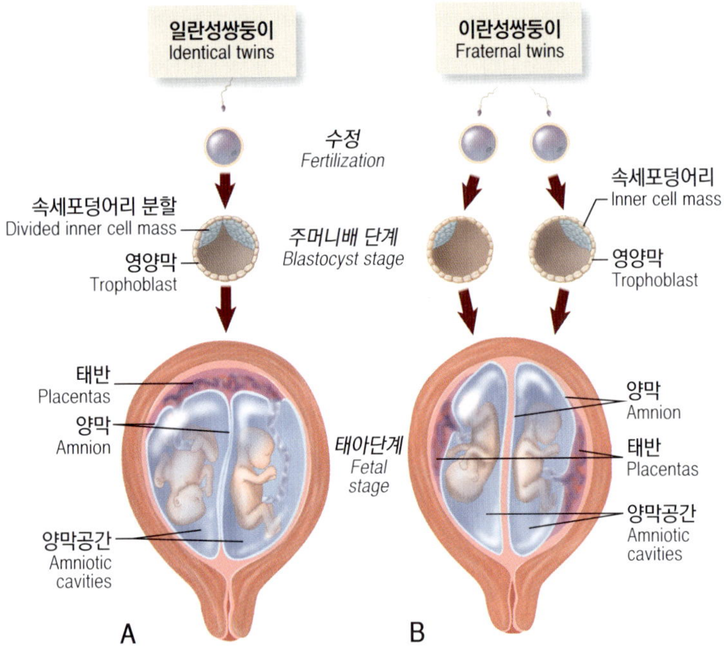

그림 23-8 **다태아분만.** **A:** 일란성쌍둥이는 하나의 접합자에서 배아조직이 분리될 때 동일한 두 개체가 형성. 태반과 양막공간을 분리하는 양막의 일부를 쌍둥이가 공유. **B:** 이란성쌍둥이는 두 개의 난소가 거의 동시에 수정되어 두 개의 분리된 접합자가 형성. 이란성쌍둥이는 각자의 태반과 양막을 가지고 있다.

23

료를 위해 때때로 합성옥시토신을 투약하기도 한다.

신생아의 전반적인 건강상태를 확인하기 위해 5가지 건강기준을 평가하는 방법이 자주 사용된다. 이 평가기준에는 심장박동수, 호흡, 근육긴장도, 피부색, 그리고 자극에 대한 반응이다. 각 평가항목은 신생아의 상태에 따라 0, 1, 2 점수로 매기고, 그 합을 아프가점수(Apgar score)라고 한다. 아주 건강한 신생아의 아프가점수는 10점이다.

다태아분만

다태아분만(multiple births)이라는 용어는 한 번의 임신으로 두 명 이상의 영아를 분만하는 것을 의미한다. 쌍둥이(twin)의 출생이 세쌍둥이(triplet), 네쌍둥이(quadruplet), 다섯쌍둥이(quintuplet)의 출생보다 더 일반적이다.

다태아는 종종 정상적인 임신기간을 다 채우지 못하고 빨리 태어나기도 하는데 이것은 영아기의 합병증 위험이 정상보다 더 크다. 그러나 현대의학으로 치료가 가능한 미숙아는 그렇지 못한 미숙아보다 합병증의 위험이 훨씬 적다.

쌍둥이는 다음 절에서 설명하는 최소 두 가지 자연과정에서 발생한 결과라 할 수 있다.

일란성쌍둥이는 발달초기 같은 접합자에서 배아조직이 갈라져 나와 생긴다. 이러한 이유로 일란성쌍둥이라고 한다. 그림 23-8, A에서 보듯이 일란성쌍둥이는 대체로 같은 태반을 공유하지만 탯줄은 따로 가지고 있다.

일란성쌍둥이는 같은 수정란에서 발달되었기 때문에 같은 유전자암호를 갖고 있다. 그럼에도 불구하고, 일란성쌍둥이는 구조와 기능면에서 절대적으로 동일하지 않다. 서로 다른 환경적 요소와 개인적 경험은 유전적 일란성쌍둥이의 개성을 이끌어 낸다.

이란성쌍둥이는 두 개의 다른 정자와 두 개의 다른 난자가 수정하여 발생되었다(그림 23-8, B) 이란성쌍둥이는 한번의 월경주기 동안 하나 이상의 난자가 생산되어야 하며, 이것은 종종 유전된다. 이러한 다배란은 특정 생식능력 약물, 특히 생식샘자극호르몬 제재에 반응하여 발생할 수 있다.

이란성쌍둥이는 다른 어떤 형제-자매 관계보다 유전적으로 더 밀접한 관계가 있지 않다. 분리된 두 개의 수정란이 발생해야 하기 때문에 이란성쌍둥이는 생물학적으로 아버지가 다를 수 있다. 세쌍둥이, 네쌍둥이 등 다른 다태아분만은 일란성, 이란성, 또는 섞일 수도 있다.

다태아분만은 많은 경우 의학적 치료로 발생한다. 예를 들면, 생식능력을 촉진하는 약물은 배란되는 난자의 수를 증가시켜 다태아분만의 가능성도 높아진다. 체외수정 및 기타 다른 의학적 과정은 시술의 성공을 위해 많은 수의 수정란을 착상시키기 때문에 다태아분만으로 발전할 가능성이 높다.

QUICK CHECK

1. 볼기분만과 보통 분만의 차이는 무엇인가?
2. 분만의 세 단계를 나열하고 설명하시오.
3. 다태아분만은 어떻게 발생하는가?
4. 일란성쌍둥이와 이란성쌍둥이의 가장 큰 차이를 설명하시오.
5. 아프가점수는 무엇인가?

출생후기

성장, 발달, 나이듦

출생후기(postnatal period)는 출생부터 죽을 때까지를 의미한다. 연구를 위해 주요 시기별로 구분하는 것이 일반적이지만, 우리는 성장과 발달 및 나이듦이 삶에서 일어나는 연속적인 과정이라는 사실을 이해하여야 한다.

몸 전체의 외형적 생김새와 머리, 몸통, 팔다리의 상대적 크기의 점진적인 변화는 탄생 직후와 청소년기를 비교할 때 두드러지게 드러난다.

그림 23-9에서 몸의 부위별로 뼈와의 비례 크기가 명백하게 변화되었음을 알 수 있다. 예를 들어 머리는 상대적으로 작아진다. 유아의 머리가 몸 전체 길이의 1/4인 반면, 어른 머리는 키의 1/8에 불과하다. 얼굴뼈도 유아와 어른이 몇 가지 차이점을 보인다. 유아의 경우 얼굴은 머리뼈표면의 1/8을 차지한다. 하지만 어른이 되면 얼굴이 머리뼈표면의 1/2을 차지하게 된다.

비율의 또다른 변화는 몸통과 다리의 비율과 관련이 있다. 다리는 상대적으로 길어지고 몸통은 작아진다. 또한, 가슴과 배의 윤곽이 달라지는데, 대체적으로 원형에서 타원형으로 변화한다.

이러한 변화는 계속해서 변하고 진행하는 성장과 발달 및 나이듦의 좋은 예이다. 삶의 후기에 일어나는 많은 변화가 기능의 발달로 이어지지 않는 것은 불행스러운 점이다. 하지만 이러한 퇴행적 변화는 확실히 중요하고 이 장의 뒷부분에서 다룰 것이다. 다음은 가장 일반적인 출생후기의 시기로 (1) 유아기, (2) 아동기, (3) 청소년기, (4) 성인기, (5) 성인후기이다.

유아기

유아기는 출생에서 약 18개월까지 이어진다. 유아기 첫 4주를 종종 신생아기(neonatal period)라고도 한다(그림 23-10). 이 짧지만 중요한 시기에 극적인 변화가 빠른 속도로 진행된다.

신생아학은 신생아 시기 질환의 진단, 치료와 관련된 의학과 간호학 전문분야를 말한다. 이 분야의 발전으로 영아의 사망률이 획기적으로 줄었다.

출생시 심장혈관계통과 호흡계통의 많은 변화는 생존을 위해 필요하다. 태아는 생명유지를 위해 전적으로 엄마에게

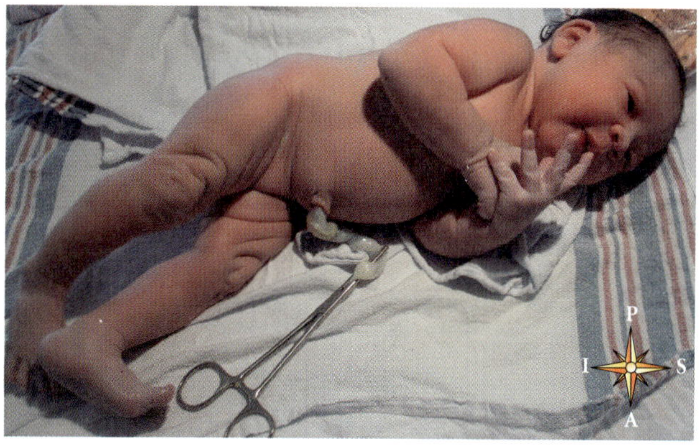

그림 23-10 신생아. 신생아는 탯줄이 잘려 태반으로부터 분리되었기 때문에 엄마로부터 공급받던 산소를 얻기 위해 숨을 쉬어야 한다.

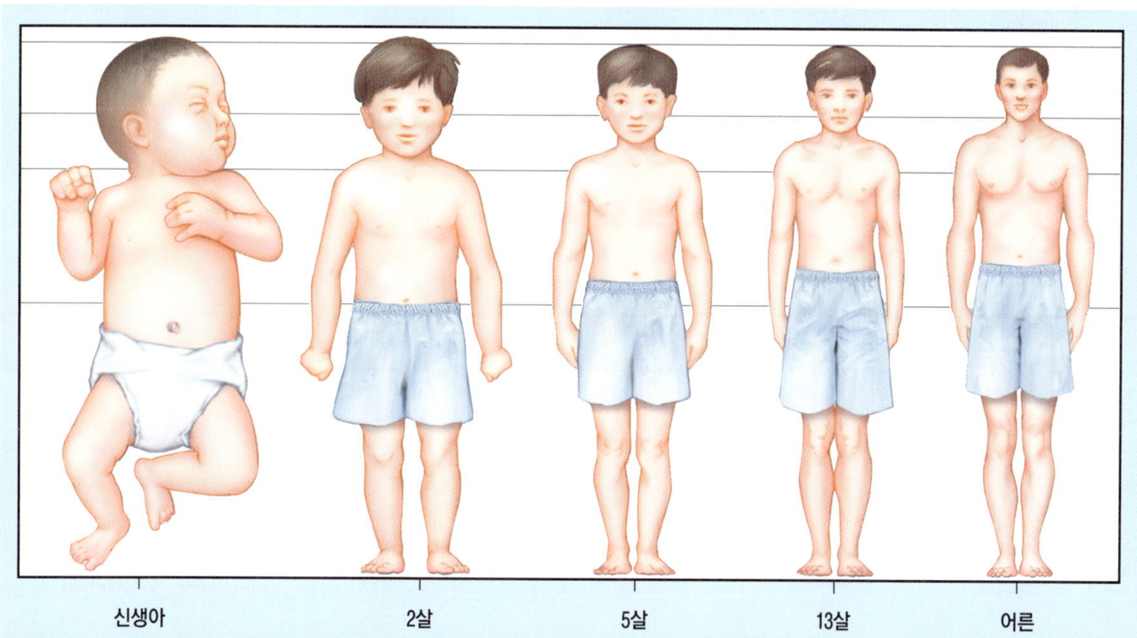

그림 23-9 신체비율의 발달변화. 머리크기의 극적인 차이 확인. 개인이 성장함에 따라 머리, 몸통, 팔다리의 비율이 점진적으로 변한다. 머리는 비례적으로 작아지고 다리는 비례적으로 길어지고 몸통은 짧아진다.

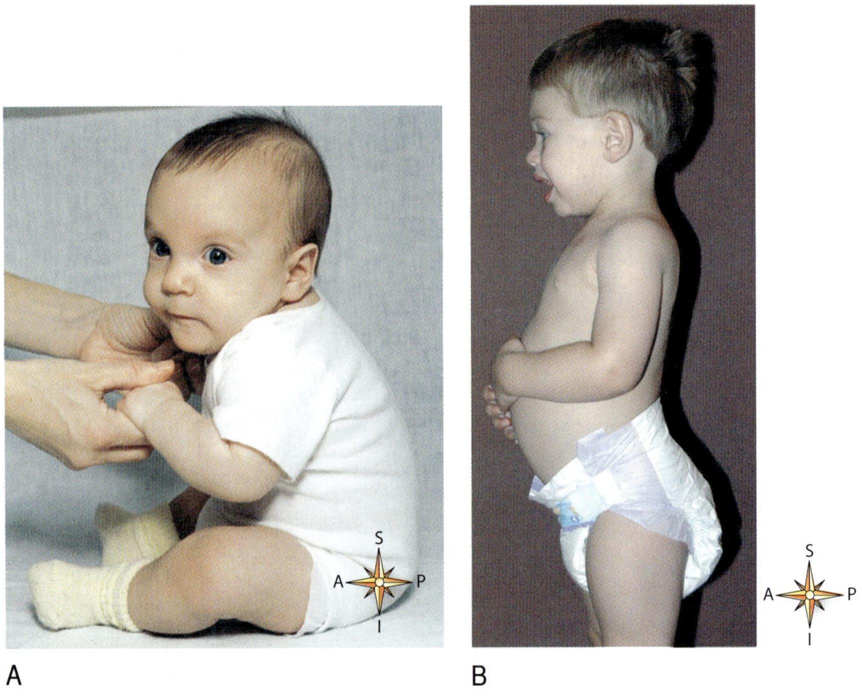

그림 23-11 **척추굽이.** **A:** 영아의 정상적인 척추의 둥근 굽이. **B:** 유아의 정상적인 척추굽이. 어두운 그림자는 걸을 수 있는 능력과 함께 뚜렷한 허리굽이를 강조함. 어른의 척추굽이와의 비교는 그림 7-14, A 이용

의존하지만 신생아는 출생 직후 혈액순환이나 호흡을 전적으로 스스로 해낼 수 있어야 한다. 아기의 첫 호흡은 깊고 강렬하다. 호흡에 대한 자극은 분만 이후 탯줄을 끊으면 혈액내 이산화탄소의 양이 증가하여 발생한다.

신생아기 끝과 18개월 사이에 많은 발달변화가 일어난다. 출생 시 몸무게는 첫 4개월간 2배가 되고, 1년마다 3배 증가한다. 아기는 또한 12개월 즈음에는 키가 50% 정도 커진다. 첫 해에 피부 아래에 쌓인 소위 '아기지방'은 줄어들기 시작하고 통통한 아기는 홀쭉하게 변한다.

초기 영아기의 아기는 척추굽이를 하나만 가지고 있다(그림 23-11, A). 허리굽이는 12~18개월 사이에 나타나고 도움없이 설 수 있게 된다(그림 23-11, B).

영아기의 가장 큰 변화 중 하나는 신경계통과 근육계통의 빠른 발달이다. 그래서 2개월에는 영아가 눈으로 움직이는 물체를 따라가는 것이 가능하고 3개월에는 머리를 들고 가슴을 올릴 수 있으며 4개월에는 잘 지탱해주면 앉을 수 있다. 10개월에는 기어가기, 12개월에는 스스로 설 수 있다. 그리고 18개월에는 약간 뻣뻣하지만 뛰기 시작한다.

아동기

아동기(childhood)는 영아기가 끝날 때부터 성적으로 성숙하게 되는 시기 혹은 사춘기(여아는 12~14세, 남아는 14~16세)에 이른다. 전반적으로 아동기 초기의 성장은 상당히 빠른 속도로 진행되지만, 매월 다른 속도로 진행된다.

6세가 되면 아이는 유아(infant)나 유아후기(toddler)보다는 청소년전기(preadolescent)의 모습을 띤다. 살은 빠지고 배는 조금 더 납작해지며 아기 때의 얼굴이 사라진다. 신경계통과 근육계통은 아동기 중반에 걸쳐 빠르게 발달한다. 10세 때에 아이는 많은 운동능력과 협조능력이 발달한다.

6개월 때부터 나타나기 시작하는 탈락치아(deciduous teeth)는 6세부터 아동기 동안 빠지게 된다. 영구치(permanent teeth)는 셋째 어금니(사랑니)를 제외하고는 14세까지 모두 나온다.

청소년기

청소년기(adolescence)의 평균 연령대는 다양하지만 일반적으로 10대 시기(13~19세)를 청소년기라고 한다. 이 시기는 빠르고 급격한 신체성장이 특징이며, 이는 결국 성적 성숙으로 이어진다.

이 시기에 발생하는 많은 발달변화는 성호르몬의 분비로 통제되며, 2차성징(secondary sex characteristics)으로 분류된다. 젖의 발달은 여자 아동에게 사춘기가 왔음을 알리는 첫 신호이며 10세 즈음부터 시작한다. 대부분의 여자아이는 12~13세 사이에 월경을 시작하는데, 이는 한 세기 이전보다

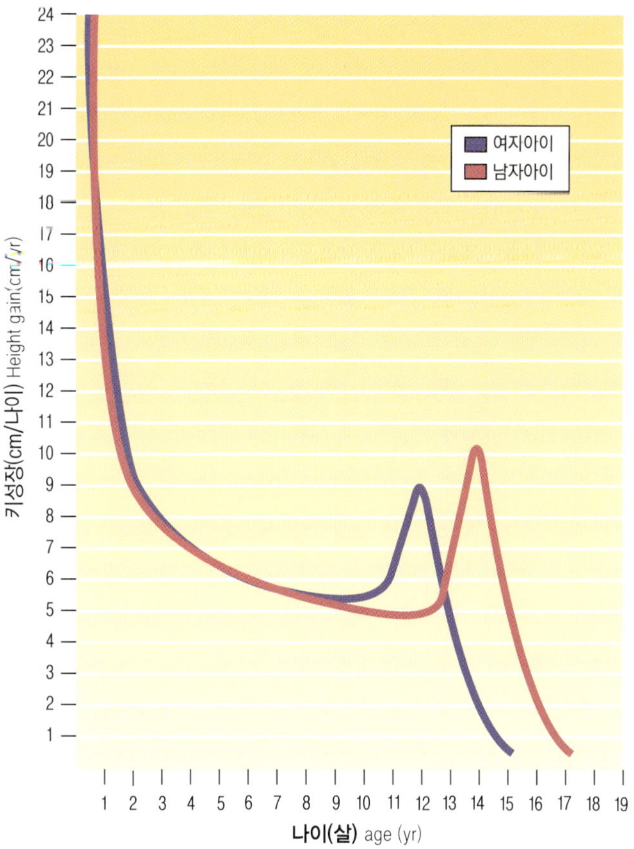

그림 23-12 키 성장. 여자아이와 남자아이의 키 성장에 대한 전형적인 형태를 보여주는 그림. 처음 몇 년 동안 빠르게 자라고, 천천히 자라는 기간, 그리고 청소년기 동안 또다른 성장의 폭발이 일어나고 결국 성인기 시작단계에서 끝난다.

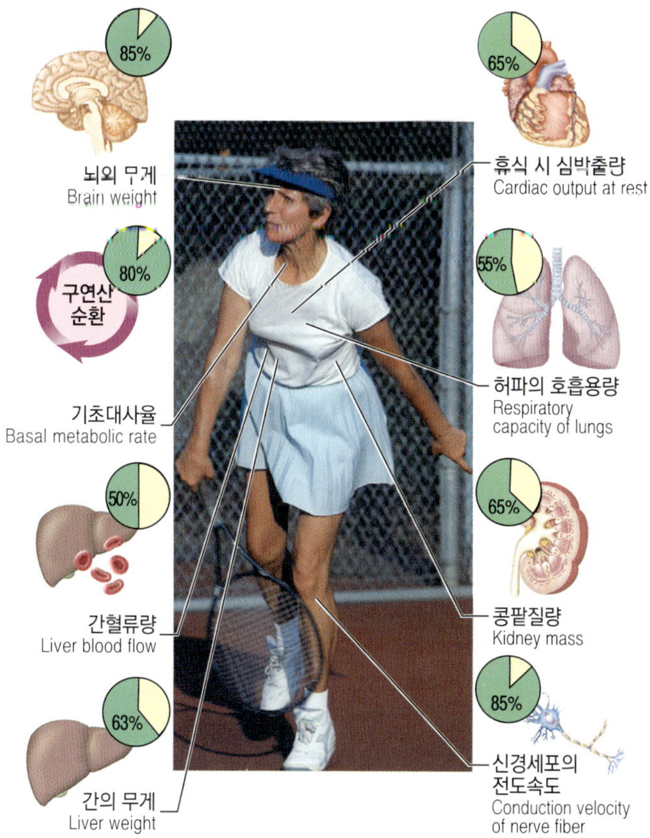

그림 23-13 노년기의 변화. 삽입된 그림은 20세에 비해 성인기말 사람의 기관에 남아있는 기능비율을 나타낸다. 이것은 평균적인 숫자이며 많은 사람이 매우 다른 상황을 경험한다.

3년 정도 빠른 것이다. 남자아이의 첫 번째 사춘기의 신호는 고환의 확대이며, 이는 10~13세 사이에 나타난다.

남녀 모두 청소년기에 키가 빨리 자란다. 여자아이는 10~12세 사이에 시작되어 14세나 15세 때 거의 키가 다 큰다. 남자아이는 12세와 13세에 사이이며 일반적으로 16세에 완료된다(그림 23-12).

성인기

아동기 초기에 시작된 많은 발달변화는 성인기(adulthood) 초기 또는 중기까지 완전하게 이루어지지 않는다. 그 예로 뼈가 성숙되어 성장판이 완전하게 닫히고, 코곁굴(sinuses)과 같은 신체 구성 요소의 크기와 위치의 변화가 있다. 많은 신체 특징은 출생 이후 수년간 뚜렷하게 드러나지 않는다. 예를 들어, 일반적인 대머리의 발현은 유전에 의해 수정 때부터 결정되지만 성숙하기 이전까지는 나타나지 않는다.

일반적 법칙으로 성인기는 기존 신체조직의 유지가 특징이다. 해가 거듭할수록 신체조직의 유지와 회복은 점점 더 어려워져, 결과적으로 퇴화가 시작된다. 이는 나이듦의 과정이며, 결국 사망에 이른다.

성인후기

대부분의 신체계통은 성인기 초기에 상태와 기능적인 측면에서 그 효율이 최고에 이른다. 인간이 늙어감에 따라 점진적이지만 확실한 쇠퇴는 신체의 모든 주요 기관계통의 기능 수행에서 나타난다. 노인학은 나이듦을 연구하는 학문이다.

나이듦에 따른 많은 생물적 변화는 그림 23-13에 나타나 있다. 그림은 성인후기와 20세의 사람을 비교했을 때, 나이든 사람의 기관에 남아 있는 기능의 비율을 잘 보여주고 있다.

나이듦

나이듦의 기전

성인후기의 특징은 노화(senescence)이다. 불행히도 노화의 기전과 원인은 잘 알려져 있지 않다. 더 많은 가능성이 있는 가설 중 일부에 대해 다음에서 설명하였다.

몇몇 노인학자는 중요한 노화의 원인이 세포 재생산의 한계에 있다고 본다. 실험실 연구에서 많은 종류의 인간 세포가 50회 이상 재생산할 수 없어서 최대 수명을 제한한다는 결과를 보여주었다. 세포는 세포사멸(apoptosis)이라는 과정을 통해 인간의 나이와 관계없이 계속해서 죽어간다. 하지만 성인후기에는 많은 죽은 세포가 대체되지 못하고 조직의 퇴행을 일으킨다.

아마 세포는 주변 세포들이 재생산의 한계에 다다랐기 때문에 대체되지 못하는 것일 수 있다. 각 개인의 노화과정이 서로 다른 것은 아마도 세포의 재생산 한계의 차이 때문일 수도 있다.

세포죽음기전은 사람이 빠르게 늙는 드문 유전적 상태로 유전조로증(progeria)을 가진 사람에게서 작용하는 것으로 보인다.

세포의 죽음과 재생산에 영향을 미치는 많은 요소는 노화의 원인으로 지목되어 왔다. 몇몇 노인학자는 영양, 손상, 질병, 그리고 다른 환경적 요인이 노화과정에 영향을 미친다고 생각한다. 몇몇은 모든 세포에 있고 느리게 작용하는 노화 바이러스에 의한 세포적 변화가 그 원인이라고 제안하였다. 다른 학자들은 노화가 미리 입력된 노화 유전자에 의한 것이라고 제안하였다.

노화의 또 다른 원인으로 제안된 것은 자가면역이다. 15장에서 자가면역은 면역계통이 자신의 조직을 공격하는 것을 의미한다는 것을 언급한 바 있다.

한 주목 받는 노화이론은 활성산소(oxygen free radicals)가 세포 노화에 중요한 역할을 한다는 것이다(그림 23-14). 유리기는 일반적으로 세포활동으로 인해 발생하는 높은 반응성을 가진 산소형태이지만 세포를 손상시킬 수도 있다. 인간의 세포가 성인후기에 더 많은 유리기를 생산함에 따라 세포 구

23

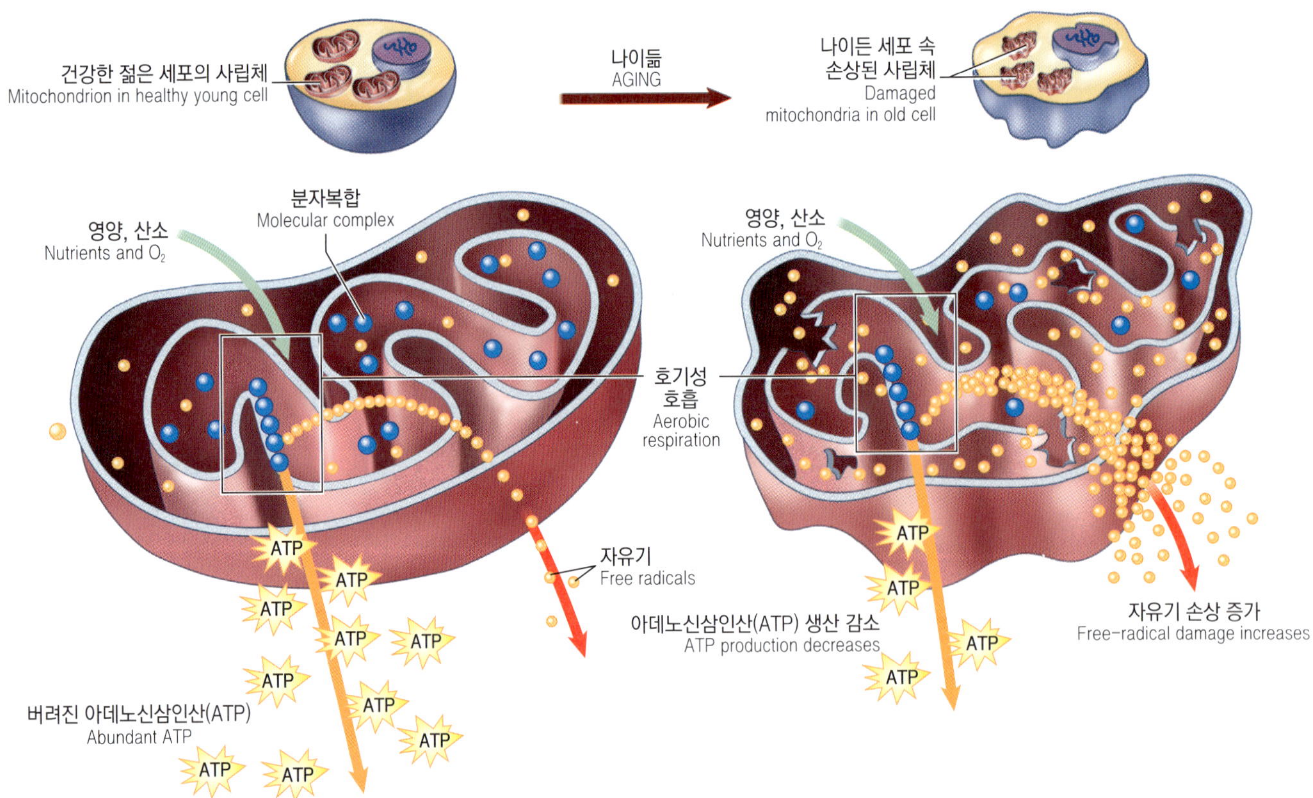

그림 23-14 나이듦에 대한 자유기이론. 나이듦 과정의 많은 기전 중 하나인 세포에 의한 자유기 생산은 사람이 나이듦에 따라 증가하여 세포 손상의 양을 증가시킬 수 있다. 자유기는 사립체 및 다른 세포 과정에서 세포호흡의 정상적인 부산물인 산소에 대한 높은 반응의 형태이다. 나이가 들어감에 따라 자유기의 숫자는 세포 효율감소에 따라 증가한다. 따라서 더 많은 세포손상, 특히 세포막의 손상이 발생되어 세포의 퇴행을 유발함.

조와 기능에 더 많은 손상을 주게 된다.

나이듦의 원인과 기본적 기전은 아직 밝혀지진 않았지만, 노화의 징후 중 적어도 많은 것은 명백하다. 이 장의 남은 부분에서는 성인후기를 특징짓는 일반적인 퇴행성 변화에 대해 다룰 것이다.

QUICK CHECK

1. 출생 후 발달과정에서 인간 신체의 비율이 변하는가?
2. 신생아기의 발달은 무엇인가?
3. 사춘기에 일어나는 생물학적 변화는 무엇인가?
4. 나이듦이란 무엇인가?
5. 활성산소는 무엇이고 노화과정에 무슨 역할을 하는가?

나이듦의 효과

나이가 들어감에 따라 많은 질환이 발생할 가능성이 높아지지만, 생물학적인 장점도 존재한다. 여기에서는 노화와 관련된 몇 가지 변화만 다룰 것이다.

피부

피부는 나이가 들면서 건조해지고, 얇아지며, 탄력이 없어진다. 주름이 많아짐에 따라 '축 늘어지게' 된다. 색소침착 변화와 머리카락이 얇아지고 빠지는 현상 또한 나이듦의 일반적인 조건이다.

뼈대계통

성인후기에서 뼈는 질감, 석회화 정도 및 모양이 변한다. 윤곽이 뚜렷한 가장자리 대신에 오래된 뼈는 뼈과성장으로 가장자리가 껄끄럽고 틸처럼 거칠다. 이러한 유형의 퇴행성 변화로 뼈조직이 관절조직에 쌓여서 움직임이 제한된다.

나이가 듦에 따라 석회화 정도의 변화로 뼈의 크기가 감소하고 구멍이 많아지고 골절이 발생되는 뼈로 될 수 있다. 목뼈(cervical vertebra) 아래부분과 등뼈(thoracic vertebra)는 잦은 골절이 일어나는 부위이다. 그 결과 척추가 휘게 되고 키가 작아지게 되는데, 이것은 성인후기의 일반적 모습이다.

뼈관절염과 같은 퇴행성 관절질환 또한 노인에게 흔하다. 그러나 뼈에 나타나는 나이듦현상의 많은 부분이 운동으로 인해 줄어들 수 있다. 특히 운동을 빨리 시작할 때 효과적이다. 뼈질량의 감소나 운동의 감소는 운동과 영양의 조절로 늦추거나 피할 수 있다.

중추신경계통

나이가 들어감에 따라 기억력이나 사고력을 감소시키는 치매(dementia)의 위험성이 높아지고 중추신경계통을 포함하는 다른 퇴행성 변화의 위험성도 높아진다. 그러나 우리 중 대부분은 추억이 그대로 남아 있으며 결정하는 사고가 성숙하여 논리적인 결정력이 증가한다. 비록 일부의 노인에게 아프거나, 가족과 이별했을 때 우울증이 나타나기도 하지만, 평균적인 노인은 젊은 시절보다 행복하다.

특수감각기관

나이가 들면서 감각기관의 전반적인 수행능력이 점차 감소한다.

대부분의 사람들은 수정체가 딱딱해지고 탄력을 잃게 되어 65세에는 원시가 된다. 이는 수정체가 가까운 물체를 볼 때 구부러질 수 없기 때문에 발생한다. 이렇게 수정체가 단단해지는 것을 노안이라고 하며 많은 사람들은 보통 40~45세에 처음 경험하는데, 가까운 물체를 다루기 어려워지고, 손을 뻗어 팔의 길이만큼 거리를 벌려야 인쇄물을 읽을 수 있다. 이러한 현상 때문에 나이가 들수록 가까운 곳과 먼 곳을 함께 볼 수 있는 다초점안경이 필요해진다.

수정체와 그 둘레를 싸고 있는 막 투명도의 감소도 나이와 관련된 또다른 눈의 변화이다. 수정체가 혼탁해져서 시력을 방해하는 것을 백내장(cataract)이라고 부르며, 외과적 치료로 제거해야 한다.

나이와 관련된 가장 심각한 눈질환인 녹내장(glaucoma)의 발생빈도도 나이와 같이 증가한다. 녹내장은 눈알 안의 압력을 증가시키고 치료하지 않으면 종종 실명을 초래하기도 한다. 망막변성이나 망막박리의 위험성도 나이가 들면서 증가한다.

많은 노인은 속귀의 나선기관에 있는 털세포(hair cell)가 상당히 감소하여 특정 주파수를 듣지 못하게 된다. 또한 고막과 그곳에 부착된 귓속뼈가 딱딱해지면 음파의 기계적 전달을 하기 힘들어진다. 어느 정도의 청력상실은 성년후기의 사람에게 보편적으로 나타난다.

냄새와 맛을 느끼는 감각 또한 감소한다. 식욕감소의 결과는 맛봉오리가 부분적으로 결합조직으로 대체되어 발생할 수 있다. 75세에는 30세에 존재하는 맛봉오리의 약 40%만이 남아있게 된다.

심장혈관계통

심장과 혈관의 퇴행성 질환은 나이듦의 가장 흔하고 심각한 영향 중 하나이다. 혈관내벽을 따라 지방이 축적되어 혈액이 이동하는 통로를 좁게 만든다. 죽경화라고 불리는 상태는 종종 심장동맥을 차단하여 심장마비(심근경색증)를 일으킨다.

만일 혈관에 축적된 지방이나 다른 물질이 석회화되면 동맥을 딱딱하게 만들어 동맥경화가 발생한다. 뇌에서 이 딱딱해진 혈관이 파열되면서 뇌졸중(cerebral stroke)이나 뇌혈관사고(CVA)를 일으켜 성인후기의 심각한 장애나 사망을 초래하기도 한다.

고혈압도 일반적으로 많이 나타나는 질환이다. 동맥이 딱딱해지면 혈관의 탄력성이 감소하여 비정상적으로 높은 혈압을 초래한다.

호흡계통

성인후기에 복장뼈(sternum)와 갈비뼈(ribs)를 연결하고 있는 갈비연골이 석회화되거나 딱딱해진다. 이는 가슴우리(thoracic cage)가 숨쉬는 동안 확장하고 수축하는 것을 힘들게 한다. 시간이 갈수록 갈비뼈는 복장뼈에 '고정'되고 가슴의 움직임이 어려워진다. 이것이 발생될 때 가슴우리는 더 확장된 위치에 남게 되며 호흡의 효율은 떨어지는 '술통가슴'이 된다.

세월이 지나면서 전반적인 위축이나 근육조직의 소모로 수축근육세포가 결합조직으로 대체된다. 이 근육세포의 손실은 호흡근육의 강도를 감소시킨다.

비뇨계통

콩팥에 있는 많은 콩팥단위(nephron)의 개수는 30~75세 사이에 거의 50%가량이 줄어든다. 또한, 나이가 들어감에 따라 콩팥으로 가는 혈액이 줄어들어서 오줌을 생성하거나 배설하는 전체적인 기능이 저하된다. 방광에도 심각한 나이와 관련된 문제가 종종 발생하는데, 이는 근육긴장도가 약해지기 때문이다. 방광벽의 근육위축은 방광용량의 감소와 완전히 비우는 능력의 저하를 초래한다.

생식계통

대부분의 남자와 여자는 성인후기에도 성관계를 유지할 수 있지만 성적반응의 기전은 변할 수 있고, 수정능력은 감소한다. 남자의 경우 발기가 쉽지 않고 발기를 오래 유지하기 어려울 수 있다. 아마도 테스토스테론의 감소 또는 "낮은 T"로 인해 성적충동도 감소할 수 있다. 여자는 질 윤활제가 감소될 수 있다.

남자들은 나이가 들어도 생식자를 계속 생산할 수 있지만 가끔 불임을 일으킬 만큼 심각한 테스토스테론 감소를 보일 수 있으며, 이것을 남성갱년기(andropause)라고 부른다. 여자들은 45~60세 사이에 생식주기의 중단인 폐경(menopause)을 경험하는데, 폐경은 생식을 유지하는 데 필요한 것보다 에스트로겐이 감소한 결과이다.

폐경의 과정은 질병상태가 아니며 여자의 삶에서 자연스러운 생물학적 변화로 간주된다. 그러나, 생리주기가 중단되는 것 외에도 이 기간 동안 혈중 에스트로겐 수치가 감소하여 나타날 수 있는 홍조, 수면장애, 질벽의 건조와 질벽이 얇아지는 일반적이고 문제가 되는 증상들이 있다.

과거에는 낮은 에스트로겐 수치로 인한 폐경과 관련된 증상을 대부분 여성호르몬을 투여하는 호르몬대체요법(hormone replacement therapy, HRT) 혹은 간단히 호르몬요법으로 치료하였다. 최근 몇 년 동안 호르몬대체요법을 오랫동안 받았거나 폐경이 시작된 직후부터 치료한 여성에게서 특정 암이나 뇌졸중, 혈액응고장애 등의 심각한 합병증이 발견되어 사용에 신중을 기하고 있다. 호르몬대체요법은 많은 폐경 초기의 젊은 여성들에게 계속해서 사용된다.

다행히도 에스트로겐의 이외의 다른 약물은 대부분 폐경기 증상 및 뼈질량의 감소, 뼈엉성증(7장 참고), 심장질환과 같은 건강문제를 효과적으로 치료하거나 예방할 수 있다. 어떤 치료 방법을 선택하든지 폐경과 관련된 증상을 치료하는 데는 주의 깊고, 개개인의 특성에 맞는 방법을 선택하여야 한다.

QUICK CHECK

1. 나이가 들수록 뼈에 일어나는 변화는 무엇인가?
2. 성인후기에 시력은 어떻게 변하는가?
3. 성인후기 사람의 호흡계통에는 어떤 변화가 있는가?
4. 콩팥은 나이에 어떤 영향을 받는가?

용어 terminology

기관발생 organogenesis

난황주머니 yolk sac

내배엽 endoderm

나이듦 aging

다대이 multiple births

발생학 embryology

분만 birth or parturition

성인기 adulthood

성인후기 older adulthood

성장기간 periods of development

수정 fertilization

신생아기 infancy

아동기 childhood

아프가점수 Apgar score

양막공간 amniotic cavity

영양막 chorion

오디배 morula

외배엽 ectoderm

일차배엽층 primary germ layers

접합자 zygote

조직발생 histogenesis

중배엽 mesoderm

착상 implantation

청소년기 adolescence

출생전기 prenatal period

출생후기 postnatal period

요약summary

출생전기

A. 출생전기는 임신에서 출생까지(약 39주) (그림 23-1)

B. 태아성장과 발달을 연구하는 학문 분야는 발생학

C. 수정에서 착상까지 약 10일 정도 소요됨
1. 수정은 보통 자궁관의 1/3 지점에서 발생(그림 23-2)
2. 수정된 난자를 접합자라고 함; 접합자는 유전형질 발현에 필요한 시간과 영양, 유전적으로 완벽
3. 세포분열이 3일 정도 진행되면, 접합자는 오디배(morula)라고 하는 세포덩어리로 발달(그림 23-3)
4. 오디배의 계속된 세포분열의 결과는 세포더미 속에 공간이 생기는 주머니배 형성
5. 수정 약 10일 후 주머니배가 자궁벽에 착상
6. 주머니배는 양막공간과 태반의 영양막을 구성(그림 23-4)
7. 태반은 엄마와 태아 사이에 영양을 교환(그림 23-5)

23

D. 발달단계
1. 임신기간은 약 39주
2. 배아기는 수정 3주에서 8주 말까지
3. 태아기는 임신 8주에서 39주까지
4. 모든 기관계통은 임신 4개월이 되면 형성되고 기능함

E. 줄기세포: 특정세포의 특수성을 형성하기 위해 재생산하는 비특이적 세포

F. 일차배엽층은 주머니배가 착상을 완료한 후에 나타나는 구조물(표 23-1)
1. 내배엽-안쪽층
2. 외배엽-바깥층
3. 중배엽-중간층

G. 조직발생과 기관발생(그림 23-6)
1. 새로운 조직과 기관이 만들어지는 과정은 일차배엽층의 특정 발달에서 발생함. 특이한 분화로 시작됨
2. 각각의 일차배엽층은 피부와 근육과 같은 특정 구조물을 형성함
3. 성장과정에는 세포분화, 세포분열, 성장 및 재배열 등이 포함됨
4. 임신 4개월부터 출생까지의 태아발달에서 주된 성장이 일어남

출생

A. 분만이라 불리는 출산 과정(그림 23-7)
1. 임신 39주 말에 이르면 자궁은 불안정해짐
2. 태아는 머리를 자궁목에서 반대쪽인 아래로 향함
3. 자궁근육이 수축되면 진통이 시작
4. 양수주머니가 터짐
5. 자궁목이 확장
6. 태아가 질을 통해 밖으로 나옴

B. 분만의 단계
1. 1단계: 자궁근육의 수축이 시작되어 자궁목이 확장되는 시기
2. 2단계: 자궁목이 최대한 확장되고 태아가 질을 통해 나오는 시기
3. 3단계: 태반이 자궁에서 떨어져 질을 통해 나오는 시기
4. 일부 의사는 태반이 떨어져 나온 후에 이어지는 회복기를 분만 4단계로 간주함
5. 아프가점수는 신생아의 건강상태를 평가하기 위해 개발됨
6. 제왕절개(C-section)는 외과적으로 엄마의 배와 자궁벽을 절개하여 분만을 실시하는 것

C. 다태아분만: 같은 임신으로 둘 또는 그 이상의 신생아가 태어나는 것(그림 23-8)
1. 일란성쌍둥이는 같은 접합자에서 조직이 분리되었기 때문에 유전적으로 동일
2. 이란성쌍둥이는 서로 다른 난자가 각각 수정되어 발달

출생후기

A. 출생후기는 출산에서 시작되어 사망까지의 기간이 모두 포함

B. 출생후기는 연속적이지만 발달기간의 특징에 따라 몇 단계로 나누어 설명; 삶은 지속적인 과정이고 성장과 발달은 지속적임

C. 신체적인 외형의 명백한 변화는 출생과 성숙기 사이에서 전체적이고 비례적으로 발생(그림 23-9)

D. 출생후기의 구분

1. 영아기
2. 이동기
3. 청소년기 및 성인기
4. 성인후기

E. 유아기
1. 출생 후 첫 4주를 신생아기라 함(그림 23-10).
2. 신생아학: 신생아 질환의 진단과 치료를 연구하는 의학이나 간호학의 분야
3. 출생 시 많은 심장혈관계통의 변화가 발생. 태아는 전적으로 엄마에게 의존하지만 신생아는 즉시 호흡과 순환을 스스로 해결해야 함
4. 출생 시 호흡의 변화는 깊고 강력한 첫호흡 포함
5. 신생아기에서 18개월 사이의 발달변화는 다음을 포함함
   a. 몸무게는 출생 때와 비교해서 4개월에는 2배, 1년이 되면 3배로 증가
   b. 12개월이 되면 키가 출생 때와 비교해서 50% 증가
   c. 15개월이 되면 정상적인 척주굽이가 발달(그림 23-11).
   d. 3개월이 되면 머리를 들 수 있음
   e. 10개월이면 기어 다닐 수 있음
   f. 12개월이 되면 혼자 설 수 있음
   g. 18개월이 되면 뛸 수 있음

F. 아동기
1. 영아기 말부터 사춘기까지 여자는 13살, 남자는 16살
2. 전반적인 성장률은 여전히 빠르지만 속도는 감소
3. 운동과 통합기술의 계속적인 발달
4. 탈락치아가 빠지고, 영구치 이돋이

G. 청소년기
1. 청소년기는 평균 나이 13~19세
2. 성적성숙을 가져오는 빠른 성장시기
3. 성호르몬의 분비로 2차성징이 나타나는 시기
4. 전형적인 빠른 성장은 여자는 10세, 남자는 12세에 시작(그림 23-12)

H. 성인기
1. 성장판은 성인에서 완전히 닫히고, 머리뼈의 코곁굴과 같은 다른 구조물들은 최종 위치로 이동
2. 성인기에서는 기존 몸의 조직을 유지
3. 몸의 조직의 일부가 퇴행성 변화를 시작

I. 성인후기
1. 성인후기에는 퇴행석 특징이 있음(그림 23-13)
2. 노인학: 나이들어가는 것에 대한 연구
3. 몸에 있는 모든 기관계통에서 퇴행성 변화를 보이고 결국 사망에 이름

나이듦

A. 노화: 나이 들어감에 따라 나타나는 과정

B. 나이듦의 기전: 잘 이해되지 않은 상태
1. 세포 기전: 제한된 세포 재생산과 세포사멸이 조직과 생물체의 수명을 제한; 조로증은 빠른 세포의 사망으로 노화와 비슷
2. 자유기 이론: 활성산소의 개수는 나이가 들면서 증가하고 세포 손상 비율도 증가
3. 그 외 다른 요인: 영양, 손상, 질환, 환경적 및 유전적 요인, 바이러스 및 자가면역

C. 나이듦의 영향
1. 피부계통(피부)
   a. 나이가 들면서 피부는 처지고 얇아지고, 건조하고, 주름이 생김
   b. 색소침착은 일반적임
   c. 머리카락이 얇아지거나 소실
2. 뼈대계통
   a. 나이듦은 뼈의 밀도, 석회화, 모양에 영향을 줌
   b. 관절 주변 뼈 과성상 발생
   c. 뼈에 구멍이 많아지고 쉽게 부러짐
   d. 뼈관절염과 같은 퇴행성 관절질환이 일반적임
   e. 운동으로 뼈 질량과 운동성 감소를 줄일 수 있음
3. 중추신경계통
   a. 치매의 위험성 증가
   b. 이해력이 성숙
4. 특수감각
   a. 나이가 들면서 모든 감각기관의 정상적인 수행능력 감퇴
   b. 45세에 이르면 수정체의 탄력이 감소하여 가까운 물체에 초점이 맞추어지지 않는 노안 초래
   c. 수정체나 각막의 투명도 감소(백내장)
   d. 성인후기에는 녹내장(안압의 증가)으로 시력이 소실
   e. 많은 노인들에게서 속귀의 털세포가 감소하여 난청

을 초래

f. 성인후기에는 고막의 탄력성이 떨어지고, 귓속뼈의 관절의 유연성이 떨어져 음파의 전달이 감소

g. 나이가 들면 보통 어느 정도의 청각장애 발생

h. 냄새를 맡고 맛을 느끼는 능력이 감소할 수 있음; 75세에는 맛봉오리가 30세 기준의 40% 정도임

5. 심장혈관계통

a. 심장과 혈관의 퇴행성 질환은 나이들어감에 따라 나타나는 가장 흔하고 심각한 영향 중 하나

b. 혈관에 지방이 축적되는 죽경화는 심장으로 가는 혈액의 양을 감소시키고 심장동맥을 완전히 막는 원인이 될 수 있음

c. 동맥이 딱딱해지면 혈관이 파열될 수 있으며, 특히 뇌에서 발생되면 뇌졸중을 유발

d. 고혈압은 성인후기에 많이 발생

6. 호흡계통

a. 갈비연골에 석회화가 진행되면 가슴우리는 탄력이 떨어지고, 술통가슴으로 변형

b. 호흡근육의 약화로 호흡의 효율성이 감소

c. 호흡막이 두꺼워짐; 허파꽈리에서 혈액으로 이동하는 산소의 속도가 느려짐

7. 비뇨계통

a. 콩팥단위가 30세에서 75세 사이에 수적인 면에서 50% 감소

b. 콩팥으로 흐르는 혈류가 감소하여, 결국 소변의 형성능력 감소

c. 방광근육의 약화로 배뇨가 불완전해지는 등 방광기능이 떨어짐

8. 생식계통

a. 성적반응의 변화

(1) 남자: 발기가 잘 되지 않고, 유지력도 감소; 테스토스테론의 감소로 성적욕구가 감퇴

(2) 여자: 성교 시 질 윤활제 감소

b. 생식작용의 변화

(1) 남자: 성인 후반기까지 생식능력 유지

(2) 여자: 45세에서 60세 사이에 폐경을 경험

학습활동 summary

복습문제

1. 배란시기와 수정란이 자궁에서 착상하는 시기 사이에 발생하는 현상을 설명하시오.
2. 영양막과 태반의 정상기능을 설명하시오.
3. 난황주머니와 양막공간의 기능을 설명하시오.
4. 3개의 일차배엽층의 이름과 각 층에서 만들어내는 주요 구조물을 나열하시오.
5. 조직발생과 기관발생을 정의하시오.
6. 분만과정을 3단계로 구분하고, 각 단계의 대략적인 시간을 기술하시오.
7. 볼기분만(breech birth)을 설명하시오.
8. 일란성쌍둥이와 이란성쌍둥이의 차이점은 무엇인가?
9. 태아의 첫 호흡을 자극하는 것은 무엇인가?
10. 영아기에서 일어나는 세 가지 발달변화를 나열하시오.
11. 아동기 동안 발생하는 생물학적 발달을 간단히 설명하시오.
12. 청소년기 동안 발생하는 생물학적 발달을 간단히 설명하시오.
13. 성인기 동안 발생하는 생물학적 발달을 간단히 설명하시오.
14. 유전조로증이란 무엇인가?
15. 나이듦이 뼈대계통에 미치는 영향을 설명하시오.
16. 나이듦이 호흡계통에 미치는 영향에 대해 설명하시오.
17. 나이듦이 심장혈관계통에 미치는 영향을 설명하시오.
18. 나이듦이 시력에 미치는 영향을 설명하시오.
19. 왜 폐경기 증상을 호르몬대체요법으로 치료하기 꺼리는지 설명하시오.
20 유동이 노화에 미치는 영향을 설명하시오.

문제

1. 출산 전 자손의 발달을 연구하는 과학을 ________ 이라 부른다.
2. ________은 자궁관 가쪽 1/3에 가장 흔히 발생한다.
3. 수정된 난자를 ________이라 부른다.
4. 수정된 난자는 유사분열을 시작한 지 3일쯤이면 ________ 라 불리는 세포덩어리가 된다.
5. 유사분열은 계속되며 발달 중인 수정란이 자궁에 도달할 때까지는 ________이라는 단단한 세포공으로 되었다.
6. 배아기 시작의 모든 세포는 ________이다.
7. ________ 발달 중인 태아를 자궁에 부착해 주는 역할뿐만 아니라 엄마와 태아 사이에 물질의 이동을 가능하게 해 준다.
8. ________기간은 대략 39주이며, 3개월로 나뉜다.
9. 3가지 일차배엽층에는 ________, ________, ________이 있다.
10. ________세포는 미분화세포로서 다양한 종류의 세포를 만들 수 있다.
11. 일차배엽층에서 각 세포주가 분화하여 조직이 구성되는 과정을 ________이라 부른다.
12. 조직의 구성을 통해 기관을 형성하는 과정을 ________ 이라 한다.
13. 출산의 과정을 ________이라 부른다.
14. 서로 다른 난자가 각각 다른 정자에 의해 수정되어 발생되는 쌍둥이를 ________이라 한다.
15. 하나의 수정란의 발달 과정에서 배아조직이 분리되어 발생되는 쌍둥이를 ________이라 한다.
16. 정상적인 조직발생과 기관발생을 방해할 수 있는 환경인자를 ________라고 한다.
18. 영아기 첫 4주는 ________기라 한다.
20. ________은 성인후기에 흔한 퇴행성 관절 질환이다.
21. ________은 성인후기에 원시가 되는 것을 말한다.
22. 수정체가 혼탁해져 시야를 가리는 상태를 ________ 이라 부른다.
23. ________은 동맥이 딱딱하게 변하는 질환의 이름이다.
24. ________은 매우 활성적인 형태의 산소로 평소 세포활동으로 생산되지만 세포를 파괴시키기도 한다.

23

A항에 알맞은 설명을 B항에서 찾아 연결하시오.

A항	B항
25. ___________ 유아기	a. 탈락치아가 빠지는 시기
26. ___________ 아동기	b. 뼈의 성장판이 닫히는 시기
27. ___________ 청소년기	c. 출생 후 곧바로 이어지는 시기
28. ___________ 성인기	d. 노화
29. ___________ 성인후기	e. 2차성징이 나타나는 시기

CHAPTER 24

유전과 유전질환

Genetics and Genetic Diseases

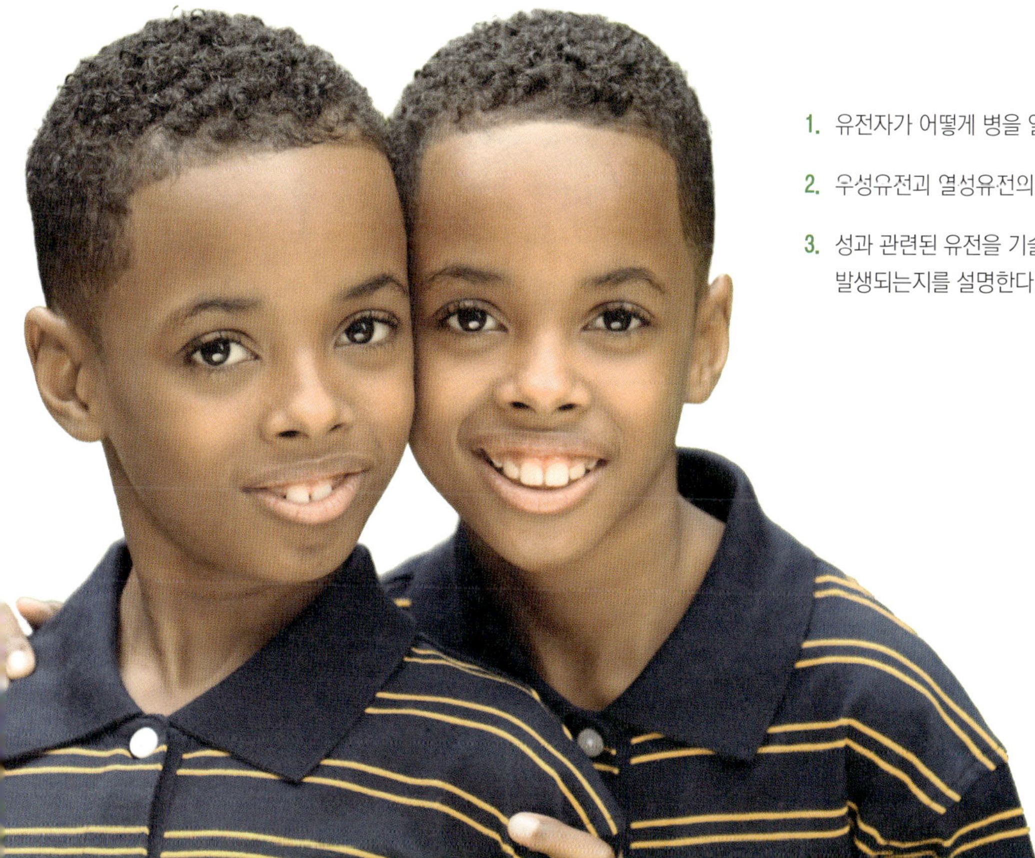

1. 유전자가 어떻게 병을 일으키는지 설명한다.
2. 우성유전과 열성유전의 특징을 구별한다.
3. 성과 관련된 유전을 기술하고, 유전적 돌연변이가 어떻게 발생되는지를 설명한다.

오늘날 우리는 유전적 특징 사이의 관계, 유전에 관한 과학적인 연구 및 인간의 질병과 관련한 많은 정보를 접하고 있다. 유명 잡지들은 유전자요법(gene therapy)을 사용하여 치명적인 유전질환을 치료하는 놀라운 기사를 연재하고 있다. 건강과 과학에 관한 블로그(blogs)는 질병과 인간행동, 심지어는 장수(longevity)와 관련한 최신의 유전학적인 연구결과들을 알려주고 있다. TV 프로그램은 광범위하게 연관된 생물학적(biological) 탐구 성과를 누구나 기억하기 쉽게 설명해 준다. 예를 들면, 인간의 전체 유전부호(genetic code)를 지도화하고, 각각 암호화하는 모든 단백질을 나열하고, 유전자가 어떻게 조절되는지를 연구한다.

오늘날 어떤 기초적인 유전학적 지식 없이 인간 질병의 기전(mechanism)에 대해 설명하는 것은 불가능하다. 이 장에서는 유전학의 기초 개념에 대해 간략히 살펴보도록 하겠다.

유전과 인간의 질병

역사를 살펴보면, 인간은 수천 년 전부터 유전에 대해 알고 있었다. 그러나 유전에 관하여 과학적으로, 즉 유전학적으로서 연구하기 시작한 것은 1860년대 이후의 일이다. 그 당시에 현재의 체코공화국에 살던 한 수도승이 부모로부터 자식(offspring)에게로 전달되는 유전적 특징의 기본적인 기전을 발견했다. 그 사람이 멘델(Gregor Mendel)인데, 그는 우리가 현재 유전자라고 부르는 독립적인 단위(unit)가 생물학적 특징의 유전을 책임진다고 발표했다.

24

유전학은 일반적인 생물학적 특징이 어떻게 유전되는지 설명해주는 멘델의 탐구에서 발전했다. 이후로도 유전학은 지속적으로 연구되어 어떤 질병은 유전자 때문에 발생한다는 것이 밝혀졌다. 어떤 질병은 직접 유전된다. 예를 들어, 혈우병(hemophilia)이라고 부르는 혈액응고장애(blood-clotting disorder)는 혈우병 유전자 코드를 갖고 있는 부모로부터 자식에게 유전된다.

어떤 질병은 유전자에 의해 부분적으로 유전된다. 즉, 유전적 위험 요소를 포함하고 있는 것이다. 어떤 피부암(skin cancer)의 발병은 유전자에 기초하고 있다. 피부암과 관련된 유전자 코드를 가진 사람은 피부가 태양의 자외선에 심하게 노출되었을 때에만 질병으로 발전하는 것이다.

염색체와 유전자

유전자 기능의 기전

멘델은 유전부호(genetic code)가 유전자(gene)라고 부르는 독립적인 단위로 자식에게 전달된다고 했다. 2장과 3장에서 살펴본 바와 같이, 유전자라는 것은 DNA(deoxyribonucleic acid) 분자에 있는 일련의 뉴클레오티드(nucleotide) 염기(base) 서열이다. 각 유전자는 전령RNA(messenger RNA or mRNA)를 복사한 유전부호를 갖고 있다. 각 mRNA 분자는 리보솜(ribosome)으로 이동한다. 유전부호는 리보솜에서 특정 단백질 분자의 형태로 해독(translation)된다.

이렇게 만들어진 많은 단백질 분자가 효소(enzymes)이다. 효소는 특정 생화학적 반응을 일으키도록 하는 기능적 단백질이다(2장 참고). 효소가 인체의 생화학(biochemistry)을 조절하기 때문에 효소는 몸 전체의 구조와 기능을 조절한다고도 할 수 있다. 따라서 유전자는 특정 조절 효소들을 생산하여 인체의 구조와 기능을 결정한다.

3장에서 살펴보았듯이, 유전자는 단순히 DNA 분자의 분절(segment)이다. 유전자가 유전자 부호를 활발하게 복사하는 동안, DNA는 염색질(chromatin)이라고 불리는 실과 같은 모습으로 존재한다. 세포가 분열하는 동안 치밀한(compact) 덩이(집단, mass)를 형성하기 위한 염색질 코일(coil)의 복사된 가닥(strand)들을 염색체(chromosome)라고 부른다(그림 24-1). 따라서 각 DNA 분자는 염색질 가닥 또는 염색체라고 부를 수 있다. 유전자는 염색체 형태가 아니라 DNA의 염색질 형태에서 활발히 복사될 수 있다. 그러나 좀 더 쉽게 하기 위해, 우리는 단순히 DNA에 염색체라는 단어를 사용한다. 그리고 DNA 분자 안에 분명하게 부호화된 부분을 유전자라고 부른다.

인간 유전체

인체의 각 세포에 있는 유전물질의 총합을 유전체(genome)라고 부른다. 보통 인간 유전체는 46개인 핵의 염색체와 1개인 사립체의 염색체로 이루어진다.

2003년에 '인간 게놈 프로젝트(Human Genome Project, HGP)'라고 하는 것이 완성되었다. 이는 인간 유전체 모든 유전자의 지도를 만드는 것으로 전 세계가 협력하고 공적 자금이 투입되어 이루어졌다. 이러한 역사적 사업은 DNA 발견 50주년에 맞춰 추진되었다. 우리는 이제 인간 유전체가 약 19,000개 정도의 유전자로 이루어져 있음을 알게 되었다. 이

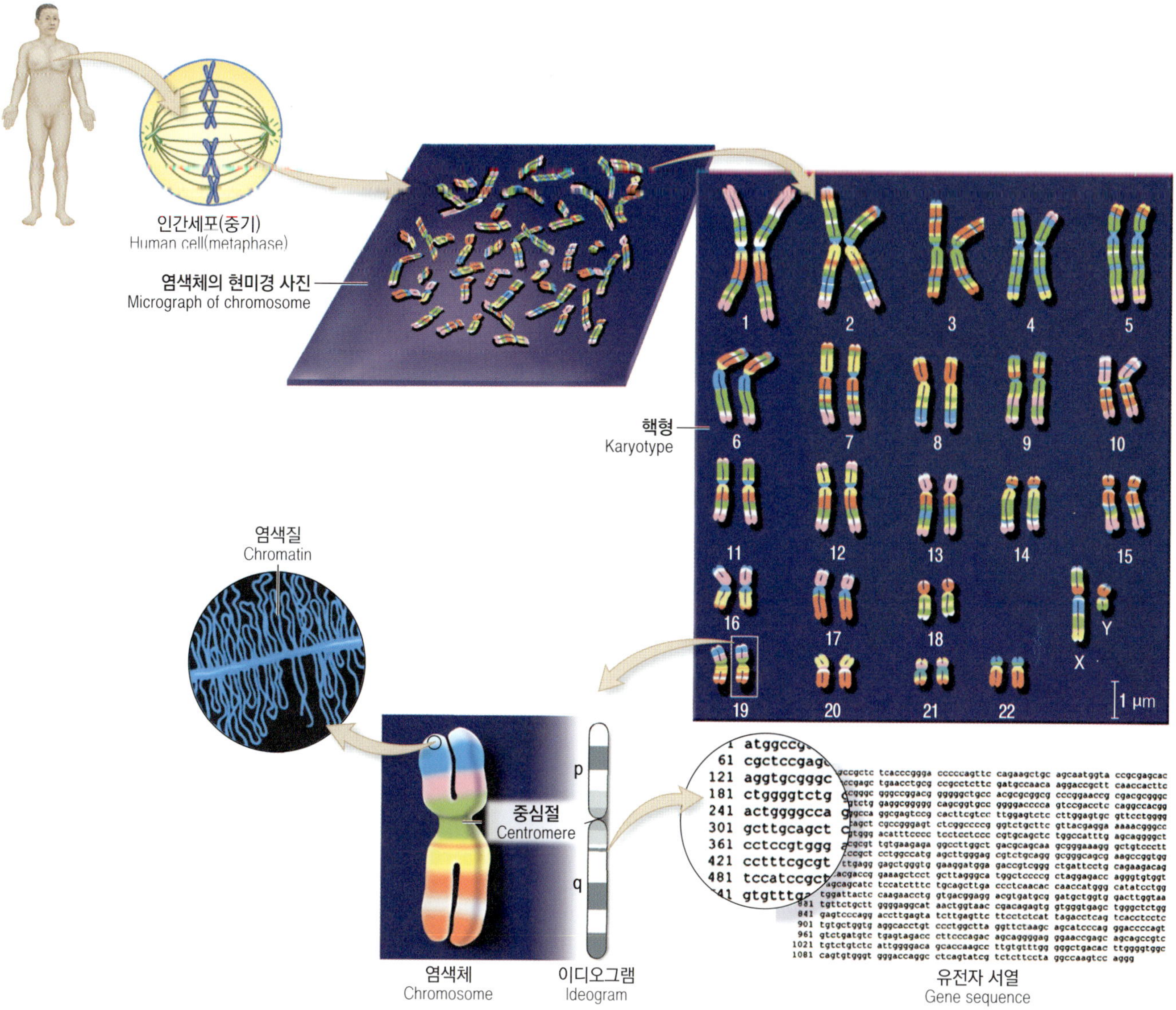

그림 24-1 인간 유전체. 인체로부터 얻은 세포를 염색하여 찍은 사진이다. 핵 염색체의 사진을 찍은 후 잘라서 46개의 염색체를 배열하고, 핵형이라고 부르는 표에 큰 것부터 작은 것까지 순서대로 한 쌍씩 번호를 붙였다. 각 염색체는 꼬여 있는 수많은 염색질(DNA)로 이루어진다. 이 그림에서 각 염색체의 착색된 띠는 밝기가 다르게 보인다. 그러한 띠는 염색체 안의 특정 유전자의 위치를 확인할 때 기준점으로 이용된다. 염색된 띠는 염색체를 간단히 그려 놓은 이디오그램에서도 나타난다. 유전자는 약어로 a, c, g와 t인 실제 뉴클레오티드 염기서열을 표현한다. 이 그림에서는 염색체 19번의 *GPI*라고 부르는 유전자 하나의 엑손 서열을 보여준다. 이러한 그림은 일종의 '유전자 지도'로 볼 수 있다.

는 원래 예상했던 수치보다 훨씬 적다.

우리는 또한 2% 미만의 DNA만 유전자를 운반하고 단백질을 암호화한다는 것을 알게 되었다. 나머지는 단백질을 만드는 데 직접적으로 쓰이지 않기 때문에 '쓰레기 DNA(junk DNA)' 또는 '암호화되지 않은 DNA(noncoding DNA)'라고 한다.

이러한 암호화되지 않은 DNA의 일부분은 더 이상 기능하지 않는 유전자의 부서진 부분을 구성하는 것으로 보인다. 진화 역사의 유물이기는 하지만 이런 유전자를 거짓유전자(pseudogene, 僞유전자: 유전자 기능을 잃고 있는 DNA의 영역)라고 부른다. 진행 중인 인간 게놈 프로젝트(Human Genome Project, HGP)에 따라서 파생물을 암호화(ENCODE Project ; Encyclopedia of DNA Elements, DNA 원소의 백과사전) 한다. 그러나 암호화되지 않은 DNA의 약 80%는 가끔 유전자를 때맞춰 바꾸는 것을 조정하는 영역으로 구성된다.

인간 유전체에 관한 최신의 연구결과를 보면, 암호화된 대부분의 유전자는 암호화되지 않은 길게 뻗은 DNA와 구별되어 집합체(cluster)를 이루는 경향이 있다. 인간 유전체에서 새로이 발견된 수백 개의 유전자는 원래 박테리아였던 것 같다. 아마도 우리의 먼 조상 때 박테리아에 의해 그 자리에 끼워졌을 것이다.

지금은 우리가 인간 유전체에 관하여 많은 내용을 알게 되었지만, 유전체의 암호를 분석하는 학문인 유전체학(genomics) 분야에는 여전히 많은 연구과제가 남아 있다. 초기에 계획한 연구과제의 세부사항을 연구하는 것 외에도, 나타날 가능성이 있는 모든 돌연변이와 인간 유전체를 구성하는 유전자에 의해 암호화된 단백질을 발견하기 위해서는 연구해야 할 것이 아직까지 많이 남아 있다.

유전체를 분석하기 위한 탐구는 유전체에 의해 암호화된 단백질을 연구하는 단백질체학(proteomics)이라고 부르는 새로운 연구 분야를 탄생시켰다. 인간 유전체에 의해 암호화된 단백질의 전체 그룹을 인간 프로테옴(proteome; 단백질 protein과 유전체 genome의 합성어)이라고 부른다. 단백질체학의 궁극적인 목표는 우리 몸에서 각 단백질의 역할을 이해하는 것이다. 인체에서 각 단백질의 역할을 이해하면 많은 질병의 기전뿐만 아니라 인체의 정상적 기능에 관해서도 분명히 알 수 있을 것이다.

인간 유전체에 대해 얻은 지식은 다양한 방법으로 표현될 수 있다. 그림 24-1에서 보는 바와 같이, 염색체의 단순한 그림인 이디오그램(ideogram)은 염색체의 전체적인 구조를 보여주기 위해 유전체학에서 사용되기도 한다. 이디오그램에서 협착(constriction)은 염색체의 중심절(동원체, centromere)의 상대적 위치이다. 염색체의 짧은 부분은 p-팔(p-arm), 긴 부분은 q-팔(q-arm)이라고 부른다.

염색체 이디오그램에서 띠(band)는 경계 표시이고 염색체의 범위를 알려준다. 때때로 유전자의 물리적 지도는 염색체의 p-팔과 q-팔에서 개별 유전자의 정확한 위치를 보여준다.

유전자를 더 자세히 표현한 것은 뉴클레오티드 염기의 실제적인 서열을 보여준다. 뉴클레오티드 염기는 그림 24-1에 제시한 바와 같이 줄여서 a, c, g 및 t로 표시하는 아데닌(adenine), 시토신(cytosine), 구아닌(guanine) 및 티민(thymine)이다.

자식에게 염색체 분배

인체의 각 세포는 46개의 염색체를 갖고 있다. 이 원칙을 벗어나는 경우는 생식세포(gamete)뿐이다. 남성 생식세포는 정자(spermatozoa)이고 여성 생식세포는 난자(ova)이다. 22장에서 소개한 핵분열의 특별한 형태를 감수분열(meiosis)이라고 부른다(그림 24-2). 감수분열은 정확히 절반인 23개의 염색체를 가진 생식세포를 만든다.

임신될 때 23개의 염색체를 가진 정자(sperm)가 23개의 염색체를 가진 난자(ovum)와 만나면 46개의 염색체를 가진 접합자(접합체, zygote)가 생긴다. 따라서 접합자는 부모가 가진 각각의 체세포와 같은 수의 염색체를 갖는다.

그림 24-1에 보듯이, 46개의 인간 염색체는 크기 순서대로 23개의 쌍으로 배열할 수 있다. 성염색체(sex chromosomes)라고 부르는 한 쌍은 짝이 맞지 않지만, 남은 22쌍의 보통염색체(autosome)는 거의 똑같아 보인다.

자식이 갖고 있는 염색체의 절반은 엄마로부터 받았고 절

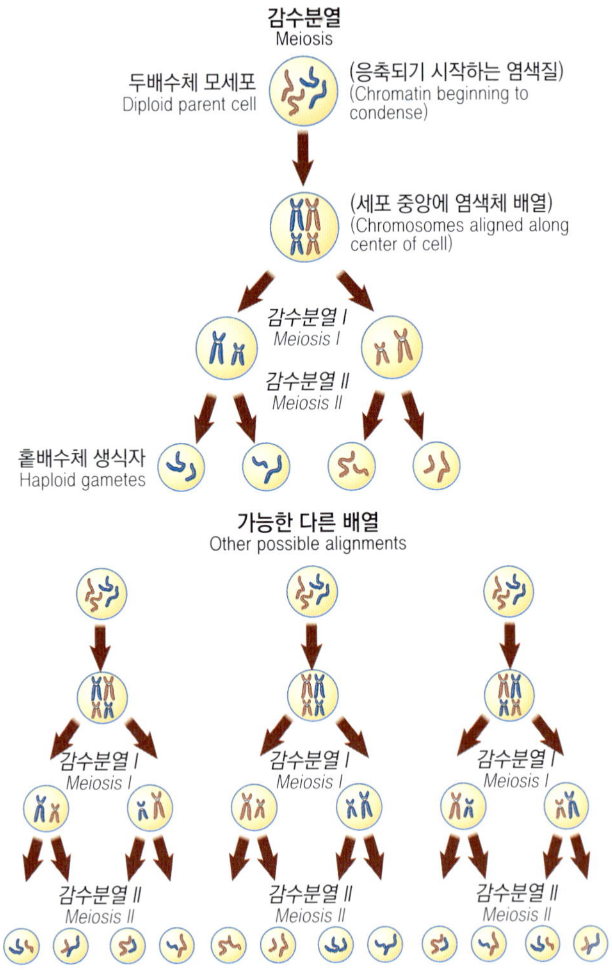

그림 24-2 감수분열. 감수분열할 때 둘로 나뉘는 과정에서 모세포 염색체 수의 절반을 가진 생식세포를 만들어낸다. 이 그림에서 모세포는 4개의 염색체를 가지지만 생식세포는 각각 2개의 염색체를 가진다. 감수분열의 제1분열에서 비슷한 염색체 쌍을 딸세포에게 분배해 주기 위해 세포의 적도면에 배열한다. 서로 다른 쌍들은 각자 독립적으로 배열하기 때문에 4(2^2)가지 모두 염색체 조합은 다르게 될 수 있다. 인간세포는 23쌍의 염색체를 갖고 있으므로 8백만(2^{23}) 가지 이상의 서로 다른 조합이 가능하다.

반은 아빠로부터 받았기 때문에 유전된 특성은 섞여서 독특하게 형성된다. 멘델에 의해 처음 발견된 원칙에 따라서 각 염색체는 감수분열하는 동안 독립적으로 짜맞추어 진다(그림 24-2). 이것은 정자(sperm)가 형성될 때 염색체 쌍이 나누어지고 모계(maternal)와 부계(parternal) 염색체가 섞여서 다른 염색체 쌍과는 독립되어 재분배되는 것을 의미한다. 따라서 각 정자는 모두 다른 세트의 23개 염색체를 갖는다. 난사도 같은 방법으로 형성되기 때문에 각 난자는 전에 만들어진 것과는 유전적으로 다를 것이다.

이렇게 염색체가 독립적으로 배열하기 때문에 한 쌍의 부모로부터 태어난 자식이 각각 유전적으로 독특한 특성을 갖는 것이다. 이러한 현상을 유전자 변이(genetic variation)라고 한다.

독립적 배열의 원칙은 개인의 유전자나 유전자 그룹에도 적용된다. 감수분열의 1단계에 짝지어진 염색체 쌍은 세포의 적도(equator)를 따라서 줄을 서고 유전자를 바꾼다. 이러한 과정을 유전자교차(crossing-over)라고 한다. 특정 부분에서 온 유전자가 짝인 유전자 위의 같은 위치에 바뀌어 들어가게 되는 것이다(그림 24-3). 때로는 전체 그룹이 함께 그대로 머물고 한 개의 단위처럼 바뀌기도 한다. 이러한 현상을 유전자교차라고 한다.

QUICK CHECK

1. 유전자는 어떻게 생물학적 특성을 발현하는가?
2. 유전학의 과학적 연구를 처음 시작한 사람은 누구인가?
3. 보통염색체와 성염색체는 어떻게 다른가?
4. 인간의 자손들 사이에 유전적 다양성을 증가시키는 몇 가지 기전을 나열하시오.

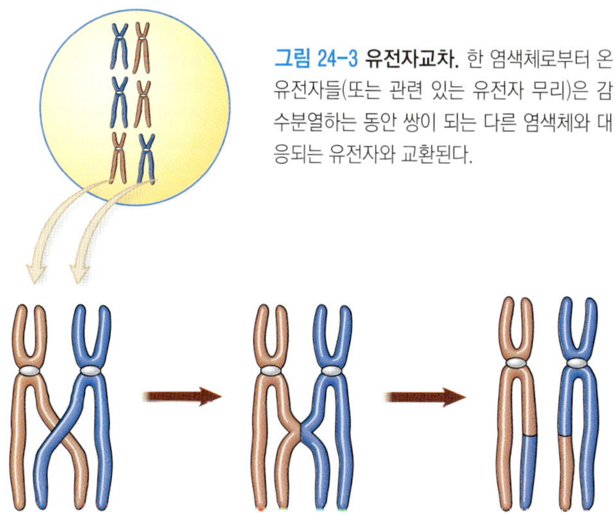

그림 24-3 유전자교차. 한 염색체로부터 온 유전자들(또는 관련 있는 유전자 무리)은 감수분열하는 동안 쌍이 되는 다른 염색체와 대응되는 유전자와 교환된다.

유전자 발현

유전적 소질(traits, 성향)

유전자 쌍

멘델은 현재 우리가 유전자라고 부르는 유전적 단위(units)를 발견했다. 유전자는 개개의 자손 사이에서 모두 다르게 표현된다. 멘델은 완두콩을 가지고 실험한 결과, 유전된 소질은 각각 부모로부터 하나씩 받은 비슷한 두 유전자 세트에 의해 조절된다는 것을 발견했다.

쌍으로 있는 보통염색체는 그것이 포함된 유전자 유형(type)에서 짝을 이루는 것끼리 연결한다. 다시 말해서, 한 개의 보통염색체가 머리카락 색에 대한 유전자를 갖고 있다면, 그 짝도 보통염색체의 같은 위치에 머리카락 색에 영향을 미치는 유전자를 갖고 있는 것이다. 비록 두 유전자가 머리카락 색에 대한 뭔가를 분명히 나타낸다고 하더라도 그것들이 똑같은 머리카락 색을 나타내지는 않는다.

우성과 열성

멘델은 어떤 유전자는 우성(dominant)이고, 어떤 유전자는 열성(recessive)인지와 그 유전자가 조절하는 특성도 발견했다. 우성인 유전자는 영향력을 발휘하는 유전자이다. 그것은 같은 소질에서 열성인 유전자의 영향을 가려버릴 수 있다.

피부와 눈에 멜라닌(melanin) 색소가 전혀 없는 백색증(albinism)을 예로 들어보자. 이러한 증상을 가진 사람은 어두운 색소의 침착이 부족하므로 시각에 이상이 있고 직사광신에 타지 않도록 조심해야 한다. 정상적으로 멜라닌을 생산하는 유전자는 우성이다. 반면, 백색증을 일으키는 유전자는 열성이다.

관례상 우성 유전자는 대문자로 표시하고, 열성 유전자는 소문자로 표시한다. 백색증을 일으키는 색소침착 유전자를 *a*로 표시한다면 정상적 피부의 색소침착 유전자는 *A*로 표시한다. 유전자 조합 *AA*를 갖는 사람은 두 개의 우성 유전자를 갖는다. 이 사람은 정상적 피부색을 나타낼 것이다. 유전자 조합 *Aa*를 갖는 사람도 정상적 피부색을 갖는다. 왜냐하면, 정상 유전자인 *A*가 열성인 백색증 유전자 a를 누르는 우성이기 때문이다. *aa*의 유전자 조합을 갖는 사람만 백색증이 나타난다. 왜냐하면, 두 열성 유전자의 영향력을 덮어버릴 우성 유전자가 없기 때문이다.

백색증의 경우에, *Aa* 유전자 조합을 가진 사람은 백색증의 유전자 보인자(carrier)라고 부른다. 이는 그 사람이 백색

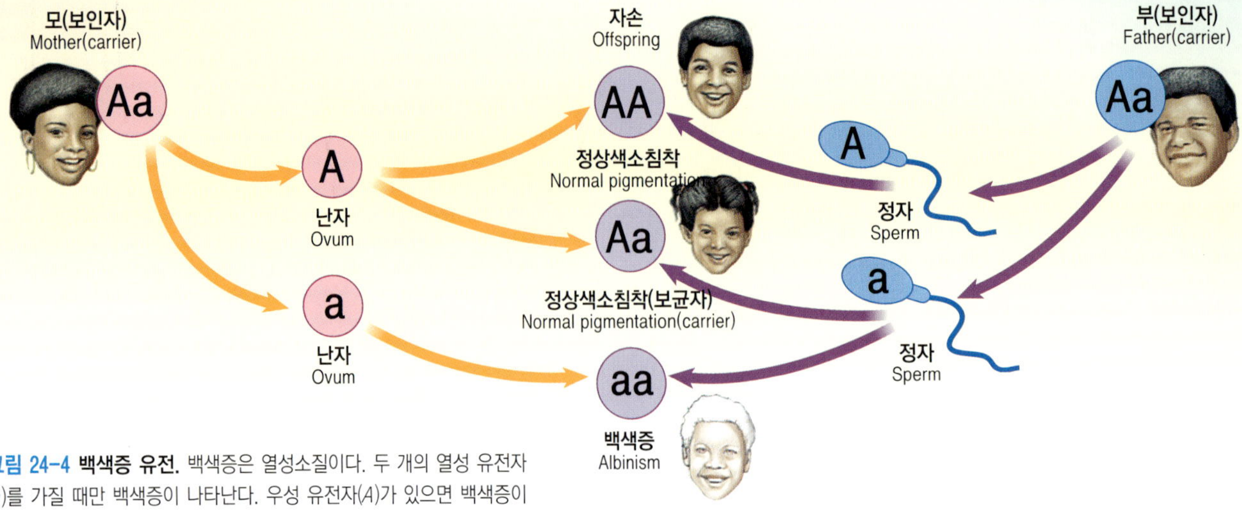

그림 24-4 백색증 유전. 백색증은 열성소질이다. 두 개의 열성 유전자(*a*)를 가질 때만 백색증이 나타난다. 우성 유전자(*A*)가 있으면 백색증이 나타나지 않는다.

증 유전자 '*a*'를 자식에게 전해 줄 수 있음을 의미한다. 따라서 *Aa* 유전자 조합을 가진 두 정상적 부모는 정상인 아이와 백색증 아이 모두를 낳을 수 있다(그림 24-4).

공동우성

만약, 두 가지 서로 다른 우성 유전자가 같이 만난다면, 어떤 일이 벌어질까? 밝은색 피부를 갖게 하는 A^1이라는 유전자와 어두운색 피부를 갖게 하는 A^2라는 유전자가 있다고 가정하자. 공동우성(codominance)이라고 불리는 우성의 형태에서 그것들은 영향력이 같을 것이다. A^1A^2라는 유전자 조합을 가진 사람은 백색 피부와 검정색 피부의 중간 피부색을 나타낼 것이다.

12장의 내용을 다시 상기해보면, 빈혈(anemia)을 일으키는 낫적혈구(sickle cell) 유전자가 이렇게 작용한다. 두 개의 낫적혈구 유전자를 가진 사람은 낫적혈구빈혈(sickle-cell anomia)이 있다. 반면 한 개의 정상 유전자와 한 개의 낫적혈구 유전자를 가진 사람은 낫적혈구소질(sickle cell trait)이라 불리는 좀 더 완화된 증상을 보인다.

성연관소질(반성소질, sex-linked trait)

앞에서 언급한 내용을 다시 살펴보면, 22쌍의 보통염색체에 더하여 1쌍의 성염색체가 있다. 그림 24-1을 보면, 성염색체의 쌍은 비슷한 구조를 갖고 있지 않다. 큰 성염색체는 X염색체라고 부르고, 작은 것은 Y염색체라고 부른다. X염색체는 여성 염색체라고도 부른다. 왜냐하면, 여성의 특성을 결정하는 유전자를 가지고 있기 때문이다.

만약, 어떤 사람이 X염색체만 가지고 있다면, 유전적으로 여성이 된다. Y염색체는 남성 염색체라고도 부른다. 왜냐하면, 누구든 Y염색체를 가지고 있으면, 유전적으로 남성이다. 따라서, 모든 정상적인 여성은 XX라는 성염색체 조합을 가지고 있고, 모든 정상적인 남성은 XY라는 성염색체 조합을 가지고 있다. 남성은 X염색체를 가진 정자와 Y염색체를 가진 정자 모두를 생산하기 때문에 어떤 부모라도 남자나 여자 아이를 모두 낳을 수 있는 것이다(그림 24-5).

이러한 큰 X염색체는 여성의 특성을 나타내기 위해 필요한 것들 이외에도 많은 유전자를 가지고 있다. 특정 응고(clotting)인자를 생산하기 위한 유전자, 눈의 망막(retina)에 있는 광색소(photopigments) 및 다른 많은 단백질들도 X염색체 위에 있다. 반면에, 작은 Y염색체는 남성의 특성을 결정짓는 몇 개의 유전자만 갖고 있다.

따라서, 남자와 여자는 적어도 1개의 정상적인 X염색체가 필요하다. 그렇지 않으면, 응고인자와 다른 필수 단백질을 위한 유전자를 갖지 못한다. 성과 관련이 없는 소질이 성염색체로 운반될 때 성연관소질이라고 부른다. 모든 성연관소질은 X연관소질(X-linked traits)이라고 부른다. 왜냐하면, 그것들은 모두 커다란 X염색체 위의 유전자에 의해 결정되기 때문이다.

우성 X연관소질은 어떤 우성소질이 예상될 때마다 나타난다. 여성의 경우, 열성 X연관소질은 다른 X염색체에 있는 우성 유전자에 의해 가려진다. 두 개의 열성 X연관소질을 가진 여성만이 열성소질을 나타낸다.

남성은 어머니로부터 한 개의 X염색체만 물려받기 때문에 열성 X연관소질이 한 개만 있어도 열성소질을 나타내기 충분

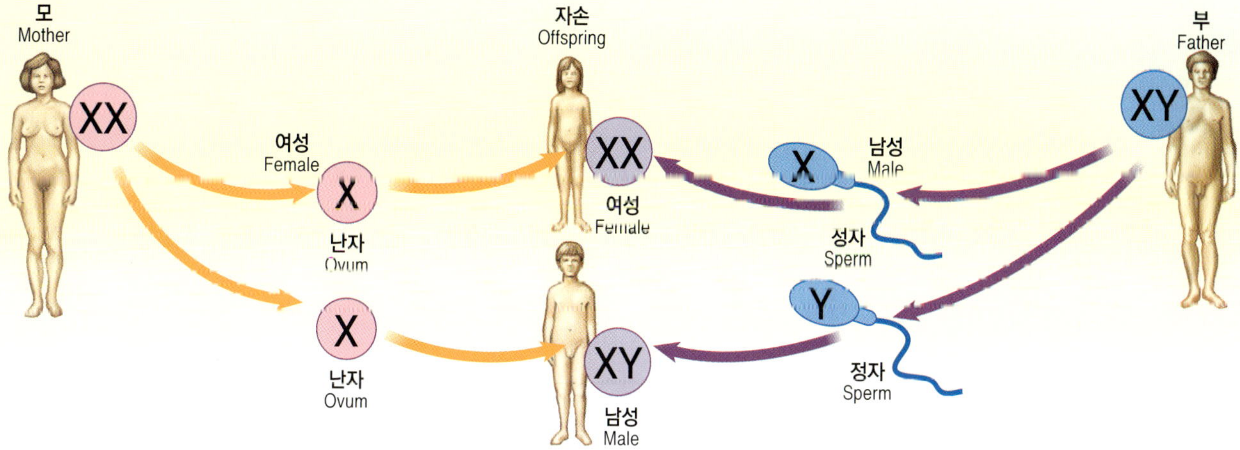

그림 24-5 **성별 결정.** Y염색체가 있으면 남성이 되고 Y염색체가 없으면 여성이 된다.

하다. 간단히 말해서, 남자는 X염색체에 있는 열성 유전자를 덮을 만한 짝이 되는 유전자가 Y염색체에는 없다. 이러한 이유로, X연관 열성소질은 보통 여성보다 남성에게서 더 많이 나타난다.

열성 X연관소질의 예는 적녹색맹(red-green color blindness)이다. 그것은 망막에 광색소가 부족한 것과 관련 있다(10장 참조). 이러한 상태에서 X염색체 위에 열성 유전자를 가진 부모가 낳은 남자아이는 색맹이 될 것이다(그림 24-6). 여성의 경우에 아빠가 색맹이고 엄마가 색맹이거나 보인자인 경우에만 색맹이 된다.

X염색체는 많은 연구자에 의해 자세히 연구되었다. X연관 질병(X-linked diseases)을 일으키는 유전자의 대체적인 위치가 적어도 59개는 확인되었다.

유전자 돌연변이

돌연변이(mutation)라는 단어는 간단히 말해 '변화(change)'를 의미한다. 유전자 돌연변이(genetic mutation)는 유전자 암호(code)의 변화이다.

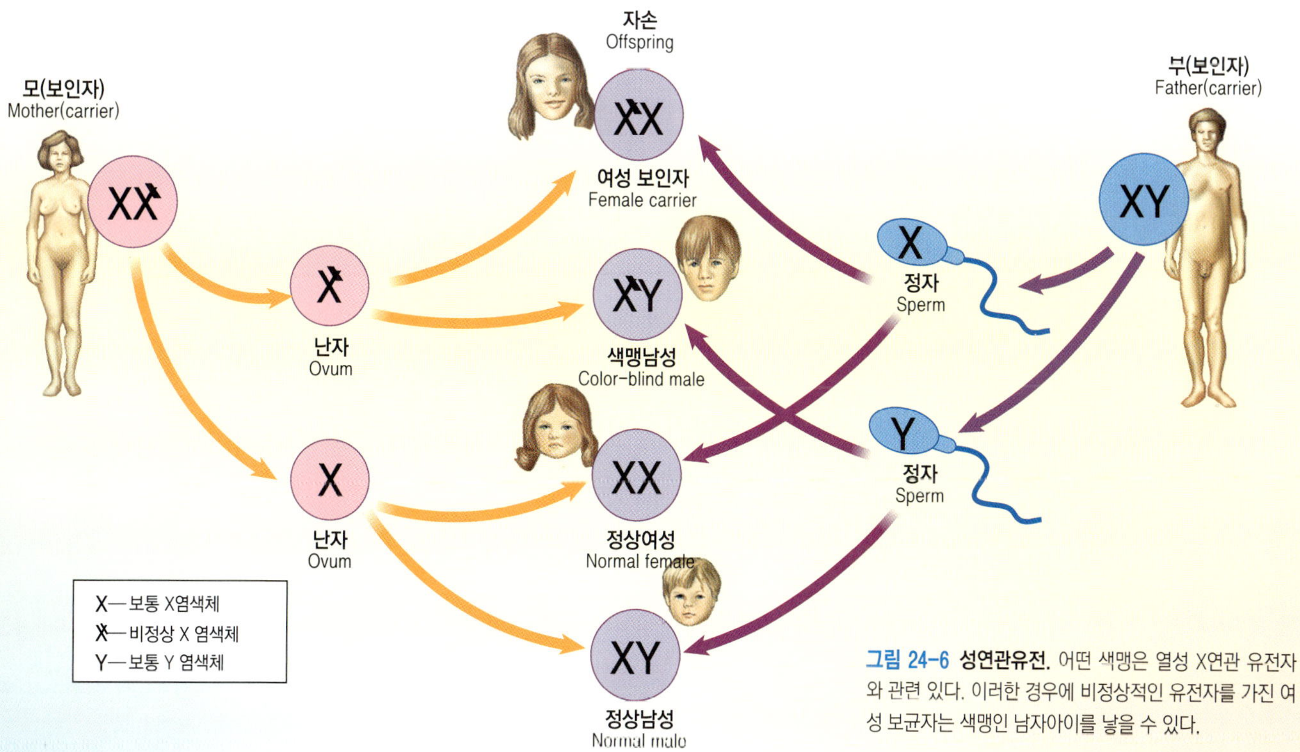

그림 24-6 **성연관유전.** 어떤 색맹은 열성 X연관 유전자와 관련 있다. 이러한 경우에 비정상적인 유전자를 가진 여성 보균자는 색맹인 남자아이를 낳을 수 있다.

돌연변이는 외부 요인의 영향 없이 DNA 자체에서 자발적으로 일어난다. 그러나 유전자 돌연변이를 일으키는 물질인 돌연변이원(mutagen) 때문에 일어난다고 예상하고 있다. 유전자 돌연변이원에는 화학물질(chemicals), 몇 가지 방사선(radiation), 심지어 바이러스도 있다. 아마도 몇 가지 돌연변이는 뉴클레오티드 서열(sequence)이 일부분 재배열(rearrangement)되는 것과 같은 단일 유전자 내의 유전자 부호의 변화와 관련 있을 것이다.

다른 돌연변이는 염색체의 특정 부위(portion) 또는 염색체 전체가 손상되는 것과 관련이 있다. 예를 들어, 한 염색체의 특정 부위가 완전히 깨져버리기도 하는 것이다.

유익한 돌연변이는 생물이 환경에 적응하도록 도와준다. 이러한 돌연변이(mutant) 유전자는 생존에 유리하기 때문에 이러한 것들은 몇 세대에 걸쳐서 개체군(population) 전체에 퍼져나간다. 해로운 돌연변이는 생존을 억제한다. 따라서 그것은 개체군 전체로 퍼져 나가지 못한다. 모든 해로운 돌연변이는 그 돌연변이가 일어난 생물을 죽이거나, 적어도 생식(reproduction)을 방해하여 자손에게 전달되지 않는다. 만약에 해로운 유전자라고 하는 것이 단지 조금만 해롭다면 여러 세대에 걸쳐 개체군에 남을 것이다.

QUICK CHECK

1. 우성 유전소질이란? 열성 유전소질이란?
2. 공동우성이란?
3. 돌연변이 유전자는 어떻게 인간 개체군에 도움을 주는가?
4. X연관 유전이란?

용어 terminology

거짓유전자 pseudogenes

공동우성 codominance

단백질체학 proteomics

돌연변이원 mutagen

백색증 albinism

보인자 carrier

보통염색체 autosome

생식세포 gamete

성연관소질, 반성소질 sex-linked trait

성염색체 sex-chromosomes

열성 유전자 recessive gene

우성 유전자 dominant gene

유전체 genome

유전체학 genomics

유전학 genetics

프로테옴 proteome, 단백질(protein)과 유전체(genome)의 합성어

요약 summary

유전과 인간의 질병

A. 유전하–생물학적 유전의 과학적 연구

B. 유전된 소질은 질병을 일으킬 수 있다(6장 참고).

염색체와 유전자

A. 유전자 기능의 기전
1. 유전자: 유전자 부호를 전달하는 독립된 유전자 단위(DNA의 부분)이다.
2. 유전자는 효소와 다른 분자의 생산을 지시하고 순서대로 세포의 구조와 기능을 지시한다.
3. 유전자는 염색질에서 (가닥) 형태로 활성화되어 있고, DNA가 염색체 안에서 (치밀한) 형태일 때 비활성된다(그림 24-1).

B. 인간 유전체(그림 24-1)
1. 유전체: 인간 염색체의 총합(각 세포의 핵에 46개, 사립체에 1개의 염색체)
   a. 전체 인간 유전체 지도(서열에 있는 거의 모든 뉴클레오티드)는 2003년에 완성
   b. 약 19,000개의 유전자와 많은 양의 암호화되지 않은 DNA를 담고 있다. 기능이 없는 거짓유전자도 포함
2. 유전체학: 유전체 안에 포함된 서열을 분석하는 학문
3. 단백질체학: 인간 프로테옴이라 불리는 유전체에 의해 암호화된 단백질의 전체 그룹을 분석하는 학문
4. 유전적 지식은 다양한 방법으로 표현된다.
   a. 이디오그램: 협착(좁아진 부분)인 동원체와 짧은 부분(p–팔), 긴 부분(q–팔)을 보여주는 염색체의 그림
   b. 유전자는 보통 a, c, g, t로 표현되는 뉴클레오티드 염기의 실제 서열로 표현

C. 자식에게 염색체 분배
1. 감수분열은 각각 23개의 염색체를 가진 생식세포를 만들어 낸다(그림 24-2).
2. 임신될 때, 두 개의 생식세포가 합쳐지고 완전한 인간의 유전체인 46개의 염색체를 가진 접합자를 생산한다.
3. 22쌍의 염색체는 보통염색체라고 부르며, 각 쌍의 구성요소는 짝과 닮았다.
4. 남은 염색체의 쌍(23번째 쌍)은 성염색체라고 부른다.
5. 자식들 사이에서 유전자 변이는 다음 요인에 의해 증가한다.
   a. 생식세포가 형성되는 동안 염색체의 독립적 조합(그림 24-2)
   b. 감수분열하는 동안 염색체 짝 사이에 유전자 교환 또는 염색체 그룹들 사이에 유전자 결합(그림 24-3)

유전자 발현

A. 유전적 소질
1. 우성인 유전자는 자식에게서 발현된다(유전자가 우성인 형태는 보통 대문자로 표현).
   a. 유전적 보인자는 열성 유전자를 갖고 있는 사람인데, 우성 유전자의 영향력 때문에 영향을 겉으로 표현하지 못함
   b. 공동우성 유전자는 모두 우성인 두 개 혹은 그 이상의 유전자인데, 그것이 함께 표현될 때 자식에게서는 연합된 영향력을 발휘함
2. 열성 유전자는 우성 유전자에 의해 가려졌을 때는 자식에게서 표현되지 않는다(유전자가 열성인 형태는 소문자로 표현).

B. 성연관소질(그림 24-5, 그림 24-6)
1. 큰 X염색체(여성 염색체)는 여성의 특성과 많은 소질을 담고 있다.
2. 작은 Y염색체(남성 염색체)는 남성의 특성을 드러내는 유전자만 담고 있다.
3. 정상적 남성은 23번째 쌍에 XY를 갖는 데 비해 정상적 여성은 23번째에 XX를 가진다.
4. 성염색체로 운반되는 성과 관련 없는 소질을 성연관소질이라 하는데 대부분 X연관소질이다.

C. 유전자 돌연변이
1. 유전자 부호의 이상에서 비롯되는데, 질병을 일으킨다.
2. 대부분 돌연변이원에 의해 발생한다고 예상된다.

학습활동 active learning

복습문제

1. DNA 부호가 어떻게 세포의 생화학을 조절하는지 설명하시오.
2. 이 장에서 사용한 바대로 염색체와 유전자를 정의하시오.
3. 인체 단백질군(human proteome)이란 무엇인가?
4. 이 장에서 설명한 세 가지 염색체 질환의 이름을 말하고 간단히 설명하시오. 그 질환이 3염색체성(trisomy) 때문에 생기는지 홑염색체(monosomy) 때문에 생기는지 표시하시오.

문제

1. ________은 유전의 과학적 연구이다.
2. 단백질 분해의 최종산물은 보통 ________라고 부른다. 그것은 인체의 생화학 조절을 돕는다.
3. 인체의 모든 세포는 ________염색체를 포함한다. 그러나 생식세포는 ________염색체를 포함한다.
4. ________유전자는 같은 소질을 위해 ________유전자를 덮어버리고 발현하도록 영향력을 미친다.

5, 6, 7번 문제에서 A는 정상 피부 색소의 우성유전자를 나타내고 a는 백색증의 열성유전자를 나타낸다.

5. Aa를 가진 아버지와 AA를 가진 어머니 사이에 백색증을 가진 아이가 태어날 확률은 ______%이다.
6. Aa를 가진 아버지와 Aa를 가진 어머니가 백색증인 아이를 낳을 확률은 ______%이다.
7. Aa를 가진 아버지와 백색증인 어머니 사이에 백색증인 아이가 태어날 확률은 ______%이다.
8. 성염색체 위에 운반되는 성과 관련 없는 소질을 ______ 소질이라 부른다.
9. 색맹은 X염색체 위에 운반된다. 아버지가 색맹이고 어머니가 보인자이면 색맹인 아들을 낳을 확률은 ____%이다.
10. 유전자 부호의 변화를 ______라고 부른다.
11. 암은 최소한 어느 정도 ______라고 부르는 비정상 유전자에 의해 발생하는 것으로 생각된다.
12. 염색체의 간단한 그림인 ________는 염색체의 전체적인 물리적 구조를 보여주기 위해 유전학에 사용되고는 한다.
13. ________는 자손에게 나타나는 유전적 소질 중에 유전한 가지만으로 설명되지 않는 소질에 환경과 행동 요소가 어떻게 영향을 미치는지 설명하는 과학이다.

24

A항의 질환에 알맞은 원인이나 설명을 B항에서 찾아 연결하시오.

A항	B항
14. ________ 낭성섬유증	a. 21번 염색체의 3염색체성 21에 의해 발생되는 질환
15. ________ 페닐케톤뇨증	b. 페닐알라닌-4-수산화효소라는 효소를 만들어내지 못하는 열성유전자에 의해 발생되는 질환
16. ________ 다운증후군	c. 3염색체성 상태 XXY에 의해 발생되는 질환
17. ________ 클라인펠터증후군	d. 세포막을 통한 염소이온 수송에 장애를 일으키는 열성유전자에 의해 발생되는 상태
18. ________ 터너증후군	e. 특정 광색소(photopigment)의 생산을 막는 성연관소질
19. ________ 색맹	f. 홑염색체 상태 XO에 의해 발생되는 질환

찾아보기 INDEX

ㅅ

D

E

Q

R

S